Bunzlauer Geschirr
Gebrauchsware
zwischen Handwerk und Industrie

Museum für Deutsche Volkskunde SMPK, Berlin
13. 7. 1986 – 17. 5. 1987

Hetjens-Museum · Deutsches Keramikmuseum, Düsseldorf
21. 6. – 30. 8. 1987

Altonaer Museum in Hamburg · Norddeutsches Landesmuseum, Hamburg
7. 10. 1987 – 27. 3. 1988

S | M
P | K

Staatliche Museen
Preußischer Kulturbesitz

Schriften
des Museums für Deutsche Volkskunde Berlin
Band 14

Bunzlauer Geschirr

Gebrauchsware
zwischen Handwerk und Industrie

Heidi Müller
Ekkehard und Inge Lippert
unter Mitarbeit von Regine Falkenberg

Berlin 1986

Umschlag und Plakat:
Christian Ahlers, Berlin
Layout: Olaf Holy, Berlin

Zeichnungen zum Markenverzeichnis
und Karten: Joachim Klang, Berlin

Ausstellungsgestaltung:
Christian Ahlers, Berlin

Fotos:
Dore Adam, Berlin, S. 37 oben, 45, 46 oben, 71 oben, 153 unten
Agentur für Bilder zur Zeitgeschichte, Berlin, S. 55, 67, 115, 118 oben r., 180, 183 oben
Bildarchiv Preußischer Kulturbesitz, Berlin, S. 15, 49 unten, 52, 53, 68, 128, 140, 143, 145, 147
Georg Buchwald, Glashütten, S. 29, 118 unten, 210 unten, 211
Bundesheimatgruppe Bunzlau in Siegburg, S. 46 unten, 56
Przemyslaw Burchard, Warzawa, S. 215
Reinhardt Gleisberg, Marktheidenfeld, S. 22, 25
Rudolf Heidrich, Siershahn, S. 24 oben
Heimatmuseum Neukölln, Berlin, S 146 oben
J. G. Herder-Institut, Bildarchiv, Marburg, S. 24 unten, 155 oben, 157, 158
Historia-Photo, Hamburg, S. 139 unten
Kunstgewerbemuseum, Berlin, S. 249
Landesbildstelle, Berlin, S. 139 oben, 141
Landesbildstelle Rheinland, S. 237, 238
Ruth List, Fredelsloh, S. 206
Museum für Deutsche Volkskunde, Berlin, S. 125, 142
Ostdeutsche Heimatstube, Mosbach, S. 210 oben
Klaus Rosenthal, Bonn, S. 37 unten
Ernst Späth, Esslingen, S. 32, 39, 118 oben lks., 138, 173
Senator für Bau- und Wohnungswesen, Berlin, S. 165
Olga Skalnikova, Prag, S. 145 oben
Ullstein-Bilderdienst, Berlin, S. 48 unten, 50, 71 unten, 72, 76, 117, 153, 155 unten, 156, 187
Paul Vogt, Pang bei Rosenheim, S. 38 unten, 209 oben
Wilhelm Werner, Hilgert, S. 11, 28, 38 oben
Dr. Paul Wolff & Tritschler, Offenburg, S. 26, 31, 35, 57

Antje Voigt, Berlin, S. 17, 20, 190, 192
Alle übrigen Fotos und Reproduktionen:
Ute Franz, Museum für Deutsche Volkskunde, Berlin

Die Buchhandels-Ausgabe erscheint im
Dietrich Reimer Verlag, Berlin
ISBN: 3-496-01036-3

Herstellung: Reiter-Druck, Berlin
Printed in Germany

Vorwort

Bunzlauer Geschirr gilt heute als ein Begriff, der sowohl braune, lehmglasierte Vorratstöpfe, wie geschwämmelte Milchtöpfe der Zeit nach 1900 einschließt. Weit höher im Kurs bei Privatsammlern stand zunächst die Qualitätsware des niederschlesischen Töpferzentrums Bunzlau aus dem späten 18. und frühen 19. Jh. mit weißem plastisch aufgelegtem Dekor. Insbesondere die Kaffeekannen aus dieser Zeit sind in zahlreichen Variationen in nahezu allen deutschen Kunstgewerbemuseen und verschiedenen überregionalen volkskundlichen Sammlungen als Belege für niederschlesische Töpferware vertreten. Das einfache Gebrauchsgeschirr galt dagegen nicht als sammlungswürdig.

Demgegenüber machte sich in den vergangenen beiden Jahrzehnten eine gegenläufige Entwicklung bemerkbar. Zunehmendes Bewußtsein für die Alltagskultur der letzten 100 bis 120 Jahre lenkte das Interesse von Privatsammlern und volkskundlichen Museen zunehmend auf neue Sammelgebiete. Diese Umwertung trug dazu bei, daß das in Norddeutschland weit verbreitete und noch vielfältig erhaltene Bunzlauer Gebrauchsgeschirr aus der Zeit um 1900 bis zum Ende des Zweiten Weltkriegs besonderes Interess fand.

Es erscheint daher unserem Museum zu diesem Zeitpunkt sinnvoll und wünschenswert, mit eigenen Beständen, Leihgaben aus anderen Museen und neu entstandenen Privatsammlungen eine umfangreiche Ausstellung zusammenzutragen. Ziel soll es sein, Bunzlau als eines der wichtigsten deutschen Töpferzentren vorzustellen.

Das Zustandekommen der Ausstellung ermöglichten nicht zuletzt die Sammler, die bereit waren, sich für längere Zeit von ihren Stücken zu trennen und diese für unser Projekt zur Verfügung zu stellen. Diesen Sammlern sei hier zuerst gedankt.

Bei der Bearbeitung des Katalogs waren insbesondere Frau Inge und Herr Ekkehard Lippert, München, beteiligt, die sich, seit vielen Jahren selbst Sammler von Bunzlauer Geschirr, intensiv mit der Entwicklung dieses Töpferzentrums beschäftigten. Für die Bereitschaft, sich an dem Projekt zu beteiligen und für die konstruktive Zusammenarbeit – trotz räumlicher Distanz – möchte ich ihnen meinen Dank sagen.

Unterstützung bei der Erarbeitung des Themas erhielten wir in den vergangenen Jahren auch von schlesischen Töpfern und anderen Gewährspersonen, die in zahlreichen Gesprächen bereitwillig Auskunft über die Situation der Werkstätten in Bunzlau, Naumburg/Q. und Tillendorf gaben, ebenso wie über den Neuaufbau ihrer Töpfereien nach 1945 in der Bundesrepublik. Auch für diese Unterstützung möchte ich meinen Dank abstatten.

Für Auskünfte und Hilfe bei der Vorbereitung des Kataloges danke ich außerdem Herrn Dr. Ingolf Bauer, München, Herrn Ernst Lösche, Diessen, Herrn Ernst Späth, Herrn Walter Walenta, Schweinfurt, und weiteren Ungenannten.

Für die Mitarbeit bei der Erarbeitung des Katalogteils und den Vorarbeiten zur Ausstellung konnten wir Frau Dr. Regine Falkenberg gewinnen. Für ihre bewährte Einsatzbereitschaft danke ich an dieser Stelle. Mein Dank gilt weiterhin Frau Clara Löffler und Frau Claudia Vietze, die das Korrekturlesen übernahmen und beim Ausstellungsaufbau mithalfen. Danken möchte ich auch Frau Ute Franz, die die Fotoaufnahmen für den Katalog mit viel Engagement und Sorgfalt durchführte, Frau Dagmar Deckner für das Schreiben des Manuskripts und stellvertretend für die Mitarbeiter des Museums Herrn Joachim Götz für seine Mithilfe beim Ausstellungsaufbau.

Herrn Christian Ahlers danke ich für die Planung und Durchführung des Ausstellungsaufbaus und Herrn Olaf Holy von der Firma Reiter-Druck für sein Engagement bei der Katalogherstellung

Heidi Müller

Leihgeber

Berlin	Kunstgewerbemuseum Staatliche Museen Preußischer Kulturbesitz
Düsseldorf	Hetjens-Museum · Deutsches Keramikmuseum
Siegburg	Bundesheimatgruppe Bunzlau in Siegburg
Würzburg	Stiftung Kulturwerk Schlesien

Inge Bethge-Riedel, Berlin
Herbert Geisler, Salzgitter-Ringelheim
Claus-Peter Groß, Berlin
Hagen Hillenbrand, Berlin
Dr. Hartmut Jäckel, Berlin
Cäcilia Kohlmann, Berlin
Hans Koppelt, Gerolzhofen
Ekkehard und Inge Lippert, Eichenau
Firma Luhn, Manfred Schiffers, Berlin
C. L., Regensburg
Georg Peltner, Höhr-Grenzhausen
Hannelore und Udo Radke, Berlin
Sammlung Rastal, Höhr-Grenzhausen
Klaus Rosenthal, Bonn
Wilfried Schlepegrell, Berlin
Gerhard Seiler, Leutershausen
Dr. Volker Taenzer, Berlin
Wilhelm Werner, Hilgert

und weitere ungenannte Leihgeber aus Berlin

Inhaltsverzeichnis

Einleitung

Die Beschäftigung mit dem profanen Lebensbereich und seinen kulturellen Objektivationen, die in der historischen wie in der volkskundlichen Forschung heute mit dem Begriff der Alltagskultur umrissen werden, hat im Hinblick auf die Sammeltendenzen von Volkskundemuseen in den letzten Jahren neue Schwerpunkte gesetzt. Auf diesem Weg wurden den Museen neue Bereiche erschlossen und neben handwerklichen zunehmend auch industriell gefertigte Produkte hinzugefügt, die das Leben der Industriegesellschaft seit der 2. Hälfte des 19. Jhs. bestimmten.

Ein verstärktes Interesse an einfachem Gebrauchsgerät des 20. Jhs. ist in den letzten Jahren auch in der kunsthistorischen Forschung zu beobachten; dort allerdings mit einer deutlichen Tendenz zur Ästhetisierung des profanen Lebensbereichs. Die angelegten Wertmaßstäbe leiten sich dabei primär aus formalästhetischen Gesichtspunkten, unabhängig von ihrem eigentlichen Gebrauchswert und dem ursprünglichen sozialen Zusammenhang, ab.

Wenn wir uns in dieser Untersuchung dem niederschlesischen Töpferzentrum Bunzlau und seinen Produkten zuwenden, so soll auch hier das Gebrauchsgeschirr im Vordergrund stehen. Es geht uns dabei aber weniger um eine ästhetische Bewertung der Einzelobjekte, als vielmehr darum, die Gefäße in ihrem urspünglichen Funktionszusammenhang darzustellen und die Kriterien der Massenware von denen des Qualitätsgeschirrs zu unterscheiden.

Eine Darstellung der Schwamm- und Spritzdekore als Ziertechniken für die Produktion von Massengeschirr erhält in diesem Zusammenhang einen anderen Stellenwert als unter ausschließlich ästhetischen Gesichtspunkten. So stellte der Schwammdekor zunächst den Versuch der Bunzlauer Töpfer zu einer Alternative gegenüber der Konkurrenz des marmorierten Emaillegeschirrs dar. Die angewandte Ziertechnik entsprach der rationellen Herstellung von Gebrauchsgeschirr und diente der Absatzsteigerung. Neuheiten im Bereich des Dekors waren eine Reaktion auf die Konkurrenzsituation und ermöglichten einzelnen Werkstätten, ihre Waren besser zu verkaufen.

Bunzlau, Marktplatz mit Rathaus

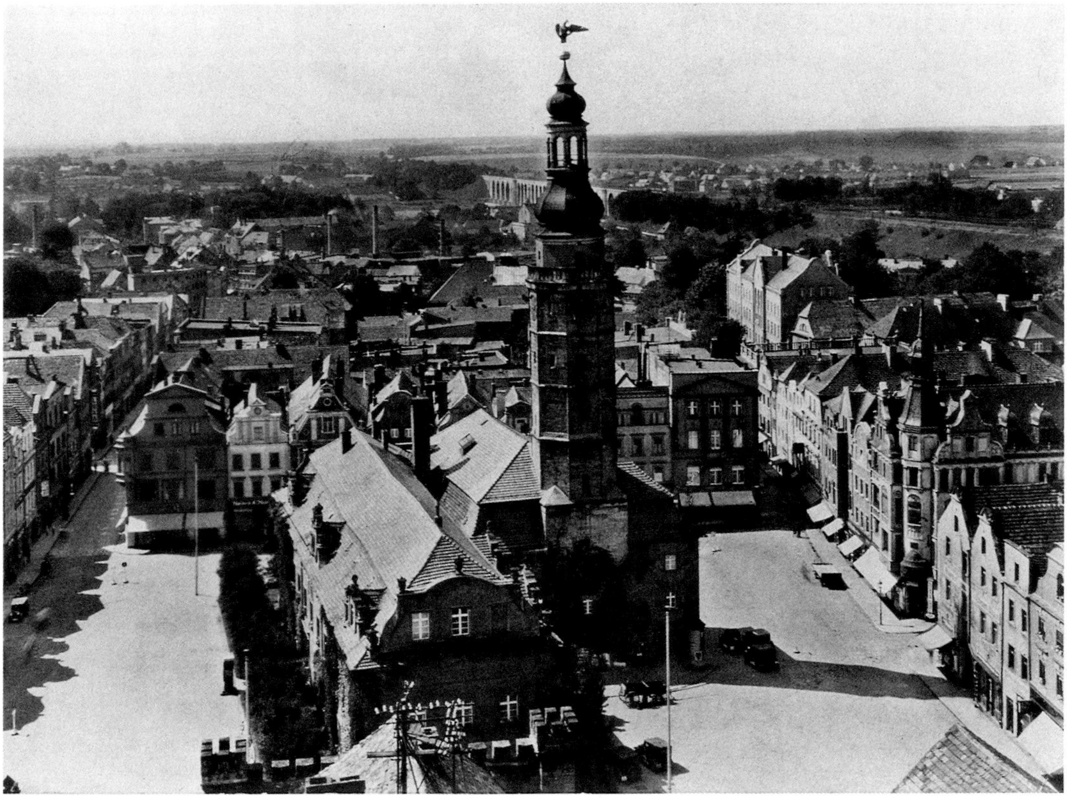

Der vorliegende Band versteht sich nicht als Ausstellungskatalog im üblichen Sinn; über die Dokumentation der zusammengetragenen Sammlungsbestände hinaus soll er zugleich Bunzlau als Töpferzentrum für Gebrauchsgeschirr vor 1945 vorstellen. Frühe Exportorientierung auf die östlichen Gebiete Deutschlands und die angrenzenden Nachbarländer seit dem 18. Jh. sowie eine zunehmende Ausrichtung auf die Produktion von Gebrauchsware seit der Mitte des 19. Jhs. unterschieden die Werkstätten dieses Gebiets von den kleinräumlich orientierten Irdentöpfereien und verschafften der Bunzlauer Töpferproduktion eine Mittelstellung zwischen Industrie und Handwerk.

Ein eigenes Kapitel behandelt die Situation der keramischen Großindustrie, deren Produkte, vor allem die Baukeramik, allerdings einer späteren Darstellung vorbehalten bleiben müssen. Ausgespart blieb insgesamt eine Darstellung der Ofentöpferei. Nur am Rand angesprochen wird die unter dem Einfluß der Keramischen Fachschule Bunzlau entstandene Kunstkeramik seit Beginn des 20. Jhs., deren ausführliche Behandlung über den Rahmen dieser Ausstellung hinausgeht.

War es zunächst die einfache braune Ware, die das Irdengeschirr in Schlesien und später in ganz Norddeutschland durch seine hervorragende Qualität und die Güte seiner Glasur weitgehend verdrängte, so geriet das Bunzlauer Geschirr gegen Ende des 19. Jhs. selbst in den Sog der vordringenden Industrieprodukte und wurde insbesondere durch das Emaillegeschirr im Haushalt zunehmend ersetzt. Der Hinweis zeigt, daß sowohl die einfache Irdenware wie das hier behandelte Bunzlauer Braungeschirr nicht losgelöst von der technischen Entwicklung der Industrieware gesehen werden können. Vielmehr standen die genannten Töpferprodukte in einer Entwicklungsreihe, die, verbunden mit technischen Neuerungen und der Ablösung alter Materialien, von der Irdenware über das Braungeschirr zur Gebrauchsware aus Eisen, Email und Porzellan führte.

Der Kreis Bunzlau, im westlichen Teil Niederschlesiens, lag im geologischen Gebiet der Löwenberg-Bunzlauer Kreidemulde mit ihren zahlreichen Ton-

Die Lage des Bunzlauer Töpfergebietes

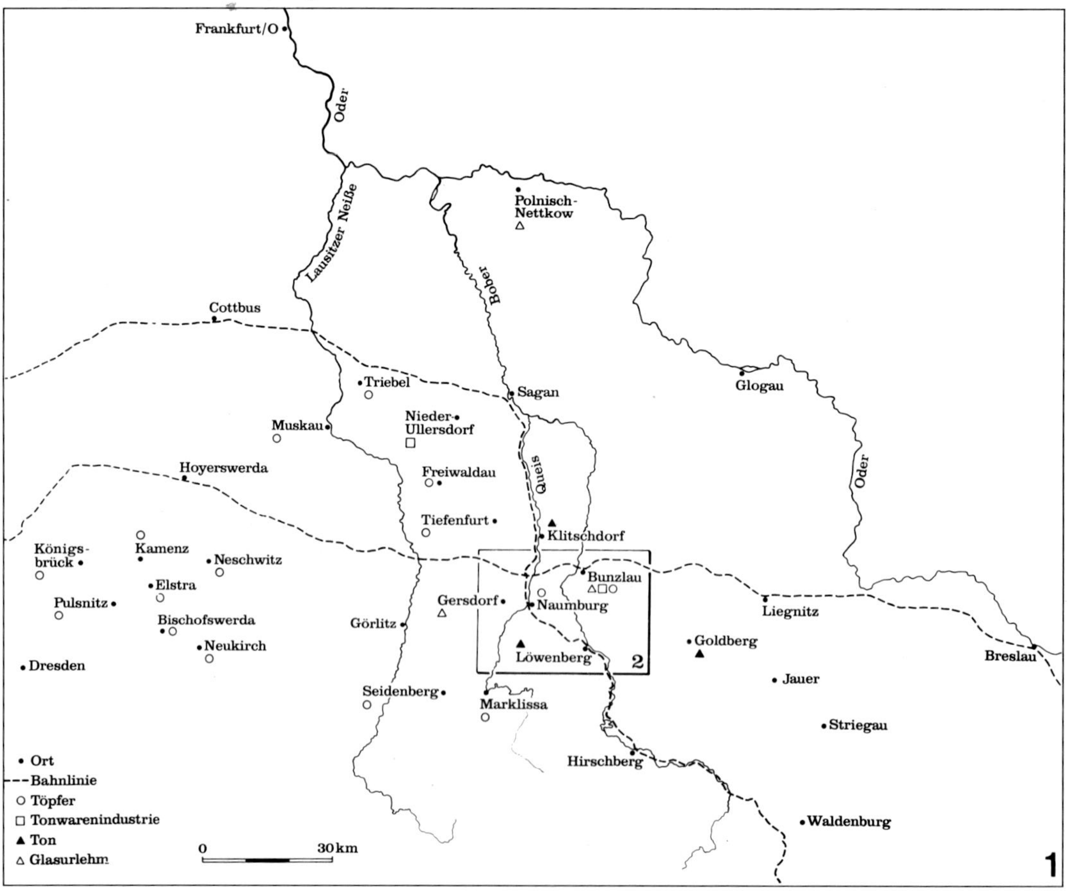

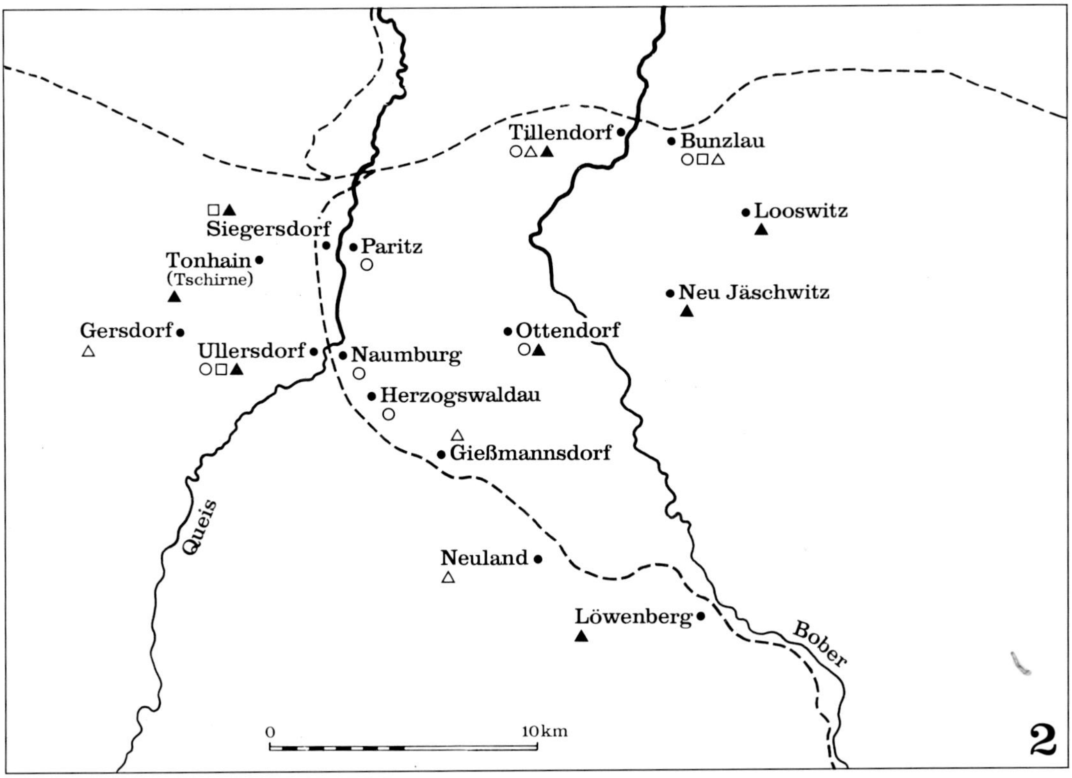

Das Bunzlauer Töpfergebiet

vorkommen und bot die Voraussetzungen für die Ansiedlung der Töpferei. Die unmittelbare Nachbarschaft zur sächsischen Oberlausitz im Westen und die günstige Lage an den ost-westlich verlaufenden Verkehrsverbindungen zwischen Sachsen und Oberschlesien bzw. Polen verschafften dem Gebiet günstige Voraussetzungen für den Warenabsatz. Neben Bunzlau betrieben das Städtchen Naumburg/Queis im westlichen Teil des Kreises und die Nachbarorte von Bunzlau und Naumburg/Q., Tillendorf und Ullersdorf, Werkstätten für Braun- und Buntgeschirr.

Der vorliegende Katalog behandelt im ersten Teil vor allem die Lebens- und Arbeitsbedingungen der Töpfer, die Herstellungstechniken und Formen des Geschirrs; er gibt Einblick in die Art des Absatzes der Töpferprodukte, die staatlichen Förderungsmaßnahmen für das Töpfergewerbe seit der 2. Hälfte des 18. Jhs. und beschäftigt sich mit dem Gebrauchswert der Bunzlauer Ware. Mit Ausgriffen auf die Entwicklung des 17. und frühen 18. Jhs. widmen sich Ausstellung und Katalog verstärkt der Zeit seit der 2. Hälfte des 18. Jhs.. Schwerpunkt bei der Darstellung des Gebrauchsgeschirrs ist die Zeit vom Ende des 19. Jhs. bis zum Jahr 1945.

In bezug auf die Entwicklung der Töpferprodukte konnten wir auf Vorarbeiten von Konrad Strauss und Josef Horschik zurückgreifen, die sich in erster Linie mit dem Qualitätsgeschirr Bunzlaus vom 17. bis zum Beginn des 19. Jhs. beschäftigten. Demgegenüber legte Kristine Späth, aufbauend auf ihrer eigenen Sammlung an Bunzlauer Gebrauchsgeschirr und zahlreichen mündlichen Befragungen von Gewährspersonen aus dem Kreis Bunzlau, eine erste zusammenfassende Darstellung zu jüngeren Entwicklung dieses niederschlesischen Töpferzentrums vor.

Für die Neubearbeitung des Themas erwies sich die Quellenlage zur schlesischen Töpferei als wenig günstig. Während neuere Arbeiten zu regional abgegrenzten Töpferlandschaften archivalisches Material als Hauptquelle verwenden, läßt sich dies für das Bunzlauer Gebiet nicht nachvollziehen. Alte Archivbestände zur Geschichte der Bunzlauer Töpferei wurden nach Aussage der polnischen Literatur während des Zweiten Weltkriegs vernichtet. Noch vorhandenes Material dagegen blieb bisher für die Forschung unerschlossen. Da der Zugang zu den direkten Quellen fehlte, waren wir bei den Vorarbeiten auf vermittelte Quellen in der Literatur des späten 19. und frühen 20. Jhs. angewiesen. Dabei wurde das Problem der Reinterpretation dieser Sekundärquellen bewußt in Kauf genommen.

Vornehmlich die Arbeiten des Bunzlauer Stadtchronisten Ewald Wernicke, der die Ende des 19. Jhs. zur Verfügung stehenden Archivalien auswertete, dien-

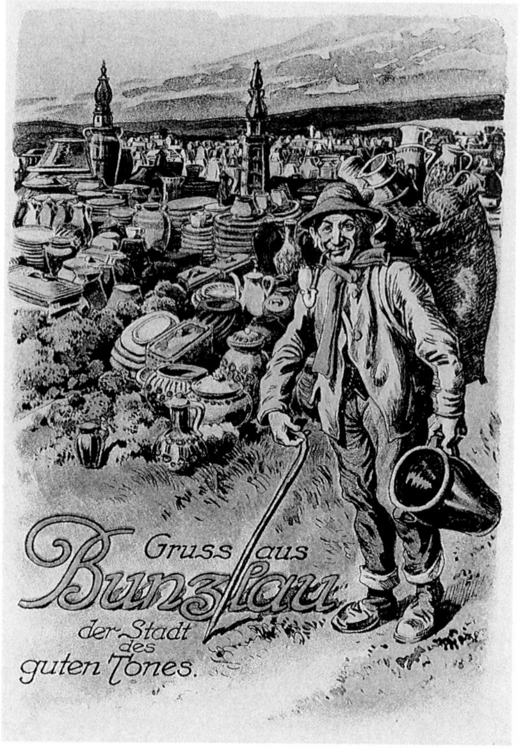
Gruss aus
Bunzlau
der Stadt des
guten Tones.

775 (oben und unten)

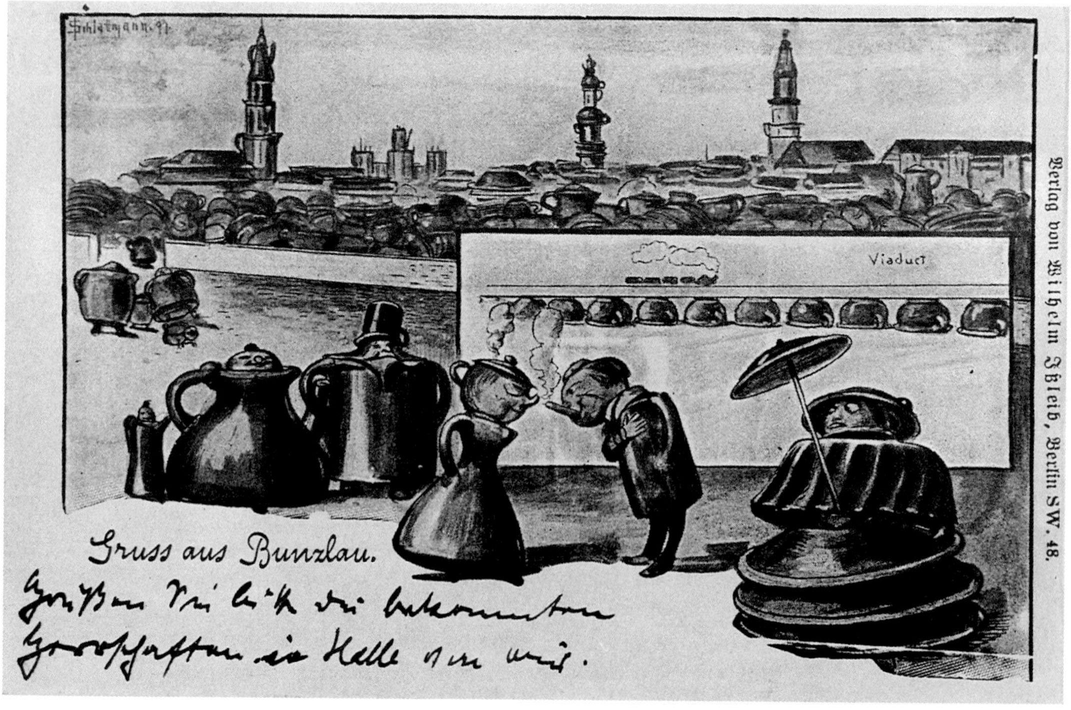
Viaduct
Gruss aus Bunzlau.
Verlag von Wilhelm Ibleib, Berlin SW. 48.

ten uns als wertvolle Grundlage. In ihren historischen Rückgriffen auf den Veröffentlichungen Wernickes aufbauend, stellt die empirische Studie von Kurt Steinitz eine fundierte Untersuchung zur Lage der Bunzlauer Töpferei um 1895 dar. Die Arbeit wurde als wichtigste Quelle zur Lage der Bunzlauer Töpferei in dieser Zeit, insbesondere in Hinblick auf die wirtschaftsgeschichtlichen Zusammenhänge, ausgewertet.

Da auch eine Darstellung einzelner Töpfereien mit Hilfe von Archivalien nicht möglich war, beschlossen wir, in einer Art Spurensicherung, Material aus der vorhandenen Literatur und für die jüngere Zeit aus den Adreßbüchern der Keramischen Industrie zu einem alphabetisch geordneten Töpferverzeichnis für die Zeit von 1600 bis 1945 zusammenzutragen. Befragungen in der Bundesrepublik lebender schlesischer Töpfer vervollständigten das Verzeichnis und lieferten zugleich Unterlagen zum Neuaufbau ihrer Werkstätten in der Nachkriegszeit. Ergänzt durch Material über die Situation der Töpferei im heutigen Bolesławiec (Bunzlau) ist das Schlußkapitel des ersten Teils dem „Bunzlauer Geschirr nach 1945“ gewidmet.

Der zweite Teil des Bandes umfaßt den Katalog der Einzelobjekte in der Anordnung der Ausstellungskapitel. Im Interesse des Ausstellungskonzepts wurde dabei auf eine systematische Darstellung nach typologisch geordneten Objektgruppen verzichtet.

Allen angesprochenen Schwierigkeiten und Problemen zum Trotz, die uns bei der Bearbeitung dieses umfangreichen Themas begegneten, hoffen wir, daß Ausstellung und Katalog das Interesse von Besuchern und Lesern für das Bunzlauer Töpferzentrum wecken, zugleich aber neue Informationen und Erkenntnisse zutage fördern, die die vorliegende Darstellung erweitern und ergänzen.

Heidi Müller

Aus Gefäßen und Topfscherben errichtete Burg im Garten einer Töpferei in Freiwaldau/Niederschlesien, um 1920

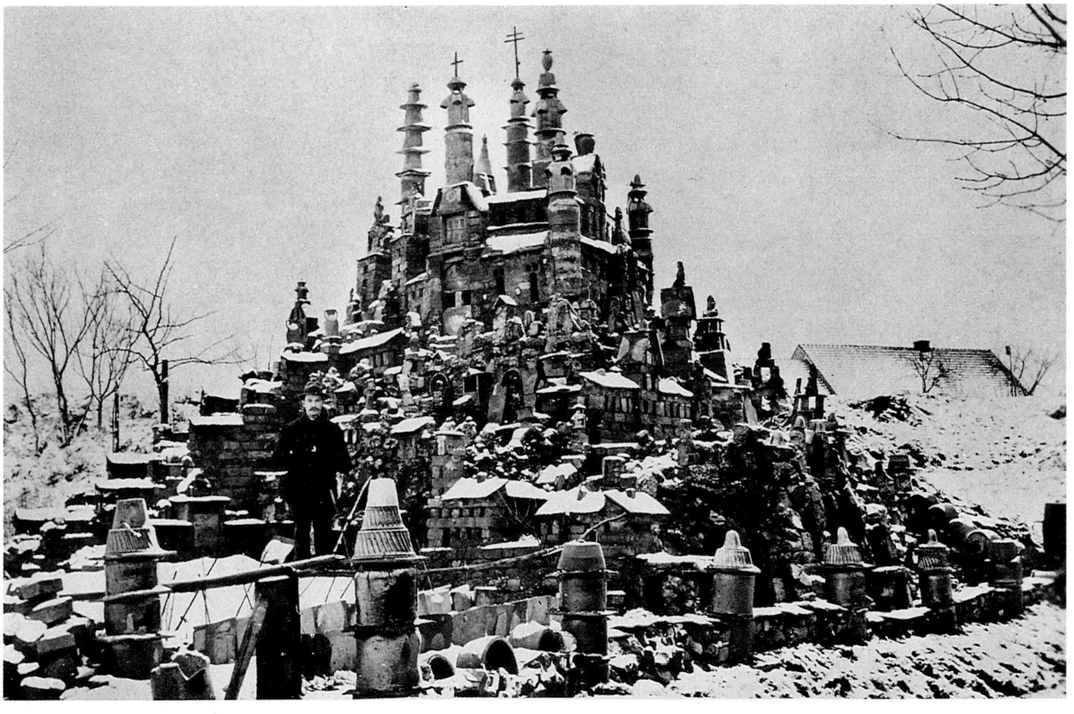

92 Ansicht von Bunzlau, um 1850

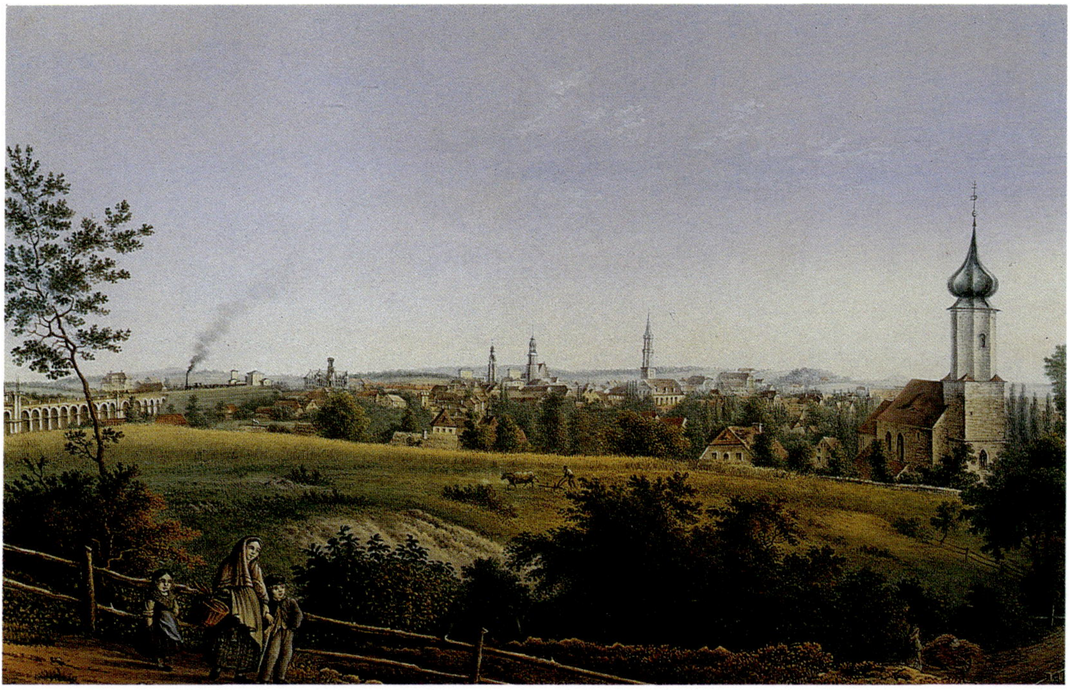

775 Ansichtspostkarte aus Bunzlau, 1920/30

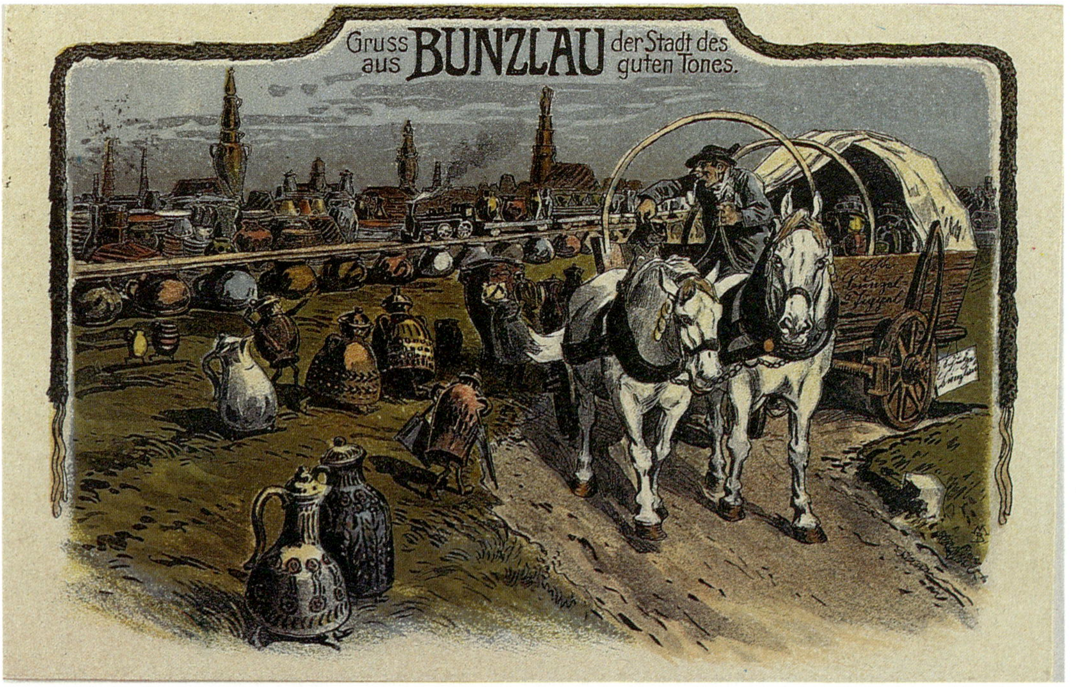

755, 756 (oben), 768, 769 (Mitte), 766, 767, 770 (unten)

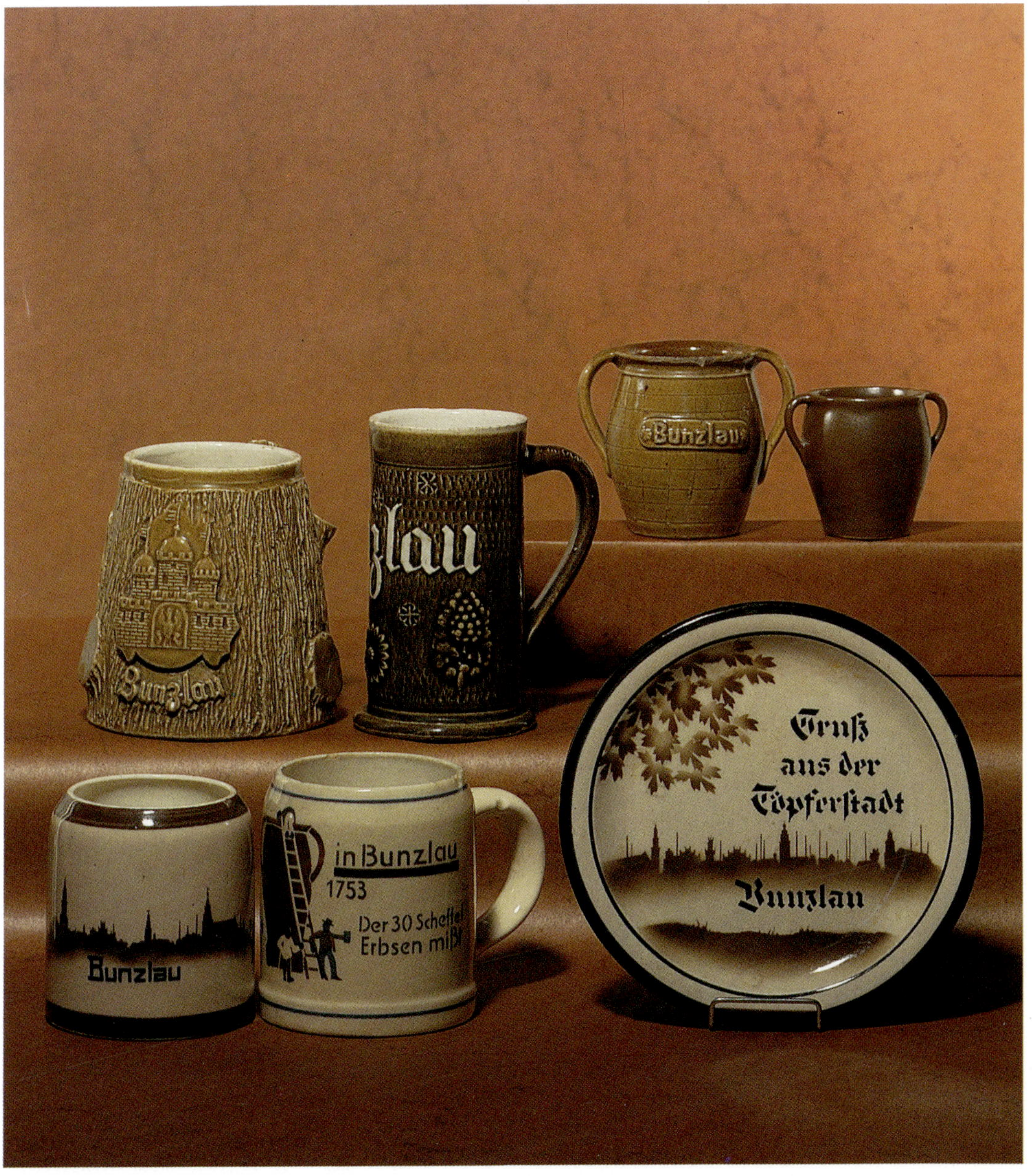

502, 503

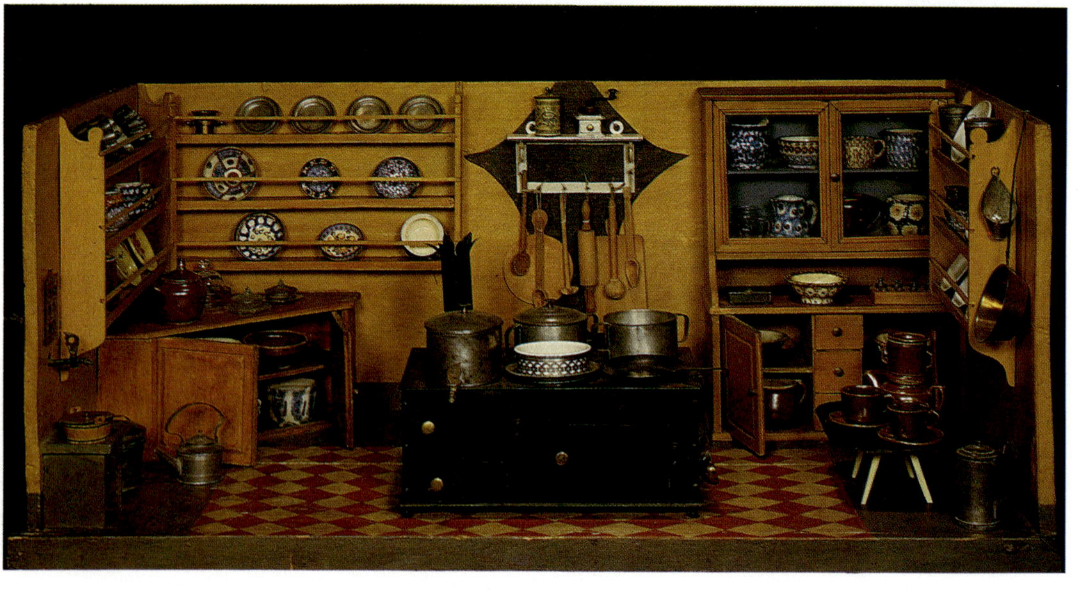

Ekkehard und Inge Lippert

Lebens- und Arbeitsbedingungen der Töpfer

1. Die Zunft

Nach der Wortgeschichte leitet sich Zunft von Vertrag, Abrede her. Im mittel- und niederdeutschen Sprachraum wurde bereits im 17. und 18. Jh. bedeutungsgleich das Wort „Innung" und in Schlesien und der Lausitz zusätzlich „Mittel" und „Zeche" benutzt[1]. Diese Handwerkerorganisationen hatten als Ziel die gewerbliche Selbstverwaltung auf der Basis einer Abrede oder eines Vertrags, der sog. Zunft- bzw. Innungsordnung.

Wann sich in Bunzlau die Töpferzunft konstituierte, ist nicht mehr festzustellen. Sie bestand sicher schon vor den ersten urkundlichen Erwähnungen von 1547[2] bzw. 1562[3], Vermutungen weisen in die Zeit vor 1511[4]. Die ältesten erhaltenen Zunftartikel stammen von 1613[5]. In diesem Jahr „wurde von dem Mittel beschlossen und vom Rathe bestätigt:

1. Kein Töpfer soll an einem Feiertage, der auf einen Montag oder Marktag fällt, und bei Regen- oder Schneewetter feil haben, auch wird nicht nachgegeben, bei schlechtem Wetter in Bürgerhäuser Waare zum Verkauf auszulegen, bei Strafe von 5 Thlrn. zu 36 wGr.

2. Wenn ein Töpfer Thon grübe und ein anderer sich unterstünde, ihn wegzuholen, so müsse dieser beim Handwerk 1 Thlr. und 4 Pf. Wachs und außerdem beim Rath 2 Thlr. Strafe erlegen.

3. Wenn einem Gesellen der Willkommen vorgelegt wird und er trinkt ihn nicht auf drei Schlünge aus, so sei drei Pf. Wachs zur Strafe dafür zu entrichten.

4. Bei jedem Quartal sollen Meister und Gesellen zusammen kommen und der Meister 2 wGr., der Geselle 1 Kreuzer zur Lade erlegen, welches Geld zur Unterstützung kranker Gesellen und armer Handwerksmeister bestimmt war.

5. Der Oberälteste soll Macht haben, den besten Gesellen bei einem Meister auszuheben und die Werkstatt einer Wittwe zu schicken, damit diese die Profession gehörig fortstellen könne; weigerte sich der Geselle, sollte er sogleich aus der Arbeit und aus der Stadt gehen."[6]

Durch „schwedischen Brand" während des Dreißigjährigen Krieges verloren die Bunzlauer Töpfer 1642 ihre Handwerkslade und damit sämtliche Urkunden, darunter auch die Töpferordnung. Von der Breslauer Hauptzeche übernahmen sie daraufhin die Statuten für eine neue Ordnung. Das war im Jahr 1654. Von dieser Satzung ist inhaltlich nur bekannt, daß in einem ihrer Artikel die bereits bestehende Begrenzung der Zahl der Töpfereien auf fünf erneut bestätigt wurde, eine Zahl, die schon 1473 bestanden hatte. Die Fünfzahl der Werkstätten erhielt sich bis 1762.

In diesem Jahr errichtete der Töpfermeister Johann Freischlag eine neue Weißtöpferei und ab 1787 führte Gottl. Schneider eine sechste Brauntöpferei[7]. In Naumburg soll die erste Töpferei von einem aus Bunzlau zugezogenen Töpfergesellen 1547 erbaut worden sein[8]. Erst im Jahr 1689 schloß sich eine „stattliche Anzahl Töpfereien" unter Zugrundelegung der Artikel der Hirschberger Töpferinnung zu einer selbständigen Organisation" zusammen[9].

Die Töpferordnungen bestimmten wesentlich das alltäglich-handwerkliche Leben der Töpfer bis ins beginnende 20. Jh. Keine dieser Ordnungen aus dem Kreis Bunzlau blieb im Wortlaut erhalten. Um dennoch einen Eindruck von ihrem Inhalt zu bekommen, werden im folgenden verschiedene Töpferordnungen zusammengefaßt. Sie stammen sämtlich aus der Oberlausitz, für die vergleichbare Handwerkstraditionen feststellbar sind[10]. In diesen Ordnungen war (bei lokaler Spezifizierung) besonders geregelt:

- der Zugang der Töpfer zu den Rohstoffen Ton und Holz;
- die Steuerung der örtlichen Produktion und des Warenverkaufs einschließlich des Verhaltens der Töpfer auf Märkten und ihr Verhalten der Kundschaft gegenüber;
- die Ausschließlichkeit des Gewerbes: Diese bezog sich in erster Linie auf den Zunftzwang, d. h. die Zwangsmitgliedschaft dort. Sie legte das Verhalten „Pfuschern" und „Störern", also nicht in der Zunft korporierten Töpfern gegenüber fest. Hinzukam vielfach der Anspruch auf eine regionale Marktbeherrschung; dem waren meist Absprachen mit benachbarten Zünften vorausgegangen. Weiterhin bezog sich die Ausschließlichkeit auf die Zahl der zuzulassenden Werkstätten und damit auf die Absicherung eines wirtschaftlichen Vorteils. Ähnlich wie in Bunzlau teilten sich z. B. auch in Kamenz und Löbau jeweils fünf Werkstätten den Markt untereinander auf;
- die Organisation des Lehrlings- und Gesellenwesens inklusive des Verbots der gegenseitigen Abwerbung und der Festlegung maximaler Beschäftigtenzahlen;
- der Ausbildungs- bzw. der berufliche Werdegang: Insbesondere waren die Aufnahme der Lehrlinge, deren Freisprechung, die Modalitäten der Wanderschaft der Gesellen, die Bedingungen der Zulassung zur Meisterschaft etc. vorgeschrieben;
- das Gebührenwesen, die Handwerkskasse und die Verwendung der darin enthaltenen Beträge;
- der Zunftvorsitz, die regelmäßigen Zusammenkünfte und die Schlichtungskompetenz bei Streitigkeiten.

Die in den Töpferordnungen festgeschriebenen Vorrechte der Zünfte wurden in Preußen durch die Aufhebung des Zunftzwangs im Jahr 1810 zwar abgeschafft[11], neue Organisationen, die Innungen aber, entledigt ihrer öffentlich-rechtlichen Funktionen, zwischen 1845 und 1849 als berufliche Zusammenschlüsse wieder zugelassen. Deren Funktionen waren in der Allgemeinen Gewerbeordnung geregelt, die erstmals 1869 erlassen worden war. Dessen ungeachtet verstanden es die Innungen in der Folgezeit, eine Reihe der ursprünglichen Zunftfunktionen zurückzugewinnen. So waren gegen Ende des 19. Jhs. in der Bunzlauer Innung „fast alle Meister inkorporiert“. Die Tätigkeit der Innung bezog sich, man könnte sagen wieder, auf die „allseitige Wahrnehmung der wirtschaftlichen Interessen“. Diese wurden erstens gegenüber den Behörden, zweitens gegenüber der Arbeiterschaft artikuliert und hatten drittens die „Förderung gemeinsamer wirtschaftlicher Unternehmungen“[12] zum Inhalt. Wurde früher vom Oberältesten der Zunft gesprochen, so hieß der Vorsitzende nun Obermeister; ihm zur Seite standen der Schriftführer und der Kassier; je ein Mitglied war zuständig für das Lehrlings- und Herbergswesen[13]. Häufig vereinigten sich mehrere schlesische Innungen, oft unter Führung der Naumburger, um bei den Behörden z. B. in Zollangelegenheiten vorstellig zu werden. Auch waren die Innungen die organisatorische Basis für die Gründung von Verkaufs- bzw. Vertriebsgenossenschaften oder lokalen Töpferkartellen, um auf diesem Wege Preisabsprachen durchzusetzen. Der Zwangscharakter der Innung wurde um diese Zeit allerdings von den „fortgeschrittensten Elemente[n]“ unter den Töpfermeistern abgelehnt, im wesentlichen weil das „persönliche Vorwärtsschreiten ... durch den Ballast der Zurückgebliebenen beschwert“ würde[14]. In der Spätzeit der Bunzlauer Töpferei scheint die Innung sich als streng traditionell orientierte Handwerkerorganisation mit Frontstellung gegen die Industrie erwiesen zu haben. Denn die keramischen Fabriken bzw. deren Inhaber waren nicht Mitglieder der Bunzlauer Innung[15].

2. Die Personalstruktur in den Töpfereien

Die aus Zunfttradition herstammende funktionale Dreiteilung der in der Töpferei Tätigen in Lehrlinge, Gesellen und Meister wurde in Niederschlesien ungeachtet sich wandelnder gesellschaftlicher und wirtschaftlicher Bedingungen bis weit in das 20. Jh. beibehalten. Die inhaltliche Bestimmung der Dreiteilung richtete sich aus an Lernen und Hilfstätigkeit (Lehrlinge), an der eigentlichen Produktion (Gesellen) und an Betriebsleitung und Koordination (Meister). Dementsprechend standen in den Töpfereien die Gesellen von ihrer Zahl und Bedeutung obenan. Vorliegende Zahlen verdeutlichen dies: Im Jahr 1802 wurden in Naumburg 12 Werkstätten und entsprechend 12 Meister gezählt; 34 Gesellen stellten zusammen mit insgesamt vier Lehrlingen das Geschirr für 195

Meister der Bunzlau/Naumburger Töpferinnung beim Bunzlauer Heimatfest 1927 mit ihrem Festwagen

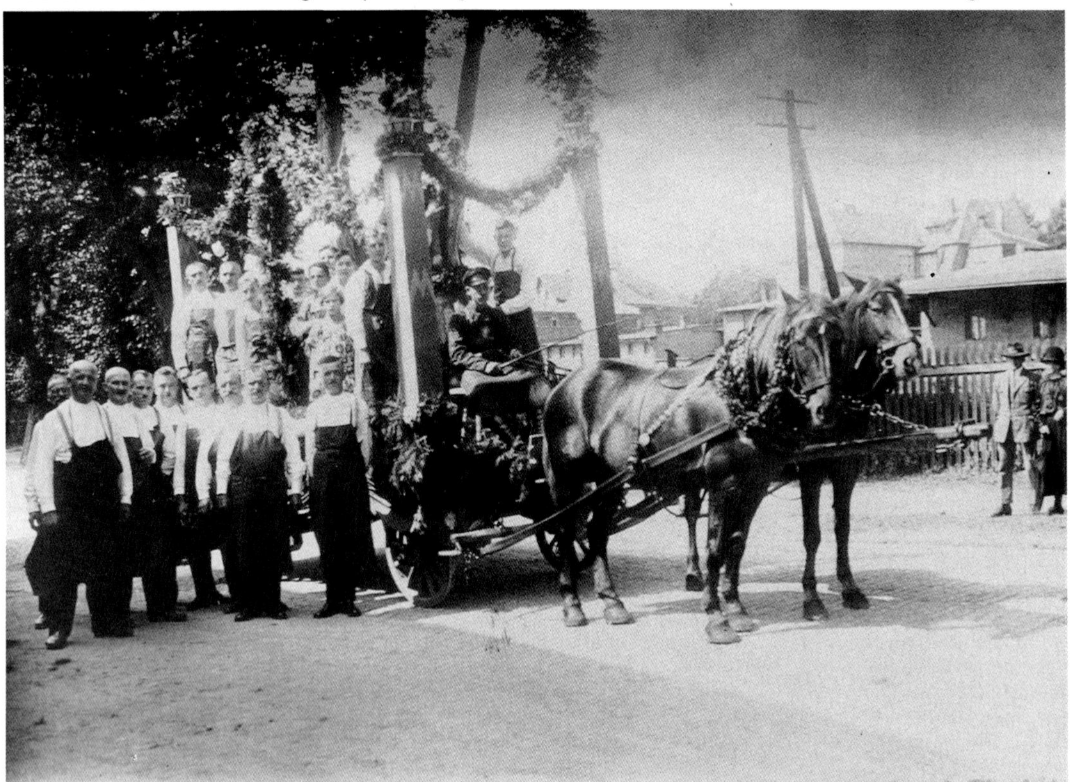

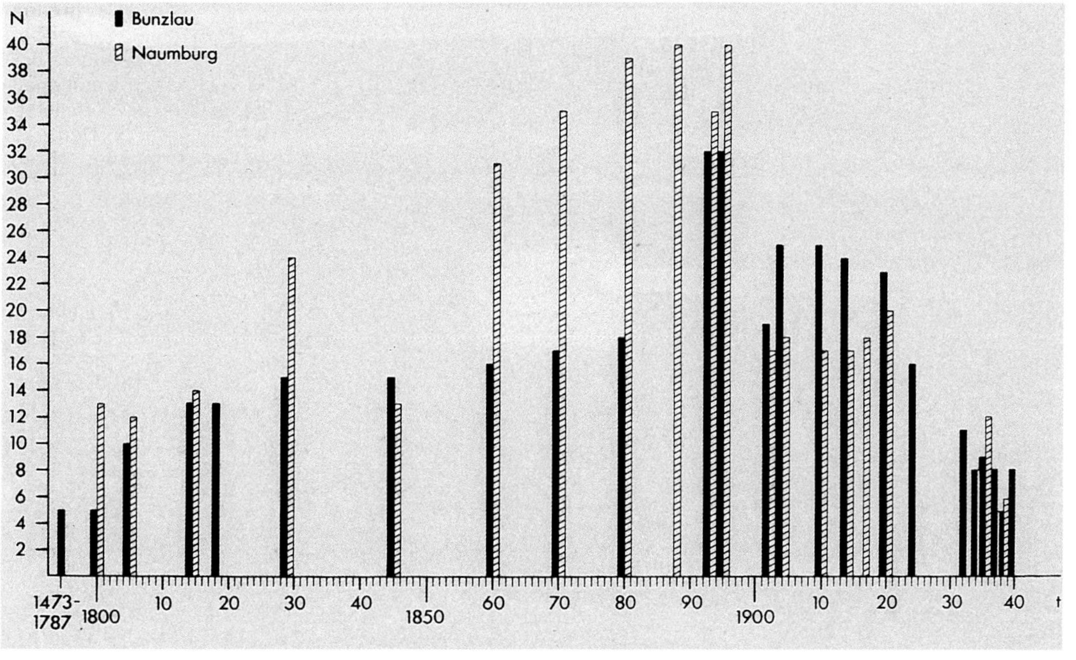

Tabelle zur Entwicklung der Töpferwerkstätten in Bunzlau und Naumburg/Q.

Brände her[16]. Um diese Zeit scheint es auch, bedingt durch die allgemeinen baulichen Gegebenheiten[17], eine Art Konvention der Meister gegeben zu haben, die Zahl der Gesellen unabhängig von der Auftragslage auf höchstens fünf zu beschränken: „Die Bunzlauer Töpfer arbeiteten nämlich mit höchstens 5 Gesellen, seien mit Bestellungen so überhäuft, daß sie ihnen kaum genügen könnten..."[18]

Die direkte Entsprechung zwischen der Zahl der Werkstätten und der Zahl der Meister löste sich ebenso wie die Beschränkung auf fünf Gesellen nach der Aufhebung der Zunftschranken allmählich auf. Im Jahre 1851 etwa wurden in Bunzlau 18 Töpfereien mit 90 Gesellen, 30 Lehrlingen und 24 Arbeitern gezählt[19]. Etwa 10 Jahre später, 1859/61, sind „nur 114 Gesellen, Lehrlinge und Arbeiter zusammen beschäftigt worden".[20] In dieser Zeit dürfte die Zahl der Töpfereien etwa 20 betragen haben. Noch einmal 13 Jahre später, 1895, arbeiteten in den nunmehr 32 Bunzlauer Töpfereien 260 Gesellen, etwa 50 Lehrlinge und 18 ausdrücklich als „Hilfsarbeiter" bezeichnete Personen[21]. Die Betriebsgröße der Töpfereien, auf die Anzahl der Beschäftigten bezogen, variierte nicht sehr: „Betriebe mit weniger als 5 und mehr als 15 Angestellten kommen nicht vor."[22]

In den neunziger Jahren veränderte sich die Situation insofern, als sich die keramische Industrie zu etablieren begann. Um 1895 beschäftigte eine „Thonwarenfabrik, welche neben Thonröhren, Öfen und Pferdekrippen auch Topfgeschirr" herstellte insgesamt bereits ca. 100 Arbeiter[23]. In der Folgezeit expandierte besonders die keramische Industrie, während die Zahl der Töpfereien und damit die Gesamtzahl der dort Tätigen zurückging. Allein in der Tonröhrenherstellung standen im Jahr 1902 287 Arbeiter in Lohn, 1914, vor Kriegsausbruch, waren es bereits 447. Diese Zahl ging während und nach dem Krieg umständebedingt zurück, erreichte aber 1921 bereits wieder die Zahl 348[24]. Im Jahr 1932 arbeiteten in den vier keramischen Firmen Hugo Reinhold & Co., Hoffmann & Co., Eduard Küttner und Julius Paul & Sohn zusammen 825 Personen[25]. Und im Jahr 1939 beschäftigte die keramische Industrie zusammen „fast 3000" Arbeiter und Angestellte. Zu dieser Zeit hatte Bunzlau etwa 20000 Einwohner[26]. Aus dieser skizzierten Entwicklung wird auch für Bunzlau deutlich, was für die Töpfereihauptbetriebe in der Provinz Schlesien bzw. in Niederschlesien festgestellt worden war: Die Expansion des keramischen Gewerbes geschah nahezu ausschließlich in den Fabrikbetrieben. Erst deren Aufblühen ließ die keramische Industrie zu einem bedeutsamen lokalen Wirtschaftsfaktor werden[27].

3. Lehrlinge – Gesellen – Meister

Status und Position aller im Töpferhandwerk Tätigen waren durch Innungsbräuche reglementiert. Zwar lassen sich keine schriftlichen Quellen mehr finden, in denen nachzulesen wäre, wie die Innungsregeln und -gepflogenheiten vor dem Ende des 19. Jhs. abliefen. Bei der starken Traditionsverbundenheit des

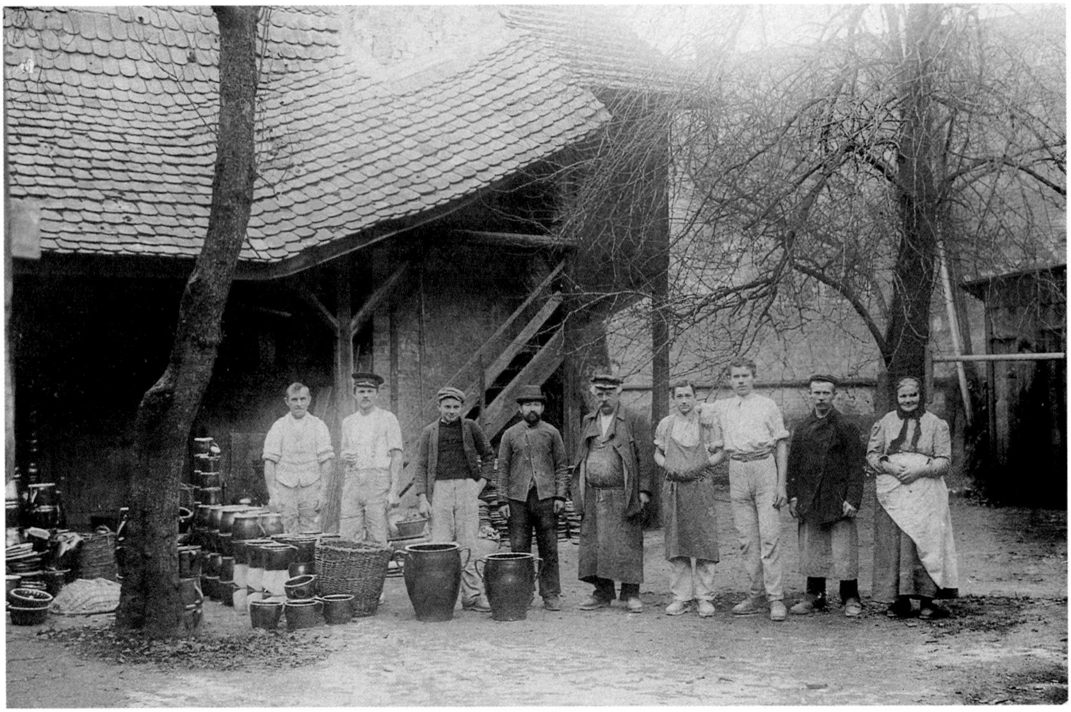

Brauntöpferei Adolf Douglas, Bunzlau 1909

Werkstatt der Töpferei Paul Gleisberg, Bunzlau 1910/20

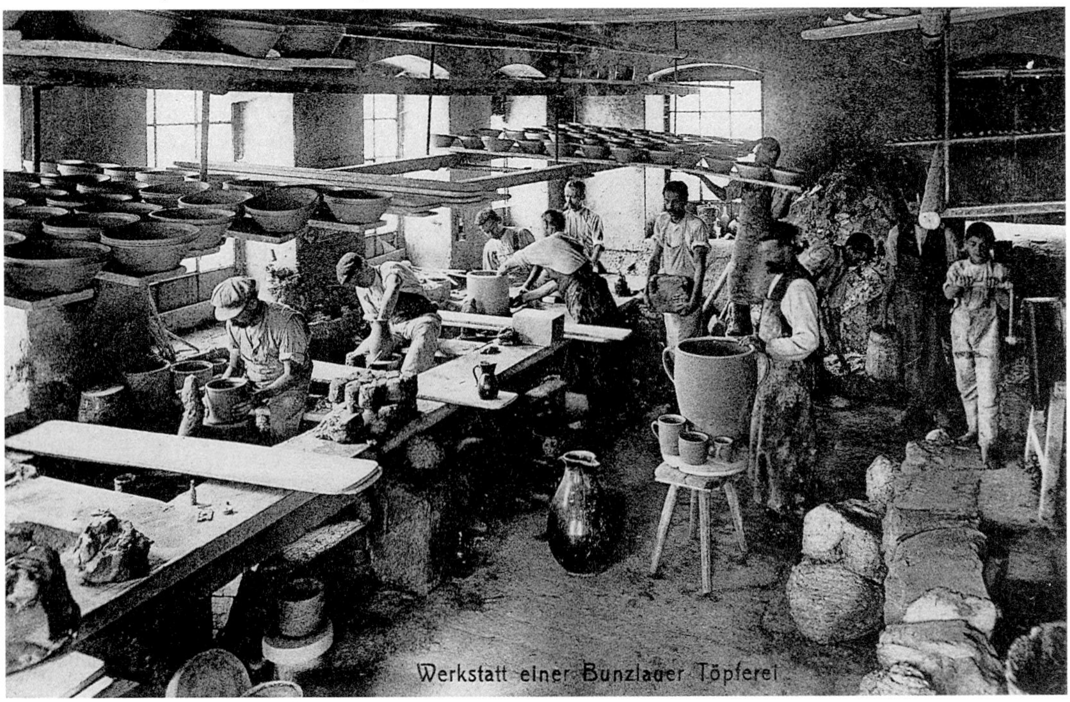

niederschlesischen Töpferhandwerks, seiner altväterlichen Organisation, aber läßt sich annehmen, daß auch die im folgenden zitierten Darstellungen einiger Handwerksregularien aus der Zeit um die Jahrhundertwende noch die Bräuche aus der Zeit davor widergeben.

Lehrlinge

Voraussetzung dafür, daß ein Jugendlicher das Töpferhandwerk erlernen durfte, war seine Aufnahme in die Innung. Diese erfolgte anläßlich einer der beiden Innungsversammlungen, der sog. Quartale „mit einiger Feierlichkeit“[28]. Sie wurden nicht, wie ihr Name besagt, vierteljährlich abgehalten, sondern Ende des 19. Jhs. nur noch zweimal: einmal im Frühjahr und einmal im Herbst. Den Vorsitz dabei hatte der Obermeister inne; er führte bei der Aufnahme des Lehrlings allein das Wort. Der Aufzunehmende wurde gefragt, ob er „Lust zum Handwerk“ und sich „die Sache auch gut vorgestellt“ habe. Er wurde dann mit seinen Pflichten bekannt gemacht; dazu gehörte der Gehorsam gegen den Meister, die Übernahme auch anderer Arbeiten als die zum Handwerk gehörigen, die Grußpflicht allen Meistern gegenüber usw. Damit und nach Zahlung einer Gebühr von 6 Mark war er aufgenommen[29].

Die Brauntöpferei Gleisberg in Bunzlau, um 1910

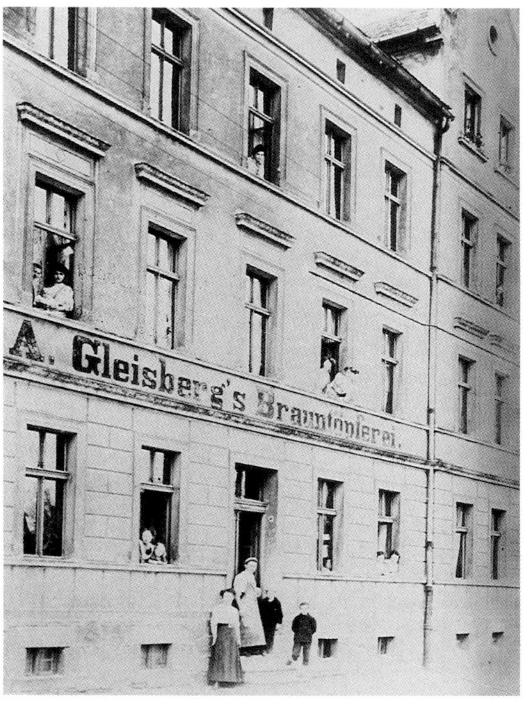

Lehrgeld mußte der Lehrling oder „Stift“ nicht bezahlen. Die Lehrzeit dauerte drei oder vier Jahre; in Bunzlau war die vierjährige Lehrzeit der Regelfall[30]. Der Lehrling war dabei an den Haushalt des Meisters gebunden. Er erhielt freie Kost und Wohnung, dazu wohl noch ein Taschengeld von wöchentlich 1–2 Mark (1895). In Naumburg fielen solche Vergünstigungen bei der verkürzten dreijährigen Lehrzeit weg. Waren längere Zeiten ($4^{1}/_{2}$–5 Jahre) vereinbart, erhielt der Lehrling vom Meister auch die Kleidung[31]. Eine Begünstigung der Meistersöhne, z. B. im Hinblick auf eine verkürzte Lehrzeit, kannten die Naumburger und Ullersdorfer Töpfer nicht; wie es in Bunzlau damit gehalten wurde, ist nicht bekannt.

Der Lehrling unterlag einer strikten Verhaltensnormierung: „Den Gesellen des Meisters gegenüber war der Aufgenommene zur Achtung verpflichtet, betrat erst nach ihnen die Wohnstube, setzte sich nach ihnen zu Tisch, musste sich aber vor ihnen erheben und verschwinden, durfte in ihrer Gegenwart nicht rauchen usw.“ Auch durfte er „keine gewichsten Stiefeln, kein Chemisett und keine blaue Schürze tragen“.[32] Besonders dieses Verbot des Tragens einer blauen Schürze als der typischen Arbeitskleidung des Töpfers wies den Lehrling als noch nicht voll in die Handwerksorganisation integriertes Mitglied aus.

Der von der Innung benannte Lehrlingsvater achtete darauf, daß der „Stift“ eine regelrechte Ausbildung im Handwerk erhielt. Darüber hinaus wurden Lehrlinge zum Besuch der Fortbildungsschule angehalten. Die handwerkliche Ausbildung selbst bezog sich vor allem auf das Drehen. Daneben hatte der Lehrling „die geringfügigen sich in und um den Arbeitsprozeß gruppierenden Thätigkeiten, wie Einwässern des Thones, Herstellung der zum Einsetzen notwendigen Vorrichtungen (Dreifüße), Zureichen beim Einsetzen und Verladen, zu verrichten.“[33]

Die Arbeitszeit des Lehrlings begann morgens etwa um 6 Uhr und endete abends um 7 Uhr, sie wurde meist durch eine einstündige Mittagspause unterbrochen[34].

Hatte der Lehrling ausgelernt und sich „ordentlich aufgeführt“, so konnte er zur Gesellenprüfung zugelassen werden. Diese wurde vor den Prüfungsmeistern (Obermeister der Innung und zwei andere Meister) und den beiden Beschaugesellen abgelegt. Zur Prüfung mußte ein Gesellenstück hergestellt werden; von den Naumburger und Ullersdorfer Lehrlingen verlangten die Prüfer „irgendeinen Topf, zum mindesten einen Kreuzertopf“. Über das Prüfungsergebnis wurde ein Zeugnis erstellt[35]. Beim nächsten Innungsquartal erfolgte dann das Freisprechen bzw. Freisagen[36]. Das Freisprechen war mit Belehrungen seitens des Obermeisters und dem Zahlen einer Gebühr, ebenfalls in Höhe von 6 Mark[37] verknüpft und erfolgte in Naumburg noch in den 20er Jahren unseres Jhs. „Danach reichten er und die anderen Meister ihm die Hand und wünschten ihm Glück. Die jungen Töpfergesellen wurden wohl auch im Zuge auf die Herberge geleitet, erhielten hier eine mit einem roten Bändchen geschmückte Zigarre, mit der sie dann [in Naumburg] stolz über den Ring zogen. Sie mussten sich auch nach einiger Zeit bei den anderen Gesellen ihrer Werkstatt einkaufen, d. h. etwas zum Besten geben, wenn sie von ihnen freigesprochen und in ihrer Mitte aufgenommen wurden."[38]

Fand der Junggeselle am Ort keine Beschäftigung, blieb ihm meist nichts anderes übrig, als auf Wanderschaft zu gehen.

Das alleinige Recht, Lehrlinge auszubilden, lag bei den Innungsmeistern. Die Möglichkeit, außenstehenden Meistern die Beschäftigung von Lehrlingen zu untersagen, wurde aber um 1895 schon nicht mehr gehandhabt[39]. Auch wurde bereits 1895 festgestellt, daß das Lehrlingswesen „im Rückgang" begriffen sei[40]: „... häufig kann ein Meister trotz Bemühungen keinen Lehrling erhalten. Es ist dies zum Teil auf die bei der jetzigen Lage des Gewerbes wenig günstigen Aussichten zurückzuführen. Auch lassen sich manche Eltern durch die sittlichen Gefahren, welchen die jungen Leute im Töpfergewerbe notorisch ausgesetzt sind, abschrecken. Anderseits haben viele Meister, da sie ihre Absicht, billige Arbeitskräfte zu erlangen, beim Mangel des Zudranges zu den Lehrlingsstellen, doch nicht ausführen können, das Halten von Lehrlingen ganz aufgegeben."[41] Danach scheint es fast so, als wenn die Meister bereits zu diesem frühen Zeitpunkt an der Zukunft ihres Handwerks zweifelten[42].

Gesellen

Hatte der Lehrling ausgelernt und war Geselle geworden, dann wurde von ihm erwartet, daß er auf Wanderschaft ging, um „durch Kennenlernen anderer Formen und Handgriffe seinen Geschmack und sein Geschick zu vervollkommnen."[43] Bei den Töpfern in Bunzlau und Naumburg wurde eine mindestens einjährige Wanderschaft gefordert, „diese war Bedingung dafür, daß ein Geselle seine Mitgesellen duzen durfte".[44] Die tatsächliche Dauer der Wanderschaft dürfte individuell unterschiedlich gewesen sein. Nach der Wanderschaft kehrte der größte Teil der Gesellen wieder in die Heimat zurück[45].

Wie alles im Handwerksleben unterlag auch das Wandern festen Konventionen. Besonders wichtig war dabei die Regelung der finanziellen Unterstützung durch die Zunft. Bereits am ersten Tag der Wan-

Lehrling beim Drehen von Gefäßen, Bunzlau oder Naumburg/Q., um 1938

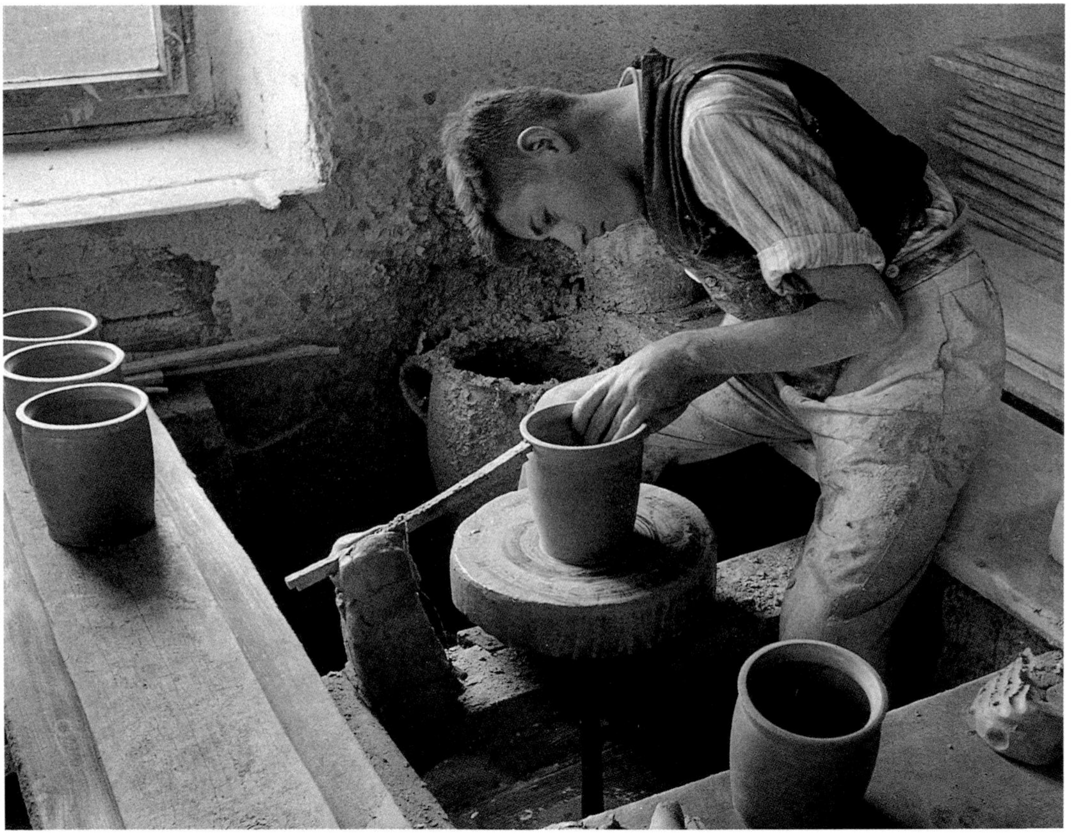

derschaft setzte sie ein: „Ging der Töpfer auf Wanderschaft, so geben ihm Mitgesellen, auch Mädchen, das Geleit bis zum nächsten Dorf, wo noch einmal gezecht wurde." Der „Geselle erhielt Freitrunk, Freiessen und Nachtquartier", d.h. er „wurde ausgeschenkt"[46]. Dabei schärften ihm ältere Gesellen noch einmal ein, wie er sich in der Fremde zu verhalten habe.

Wie die Nachfrage nach Arbeit während der Wanderschaft in einer fremden Werkstatt ablief, kann der nachfolgenden, auf Ullersdorf bezogenen Schilderung aus dem Jahr 1908 entnommen werden:

„Der Töpfer... musste mit dem Stocke an die Tür der Werkstatt klopfen. Auf den Ruf: ‚Herein' betrat er bedeckten Hauptes, den Stock in der linken Hand – nach anderer Mitteilung hatte er die Kopfbedeckung auf diesem Stocke –, den obersten Knopf des Rockes geschlossen, die Werkstatt und sagte: Glück zu, Meister und Gesellen wegen des Handwerks. Nach Handwerksgebrauch erstatte ich den Gruss von Meister und Gesellen aus Bunzlau, hier nannte er den Ort, wo er zuletzt gearbeitet hatte, und wartete an der Tür, bis einer der Gesellen ihm den Gruss abnahm, d.h. an ihn herantrat, ihm die Hand gab, ihm Kopfbedeckung und Stock abnahm und beides in eine Ecke stellte mit den Worten: Lass gut sein, Vetter! Erspar dir deine Worte. Nach Handwerksgebrauch und Gewohnheit sollst du willkommen sein in Ullersdorf.

Auf die Aufforderung: ‚Setz dich, Vetter' nahm er Platz, ward mit Schnaps bewirtet und erhielt von den Gesellen ein Geldgeschenk. Von den Meistern ward ihm ein solches nur an einer bestimmten Stelle, z.B. beim Obermeister oder einem leicht zu findenden Meister und im Jahre nur einmal verabreicht, d.h. er durfte zum zweiten Male nicht wegen eines solchen kommen, und zwar erhielt ... der Scheibentöpfer 30 Pf., der Ofentöpfer 10 Pf., letzteres deshalb, weil die Naumburger Ofentöpfer nicht zu der am Orte befindlichen, sondern zur Görlitzer Innung gehörten. Für das Geld konnte er auch Marken erhalten und sich dafür auf der Herberge nach Belieben Speisen verabfolgen lassen. Für das Geldgeschenk der Gesellen bedankte er sich mit den Worten: ‚Nach Handwerksgebrauch bedanke ich mich fürs Geschenk, Vetter! Solltest Du einst zu mir kommen, will ich dir ein Gleiches zurückerstatten.' Hast nicht Ursache zu danken, war die Antwort. ‚Wünsche dir glückliche Reise, bald Arbeit und eine hübsche Meisterstochter als Nebengesellen.' Nun ward ihm wieder Stock und Kopfbedeckung überreicht und er mit den Worten: Adje Vetter! grüss mir Meister und Gesellen entlassen. Ward er aber eingestellt, so ging er an jeden Gesellen heran, gab ihm die Hand und bat allerseits um gute Kameradschaft. Kündigte er, so tat er das den Gesellen mit den Worten kund: In 14 Tagen bedank' ich mich allerseits für gute Kameradschaft und erhielt auch beim Abgange ein Stück das Geleit, unterliess er den Dank, fiel auch dies weg."[47]

Wandernde Gesellen, die Arbeit in Bunzlauer Töpfereien suchten, konnten einzelne Meister oder die lokale Herberge aufsuchen[48], wo, zumindest in der Spätzeit, Arbeitsgelegenheiten angezeigt waren. Das sogenannte Geschenk aus der Innungskasse in Höhe von 30 Pfennigen (1895) erhielt der durchreisende Geselle „nach altem Handwerksbrauch" allerdings nur beim Obermeister[49].

Im allgemeinen hielten sich zumindest Anfang der neunziger Jahre des letzten Jahrhunderts, „Arbeitsgelegenheit und Nachfrage ... im großen Ganzen die Wagschale; ein etwaiger lokaler Überschuß wird getreu dem Handwerkscharakter des Gewerbes durch das Wandern der Gesellen abgestoßen, eine Lücke auf demselben Wege ausgefüllt."[50] Bereits vor der Jahrhundertwende war in Bunzlau das Anwerben von Arbeitskräften auch durch Annoncieren in Zeitungen üblich geworden[51].

Hatte der Geselle bei einem Meister Arbeit gefunden, so wohnte er in den meisten Fällen bei ihm, wenn auch oft unter kläglichen Verhältnissen, wie in der Schilderung eines Königsbrücker Gesellen aus der Zeit um 1870 beispielhaft belegt ist: „Außer Werkstelle und Brennhaus stehen den Gesellen nur die Schlafkammern zur Verfügung, die in der Regel elende Dachkammern sind. In diesen engen und niedrigen Räumen stehen manchmal 6–8 Betten. Da die Dachziegeln die Decke bilden, verhindert im Sommer die Hitze, im Winter die empfindliche Kälte den Schlaf. Deshalb wurde im Winter, wenn die Dachziegeln mit fingerdickem Reif überzogen waren, manche Nacht im Brennhause oder im Brennofen zugebracht, um nicht abends in die eisige Dachkammer steigen zu müssen."[52] Blieb der Geselle längere Zeit am Ort, dann wurde er seßhaft, indem er eine eigene Wohnung anmietete[53].

Als Handwerk war die Töpferei der Jahrhundertwende durch geringe Spezialisierung und Arbeitsteilung gekennzeichnet. Das bedeutete, daß vom Gesellen alle bei der Ausübung des Handwerks notwendigen Handgriffe verlangt wurden; er mußte also „über eine bedeutende handwerksmäßige Fertigkeit verfügen... Es sind nicht gewisse immer wiederkehrende Handgriffe, welche der Töpfer sich anzulernen hätte, sondern seine Ausbildung muß ihn zu einer selbständigen Gestaltung der gewünschten Formen befähigen."[54] Dabei war einige Flexibilität vonnöten, denn zumindest während der Wanderschaft wurde von ihm verlangt, sich die „kleinen Specialitäten" der Meister bei der Gefäßformung „anzubequemen".[55]

Darüber hinaus wurde von ihm erwartet, daß er Geschirre „der verschiedensten Facon"[56] drehen konnte. Auch das perfekte „Henkeln" und „Schnauzen" sollte er beherrschen können. In Bunzlau war es üblich, daß der Geselle zudem das Färben bzw. Glasieren (inkl. fallweise des Bemalens) zu übernehmen hatte. In Naumburg wurde diese Tätigkeit von angelernten Arbeiterinnen, den Färberinnen oder Färbermädchen, übernommen, das „Beräumen" war Gesellenarbeit[57]. Körperlich strengte „das Schieben der die Gefäße tragenden Bretter von und zur Färbestelle"[58] an. Zu diesen handwerkseigentümlichen

Verrichtungen im engeren Sinn kam in Naumburg noch die „ungelernte Arbeit" der Tonaufbereitung vom Traden bis zum letzten Durchkneten vor dem Drehen. In Bunzlau besorgte dies ein Arbeiter, der „Thonzurichter"[59] hieß.

Auf lokaler Ebene waren die Gesellen in der Regel in einem Gesellenverein organisiert. Alle vier Wochen hielten sie unter dem Vorsitz des Altgesellen und dem Beisitz zweier Meister auf der Gesellenherberge vor geöffneter Gesellenlade Versammlungen ab. In der Lade wurden nach dem Vorbild der Innung die die Gesellen betreffenden Dokumente sowie die gemeinsamen Gelder aus Beiträgen, Krankengeld usw. verwahrt. Vor der offenen Lade konnten Streitigkeiten besprochen und Wünsche geäußert werden. War die Lade geschlossen, wurde gesungen und Karten gespielt[60]. Im Jahr 1908 kannten in Naumburg die Gesellen eine solche Lade nicht mehr, auch waren sie „nicht mehr so strenge"[61] organisiert.

Mit der Umstrukturierung der Töpferei vom Handwerk hin zur Industrie im späten 19. Jh. näherten sich die Gesellen „in ihren socialen Verhältnissen doch sehr dem Typus des Fabrikarbeiter[s]"[62], obwohl noch viele ihrer Verhaltensweisen dem Handwerk verhaftet waren. Diese Statusveränderung hatte mehrere Gründe. Zum einen blieb den Gesellen der Aufstieg zur Selbständigkeit wegen des hohen Kapitalbedarfs dafür verwehrt. Auch war die große Anzahl der in jedem Betrieb beschäftigten Gesellen ein Hinderungsgrund. Zum anderen wurden durch industrielle Herstellungsverfahren, die auch angelernte Arbeitskräfte nach kurzer Einweisungszeit beherrschten, die fachlichen Fertigkeiten der Gesellen entwertet. Es kam hinzu, daß die Präferenzstrukturen des Marktes die neuen ungelernten Produktionsweisen begünstigten. Handwerklich gefertigtes Geschirr war insgesamt nicht mehr sehr gefragt. Da zudem angelerntem Personal niedrigere Löhne gezahlt wurden, kamen auch die Löhne der Gesellen unter Druck. Diese Entwicklung und das Entstehen neuer Industriezweige mit besseren Verdienstmöglichkeiten förderten das Abwandern der Gesellen in die Fabriken[63].

Töpfermeister Max Werner mit Gesellen, Tillendorf 1935

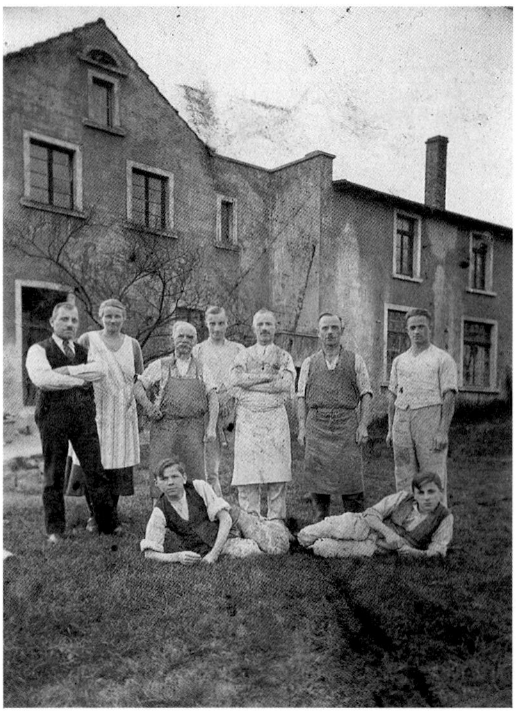

Meister

Die Handwerkstradition hatte im Bunzlauer Töpfergewerbe bis zuletzt eine stark verhaltensprägende Kraft. Besonders traditionell bestimmt war innerhalb der Organisation des Gewerbes wie in der einzelnen Töpferei die Rolle und Position des Meisters. Gestützt wurde sein herausragender Status dadurch, daß die Mehrzahl der Meister bis weit ins 20. Jh. auch Töpfereibesitzer war [64]. Die Anzahl derjenigen, die gleichzeitig ihr Handwerk ausüben konnten, unterlag bis zur Aufhebung der Zunftprivilegien in Preußen durch die friderizianische Regierung einem strengen Reglement. Die Zunft als Selbstverwaltungsorgan, in dem die Meister den Ton angaben, wachte über diese Exklusivität. Wie zäh die etablierten Handwerker ihre Position verteidigten, geht aus einem 1659/60 dem Magistrat abgeforderten Privileg, das ihre Fünfzahl garantierte[65], und aus einem Streit der Bunzlauer Töpferzunft mit der königlichen Regierung in den Jahren 1784–1787 hervor: Der Maurermeister Ernst Sigism. Ullrich hatte eine Töpferei gebaut und wollte sie mit dem Gesellen Gottl. Schneider, der sich zur Meisterschaft beim Oberältesten der Zunft gemeldet hatte, betreiben. Die Zunft weigerte sich aber, dem Gesellen das „Betreiben der Profession" zu genehmigen, wie sie auch die Neuetablierung einer weiteren Töpferei nicht befürwortete. Es folgte eine harsche Auseinandersetzung mit der Landesbehörde und erst nach einer kategorischen amtlichen Weisung wurde die neue Töpferei eröffnet[66].

Es läßt sich entsprechend dieser Zugangsbeschränkung annehmen, daß auch in der Töpferei besonders zwei Arten von Gesellen eine Chance hatten, zum Meister aufzusteigen: Söhne von Meistern und solche Gesellen, die eine Meisterswitwe oder -tochter heirateten.

Die Bedingungen, die erfüllt sein mußten, um zur Meisterschaft zu gelangen, waren fixiert in der lokalen Töpferordnung. Da sich aus Bunzlau-Naumburg, wie gesagt, keine solche Ordnung erhalten hat, wird hier behelfsweise auf die Muskauer Ordnung[67] von 1671 zurückgegriffen. Dort mußte ein Geselle, der Meister werden wollte, von einer „ehrlichen geburth und herkunfft", d.h. ehelich geboren sein, und er

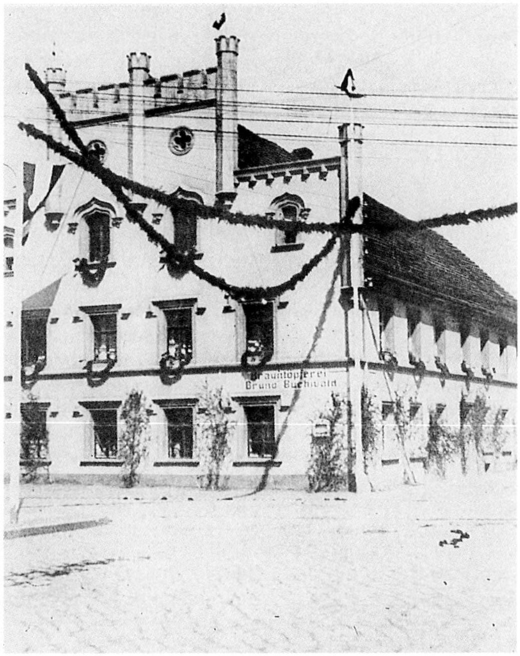

Brauntöpferei Buchwald in Naumburg/Q.

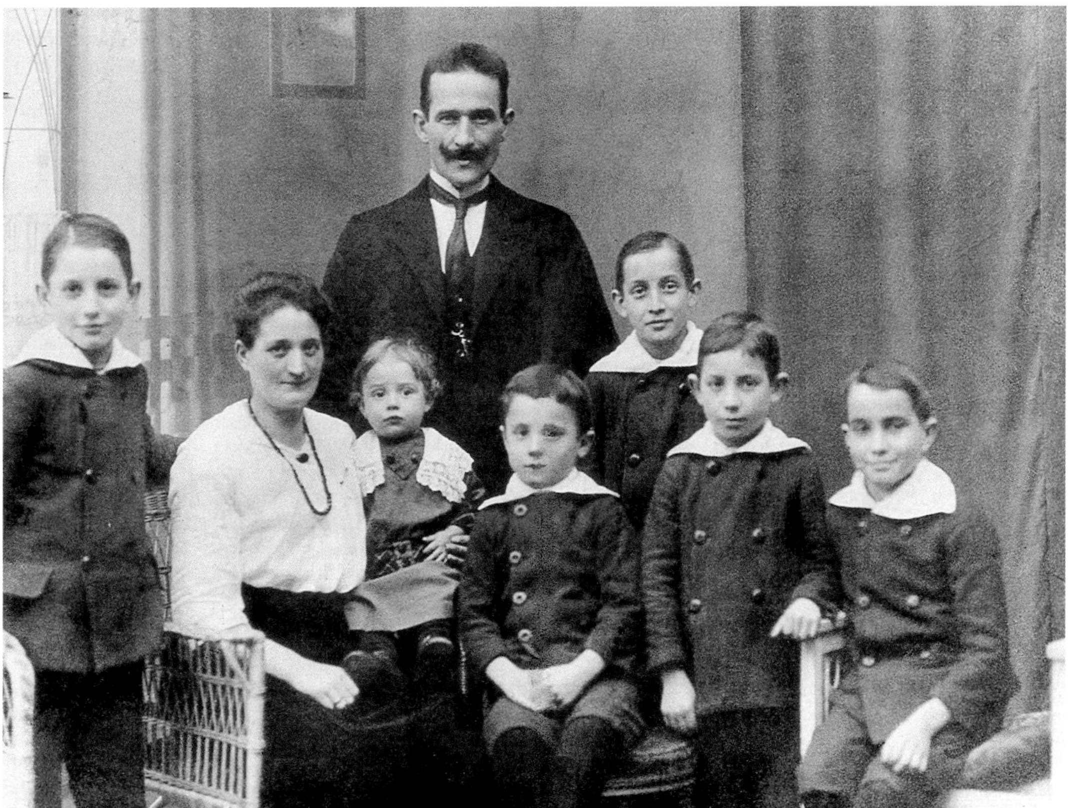

Töpfermeister Bruno Buchwald mit seiner Familie, Naumburg/Q., um 1918

durfte nicht von einem Vater abstammen, der einem unehrlichen Handwerk angehörte, wie z.B. dem des Müllers; er mußte das Bürgerrecht der Stadt besitzen, zwei Zunftquartale im Ort gearbeitet haben, drei Jahre auf Wanderschaft gewesen sein (als Meistersohn zwei Jahre), unter Aufsicht ein Meisterstück gefertigt sowie verschiedene Gebühren an die Zunft und die Herrschaft entrichtet und schließlich ein Essen für die Meister gezahlt haben. Das von ihm abgeforderte Meisterstück bestand in einem „Topff von einer Ellen hoch, und einen Milchtopff einer Ellen Breit".[68] Gegen Ende des 19. Jhs., als der Zugang zur Meisterschaft nicht mehr so restriktiv gehandhabt wurde, stiegen offenbar die Anforderungen an die professionellen Standards und damit an das zu fertigende Meisterstück. Zu dieser Zeit wurden in Bunzlau „gern Gefäße mit durchbrochener Bekleidung der ganzen äußeren Fläche angefertigt".[69] Und in Ullersdorf mußte der Töpfer „einen Topf anfertigen, wobei es vor allem auf Zusammensetzung der Farbe, die Glätte usw. ankam".[70]

Nach der faktischen Aufhebung der Zunftschranken waren es vor allem die Gesellen, die während vorausgegangener Phasen wirtschaftlicher Prosperität in der Töpferei sich ein kleines Vermögen erarbeitet hatten, und nun versuchten selbständig zu werden. Da jedoch ihre finanziellen Mittel beschränkt waren, und da es wegen der Saisonabhängigkeit (Märkte, Ausfall der Gemüse- und Obsternte) des Geschirrabsatzes erforderlich war auf Halde zu arbeiten, waren es gerade diese Töpfereien, die am ehesten „fallierten" bzw. zum Verkauf anstanden[71]. So kam es, daß gegen Ende des 19. Jhs. „neben solchen Meistern, die sich nur mit Mühe und Not über Wasser halten", andere standen, „die noch ein gutes Auskommen haben, neben Töpfereien, deren Betrieb eingestellt ist, solche, die sich von Jahr zu Jahr vergrößern."[72]

Dem Meister oblag, wie man heute sagen würde, die Betriebsleitung und die unternehmerische Gesamtverantwortung in der Töpferei. Wegen der Ausrichtung des Handwerks auf die Person des Meisters hing von seiner Tüchtigkeit das Gedeihen des Betriebs in besonderem Maße ab. Konkret bezog sich dies zunächst auf die Festlegung des Fertigungsprogrammes von Brand zu Brand, dann aber auch auf die Beaufsichtigung der einzelnen Arbeitsverrichtungen; ein Schwerpunkt war dabei die „richtige" Zusammensetzung von Begußton und Glasur, ein weiterer die Ausbildung des beruflichen Nachwuchses, der Lehrlinge und der Gesellen. Darüber hinaus war der Meister selbst vielfältig in das Arbeitsgeschehen integriert: „Der Meister drehte mit, setzte in den Ofen zum Brennen ein und kümmerte sich um das richtige Trocknen besonders der großen Stücke."[73]

Der Verdienst, den der Meister erzielen konnte, hing wesentlich von seinen kaufmännischen Fähigkeiten ab. Aufgrund der nahezu ausschließlich handwerklich-praktischen Ausbildung verfügten die Meister aber nur über wenig kaufmännische Kenntnisse (1895)[74]: „Das Grundübel ... ist ... die Unkenntniß der eigenen Productionskosten, die Mangelhaftigkeit der Preisberechnung. Von einer kaufmännischen Calculation der Kosten eines Brandes sind die Meister weit entfernt. In den weitaus meisten Fällen erfolgt überhaupt keine Aufstellung der Selbstkosten, der Meister verläßt sich vielmehr auf eine ganz allgemeine Schätzung und vor Allem auf die Gewohnheit. Findet aber eine Aufstellung statt, so bleiben doch die allgemeinen Unkosten des Betriebes und die eigene Arbeit, weil die Summen hierfür nicht handgreiflich bei jedem Brand gezahlt werden, außer Ansatz. Hierzu tritt die Unbestimmtheit der üblichen Maaße, Fuder, Fuhre ec., welche eine genaue Berechnung erschwert. So kommt es denn, daß ein großer Theil der Meister von dem, was der Brand kostet, keine Vorstellung hat. Die Folge hiervon wieder ist, daß die Waare oft aus Unkenntniß unter dem Selbstkostenpreis verschleudert wird. Der Meister glaubt, zu einem Preise noch verkaufen zu können, bei welchem er in Wahrheit nicht einmal die Selbstkosten deckt."[75]

Um das Jahr 1895 beliefen sich beispielsweise die durchschnittlichen Produktionskosten für einen Brand in Bunzlau auf etwa 271 M., in Naumburg auf etwa 278 M. Der Erlös für einen im ganzen verkauften Brand ab Bahnhof lag zwischen 270 bis 300 Mark. Der bei dieser Verkaufsart maximal zu erlösende Verdienst betrug also ca. 30 Mark[76]. Dies reichte noch hin, um, zumindest für die Zeit der Jahrhundertwende, festzustellen, daß die Lebensweise einiger Meister „eine recht gute"[77] sei. In den siebziger Jahren, „der Blütezeit der Bunzlauer Töpferei", erzielte der Meister allerdings bei ähnlichen Produktionskosten 360 Mark[78], konnte also einen viel höheren Gewinn für sich verbuchen. In Naumburg war mit vielen Töpfereien eine Nebenerwerbslandwirtschaft verbunden[79], die zumindest in Notzeiten half, die Lebenshaltungskosten des meisterlichen Haushalts niedrig zu halten.

Der Mangel an kaufmännischen Kenntnissen schlug um so deutlicher zu Buch, als das Bunzlauer Töpferhandwerk weniger mit unmittelbaren (Markt-)Kunden zu tun hatte, sondern vielmehr für den „Export" arbeitete: „Durch ihre Scheu, sich mit entfernteren, namentlich ausländischen Bestellern einzulassen" und ihnen eventuell Kredit einzuräumen, verscherzten sie manches einträgliche Geschäft. „Nicht selten erhält ein Meister aus fernen Ländern, aus Rumänien, den Niederlanden, selbst aus Amerika Anfragen wegen Lieferung von Töpferwaare. Bei der gänzlichen Unfähigkeit der Meister, über die Person der Besteller Erkundigungen einzuziehen, bleiben diese Anfragen aber unbeantwortet."[80]

Daß wegen des Defizits an kaufmännischem Wissen jede Art von genossenschaftlichem Zusammenschluß, sei es zum gemeinsamen und deswegen billigeren Bezug von Rohstoffen (Brennmaterial, Glasur) oder zum gemeinsamen Vertrieb, vor großen Hindernissen stand, dürfte leicht nachzuvollziehen sein. Dadurch aber wurde das Gewerbe in einigen durchaus gegebenen Entwicklungsmöglichkeiten in der Zeit der Jahrhundertwende und danach wesentlich behindert.

Zur Unkenntnis der ökonomischen Grundlagen des Gewerbes gesellte sich wohl als Ergebnis der kleinhandwerklich geprägten beruflichen Ausbildung ein „Mangel an technischer Intelligenz“[81] und „Unternehmungsgeist.“[82] Die Töpfer waren gegen Ende des 19. Jhs. nicht in der Lage, naturwissenschaftlich-chemische Analysen zu verstehen, geschweige denn, sie umzusetzen. Auch mißtrauten sie Neuerungen aus der keramischen Industrie. Zudem waren nur wenig Meister fähig, „nach Zeichnung und Maß jedes bestellte Gefäß“ zu fertigen[83]. Entsprechend legten sie nur eine geringe Bereitschaft an den Tag, Spezialformen in die Fertigung aufzunehmen, sich an einen Wechsel der allgemeinen Geschmacksrichtung anzupassen oder die Produktpalette zu erweitern[84].

Diese Immobilität wurde 1895 von einem außenstehenden Beobachter mit „der besonders zähen Kraft“ erklärt, „mit welcher das Handwerk an alt hergebrachten Sitten festhält“[85] bzw. mit der „Schwerfälligkeit des Menschenschlages, aus dem sich die Töpfer rekrutierten“[86]. Schon 1802 hatte der damalige Stadtdirektor Schwind(t) gewünscht, „daß mehrere Töpfer sich zu neueren Formen bequemten“, kam aber von seinem Wunsch ab, weil es unmöglich sei, die Töpfer „bei ihrem ohnedies großen Absatz ... von ihrem alten Schlendrian abzubringen.“[87] „Der Mangel an Beweglichkeit und geistiger Regsamkeit“ schließlich hatte in Bunzlau, wie anderswo, um 1912 „das Handwerk zu Boden gezwungen.“[88]

In Bunzlau selbst wurde in diesem Zusammenhang durchaus mehrdeutig von „Tepperstolz“, vom Töpferstolz gesprochen. „Es war ein Abwehren gegen andere, ein Abkapseln, ein Distanz-Halten... Überall machte der Töpferstolz sich bemerkbar, im täglichen Umgang spürte man ihn, in der Werkstelle, in der Gemeinschaft der kleinen Stadt... Die den ‚Töpferstolz‘ hatten, bildeten eine Kaste für sich (z. B. die fünf Meister in Bunzlau über Jahrhunderte hinweg), sie hielten Abstand, sperrten sich auch, bis auf rühmliche Ausnahmen, gegen Neuerungen in ihrem Fach und hielten am Alten, von den Vorvätern Überlieferten fest.“[89]

4. Weitere Mitarbeiter

Selten erwähnt, aber wohl selbstverständlich war die Mitarbeit von Familienangehörigen des Meisters, vor allem der Frau des Meisters. Ja, ihre Tüchtigkeit war „von entscheidendem Einfluß auf die natürlich individuell sehr verschiedene Lage der einzelnen Meister... Im Productionsprozeß ist sie häufig in der Färbestube beim Bemalen der Gefäße mit beschäftigt“[90]. Wenn nicht der Meister selbst das Schwämmeln der Gefäße übernahm, dann war diese Tätigkeit in vielen Werkstätten arbeitsteilig seiner Frau vorbehalten, „nicht als ob diese Manipulation einer besonderen Tüchtigkeit bedürfte, sondern weil sie einerseits keine volle Beschäftigung liefert, andererseits bei nebenheriger Ausführung durch die Färbemädchen ihr nicht die genügende Sorgfalt widerfahren würde. Der Hauptgrund ist aber wohl, daß die in dem Malen der Gefäße liegende Mehrarbeit beim Verkauf so gut wie gar nicht bezahlt wird, also auch keine Produktionskosten verursachen darf und der Meister sich seine eigene Mehrarbeit ‚nicht rechnet.“[91]

Desweiteren spielten Frau oder Tochter des Meisters beim Verkaufen der Ware eine große Rolle: „Auf den Topfmärkten der fremden Städte, wo die Heftigkeit des Concurrenzkampfes einen hohen Grad von Umsicht und Interesse und das Fehlen von festen Preisen eingehende Sachkenntniß, Geschicklichkeit und Ausdauer beim Verkauf erfordert, kommt vornehmlich die Tüchtigkeit der Meisterin zur Geltung.“[92]

Besonders in Naumburg wurden beim Marktverkauf auch die sog. Feilhaberinnen eingesetzt: „...es sind dies Gesellenfrauen, welche den Einzelverkauf des Geschirres auf den Märkten für Rechnung eines Meisters übernehmen. ...sie stehen zumeist im Dienst zweier Meister, für deren einen sie diese, für den anderen jene Märkte befahren. Sobald – wie dies, wo angängig, stets geschieht – Angehörige des Meisters, Frau oder Tochter, die Märkte selbst beziehen, sind die etwa noch ihnen beigesellten Feilhaberinnen nur deren Unterstützung im Verkauf und erhalten dafür eine feste Vergütung. Besorgen sie jedoch den Verkauf auf dem Markte selbständig, so ist zwar das

„Färberin“ in einer Naumburger Töpferei, 1938

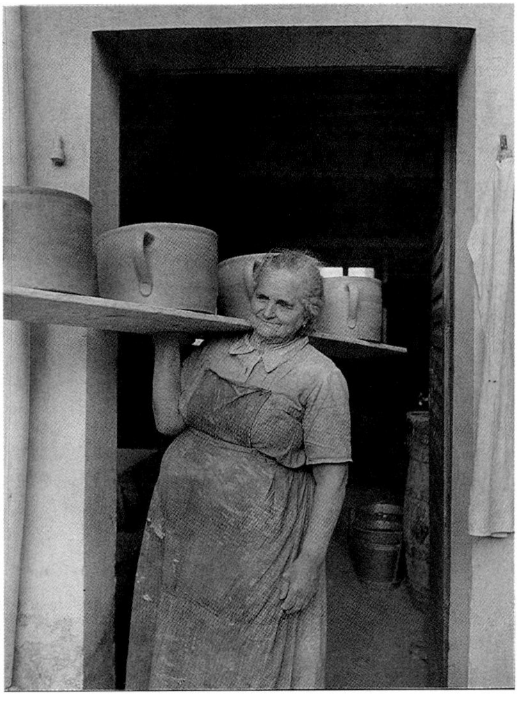

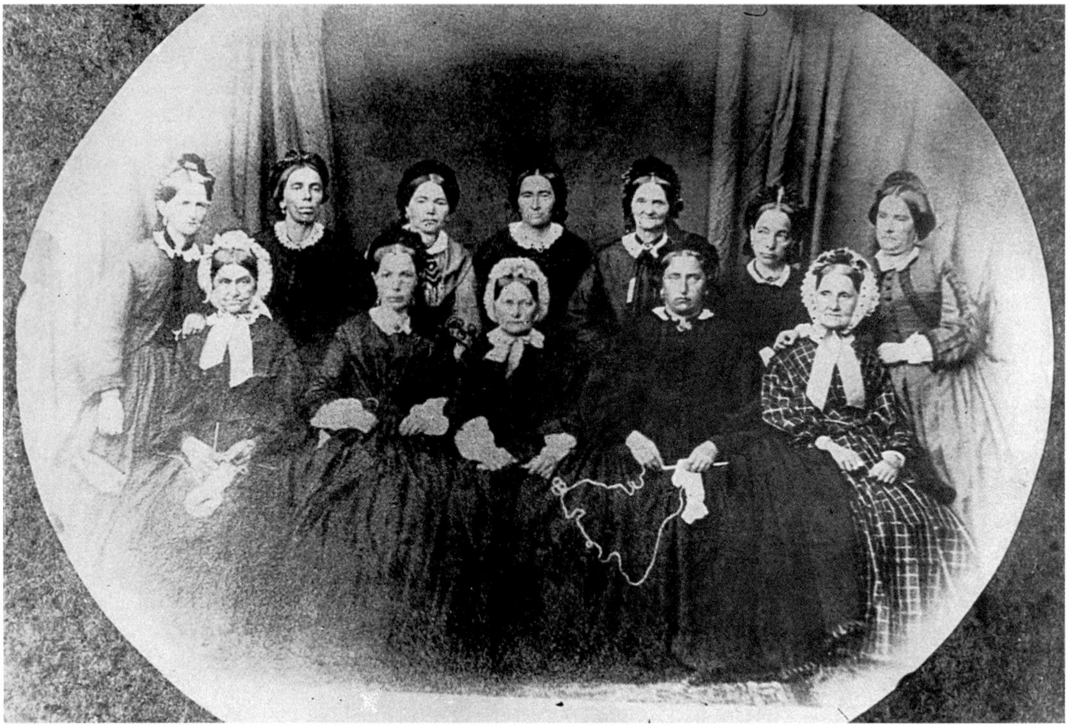

Töpferfrauen und Feilhaberinnen, Naumburg/Q., 1860/70

Töpfersohn Paul Vogt, Naumburg/Q. bei der Heuernte, um 1925

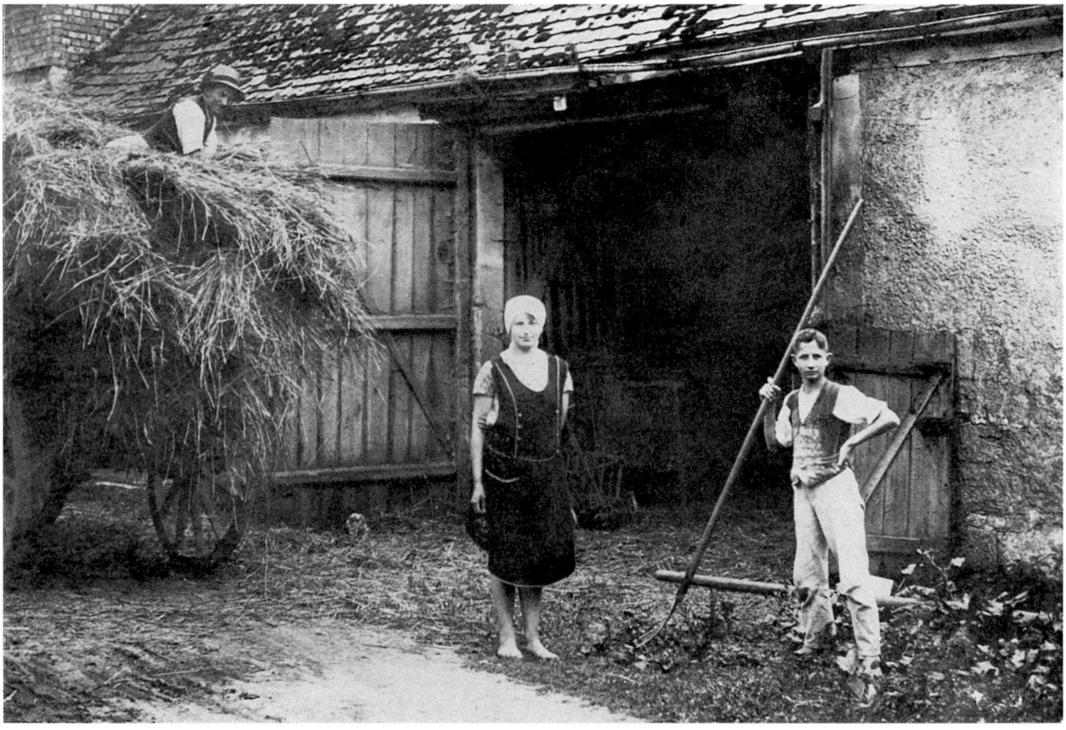

rechtliche Verhältnis eben dasselbe; thatsächlich läßt sich aber ihre Einnahme bei dem ... Mangel fester Preise auf den Märkten absolut nicht kontrollieren. Der Vertrieb durch fremde Feilhaberinnen gilt darum auch bei den darauf angewiesenen Meistern als ständige Verlustquelle."[93]

Frauen und Töchter der Meister besorgten den Haushalt, der ja – wie dargestellt – oft auch Gesellen und Lehrlinge umfaßte. Einige Werkstätten beschäftigten Dienstmädchen für den Haushalt und Gehilfinnen für das Verpacken des Geschirrs[94]. „Die Arbeit des Färbens und Glasierens, welche keine besondere Fertigkeit erheischt, wird in Naumburg von weiblichen Arbeitern, sogenannten Färbemädchen, verrichtet."[95]

In den meisten Töpfereien war ein Hilfsarbeiter beschäftigt, „welchem das Zubereiten des Thones, das Feuern, Ausnehmen der Ware, event. Holzspalten und sonstige Platzarbeiten zufallen, [er] ist in Naumburg nicht dauernd angestellt, sondern nur etwa drei Tage der Woche bei einem und demselben Meister beschäftigt, von dem er freie Kost und Tagelohn erhält. Während des Feuerns muß er ständig am Platze sein. Häufig wird diese Arbeit von Häuslern oder anderen auf Nebenverdienst angewiesenen kleinen Besitzern, geleistet; auch versieht derselbe Arbeiter oft zwei Meister. In Bunzlau muß jeder Meister seinen besonderen Thonzurichter haben."[96]

5. Organisation der Gesellen

Im Jahr 1872 war, praktisch als Vorläufer einer Töpfergewerkschaft, der „Allgemeine deutsche Töpferverein einschließlich Deutsch-Österreich und der Schweiz" gegründet worden. Schon vorher war es dem „Allgemeinen deutschen Maurerverein" (Lasallescher Richtung) gelungen, einige Töpfer zum Anschluß zu bewegen[97]. Daß sich im Töpferverein zunächst wenige der in den Töpfereien Beschäftigten organisierten, hatte sowohl mit den „zünftlerischen Anwandlungen der Kollegen"[98], die offenbar nicht wahrhaben wollten, daß ihr handwerklicher Status sich mehr und mehr zu dem des Industriearbeiters wandelte, als auch mit der abschreckenden Sozialistengesetzgebung der Reichsregierung (1878) zu tun. Als Versuch der Töpfer, unter Umgehung des Sozialistengesetzes „etwas Fühlung untereinander zu behalten"[99], entstanden zunächst auf lokaler Ebene Krankenkassen[100] auf Gegenseitigkeit, dann Fach- bzw. Wanderunterstützungsvereine.

In Bunzlau wie in Naumburg/Q. wurden imJahr 1884 solche Fachvereine („Fachverein Bunzlau-Tillendorf", „Fachverein Naumburg") ins Leben gerufen. Beiden Gründungen war offenbar kein langes Leben beschieden. In einer Auflistung aus dem Jahr 1889, in der alle Fachvereine im Deutschen Reich aufgeführt sind, taucht der Naumburger Verein nicht mehr auf; er wurde „durch die Feindseligkeiten seiner Gegner bald wieder vernichtet".[101] 1890 wurde das Sozialistengesetz aufgehoben. Bereits im darauffolgenden Jahr fand in neugewonnener Organisationsfreiheit in Bunzlau der erste deutsche Scheibentöpfertag statt; es beteiligten sich Töpfer aus 26 Orten[102]. Wieder ein Jahr später erfolgte eine Wiederbelebung des Naumburger Fachvereins[103]. Er umfaßte zu dieser Zeit etwa 200 Mitglieder. Um 1895 war die Mitgliederzahl auf 100 gesunken[104]. Ein Grund für diesen Mitgliederschwund dürfte Desinteresse gewesen sein. „Die Teilnahmlosigkeit der Scheibentöpfer – die Ofentöpfer beteiligen sich weit reger an der Organisation – wird auf ihr überall ziemlich gleich niedriges Existenzniveau zurückgeführt."[105]

Die meisten der lokalen Fachvereine, darunter der Bunzlauer, gingen nach dem Fall des Sozialistengesetzes in einen Zentralverband ein, den 1892 gegr. „Allgemeinen Unterstützungsverein der Töpfer und Berufsgenossen Deutschlands". Im Jahr 1896 erfolgte dessen Umbenennung in „Zentralverband der Töpfer und Ziegler sowie aller in diesen Berufszweigen beschäftigten Arbeiter und Arbeiterinnen Deutschlands".[106] Dieser Verein bzw. Verband vertrat die Interessen seiner Mitglieder auf gewerkschaftliche Weise. Die Aktivitäten der Fachvereine konzentrierten sich im allgemeinen auf drei Bereiche: die wechselseitige soziale Unterstützung, die Geselligkeit („Krugtage") und die kollektive Interessenvertretung[107]. Aus dem Jahr 1907 wird aus Bunzlau berichtet, daß dort 116 von 255 arbeitenden Töpfern (45 Prozent) im Zentralverband organisiert seien. Um diese Zeit galt der Verband wegen der „niedrigen Beiträge, mit denen nichts auszurichten war", als wenig wirkungsvoll[108]. Erst nach 1900 wird dem Verband weiterreichende Wirkung zugemessen: „Unter dem Einfluß der Organisation sind nun die Arbeitszeiten gesunken, die Löhne mehr und mehr gestiegen."[109]

Zur Durchsetzung ihrer Forderungen griffen die Töpfergesellen einige Male zum Streik. Der erste Streik, über den die Literatur berichtete, fand im Jahr 1873 in Naumburg/Q. statt. Dieser Streik und ein weiterer „schwerer Streik" in Bunzlau im Jahre 1889, der 22 Wochen dauerte, scheiterten zwar am „geschlossenen Widerstand der Innung"[110] und am „Indifferentismus eines Teils der Kollegen"[111], speziell der Streik von 1889 aber blieb nicht ohne „dauernden Einfluß" auf die Lohnhöhe. Allerdings wurde nachträglich seitens der Innung eine Herabsetzung der Löhne „als Aushilfsmittel gegen den schlechten Geschäftsgang angeregt."[112]

Im Jahr 1906 wurde ein weiterer Streik der „ständigen Gesellen" durch Vermittlung des Gewerbegerichts beigelegt[113]. Mit der Forderung auf Lohnerhöhung von 20 bis 25 Prozent hatten die organisierten Töpfergehilfen und -arbeiter der Bunzlauer Töpfereien im Frühjahr 1910 den gültigen Tarif gekündigt. Unter Verweis auf die ungünstige Lage des Töpfergewerbes und die schleppende Nachfrage gestanden die Meister bzw. Unternehmer zwar eine Lohnerhöhung zu, diese aber wurde von den Arbeitern als nicht ausreichend bezeichnet[114]. Etwa um diese Zeit waren 113 Mitglieder der „freien Töpfer-Gewerkschaft Naumburgs" ebenfalls wegen einer unerfüllten Lohnerhöhung in den Ausstand getreten[115]. Dieser Streik dauerte 16 Wochen. In 13 Betrieben kam die Arbeit zum völligen Stillstand. Der Ausstand verlief ergebnislos. Die Arbeitgeber sahen sich finanziell nicht in der Lage, den Forderungen nachzukommen. „Die Zentrale der Töpfer in Berlin zahlte während der Streikdauer gegen 12000M Unterstützungen. An Lohnausfällen während der 16wöchigen Streikdauer sind 15000 M zu verzeichnen."[116] Mittelbares Ergebnis des Arbeitskampfes war die beschleunigte Einführung des Eindrehverfahrens in den Töpfereien. Damit wurden die Arbeitgeber von den gelernten Scheibentöpfern unabhängiger und konnten mit angelernten Arbeitern sogar noch mehr produzieren.

Über Anlaß, Verlauf und Ergebnis eines in der ersten Septemberhälfte 1925 ausgebrochenen Streiks, der insgesamt fünf Wochen dauerte, finden sich keine Angaben in der einschlägigen Literatur[117].

Gerade wegen der spärlichen historischen Quellen zu den Streiks sind die erhaltenen Einzelforderungen im Vorfeld eines Arbeitskampfes im Jahr 1905 bei der Firma H. Schmidt in dem Bunzlau benachbarten Freiwaldau illustrativ. Sie werfen ein Licht auf die Arbeitsverhältnisse in den Töpfereien und die Interessen der dort Arbeitenden. Unter den 14 Einzelforderungen

774

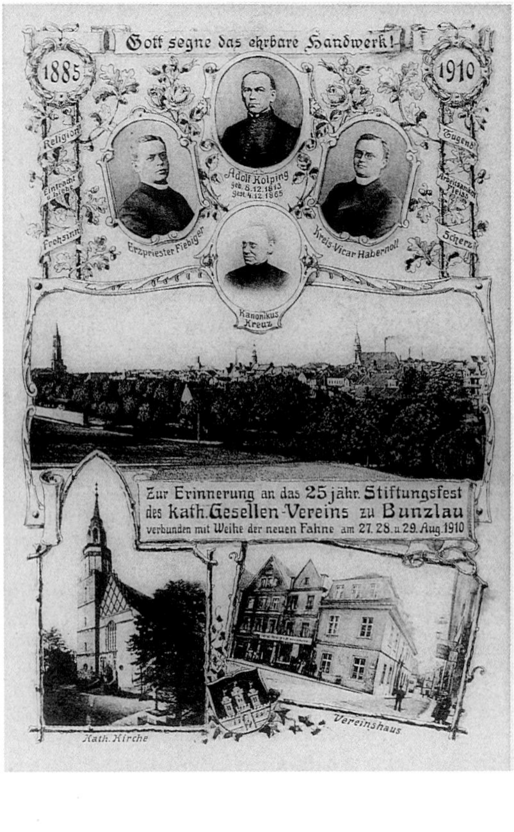
Gott segne das ehrbare Handwerk!
1885
1910
Religion
Eintracht u. Liebe
Frohsinn
Tugend
Arbeitsamkeit Fleiss
Scherz
Adolf Kolping
geb. 8.12.1813
gest. 4.12.1865
Erzpriester Fiebiger
Kreis-Vicar Habernoll
Kanonikus Kreuz
Zur Erinnerung an das 25 jähr. Stiftungsfest
des kath. Gesellen-Vereins zu Bunzlau
verbunden mit Weihe der neuen Fahne am 27. 28. u. 29. Aug. 1910
Kath. Kirche
Vereinshaus

waren neben der zuvorderst stehenden „Regelung der Lohnzahlung" enthalten: „Abschaffung der von der Feuerversicherung verlangten Nachtwache, freies Licht während der Wintermonate, öfteres Reinigen der Dreherei (feucht), Ventilation in der Malerei, Verkürzung der Arbeitszeit für Hilfsarbeiter von 11 auf 10 Stunden."[118]

Auf solche und ähnliche Forderungen wie auf die Streiks generell reagierten die Töpferinnungen mit Sperrbeschlüssen gegenüber den Gesellen, „auf deren Innehaltung in den Innungsversammlungen sorglich Bedacht genommen wird. So soll Gesellen, welche, sei es auch unter Innehaltung der 14tägigen Kündigungsfrist, ihre Arbeit verlassen haben, dies in den Fremdenzettel geschrieben und solche Gesellen ohne Erlaubnis des verlassenen Meisters nicht wieder in Arbeit gestellt werden."[119] Gegen die Übernahme solcher Diskriminierungen als statuarische Bestimmungen der Innung schritt 1891 die Regierung in Liegnitz als Aufsichtsbehörde ein.

Die Solidarität der Gesellen bzw. Arbeitnehmer insgesamt untereinander war offenbar nicht sehr groß. Denn „von dem Bürgermeister, den katholischen Geistlichen und dem ‚frommen' Bürgertum mit sanftem Druck als Gegenorganisation" zum Töpferverein gegründet", bestand zumindest in Naumburg/Q. um die Jahrhundertwende eine katholische Fachabteilung, „30 Mann stark", die nicht in der christlichen Gewerkschaft organisiert war und die ihre eigene „schwarze" Politik vertrat. Die lokale Organisation des „roten" Töpfervereins umfaßte zu dieser Zeit in Naumburg/Q. 85 Mitglieder. Die Polarisierung kam besonders während eines Lohnkampfes im Jahr 1907 zum Tragen, als die „schwarze Fraktion" eher bereit war, sich mit der Innung zu arrangieren[120].

6. Löhne und Lebensstandard der Töpfergesellen

Die Entlohnung derjenigen, die in der Töpferei sowohl von ihrer Zahl her als auch von ihrer Bedeutung für die Geschirrherstellung an erster Stelle standen, nämlich der Gesellen, erfolgte bis 1918 nach Stücklohnberechnung, einem Akkord[121]. Berechnet wurde dieser nach den Brettern, auf die der Scheibentöpfer die Ware reihte, um sie zum Trocknen, Glasieren und zum Brand zu transportieren[122]. Dabei wurde nach der Art des hergestellten Geschirrs bei den Gesellen noch unterschieden in solche erster, zweiter, dritter, vierter und fünfter Scheibe. „Auf der ersten und zweiten Scheibe wird großes Zeug gearbeitet, auf der dritten und vierten mittleres, auf der fünften kleines. Dementsprechend bewegen sich auch die Löhne in 3–5 Stufen, welche um einige Pfennige pro Brett differenzieren."[123] Weil die auf ein- und derselben Scheibe gedrehten verschiedenartigen Geschirre sehr verschiedenen Zeitaufwand beanspruchten, verdiente der Dreher bei der einen Sorte mehr als bei der anderen. Zusätzlich wurden einige Gefäßarten nur nach Stück bezahlt[124]. Im allgemeinen fand ein langsames Aufsteigen der Gesellen zu den besser bezahlten Scheiben statt. Der jüngste Geselle mußte also mit der fünften Scheibe vorliebnehmen.

„Fünf Bretter bildeten ein Tagewerk, welches für erste Scheibe in Naumburg mit 1,50 Mark, in Bunzlau mit 2 Mark bezahlt wird". Der Jahresverdienst eines Gesellen stellte sich demnach in Bunzlau 1895 bei Töpfern erster Scheibe auf 800–925 Mark, mittlerer Scheibe auf 700–850 Mark und geringerer Scheibe auf 550–770 Mark. Die Jahreslöhne in Naumburg/Q. waren der niedrigeren Tagewerkentlohnungen entsprechend geringer. Sie beliefen sich auf 600–700 Mark für Dreher erster Scheibe, 525–550 Mark bei geringerer Scheibe[125]. Der Unterschied zu Bunzlau erklärt sich aus den niedrigeren Lebenshaltungs- und den höheren Produktionskosten in Naumburg/Q.[126].

Einer Umfrage des Töpfervereins aus dem Jahr 1889 ist zu entnehmen, daß im Deutschen Reich bei den Scheibentöpfern damals der höchste Wochenverdienst bei 12,31 Mark lag, der niedrigste bei 9,25 Mark. Bunzlau rangierte mit einem durchschnittlichen Wochenlohn von 11 Mark nahe beim arithmetischen Mittelwert ($M \doteq 11{,}86$ Mark) der Enquete[127]. Die tatsächlichen Verdienste in Bunzlau und Naumburg/O. streuten allerdings um diesen Durchschnittsbetrag, da auch die Leistung der Arbeiter Schwankungen unterlag.

Die Entlohnung auf der Basis von Brettern war besonders in Bunzlau Anlaß für vielerlei Streitigkeiten. Diese bezogen sich auf die offenbar nicht einheitliche Brettlänge. „Sobald nämlich für eine Warengattung ein bestimmter Preis pro Brett festgesetzt sei, werden die Bretter, so behaupten die Arbeiter, immer länger und länger gemacht."[128] Erst mit einem neuen „Tarifvertrag" im Jahr 1906 konnte man die diesbezüglichen Unstimmigkeiten aus der Welt schaffen. In dieser Übereinkunft war die Brettlänge bei 40 cm Breite[129] mit zwei Metern festgesetzt, für nicht gezählte Ware auf 1,88 Meter[130].

Ein anderes Ärgernis war die unterschiedliche Bewertung der Bretter bei der Lohnfestsetzung. „Der Unterschied betrug z.B. bei einer Gattung 100 pCt.; das hört sich sonderbar an, war aber doch Tatsache, weil eben in einer Werkstätte für dasselbe Geld 6 Bretter voll Ware verlangt wurden, und in einer anderen wurden nur 3 Bretter voll geliefert."[131] Diese Differenzen führten in Naumburg/Q. im Jahr 1907 zu einem Arbeitskampf, dessen Resultat eine Vereinheitlichung der Berechnungsgrundlage für die Löhne war.

Die Löhne der einzelnen Töpfer waren trotz solcher Normierungen auch deshalb unterschiedlich, weil ungeachtet diesbezüglicher Erwartungen der Meister tatsächlich „kein festgesetzter Arbeitstag unter Kontrolle des Meisters" bestand, „vielmehr ist Kommen und Gehen in das Belieben der Arbeiter gesetzt, obgleich natürlich eine allzugroße Unregelmäßigkeit zum Zerwürfnis mit dem Meister führt."[132] Das „Kommen und Gehen" richtete sich nach dem Tageslicht[133]. Insbesondere scheint der „blaue Montag", das ganztägige oder stundenweise Fernbleiben von der Arbeit allgemeiner Brauch gewesen zu sein[134]. Die alten Gewohnheiten der unregelmäßigen Arbeitszeit, so wurde 1895 geklagt, „deren Beibehaltung durch das unveränderte Fortbestehen des isolierten Arbeitsprozesses ermöglicht ist, läßt sich zum großen Ärger der Meister nicht beseitigen."[135] Dessenungeachtet lag bei der schon erwähnten Befragung der Töpfer nach ihren Arbeitsverhältnissen im Jahr 1889 die durchschnittliche tatsächliche Tagesarbeitszeit in den Bunzlauer Töpfereien bei etwa 10¾ Stunden[136]. Im 1906 ausgehandelten Tarifvertrag wurde sie, zumindest für die Brennhausarbeiter, auf zehn Stunden täglich festgelegt. Dabei sollte an sechs Tagen in der Woche gearbeitet werden: im Winter von früh sieben Uhr bis abends sieben Uhr, im Sommer um eine Stunde verschoben, von sechs Uhr früh bis sechs Uhr abends[137]. Die Arbeitszeit wurde „durch eine ... im Belieben der Arbeiter stehende Frühstückspause unterbrochen"[138]. Die Mittagspause dauerte eineinhalb Stunden.

Ein Großteil der Gesellen stand bei den Meistern in Kost und Logis. Nach einem Bericht dazu aus der Zeit um 1888 sind „für die tägliche Nahrung ... dem Gesellen oft unverhältnismäßig große Summen [6–7,50 Mark pro Woche][139] abgezogen worden. Besonders die Verheirateten [Gesellen] hätten oft traurige Szenen erlebt, wenn sie mit wöchentlich drei bis sechs Mark nach Hause" kamen[140].

Einer Umfrage des Zentralverbandes der Töpfer aus dem Jahr 1910 zufolge konnten von 3787 befragten verheirateten Töpfergesellen aus dem gesamten

Siebzigjähriger Töpfer beim Drehen, Naumburg 1938

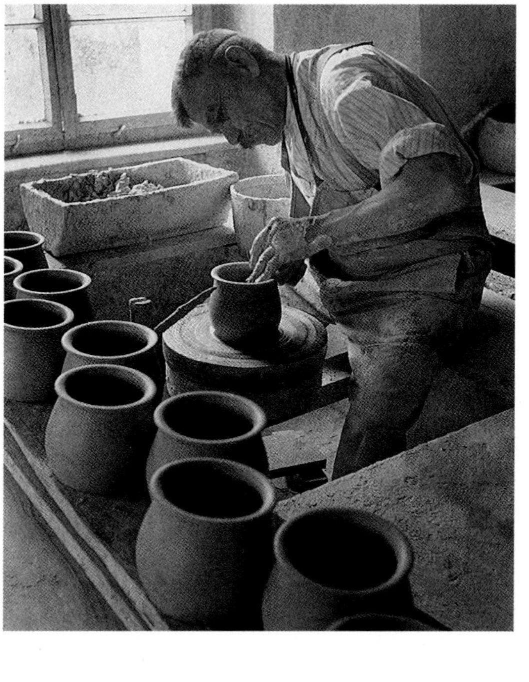

Reichsgebiet 1313 sich vom Beruf nicht genügend ernähren: „Es waren deshalb 242 gezwungen, sich noch mit Landwirtschaft zu befassen. Andere Nebenbeschäftigungen hatten 82 Kollegen, und in 989 Fällen mußten die Frauen zur Arbeit außer Hause gehen."[141] Diese allgemeinen Aussagen haben auch für Bunzlau Gültigkeit. Dort wurde 1895 festgestellt, daß es „bei der zweifelsohne ... sehr knappen Bemessung des Geselleneinkommens" nur natürlich sei, „daß auch die Gesellenfrauen sich nach einer Erwerbsquelle umsehen." Diese fanden sie größtenteils ebenfalls in der Töpferei, sei es als Färberin oder Feilhaberin, sei es als Haushaltshilfe oder beim Geschirrverpacken."[142]

Standen auch die in der Töpferei mitarbeitenden Gesellenfrauen beim Meister in Kost und Logis, dann erhielten sie um 1895 einen Jahreslohn samt Weihnachtsgeschenk von 125 Mark. Gesellenfrauen, die mitarbeiteten und nur in Kost standen, bekamen in Naumburg/Q. um die gleiche Zeit sechzig Pfennig pro Tag[143]. Beide Entlohnungen waren nur Bruchteile des Betrages, den ihre Männer erhielten.

Eine Begrenzung der Lebensarbeitszeit gab es nicht. Entsprechend wird noch von über siebzigjährigen Töpfern berichtet, die „bis zuletzt" an der Drehscheibe saßen[144].

Anfang der neunziger Jahre des letzten Jhs. machte in Bunzlau der Gesellenlohn etwa ein Drittel (32 Prozent gleich 86 Mark) der durchschnittlichen Gesamtproduktionskosten (gleich 270,95 Mark) eines Brandes aus, in Naumburg/Q. betrug der entsprechende Satz 31 Prozent (85 von 277,70 Mark). Die gesamten anteiligen Personalkosten (also nicht nur die der Gesellen, sondern auch der Lehrlinge, Arbeiter usw.) lagen in Bunzlau bei 38, in Naumburg bei 35 Prozent. Zum Vergleich: Die Materialkosten (Ton, Glasur, Brennmaterial) berechneten sich zu dieser Zeit in Bunzlau auf ebenfalls ein Drittel (34,3 Prozent), in Naumburg auf 36,6 Prozent der Produktionskosten[145].

7. Die Gesundheit der Töpfer

Die Gesundheit der Töpfer war vielfältigen Gefährdungen ausgesetzt. Das Töpferhandwerk wurde deshalb auch zu den „gefährlichen Gewerben"[146] gezählt. Bernhard Schreber, der in Bunzlau und Umgegend neun Jahre lang als Amtsarzt tätig war[147], untersuchte die (Berufs-)Krankheiten der Töpfer. Als Belastungen nannte er: Wind und Wetter (Tagebau) bzw. feuchtwarme Luft im Stollen und die gebückte Haltung beim bergmännischen Tonabbau; große, lungenerweiternde Kraftanstrengung beim Tonkneten mit der Hand; Hautverletzungen; hautaustrocknende Eigenschaft des Tons, aber auch überfeuchte Hände durch ständigen Kontakt mit Wasser; den ganztägigen Umgang mit dem feuchten, oft kalten Ton, besonders bei barfüßigem Traden und barfüßigem Anschub der Töpferscheibe (mögliche Folgen: Rheumatismus); die meist schlechte Haltung beim Formen des Tons; feuchtwarme Arbeitsräume und -kleider im Winter durch trocknendes Geschirr; Hitze und Bleidämpfe beim Ausräumen des Ofens[148]. Das Ausräumen des Ofens geschah, um Zeit einzusparen, oft bei einer Temperatur von 70–80 Grad[149]; Schreber empfahl „eine sehr erhebliche Abkühlung auf 40–70°C ... und eine gründliche Lüftung, um etwaige Bleidämpfe zu vermeiden."[150] Diese Arbeit blieb dennoch beschwerlich, weil das Geschirr in dem engen Ofen dicht aufgestapelt und mit dem Ausräumen eine gewaltige Asche- und Staubentwicklung verbunden war. Staub entstand auch in der Werkstatt, z.B. beim Beräumen, Abputzen, Schleifen etc. des lederharten Scherbens, besonders aber beim Glasurmahlen, wenn dies nicht naß geschah. Als es im 19. Jh. und davor noch üblich war, Bleiglätte als Flußmittel für die Glasur zu verwenden, kam zur Gefährdung durch mineralischen Staub noch die durch Bleistaub. Diese Gefährdung blieb bestehen, auch als bleifreie Glasuren längst eingeführt waren, denn die Innenflächen der porösen Kapseln zum Einsetzen der Ware in den Ofen wurden nach wie vor mit bleihaltiger Glasur abgedichtet[151].

Eine weitere Gefährdung der Atemwege brachte Mitte der 20er Jahre die allgemeine Einführung der Aerographenanlagen für den Spritzdekor mit sich. Die zumeist giftigen Farbstaub enthaltenden Sprühnebel aus dem Gerät legten sich beim Einatmen auf die Lunge. Wollte man die Gesundheit der Arbeiter nicht zu sehr gefährden, mußten stark Absaugvorrichtungen, sogenannte Exhaustoren, montiert werden[152]. Auch im Hinblick auf die Ausstattung der Arbeitsplätze war das Spritzverfahren also vergleichsweise aufwendig. Nach der Art der Immission galten die Staublungenerkrankung (Silikose), die ihrerseits für die Schwindsucht (Tuberkulose) empfindlich machte, und die Bleivergiftung als Berufskrankheiten der Töpfer.

Der schon zitierte Arzt Bernhard Schreber beobachtete in Bunzlau bereits Schädigungen der Umwelt durch die Töpfereien: „... wenn in drei oder vier Töpfereien zu gleicher Zeit die Brennöfen in Betrieb waren, ... [lagerte] sich bei windstillem Wetter gleichsam eine schwarze Wolke über die ganze Stadt hin ..., die sehr viele verhältnismäßig große Rußstückchen mit sich führte, so daß z.B. weiße Decken auf Balkonen große schwarze Flecken aufwiesen, oder Wäsche auf der Leine hängend oder auf dem Rasen bleichend so beschmutzt wurde, daß eine wiederholte Abspülung in Wasser nötig war." Er empfahl daher, „Rauchverbrennungsanlagen in die Öfen einzubauen und die Schornsteine zu erhöhen" sowie den „Feuerungsbetrieb mit Gas" vorzuziehen[153].

8. Töpferhaus und Werkstatt

In Bunzlau und Naumburg/Q. gab es um die Jahrhundertwende neben den entstandenen keramischen Fabriken die „alteingesessenen, zuweilen auch mit Landbesitz versehenen, wohlfundierten Töpfe-

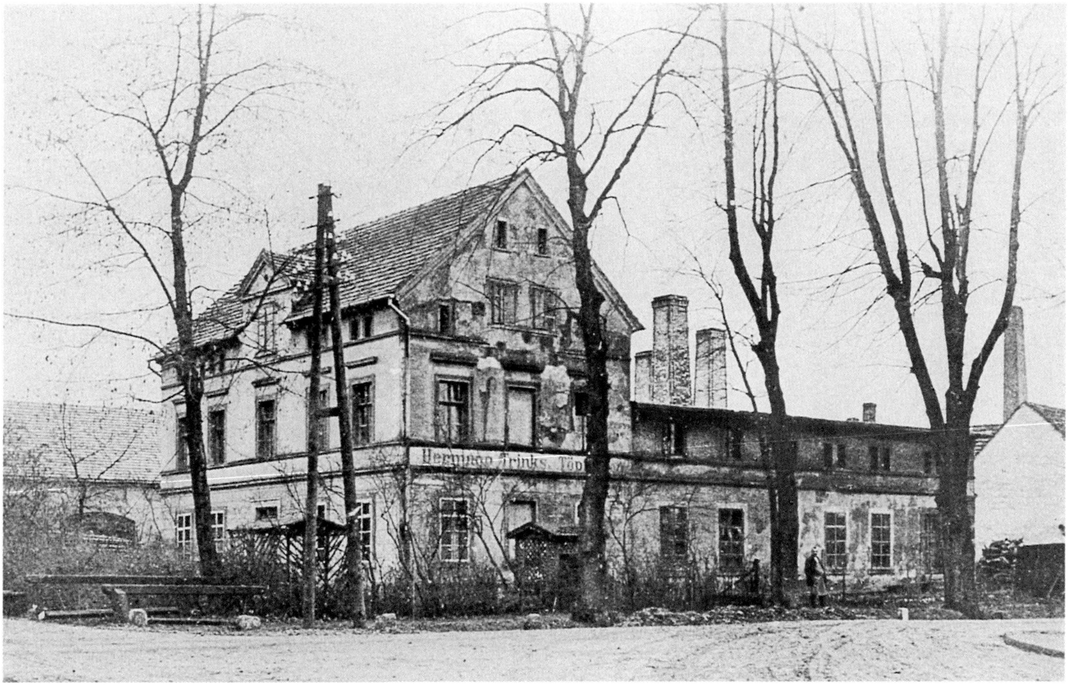

Töpferei Hermann Trinks in Bunzlau, 1910/20

Töpferhaus im Kreis Bunzlau, 1911

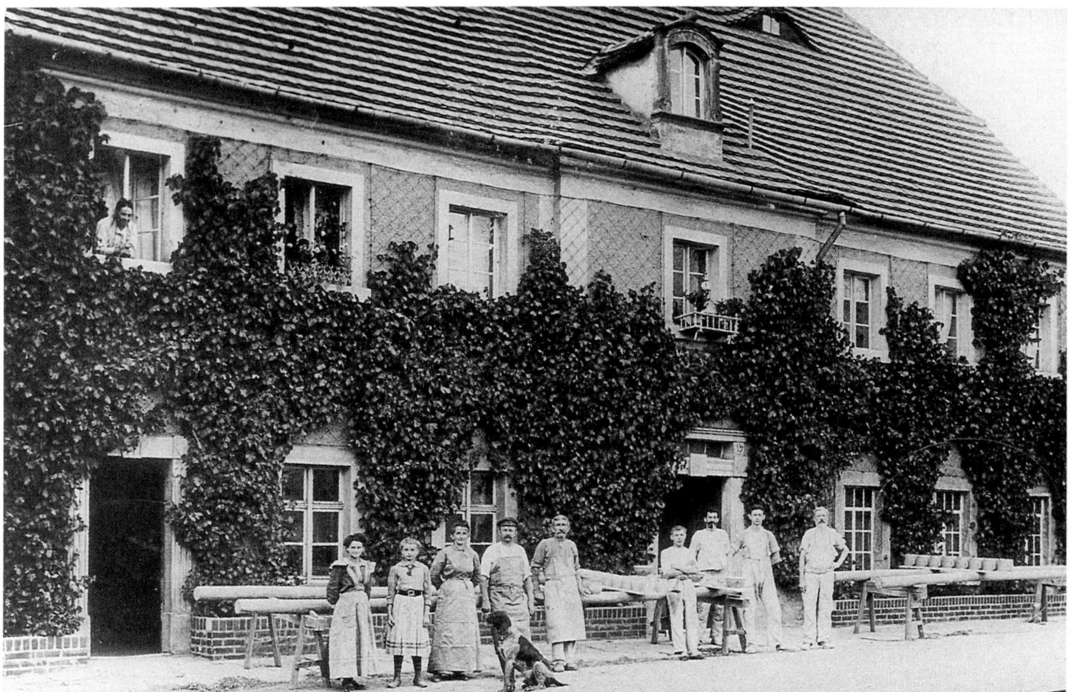

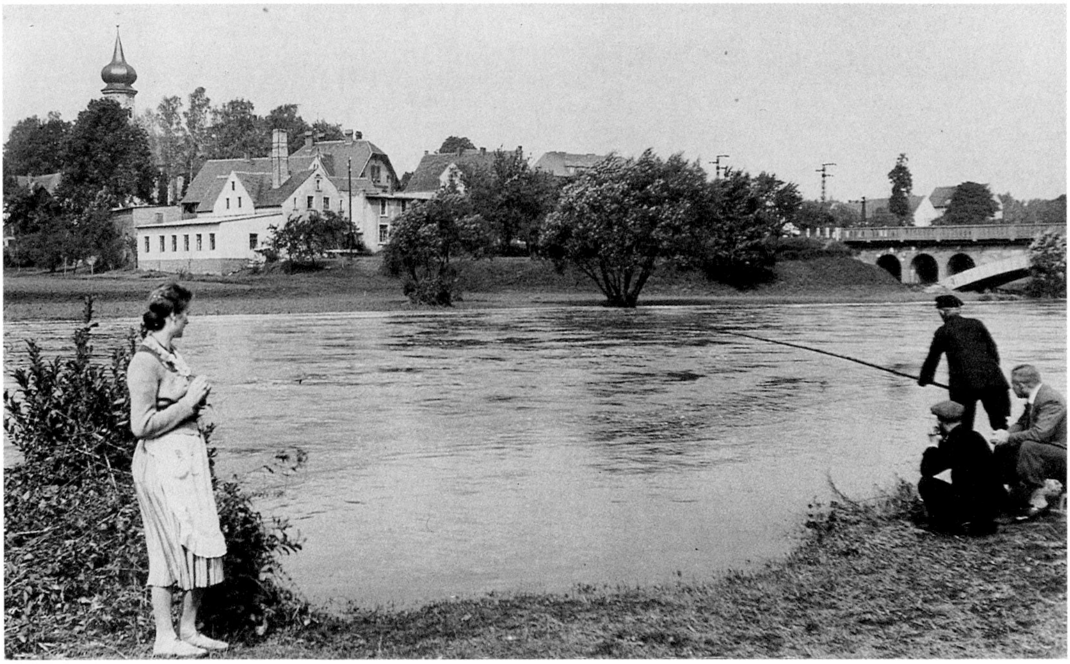

Töpferei Max Werner in Tillendorf

Werkstatt der Töpferei Vogt in Naumburg/Q., 1934

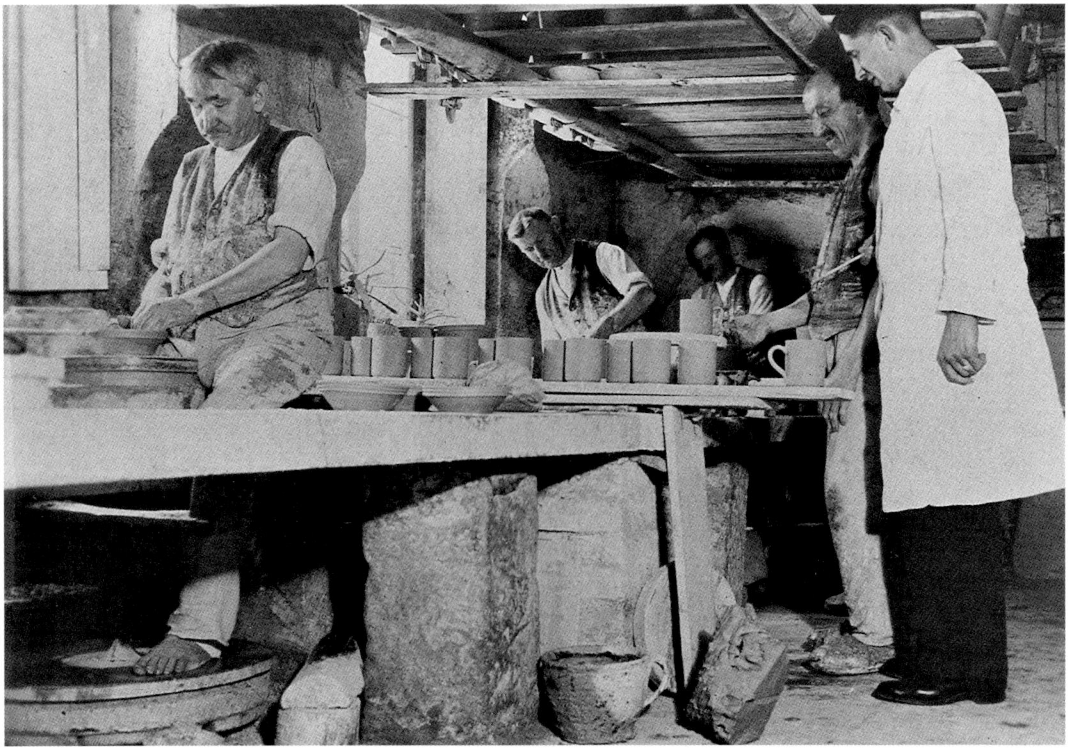

reien"[154] und kleinere Betriebe. Während die Ende des 19. Jhs. noch kleinen Fabriken in den ersten Jahrzehnten des 20. Jhs. expandierten, Grundstücke und kleine Töpfereiwesen dazukauften, stagnierte wohl der Ausbau der „alteingesessenen" Töpfereien. Ihre Bausubstanz stammte weitgehend aus dem 18. Jh. Bis zu diesem Zeitpunkt lag das Töpferrecht, das Recht zur Ausübung dieses Handwerks, auf den Häusern. In den – wie mehrfach geschildert, lange Zeit auf fünf begrenzten – Anwesen konnten Meister bzw. Meisterwitwen die Töpferei betreiben. In Ausnahmefällen war es möglich, das Recht von einem Haus zu nehmen und auf ein anderes zu übertragen[155].

Über den Handelswert von Töpfereien geben Anweseschätzungen und -verkäufe Auskunft: „Die Töpferei des verstorbenen Balth. Umlauf nebst dem dabei liegenden Gärtchen, dem Werkzeuge, den Formen, gebrannten und ungebrannten Gefäßen, vorhandenen Farben, Glätten, Thon und Holz wurde 1676 auf 850 Thlr. geschätzt."[156] Christoph Walde ... kaufte seinen Stief- und leiblichen Kindern am 16. November 1729 ... Töpferei nebst einem Ackergrundstück um 1500 Thrl. ab."[157] Als Kaufpreis einer Töpferei „werden 1759 nicht weniger als 2700 Thaler gezahlt, worin ohne Zweifel eine beträchtliche Monopolprämie inbegriffen ist."[158] „Die Erbauungskosten für eine Töpferei werden 1787 in Bunzlau auf 1819 Thaler veranschlagt"[159], wobei erhebliche „Benefizien" seitens des Magistrats gewährt wurden[160].

Um 1895 wird der Wert einer Durchschnittstöpferei (6–7 Scheiben) auf etwa 12- bis 15000 Mark geschätzt[161]. Mit der Töpferei war immer das Wohnhaus verbunden; in Naumburg/Q. gehörte eine „nebenbei betriebene Landwirtschaft" bis in die frühen 30er Jahre dieses Jhs. zu den Handwerksbetrieben dazu[162].

„Die Mehrzahl der Meister übt ihr Handwerk in eigenen Töpfereien aus; doch ist auch die Verpachtung mit allem Inventar üblich. Der Pächter zahlt dann für eine mittlere Töpferei jährlich in Naumburg etwa 450 Mark, in Bunzlau bis 600 Mark ... Die Unterhaltungskosten einer ... Töpferei sind ... nicht unbedeutend; so muß der Brennofen etwa alle 5–6 Jahre erneuert werden, was einen Aufwand von gegen 600 Mark verursacht, während der Ofenständer schon nach 3/4 Jahren mit einem Aufwand von ca. 30 Mark neu gesetzt werden muß."[163]

Der Arbeitsprozeß spielte sich im „Erdgeschoß des geräumigen Töpferhauses" ab; im ersten Stock lagen

Töpferei Robert Droht in Ullersdorf, 1910/20

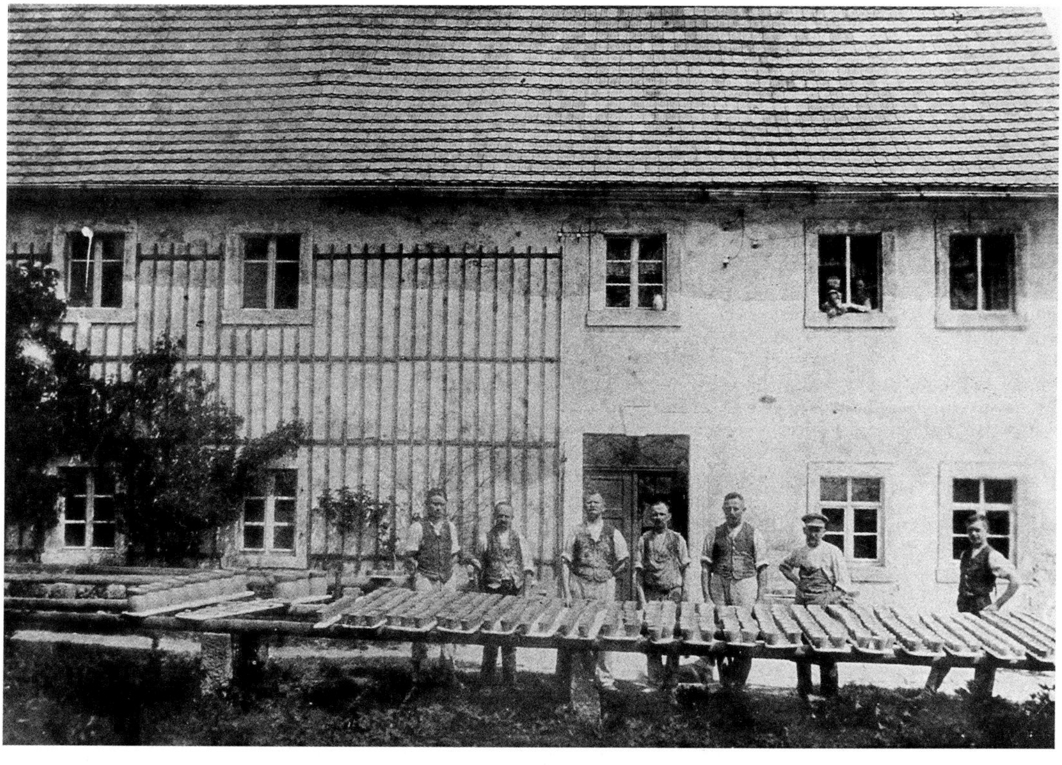

die Wohnräume der Meisterfamilie[164]. Im Erdgeschoß befand sich der Drehraum mit den Scheiben entlang der Fensterwand. Im Boden eines Nebenraums war die Sumpfgrube einzementiert. Hinzu kamen die Färbestube und der Brennofen („Brennhaus"). Ferner benötigte der Töpfer größere Lagerräume. In Naumburg/Q. besaßen die meisten Meister ein eigenes Gespann. Fuhrwerk und Pferde standen im Stall bzw. in einer Remise[165].

Um die Jahrhundertwende modernisierten einige Töpfereien die Betriebe. Die Brennöfen lagen in Naumburg/Q. dann außerhalb, neben dem Wohn- und Werkstattkomplex[166].

Nach dem Ersten Weltkrieg fand eine weitere Modernisierung statt. Sie führte dazu, daß z. B. „die größte Bunzlauer Töpferei, Reinhold u. Co" 1925 „ganz nach dem Vorbild einer Porzellanfabrik eingerichtet" wurde[167]. Bei Julius Paul & Sohn blieb „nur noch eine Drehscheibe ... als Anschauungsstück für Betriebsbesichtigungen erhalten."[168]

9. Die Töpferei zwischen Handwerk und Industrie

Im Jahr 1794, so steht es in einem Inspektionsbericht, war in Bunzlau jede Töpferei „so gebaut und eingerichtet, daß darin höchstens 5 Gesellen arbeiten könnten; diese Stellen seien ... alle tatsächlich besetzt; auch würden die Gesellen beinahe Tag und Nacht arbeiten müssen und könnten dennoch die vielen Bestellungen gar nicht ausführen."[169] Die hier genannte Betriebsgröße findet sich, nur wenig verändert, auch 100 Jahre später: „Wir treffen hier, von einer Thonwaarenfabrik abgesehen, welche 100 Arbeiter beschäftigend, neben Thonröhren, Oefen etc. auch Geschirr verfertigt, ausschließlich auf handwerksmäßige Betriebe. Die Durchschnittszahl sämtlicher in einer Töpferei beschäftigen Personen beläuft sich auf etwa 10, die Zahl von 15 Beschäftigten wird nicht überstiegen."[170]

Die um die Wende von 19. zum 20. Jh. noch vorherrschende kleinhandwerkliche Struktur der Bunzlauer Töpfereibetriebe wurde auch dadurch betont, daß „nur wenige" Meister „mehr als einen Ofen" betrieben[171] und daß es, von einer oder zwei Ausnahmen abgesehen, völlig an der Benutzung einer mechanischen Kraft fehlte. „An Maschinen ist nur eine einzige Thonknetmaschine in Gebrauch, deren Kurbel mit der Hand gedreht wird."[172]

Wenige Jahre später, 1908, hatte sich zumindest teilweise die Situation geändert. Die größten Töpfereien beschäftigt jetzt etwa 25 Arbeiter[173]. Und Besucher der „Kunsttöpferei" Hugo Reinhold erblickten zum Beispiel „vier Freihanddreher ... eine regelrechte Gießerei, Malerei, Formgießerei, Massenmühle, Öfen mit überschlagender Flamme..." Die Besucher kamen zu dem Urteil: „Jedenfalls haben wir uns sehr getäuscht, wenn wir glaubten, unseren heimatlichen Hafnermeister hier wiederzufinden."[174]

Entsprechend dieser Schilderung wurde auch von Eduard Berdel die Jahrhundertwende rückblickend als die Zeit genannt, in der in Bunzlau „aus dem Handwerksbetrieb vielfach die Fabrik heranwuchs". Wichtiger Geburtshelfer sei die Fachschule gewesen. Dabei weist er darauf hin, daß „die Besonderheit der Tonware"[175] es nicht zulasse, einen exakten Trennungsstrich zwischen Handwerk und Industrie zu ziehen. Tatsächlich wurde die Unterscheidung oft in einem und demselben Betrieb überbrückt, wenn etwa Feinsteinzeug auf der Basis einer industriell aufbereiteten Formmasse in einer traditionellen Töpferei hergestellt wurde oder wenn die größeren keramischen Fabriken kleine kunsthandwerkliche Werkstätten eingerichtet hatten[176], in denen nach alter Art Sonderwünsche bearbeitet, Einzelstücke zu Reklamezwecken angefertigt[177] oder Kleinserien gedreht wurden. Davon unabhängig verblieb die Großzahl der Bunzlauer Töpfereibetriebe bis zum Zweiten Weltkrieg in einer Zwitterstellung zwischen Industrie und Handwerk bei fallweise stärkerer Ausrichtung hin zur einen oder anderen Seite. Daß diese eigenartige Zwitterform beibehalten wurde, hatte mehrere strukturelle Ursachen.

Eine davon war die traditionelle handwerkliche Betriebsorganisation, die sich nicht nur in der sozialen Position der einzelnen Mitarbeiter, sondern auch in der Bereitschaft zur Technisierung äußerte. Das Festhalten am „manufakturmäßigen Grundcharakter"[178] der meisten Arbeitsgänge ließ ohnehin wenig Spielraum für Mechanisierung und industrielle Rationalisierung. Lediglich die Ton- und Glasuraufbereitung, die bessere Ausnutzung der Heizenergie und der Transport des Geschirrs zum und vom Ofen boten die Möglichkeit zu einer Optimierung im industriellen Sinne[179]. Auch die Unmöglichkeit, eine feste Arbeitszeit einzuführen, stand vielen Modernisierungsbestrebungen im Wege. Mit diesen strukturellen Gegebenheiten korrespondierte auf Seiten der Handwerker der schon erwähnte „Töpferstolz". Er trug das Seine dazu, daß manche durchaus sinnvolle Anpassung an äußere Gegebenheiten unterblieb. Nachteilig, ja existenzbedrohend erwiesen sich diese Strukturen für die meisten der niederschlesischen „Kleintöpfereien" in der Zeit nach dem Ersten Weltkrieg, weil sie eine rasche und angemessene Reaktion auf den gewandelten Käufergeschmack und die in jeder Hinsicht verschärfte Konkurrenzsituation verhinderten.

Diese Bewertung orientiert sich besonders an ökonomischen Kriterien. Zieht man andere Bewertungsmaßstäbe heran, z. B. kulturhistorische oder solche der handwerklichen Traditionspflege, dürfte das Resultat anders ausfallen. Unter solchen Gesichtspunkten hätte man den Bunzlauer Töpfern und ihrem starken Beharrungsvermögen sicherlich manches zu verdanken, was ohne sie längst vergessen wäre.

Anmerkungen

1 vgl. R. Weinhold 1958 S. 49-50. Hier wird für die Zeit bis 1810 (Aufhebung des Zunftzwangs in Preußen) die Bezeichnung „Zunft", für die Zeit danach „Innung" gebraucht.

2 G. Grundmann, K. Hahm 1927 S. 38
3 E. Wernicke 1884 S. 217
4 K. Strauss 1923 S. 32
5 J. G. Bergemann 1829 S. 72
6 ebd. – wGr steht für Weißgroschen
7 ebd. S. 72–73
8 F. Micke 1844 S. 33
9 ebd S. 53. Von einer „Denkschrift" aus dem Jahr 1759 her ist das Siegel der Bunzlauer Töpfer bekannt: Es „hat um ein entsprechendes Emblem des Gewerbes die Inschrift: S. DER TEPPER ZECHE Z. BVNZLAU." s. E. Wernicke 1884 S. 529, Fußnote 2 – „Das älteste noch vorhandene [Naumburger] Innungssiegel stammt aus dem Jahre 1695. Ein anderes trägt die Jahreszahl 1771 und zeigt in der Mitte eine Drehscheibe, auf der ein Henkeltopf mit Blumen steht. Die Umschrift lautet: „Siegel des Löblichen Handwerks der Töpfer". Ein drittes Siegel zeigt ebenfalls eine Drehscheibe und einen Topf mit Blumen, doch steht noch je rechts und links ein Mann, und die Umschrift lautet hier: „Siegel des Wohllöblichen Töpfergewerks in Naumburg." s. K. Strauss 1920f. S. 71
10 R. Weinhold 1958 S. 51f.
11 ebd. S. 43
12 K. Steinitz 1895 (1) S. 12
13 Deutsche Töpfer- und Ziegler-Zeitung 1910 S. 672
14 K. Steinitz 1895 (1) S. 185
15 E. Berdel 1939 (1) S. 13
16 K. Steinitz 1895 (1) S. 180
17 K. Strauss 1920 f. S. 200
18 E. Wernicke 1884 S. 533
19 E. Dewitz 1885 S. 509
20 ebd.
21 K. Steinitz 1895 (1) S. 176
22 ebd.
23 ebd. Es handelt sich vermutlich um die Firma Eduard Küttner, Bunzlau.
24 M. Bräuer 1922 S. 52
25 Vgl. Adreßbuch der Keramischen Industrie 1932 S. 259
26 E. Berdel 1939 (1) S. 40
27 Vgl. als Übersichtsarbeiten dazu R. Simon 1937 und K. Blume 1934.
28 K. Steinitz 1895 (1) S. 182
29 P. Dittrich 1908 S. 116
30 K. Steinitz 1895 (2) S. 802
31 K. Steinitz 1895 (1) S. 203
32 P. Dittrich 1908 S. 116
33 K. Steinitz 1895 (1) S. 203
34 ebd.
35 P. Dittrich 1908 S. 116–117
36 K. Steinitz 1895 (2) S. 802
37 P. Dittrich 1908 S. 117
38 ebd.
39 K. Steinitz 1895 (1) S. 182
40 ebd. S. 184
41 ebd. S. 202
42 R. Simon 1937 S. 82–83
43 K. Steinitz 1895 (1) S. 203
44 P. Dittrich 1908 S. 125
45 K. Steinitz 1895 (1) S. 203
46 P. Dittrich 1908 S. 118. Das schlesische Töpferhandwerk gehörte offenbar zu den „geschenkten" Handwerken. Damit ist gemeint, daß eine Art Rechtsanspruch darauf bestand, daß das Geschenk als Wanderunterstützung tatsächlich auch gegeben wurde. Der Begriff des Schenkens selbst war allerdings schon im Mittelalter mehrdeutig. „Die Ambivalenz von Schenken liegt wohl nicht darin, daß man sowohl den ersten Begrüßungsschluck mit einem Wandergesellen als auch den feierlichen Einstand nach erfolgreicher Arbeitssuche in dieser Weise bezeichnete. Wenn sich das Schenken tatsächlich in dem Umtrunk mit dem neuen Gesellen erschöpft hätte, dann wäre es unverständlich, weshalb man mit solcher Hartnäckigkeit in den Reichspolizeiordnungen gegen den Brauch vorging." K. Wesoly 1985 S. 378. Deren Interesse galt wohl besonders der hinter dem „Schenken" sich verbergenden bundähnlichen Organisation der Gesellen, die sich sogar eine eigene Gerichtsbarkeit anmaßte.
47 P. Dittrich 1908 S. 119–120
48 In Bunzlau war dies das Gasthaus „Zum weißen Schwan" nach K. Späth 1985 S. 26, in Naumburg der „Gasthof zum Pelikan" (Hinweis von Georg Buchwald [aus Naumburg/Q.] Glashütten 1985)
49 K. Steinitz 1895 (1) S. 201–202
50 ebd. S. 201
51 ebd. S. 201–202
52 H. Neumann 1888 in R. Weinhold 1959 S. 83
53 K. Späth 1985 S. 44
54 K. Steinitz 1895 (1) S. 201
55 ebd.
56 ebd.
57 ebd. S. 193
58 ebd.
59 ebd. S. 187
60 P. Dittrich 1908 S. 116–117
61 ebd.
62 K. Steinitz 1895 (1) S. 202
63 Meisterkursus in Bunzlau 1908 S. 806
64 K. Steinitz 1895 (1) S. 196
65 E. Wernicke 1884 S. 369, 529–530
66 ebd. S. 530–531
67 Nach R. Weinhold 1958 S. 149–152
68 ebd. S. 150
69 M. Höhne 1885, S. 155
70 P. Dittrich 1908 S. 124
71 vgl. K. Steinitz 1895 (1), S. 208, 228
72 ebd. S. 213
73 M. Hubrich 1964 S. 427
74 K. Steinitz 1895 (2) S. 802
75 ebd. S. 829
76 K. Steinitz 1895 (1) S. 204–205
77 ebd. S. 181
78 K. Steinitz 1895 (2) S. 660
79 K. Steinitz 1895 (1) S. 176
80 K. Steinitz 1895 (2) S. 828–829
81 ebd. S. 828
82 K. Steinitz 1895 (1) S. 226

83 ebd. S. 206
84 ebd. S. 226
85 ebd. S. 212
86 M. Bräuer 1922 S. 45
87 K. Strauss 1920 f. S. 201
88 W. Pukall 1912 S. 762
89 K. Späth 1985 S. 41
90 K. Steinitz 1895 (2) S. 775
91 K. Steinitz 1895 (1) S. 193
92 K. Steinitz 1895 (2) S. 775
93 K. Steinitz 1895 (1) S. 203–204
94 ebd. S. 203
95 ebd. S. 193
96 ebd. S. 203
97 A. Drunsel 1911 S. 342
98 ebd.
99 ebd.
100 Eine Krankenkasse der Töpfergesellen für Bunzlau u. Tillendorf gab es davon unabhängig seit 1827. Vgl. G. 1902 S. 186
101 K. Steinitz 1895 (1) S. 185–186
102 A. Drunsel 1911 S. 190
103 ebd. S. 163
104 K. Steinitz 1895 (1) S. 185–186
105 ebd. S. 185
106 A. Drunsel 1911 S. 240
107 vgl. W. Fischer 1984 S. 211 f.
108 E. Graack 1907 S. 268–269
109 ebd.
110 K. Steinitz 1895 (1) S. 184
111 A. Drunsel 1911 S. 156
112 K. Steinitz 1895 (1) S. 184
113 vgl. Deutsche Töpfer- und Ziegler-Zeitung 1906 S. 211
114 Tonwaren-Industrie 1910 S. 245
115 K. Späth 1985 S. 46–47
116 Tonwaren-Industrie 1910 S. 550 und 563
117 Die Keram- und Glasindustrie im Jahre 1924, 1925 S. 1–7
118 Keramische Rundschau 1905 S. 716–717
119 K. Steinitz 1895 (1) S. 184
120 A. Drunsel 1911 S. 318–319
121 R. Weinhold 1958 S. 85 – K. Steinitz 1895 (1) S. 200 f.
122 E. Graack 1907 S. 270
123 K. Steinitz 1895 (1) S. 200
124 ebd.
125 K. Steinitz 1895 (1) S. 200–201
126 ebd. S. 201. Einer Aufstellung über die in Liegnitz im Jahre 1875 gezahlten Löhne (L. Jacobi 1875 S. 452) ist zu entnehmen, daß die Töpfergesellen wegen ihrer „höheren Kunstgewandtheit" im Hinblick auf die Bezahlung zur „Aristokratie der Gewerbe" (S. 469) zählten:
siehe Tabelle unten

Für den Töpfergesellen ergab sich aus der Tabelle ein Jahreslohn zwischen ca. 470 und 930 Mark. Für Bunzlau finden sich in derselben Quelle keine Angaben für Töpfer, wohl aber für Hafenmacher aus der ebenfalls in Bunzlau betriebenen Glasherstellung. Diese erhielten einen Jahreslohn von 900 Mark. Im Vergleich: Tafelglasmacher und Glasschleifer erhielten je 1500 Mark, Gehilfen der Glasmacher um 700 Mark. s. L. Jacobi ebd. S. 443
Um in etwa die Kaufkraft dieser Entlohnungen abschätzen zu können, seien nachstehend die Jahresausgaben aufgeführt, die ein „sehr ordentlicher und strebsamer Maurergesell in Liegnitz (Familienvater mit zwei schulpflichtigen Kindern)" 1874/75 notiert hat. L. Jacobi ebd. S. 486:

Für Brod	130	M
Für Butter	156	M
Für Kartoffeln	24	M
Für Fleisch	52	M
Für Kaffee, Zucker	104	M
Für Petroleum u. verschiedenes Brennmaterial	52	M
Für Wohnungsmiete (in der Vorstadt)	90	M
Für Bekleidung	150	M
Für Königl. Steuer	3	M
Für Gemeinde-Steuern	7,2	M
Für Versicherung in Kranken-, Sterbe- und Invalidenkasssen	26,7	M
Für Schulgeld und Bücher	18	M
zusammen	812,9	M

Wochenlohn der Gesellen und Gehilfen in der Stadt Liegnitz 1875 (Auszug)

	niedriger Maße	mittlerer Maße	höchster Maße	Bemerkungen
Bäcker	4	6	7,15	freie Kost u. Schlafstelle
Bierbrauer	12	15	21	ohne Kost, mit Schlafstelle freier Trunk
Böttcher	12	—	24	ohne Kost (Akkord)
Buchdrucker	19,50	—	30	keine freie Station (Kost)
Drechsler	12	15	24	keine freie Station
(Weiß-)Gerber	13,50	—	16	keine freie Station
Maurer	15	18	21	keine freie Station
Schmiede	2,50	—	4,50	mit freier Station
Seiler	3	3,75	5	mit freier Station
Töpfer	9	—	18	keine freie Station
Zinngießer	4	4,50	5	mit freier Station

Zur weiteren Gewichtung der für Bunzlau angegebenen Löhne ist noch die Verteuerung der Lebensmittel in dieser Zeit bei vergleichsweise konstantem Lohnniveau zu berücksichtigen. Zwischen 1867 und 1875 verteuerte sich in den schlesischen Vorgebirgsgegenden Fleisch zwischen 25 und 30%, Milch um 50%, Kaffee um 62 bis 65% und Kleidung und Schuhwerk um 30–40%. s. L. Jacobi ebd. S. 480. In Bunzlau selbst kosteten um 1875 ein Kilogramm Rindfleisch, von der Keule, 97 Pfennig, ein Kilogramm Schweinefleisch 1,15 Mark, 60 Eier 3,46 Mark und ein Kilogramm Butter 1,89 Mark. s. A. Frief 1876 S. 53 – vgl. K. Späth 1985 S. 44

127 A. Drunsel 1911 S. 141
128 L. Bernhard 1903 S. 103
129 R. Weinhold 1958 S. 85
130 E. Graack 1907 S. 270 – R. Weinhold 1958 S. 85
131 A. Drunsel 1911 S. 318
132 K. Steinitz 1895 (1) S. 201
133 K. Steinitz 1895 (2) S. 802
134 vgl. R. Weinhold 1958 – K. Späth 1985 S. 28 – K. Strauss 1928 S. 57
135 K. Steinitz 1895 (1) S. 201
136 A. Drunsel 1911 S. 142
137 E. Graack 1907 S. 269
138 K. Steinitz 1895 (1) S. 201
139 L. Jacobi 1875 S. 452 f.
140 H. Neumann; zitiert bei R. Weinhold 1958 S. 83
141 A. Drunsel 1911 S. 190
142 K. Steinitz 1895 (1) S. 201, 203
143 ebd. S. 203
144 K. Späth 1952 S. 3
145 K. Steinitz 1895 (1) S. 204–205
146 E. Graak 1907 S. 269
147 B. Schreber 1918 S. 639
148 ebd. S. 637 f.
149 R. Weinhold 1958 S. 95
150 B. Schreber 1918 S. 648
151 vgl. Die Bleivergiftung in den europäischen keramischen Betrieben 1912 S. 657 – J. C. H. Börner 1781 S. 148 f.
152 vgl. Sprechsaal 1904 S. 423 – H. Z. 1902 S. 1248
153 B. Schreber 1918 S. 648
154 W. Pukall 1903 S. 120
155 E. Wernicke 1884 S. 391
156 ebd. S. 388
157 ebd. S. 442
158 K. Steinitz 1895 (1) S. 181
159 ebd.
160 E. Wernicke 1884 S. 530
161 K. Steinitz 1895 (1) S. 196
162 K. Späth 1985 S. 42 – Vgl. auch K. Steinitz ebd. S. 176
163 K. Steinitz 1895 (1) S. 196
164 Vgl. K. Späth 1985 S. 42 f.
165 K. Steinitz 1895 (1) S. 195
166 K. Späth 1985 S. 42
167 A. Schellenberg 1925 S. 285
168 H. Piltz 1964 S. 421
169 Brief Carmers an Minister Hoym 1794; abgedruckt bei K. Strauss 1920 f. S. 199
170 K. Steinitz 1895 (2) S. 802
171 K. Steinitz 1895 (1) S. 195; auch S. 188, 223
172 K. Steinitz 1895 (2) S. 802
173 Keramische Rundschau 1911 S. 418
174 A. Zoellner 1908 S. 387
175 E. Berdel 1939 (1) S. 23
176 K. Blume 1934 S. 53
177 A. Schellenberg 1925 S. 285
178 K. Steinitz 1895 (1) S. 223
179 ebd.

Ekkehard und Inge Lippert

Herstellungsverfahren des Bunzlauer Geschirrs

1. Ton und Tonaufbereitung

Die niederschlesische Tonindustrie im Umkreis von Bunzlau und dem benachbarten Naumburg am Queis verdankt ihre Entstehung besonders den reichen Tonlagern der Gegend. Diese gehören erdgeschichtlich-geologisch betrachtet einer Kreideformation, dem sogenannten „Überquader" oder „Obersenon" an[1]. Sie sind Überbleibsel des großen Kreidemeeres, das einst weite Teile Mitteleuropas bedeckte und „liegen im Inneren der Löwenberger Kreidemulde, deren Nordostgrenze durch die Linie von Warthau nach Klitschdorf am Queis bezeichnet wird, sind aber keineswegs zusammenhängend an der Oberfläche verbreitet, weil einerseits ihre Wechsellagerung mit Sandsteinen, andererseits die bisweilen ansehnliche Entwicklung der Diluvialdecke sie verhüllt."[2]

Aufgrund dieser verstreuten Lagerung, ihres „nicht flächenhaften Zutagetretens"[3], wurden die Tone vor allem unter Tage abgebaut, teils „aus wenig tiefen Stollen"[4] und Schächten, teils durch „streichenden und schwebenden Strebbau"[5]. Dabei ging die Förderung „überaus einfach" durch „Haspelbetrieb"[6], einem einfachen Windensystem, vor sich. Ein erstes Tonbergwerk – es wurde zumindest ausdrücklich so bezeichnet – richtete 1858 der Domänenbesitzer Joseph Hersel auf dem Heidelberg nahe bei Ullersdorf ein[7]. Im Jahre 1862 förderten dort bereits 20 Arbeiter ca. 25000 Zentner Porzellan-, Steingut- und Schamotteton[8]. In den dreißiger Jahren unseres Jahrhunderts betrieb die Tonröhren- und Schamottewarenfabrik Hoffmann & Co. in eigener Regie südlich und südwestlich von Bunzlau allein 15 Gruben im Untertagebau[9]. Als maschinelles Großgerät zum Abräumen des Deckgebirges über den Tonflözen zur Verfügung stand, nahm zusätzlich der flächige Tagebau an Bedeutung zu. Eigentümer von Gruben waren neben den großen Fabriken auch einzelne Töpfer, „Tonbauern, die den Ton verkaufen"[10] und regelrechte „Tongrubenbetriebe"[11] sowie die Stadt Naumburg/Q.[12]

Abhängig von der sehr unterschiedlichen Qualität wurde der Ton z. T. auch über die Umgebung Bunzlaus hinaus verkauft[13]. Mit den Einnahmen, die der Tonverkauf aus einer städtischen Tongrube in Naumburg erbrachte, konnte z. B. um 1880/90 die kommunale Straßenpflasterung finanziert werden[14]. Die vergleichsweise besten Tonsorten verwendete man außer für die Geschirrtöpferei zur Herstellung von Schmelztiegeln. Ihre Abnehmer waren Glas- und vor allem Zinkhütten sowie keramische Betriebe in Böhmen, Polen, Rußland und in den preußischen Provinzen Posen, Brandenburg sowie in Schlesien selbst[15]. Weißbrennende Tone aus der Bunzlauer Gegend kauften insbesondere Steingut- und Porzellanfabriken. So ist für die Zeit um 1794 bekannt, „daß die Steingutfabrik zu Rheinsberg ihren ganzen Bedarf an Ton" von Bunzlau bezog[16]. Und in den ersten Jahren unseres Jhs. wurden jährlich etwa 60000 Zentner Ton an die Waldenburger Porzellanfabriken geliefert[17]. Aus Tonen vergleichsweise minderer Qualität stellte man Baukeramik (Ziegel, Verblender, Fliesen, Kacheln etc.) her[18]. Eine Sonderstellung nahm ein gelber Ton aus Tschirne (Tonhain) ein: Er wurde als „Bolus", als Heilerde, in den Handel gebracht[19].

Um 1912 lag der Preis für einen „Doppelwaggon" Ton „bei ungefähr 50 M ohne Fracht."[20] Dieser Preis korrespondierte in Naumburg aus nicht mehr feststellbaren Gründen direkt mit dem Kartoffelpreis[21].

Die Tonvorkommen bestimmten das Aussehen des Kreises Bunzlau. In seiner Landesbeschreibung schilderte Josef Partsch im Jahr 1911 seine Eindrücke darüber: „Am ganzen Außenrande des Bober-Katzbach-Berglandes, im Norden wie im Westen, gehören Großbetriebe der Tonwarenindustrie geradezu zum Charakter des Landschaftsbildes... Selten fehlt in einem Fernblick unseres Bergrandes ein lichter Dampfziegeleischornstein, und bisweilen scharen sich die Essen dieser Industrie zum Abbild eines kleinen Spargelbeetes."[22] Die Halden des abgeräumten Deckgebirges und die Gruben aufgegebener Abbaustätten[23] vervollständigten vor allem südlich von Bunzlau das Erscheinungsbild des von der keramischen Industrie geprägten Landstriches.

Belebt wurde das Bild von den schweren Fuhrwerken, mit denen der gegrabene Ton von den Förderstellen abtransportiert wurde: „Ununterbrochen rollen sie polternd über das Straßenpflaster, um ihren Inhalt von den rings um die Stadt gelegenen Gruben in die Töpfereien zu bringen."[24] Weil die meisten Tongruben keinen Schienenanschluß hatten, kam eine Beförderung des Tons mit der Bahn nicht in Betracht[25].

Der Ton, der in den Bunzlauer Töpfereien bei der Herstellung des Geschirrs verarbeitet wurde, kam aus Tillendorf, westlich von Bunzlau am anderen Boberufer gelegen. Später, beginnend etwa um 1900, wurden reiche Tonlager südöstlich von Bunzlau, am Drüsselberg, ausgebeutet. Die Naumburger Töpfereien bezogen – zumindest in den Jahrzehnten um 1900 – „den Ton ebenso wie die Bunzlauer aus den Tillendorfer Tongruben, mischen ihn aber mit Ullersdorfer Ton..."[26]. Auch Ton aus Gruben bei Tschirne (Tonhain) wurde in Naumburg verarbeitet[27]. Der Ton, der als Grundlage für die Weißfärbung der Gefäße diente, kam ebenfalls aus Tillendorf bzw. Tschirne. Die braune Lehmglasur wurde vermutlich bis Mitte des 19. Jhs. „mit bluthrothem Begußthon von Neuland, bei Bunzlau"[28], danach vor allem aus Mischungen von diluvialen Tonen aus Polnisch Nettkow, Kreis Grünberg, und Gießmannsdorf, Kreis Bunzlau, hergestellt[29].

Selbst innerhalb eines einzigen Abbauareals variierten die geförderten Tone in ihrer Beschaffenheit, ihrer Farbe und dem Grad der natürlichen Verunreinigung. Als Verunreinigungen traten dabei vor allem Schwefelkiese, kohlige Substanzen und Toneisensteine auf. Die natürliche Farbe des Tons variierte von weiß (Tschirne) über gelb, rötlich und rot, blau bis schwarz[30]. Die Variationsbreite der Tonqualität wird annähernd aus der nachfolgenden Tabelle der Tonzusammensetzung ersichtlich[31]. Zum Vergleich ist außerdem die Beschaffenheit der Glasurtone angegeben[32].

Die im Schrifttum häufig betonte außerordentliche Qualität des Bunzlauer Tons dürfte nach naturwissenschaftlichen Kriterien nicht in vollem Umfang zutreffen. Seine zahlreichen vergleichenden Analysen faßte der Chemiker und erste Leiter der Keramischen Fachschule Wilhelm Pukall wie folgt zusammen: „Was das Bunzlauer Tonmaterial...anlangt, so gehört es nicht gerade zu dem besten, was in unserem Vaterlande zu finden ist, allein es besitzt den großen

	Geschirrton (Analyse 1925)			Glasurton (Analyse 1879)		„Erdglasur" (Analyse 1910)
	Naumburg a. Queis %	Tillendorf %	Tschirne (Tonhain) %	Polnisch Nettkow %	Gießmannsdorf %	%
Tonerde	30,88	30,99	26,27	16,39	11,51	13,94
Kieselsäure	56,76	55,94	61,35	63,75	59,21	60,20
Magnesia	0,39	0,61	0,52	0,98	1,77	1,93
Kalk	0,09	—	0,10	2,25	8,41	5,37
Eisenoxid	0,77	2,05	1,12	5,19	6,80	5,50
Kali	0,69	0,97	3,15	2,71	1,77	4,75
Glühverlust	10,21	9,51	7,53	8,73	9,53	8,31

Tongrube in der Umgebung von Bunzlau, um 1920

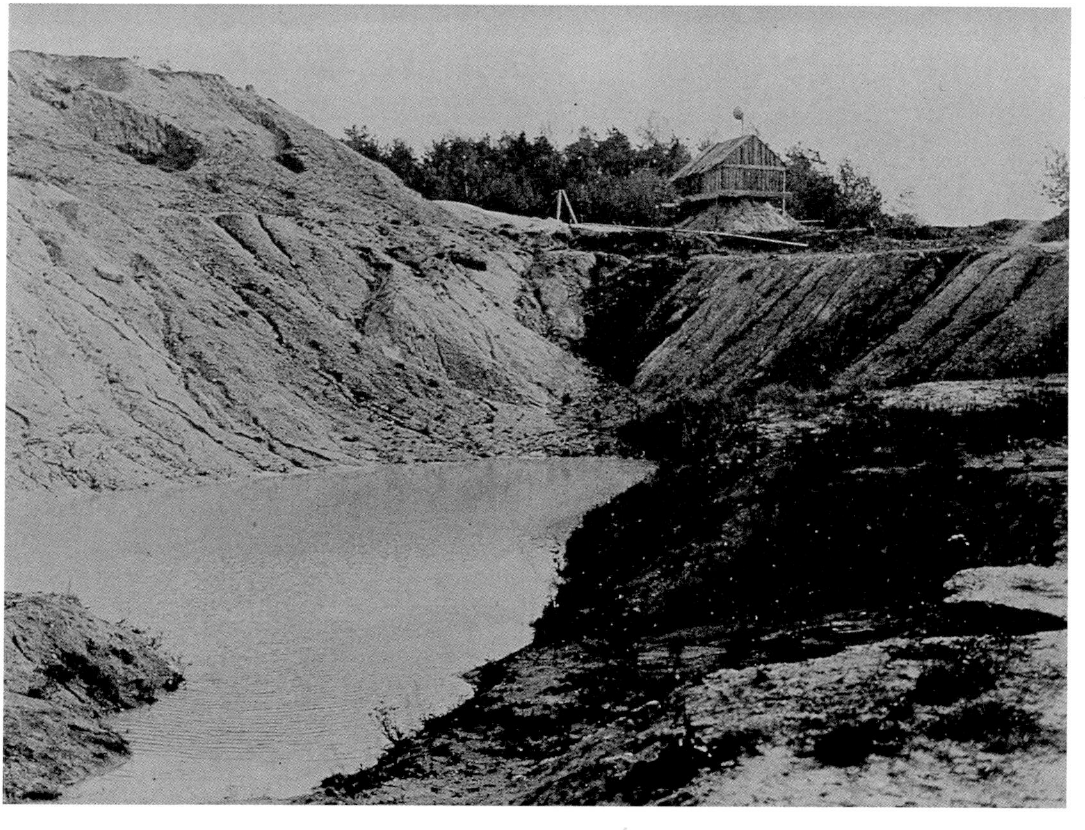

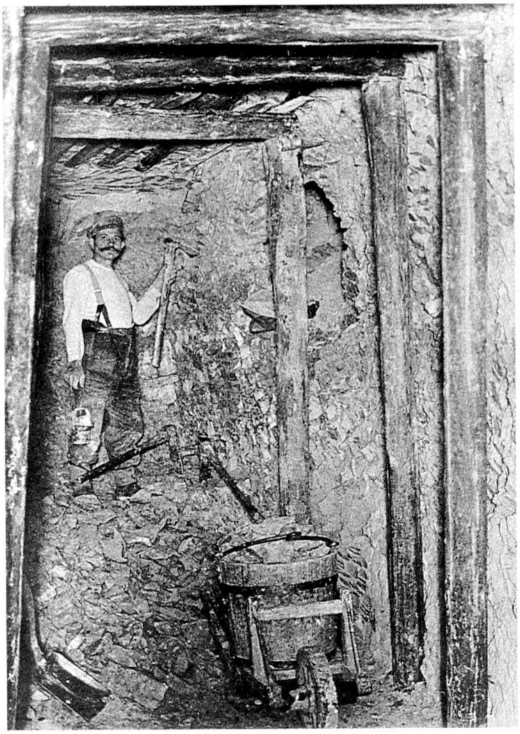

Untertageabbau von Ton, um 1920

Tonförderung mit einer Seilwinde

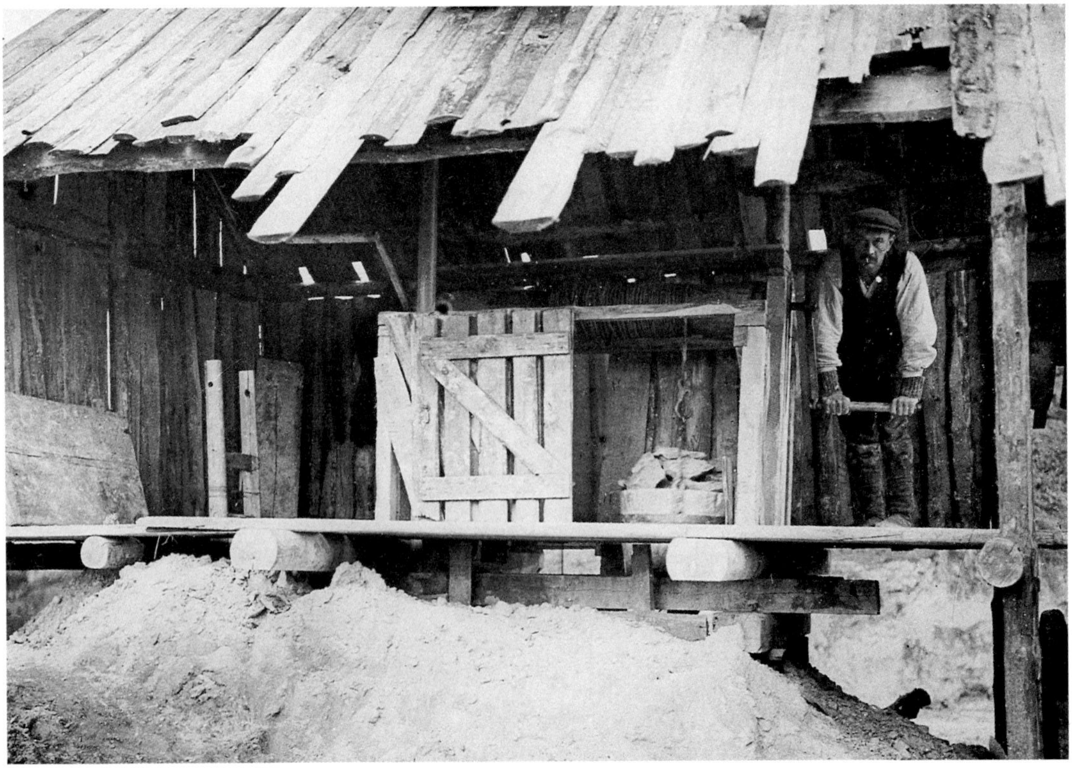

Vorteil, daß es nur geringer Vorbereitung bedarf, um auf der Töpferscheibe verarbeitet werden zu können."[33]

Diese „geringe Vorbereitung" war, zumindest bis zum Ende des 19. Jhs., mit großem Arbeitsaufwand verbunden: Der natürliche Ton mußte, bevor er zur Geschirrherstellung verwendet werden konnte, einem besonderen Aufbereitungsverfahren unterzogen werden. Die dabei in Bunzlau praktizierten Arbeitsgänge unterschieden sich, im Großen und Ganzen gesehen, nicht wesentlich von der in anderen Töpferorten üblichen Tonaufbereitung; lediglich das Schlämmen des Drehtons zum Abtrennen von Feststoffteilchen wurde in Bunzlau erst bei der Erzeugung des Feinsteinzeugs nach 1900 zur Regel[34].

Mit Blick auf einzelne Werkstätten ist an dieser Stelle eine Relativierung angebracht, die auch für alle nachfolgenden Schilderungen von Arbeitsabläufen Gültigkeit hat: Jeder einzelne Bunzlauer Töpfermeister hatte seine ihm eigentümlichen Arbeits- und Vorgehensweisen. Ihre Besonderheiten (ein etwaiges Schlämmen des Tons bei einem Meister) wurden nur selten in den verallgemeinerten Darstellungen des Schrifttums zur Töpferei in Schlesien eigens berücksichtigt.

Zurück zur Tonaufbereitung: Sie wurde 1831 wie folgt beschrieben: „Der Thon wird eingesumpft, durchgestochen, auf Haufen geschlagen, mit der Thonschneide herabgeschnitten, durchgetreten, in Ballen gestoßen. Vor dem Verarbeiten wird er noch auf der Bank mit den Händen gut geglichen, oder mit einem Streichholze heruntergestrichen, damit alle Steine Knoten und Luftblasen herauskommen."[35]

Was sich in dieser Beschreibung kurz darstellt, war in Wirklichkeit eine oft langwierige und körperlich anstrengende Arbeit, die in der Töpferei vom Tonzurichter, einem Gesellen oder Hilfsarbeiter, erledigt wurde[36]. Der erste Arbeitsgang war das Zerkleinern der Tonklumpen. Diese wurden dann einige Zeit der Witterung ausgesetzt und gesommert bzw. gewintert. Das Wintern schätzten die Töpfer wegen der sprengenden Wirkung des Frosts als wirksamer ein: „Durch das Gefrieren und nachfolgende Auftauen des im Ton enthaltenen Wassers zerfallen die Tonklumpen in krümelige Stückchen..."[37] Nun weichte man den Ton, zum Teil nach Vermischung mit anderen Tonen, mit Wasser ein. Dadurch sollte der Ton einen gleichmäßigen Wassergehalt bekommen[38]. Dies geschah im „Sumpf"[39], einem im Töpferanwesen in den Boden einzementierten Behälter. Nach dem Sumpfen und Ablaufen bzw. Verdunsten des Wassers erfolgte das „Gleichen"[40] der im Naturzustand oft sehr inhomogenen Tonmasse. Bei diesem Arbeitsgang ließen sich Luftblasen oder Verunreinigungen, wie z. B. organische Bestandteile (Wurzeln, Kohlestückchen) oder Steine entfernen: Zunächst häufte der Zurichter den durchweichten Ton zu meterhohen Klumpen auf und schlug ihn dann mit dem Tonschlägel, einem hölzernen Klotz, zusammen. Mit einem sichelförmigen Eisen, das mit zwei hölzernen Griffen versehen war, der Hand- bzw. Tonschneide, zerschnitt er den erneut aufgehäuften Ton in Scheiben, „die in die durch eine Handkurbel in Bewegung gesetzte Knetmaschine geworfen werden [2. Hälfte des 19. Jhs.]. Hierdurch [wurden] alle trotz der vorherigen Prozeduren noch zusammengebackenen Stücke zerkleinert"[41].

Als noch keine Knetmaschinen zur Verfügung standen, mußte der Zurichter die ganze Tonmasse mit den bloßen Füßen durchtreten und so kneten; man nannte dies „Traden"[42]: „Mit den bloßen Sohlen fühlt der Töpfer jedes etwa noch vorhandene Steinchen und liest es aus."[43] Wahrscheinlich seit der 2. Hälfte des 19. Jhs., sicher bis zur Jahrhundertwende und den ersten Jahren danach „sah man hier und da in den Töpfereihöfen noch das von einem im Kreise herumlaufenden Pferde betriebene Göpelwerk, welches eine Maschine in Gang setzte, die das Durcharbeiten des Tones vollbrachte."[44]

Eine Mechanisierung des personal- und arbeitsaufwendigen Tonzurichtungsprozesses erfolgte in Bunzlau und Naumburg, bezogen auf die allgemeine Industrialisierung Deutschlands, erst vergleichsweise spät. Im Jahr 1879 war „in fast sämtlichen Töpfereien Naumburgs noch das zeitraubende und gesundheitsschädliche Traden"[45] zu sehen. In Bunzlau stellte der Töpfermeister Hugo Reinhold um 1902 als erster Maschinen mit Elektroantrieb in seiner Werkstatt auf. Es handelte sich dabei um Trommelmühlen für Massen und Glasuren und um Filterpressen[46]. Durchgängig lösten maschinelle Tonschneider das Treten des Tons und das manuelle Kneten etwa um 1910 ab[47]. Walzwerktonschneider, eine technische Weiterentwicklung des einfachen Tonschneiders, wurden in Bunzlau um 1925 üblich[48]. Diese Maschinen erzeugten einen gebrauchsfertigen Tonstrang, der Stück für Stück direkt zum Drehen auf der Scheibe gebraucht werden konnte[49].

Nach dem Aufbereitungsverfahren erfolgte falls erforderlich die Zumischung von sogenannten Magerungsmitteln. Das war immer dann notwendig, wenn der Ton zu fett, d. h. seine Klebekraft oder Plastizität zu stark war, er sich deshalb schlecht auf der Töpferscheibe formen ließ, oder wenn der Scherben – als Küchen- und feuerfestes Kochgeschirr[50] – rauher, körniger und deshalb gegen schnellen Temperaturwechsel widerstandsfähiger werden sollte. Ein Scherben aus fettem, nicht gemagertem Ton gerät normalhin glasartig spröde, sehr dicht, steinzeugartig[51] und springt bei jäher Temperaturänderung[52]. Im Regelfall wurde daher zur Magerung ein stark sandhaltiger Ton[53], z. B. aus Ullersdorf[54] in „selteneren Fällen feinkörniger weißer Quarzsand"[55] oder Schamotte zugegeben. Im allgemeinen mischten die Töpfer soviel davon bei, daß letztlich bis zu 40 Prozent des zu verarbeitenden Tons aus Magerungsmitteln bestanden[56]. Offenbar nicht notwendig war Magerung bei einigen Tillendorfer Tonen; wegen ihrer natürlichen Grobsandigkeit konnte man davon absehen, sie mit einem Magerungsmittel zu versetzen.

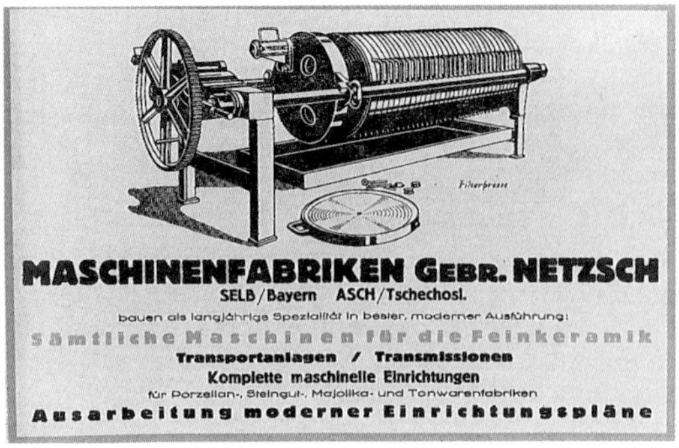

Filterpresse

rechts oben ▶
Trommelmühle zur Aufbereitung von Tonmassen und Glasuren

rechts unten ▶
Strangpresse in einer Bunzlauer Töpferei, 1920/25

Filterpresse und Trommelmühle in einer Bunzlauer Töpferwerkstatt, 1920/25

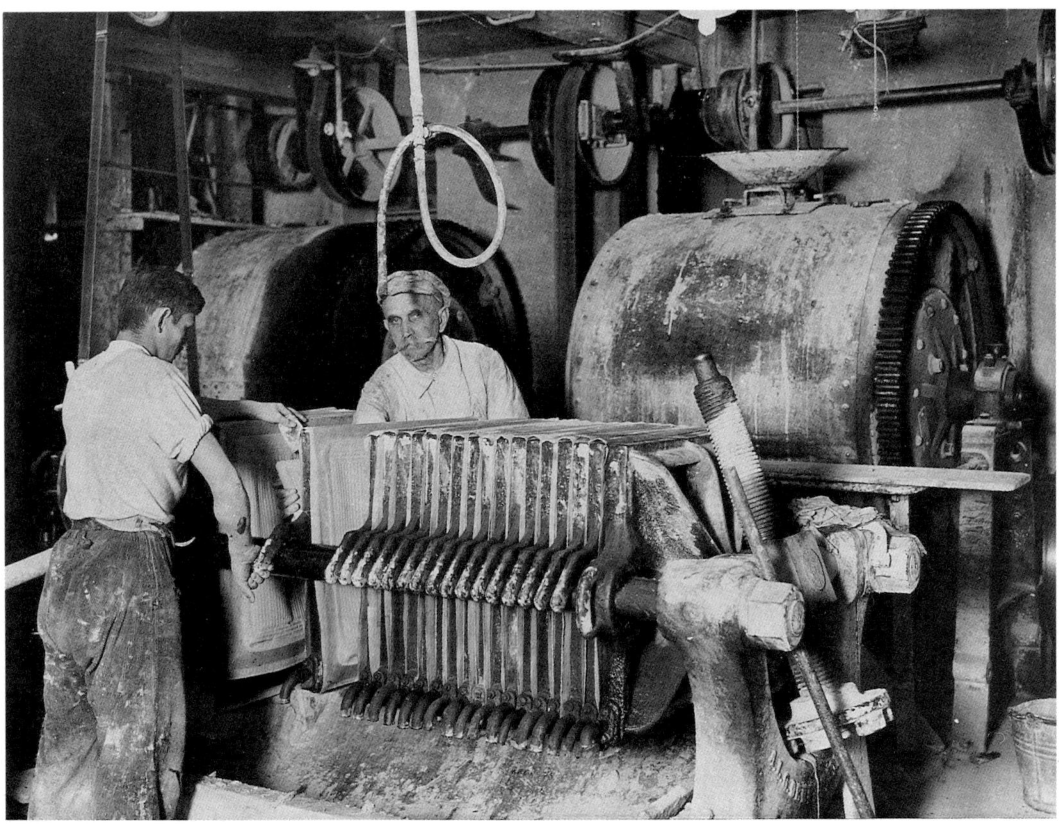

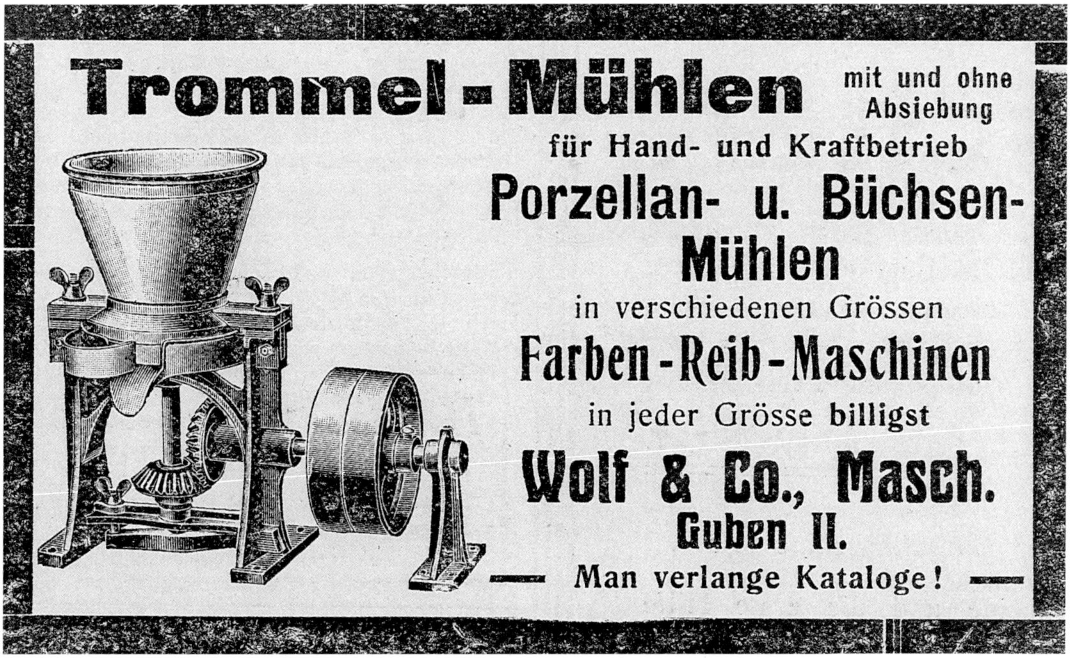
Trommel-Mühlen
mit und ohne Absiebung
für Hand- und Kraftbetrieb
Porzellan- u. Büchsen-Mühlen
in verschiedenen Grössen
Farben-Reib-Maschinen
in jeder Grösse billigst
Wolf & Co., Masch.
Guben II.
Man verlange Kataloge!

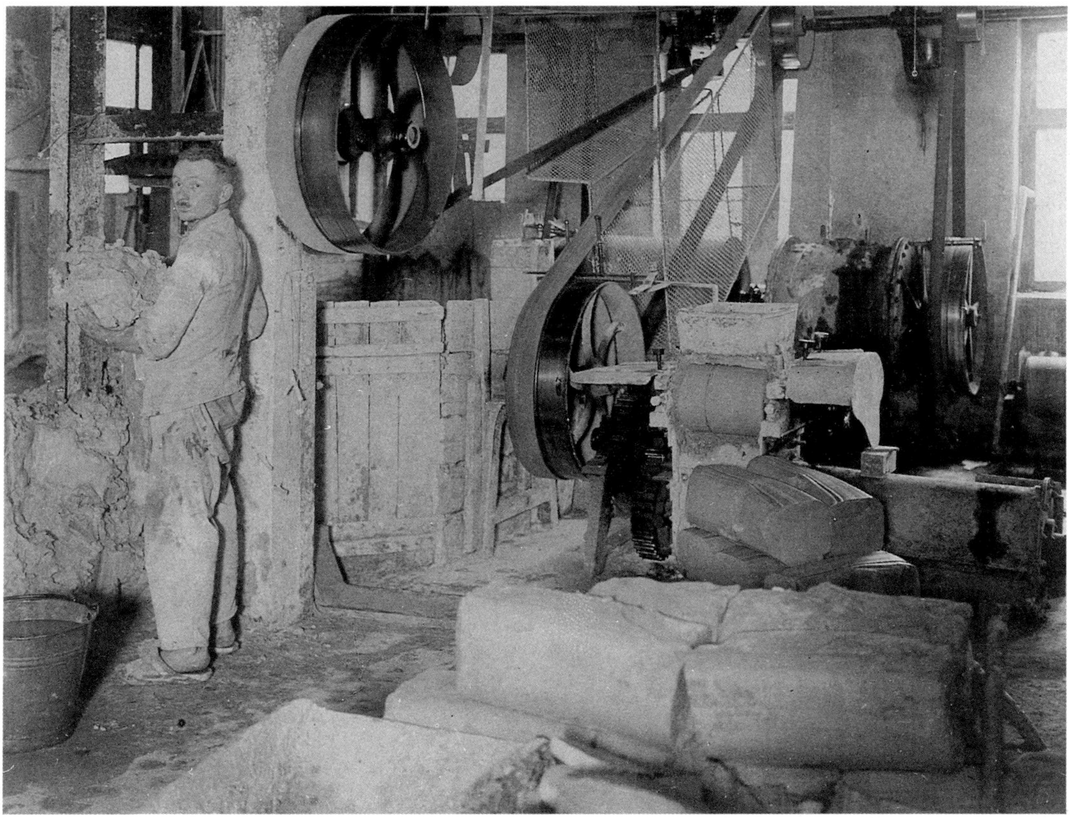

Dieser Ton war „ein besonders geschätzter Rohstoff für die Braungeschirrtöpferei.“[57]

Die Mischung der einzelnen Tonsorten im richtigen Verhältnis erfolgte durch den Töpfermeister mehr „nach Gefühl“[58] und Erfahrungswerten als nach chemischen Rezepten. „Die Lehre des Vaters oder die in jahrelanger Arbeit gesammelte Erfahrung läßt ihn die Auswahl treffen. Es ist sein ‚Fabrikgeheimnis‘, das er ängstlich hütet und das er für das allein ‚richtige und wahre‘ hält.“[59]

Die Grundlagen und Möglichkeiten für ein neues Aufblühen der bestehenden Bunzlauer Tonindustrie zu erforschen, war eine der Aufgaben, die sich die Keramische Fachschule stellte. Ein Ergebnis ihrer Bemühungen war ein Scherben, der nicht nur die braune Lehmglasur, sondern auch haarrißfrei „jede Art von Feldspatglasur“[60], „dazu Farben und Emails aller Art“[61] trug. Um solche Eigenschaften zu erzielen, wurde bei Versuchen in der Schule aus dem Rohton der grobe Quarzsand ausgeschlämmt und „einige Prozente Feldspat als Flußmittel (12 v. H)“[62] hinzugefügt. Bei der praktischen Anwendung dieses Masseansatzes in der keramischen Werkstatt verzichteten die Töpfer auf das aufwendige Ausschlämmen des Quarzsandes, „zumal ja doch wieder Quarz (und Feldspat), im gemahlenen Zustande freilich, zugesetzt werden mußte.“[63] Sie mahlten einfach „die edelsten, im Bunzlauer Revier lagernden Tonerden“[64] mit den Zuschlägen in der Trommel- bzw. Kugelmühle. Die so gewonnene Masse setzte sich – standardisiert – zusammen aus 50 Prozent Ton, 38 Prozent Quarz bzw. gemahlenem Sand (aus Hohenbocka)[65] und 12 Prozent Feldspat[66]. Ergebnis dieser Tonveredlung war eine in sich homogene und hochbildsame Masse, die auch wegen ihrer geringen Schwindung beim Brand (nur 10 bis 12 Prozent linear) besonders für alle industriellen Formgebungen, z. B. für das Gießen, geeignet war. Das Mahlen des Tons brachte noch einen weiteren Vorteil mit sich. Die natürlichen Beimengungen (Schwefelkies, Toneisenstein usw.) wurden so fein verteilt, daß sie beim Brand nicht mehr zu auffallenden Verfärbungen im Scherben führten[67].

Im Vergleich zum herkömmlichen Bunzlauer Scherben war der aus der neuen, künstlichen Masse stofflich feiner, leichter und doch erheblich dichter[68]. Er eignete sich nicht nur für Gebrauchsgeschirr und kunsthandwerkliche Erzeugnisse, „wie wir sie zu teuren Preisen bisher aus dem Auslande, besonders aus Frankreich zu beziehen gewöhnt waren“[69], sondern auch für vielerlei chemo-technische Geräte und Gefäße.

Da der neue Scherben unter keramisch-klassifikatorischen Gesichtspunkten einen Übergang vom gewöhnlichen Steinzeug zum Porzellan bildet, wurde er als „Feinsteinzeug“ bezeichnet. Die Produktion von Feinsteinzeugartikeln setzte sich – wie schon erwähnt – kurz nach der Jahrhundertwende in Bunzlau durch. Im Jahre 1913 bestand etwa schon die Hälfte der dortigen Geschirrproduktion aus Feinsteinzeug[70]. Die Werkstätten von Hugo Reinhold und Julius Paul & Sohn stellten 1921/1922 völlig auf Feinsteinzeug um[71]. „Das Fehlen dieses Industriezweiges [um 1922] in dem zu den Materiallagern gleich günstig gelegenen Städtchen Naumburg/Q. unterstreicht die These von der Vatereigenschaft der Fachschule.“[72]

Bemalen von Feinsteinzeug bei Julius Paul & Sohn in Bunzlau, um 1924

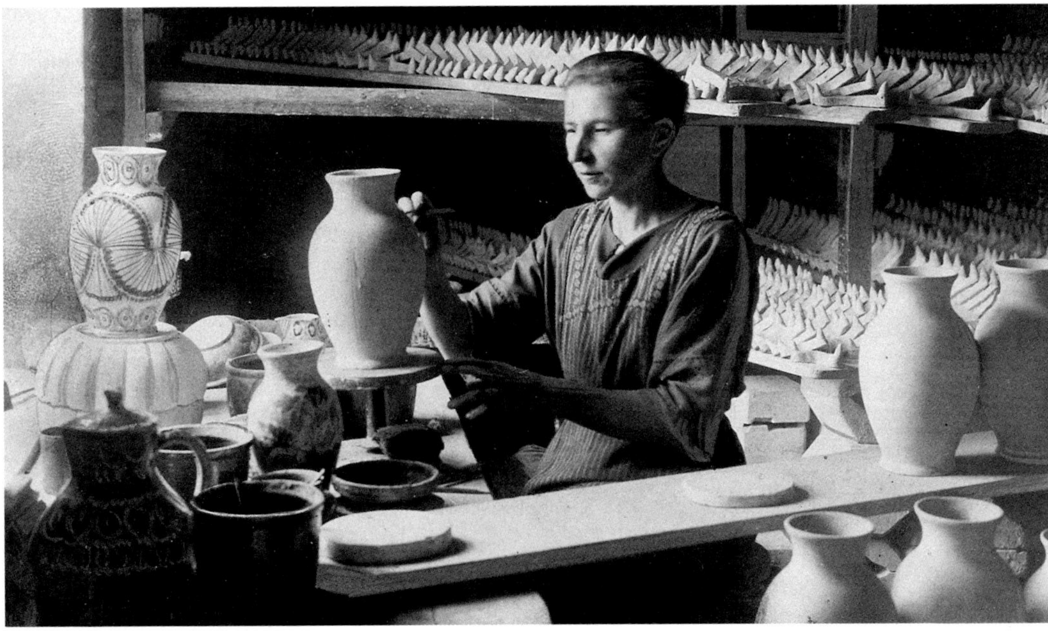

Anmerkungen

1 P.G.Straßmann 1906 S.1304
2 J.Partsch 1911 S.536
3 W.Dienemann, O.Burre 1928 S.103
4 Vgl. Keramische Rundschau 1911 S.417
5 P.G.Straßmann 1906 S.1305
6 M.Fiebelkorn 1902 S.1442 – J.Partsch 1911 S.336
7 B.Klocke 1864 S.260
8 E.Dewitz 1885 S.508 – Hersel errichtete 1862 auch ein Steinkohlenbergwerk nahe Bunzlau, 1863/64 eine Tonwarenfabrik. Vgl. auch H.Hersel 1927 S.47–48
9 G.Steller 1971 S.29
10 K.Bessrich 1936 S.43
11 vgl. die Adreßbücher der Keramischen Industrie
12 R.Simon 1912 S.17 u.50
13 A.Berge 1924 S.456
14 R.Simon 1912 S.87
15 A.Heintz 1888 S.430 – E.Dewitz 1885 S.508
16 K.Strauss 1920f. S.200
17 P.G.Straßmann 1906 S.1305
18 W.Dienemann, O.Burre 1928 S.104
19 Günzel 1925 S.266
20 vgl. Keramische Rundschau 1912 S.566
21 Mitteilung von Georg Buchwald (aus Naumburg/Q.), Glashütten 1985
22 J.Partsch 1911 S.538
23 ebd. S.536
24 W.Waldeyer 1925 S.268
25 K.Bessrich 1936 S.43–44
26 A.Heintz 1888 S.430
27 J.Partsch 1911 S.537
28 E.L.Schubarth 1831 S.513
29 W.Pukall 1903 S.120
30 Günzel 1925 S.266
31 Tabelle nach P.Jürgel 1925 S.796
32 Die Analysedaten für die Glasurtone stammen aus W.Olschewsky 1879 S.241. Von den Geschirrtonen unterscheiden sich die Glasurtone durch ihren höheren Gehalt an Eisenoxid.
33 W.Pukall 1903 S.120
34 H.Heuschkel, K.Muche 1974 S.168
35 E.L.Schubarth 1831 S.513
36 K.Steinitz 1895 (1) S.203
37 Durch das Wintern wird „...der oft vorkommende und schädlich wirkende Schwefelkies in leichter lösliche Salze zerlegt und ausgelaugt (...). Das gleiche gilt von beigemengten größeren Kalktrümmern. Größere Schwefelkiesteile wirken im Arbeitston insofern unheilvoll, als sie während des Brandes ausschmelzen und kleine Löcher in der Wandung hinterlassen. Kalktrümmer ziehen nach dem Brande beim Stehen an der Luft Feuchtigkeit an, wobei sie aufquellen und unter hörbarem Knall kreisrunde kleine Stückchen der Glasur wegsprengen." P.Jürgel 1925 S.796
38 A.Berge 1920 S.74
39 W.Waldeyer 1925 S.268
40 J.Frühauf 1881 S.203
41 M.Bräuer 1922 S.13 – auch K.Steinitz 1895 (2) S.802
42 P.Jürgel 1925 S.796 – W.Waldeyer 1925 S.268
43 M.Bräuer 1922 S.14
44 W.Waldeyer 1925 S.268
45 W.Olschewsky 1879 S.232
46 E.Büttner 1908 S.2107 – A.Zoellner 1908 S.387
47 W.Olschewsky 1879 S.232: „In einer einzigen Töpferei Naumburg's (die des Herrn Schnabel) habe ich einen stehenden Tohnschneider in Anwendung gesehen..." – Vgl. auch E.Büttner 1910 (2) S.122 – K.Randhahn 1907 S.48
48 P.Jürgel 1925 S.796
49 M.Bräuer 1922 S.21
50 Um 1910 wird von erfolgreichen Versuchen in Bunzlau berichtet, „das früher so berühmte, weil Temperaturwechsel gut ertragende Kochgeschirr zu fabrizieren." E.Büttner 1910 (2) S.122 – Als Kochgeschirr bezeichnet wurde das ältere Bunzlauer Geschirr, das außen mit Lehm, innen mit Bleiglätte und gelbem Ton glasiert war. Es besaß „einen nicht so dichten, nicht so geflossenen (erweichten), weniger festen Scherben" mit einem „mehr erdigen Bruch" J.Post 1879 S.76 – Im Zuge von Veränderungen mit dem Ziel einer Verfeinerung der Scherbenmasse im Laufe des 19.Jhs. war der Scherben wohl allgemein nicht mehr so porös. Nach 1900 kam dann das sog. Feuerfeste Kochgeschirr auf den Markt. Dabei handelte es sich um „eine Ware, die den Wechsel der Temperatur beim praktischen Gebrauch gut aushält, ohne zu springen. Vielfach wurde die Bezeichnung ‚feuerbeständiges Kochgeschirr' dafür vorgeschlagen." F.Singer 1923 S.314
51 E.Berdel 1939 (1) S.16
52 K.Randhahn 1907 S.49
53 E.L.Schubarth 1831 S.513
54 Von der Naumburger Töpferei. 1917 S.160 – P.Jürgel 1925 S.796
55 B.Kerl 1879 S.557
56 L.Gallus 1877 S.109
57 W.Dienemann, O.Burre 1928 S.106
58 E.Berdel 1939 (1) S.16
59 M.Bräuer 1922 S.13
60 W.Pukall 1922 S.933
61 ebd S.761
62 ebd S.933
63 ebd.
64 M.Bräuer 1922 S.75
65 „...Hohenbockaer Quarzsand ist 98–99%ige, also fast reinste Kieselsäure, in gewöhnlicher Temperatur unschmelzbar..." Keramische Rundschau 1895 S.997
66 W.Pukall 1922 (1) S.933
67 ebd
68 ebd
69 W.Pukall 1903 S.121
70 M.Bräuer 1922 S.71
71 H.Christiani o.J. S.68,72
72 M.Bräuer 1922 S.77.

2. Gefäßherstellung

Wichtigstes Arbeitsgerät des Töpfers für die Formung von Gefäßen ist die Töpferscheibe. Im Jahr 1781 waren in Bunzlau noch zwei Arten von Scheiben in Gebrauch, die Klotz- und die Stangenscheibe. „Beyde haben oben und unten bald hölzerne, bald steinerne Scheiben.“[1] Dabei diente als senkrechte Verbindung im einen Fall ein Holzklotz, im anderen Fall eine eiserne Welle[2]. Wann die Spindelscheibe in Bunzlau üblich wurde, läßt sich heute nicht feststellen. In einem Bericht über die Bunzlauer Töpferei aus dem Jahre 1895 wird der Drehvorgang auf einer solchen Töpferscheibe geschildert: „Vor dieser Scheibe sitzt der Arbeiter so, daß er dieselbe zwischen seinen Beinen hält. Zu seiner Linken befinden sich die abgeteilten Thonstücke, zur Rechten ein Wassergefäß, aus welchem er während des Drehens ab und zu Wasser in das zu formende Gefäß spritzt, um den Thon nicht trocken werden zu lassen. Durch vorwärts Schieben mit dem einen, rückwärts Schieben mit dem anderen Fuße treibt er die Schwungscheibe an. Diese teilt ihre Bewegung durch die Welle der Kopfscheibe mit. Um den auf letzterer rotierenden Thonklumpen legt nun der Dreher beide Hände und zwängt ihn so in eine runde Form, in deren Mitte er durch Eindruck mit den beiden Daumen eine Vertiefung erzeugt. Durch Drängen mit den Daumen gegen die Wand dieser Vertiefung wird dieselbe erweitert, die Seitenwand des Gefäßes nach außen gerückt. Jede Bewegung, welche nach einer Richtung hin mit der Hand ausgeführt wird, teilt sich durch das Rotieren der Scheibe dem gesamten Umfang des Gefäßes mit. Nunmehr wird die Wand des Gefäßes zwischen Daumen und Zeigefinger, dann zwischen den beiden Händen nach aufwärts geführt. Der gegeneinander gerichtete Druck zwingt die Wand in eine bestimte Dicke und drängt den durch die Verdünnung derselben überschüssig werdenen Thon nach oben.“[3]

Dem Gefäß wurde anschließend durch stärkeren Druck der Hand von innen oder außen die gewünschte Form gegeben. Nur wenige einfache Hilfswerkzeuge ergänzten die reine Handarbeit. Ein mit einer sichelförmigen Rundung versehenes, langstieliges Instrument war hilfreich beim Erzeugen des notwendigen Gegendrucks für die Ausformung z. B. von engen Flaschenhälsen; ein Holzbrettchen oder eine Kupferplatte wurde zur Glättung der Gefäßaußenseiten bei laufender Scheibe benutzt; ein Filzstück nahm überschüssiges Wasser auf und war zur Glättung des Gefäßbodens verwendbar. Ein sogenanntes Fußholz

Töpfer an der Scheibe beim Drehen eines Gefäßes, Bunzlau 1920/25

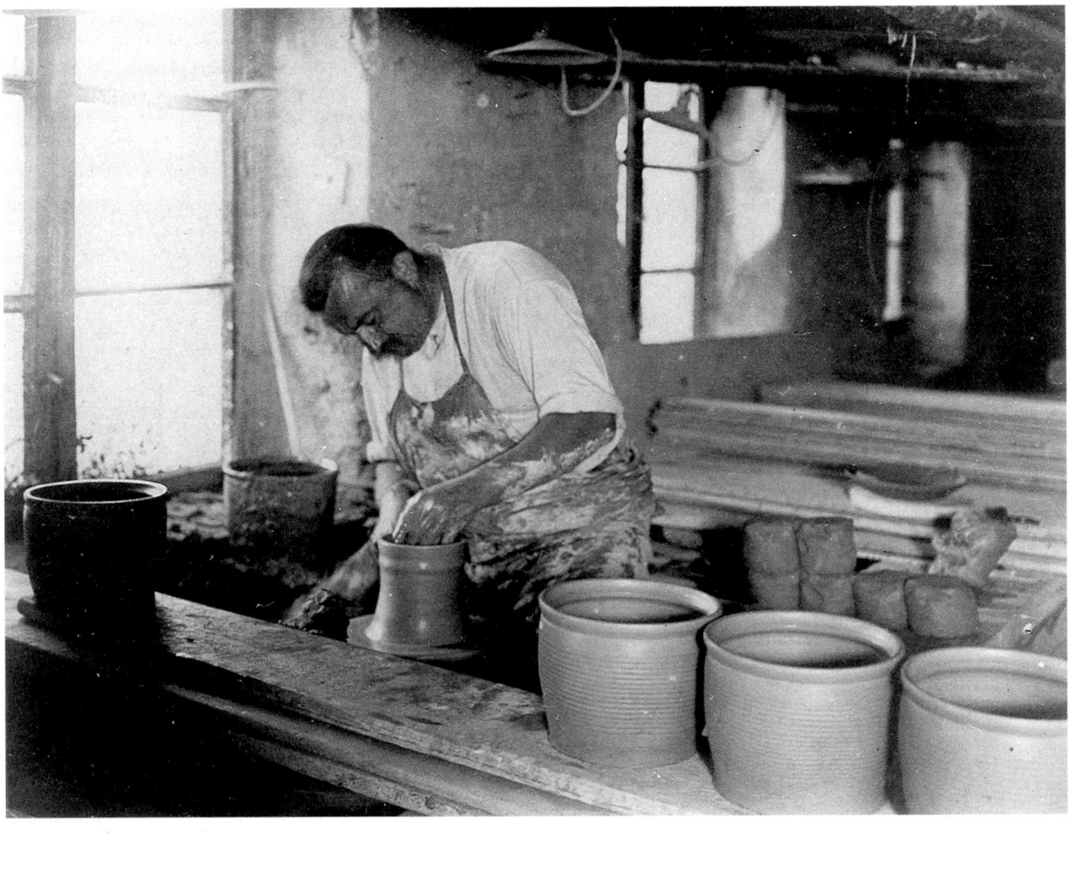

diente zur Gestaltung des Standfußes an Kannen, Vasen und Schalen. Ein hinter der Scheibe waagrecht befestigter Stab gab die Höhe an, bis zu der ein Gefäß aufgedreht werden sollte und mit einem verzwirnten Draht, der unter dem Boden des fertiggedrehten Gefäßes durchgezogen wurde, löste es der Töpfer von der Scheibe. Die Wellenlinien, die der Draht beim Abziehen auf der Standfläche des Gefäßes aufwarf, zeigten dem geübten Auge des Töpfers an, ob der Gefäßboden die richtige Stärke hatte[4]. Beeindruckend war die Geschwindigkeit, mit welcher die Töpfer an der Drehscheibe arbeiteten. „Diese Schnelligkeit macht sich nicht etwa in nachlässigen und sehr abweichenden Formen bemerkbar, sondern die Geschicklichkeit der Arbeiter an der Drehscheibe ist eine derartige, daß trotz der Geschwindigkeit, mit der produziert wird, die Form eine wohlgefällige ist und ein Gefäß dem anderen von derselben Art fast vollkommen gleich ausfällt."[5]

Die Schnelligkeit der Umdrehungen, in die der Töpfer die Töpferscheibe versetzt, hängt direkt ab vom gewünschten Arbeitsresultat: Je nachdem es die Formung mit der Hand erfordert, muß die Scheibe bald schneller bald langsamer laufen. Wegen dieser unmittelbaren Korrespondenz zwischen Drehgeschwindigkeit und Arbeitsprozeß war die Bereitschaft, zum Antrieb der Scheiben für das freie Drehen maschinelle Hilfen, also z.B. Elektromotoren mit gleichmäßiger Umdrehungszahl, zu nutzen, lange Zeit nicht vorhanden. Erst als Kupplungen zur Verfügung standen, die eine Steuerung der Umlaufgeschwindigkeit durch ein Fußpedal gestatteten, verbreitete sich diese spezifische Art der Mechanisierung. Hinzu kam als Innovationshindernis, daß jede Antriebshilfe per Motor sich nicht in einem Anstieg der Produktionsmenge oder deren Verbilligung bemerkbar machte, sondern allenfalls den Dreher geringfügig vom Anschub der Scheibe entlastete[6].

„Hat der Dreher das vor ihm stehende Brett mit geformten Gefäßen vollgesetzt, so schiebt er es auf sich unter der Decke hinziehende Stangen, wo es etwa 1–3 Tage steht, bis die Gefäße ‚lederhart' geworden sind, d.h. das Angreifen mit der Hand vertragen können, ohne sich zu verziehen."[7] Damit war für den Töpfergesellen der Zeitpunkt zum Angarnieren von Henkel und (angesetztem) Ausguß gekommen: „Erstaunlich schnell formt der Töpfer an dem umgestürzten Topf, der sich nun nicht mehr leicht verbiegt, die ‚Schnauze' und schneidet, nachdem diese wiederum angesteift ist, ihre Hohlung von oben hinein. Noch fi-

Töpfer beim Henkeln von Gefäßen, Bunzlau 1920/25

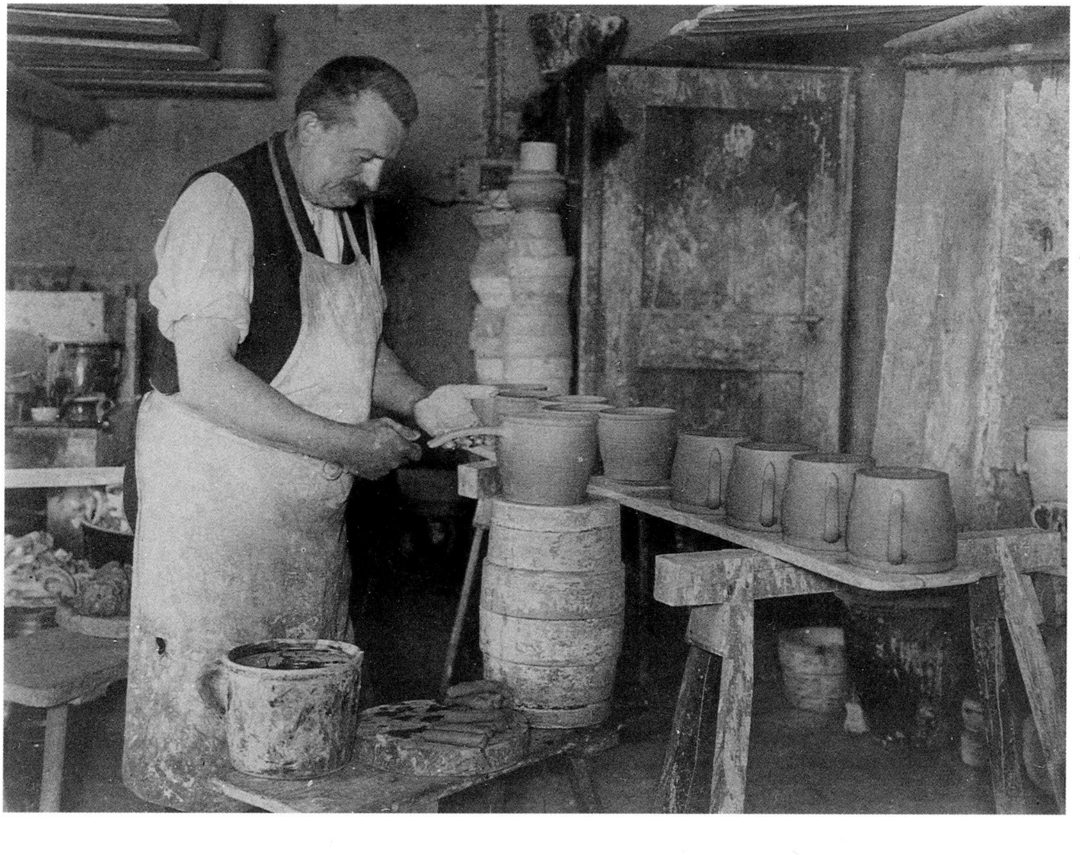

xer geht die Herstellung des Henkels vor sich. Ein paar Züge von der nassen Hand des Töpfers genügen, um aus der kurzen dicken Tonrolle, die er an den Topf geklebt hat, einen schönen glatten Henkel zu bilden."[8]

Ein anderes Formungsverfahren eignete sich dagegen eher für die Zuhilfenahme motorischer Kraft: Das Eindrehen des Geschirrs in eine Form. In Bunzlau läßt sich für diese Herstellungsart eine längere Tradition feststellen. So wurden etwa im späten 18. Jh. Gefäße in „hölzernen Formen gemacht".[9]

Das maschinelle Eindrehen für Hohl- und das Überdrehen für Flachgeschirre wurden erstmals um 1900 auf Betreiben eines Fachschullehrers in einer Brauntöpferei eingeführt[10]. Als Vorbild für das Ein- und Überdrehen diente die Steingut- und Porzellanfabrikation. Dort war dieses Herstellungsverfahren schon längere Zeit geläufig[11].

Der Arbeitsablauf geht wie folgt vonstatten: Die Gefäße werden „nicht mehr auf Drehstühlen mit den Händen geformt, sondern auf maschinell bewegten Scheiben mittels Schablonen in Gipsmodellen ausgedreht."[12] Der Gips saugt dabei das Wasser des Tons auf. Dadurch schwindet dieser, und das Gefäß läßt sich leicht aus der Form lösen. Diese Herstellungsweise hatte mehrere Vorteile. Sie führten dazu, daß bereits um 1912 in den modernisierten Betrieben" neun Zehntel der Artikel in Gipsformen eingedreht wurden [13]. Die Vorteile waren im einzelnen:

- Man wurde von den gelernten Freidrehern unabhängig und konnte auch ungelernte Arbeitskräfte einsetzen[14].
- Es konnte drei- bis viermal soviel produziert werden[15].
- Es ließen sich nicht nur außen glatte, sondern auch dekorierte Stücke beim Eindrehen in reliefierte Formen[16] herstellen. „Das Geschirr erhält... eine tadellose, elegante Form und mit Hilfe der Modelle und Schablonen werden Variationen möglich, an die beim Handbetrieb nicht zu denken war."[17]
- Der Scherben gerät „gleichmäßiger, dichter, ist frei von Spannungen und demgemäß widerstandsfähiger gegen jähen Temperaturwechsel."[18]
- Inhaltsnormierungen und das Anbringen von reliefierten Herstellermarken auf dem Gefäßboden waren möglich geworden[19].
- Aus einer einzigen Gipsform konnten etwa 400 Geschirre hergestellt werden, ehe man sie ersetzen mußte.

Wegen dieser offenkundigen Vorteile führte der Handwerkskammerbezirk Liegnitz mit Unterstützung der Bunzlauer Fachschule 1908 einen Meisterkurs für die Kleintonindustrie durch, bei dem die Töpfer mit dem Eindrehen in Gipsformen vertraut gemacht wurden[20]. Als förderliche Vorausbedingungen des Eindrehens kamen die Errichtung einer „elektrischen Kraftanlage" in Bunzlau, ein langwieriger Töpferstreik im Jahr 1910 und die Verbesserung des Drehtons (Feinsteinzeug) hinzu[21]. Das eingedrehte Geschirr war bei Händlern und Käufern zunächst nicht sehr gefragt. Diese gaben nach wie vor den freigedrehten Geschirren den Vorzug. „Angeblich sollen die eingedrehten Töpfe beim Kochen nicht so gut halten. Infolge der Möglichkeit, durch das Eindrehen einen äußerst gleichmäßigen Scherben zu erhalten, mußten aber gerade die eingedrehten Töpfe haltbarer als die freigedrehten sein. Man kann die Abneigung der Verbraucher gegen die eingedrehten Geschirre nur dadurch erklären, daß die Schablonen nicht sorgfältig genug eingestellt sind und somit der Scherben sehr ungleich, meistens zu dick ausfällt."[22]

Verschiedene Betriebe führten zu Beginn dieses Jhs. auch Versuche mit Topfpressen, den sogenannten Becherquetschen, durch: „Dabei wird ein Masseballen oder Hubel in eiserne oder auch Gips-Formen hineingepreßt"[23]. Dieses Herstellungsverfahren bewährte sich jedoch nicht, „weil infolge des Preßöles die Formlinge mit einer leichten Oelschicht überzogen waren, welche ein Abrollen der Glasur verursachte."[24] Ein Schrühen der Geschirre aber vor dem Glasieren, um so den Ölfilm abzubrennen, hätte die Produktion unrentabel gemacht. Ein zweiter Nachteil dieser speziellen Art der Maschinenformerei war die ungleichmäßige Schwindung der Formlinge, die durch den verschieden großen Druck auf Boden- und Seitenteile bei der Pressung bedingt wurde und die zu Rissen beim Trocknen bzw. Brennen führte[25]. Wegen dieser offensichtlichen Nachteile, denen als Vorteil „eine Produktionssteigerung um das Vierfache der Handdreherei"[26] gegenüberstand, blieb das Quetschen auf die Herstellung einfacher, in geraden Formen gehaltener Geschirre beschränkt.

Relativ spät erst wurde in den niederschlesischen Töpfereien das Gießverfahren eingeführt. In Frankreich war es offenbar schon im 18. Jh. bekannt[27]. In Deutschland führte die Porzellanmanufaktur Meißen im Jahr 1823 die ersten Gießversuche durch[28]. Das Interessante an dem Verfahren war, „daß sich bestimmte Tone durch einen Zusatz von Pottasche bei Einsparung großer Teile von Anmachwasser verflüssigen ließen. Diese Kenntnisse nutzte man aus, indem man mit Pottasche verflüssigten Ton in Gipsformen goß, die das geringe Wasser aus der Masse saugten, eine Versteifung der angesaugten Masseschicht verursachten und damit einen Formling bilde-

Überdrehen einer Schüssel

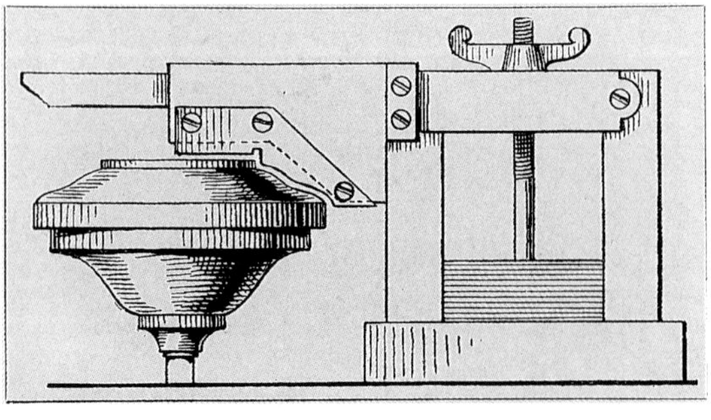

ten, der sich leicht aus der Gipsform nehmen und weiter bearbeiten ließ. Diese Kenntnisse blieben ... das Betriebsgeheimnis französischer Werke. Erst 1891 wurden weitere deutsche Porzellan- und Steingutfabriken auf dieses Verfahren aufmerksam und begannen in steigendem Maße davon Gebrauch zu machen."[29] In Bunzlau bürgerte es sich um 1908[30], mit direkter Unterstützung der Keramischen Fachschule, ein. Die Töpferei Hugo Reinhold war 1908 stolz auf „eine regelrechte Gießerei, Malerei, Formgießerei ..."[31] Auch die Werkstatt von Julius Paul, später als Julius Paul & Sohn firmierend, gehörte zu den ersten Firmen, die das Verfahren anwendeten[32]. Im Jahr 1911 war auf der Bunzlauer Industrieausstellung bereits ein beträchtlicher Teil der Gefäße aus den größeren Töpfereien gegossen oder eingedreht[33].

Das Gießverfahren war mit einigem Aufwand verbunden. Es mußte ein Modelleur angestellt werden, der die Entwürfe und Formen für die Gipsformen herstellte. Außerdem war es unumgänglich, die Gipsformen selbst in größerer Zahl und hoher Präzision bereitzustellen. Zum Lagern der Formen wie für das Gießen selbst benötigten die Betriebe zusätzlichen Raum. Für das Eingießen in die Formen brauchte man, wie schon angedeutet, eine speziell aufbereitete Gießmasse, den „Gießschlicker"[34]. Das Antrocknen der Masse in der Form war nach mehreren Stunden so weit gediehen, daß der rohe Formling entnommen werden konnte. Nach dem Angarnieren von Henkeln, Tüllen etc. folgte das Säubern und Glätten. Ein wichtiger Arbeitsgang war bei dieser Nachbereitung das Verputzen der sogenannten Gießnähte, „die durch das Zusammenstoßen von zwei Hälften des Mantels oder Kerns der Gipsformen entstanden sind"[35]. Sie wurden mit einem feuchten, weichen Schwamm egalisiert. Nicht zuletzt wegen des Aufwands blieb das Gießverfahren auf die größeren keramischen Betriebe beschränkt und wurde dort vor allem zur Formung des Feinsteinzeugs benutzt[36]. Als wesentlicher Vorzug der gegossenen Waren galt, „daß ihr Boden auch glasiert werden kann und dadurch dem Durchsickern von Wasser einen weit erheblicheren Widerstand entgegensetzt"[37]. Auf diese Weise konnten die Töpfer mit Leichtigkeit auch Formen erzielen, die auf der Drehscheibe gar nicht oder nur äußerst aufwendig in mehreren Teilen herzustellen waren. Dies galt z. B. für reliefverzierte Ware oder für modeabhängige ovale oder vieleckige Ziergeschirre, besonders aber für große sanitäre Werkstücke (Badewannen, Waschbecken usw.) oder Laborgeräte.

Frauen beim Eindrehen in Gipsformen, Bunzlau, um 1924

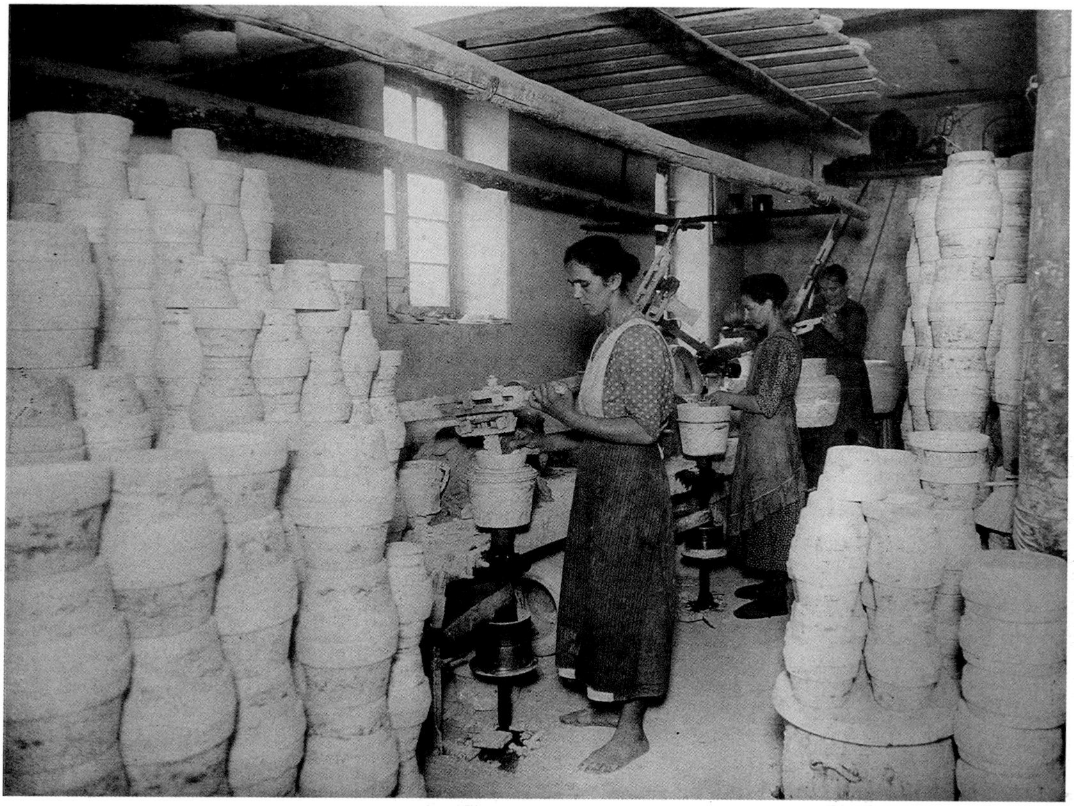

Für alle Formlinge, unabhängig von der Art und Weise ihres Entstehens, schloß sich ein Trockenprozeß an, „d.h. der Übergang der grünen Ware in knochentrockene Ware, wobei der größte Teil des in der Masse enthaltenen, mechanisch gebundenen Wassers verdunstet."[38] Die knochen- mindestens lederähnliche Konsistenz war ebenso eine Vorbedingung für das Aufbringen der Glasur, für ihr Anhaften auf dem Scherben, wie erst trockenes Geschirr sich im Ofen stapeln ließ. Wichtig bei größeren Werkstücken war, daß die Trocknung gleichmäßig in allen Teilen ablief. Um dies zu erreichen, mußte man „an den Stellen, wo die Verdunstung des Wassers leichter und schneller vor sich geht, also an vorspringenden Ecken und Kanten [die Gefäße] mit feuchten Tüchern[39]" abdecken. Diesen Trocknungsprozeß kontrollierte in der Regel der Töpfermeister selbst. Kleinere Werkstücke stellte man, um den Trockenprozeß zu beschleunigen, im Sommer bei schönem Wetter ins Freie. Ansonsten nutzten die Töpfereien die vom Brennofen abströmende Hitze zum Trocknen[40].

Anmerkungen

1 J.C.H. Börner 1781 S. 148
2 Bei der Klotzscheibe handelte es sich nach heutiger Nomenklatur möglicherweise um die sog. Blockscheibe. Die Stangenscheibe könnte eine „hochgelagerte Fußtöpferscheibe" gewesen sein, ein Scheibentyp, den Horst Löbert „als einen Übergang von der Block- zur Spindelscheibe" ansieht. Persönl. Mitteilung von H. Löbert vom 27. 2. 1986 – vgl. auch H. Löbert 1984 (1) S. 5f. – ders. 1984 (2) S. 205f.
3 K. Steinitz 1895 (1) S. 188
4 Darstellung nach K. Steinitz 1895 (1) S. 188–189 – K. Späth 1985 S. 21
5 W. Olschewsky 1879 S. 232
6 K. Steinitz 1895 (1) S. 190
7 ebd.
8 W. Waldeyer 1925 S. 268
9 J.C.H. Börner 1781 S. 147
10 Meisterkursus in Bunzlau 1908 S. 782

Modelleur in einer Bunzlauer Töpferei, 1923/24

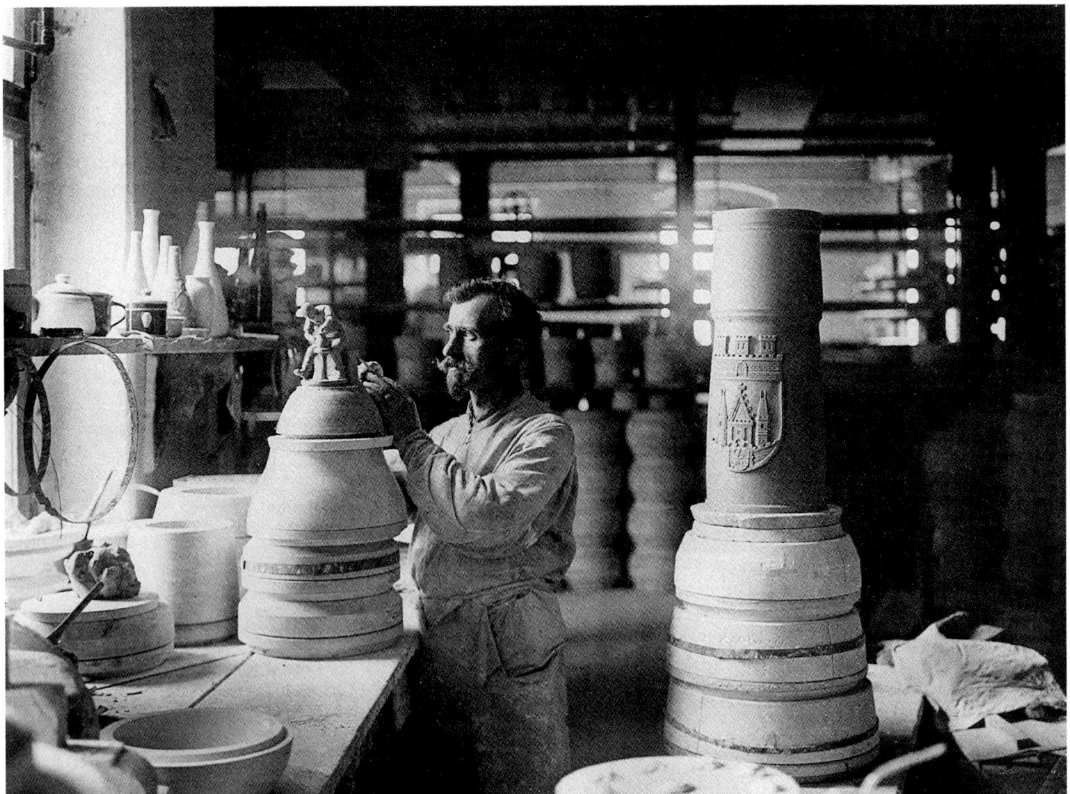

Frau beim Gießen von Tonmasse in eine Gipsform, Bunzlau oder Naumburg/Q. 1938

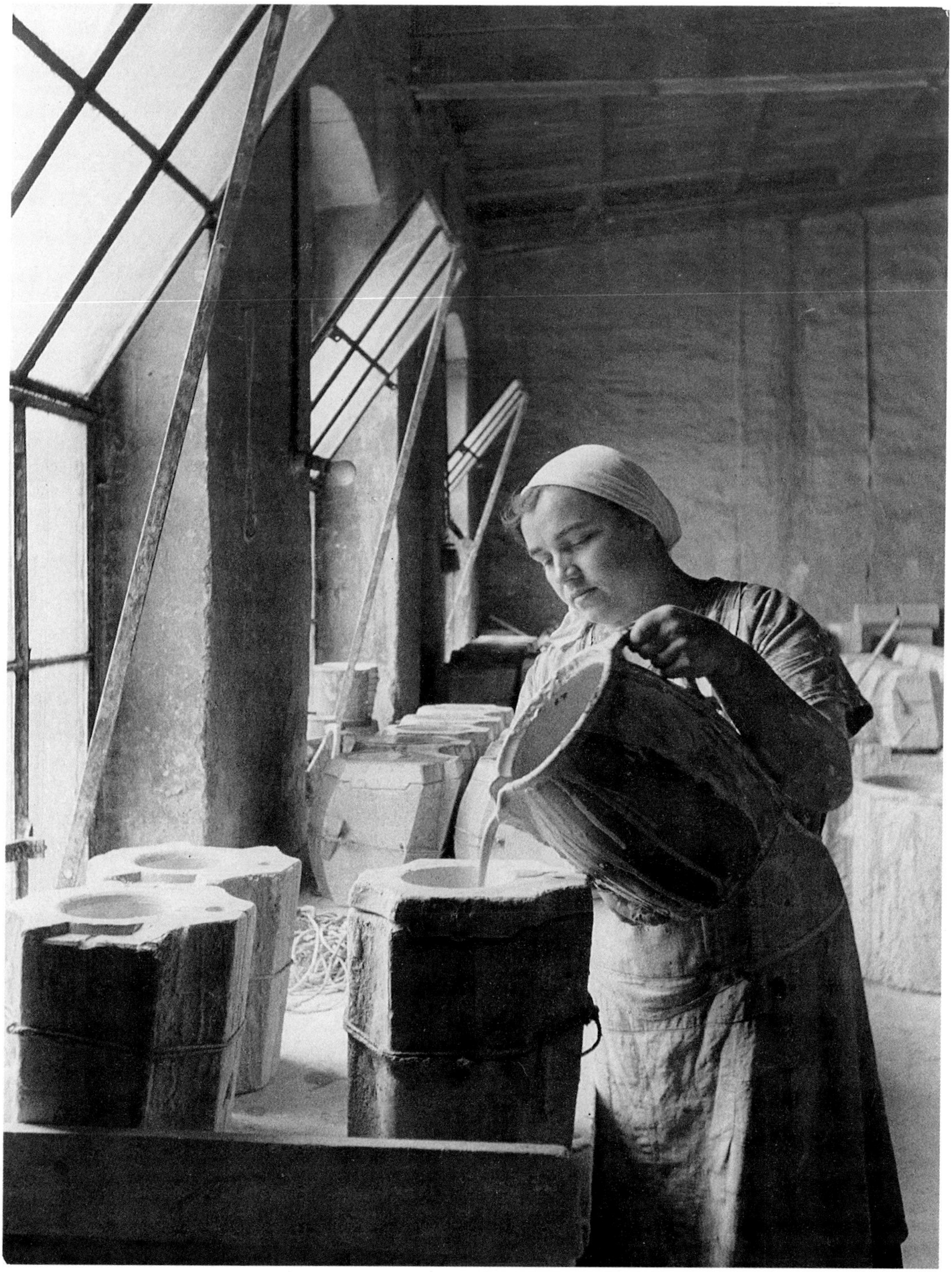

11 vgl. P. Krämer 1924
12 vgl. Keramische Rundschau 1904 S. 800
13 vgl. Keramische Rundschau 1912 S. 237
14 F. Singer 1911 (2) S. 708
15 M. Bräuer 1922 S. 22
16 F. Theilmann 1935 (1) S. 254
17 vgl. Keramische Rundschau 1904 S. 800
18 Meisterkursus in Bunzlau 1908 S. 782
19 F. Singer 1911 (2) S. 708
20 Meisterkursus in Bunzlau 1908 S. 782
21 F. Singer 1911 (2) S. 708
22 P. Jürgel 1925 S. 796
23 A. Berge 1920 S. 84
24 P. Jürgel 1925 S. 796
25 vgl. A. Berge 1920 S. 84
26 M. Bräuer 1922 S. 23
27 K. Litzow 1973 S. 48
28 P. Krämer 1924 S. 54
29 H. Michel, G. Schering 1956 S. 84
30 F. Singer 1911 (2) S. 708
31 A. Zoellner 1908 S. 387
32 J. Grell 1924 S. 554
33 Tr. 1911 S. 409
34 M. Bräuer 1922 S. 22
35 ebd.
36 Eine Eigenschaft der Feinsteinzeugmasse wirkte sich – anders als beim Porzellan – beim Gießen nachteilig aus: Sie reagierte auf das Verflüssigungsmittel Soda fast gar nicht und „das Gießverfahren geht daher langsam von statten, ist aber anwendbar." W. Pukall 1922 (1) S. 933
37 F. Singer 1911 (2) S. 708
38 A. Berge 1920 S. 84
39 ebd.
40 K. Steinitz 1895 (1) S. 193

3. Exkurs: Geschichte der Bunzlauer Glasuren

Die Glasur keramischer Objekte „dient einem dreifachen Zweck: sie verschönert das Aussehen der Ware, erleichtert ihre Reinigung und verhindert das Eindringen von Flüssigkeiten in den Scherben (die Thonmasse). Eine gute Glasur muß alle diese Zwecke möglichst vollkommen erreichen..."[1] Ein abgedichteter Scherben war zweckmäßigerweise bei den meisten keramischen Gefäßen erwünscht; sie wurden deshalb zumindest innen glasiert.

Ein gesondertes Glasieren ist nicht in jedem Fall erforderlich. Einige Massetone, allerdings nicht die in Bunzlau und Umgebung abgebauten, bringen „in Form eines gewissen Alkaligehaltes ihre Glasur gleich mit, sie glasieren sich im Feuer von selber."[2] In Bunzlau war es somit, wie in vielen anderen Töpferorten, notwendig, Glasuren eigens aufzubringen. Von Glasur wird gesprochen, wenn nach dem Brand eine Verglasung an der Oberfläche festzustellen ist. Diese Eigenschaft besaß der Lehm für die braune Bunzlauer Glasur. Der Schmelzpunkt der Glasur mußte auf die Brenntemperatur des Massetons abgestimmt werden. Sollte eine Glasur benützt werden, deren Schmelzpunkt eine höhere Temperatur erforderte, als der Masseton vertrug, so konnten zur Herabsetzung des Schmelzpunkts der Glasur Flußmittel zugesetzt werden. Wichtigstes Flußmittel war lange Zeit Silber- bzw. Bleiglätte; je nach der Größe des Anteils von Bleiglätte am Glasurversatz spricht man von bleihaltigen oder Bleiglasuren.

In Schlesien stand Bleiglätte sowohl in Form des bergmännisch, z. B. in Tarnowitz, abgebauten Bleierzes[3] als auch in Form eines Abfall- bzw. Abraumprodukts des auch in der Umgebung von Bunzlau betriebenen Silberbergbaus[4] zur Verfügung. Dadurch gelangten die Bunzlauer Töpfer günstig an diese Rohstoffe.

Bis zum Beginn des 19. Jhs. verwendeten sie neben der für sie typisch gewordenen braunen Lehmglasur andersfarbige Blei- bzw. bleihaltige Glasuren. Als früheste Belege dafür gelten Töpfereiabfälle mit einer durchsichtigen Bleiglasur aus dem späten 15. Jh. aus Tillendorf[5]. Und „nach Scherbenfunden im Bunzlauer Stadtgebiet zu urteilen, die etwa aus dem späten Mittelalter stammen, wurden die[se] Gefäße mit gelber, brauner und grüner Bleiglasur überzogen."[6] Für 1599 werden weiße und braune Bunzlauer Gefäße erwähnt[7]. Nach Konrad Strauss[8] sollen im 17. Jh., nach Josef Horschik bereits im frühen 16. Jh.[9] in Bunzlau und Umgebung die ersten lehmglasierten[10] Gefäße hergestellt worden sein.

In der vergleichsweise zuverlässigen, weil historische Archivalien am Ort auswertenden Literatur findet sich als erster gesicherter Beleg für die „braune Ware" – ein Synonym für lehmglasierte Gefäße – und für „braune Brände" in Bunzlau (mit Betonung auf den dafür deutlich erhöhten Brennholzverbrauch!) ein Schreiben von 1742. Daraus ist zu entnehmen, daß sich die Töpfer selbst seit längerem als Brauntöpfer bezeichneten[11].

Etwa um 1740 muß sich eine „wesentliche Veränderung" bei der Herstellungspraxis vollzogen haben. „Die rotbraune Glasur" erhielt „eine milchige Trübung"[12] und zum ersten Mal variiert die bisherige glänzende, sonst nicht weiter beschriebene Glasur der braunen Bunzlauer Gefäße, „sie erscheint an einzelnen Stellen umbrafarben."[13] Für den Beginn des 18. Jhs. nahm auch Eduard Berdel eine Veränderung bei der Herstellung des Bunzlauer Geschirrs an: Er bezeichnete es als charakteristisch für diese Töpferware, „daß bis zum Ende des 17. Jh. der Schwachbrand der Töpfe, etwa 900 Grad, ... ausschließlich maßgebend war. Wir haben somit eine Ware, die... nur mit Bleiglasuren (in den verschiedensten Farben, meist grün und leuchtend braun) blank bedeckt ist. Bis zum 18. Jh. ist somit die Bunzlauer Ware technisch nichts Eigenartiges... Mit dem 18. Jh. tritt eine große Wende ein... Man lernte, die Geschirre aus Bunzlauer Ton hoch zu brennen (etwa 1300–1350 Grad)... Gleichzeitig kehrten sich die Bunzlauer Töpfer von der Bleiglasur ab und gingen zur Erd-, zur Lehmglasur über!"[14] Dieses „Abkehren" darf wohl nur sinngemäß verstanden werden. Auch die Lehmglasur dieser Zeit bedurfte wohl eines Bleiglättezusatzes als Flußmittel[15].

Aus dem Jahr 1781 liegt die älteste zeitgenössische Beschreibung der für Bunzlau typisch gewordenen Lehmglasurtechnik vor: „Die Gefäße bekommen von aussen keine Glasur, sondern werden vor dem Brande blos inwendig gegläst und auswendig vermittelst einer rothen und gelben Erde gefärbt, wovon die Erste zu Neuländel [Neuland bei Löwenberg], dem Graf von Nostiz gehörig[16] und die Zweyte bey Bunzlau auf dem sogenannten Drüsselvorwerge gefunden wird und welche beyde die Töpfer, nachdem sie die Farbe licht oder dunkel haben wollen, mit einander versetzen."[17] Für die Innenseiten der Gefäße, bei „feinen Gefäßen" auch außen, wurde eine Blei- oder bleihaltige Glasur verwendet; „die feinen Gefäße" wurden in bleiglasierten Kapseln gebrannt[18]. Der Bleigehalt bzw. die Bleilässigkeit der Glasur war und ist jedoch problematisch. Schon früh wurde nämlich beobachtet, daß der Umgang mit Blei auch in den Bunzlauer Töpferwerkstätten[19] oder der häufige Gebrauch von bleihaltig glasiertem Kochgeschirr, besonders wenn man darin säurehaltige Speisen aufbewahrte, zur Bleivergiftung führte[20]. Ihre wichtigsten Symptome sind Veränderungen im menschlichen Blutbild (Anämie), Verkrampfungen im Verdauungstrakt (Koliken) und Lähmungen.

Obgleich also feststeht, daß etwa seit Mitte des 18. Jhs., wahrscheinlich aber bereits einige Jahrzehnte länger, die Lehmglasur in Bunzlauer Werkstätten üblich war, blieb trotzdem der zusätzliche Bleiverbrauch vor allem für die Innenglasur (deren Bleilässigkeit ja problematisch war) immer noch derart hoch, daß sich die Behörde einschaltete. Vielleicht wurde die Verwaltung dazu zusätzlich angeregt durch ein 1793 neu erschienenes Buch, welches „Die Bleyglasur des irdenen Küchengeschirrs als wahrscheinlich eine der Hauptquellen unsrer herschenden Krankheiten ..."[21] schildert. 1794 jedenfalls verordnete die Behörde, „die Gefäße hinlänglich auszubrennen und nicht zuviel Silberglätte zur Glasur zu gebrauchen, da diese ein starkes Gift enthalte. Senator Voß, als [schlesischer] Fabrikinspektor, wird im Mai beauftragt, darüber zu wachen, daß die Geräte, bevor man sie in den Küchen benutzt, erst ausgekocht werden, um die nachteiligen Wirkungen einer verwahrlosten Glasur zu vermindern."[22]

Doch es blieb vorerst bei der alten Innenglasur, „bis 1827 die königl. liegnitzische Regierung ernstlich aufforderte, die Bleiglasuren der Gesundheit ganz unschädlich zu machen."[23] Bereits seit 1825 experimentierte der Töpfer Johann Gottlieb Altmann mit Glasurversätzen. Einer davon genügte den Anforderungen der Regierung, wofür er eine Belohnung erhielt."[24]

In einer Veröffentlichung aus diesem Anlaß, die sich auf amtliche Berichte stützte, wurden die Bunzlauer Glasurmethoden um 1825/28, hier – wie schon im vorher zitierten Bericht von 1781 – in Ergänzung des mit Färben bezeichneten braunen Lehmbegusses, wie folgt geschildert:

„Bei einem jedem Brande brauner Geschirre werden ordinäre und feinere Töpfergeschirre zugleich eingesetzt, und zu diesem ganzen Brande war, nach bisher angewandter Methode zu glasuren, ein Centner Bleiglätte nöthig.... 2/3 Centner Bleiglätte vermischte man sodann mit 2 Theilen gelber Farbe, und glasurte damit [innen] die gewöhnlichen ordinären Geschirre. Der übrig gebliebene 1/3 Centner Glätte wurde beim Glasuren des feineren Geschirres, ohne jeden anderen Zusatz, angewandt, und von den meisten Töpfermeistern heute [1828] noch angewendet. Dieser letztgenannten Glasur hat sich auch der Töpfermeister Altmann bis zum Jahre 1825 bedient und zu jedem Brande feineren Gefäßes 1/3 Centner Bleiglätte, mithin zu 58 Bränden jährlich 19 1/3 Centner verbraucht... Seit drei Jahren bedient sich jedoch derselbe seiner von ihm selbst erfundenen und erprobten Glasur, in den 3 ersten Feuergraden aus 3 Theilen Bleiglätte, 2 Theilen [Feld-] Spath und 1 Theil Kreide bestehend... Zu dieser Glättemischung sind bei 58 Bränden jährlich nur 9 1/6 Centner Bleiglätte nöthig..."[25] Diese Glasur zeichnete sich durch eine gefällige gelblich-weiße Farbe aus[26]. „Sollte jedoch der 4. oder 5. oder 6. Feuergrad in Anwendung kommen, was selten ist, so erfordert derselbe noch 2 Theile Bleiglätte als Zusatz... Diese mit [Feld-] Spath verbesserte Glasur hat der Altmann auch bei ordinären Geschirren schon seit längerer Zeit und mit Nutzen angewandt, dabei jedoch die alte Methode nach welcher 2/3 Centner Bleiglätte und 2 Theile gelbe Farbe genommen werden, beibehalten, weil die ordinären Geschirre einen zu niedrigen Preis haben. Durch die Spathversetzung...erlangen [die Geschirre] auch ein besseres Aussehen, und das Einbrennen ist auch, rücksichtlich der mindern Bleidämpfe, für die Gesundheit nicht so nachtheilig."[27]

Die Probetöpfe mit der von Johann Gottlieb Altmann gefundenen Glasur wurden u. a. nach der „Vorschrift zur Prüfung für Töpfergeschirre" von 1819 geprüft und als unschädlich bewertet[28]. Altmann verminderte also den Bleigehalt der Glasur, indem er die Bleiglätte weitgehend durch Feldspat, einem schadstoffreien Flußmittel, ersetzte. Mit diesem Erfolg gab er sich allerdings nicht zufrieden und arbeitete weiter an Glasurverbesserungen. Um 1830 „ist es demselben gelungen, eine völlig bleifreie Glasur auszumitteln, welche zwar, hinsichtlich des gefälligen Ansehens, noch Einiges zu wünschen...läßt, allein gegen Säuren ziemlich haltbar ist, indem sich nur eine kleine Spur Thonerde (Kalk) löst."[29]

Über die Zusammensetzung dieser Glasur sind präzisere Angaben in der bisher ausgewerteten Literatur nicht zu finden[30]. Im Ergebnis jedenfalls fand kurz vor 1850 im Kreis Bunzlau die Abkehr von der bleihaltigen bzw. Bleiglasur hin zur höher brennbaren Feldspatglasur statt[31]. Erst dieses neue Verfahren ermöglichte das Engobieren (Angießen) zunächst der Innenflächen von Braungeschirr, später von ganzen Geschirren mit dem weißen Tillendorfer Ton[32]. Man wußte zwar schon Mitte des 18. Jhs. von der Möglichkeit, die weiße, schwerschmelzende Tonerde aus Bunzlau und Umgebung zum Engobieren, z. B. von Ofenkacheln, zu verwenden[33]. Für Bunzlauer Töpfergeschirr allerdings kann diese Art der Engobe, folgt man der zeitgenössischen Literatur, frühestens für die Zeit ab 1830/40 angenommen werden.

Um beim Bunzlauer Geschirr weiße Gefäßflächen zu erhalten, waren demnach den Töpfern zwei Verfahren geläufig:

1. Das erste Verfahren geht möglicherweise auf Altmann zurück. Es wurde in der 2. Hälfte des 19. Jhs. zur üblichen Praxis. Demnach überdeckten die Töpfer die Engobe aus weißbrennendem Tillendorfer Ton[34] mit einer farblosen[35] oder weiß(lich)en Feldspat- oder Porzellanglasur.

2. Wahrscheinlich erst nach der Verbesserung der Konsistenz des Scherbens, sicher beim Feinsteinzeug (nach 1900) brachte man die farblose bis weiß/weißliche Feldspat- bzw. Porzellanglasur direkt auf den Scherben auf.
Diese beiden Verfahren waren die Voraussetzungen für die etwa ab 1870 in größerem Maße verwendeten Unterglasurdekorationen, z. B. durch Schwämmeln.

Die bleifreie Feldspatglasur und die ohnedies schadstoffarme bzw. -freie Lehmglasur führten im zweiten Drittel des 19. Jhs. dazu, daß sich anstelle oder neben der Herkunftsbezeichnung „Bunzlauer Steingeschirre" die Eigenschaftsbezeichnungen „Gesundheitsgeschirr" und „Gesundheitssteingeschirr"[36] einbürgerten. Diese trugen ihrerseits zum Erfolg der Gefäße auf dem Markt bei. Die Bezeichnung „schadstoffarme" Lehmglasur erklärt sich, folgt man 1893 aufgezeichneten Erzählungen alter Bunzlauer Töpfer, daraus, daß auch der Lehm für braune Lehmglasuren weiterhin „etwas mit Bleiglätte versetzt und flüssiger gemacht"[37] wurde. Damit nutzten die Töpfer die Vorteile dieses Flußmittels: Die Schmelzbarkeit der Glasur konnte verbessert bzw. herabgesetzt, der Scherben brauchte also nicht so hoch gebrannt zu werden; der Töpfer sparte beim Geschirrbrand Zeit und vor allem Brennmaterial. Auf diese Weise hergestellte Waren, z.B. Kochgeschirre, zeigten sich gegen Temperaturschwankungen am Herd unempfindlicher. Außerdem konnte man so den beliebten hohen Glanz auf die Glasur bringen.

Folgt man Berichten aus der 2. Hälfte des 19. Jhs., so scheint nochmals eine durchgreifende Veränderung in der Töpferei des Kreises Bunzlau um 1866 vor sich gegangen zu sein. Zu dieser Zeit begann ein lebhafter wirtschaftlicher Aufschwung der Töpferei, welcher auch zurückzuführen war auf „die Einführung einer neuen weichflüssigen Glasur, welche die frühere noch nebenher übliche Glasur völlig verdrängt“[38] hat. Es handelte sich dabei allem Anschein nach um die in den folgenden Jahrzehnten häufig genannte braune (Lehm-)Glasur, zusammengesetzt aus gleichen Teilen von Begußtonen von Gießmannsdorf und Polnisch Nettkow, Kreis Grünberg in Schlesien[39]. Die Erde von Polnisch Nettkow erbrachte den gewünschten Glanz[40]; mit einem größeren Anteil von Gießmannsdorfer Ton, der leichtflüssiger war, konnte der Schmelzpunkt der Glasur herabgesetzt werden[41]. Im Unterschied zu vielen schmelzbaren, aber nur eisenhaltigen eigneten sich, wie spätere Analysen ergaben, diese beiden Lehme wegen ihres natürlichen Gehalts an Eisenoxid und, zur Unterstützung der Färbung[42], an Rutil (Titanoxid)[43] besonders für die Braunglasur der Bunzlauer Geschirre.

Die im 19. Jh. häufig an alle Töpfer gerichteten Empfehlungen, den Bleiverbrauch in den Werkstätten zu reduzieren, wurden nicht überall angenommen[44]; deshalb erließ die preußische Regierung 1887, mit Wirkung zum 1. 10. 1888, das sogenannte Bleigesetz. Danach durften „Eß-, Trink- und Kochgeschirr sowie Flüssigkeitsmaaße ... nicht ... mit Email oder Glasur versehen sein, welche bei halbstündigem Kochen mit einem in 100 Gewichtstheilen 4 Gewichtstheile Essigsäure enthaltenden Essig an den letzteren Blei abgeben ...“[45]. Nach dieser Ächtung der Bleiglasur setzten die Bunzlauer Töpfer den Schmelzpunkt ihrer ansonsten schwerflüssigen braunen Lehmglasur auf ca. 1300 °C herab, indem sie Pottasche[46] bzw. geschlämmte Holzasche[47], gemahlenes Fensterglas[48], Soda oder Boraxlösung zugaben. Auch Salz wirkte, gegen Ende eines Brandes in die Feuerung geworfen, bei Lehmglasuren als Flußmittel[49].

Die im allgemeinen Verständnis weitgehende Gleichsetzung zwischen Bunzlau und Naumburg/Q. als Töpferorte und der braunen Lehmglasur führte dazu, daß anderen dort ebenfalls üblichen Glasuren weniger Beachtung geschenkt wurde. Dies betrifft besonders das blaue Bunzlauer Geschirr. Seine Herstellung hat offenkundig ebenfalls eine lange Tradition, wobei sich zwei Anwendungsphasen voneinander unterscheiden lassen:

Für den Beginn der ersten Zeitspanne finden sich keine verläßlichen Hinweise. Der früheste Beleg für die Herstellung blauglasierter Ware bezieht sich auf das Jahr 1612. In diesem Jahr war der Bunzlauer Bürgermeister Namsler mit blauen Krügen nach Prag gereist und hatte sie dort verschenkt[50]. Der keramischen Technologie der Zeit entsprechend scheint es sich um eine blaugefärbte Bleiglasur gehandelt zu haben. Über das Ende dieser ersten Phase gehen die Meinungen auseinander. Einerseits wurde angenommen, daß sich nach dem frühen 17. Jh. die blaue Farbe nicht mehr bei der hochgebrannten Ware in Schlesien findet[51]. Andernorts erfahren wir für das 18. und 19. Jh. vereinzelt über „Krüge ... mit blauen und weißen geflossenen Glasuren“[52]. Zwei Lexika von 1834 und 1841 nennen als Bunzlauer Ware blau glasiertes Geschirr[53]. Selbst Johann Gottlieb Altmann soll um 1840 blaue, goldbemalte Tassen mit weißen Reliefs gefertigt[54], ja Kobaltdekor überhaupt eingeführt haben[55]. Im Einklang mit den Bemerkungen über die weiße Engobe wird man annehmen können, daß erst seit Altmanns Zeit die bleifreie Kobaltglasur, eine mit Kobaltoxid eingefärbte weiße Engobe, in Bunzlau üblich wurde. Damit begann die zweite Phase der blauen Glasuren in Bunzlau. In der Literatur läßt sie sich für die Zeit um 1875[56] datieren, als farbige Glasuren generell in Mode kamen[57]. In einem Bericht von 1885 wird geschildert, daß „jetzt einzelne Töpfereien nach vielfachen Versuchen eine Kobaltglasur [bereiten], welche dem Geschirr ein dem gewohnten Braun gegenüber sehr fremdartiges Aussehen giebt“ und daß auch „hell- und dunkelblau gesprenkelte Glasuren“ (hierbei handelt es sich vermutlich um die blauen geschwämmelten, getupften oder marmorierten Dekore) vorkommen[58]. Diesem Hinweis entspricht eine weitere Beschreibung von 1888[59]. Das „glatt blau glasierte“ und das „etwas jüngere blaugemalte“[60] Geschirr fanden in der ersten Zeit [den 80er Jahren] lebhaften und gewinnbringenden Absatz“, um die Jahrhundertwende waren beide Geschirrarten allerdings „im Preis sehr gedrückt“[61]. In der Folgezeit dürfte in Bunzlau blaues Geschirr, etwa mit „daraufgesetzten weißen Punktmustern“[62], zwar ein fester, von der Quantität der Produktion her aber nicht allzu wichtiger Artikel gewesen sein. So finden sich z.B. in Ausstellungsberichten aus den Jahren 1911[63], 1925[64], und 1939[65] immer wieder entsprechende Hinweise auf blaues Geschirr.

Das vom blauen Geschirr Gesagte gilt, mit Abstrichen, ebenso für das grüne. Auch hier sind in Bunzlau zwei zeitliche Abschnitte voneinander zu unterscheiden. Für die erste Phase lassen sich grüne Melonenkrüge für den Anfang des 18. Jhs. nachweisen[66]. In der Folgezeit sind bis in das 19. Jh. vereinzelt „Krüge mit grüner Chromglasur“ aus Bunzlau registriert[67]. Wie bei der blauen Ware ist aufgrund der Entwicklung der Glasur anzunehmen, daß es sich dabei um grüngefärbte Bleiglasuren handelte.

Mit Beginn der zweiten Phase um 1910 begannen einige Bunzlauer Töpfer, z.B. Rudolf Delang, Tillendorf, Max Hübel, Adolf Douglas und Hugo Reinhold aus Bunzlau[68], diese Farbe wiederum für ihre Glasuren zu verwenden.

Die im Gefolge der Bemühungen um eine Wiederbelebung des Bunzlauer Töpfergewerbes aufblühende kunsthandwerkliche Töpferei und die Industrialisierung führten schließlich dazu, daß nahezu alles in die Bunzlauer Geschirrherstellung Eingang fand, was in der zeitgenössischen Keramikindustrie, insbesondere bei der Porzellanherstellung üblich war[69]. Innovationsfördernd, besonders für die Verbreitung der sogenannten Kunstglasuren (Lauf-, Kristall-, Glanz- und Mattglasuren)[70], wirkten die Keramische Fachschule, Zulieferer, die z.B. Glasurrezepte verkauften[71], und die chemisch-keramische Untersuchungsanstalt der Firma „Schlesisches Laboratorium für Tonindustrie" in Bunzlau (gegründet 1906)[72]. Manche Neuerung dürfte auch von der ab 1887 in Bunzlau verlegten und wöchentlich (bis 1912) erschienenen Fachzeitschrift „Die Tonwaren-Industrie" angeregt worden sein.

Da die einzelnen Betriebe, vom Kleinhandwerk bis zur Fabrik, Neuerungen unterschiedlich offen gegenüberstanden, ergab es sich, daß etwa ab 1900 in Bunzlau Neues und Altes nebeneinanderher produziert wurde, soweit es sich auf dem Markt absetzen ließ. Dies läßt sich eindrucksvoll belegen an den Berichten über die sogenannten Bunzlauer Topfmessen[73], bei denen die Bunzlauer Werkstätten ihre Erzeugnisse ausstellten. Dort ist die Rede von Schaustücken und Gebrauchsgegenständen mit Lauf- und Mattglasuren, von Kristall-und Lüsterglasuren, von galvanisch verkupferten Plastiken, von Flammungen und Porzellanfarben, von Einlegeglasuren und -dekoren, von Auflagen mit Matt- und Glanzgold, von blauen, grünen, roten, schwarzen und grauen Glasuren, aber auch von porösen, also unglasierten Butterglocken[74] und Gartengefäßen und nicht zuletzt von braunglasierten Kaffeekannen.

Anmerkungen

1 K.Steinitz 1895 (1) S.192
2 W.Pukall 1927 S.995 – Vgl. auch J.Horschik 1978 S.29–30
3 K.Fuchs 1985 S.31
4 „Die Stadt Bunzlau... hatte ehedem an Gold und Silber eine reiche Ausbeute, da dieses Bergwerk aber eingegangen, so beschäftigen sich die Einwohner jetzt damit, daß sie dieses irdene Geschirr verfertigen, und aus den alten Halden ihrer ehemaligen Bergwerke das Mineral hervorsuchen, woraus die prächtige Glätte dieses braunen Geschirres verfertiget wird." Vgl. J.K.G.Jacobson 1781 S.333
5 K.Strauss 1971 S.9
6 K.Strauss 1923/24 S.420
7 K.Strauss 1920f. S.58
8 K.Strauss 1971 S.9
9 J.Horschik 1978 S.387 vermutete, daß einige Bunzlauer Töpfer im 17.Jh. mit (blau, violett, rotbraun und schwarz) gefärbten Lehmglasuren arbeiteten.
10 U.Mämpel 1985 S.13. Im Rheinland gab es die Lehmglasur ab ca. 1300 n.Chr.
11 E.Wernicke 1884 S.530
12 J.Horschik 1978 S.395
13 E.Kalesse 1883 S.26
14 E.Berdel 1939 (1) S.9–11
15 Im 18.Jahrhundert wurde „der für Bunzlauer Ware so typischen Lehmglasur auf Kännchen usw. auch Bleiglasur schwarzbrauner Farbe beigemengt." Vgl. K.Strauss 1919 S.361. Für diesen Zeitraum, nämlich für die Jahre 1702 und 1729 ist auch überliefert, daß der Bunzlauer (Braun- ?) Töpfer Chr.Walde von „Handelsmann Hübel in Görlitz" Glätte bezog. Vgl. E.Wernicke 1884 S.405 – ders. 1888 S.224
16 Gemeint ist Neuland b. Löwenberg
17 J.C.H.Börner 1781 S.148
18 ebd. S.148
19 ebd. S.149
20 ebd. S.149 „... sind ... zwey Beyspiele von jungen Meistern bekannt geworden, welche an Händen und Füssen contract sind, und diese Zufälle rühren einzig und allein von der Silberglätte her. Sie werden nicht alt, sondern sterben größtentheils in der Blüte ihrer Jahre." – Vgl. auch G.Duma 1982 S.33–46
21 G.A.Ebell 1793. – Vgl. auch B.Ramazzini 1718.
22 E.Wernicke 1884 S.533
23 J.G.Bergemann 1829 S.73 – „Als Beitrag zur Behebung des Bleiproblems setzt neben verschiedenen anderen Landesministerien auch die Kgl. bayerische Staatsregierung in den Jahren 1825 und 1827 eine Prämie ... aus." U.Kranzfelder 1982 S.51
24 J.G.Bergemann S.73–74
25 v.Schuckmann 1828 S.292. Die mit den „Feuergraden" korrespondierende Celsius-Temperatur ließ sich nicht ermitteln.
26 ebd. S.294
27 ebd. S.293
28 ebd. S.294
29 Ch.H.Schmidt 1843 S.227
30 vgl. d. nachfolgenden Ausführungen
31 F.Singer 1929 S.9 (betr. Feldspatglasur in Muskau): „Seit 1860 wird neben der Salzglasur auch die Feldspatglasur angewandt, die es gestattet, dem Innern des Topfes eine weiße Farbe zu geben."
32 vgl. B.Kerl 1871 S.368: „Wegen des erforderlichen starken Brennens steht auf demselben die Bleiglasur nicht ... Spathglasur kommt beim gewöhnlichen Töpferfeuer nicht recht in Fluß."
33 E.Wernicke 1888 S.226
34 K.Strauss 1920f. S.35
35 E.Berdel 1939 (1) S.17
36 L.Gallus 1877 S.85 – Vgl. dazu auch die Adreßbücher der keramischen Industrie
37 F.Brandenburger 1893 S.81
38 K.Steinitz 1895 (1) S.181
39 M.Fiebelkorn 1902 S.1442 – B.Kerl 1907 S.1035
40 E.Schilde 1936 S.28
41 W.Olschewsky 1879 S.242

42 H. Heuschkel, K. Muche 1974 S. 119
43 Ohne Rutil in den Begußtonen war, nach einer Analyse aus dem Jahr 1910, eine „hinreichende und schöne Braunfärbung der Geschirre nach dem Brennen in reduzierender Ofenatmosphäre durch nachträgliche Oberflächenoxydation nicht zu erlangen." W. Pukall 1910 (1) S. 35 – vgl. dazu auch P. Jürgel 1925 S. 796ff
44 Altmann selbst soll jedenfalls noch für die 1851 veranstaltete Londoner Industrieausstellung braune Ware nach alter Art hergestellt haben, welche „außen durch Angußfarbe, entweder bloß an der inneren Fläche, oder auch auf der Außenfläche mit bleiischer, durchsichtiger Glasur versehen" war. F. Odernheimer 1851 S. 49f.
45 vgl. Reichsgesetzblatt 1887 lfd. Nr. 1728 Gesetz betreffend den Verkehr mit blei- und zinkhaltigen Gegenständen vom 25. Juni 1887.
46 Pr. 1897 S. 563 – L. Gallus 1877 S. 117 – F. Brandenburger 1893 S. 79 – W. Gebauer 1980 S. 146
47 P. Jürgel 1925 S. 797
48 ebd. S. 796
49 Als Hinweis: „So wurden in Bunzlau z. B. vom Meister Joppe Anfang des 19. Jhs. Gefäße mit Salzglasur hergestellt, obwohl diese sonst hier niemals verwendet worden ist." K. Strauss 1920f. S. 20. Der Grund: „Für Salzglasur hat sich nur eine Feinsteinzeugmasse als geeignet erwiesen ... aus geschlämmtem Bunzlauer Rohton unter Zusatz von gemahlenem Sand und wenig Feldspat..." W. H. Zimmer 1906 S. 1342 – vgl. auch Tonindustrie-Zeitung 1900 S. 409
50 E. Wernicke 1884 S. 301 – ders. 1888 S. 224
51 J. Horschik 1978 S. 37
52 K. Strauss 1917 S. 332
53 J. C. Schedel 1834 S. 189 und H. A. Pierer 1841 S. 17
54 K. Strauss 1917 S. 332
55 T. Wolanin 1974 o. S.
56 K. Steinitz 1895 (2) S. 828
57 C. H. 1894 S. 79–81
58 M. Höhne 1885 S. 158
59 A. Heintz 1888 S. 430
60 vgl. R. Gründig, K. Volland 1975 S. 8: „Um die Jahrhundertwende entstanden die blau-weißen Bürgeler Töpferwaren, nachdem es möglich war, blaue Farbkörper zum Einfärben von weißbrennenden Tonen zu beziehen." Ab 1885 bis kurz nach 1900 betonen mehrere Bunzlauer und Naumburger Töpfer in Adreßbüchern, daß sie auch blaue Geschirre herstellen.
61 K. Steinitz 1895 (1) S. 218
62 K. Strauss 1925 S. 427
63 F. G. 1911 S. 397
64 K. Strauss 1925 S. 427
65 Schlesische Kunstausstellung 1939 S. 15
66 K. Strauss 1920f S. 59
67 K. Strauss 1917 S. 332
68 F. Singer 1911 (1) S. 447
69 F. Singer 1929 S. 12
70 E. Berdel 1939 (1) S. 26
71 z. B. Anzeige der Fa. Brandenburger (Bunzlau) in „Keramische Rundschau" 1893 S. 20
72 F. Singer 1911 (1) S. 435 u. S. 448
73 vgl. H. Zimmer 1906 S. 1341 – F. Singer 1911 (1) S. 421–428 – C. Tostmann 1912 S. 422.
74 Hersteller war die Firma Julius Paul & Sohn. F. Singer, 1911 (1) S. 446.

4. Zusammensetzung und Aufbereitung der Glasuren und Engoben

Der Lehm, der für die braune Glasur benutzt wurde, kam „fertig in der Natur“[1] vor; zur Aufbereitung war nur das Schlämmen notwendig. Durch diesen Vorgang wurde der Lehm von Verunreinigungen befreit. Der trockene Lehm, vielfach ein Gemisch aus zwei Sorten, wurde dazu „in ein großes Faß gegeben, durch kräftiges Rühren mit Wasser aufgeschlämmt und dann durch ein feines Sieb in ein zweites Faß geschlagen.“[2] Der so entstandene Tonbrei ließ sich durch Farbzusätze anreichern[3]. Das nach einiger Zeit überständige Wasser wurde größtenteils abgeschöpft. Um ein Absetzen zu verhindern, war es notwendig, den fertigen Glasurbrei oft umzurühren.

Um 1910/1920 wandten sich verschiedene Betriebe vom Schlämmen des Glasurlehms ab und mahlten „die Lehme nur noch auf der Kugelmühle fein.“[4] Die so in Anlehnung an die Feinsteinzeugmasse hergestellte braune Glasur hatte aber „niemals den angenehmen Spiegel der geschlämmten“[5] und blieb beim Brand ziemlich schwerflüssig, es sei denn, sie wurde wegen ihres hohen Schmelzpunkts zusätzlich mit einem Flußmittel versetzt. Kleine Töpfereibetriebe verwendeten noch um 1925 nach altem Rezept dafür geschlämmte Holzasche. „Man erhält in diesem Falle eine mehr kastanienbraune Glasur von vorzüglichem Glanz, da Holzasche sehr viel Alkali enthält. Der Versatz besteht meist aus 5–6 Eimer örtlichem Lehm und 2–3 Eimer Holzasche, alles fein geschlämmt und in möglichst gleicher Dickflüssigkeit zusammengegeben... Als die Töpfer ihre Brennöfen nur mit Holz befeuerten, konnten sie den Brennabfall also restlos wieder verwerten.“[6]

Die synthetische Herstellung der Drehtonmasse im beginnenden 20. Jh. bedeutete nicht, daß die während mehr als zwei Jahrhunderten entwickelten, oft werkstattgebundenen Rezepturen für die braune Bunzlauer Lehmglasur aufgegeben wurden. Da jedoch die chemisch-mineralogische Zusammensetzung der natürlichen Glasurlehme standortbedingten Variationen unterlag und damit in Hinsicht auf ein gleichmäßiges Brennergebnis beim Feinsteinzeug eher unzuverlässig war, so wurde auch die Glasur für den neuen Scherben mit Hilfe der Keramischen Fachschule verfeinert[7].

Die Aufbereitung der weißen Engobe erfolgte ähnlich wie beim Lehm für die braune Glasur. In der Literatur wird besonders betont, daß der in Bunzlau und Naumburg/Q. verwendete weiße Tillendorfer Begußton ohne weitere Zusätze verarbeitet werden konnte. Zur Abdichtung dieser weiß färbenden Engobe wurde zumeist eine Glasur, in der Regel eine Feldspatglasur aufgelegt. Da nicht jedes Begußtonvorkommen die gewünschte weiße Brennfarbe und die vergleichsweise gute Verarbeitungsfähigkeit des Tillendorfer Tons zeigte, gab man z. B. 1907 die Empfehlung für andernorts gefertigte Geschirre „nach Bunzlauer Art“, dem Begußton Feldspat als Flußmittel und gemahlene Porzellanscherben zuzusetzen[8].

Farbige Glasuren ließen sich erzielen durch den Zusatz von Pigmenten zu Blei-, Lehm- und Feldspatglasuren sowie zum weißbrennenden Begußton. 1910 wurde für die Farbgebung an Stelle des für die Braunfärbung benutzten Eisenoxids und Rutils für ein „schönes, tiefes und sattes Kobaltblau“ ein Zusatz von 5 Prozent Kobaltoxid zum farblosen Glasurgemisch[9] empfohlen, die Beimischung von 5 Prozent Chromoxid erbrachte ein „angenehm wirkendes Grün“ und Varianten des Bunzlauer Brauns lieferten Zusätze von 5 Prozent Nickelcarbonat oder 5 Prozent Uranoxid. Für die Glasur von Ziergegenständen, deren Farben besonders leuchtend und intensiv ausfallen sollten, wurde die zusätzliche Beimischung einer bleihaltigen Fritte, eines gemahlenen bleihaltigen Glaskörpers, vorgeschlagen[10].

Daß auf dem gemeinhin als typisch erachteten Bunzlauer Geschirr als Glasur- und Dekorfarben nur Braun, Grün und Blau (inklusive ihrer Varianten) vorkommen, hat besonders chemisch-technologische Gründe. Nur die Pigmente dieser Farben sind resistent genug, um den in Bunzlau beim Brennen üblichen Temperaturen (bei ca. 1300 °C) im offenen Feuer zu widerstehen[11]. Erst mit der Systematisierung des keramischen Wissens um 1900 gelang es, die genannte und bisher eingeschränkte Palette der Glasur- und Dekorfarben zu erweitern. Große Beachtung in Fachkreisen fand dabei ein vom Töpfer Louis Werner, Tillendorf, gefundenes Scharffeuerrot und ein Hellviolett der Werkstätten Alfred Seiffert und Robert Burdack, Bunzlau[12], sowie ein von A. Berge von der Fachschule entwickeltes „blutrotes Pinkrot“[13].

Die zur Abdeckung der weißen Engobe bzw. des Scherbens benutzten Glasuren wurden in der 2. Hälfte des 19. und zu Beginn des 20. Jhs. in ihrem Erscheinungsbild als farblos oder aber als weiß/weißlich bezeichnet. Am Geschirr selbst kann diese Unterscheidung mit dem Auge nur selten trennscharf vorgenommen werden.

Neu an der vom Töpfermeister Johann Gottlieb Altmann im ersten Viertel des 19. Jhs. erfolgreich erprobten Glasur war ihr Feldspatanteil. Feldspat, der bei Schmiedeberg südöstlich von Hirschberg in Schlesien gegraben oder aus Norwegen eingeführt wurde[14], mußte als hartes Mineral erst zu Pulver gemahlen werden. Dieses Vorgehen stellte sich 1828 wie folgt dar: „Der Feldspat wird in ganz schwachem Feuer calciniert[15], oder gebrannt, sodann gestampft, hernach durch ein nicht zu feines Sieb durchgesiebt und ohne weiteres auf die Kiesmühle gebracht, unter welcher ein Kübel angebracht ist, der den gemahlenen Spath aufnimmt. Nachdem derselbe das erstemal abgemahlen ist, wird er in demselben Kübel am Grunde gut umgerührt, bleibt dann fünf Minuten ruhig stehen, dann gießt man ihn in eine Tonne, an welcher 4 Zapfen angebracht sind, und schüttet den zurückgebliebenen Bodensatz noch einmal auf die Kiesmühle. Nach beendigtem zweiten Mahlen muß beim zweiten Abgusse die Masse fein und gut sein, welche gut umgerührt, wieder in obige Tonne gegossen wird, und 24 Stunden ruhig stehen bleibt."[16]

Um die Mitte des 19. Jhs. beanspruchte die Aufbereitung der Glasur – wie aus den verschiedenen Darstellungen ersichtlich – in hohem Maß die Leistungskraft der einzelnen Töpfer. Da die Anwendung der bleiarmen, später bleifreien Glasur durch die sich im Laufe des 19. Jhs. verschärfende Diskussion um die Schädlichkeit bleihaltiger Glasuren und durch das Bleigesetz von 1888 praktisch erzwungen wurde, gingen die Töpfer von der Aufbereitung der Glasur in der eigenen Werkstatt ab und verarbeiteten Glasuren, die fertig zu kaufen waren. Die Glasuraufbereitung bildete sich als neuer Gewerbezweig heraus. Ein Bericht aus dem Jahr 1895 gibt Einblick in diese Entwicklung: „In den fünfziger Jahren errichtete ein Naumburger Müller ein Glasurmahlwerk. Die Fertigstellung im Wege der Lohnmüllerei wurde für die weiße Glasur allgemein gebräuchlich, zu deren gleichmäßiger Bereitung bei der Härte des verwandten Materials – sie besteht aus kohlensaurem Kalk, norwegischem Feldspat, Thon und Quarzsand, – schon ein größeres durch Naturkraft getriebenes Werk erforderlich ist. Vor etwa 10–15 Jahren begann aber der Besitzer des Naumburger Glasurmahlwerks die Glasur auf eigene Rechnung herzustellen. Dieselbe wurde so zu einem Handelsartikel. Als solcher fand sie auch bei den Töpfereien der umliegenden schlesischen und oberlausitzer Distrikte Eingang, wodurch dem weißen Geschirr des Bunzlauer Kreises von dieser Seite eine neue Konkurrenz erwuchs. Nichtsdestoweniger ist auch heute noch in Naumburg die Zusammensetzung durch den Töpfermeister üblich, der die Masse darauf gegen Lohn, und zwar pro Centner 2,50 Mark, mahlen läßt. Die mit diesem Verfahren verbundene Mühe macht sich durch bei weitem geringere Kosten bezahlt. Die Bunzlauer kaufen dagegen meist die schon gemahlene Glasur ein...."[17]

Etwa um 1910 änderte sich diese Situation insofern, als sich die größeren Betriebe eigene Glasurmühlen einrichteten. Diese versorgten dann die übrigen Töpfereien mit trockener Glasurmasse[18]. Diese Arbeitsteilung bei der Aufbereitung hatte zur Folge, daß die Glasur in der Töpferregion Bunzlau weitgehend einheitlich geriet. Man wird deshalb wohl annehmen können, daß sich auch aufgrund der gleichbleibenden Glasurqualität der Ruf des Bunzlauer Geschirrs festigte. Zu den am Ort hergestellten kamen bald die von einer chemischen Spezialindustrie landesweit angebotenen Glasuren. Daraus wieder durch besondere Mixturen zu Spezialitäten (etwa im Sinne besonderer Kristall- oder Lüsterglasuren) zu kommen, blieb dem Fachverstand und der Raffinesse des einzelnen Töpfers vorbehalten.

Bleiglätte, die in Bunzlau als Glasur bzw. Flußmittel noch bis gegen Mitte des 19. Jhs. vorkam, mußte zunächst gestampft werden, bevor sie „mit einer Handmühle, oder in einem dazu geeigneten Napfe, fein gerieben"[19] werden konnte. Dabei war wegen der Schädlichkeit z. B. des Bleistaubs sorgfältig vorzugehen. Um 1900 wurde zur Abhilfe gegen Bleivergiftungen das Fritten von Bleiverbindungen (= Sintern im Brand vor dem Feinmahlen des Glasurrohstoffes) empfohlen[20]. Dadurch konnten die schädlichen Einwirkungen bei der Verarbeitung reduziert werden, die Glasurbildung auf dem Scherben verbesserte sich und auch wasserlösliche Glasurkomponenten ließen sich in Form von unlöslichem Glas in den Glasurschlicker bringen und so auf den Scherben auftragen. Die wasserlöslichen Komponenten wären sonst vom porösen Scherben aufgesaugt worden[21].

Ein weiterer gebräuchlicher Zusatz für Glasuren war Schlämmkreide. So erhielt man z. B. „schöne brauchbare [Braungeschirr-] Glasuren..., wenn der geschlämmten fertigen Lehmglasur Schlämmkreide zugesetzt wird. Lehm und Schlämmkreide im Verhältnis von 1 zu 1 ergibt gelbe, im Verhältnis 2 zu 1 dagegen hellbraune Glasuren. Durch die reichliche Zugabe dieses Flußmittels wird der Gehalt an Kieselsäure und Tonerde im Lehm bedeutend herabgedrückt und die Glasur ist sehr leichtflüssig, so daß die damit glasierten Geschirre an den weniger heißen Stellen des Ofens glattgebrannt werden können. Die gelbe Farbe der Glasur rührt daher, daß auch der Gehalt an Eisenoxyd herabgedrückt wird und dem Stück eine nur noch gelbe Farbe verleihen kann."[22] Der Zusatz von Schlämmkreide sollte, zusammen mit etwas Grundierungston, auch zur Vermeidung von Haarrißbildung[23] beitragen.

Anmerkungen

1 K. Randhahn 1907 S. 51
2 P. Jürgel 1925 S. 797
3 vgl. z. B. H. Hecht 1923 S. 185: In der Brauntöpferei erhält man „...durch Zusatz größerer Mengen von Braunstein ... Erzeugnisse, welche unter der Glasur schwarz erscheinen. Diese Technik wird sehr viel auf Bunzlauer Geschirr geübt. Smalte, ein Kobalt-Kali-Silikat färbt den eisenhaltigen Beguß grau."
4 P. Jürgel 1925 S. 797 – vgl. auch E. Büttner 1910 (1) S. 313
5 P. Jürgel ebd.
6 ebd.
7 W. Pukall 1910 (1) S. 34. Ein von ihm empfohlener Versatz lautet wie folgt:

Feldspat	266,88%	farblose Glasur
Zettlitzer Kaolin, ungeglüht	56,76%	
Sand v. Hohenbocka	88,80%	
Marmormehl oder Kreide	40,00%	
Magnesit	10,08%	
Eisenoxyd	23,13%	Versatz zu Braun
Rutil	4,63%	
	490,28%	

Wollte man die künstliche Lehmglasur auch für die einfachere, also nur einmal gebrannte Ware benutzen, so mußte der Glasurversatz noch der Scherbenschwindung angepaßt und der Zettlitzer

Kaolin durch einen fetten Ton ersetzt werden. s. A. Berge 1911 (2) S. 129. – Für Hellbraun, Mittelbraun usw. waren die Eisenoxidzugaben entsprechend zu verändern; s. Keramische Rundschau 1912 S. 203

8 B. Kerl 1907 S. 1035

9 W. Pukall 1910 (1) S. 34f.

10 vgl. Keramische Rundschau 1910 S. 56

11 H. Heuschkel, K. Muche 1974 S. 59

12 F. Singer 1911 (1) S. 445–447

13 C. Tostmann 1912 S. 442 – vgl. dazu auch A. Berge 1912 S. 1ff.

14 K. Steinitz 1895 (1) S. 197–198

15 Der Feldspat wird wasserfrei gemacht.

16 v. Schuckmann 1828 S. 293 – Nach Mitteilung von Gerhard Seiler (aus Naumburg/Q), Leutershausen 1986, war es die Mühle Kampfmeyer. Seilers Großvater August S. benutzte zur Herstellung seiner Glasuren noch einen Mörser.

17 K. Steinitz 1895 (1) S. 197–198

18 M. Bräuer 1922, S. 16

19 v. Schuckmann 1828 S. 292

20 J. Corvey 1900 S. 136

21 St. Fitz, H. Kühn 1982 S. 119

22 P. Jürgel 1925 S. 797

23 W. Olschewsky 1879 S. 232

5. Das Glasieren

Neben Farbe und Qualität der Glasur selbst war die dauerhafte Verbindung von Glasur und Scherben von Bedeutung. Dabei gab es zwei Probleme: „Schwindet die Glasur stärker als der Scherben, so erhält sie feine Risse (Haarrisse), welche ihre Schöheit beeinträchtigen und schließlich auch der Undurchdringlichkeit gefährlich werden können; im entgegengesetzten Falle blättert sie sich, was ein noch größerer Fehler ist, vom Scherben ab. Es muß daher die Glasur der Beschaffenheit des Scherbens auf das genaueste angepaßt werden. Die Bunzlauer Glasur erfüllt nun die an eine solche zu stellende Ansprüche in hohem Maße."[1]

In Bunzlau führten „aufgrund lokaler Gewohnheit" Töpfergesellen das Glasieren aus. In Naumburg/Q. verrichteten diese Arbeit die „Färbemädchen"[2]. Für alle war es wichtig, den richtigen Feuchtigkeitsgehalt des Scherbens zu beachten. „...der lederharte Zustand [ist] der beste; weichere Geschirre weichen gern völlig auf und senken sich, trockene lassen die Glasur gern vom Scherben abfallen. Es liegt dies daran, daß die Geschirre das Wasser der Glasur aufsaugen, und daß nur bei langsamem Aufsaugen sich letztere fest auf den Scherben auflegt und von demselben nicht leicht losgelöst werden kann..., daß sie sich aber bei trockneren Scherben und rascher Wasseransaugung nur lose anlegt, und wenn nicht vor dem Brennen, so doch während des Brennens sich losblättert."[3]

Zudem konnte aus Gründen der Gefäßstatik die Glasur nur bei solchen Geschirren aufgetragen werden, „die sich mit einer Hand bequem fassen, drehen und schwenken lassen".[4] Größere Stücke wurden vor dem Glasieren mittels Verglühen verfestigt. Dieser erste Brand, auch Schrühbrand genannt, ergibt einen porösen Scherben, auf dem der Begußton gleichmäßiger anhaftet. Dies war ein wichtiger Grund dafür, daß das Feinsteinzeug meist im verglühten Zustand glasiert wurde[5]. Entsprechend tritt bei diesen Produkten die ansonsten bei Bunzlauer Geschirr häufiger zu beobachtende Stichigkeit bzw. Eierschaligkeit der Glasur kaum auf[6].

Der Vorgang des Glasierens läßt sich anhand einer authentischen Quelle von 1895 wie folgt schildern: „Bei dem Ausgießen des Innern gießt der Glasirer eine Quantität Glasur in das Stück und dreht dasselbe, es mit der linken Hand haltend, so, daß sie die

Glasieren von Vorratstöpfen in Bunzlau, um 1924

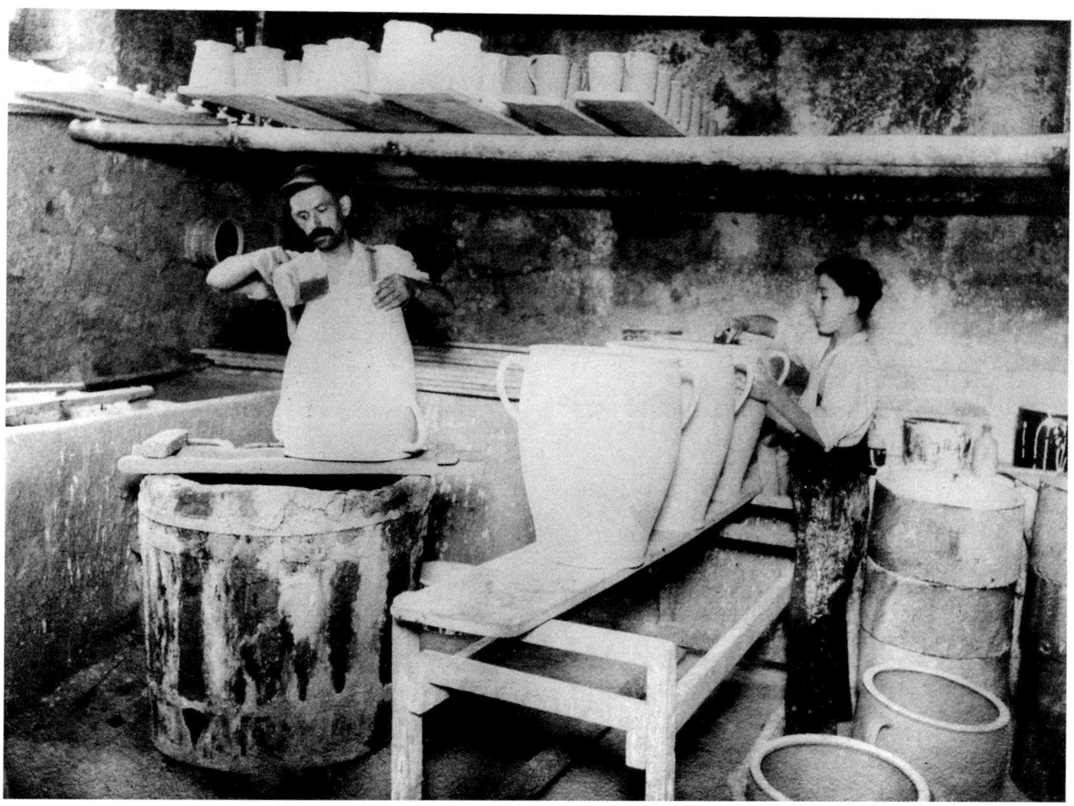

ganze Innenseite des Stücks benetzt, hält dabei die Öffnung etwas nach unten geneigt, damit während des Drehens die überschüssige Glasur in den Glasurbottich zurückläuft. Bei dem unmittelbar hierauf, [bzw. nach dem Trocknen des ersten Glasurauftrags[7]] folgenden Eintauchen behufs Glasirens der Außenseite hält der Glasirer das Stück am Fuß und drückt es in die Glasur mit der Öffnung nach unten, so daß der Boden selbst nicht von Glasur benetzt wird, dieselbe jedoch bis gerade an den Boden herangeht. Hierauf greift er mit der einen Hand in die Glasur, erfaßt mit einem Finger derselben den Rand und hebt mit ihm und mit Hülfe der anderen, den Fuß greifenden Hand, das Stück in schräger Lage heraus. Die von beiden Händen angegriffnen und von Glasur entblösten Stellen des Randes und Fußes werden mit dem in Glasur getauchten Finger betupft und das Stück ist so fertig glasirt."[8]

Sicher wurden daneben auch andere Techniken beim Glasieren angewandt, vor allem das Begießen[9] oder das Aufspritzen (vor allem auf größere Gefäße)[10]. Unglasiert blieben Blumen- sowie Petersilientöpfe und Butterglocken[11]. Als polnische und russische Spezialität wurden 1908 z. B. von Hugo Reinhold in Bunzlau hergestellte Kochtöpfe bezeichnet, die nur innen und um den äußeren Rand glasiert waren und deshalb das Feuer besser ertragen sollten[12].

Ein besonderes Problem beim Glasieren stellte der Gefäßboden dar. Denn freigedrehte Gefäße sind im allgemeinen nur innen glasiert und besitzen einen rauhen Boden. Durch die Poren der Innenglasur kann Flüssigkeit durchdringen. Einzelne Töpfer versuchten dieses Problem dadurch zu lösen, daß sie bei den noch nicht ausgetrockneten Rohgefäßen den Boden vorsichtig etwas eindrückten, so daß an der Bodenkante ein schmaler Fuß entstand, der glasurfrei blieb. Eine weitere Methode war das Angarnieren eines schmalen Bodenringes. Diese Probleme verschwanden mit der Einführung der völlig dicht brennenden Feinsteinzeugmasse[13].

Bevor das Geschirr vom Töpfer in den Brennofen gesetzt werden konnte, mußte es noch „verputzt"[14] werden. Dieser Arbeitsgang wurde auch „Beräumen"[15] genannt. Der Geselle, der diese Arbeit ausübte, hieß Beräumer[16]. Schadhafte Stellen des Glasurüberzuges, wie sie durch die Handhabung bedingt sind,

Beräumen des Geschirrs in einer Bunzlauer Töpferei, 1920/25

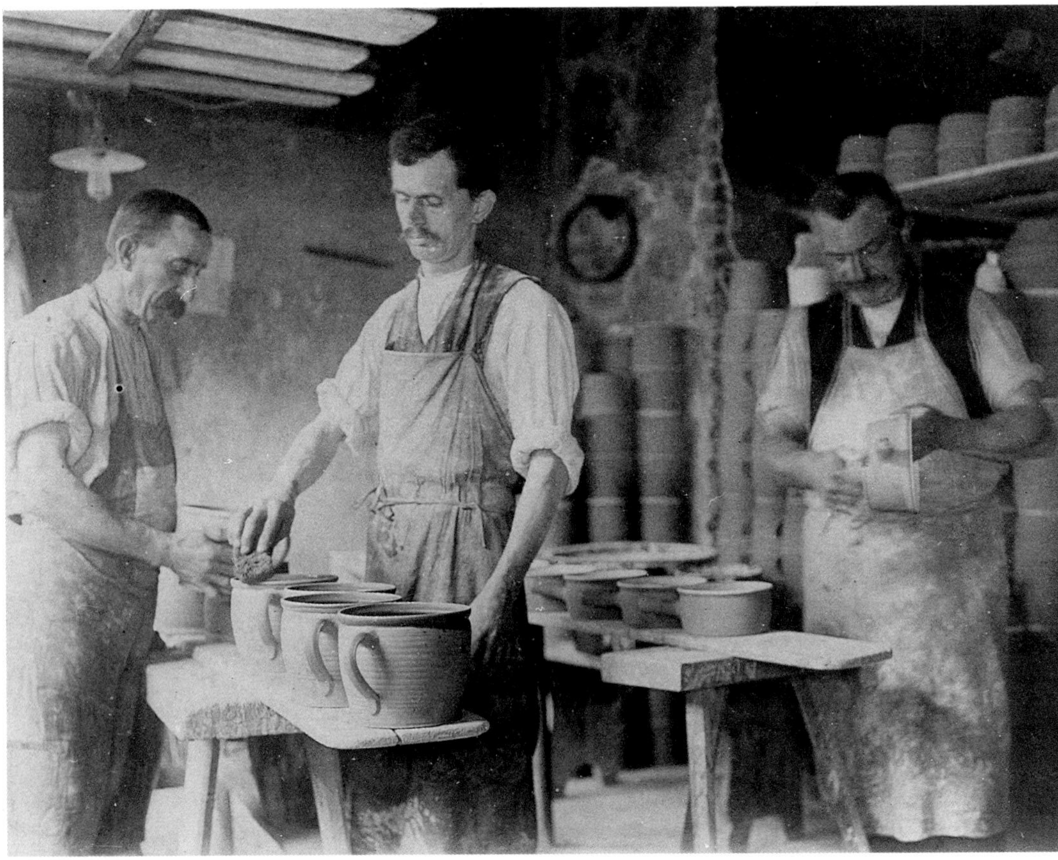

mußte er ausbessern und rauhe Geschirränder mit Glasur bepinseln[17]. Auch hatte er „die Glasur da, wo die Körper im Brande aufliegen, also an den Bodenringen, Deckelrändern u. dergl. mit dem Messer oder scharfen Drahtbürsten [wegzunehmen], damit sie nicht mit der Unterlage"[18] zusammenschmolzen. Im feuchten Zustand konnte unerwünschte Glasur mit einem Schwamm weggenommen werden[19]. Seit Beginn des 20. Jhs. besorgte man diese Arbeit in größeren Betrieben mit Hilfe „maschineller Einrichtungen in Form rotierender, mit Filz oder Bürsten besetzter Scheiben. Bei diesem Arbeitsvorgang ist besonders darauf zu achten, daß der zum Teil giftige und äußerst gesundheitsschädliche Glasurstaub durch gut wirkende Saugvorrichtungen unmittelbar von der Arbeitsstelle entfernt wird."[20]

Im hohen Brand schmolz der braune Lehmbeguß zur Glasur „und sitzt als glänzender brauner Überzug auf dem ... Scherben. Dieses ‚Braun' gibt der Bunzlauer Ware ihren sinnfältigen Charakter! Es ist daher ganz verständlich, daß bei Töpfern aus dem Kreis Bunzlau bis heute gar nicht von ‚Glasur' oder ‚Glasieren' gesprochen wird, sondern von ‚Farbe' und ‚Färben'."[21]

Anmerkungen

1 K. Steinitz 1895 (1) S. 192
2 ebd. S. 193
3 L. Gallus 1877 S. 118
4 ebd. S. 117
5 vgl. Keramische Rundschau 1910 S. 45
6 G. Weiß 1984 S. 189. Von Eierschaligkeit der Glasur spricht man, wenn nadelstichartige Krater in der Glasuroberfläche zu beobachten sind. H. Heuschkel, K. Muche 1974 S. 80 nennen als Gründe für Eierschaligkeit zu niedrige Brenntemperatur, zu flußmittelarme Glasur und für Nadelstichigkeit (= aufgeplatzte und nicht verschlossene Luftbläschen) eine zu strengflüssige Glasur oder gasenden Feldspat. – Werner Endres, Regensburg, verdanken wir wichtige Hinweise dazu.
7 K. Steinitz 1895 (1) S. 193
8 L. Gallus 1877 S. 117
9 J. Horschik 1978 S. 33: „Wie alle untersuchten Gefäße bewiesen, wurden sie nicht in die Glasur getaucht, sondern begossen. Sowohl am Lippenrand wie auch am Standring sind unbedeckte Stellen ..."
10 Eine weitere Art mit Glasuren umzugehen, wurde 1781 erwähnt: „Die feinen Gefäße ... bekommen ihre äußere Glasur von der innern Glasur der Töpfe, in welchen sie vermacht gebrannt werden. Man brennt sie auch in Kapseln, oder Gasettes und diese können etlichemal gebraucht werden, doch müssen dieselben vor jedem Brande allemal von neuen verglast werden." J. C. H. Börner 1781 S. 148. Ob man tatsächlich sagen kann, daß Glasur auf diese Weise, nämlich durch Verdampfen und nachfolgenden Niederschlag auf die Gefäße kam, wäre noch nachzuweisen. Möglicherweise hatte dieses Verfahren jedoch nach dem Brand eine gewisse Bleilässigkeit der z. B. vorher aufgetragenen Lehmglasur zur Folge. Sicher ist, daß durch das Einstreichen der Kapsel mit (Blei)-Glasur deren poröser und deshalb somit Geschirrglasur aufsaugender Scherben abgedichtet werden sollte. Dieses Verfahren wird auch beschrieben in: Die Bleivergiftung in den europäischen keramischen Betrieben 1912 S. 657, sowie bei G. Weiß 1979 S. 187 (für Creußen) und S. 206 (für englisches Feinsteinzeug) als Smearing-Verfahren (= Ausschmieren).
11 F. Singer 1911 (1) S. 446
12 A. Zoellner 1908 S. 387
13 vgl. F. Singer 1911 (1) S. 435
14 A. Berge 1920 S. 85
15 K. Steinitz 1895 (1) S. 193
16 ebd. S. 202
17 L. Gallus 1877 S. 132
18 A. Berge 1920 S. 85
19 L. Gallus 1877 S. 132
20 A. Berge 1920 S. 85
21 E. Berdel 1939 (1) S. 11

6. Das Brennen

Wegen seiner Bedeutung für die gesamte Arbeit des Töpfers wurde der Brennprozeß in den Töpfereien vom Meister geleitet: „Dieser beaufsichtigt oder besorgt selbst mit Hilfe der Lehrlinge das Einsetzen der Gefäße, er kontrolliert die Feuerung des Ofens und untersucht, bis zu welchem Grade der Prozeß vorgeschritten ist. Nicht nur seine Wichtigkeit und die Größe des Einsatzes, der auf dem Spiele steht, qualifiziert den Brennprozeß als Meisterarbeit, sondern es gehört in der That eine langjährige Praxis dazu, sich die für seine glückliche Durchführung erforderlichen Kenntnisse zu erwerben. Insbesondere aber ist hierzu eine genaue Bekanntschaft mit den Eigentümlichkeiten des zu benutzenden Ofens erforderlich, welch' letztere auch erst eine allseitige Ausnützung des Brennraumes gestattet."[1]

Bis zum Ende des 19. Jhs. und in einigen Töpfereien weit länger wurde das Bunzlauer Geschirr in liegenden Töpferöfen, sogenannten Kassler Öfen, gebrannt. Wie man der Darstellung eines solchen Ofens aus Bunzlau aus dem Jahr 1781 entnehmen kann, befand sich die Feuerstelle an der breiten Stirnseite des Ofens[2]. „... die beiderseitigen Seitenwände des Ofens laufen in elliptischer Form, sich verjüngend, nach der Esse zu, ebenso das Gewölbe in solcher Neigung; am Ende dieser elliptischen Verengung steht die verhältnismäßig sehr niedere und sehr weite Esse."[3] Einsatzware und Herdstätte befanden sich beim liegenden Ofen in einer Horizontalen und wurden nur durch den sogenannten Feuerständer voneinander getrennt[4]. Dieser bestand „aus einer doppelten Schicht kreuzweise gestellter feuerfester Steine... Beide Schichten reichen bis zum Gewölbe des Ofens und haben den Zweck, die mit der Flamme mitgerissene Asche zum großen Theil in sich zurückzuhalten"[5] und die Flammen möglichst gleichmäßig zu verteilen. Der Boden des Ofens war mit feuerfestem Sand bzw. mit feingemahlener Schamotte bestreut und stieg vom Feuerständer bis zur Feuerausmündung im Schornstein schräg an. Da das Feuer den Ofen in Längsrichtung mit „recht starken Temperaturdifferenzen längs des Weges der Heizgase"[6] durchzog, um am Ende des Gewölbes in den Schornstein geleitet zu werden[7], sollte mit der Sandanschüttung eine bessere Erhitzung und Bestrahlung des am Boden eingesetzten Geschirrs erzielt werden. Über den Rauminhalt dieser Öfen finden sich sehr verschiedene Angaben. Sie variieren von acht[8] im Minimum bis 50[9] Kubikmeter im Maximum. Das Mittel dürfte zwischen 30 und 40 Kubikmetern gelegen haben[10].

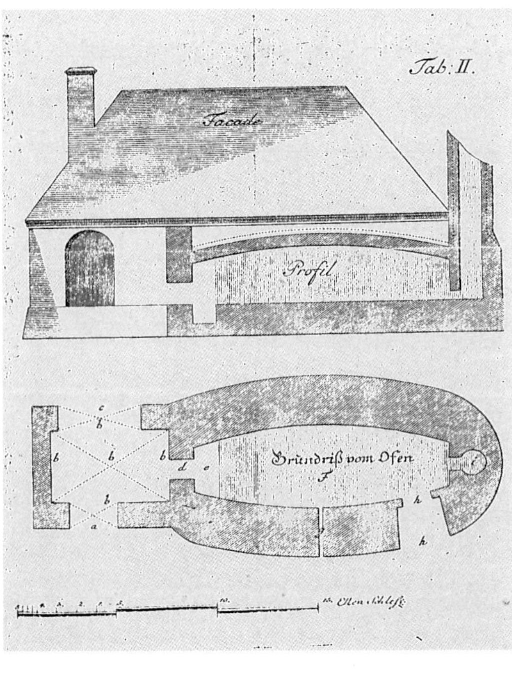

Töpferofen aus Bunzlau nach J.C.H. Börner, 1781 (a = Eingang in die Schürgrube, b = Schürgrube, d = Feuerloch, e = Feuerkammer, f = Herd, h = Eingang zum Einsetzen von Geschirr, i = die Koppe)

Der Zugang zum Ofeninneren, das Kriechloch, lag an dessen Längsseite in der Nähe des Kaminabzugs[11]. Um den leicht schräg ansteigenden Ofenraum des Kassler Ofens optimal zu nutzen, mußte der Töpfer reiche Brennerfahrungen besitzen und viel Sorgfalt auf das Einsetzen des rohen Geschirrs verwenden. Diese Erfahrung war auch die Vorbedingung zum Brennen verschiedener Geschirre in einem Brand[12]. Dabei mußte jedes Stück „nach der Art seiner Glasur und seiner Größe einen bestimmten Platz im Ofen angewiesen erhalten."[13] Der Erfolg im holzbeheizten, kaum gleichmäßig hohe Temperaturen innerhalb des Ofenraumes entwickelnden Kassler Ofen wurde durch die unterschiedlichen Fließtemperaturen der Geschirrglasuren begünstigt[14]. Wollte der Töpfer „einen ganzen Glasurbrand nur mit einer Glasur von gleichartiger Zusammensetzung" ausführen, „wird er infolge der mangelhaften Ofenconstruction auf fast unübersteigliche Hindernisse gerathen."[15]

„Der Einsatz der Geschirre erfolgte im Säulenform, wobei in die größeren Gefäße Buntgeschirr oder kleineres Braungeschirr, um das Anschmelzen zu verhüten, auf Dreispitzen eingefüllt wird."[16] Diese Dreispitze, auch Dreifüße oder „Böckel" genannt, „lassen am inneren Boden des unteren Gefäßes drei feine Punkte zurück, welche diese Ware minderwertig machen."[17] Von Freiwaldauer Töpfern, welche „mit nur Prima-Ware verlangenden Großhändlern in Verbindung stehen" wird berichtet, daß sie wegen dieser Punkte in der Glasur die Töpfe nur einzeln einsetzten[18]. Um ein Umfallen der Geschirrsäulen zu vermeiden, klemmte man zwischen die Säulen als Abstandhalter kleine zwirnrollenähnliche Tonstückchen[19], auch Zwickel[20] genannt. Das Legen bzw. Senken der Säulen, die beim Brennen einer starken Schwindung ausgesetzt waren, konnte dadurch verhindert werden, daß stets drei oder vier dieser Säulen durch ein größeres Stück, welches sie am Auseinandergehen hindert, beschwert wurden[21]. Selbst den Schornstein

Gebördeltes Braungeschirr im Ofen, um 1920

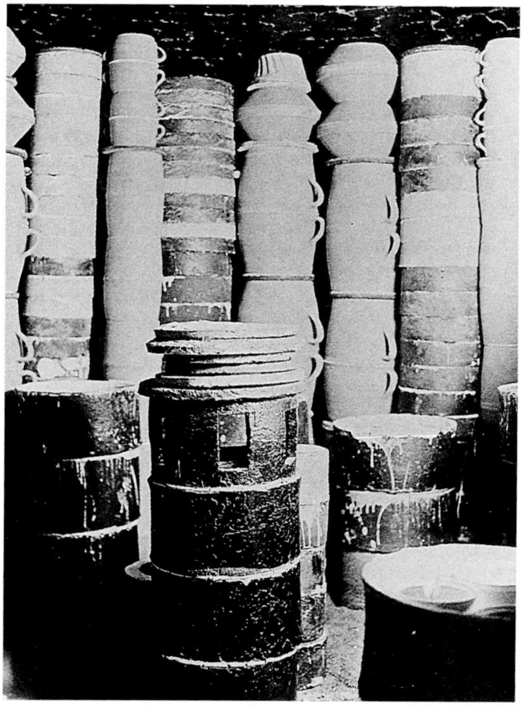

Einsetzen von Geschirr in den Ofen, Bunzlau, um 1924

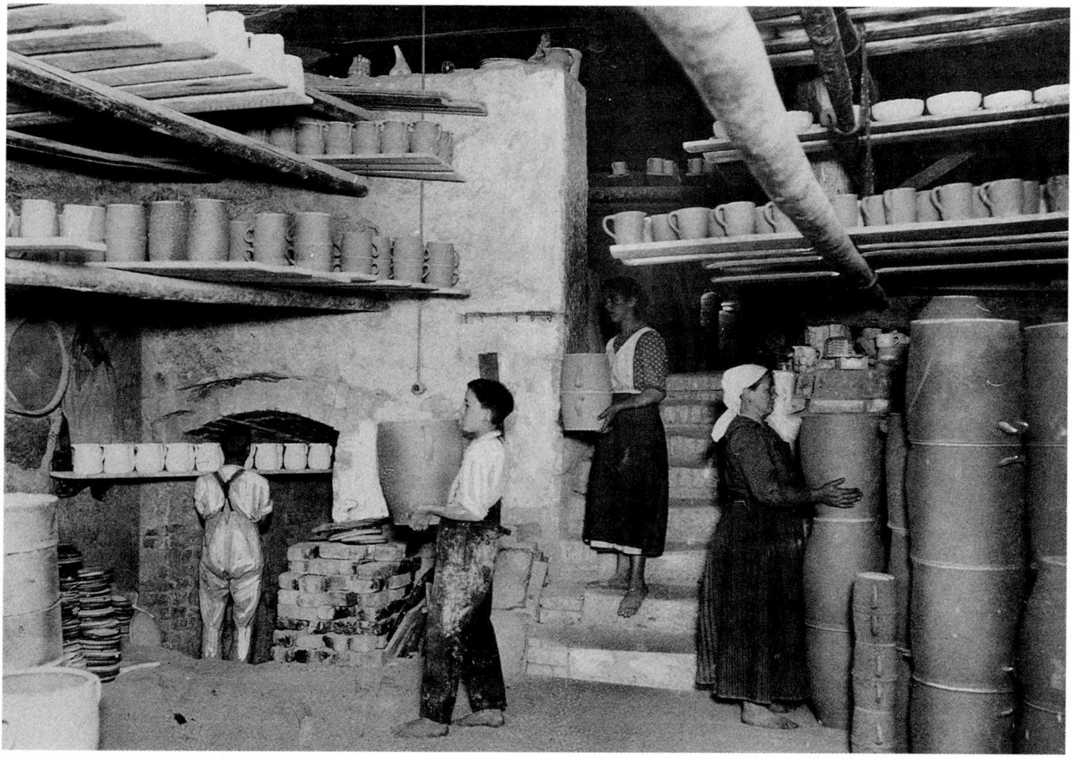

besetzte man bis in Mannshöhe mit Geschirr (Blumentöpfe). Auch den Raum zwischen Rost und Feuerständer nutzte man zum Einstellen von größerem, fehlerhaftem Geschirr, dem sogenannten Klappergeschirr[22], das wiederum mit kleinerem gefüllt war[23]. Diese größeren Gefäße sollten außerdem den Ascheanflug abhalten; sie dienten bei mehreren hintereinander folgenden Bränden diesem Zweck und gelangten nicht in den Verkauf[24].

Eine besondere Fertigkeit beim Einsetzen erforderte das sogenannte „Bördeln" oder Paaren[25], wie man das „Aufeinanderstellen der Gefäße auf ihre Mündungen" nannte[26]. Damit die Ränder der ledertrockenen Geschirrpaare nicht klafften, wurde gegebenenfalls ein Klopfholz zum Festklopfen der Ränder benutzt. „Weitausladende Gegenstände wie Schüsseln, die infolge ihrer Form im Ofen weniger Stand haben, werden in manchen Betrieben vor dem Bördeln mit dem [von Glasur befreiten] Rande in Wasser getaucht und fest zusammengeschmiert, wobei mit einem schwachen Nagel ein Loch zwischen die Ränder zu stecken ist, damit die Luft entweichen kann. Die Gegenstände würden sonst beim Trocknen aufgetrieben werden und beim Brennen platzen. Durch die Maßnahme erhalten die Schüsselpaare eine ganz bedeutende Standfestigkeit und können in ziemlicher Höhe übereinandergebaut werden. Nach dem Brennen lassen sich die Paare trotzdem leicht durch einen schwachen Schlag trennen."[27] Aufgrund dieses paarigen Stapelverfahrens zeigen viele Geschirre, die im Kassler Ofen gebrannt wurden, rauhe, unglasierte Ränder[28]. Das Einsetzen der Ware in den Ofen dauerte etwa 10 Stunden[29].

Wegen des hohen Brennstoffverbrauchs des Kassler Ofens und den vor allem mit Einführung des Feinsteinzeugs geänderten Ansprüchen an die Steuerbarkeit und Gleichmäßigkeit des Brennverlaufs[30] bürgerten sich in den Jahren nach 1900 der Viereckofen mit überschlagender Flamme und der Rundofen mit übereinanderliegenden Brennräumen, der sogenannte Etagenofen[31], ein, ohne dabei den alten Kassler Ofen völlig zu verdrängen. Den ersten Rundofen in Deutschland hatte nach vielen Versuchen die Berliner Porzellanmanufaktur im Jahr 1798 nach englischem Vorbild erbaut. Bei diesem Ofentyp speisten rund um den Ofen mehrere Feuerungen die zwischen den Kapselstößen hochziehende Flamme. Diese Feuerungsanordnung hatte den Vorteil, daß das Geschirr gleichmäßiger gebrannt wurde[32]. Ein Nachteil war, daß die untersten der in Stößen geschichteten Kapseln zuweilen wegen der hohen Temperatur am Boden erweichten. Diesen Nachteil glichen in den 50er Jahren des 19. Jhs. in Schottland erfundene Rundöfen mit überschlagender Flamme aus. „In die-

Rundofen, Bunzlau 1931

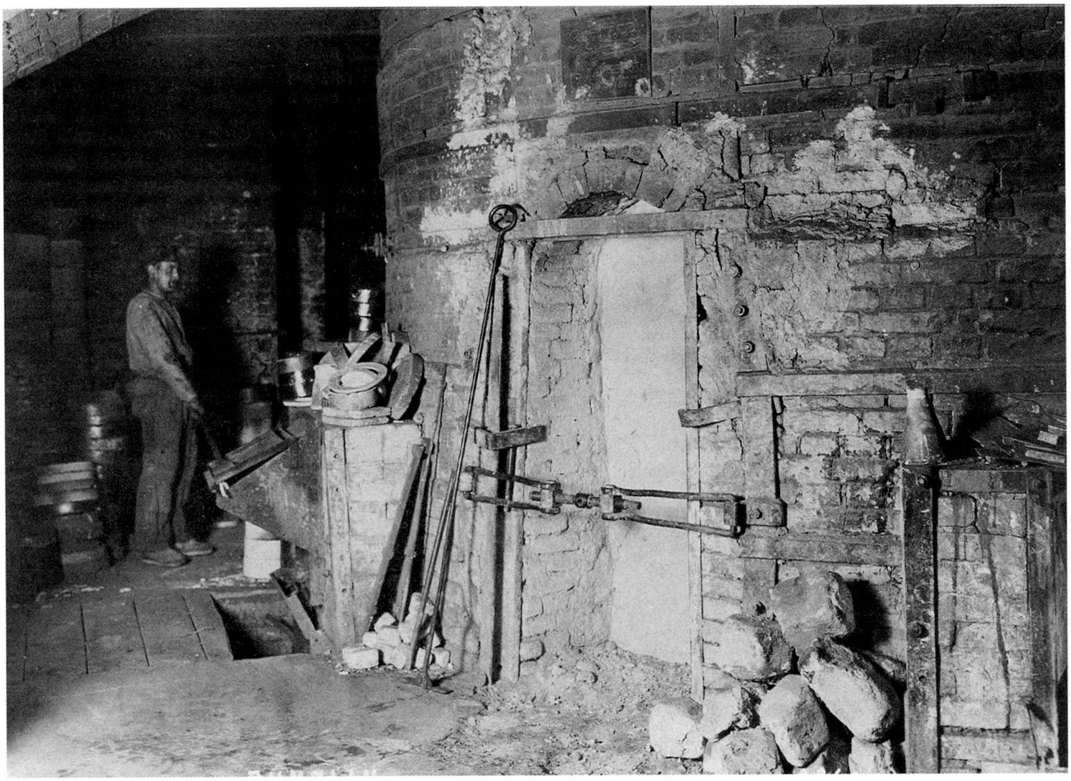

sen Öfen wurde das Feuer seitlich und auch in der Mitte geschützt hochgeführt. Unter dem Gewölbe verteilten sich die Flammen und umspülten die oberen Kapselstöße. Die Flammen wurden zwischen den Kapselstößen durch den Schornsteinzug in untere Sohlkanäle gezogen und von dort weiter in den oberen Verglühraum."[33] Vom Aufbau her hatten diese Öfen also zwei oder drei Kammern (Etagen) übereinander. Gleichzeitig mit dem Gar-, Glasur- oder Glattbrand in der unteren Etage konnte in den oberen „Glühräumen" durch intensive Nutzung der Abwärme das rohe Feinsteinzeuggeschirr „verglüht" werden, d.h. dieses Geschirr wurde, wie dargestellt, nach der Formung erst verglüht bzw. geschrüht, dann glasiert, um abschließend glattgebrannt zu werden[34]. Neben der Brennstoffersparnis war ein weiterer Vorteil des neuen Rundofens, daß er „ein größeres Quantum Rohware" fassen konnte: „Etwa 5000kg Fertigware können letzterem – Durchschnittsgröße des Ofens vorausgesetzt – nach jedem Brande entnommen werden."[35]

Die größeren Werkstätten in Bunzlau betrieben meist verschiedene dieser Öfen nebeneinander. So arbeitete beispielsweise im Jahre 1910 die Werkstatt Julius Paul mit zwei Rundöfen und die Töpferei Hugo Reinhold mit „zwei Öfen mit überschlagender Flamme".[36] 17 Jahre später, 1927, hatte die auf Kanalisationsröhren und Stallartikel spezialisierte Tonwarenfabrik Eduard Küttner acht Brennöfen mit überschlagender Flamme sowie bereits einen für fortlaufendes Brennen geeigneten Tunnelmuffelofen in Betrieb. Julius Paul & Sohn verfügte zu dieser Zeit über einen Viereck- und einen Rundofen sowie einen Muffelofen (dort ist das Brenngut durch Trennwände vor der direkten Einwirkung der Flamme geschützt), Hugo Reinhold brannte in vier Brennöfen mit überschlagender Flamme und die Bunzlauer Tonröhren- und Schamottewarenfabrik Hoffmann u.Co. schließlich unterhielt 60 Brennöfen[37].

1781 wird erwähnt, daß das „feinere" Bunzlauer Geschirr in „Kapseln oder Gasettes" gebrannt wird „und diese können etlichemal gebraucht werden, doch müssen dieselben vor jedem Brande allemal von neuem verglast [d.h. mit Bleiglasur versehen] werden."[38] Das weißengobierte und bessere[39] Geschirr setzte man in gleichsam eine Kapselfunktion erfüllende größere braune Gefäße und seit etwa 1895 regelmäßig in feuerfeste Tonkapseln ein[40]. Diese Kapseln stellte der Töpfer selbst her und verkaufte sie, nachdem sie durch mehrmaligen Brand unbrauchbar geworden waren, an Betriebe zur Schamotteherstellung[41]. Bei der späteren Feinsteinzeugherstellung im Rundofen wurde die zuvor verglühte Ware ausschließlich in „sehr feuerfeste Kapseln, deren Ränder mit einer nicht schmelzenden Substanz, gemahlenem Sande in der Regel, angepinselt sind," eingesetzt[42]. Um während des Brandes ein Ankleben des Geschirrs am Kapselboden zu verhindern, schüttete man kleine, weiche Tonkügelchen aus feuerfestem magerem Ton in die Kapseln und verteilte sie gleichmäßig. Auf diese Schicht wurde dann der Formling so aufgesetzt, „daß stets ein genügender Zwischenraum zwischen je 2 eingefüllten Stücken, sowie auch zwischen diesen und der Kapsel bleibt."[43]

War das Einsetzen vollendet, so wurde die „Eintragetüre"[44] mit Lehm zugemauert. Nun konnte der eigentliche Brand beginnen.

Von Karfreitag bis Ostersamstag 1862 versuchte der Töpfermeister Schnabel aus Naumburg/Q. erstmals einen Brand mit Kohlefeuerung zu brennen[45]. Vorher war in Bunzlau und Umgebung ausschließlich mit Holz gefeuert worden. Diesem Versuch vorausgegangen waren langwierige Verhandlungen der Bunzlauer und Naumburger Innungen, die neben der Planung eines genossenschaftlichen „Thonzurichtewerkes nebst Glasurmühle" auch die Errichtung eines „Probeofens für Kohlebrand" zum Gegenstand hatten. Wegen des erbitterten Konkurrenzkampfs der Meister untereinander und der Eigensinnigkeit bzw. Innovationsfeindlichkeit einzelner Meister kamen die beiden gemeinschaftlichen Projekte jedoch nicht zustande. „Vielmehr sind die wirklich zur Durchführung gelangten Verbesserungen, so die Verwendung der Kohle zum Brande, lediglich durch private Initiative einzelner intelligenter Meister eingeführt worden."[46]

Für die Einführung der Kohle als Brennmaterial war förderlich, daß infolge des Verbrauchs seitens der Industrie und der Privathaushalte[47] etwa ab der Mitte des 19.Jhs. auch im waldreichen Niederschlesien Holz knapper und teurer geworden war[48]. Für einen Brand waren durchschnittlich sieben Klafter (ein Klafter zu 6 Fuß gerechnet [49]) Scheit- und Spaltholz nötig. Um eine Vorstellung vom Holzverbrauch zu bekommen sei angemerkt, daß im Jahr 1810 372 Brände allein in Naumburg/Q. registriert wurden[50]. Demnach dürfte der Holzverbrauch der Töpfereien für das Brennen ihres Geschirrs in diesem Jahr bei etwa 2600 Klafter gelegen haben.

In Bunzlau war es wegen des „immensen Verbrauchs an Brennstoff"[51] bereits um 1700 zu einer Vereinbarung der Töpfermeister gekommen, nach der jedem Meister wöchentlich nur ein Brand gestattet war, um so das Ansteigen der Holzpreise zu verhindern[52]. Ob und wielange die Vereinbarung eingehalten wurde, ist nicht bekannt. Die Maximalzahl der demnach erlaubten Brände in Bunzlau lag bei damals fünf Töpfereien und einem Brand wöchentlich, also bei 260 Bränden pro Jahr. Dafür wären 1820 Klafter Brennholz notwendig gewesen. „Im Jahre 1862 war der Holzbedarf der Bunzlauer Töpfer auf jährlich 4000 Klafter gestiegen..."[53] Der hohe Brennstoffverbrauch pro Brand lag an der schlichten Konstruktion der Kassler Öfen. Wegen des ungehinderten Feuerdurchzugs wurde die Heizkraft des Brennholzes nur in geringem Maße ausgenutzt[54].

Für die ersten Versuche mit der Kohlefeuerung verwendeten die Naumburger Töpfer Stein- und Braunkohlen aus Bienitz, Langeöls und Lichtenau, alles Orte in der weiteren Umgebung. 1879 wurde berichtet, daß es üblich war, Steinkohle im Gemisch mit

Braunkohle zu verwenden. „Nur für das Vorfeuer findet Holz Verwendung und zum Schluß des Garbrandes feuert man gewöhnlich noch ein Paar Chargen reine Steinkohle."[55] Später schürte man ausschließlich mit der hochwertigen Braunkohle aus Dux in Böhmen[56]. Hierbei machten sich die schlesischen Töpfer Erfahrungen der böhmischen Porzellanindustrie zunutze. Dort brannte man mit gutem Erfolg bereits seit 1819 mit Braunkohle[57]. Speziell die niederschlesische Steinkohle hatte sich wegen der Entwicklung von zuviel Glut[58] (sie galt als „backend" und „kurzflammig"[59]) und wegen ihres hohen Gehalts an Schwefelkies, dessen Feuergase zu einem Schaumigwerden der Glasur führte[60], als wenig geeignet erwiesen. Der Kohlenverbrauch pro Brand lag bei etwa 130–140 Zentnern[61].

Im Jahr 1888 hatte sich die Kohlefeuerung soweit durchgesetzt, daß von den 40 bestehenden Töpfereien in Bunzlau nur noch fünf ausschließlich mit Holz brannten[62]. Diese Töpfer glaubten die höheren Kosten des Holzbrands „durch erhöhte Güte der erzielten Ware und geringere Abnutzung des Ofens wieder wett zu machen."[63]

Ursprünglich war die unmittelbare Verfügbarkeit von Holz ein wichtiger Standortfaktor beim Entstehen eines Töpferzentrums. Der Ersatz des bei hohem Verbrauch knapp werdenden Holzes durch Kohle brachte längerfristig einen nicht unerheblichen Kostenfaktor in die Geschirrproduktion ein, besonders wenn, wie es in Bunzlau der Fall war, die Kohle aus Böhmen erst antransportiert werden mußte. Die allfälligen Gestehungs- und Transportkosten waren zunächst niedriger als der für Holz erforderliche finanzielle Aufwand: Im Jahr 1895 etwa beliefen sich die Brennstoffkosten für einen Kohlenbrand auf 60–70 Mark, für Holzfeuerung dagegen auf etwa 100 bis 110 Mark[64]. Oder, um dies in der Relation Gewicht des Fabrikats zum Gewicht des Brennstoffs anzugeben: „Der Töpfer rechnet zur Herstellung von 1000 kg Fabrikat einen Holzverbrauch von 2200 kg." Der entsprechende Verbrauch an Duxer Kohle betrug 1500 kg[65]. Naumburg/Q. war dabei generell gegenüber Bunzlau bis zur Eröffnung einer Bahnlinie 1904[66] benachteiligt, indem für die Verfrachtung eines Waggons Braunkohle von der Bahnstation Siegersdorf als der nächstgelegenen bis nach Naumburg/Q. 16 Mark zu zahlen waren[67].

Die Situation veränderte sich grundlegend, als zur Zeit des Ersten Weltkriegs die Kohle sich ebenfalls verteuerte. Dies führte im Jahr 1917 dazu, daß große Vorräte an ungebrannten Tonwaren quasi auf Halde standen[68], weil die Zulieferungen der böhmischen Kohle infolge höherer Priorität der Rüstungsindustrie bei der Belieferung ausblieben. Die zunehmende Geldentwertung nach dem Weltkrieg und die hohen Wechselkurse im Verkehr mit der Tschechoslowakei, wohin Dux jetzt gehörte, machten es unumgänglich, nach anderen Brennstoffen zu suchen. Obgleich Versuche, Torf als Brennmaterial zu verwenden, erfolgreich verliefen, setzte sich letztlich eine Mischfeuerung, bestehend aus zwei Dritteln Braunkohle und einem Drittel Steinkohle durch. Diese Braunkohle wurde in Lichtenau, Kreis Lauban, die Steinkohle im Waldenburger Revier abgebaut. Speziell in der Waldenburger Porzellanindustrie war es schon um 1840 gelungen, mit der dort geförderten Steinkohle „zufriedenstellende Porzellanbrände" zu erzielen[69]. Da sowohl die Waldenburger als auch die Lichtenauer Gruben näher lagen als die Duxer (54 bzw. 119 km gegenüber 187 km), wirkten sich die Transportkosten zusätzlich zur Valutaersparnis günstig auf die Produktionskosten des Bunzlauer Geschirrs aus[70]. Als sich in den späten 20er Jahren die außenwirtschaftliche Lage Deutschlands wieder etwas entspannt hatte, kehrten einige Töpfereien zur böhmischen Braunkohle als Brennstoff zurück. Andere, speziell die größeren Betriebe, behielten die Mischfeuerung mit heimischem Brennstoff bei[71].

Das Anfeuern des Kassler Ofens geschah bis zur dunklen Rotglut des Geschirrs sehr behutsam, mit kurzflammigem dickem Holz, weil ein zu schnelles Erhitzen zu Rissen in der noch rohen Ware geführt hätte. War die Rotglut erreicht, begann der Töpfermeister feingespaltenes, trockenes Holz mit hohem Heizwert aufzulegen. Bei beginnender Weißglut entnahm er dem Ofen nach und nach lehmglasierte „Probetassen", um sich vom Stand der Hitze und des Feuers zu überzeugen. Die richtige Temperatur war erreicht, wenn die Glasur der Tasse glatt ausgeschmolzen war und schwarze Farbe mit einzelnen durchsichtigen Stellen angenommen hatte. Zeigte eine Probetasse diese Eigenschaften, ließ der Töpfer den Rostinhalt abbrennen und vermauerte dann sorgfältig die Rostöffnung. Der Ofen konnte ohne Luftzutritt langsam abkühlen.

Beim Feuern mit Kohle heizte der Meister ebenfalls allmählich bis zur Weißglut, reduzierte dann die Hitze etwas zur Orangegelbglut und blieb dabei bis zur Vollendung des Brands. Dieses Stadium war erreicht, wenn die Glasur einer Probetasse das schon beschriebene Aussehen hatte. Hierauf vermauerte er ebenfalls die Öffnungen der Feuerung und verstrich sie. Die auf den Rosten lagernde Kohlenasche wurde nicht mehr entfernt. Auch sie verhinderte den Luftzustrom[72].

Während des Erhitzens macht der Ton einen Sinterungsprozeß durch. Oberhalb einer Temperatur von 100 Grad wird er geschmaucht und verliert das mechanisch gebundene Wasser. Seine Plastizität büßt der Ton ein, wenn etwa bei dunkler Rotglut das chemisch gebundene Wasser ausgetrieben ist. Dabei wird der Ton starr, nimmt in Abhängigkeit von färbenden Tonbestandteilen meist eine andere Farbe an und verliert an Volumen, er schwindet (Glühschwindung). Für Irdenware mit grobem Scherben ist in diesem Zustand der Brand beendet, zumal bei etwa 900 Grad deren Glasuren geschmolzen sind. Auch der Schrühbrand des Steinzeugs, der durchgeführt wird, um es beim Glasieren oder Dekorieren besser handhaben zu können, wird in diesem Temperaturbereich abgebrochen. Bei weiterer Temperatursteigerung kommen die in der Tonmasse enthaltenen Flußmittel zum Schmelzen und reagieren mit den weniger leicht schmelzenden Tonbestandteilen. Die Masse verdichtet sich. Dieser eigentliche Sinterungsvorgang führt zu einem weiteren Volumensverlust, der sogenannten Brennschwindung. Das Ende des Brands ist erreicht, wenn der Scherben dicht geworden ist, ohne zu erweichen.

Aus der Darstellung des Sinterns geht hervor, daß die Glasur bezüglich ihres Gar- bzw. Schmelzpunkts mit dem Scherben korrespondieren muß. Nur so ist ein optimales Anhaften der Glasur gewährleistet[73].

Besonders im letzten Drittel mußte der Braungeschirrbrand möglicht reduzierend, d.h. ohne Sauerstoffzutritt, geführt werden. Nur so wurde das Eisenoxid der Glasur zu Eisenoxidul reduziert (genauer: Eisenoxidsilikat bzw. -titanat zu Eisenoxidulsilikat bzw. -titanat[74]). Vorauszugehen hatte eine Oxidationsperiode, um den in die Gefäßporen eingedrungenen Kohlenstoff (Ruß) abzubrennen. Unterbrach der Töpfermeister die Luftzufuhr zu früh, kamen „verrauchte" Gefäße mit mattbrauner Glasur und dunklem Scherben aus dem Ofen. Auf der Bruchfläche eines braunglasierten Scherbens sieht man eine durchsichtige, dunkle Glasurschicht. Auf dieser schwimmt ein dünnes braunes Häutchen. Die Farbe der grünlichschwarzen Glasur kommt vom Eisenoxidul, das braune Häutchen besteht aus Eisenoxid. Es bildet sich erst beim Erkalten des Ofens in erneut sauerstoffhaltiger Atmosphäre, denn trotz Verschmierens der Feuerungsöffnungen des Ofens dringt nach dem Abbrand noch genug Luft in den Ofen. Entsprechend bildet sich das schönste Braun, wenn der Brand gegen Ende strikt reduzierend geführt wird und der Ofeneinsatz dann lange Zeit auskühlen kann[75].

Schwarze oder dunkelbraune Gefäße sind nicht das Ergebnis eines Fehlbrands; sie standen nur im Ofen in den Zonen der größten Hitze. Ihre Glasur war bedeutend dünnflüssiger geschmolzen und brauchte entsprechend vergleichsweise länger Zeit zum Erkalten, entsprechend wurde mehr Eisenoxid gebildet.

Aus diesen Darstellungen geht hervor, daß der Brand und sein Ergebnis vor allem von der „langjährigen Erfahrung" des Töpfers „mit demselben Ofen und demselben Brennmaterial"[76] bestimmt waren. Noch 1922 wurde für Bunzlau festgestellt, daß „moderne Hilfsmittel, wie z.B. der Pyrometer und der Segerkegel ... dem Töpfer unbekannt"[77] seien. Als einzige Hilfsmittel zum Überprüfen des Brennvorgangs waren gegen Ende des 19. Jhs. die schon erwähnten Probetassen und das Betrachten des Glasurzustands durch ein Schauloch in der Ofenwand üblich[78]. Dieses eher intuitive, „instinktartige"[79] Umgehen mit dem benötigten Brennstoffquantum und der für das Brennen erforderlichen Zeit zusammen mit der einfachen Beschaffenheit der Kassler Öfen läßt alle Aussagen über die Brenntemperaturen, soweit sie sich auf das 19. Jh. und bei den kleineren Werkstätten auch auf die erste Zeit des 20. Jhs. beziehen, eher als Vermutungen, denn als gesicherte Aussagen erscheinen. Angaben für das Brennen von Braungeschirr, wie z.B. 1350°C[80] oder 1200–1300°C[81] sind demnach als Schätzungen für eine nicht weiter bestimmte mittlere Brenntemperatur zu werten. Die mit der Angabe der Brenntemperatur unmittelbar verknüpfte Frage, ob es sich beim älteren Bunzlauer Geschirr um Steinzeug oder Irdenware handelt, ist demnach nur fallweise zu entscheiden. Kriterien dafür sind die (Sinterungs-)Dichte des Scherbens, der Bruch (beim völlig gesinterten Steinzeug ist der Bruch von silbergrauer Farbe, speckglänzend, muschelig) und der helle Klang des Scherbens[82]. Abhängig vom Standort des Gefäßes im Ofen, sogar innerhalb des Geschirrs eines Brands variierte die Scherbenqualität beträchtlich. Besonders beim Kassler Ofen war die Ware, die am Boden des Schornsteins ihren Platz hatte, meist erst schwach gebrannt, wenn die im Ofen vorne aufgestapelte gerade gut war[83].

Wilhelm Pukall, der auf das Brennergebnis in Bunzlau bezogen der Frage „Irdenware oder Steinzeug" systematisch nachging, faßte seine Resultate wie folgt zusammen: „Zwar kann die mehr oder weniger im Scherben poröse Altbunzlauer lehmglasierte Ware nicht mit vollem Recht als Steinzeug angesprochen werden – sie neigt in dieser Hinsicht mehr zur Irdenware; jedoch bezüglich der zur Gare erforderlichen Brenntemperatur und der Art der Glasur gehört sie zum Steinzeug, so daß sie in Wahrheit als zwischen beiden stehend betrachtet werden kann."[84] Und nach Eduard Berdel, seit 1925 Direktor der Keramischen Fachschule, reicht die Bunzlauer Ware „in der Dichte des Scherbens schon an Steinzeug heran."[85] Somit ist es sicherlich nicht falsch, wenn man feststellt, das Bunzlauer braune Geschirr sei „hochgebrannte Irdenware" oder es stehe „ungefähr in der Mitte zwischen Steinzeug und Irdenware, mehr oder weniger nach der einen oder anderen Seite hinneigend."[86] Es kommt, folgt man schließlich Kurt Steinitz, „an Güte fast dem Steinzeug gleich, ist aber, wenn auch lange nicht so stark wie dieses, dem Zerspringen bei raschem Wechsel von Hitze und Kälte ausgesetzt."[87]

Die Angaben, die für Brenntemperaturen in der Zeit nach der Etablierung der Keramischen Fachschule gemacht wurden, beziehen sich alle auf einen Indikator, mit dem auch heute noch die Brenntemperatur in den Öfen der keramischen Industrie bestimmt wird, die schon erwähnten Segerkegel. Mit ihrer Hilfe konnte der Brennverlauf in den mittlerweile durchkonstruierten Brennöfen kontrolliert werden.

Nach dieser Methode der Temperaturmessung wurde in Bunzlau das Geschirr bis etwa zur Sinterung, „bis Segerkegel 10"[88], meist noch etwas höher als Segerkegel 9"[89] bzw. „bei Segerkegel 9"[90] gebrannt. Das entspricht einem Temperaturbereich, der etwa zwischen 1250°C (Segerkegel 8) und 1300°C (Segerkegel 10) liegt. Im Schornsteinbereich wurden dabei allerdings deutlich niedrigere Temperaturen beobachtet. Sie lagen zwischen Segerkegel 4–7[91]. Das ist weniger als ca. 1230°C. Der optimale Sinterungspunkt der Bunzlauer Tone, die für die Geschirrherstellung benutzt wurden, lag durchwegs bei Segerkegel 11[92]. Bei ebenfalls vergleichsweise geringer Variationsbreite war der Schmelzpunkt bei einer Temperatur von ca. 1730 °C erreicht[93]. Die Bunzlauer Tone gelten somit noch als „minder feuerfeste Tone".[94] Diese im Vergleich zu anderen Töpfertonen trotzdem hohe Feuerfestigkeit erst machte es möglich, bei der hohen Temperatur, die für das Garbrennen der Gefäße notwendig ist, die schwerschmelzbare bleifreie Glasur aufzubringen[95]. Die Kunstmasse des Feinsteinzeugs wurde bei 1300 °C[96], d. h. bei Segerkegel 8–11[97] gebrannt.

Unterschiedlich wie die Farbe des Tons im Rohzustand war in Bunzlau auch die Farbe des gebrannten Scherbens: Elfenbeinfarbige bzw. weißgraue Scherben herrschen vor. Die Brennfarbe des Feinsteinzeugscherbens wird mit „silbergrau bei rauchigem Feuer, zartgelb bei klarem Feuer, in jedem Falle also fast weiß"[98] beschrieben, doch wurden auch graugrün- bzw. rotbrennende Tone für die Geschirrherstellung verwendet[99]. Ob dies nur zeitweilig geschah oder auf bestimmte Werkstätten beschränkt war, läßt sich heute nicht mehr feststellen. Jedenfalls ist demnach die Zuweisung eines Geschirrs nach Bunzlau bzw. Niederschlesien von der weißgrauen Scherbenfarbe her allein nicht hinreichend. Andererseits kommen Scherben mit einer grauen Färbung häufiger bei Bunzlauer Geschirr vor, das nicht im Bunzlauer Kreis selbst hergestellt, also lediglich „handelstechnisch" als Bunzlauer Geschirr vertrieben wurde[100].

Der Brand dauerte, abhängig vom Rauminhalt des Ofens, zwischen 20 und 30 Stunden[101]. Die nachfolgende Kühlzeit benötigte weitere zwei bis drei Tage. Je nach der Größe konnte der Ofen in 14 Tagen zwei bis dreimal gebrannt werden[102]. Bei zu langen zeitlichen Abständen zwischen den Bränden reichte die vom Ofen ausströmende Hitze zum Vortrocknen des Geschirrs vor allem im Winter nicht mehr aus[103]. Schon deshalb war der Töpfer zum Einhalten einer regelmäßigen Brennfrequenz gezwungen.

Gemessen an den vielen möglichen Störfaktoren, die den Herstellungsprozeß der Töpferware in allen Stadien beeinflussen können, wird der Prozentsatz an „Ausschuß" bzw. „Bruch" Ende 19./Anfang 20. Jhs. mit durchgängig „5 Prozent des Produktes" als sehr niedrig angegeben[104]. Mißriet bei aller Erfahrung und Routine allerdings ein ganzer Brand, was wohl gelegentlich vor den verbesserten Brennmethoden der Fall war, so führte dies bei der knappen Kapitaldecke speziell der kleinhandwerklichen Töpfereien zu einer existenzbedrohenden wirtschaftlichen Krise.

Ausnehmen der gebrannten Ware aus dem Ofen, um 1924

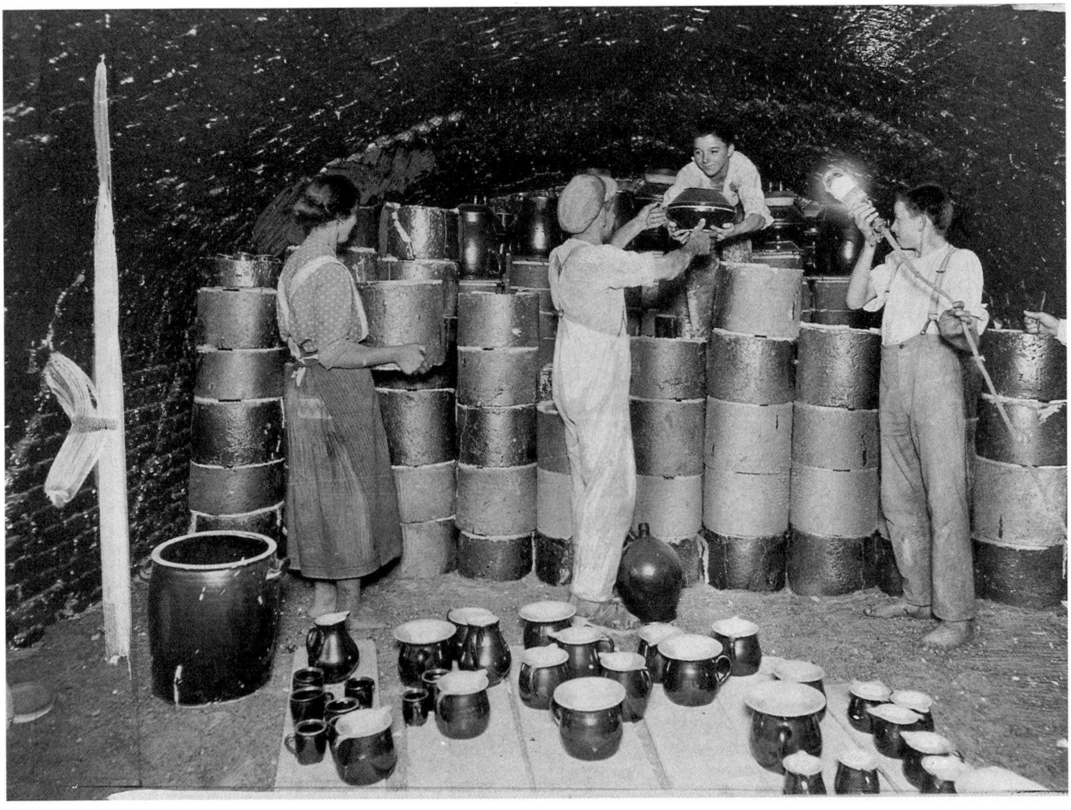

Anmerkungen

1 K. Steinitz 1895 (1) S. 195
2 J. C. H. Börner 1781 S. 148f.
3 F. Brandenburger 1893 S. 81
4 Beim holzbeheizten Ofen dieser Zeit ist von einem den Ofenraum abtrennenden, die Geschirre vor direkter Hitze und Ascheanflug schützenden Feuerständer nicht die Rede. Ähnlich beschreibt W. Gebauer 1980 S. 166 den alten Bürgeler Ofen.
5 L. Gallus 1877 S. 118
6 E. Berdel 1939 (1) S. 19
7 vgl. Keramische Rundschau 1911 S. 418
8 vgl. Keramische Rundschau 1912 S. 237
9 Keramische Rundschau 1911 S. 418
10 E. Berdel 1939 (1) S. 19
11 K. Steinitz 1895 (1) S. 194
12 ebd. S. 195
13 ebd. S. 194
14 F. Brandenburger 1893 S. 81
15 ebd.
16 P. Jürgel 1925 S. 798
17 K. Steinitz 1895 (1) S. 194
18 ebd.
19 P. Jürgel 1925 S. 798
20 W. Olschewsky 1879 S. 232
21 L. Gallus 1877 S. 118
22 Hi. 1904 S. 196
23 L. Gallus 1877 S. 118
24 W. Olschewsky 1879 S. 232
25 P. Jürgel 1925 S. 757
26 Meisterkursus in Bunzlau 1908 S. 782
27 P. Jürgel 1925 S. 797
28 L. Gallus 1877 S. 132
29 Keramische Rundschau 1912 S. 247
30 Keramische Rundschau 1911 S. 418
31 A. Berge 1924 S. 456
32 P. Krämer 1924 S. 60–62 – auch A. Berge 1920 S. 92
33 P. Krämer 1924 S. 63
34 ebd.
35 M. Bräuer 1922 S. 24
36 Nach Adreßbuch der Keram.-Industrie 1910 S. 443
37 Alle Angaben aus Adreßbuch der Keram.-Industrie 1927 S. 215, 216, 267
38 J. C. H. Börner 1781 S. 148
39 E. Büttner 1910 S. 122
40 Nach einer Mitteilung aus dem Jahr 1903 werden „nur etwa 3 Reihen Kapseln unmittelbar hinter der Feuerbrücke ... angewandt, sonst werden die Geschirre frei eingesetzt." P. 1903 S. 1995
41 K. Steinitz 1895 (1) S. 194
42 L. Gallus 1877 S. 132
43 ebd.
44 W. Olschewsky 1879 S. 232
45 Tonwaren-Industrie 1912 S. 208
46 K. Steinitz 1895 (1) S. 183
47 K. Fuchs 1985 S. 33
48 G. Steller 1971 S. 38, Anm. 22 nach E. Dewitz 1885: „Wegen der hohen Holzpreise sind ‚zwei große und berühmte Töpfereien, die früher sehr gesuchte Waare lieferten, 1861 ganz eingegangen und subhasta verkauft worden.'"
49 M. Bräuer 1922 S. 40
50 K. Steinitz 1895 (1) S. 180
51 W. Pukall 1903 S. 116
52 K. Steinitz 1895 (1) S. 179
53 M. Höhne 1885 S. 158
54 F. Brandenburger 1893 S. 81
55 W. Olschewsky 1879 S. 232
56 Tonwaren-Industrie 1912 S. 208
57 P. Krämer 1924 S. 62
58 Von der Naumburger Töpferei 1917 S. 160
59 M. Bräuer 1922 S. 18 – P. Krämer 1924 S. 62
60 E. Killias 1926 S. 373
61 F. Brandenburger 1893 S. 81
62 K. Steinitz 1895 (1) S. 199
63 ebd. S. 194; auch W. Pukall 1906 S. 984
64 K. Steinitz 1895 (1) S. 198
65 M. Bräuer 1922 S. 61,67
66 Von der Naumburger Töpferei 1917 S. 160
67 ebd.
68 ebd. – Die Rückkehr zur Holzfeuerung verbot sich aus Kostengründen. In der Nachkriegszeit kostete in Bunzlau die Holzfeuerung 40–50 Prozent mehr als die Braunkohlenfeuerung. Vgl. G. Ritter von Ebert 1924 S. 23
69 P. Krämer 1924 S. 62
70 M. Bräuer 1922 S. 91f.
71 vgl. Adreßbuch der Keram.-Industrie 1930
72 Schilderung nach L. Gallus 1877 S. 118
73 Darstellung angelehnt an A. Berge 1920 S. 91
74 A. Berge 1911 (2) S. 128f.
75 Nach P. Jürgel 1925 S. 798 und K. Randhahn 1907 S. 53; L. Gallus 1877 S. 133 beschreibt den Veränderungsprozeß der Glasur: Vom Beginn des Schmelzens an „zeigt sich die Glasur noch runzlig, rauh, mit beginnendem Glanz und voll gelbrother Eisenoxydpünktchen, dabei schwarz mit einem Stich ins Röthliche. Bei fortschreitender Hitze und Flüssigwerden zeigt sie ein gleichmäßiges rabenschwarzes Aussehen, die rothen Punkte sind verschwunden oder sind dem Verschwinden nahe, die Glasur hat ihre frühere Opacität verloren und fängt an, obschon tief schwarz gefärbt, völlig durchsichtig zu werden. ... Bei weiterem Fortschreiten der Temperatur und beständigem Einwirken der reducirenden Flammen – dieses Stadium der Hitze ist die Orangegluth und die Ausbrennhitze des Ofens – wird die Glasur in den dünnen Lagen, die bei ausgesprochner Weißglut schwarz transparent waren, f a r b l o s, während dieselbe in den dikkeren Lagen noch schwarz bleibt, jedoch so schwach gefärbt, daß man mit Bequemlichkeit durch dieselbe den grauweißen Scherben sehen kann....
In dem Vorhergehenden ist also gesagt, daß man während des Brandes des Ofens demselben sattschwarze opake, sattschwarze transparente und farblose transparente Glasuren entnehmen kann, und kann man einigermaßen mit

Recht sagen, daß alles dieses kein Bunzlauer Geschirr sei, da ja demselben die so beliebte siegellackrothe Farbe des Bunzlauer Geschirrs gänzlich abgeht."

76 M. Bräuer 1922 S. 18
77 ebd.
78 W. Olschewsky 1879 S. 232: „Von dem Ausfall des Brandes zu Ende der Garbrandperiode überzeugt man sich dadurch, daß ein Stein aus der Eintragethür entfernt und der hellglühende Einsatz bei der Flamme eines hineingehaltenen trockenen Holzspanes besichtigt wird. Die Glasur auf den Geschirren muß dabei wässerig flüssig erscheinen und ist es auch, so daß ein theilweises Verdampfen derselben gar nicht Wunder nehmen darf."
79 E. Berdel 1939 (1) S. 19
80 F. Brandenburger 1893 S. 81
81 J. Grell 1924 S. 553
82 W. Pukall 1922 (1) S. 933
83 vgl. F. Brandenburger 1893 S. 111
84 W. Pukall 1910 (2) S. 2087
85 E. Berdel 1927 S. 457
86 P. Jürgel 1925 S. 796
87 K. Steinitz 1895 (1) S. 175
88 E. Berdel 1927 S. 457
89 Keramische Rundschau 1912 S. 237
90 Keramische Rundschau 1911 S. 418
91 Tonindustrie-Zeitung 1903 S. 1995
92 P. Jürgel 1925 S. 796
93 E. Büttner 1910 (2) S. 120
94 P. Jürgel 1925 S. 796
95 W. Pukall 1903 S. 120
96 Angaben im Katalog der Firma Julius Paul & Sohn 1936 S. 2
97 W. Pukall 1922 (3) S. 232
98 E. Berdel 1939 (1) S. 17
99 P. G. Straßmann 1906 S. 11
100 K. Steinitz 1895 (1) S. 175
101 E. Berdel 1939 (1) S. 19
102 Keramische Rundschau 1912 S. 237
103 K. Steinitz 1895 (1) S. 194, 195
104 M. Bräuer 1922 S. 60

7. Die Weißtöpferei

In Bunzlau wurde auch die sogenannte Weißtöpferei betrieben; d.h. verschiedene Töpfer stellten niedrig gebrannte Irdenware mit durchsichtiger oder gefärbter Bleiglasur her. Dieses Geschirr ist nicht zu verwechseln mit der hochgebrannten weißgefärbten Ware.

Ein erster Hinweis auf die Bunzlauer Weißtöpferei findet sich in einer Verwahrung der Löwenberger Töpfer aus dem Jahre 1599, nach der kein Bunzlauer Töpfer u. a. mit „weißen Gefäßen" zu Markte kommen durfte. Und – nach einer Zeit offensichtlicher Ruhe dieses Handwerks – war es im Jahr 1762 ein Weißtöpfer, Joh. Freischlag, dem widerstrebend von der örtlichen Zunft genehmigt wurde, zu den bisher immer nur bestehenden fünf Brauntöpfereien eine sechste Werkstatt, allerdings unter der ausdrücklichen Einschränkung auf die Weißtöpferei, zu eröffnen. Der Chronist Joh. Gottl. Bergemann führte 1829 für die Folgezeit insgesamt 11 Weißtöpfereien auf[1].

Die Weißtöpfer stellten sowohl Ofenkacheln als auch niedrig gebrannte Topfwaren her. Das bot sich insofern an, als Ofenkacheln mit dieser Irdenware zusammen gebrannt werden konnten[2].

Mit Einführung der bleifreien Glasur in der 1. Hälfte des 19. Jhs. wurde die Weißtöpferei deutlich zurückgedrängt und geriet wegen der gebräuchlichen Bleiglasur in Verruf[3]. Der Ofentöpferei wiederum erwuchs in Gestalt der industriellen Fertigung gegen Ende des 19. Jhs. mit ihren rationelleren und profitableren Produktionsverfahren eine existenzbedrohende Konkurrenz.

Für die von den Bunzlauer Weißtöpfern hergestellte Ware gibt es nur wenige Beschreibungen. Danach wird angegeben, daß sie „einfaches Gebrauchsgeschirr", „Teller und Schüsseln ... mit blauer Malerei auf weißem Grunde"[4] oder mit „einer frommen Inschrift" bzw. einfachen Verzierungen[5] gefertigt haben.

Besser nachweisbar ist die für das 19. und 20. Jh. des öfteren angesprochene Produktion des gelben oder Seidenberger Geschirrs in Bunzlau und Naumburg/Q. Es handelt sich dabei um Irdenware, gebrannt bei ca. 1000 Grad[6], mit gelber oder hellbrauner Bleiglasur[7], die nach ihrem Haupterzeugungsort Seidenberg in der Oberlausitz benannt ist[8]. Anfang des 20. Jhs. wurde dieses Geschirr in Naumburg/Q. sowohl in eigens dafür errichteten kleinen, als auch als Füllware in großen Kassler Öfen beim Braungeschirrbrand eingesetzt[9]. Hersteller Seidenberger oder gelber Gefäße waren die Töpfereien Sack in Tillendorf, Eduard Wiedemann, Max Lachmann, Robert Patting und Bruno Buchwald in Naumburg/Q.

Die von den Bunzlauer Weißtöpfereien hergestellten Ofenkacheln sind uns weitgehend unbekannt. Nach Hinweisen in der Literatur hatten sie eine „durchsichtige, oft farbige Bleiglasur mit Relief, später Malhorn oder marmorierter Malereiverzierung"[10]. Die Kachelöfen waren „gewöhnliche Kachelöfen mit schöner Glasur und erprobter Haltbarkeit"[11] und hatten „bleiglasierte Ofenkacheln in altdeutscher Manier"[12]. Als Weißtöpfer bzw. Kachelhersteller bezeichnet werden Gg. Michael und Joh. Freischlag, Gotthard(t) jun., Th. Knobloch, Eduard Küttner, Chr. Gottl. Kauschke, Heinr. Krause, Martin Kunzendorfer sen., Samuel Gottl. Lehmann, Poehle aus Bunzlau, Sack aus Tillendorf und aus Naumburg/Q. Hans Franz, Christoph und Wolfgang Frieben, Rudolf Heidrich, Jakob Hoffmann, Friedrich und Hans Riediger.

Anmerkungen

1 J. G. Bergemann 1829 S. 73
2 K. Steinitz 1895 (1) S. 169
3 E. Schilde 1936 S. 27
4 K. Strauss 1971 S. 9 und 1928 S. 37 Abbildungen 273, 275
5 K. Brunner 1910 S. 154 und Fig. 28a und 28b.
6 K. Späth 1985 S. 24
7 K. Strauss 1919 S. 369
8 K. Strauss 1923 S. 59–60
9 K. Späth 1985 S. 25
10 G. Grundmann, K. Hahm 1927 S. 40
11 E. Wernicke 1884 S. 553
12 A. Berge 1924 S. 455

Ekkehard und Inge Lippert

Dekore

Versucht man eine Zusammenschau der Verzierungen auf Bunzlauer Geschirr, so ergibt sich eine große Vielfalt. Dieser Eindruck relativiert sich, wenn man die Abfolge der einzelnen Dekore in der Zeit vom 17. bis zum 20. Jh. betrachtet. Vor dem Hintergrund des in dieser Zeit kontinuierlich hergestellten braunen Geschirrs dominiert nacheinander meist für jeweils einige Jahrzehnte undekoriertes kanneliertes in der 2. Hälfte des 17. und der 1. Hälfte des 18. Jhs., danach aufgelegtes Geschirr, seit Mitte des 19. Jhs. geschwämmelte und in den späten 20er und in den 30er Jahren spritzdekorierte Ware und Malhornmalerei. Die zeitweilige Vorherrschaft eines Dekors bedeutete allerdings nicht, daß gleichzeitig nicht auch andere praktiziert wurden. Das gilt besonders für die Zeit nach der Eröffnung der Keramischen Fachschule. Dort war das Experimentieren mit neuen und die schöpferische Auseinandersetzung mit längst eingeführten Dekoren wesentlicher Bestandteil des Lehrplans.

Für die nachfolgende Darstellung sind drei Dekore ausgeblendet: Da die Kannelierung eher ein Formbestandteil eines Gefäßes ist, wurde sie in das Kapitel über die in Bunzlau vorkommenden Geschirrformen einbezogen. Der Bunzlauer Malhorndekor war programmatischer Bestandteil der Aktion „Bunzlauer Braunzeug". Entsprechend wird dieser Dekor im Zusammenhang mit der Aktion behandelt. Und Kristall-, Lüster- und Laufglasuren beziehen ihre dekorative Wirkung eher aus einem bestimmten Glasuransatz und nicht völlig vorhersehbaren chemischen Reaktionen während des Geschirrbrands als ein Ergebnis gezielter Gefäßverzierung zu sein. Da sie in Bunzlau speziell auf Anregung durch die Keramische Fachschule praktiziert wurden, aber im Herstellungsprogramm der Werkstätten nur einen peripheren Stellenwert einnahmen, unterbleibt eine Schilderung an dieser Stelle.

Die wichtigsten Dekore für Bunzlauer Ware sind Relief- und aufgelegter Dekor, gemalter Dekor, eingelegter Dekor, Schwammdekor, Spritzdekor und Marmorierung. Sie werden im folgenden vorwiegend in Hinblick auf ihre technische Entwicklung behandelt.

Reliefdekor

Das Herausschwindenlassen von Gefäßen, die in hölzerne Hohlformen eingedreht werden, ist eine alte Dekorationstechnik[1]. Das Ergebnis sind Reliefs auf der Gefäßoberfläche in scharfer Gratigkeit. Im Regelfall bedürfen sie keiner Nachbearbeitung.

Für Bunzlau ist belegt, daß der erfingungsreiche Töpfer Johann Gottlieb Altmann auf diese Weise seine antikisierenden Gefäße in der 1. Hälfte des 19. Jhs. verzierte[2]. Die Reliefs überzog er nicht mit der pastosen braunen Lehmglasur; um ihre Schärfe zu erhalten, blieben sie weiß ausgespart[3]. Nach heutigen Begriffen handelte es sich bei den von Altmann hergestellten Gefäßen um kunsthandwerkliche Erzeugnisse für gehobene Käuferschichten. Davon unabhängig scheint der durch Eindrehen erzeugte Reliefdekor in den Töpfereien Bunzlaus schon einige Zeit zuvor verbreitet gewesen zu sein. Zumindest wurden gegen Ende des 18. Jhs. „glatte" Gefäße von „blumigen" unterschieden: „Die glatten Gefäße werden auf der Scheibe, die blumigen hingegen in hölzernen Formen gemacht."[4] Wegen des zu ihrer Herstellung erforderlichen größeren Aufwands kosteten diese Gefäße (es handelte sich um Kaffeekannen) etwa das zwei- bis dreifache im Vergleich zum glatten braunen Geschirr[5]. Ende des 19. und zu Beginn des 20. Jhs. finden sich weitere Hinweise auf solche Reliefdekore. Im Jahr 1885 heißt es, den Töpfermeister August Burdack betreffend: „Weniger vertraut ist man heut zu Tage, wenigstens in unserer Gegend, mit der Hartmasse-Waare in Gestalt von altdeutschen Krügen und dergleichen... Die Gefäße zeichnen sich stets nur aus durch ihre erhabenen oder vertieften Ornamente und durch eine schwache, einfarbige Glasur. Die schmückenden Formen sind eingepreßt, eingeritzt oder erhaben geschnitten... Bei den hier vorhandenen Exemplaren sind die schmückenden, wie auch die Gefäßformen zum Theil recht guten Vorbildern der Renaissance entnommen."[6] Um 1911 wurden die Töpfer Gustav Winde und Bruno Hübler als Hersteller altdeutscher Ware genannt. Dem Zusammenhang der Erwähnung nach ist darunter reliefiertes Geschirr der beschriebenen historisierenden Art zu verstehen[7].

Eine Weiterentwicklung dieses auch heute noch in der keramischen Industrie verwendeten Dekorationsverfahrens stellen die um 1900 in Gebrauch gekommenen Gipsformen anstelle der hölzernen sowie das maschinell unterstützte Eindrehverfahren dar. 1904 wird der „Hauptwert der neuen Fabrikationsmethode" des Eindrehens darin gesehen, „daß nicht nur glatte, sondern auch dekorierte Gefäße, die jeder Tafel zur Zierde gereichen und auch auf den Kunstsinn des Volkes einwirken, hergestellt werden können."[8] In den 30er Jahren unseres Jhs., als speziell seitens der Keramischen Fachschule erneut versucht wurde, das Bunzlauer Töpfergewerbe zu beleben und von der „anspruchslosen Stapelware" wegzukommen, experimentierte man auch mit reliefiertem Dekor. Dabei wurde neben dem Eindrehen in eine Hohlform das Gießverfahren in Erwägung gezogen und angewandt. Obgleich das Resultat „eine Steigerung der Materialwirkung im Zusammenklang aus Form, Dekor und Glasurtönen"[9] war, wurde dieser Dekor von den Töpfereien offenbar nicht übernommen. Jedenfalls haben sich, ähnlich wie bei den reliefierten Stücken des 18., 19. und des frühen 20. Jhs. keine eindeutig zuweisbaren Stücke erhalten[10].

Aufgelegter Dekor

Die „braun-weiße Technik der reliefierten Ornamente" – gemeint ist der aufgelegte Dekor – gilt als eine „unverkennbare Besonderheit, der Bunzlau von altersher seinen Weltruf verdankt"[11]. Über die Ursprünge dieses Dekors sind wir nicht unterrichtet. Konrad Strauss vermutete sie in Westdeutschland, d.h. beim rheinischen Steinzeug der Spätrenaissance[12]. In jedem Fall lehnten sie sich an die modischen Auflagedekore des sächsischen Steinzeugs im 17. Jh. an. Auch Bunzlauer Werkstätten stellten im 17. Jh. braune und blaue Krüge und Kannen her, bei denen die plastischen Auflagen mitglasiert wurden[13]. Als Ornamente formten die Töpfer u.a. Blattformen, Perlenschnüre[14], Sterne, Rosetten, Figuren oder Ranken. Bei einzelnen Gefäßen sind offenbar auch Back- oder Marzipanmodel verwendet worden, doch „hat die Lehmglasur den Ausformungen alle Schärfe genommen."[15]

Eine andere Art der aufgelegten Ware dominierte in der Zeit von 1740 bis etwa Mitte des 19. Jhs.[16] Sie setzte den Kontrast von brauner Geschirroberfläche und weißlichen oder weißen Auflagen als Gestaltungsprinzip ein. Der Ruf der Bunzlauer Töpferware wurde in der Folgezeit weitgehend davon bestimmt. Anhaltspunkte für diesen Herstellungszeitraum sind Gravuren und Marken auf den häufig vorkommenden Zinnmontierungen sowie Jahreszahlen in den Dekorauflagen. Seine Blüte hatte der weiße, plastische Dekor im späten 18. und in der ersten Hälfte des 19. Jhs. Zu einer besonderen Meisterschaft im Auflegen von Ornamenten brachten es in Zusammenhang mit der klassizistischen Modeströmung die Töpfer Johann Gottlieb Altmann, Bunzlau, und Acker, Naumburg/Q. Für 1885 liegt ein Hinweis vor, daß aufgelegte Ware von wenigen Töpfern nach Bestellung angefertigt wurde, „ohne im entferntesten die alten Vorbilder zu erreichen"[17]. Und in den Jahren 1911/12 gab es Versuche (Töpfereien Hermann Trinks und Carl Steinbrecher, Bunzlau[18]), die alte Herstellungsart wieder aufleben zu lassen. Dabei handelte es sich um Nachbildungen alter Bunzlauer Krüge. Kritisch wurde dazu bemerkt: „Leider scheinen die gewählten Vorbilder nicht der Blütezeit der alten Bunzlauer Töpferei anzugehören, sondern schon aus der Zeit des beginnenden Niederganges zu stammen."[19] In den 30er Jahren des 20. Jhs. wandten lediglich die Töpfer Max Lachmann und Georg Buchwald, Naumburg/Q., die Auflagetechnik noch an. Sie verzierten z.B. Kaffeegeschirre mit weißen Sternchen[20]. Diesen Dekor übernahm 1936 die Aktion „Bunzlauer Braunzeug" in ihr Fertigungsprogramm.

Mit Auflagen verzierten im Kreis Bunzlau die Töpfer im 18. und 19. Jh. vor allem Kaffeegeschirre, Krüge und Kannen. Ranken, Gehänge etc. wurden freihändig aus Ton geformt und aufgelegt[21], die größeren Ornamente durch Stempelabdruck aus Ton ausgequetscht[22] oder wie ein „Spekulatiusgebäck"[23] gefertigt: „In negative Gipsformen (Adler, Vögel, Blumen u. dergl.) [wird] Ton gedrückt; infolge der Fähigkeit des Gipses, Waser leicht aufzusaugen, wird dem eingedrückten Ton also schnell das Wasser entzogen, d.h. er verliert an Volumen und läßt sich aus seiner Form herauslösen."[24] Die so erzeugten Ausformungen waren bis zu sechs Millimeter dick.

Untersuchungen, die Fritz Theilmann in den 30er Jahren an alten Stücken anstellte, zeigten, daß sich zwischen dem Ornament und dem freigedrehten Gefäßscherben eine dunkle, schwarz verfärbte Schicht der ansonsten braunen Glasur befand[25]. Dies wertete er als Beleg dafür, daß die Ornamente nicht „aufgeschlickert", praktisch mit Tonbrei aufgeklebt, sondern dem bereits in die Schlämme der Lehmglasur getauchten Gefäß aufgequetscht wurden und beim nachfolgenden Brennen festschmolzen. Theilmann, der sich besonders um die Rekonstruktionen der alten Dekortechnik kümmerte, beschrieb das Vorgehen beim Auflegen wie folgt:

„Unmittelbar nachdem das rohe Gefäß mit der Lehmglasur begossen ist und solange die Lehmglasur

52

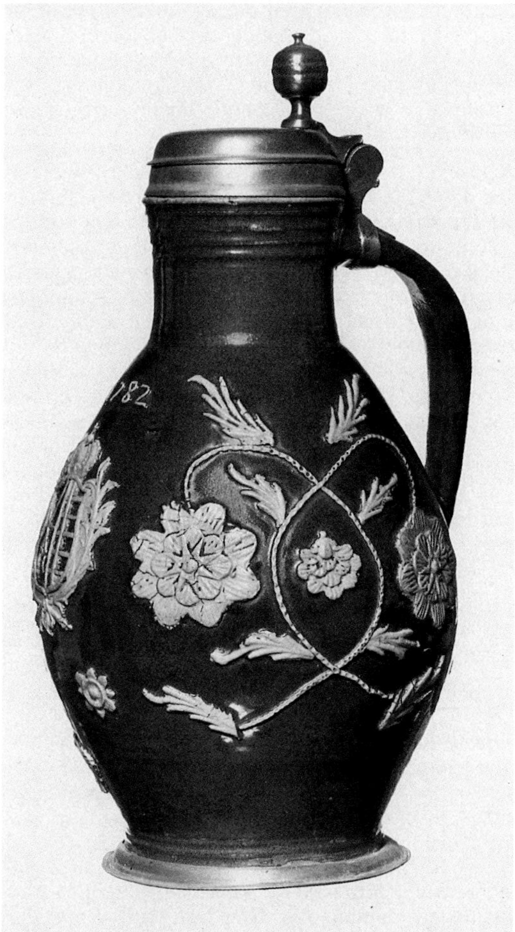

noch feucht ist, werden die weißen Ornamente auf das Gefäß aufgedrückt. Je mehr dabei die Lehmglasur seitlich unter den Ornamenten herausgequetscht wird, um so inniger ist die Verbindung zwischen Relief und Gefäß. Denn zur Verschmelzung genügt die kleinste Menge von Glasur zwischen den beiden Schichten. Die weißen Reliefs haben im Moment der Auflage etwas steifer zu sein als das Gefäß, damit sie durch die Lehmglasur nicht zu sehr aufgeweicht werden, so daß Schwindungsdifferenzen auftreten könnten. Nach dem Trocknen wird die durchsichtige Glasur auf die weißen Ornamente aufgetragen."[26]

Während der Verflüssigung der Glasur im Brand bestand dennoch die Gefahr, daß die oftmals großen Ornamentauflagen abrutschten. Um dem vorzubeugen, wurden manche Kannen auf der Schauseite abgeplattet oder kleine Kanten in die Gefäßwandung gedrückt. Fritz Theilmann empfahl noch ein anderes Vorgehen[27]. Dieses, so erwies sich an älteren Geschirren des 18. Jhs., praktizierten die Bunzlauer Töpfer früher ebenfalls. Dabei wurden die Ornamente ausgeformt, auf den rohen Gefäßkörper aufgelegt und verputzt. Vor dem Glasieren des gesamten Gefäßes überdeckte man die Ornamente mit einer (bei Theilmann nicht näher bezeichneten) Paste. „Beim Trocknen blätterte dann die Paste zusammen mit der braunen Glasur von den Ornamenten ab, auf welche nun die durchsichtige Glasur aufgetragen werden konnte."[28]

Während die Auflagen im 17. Jh. mitglasiert wurden und damit die Farbe des Gefäßes erhielten, stellten die Töpfer in der 2. Hälfte des 18. Jhs. die Ausformungen „in der ein wenig gelblichen Originalmasse der Gefäße"[29] her. Dadurch entstand ein bisquitartiger Eindruck. Der später, ab etwa 1830 für die Ornamente verwendete weißbrennende Ton[30] ergab, vielfach mit durchsichtiger Feldspatglasur überzogen, einen blendend weißen Dekor, der sich von der braunen Lehmglasur der Gefäßoberfläche kontrastreich abhob[31]. Besonders in der 2. Hälfte des 18. Jhs. höhte man die aufgelegten Ornamente auf den gebrannten Kaffeekannen noch durch farbige Aufglasurbemalung; „die Farbe wurde aufgetragen, ohne noch einmal mitgebrannt zu werden"[32]. Besonders häufig verwendet wurden die Farben Gold, Blau, Grün, Rot und Schwarz.

Dabei führte man die Bemalung auf den braunen Gefäßflächen oft weiter, so daß sich insgesamt der Eindruck einer reichhaltigen Ornamentik ergab[33].

Als dekorative Mittelstücke auf den Schauseiten der Krüge und Kannen des 18. und 19. Jhs. zeigen die Auflagen vielfach Wappen, religiöse Motive sowie Genredarstellungen. Das Bunzlauer Stadtwappen mit seinen drei Türmen, das herzoglich-sächsische und das kursächsische Wappen, der Reichsadler, der österreichische Doppeladler und der preußische Adler, letzterer zuweilen mit Trophäen, waren als Ornamente besonders beliebt. Unter den religiösen Darstellungen dominierten das Osterlamm mit der Fahne, das Kruzifix, die Madonna mit dem Kind, Heiligenfiguren sowie Adam und Eva. Figuren aus der antiken Mythologie sowie Jagdszenen waren insbesondere in der 1. Hälfte des 19. Jhs. beliebt. Die Mittelstücke der Gefäße wurden durch seitlich angeordnete Blütenzweige, Weinranken und zusätzlich aufgelegte Sterne, Kronen und Blattkränze (nach Konrad Strauss typisch für Naumburg/Q.) begleitet[34]. Selbst die Deckel der Kaffeekannen waren gelegentlich plastisch verziert. Als Deckelknopf dienten Eicheln, Rosenblüten und insbesondere ein kleiner Dreispitz[35].

Kerbschnitt und durchbrochene Arbeiten

Auf Gefäßen aus Bunzlau, die dort im 17. Jh. gefertigt wurden, findet sich als gelegenlich verwendeter Dekor der Kerbschnitt. Diese Technik war möglich, da sich Ton in lederhartem Zustand wie weiches Holz schneiden und kerben läßt: „So, wie mit dem Schnitzmesser in Holz, kerbt man Muster in den Formling."[36]

Geschnitten waren auch Durchbrüche an doppelwandigen Gefäßen. Als Sonderformen wurden sie in Bunzlau und Naumburg/Q. ebenfalls im 17. Jh. gefertigt. Josef Horschik beschreibt ein solches, im späten 17. Jh. hergestelltes Gefäß, das im Bunzlauer Museum steht: „Die Mittelzone seiner äußeren Wandung durchbrechen ausgeschnittene Spitzovale, darüber liegt eine Reihe schräger Kerbschnitte, während den Ablauf eingeschnittene Ornamente zieren. Spitzovale zieren auch den doppelwandigen Deckel, dessen Knauf eine Kugel bildet... Bei diesem Exemplar liegt die Innenwandung noch ohne größeren Zwischenraum der äußeren an."[37] Bei Arbeiten des späten 18. und frühen 19. Jhs. kommt dieser Dekor erneut vor. Hier vergrößerten die Töpfer die Abstände so weit, daß Licht- und Schatteneffekte die Wirkung des Dekors betonten. Die ausgeschnittenen Ornamente sind meist mit Zirkelschlag gemacht. Aus diesem Grund sind Spitzovale, Bögen und Rosetten die Hauptbestandteile der Kerbschnittverzierungen.

Gemalter Dekor

Wie bei der Darstellung des aufgelegten Dekors bereits erwähnt, wurden im 18. und frühen 19. Jh. zuweilen unglasiert gebliebene Gefäßverzierungen mit dem Pinsel farbig bemalt. Ähnliches geschah auch mit Braungeschirr ohne Auflage. Da es sich um eine sog. Kaltbemalung handelte, also um einen Farbauftrag auf der Lehmglasur des bereits gebrannten Geschirrs, blieb die Malerei meist nicht gut haften. Daher sind Bunzlauer Gefäße mit originaler Kaltbemalung nur selten erhalten.

Blumenarrangements waren meist die Motive des Pinseldekors. Als Farben für die aufgemalte Verzierung kamen, soweit sich dies heute feststellen läßt, Farben auf öliger bzw. Kaseinbasis infrage. Dabei muß die Frage offenbleiben, ob die Bemalungen in den Töpferwerkstätten selbst oder nachträglich und andernorts aufgetragen wurden[38].

68

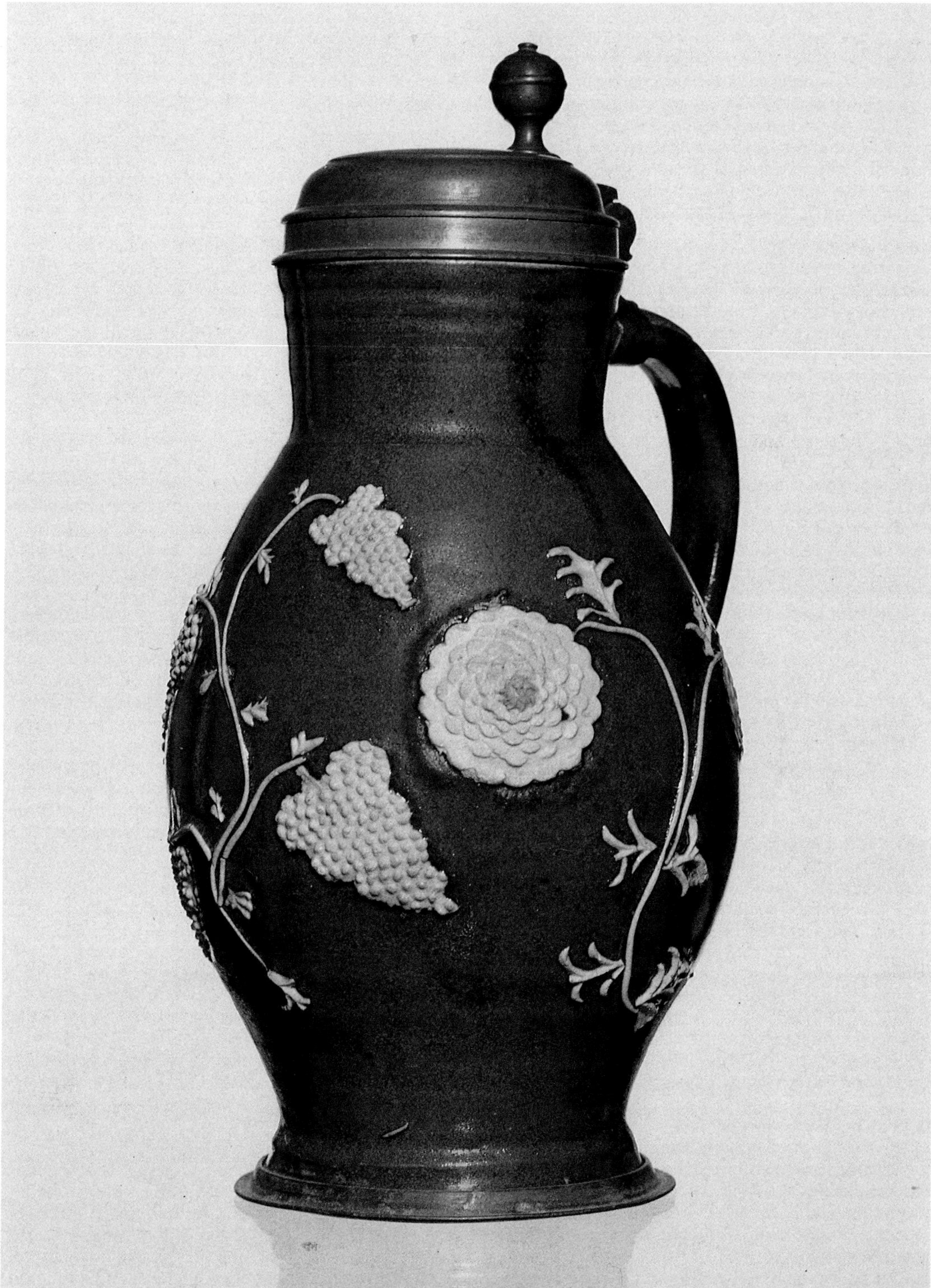

Für eingebrannte Pinselmalereien unter oder auf der Glasur seit dem späten 19. Jh. benutzten die Bunzlauer Töpfer vornehmlich die Scharffeuerfarben Blau, Grün und Braun. Neben floralen Motiven, die die gesamte Gefäßaußenseite einnehmen, finden sich auch Randdekore auf Servicen. Häufig wurden unterschiedliche Dekore durch Bemalung ergänzt. Die Töpfer kombinierten insbesondere gemalte mit geschwämmelten oder gespritzten Verzierungen. Pinselstriche grenzten z. B. geschwämmelte Flächen voneinander bzw. weiße Partien ab oder dienten der Konturierung gespritzter Farbbänder.

Etwa zu Beginn des 20. Jhs. erlangte in Zusammenhang mit der Verwendung von Jugendstilformen die Verzierung mit Gold einige Bedeutung. In „Anlehnung an die Porzellan- und Steinguttechniken"[39] wurden gebrannte „Luxusgegenstände", wie Vasen, Kaffeeservice, Schalen, Schreibzeuge etc. mit „reichem Goldschmuck" versehen[40].

Eingelegter Dekor

Der eingelegte Dekor als eigenständige Version eines Schablonendekors galt um 1909/10 in Bunzlau als neue Errungenschaft. Anstöße zu seiner Entwicklung und Einführung gingen von der Keramischen Fachschule, insbesondere von Wilhelm Pukall, aus[41]. Diese Impulse griffen besonders die Bunzlauer Töpfer Julius Paul, Robert Burdack und Hermann Trinks auf[42]. Besondere Fertigkeit und einen entsprechenden Ruf erwarben sich der Töpfermeister Burdack und dessen Mitarbeiter Erwin Süß. Dieser stellte geeignete Modelle und Formen her und entwickelte brauchbare Glasuren für die Einlegetechnik[43]. Nach Burdacks Tod im Ersten Weltkrieg[44] geriet dieser Dekor, die „Glasurintarsia"[45], zwar nicht in Vergessenheit, er hatte jedoch seinen schöpferischen Exponenten verloren[46].

Die Glasureinlegetechnik ging wie folgt vor sich: „In die getrocknete, aber noch nicht gebrannte Glasur werden Linien und Flächen hineingeschnitten und diese Lücken mit andersfarbigen Glasuren ausgefüllt, die sich während des Brennens reizvoll aneinander binden."[47] Aus diesem Vorgehen entwickelte sich kurz darauf ein weniger aufwendiges, aber wegen der erforderlichen Sorgfalt noch immer „schwieriges"[48] Verfahren: „Das Ornament, und zwar das, was nachher auf dem braunen Grunde weiß erscheinen sollte, wurde in Pergamentpapier ausgeschnitten. Dieses Papierornament wurde angefeuchtet und auf das lederharte oder trockne Stück aufgelegt und sog sich durch seine Feuchtigkeit fest. Wenn nun das Gefäß in die braune Lehmglasur getaucht war, dann konnte man nach kurzer Zeit die Schablone ablösen, und das auf diese einfache Weise ausgesparte Ornament mußte nur noch mit einer durchsichtigen Glasur ausgelegt werden. Das Auflegen der durchsichtigen Glasur konnte ziemlich flüchtig geschehen, da ein Zuviel leicht mit einem Samtfingerhut von der inzwischen trockenen Lehmglasur abgebürstet werden konnte. Auch farbig behandelte Burdack seine Arbeiten, indem er die ausgesparten Ornamente grün, blau oder schwarz [auch: weiß[49]] betonte."[50] Die „eigentümlich feste Ornamentierung"[51] der keramischen Intarsia mit ihrer flächig-plakativen Wirkung entsprach besonders den Dekorvorstellungen des Jugendstils.

Auf der Ausstellung des Kunstgewerbevereins in Bunzlau 1912 waren verschiedene, auf diese Weise dekorierte Gefäße zu sehen: „Service, Butterglocken, Atrappen, Bonbonnieren, Vasen, Becher Krüge, Schreibzeuge etc. boten auf braunem Grund das eingelegte Muster in Weiß, Blau und Grün. In derselben Art brachte Robert Burdack schon früher Wandteller mit Wappen und Genrebildern, jetzt sogar mit ganzen Landschaften..."[52] Ein Jahr zuvor hatte Burdack für ein Schreibzeug in brauner Glasur und mit ornamentaler Einlage den ersten Preis eines Wettbewerbs gewonnen, den der Kunstgewerbeverein für Breslau und die Provinz Schlesien ausgeschrieben hatte[53].

Schwammdekor

Schwammdekore sind ebenso wie die anschließend beschriebenen Spritz- und Marmordekore einfache und seit langer Zeit für Keramik verwendete Ziertechniken. Da sie vor allem auf Gebrauchsware vorkommen, die erst seit einigen Jahren in größerem Umfang erforscht wird, war bisher wenig darüber in der modernen Keramikliteratur zu finden. Erschwert wird eine wissenschaftliche Aufarbeitung heute insbesondere dadurch, daß sie im keramischen Schrifttum seit der 2. Hälfte des 19. Jhs., als diese Dekore im Kreis Bunzlau in Mode kamen, als zu gewöhnlich galten und entsprechend als allgemein bekannt vorausgesetzt wurden. War dennoch von ihnen die Rede, benutzten die Verfasser einschlägiger Artikel mangels eines einheitlichen Begriffs oft nur lokal übliche Bezeichnungen, deren Bedeutung sich heute nicht in jedem Fall voll erschließt. Dies zeigt das folgende Beispiel:

Das Dekorieren von Töpfereierzeugnissen durch Bespritzen mit Farbe läßt sich für viele Töpferlandschaften und oft über lange Zeit nachweisen[54]. Um diese Spritzverzierung anzubringen, tauchte der Töpfer z. B. einen kleinen Reisigbesen in dünnflüssigen Farbbrei und schlug den Besen vor dem zu dekorierenden Gefäß z. B. gegen einen Stock. Die vom Besen weg auf das Geschirr geschleuderten Farbtropfen ergaben einen unregelmäßigen Bewurf. Einen Farbauftrag in ähnlicher Strukturierung konnte der Töpfer aber auch mittels anderer Hilfsmittel erzeugen, nicht zuletzt mit einem grobporigen Schwammstück. Wenn der Töpfer das Gefäß nach dem Farbbewurf in der Hand oder möglicherweise auch auf der Scheibe drehte, konnte er die dünnflüssige Farbe zum Fließen bringen, so daß eine Marmorierung entstand. Durch das Anlegen einer einfachen Schablone wiederum konnte ein Farbauftrag, ob mit dem Besen gespritzt, dem Schwamm getupft oder dem Pinsel gestrichen, gezielt und gleichmäßig auf eine nun begrenzte Flä-

135, 122 (oben), 138, 125 (unten)

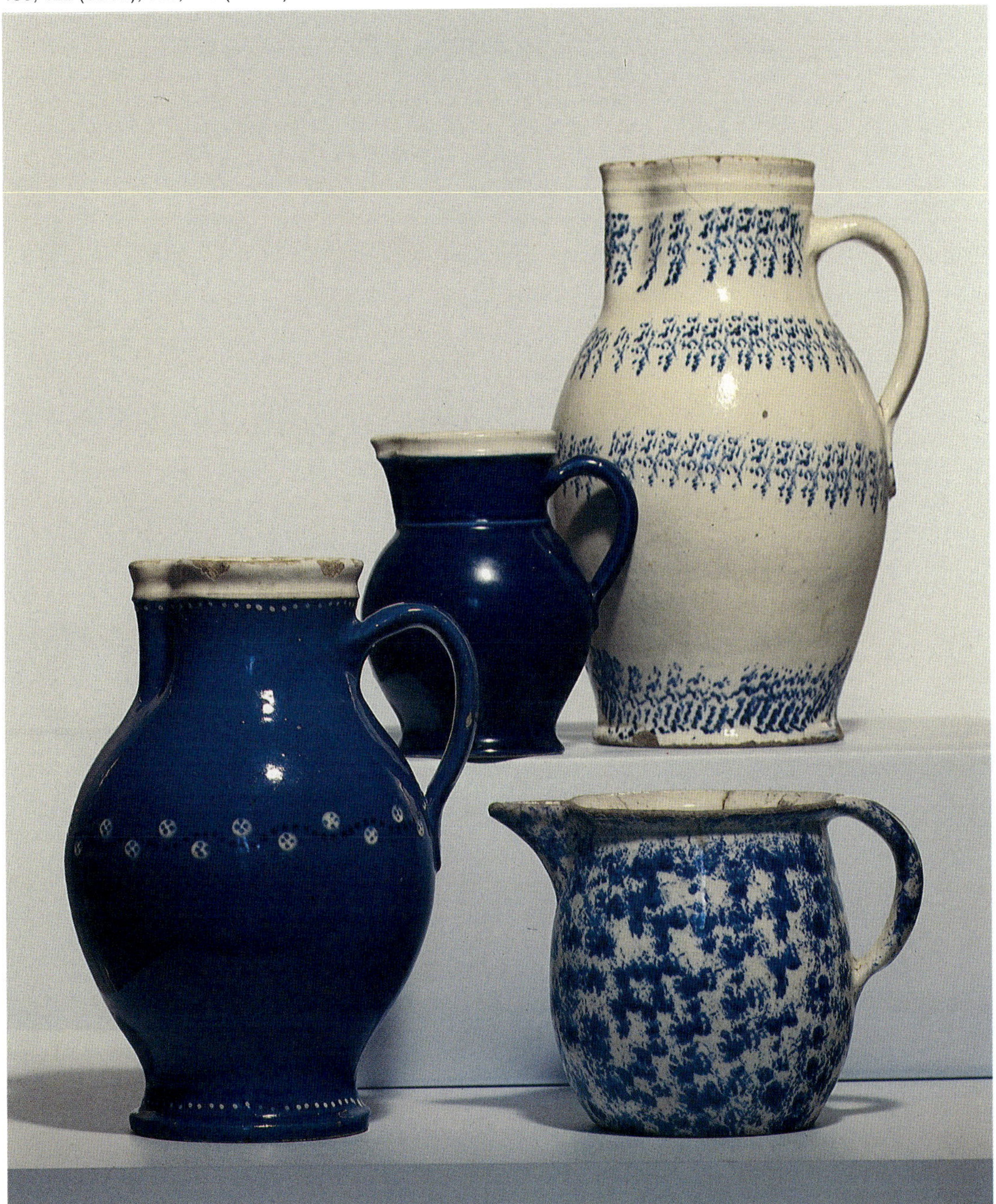

218

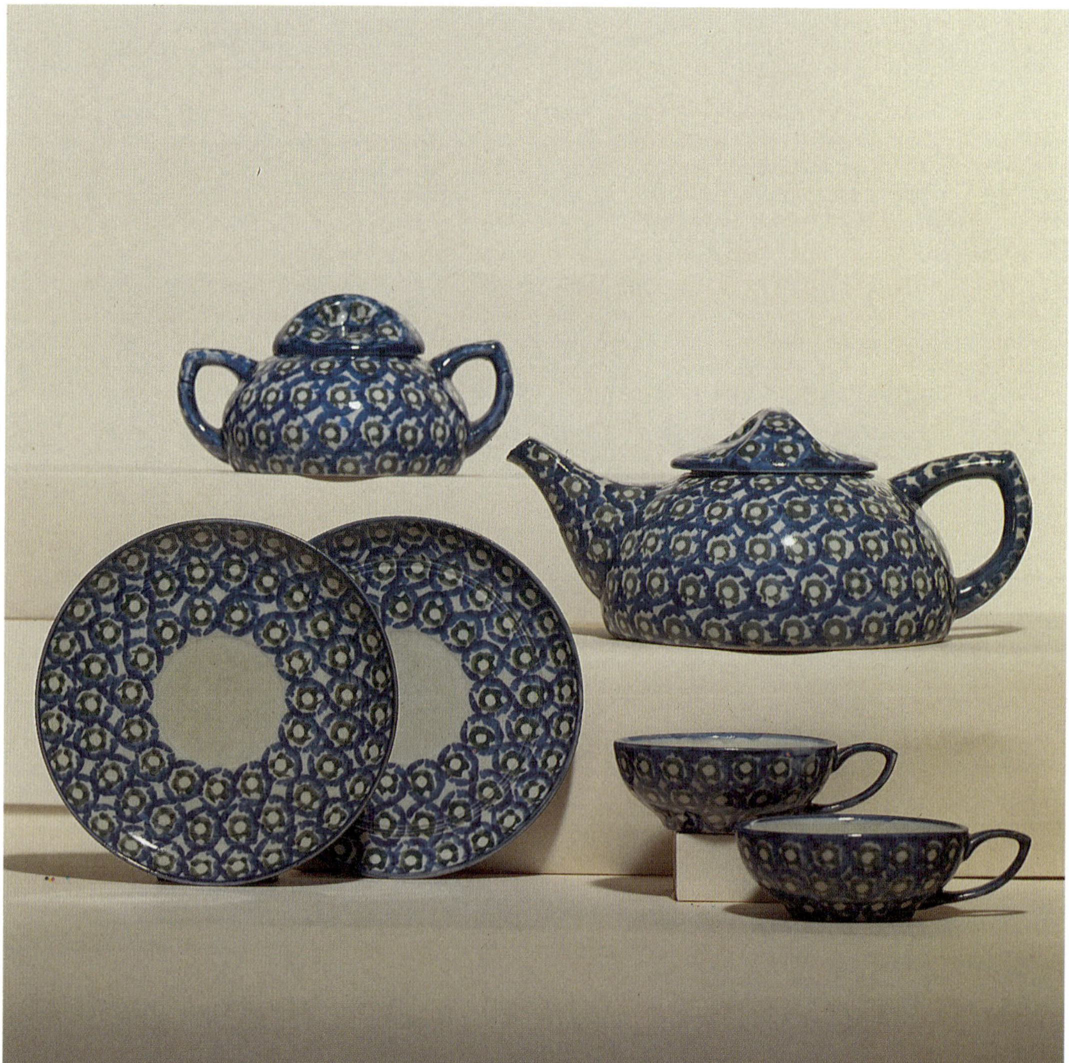

439

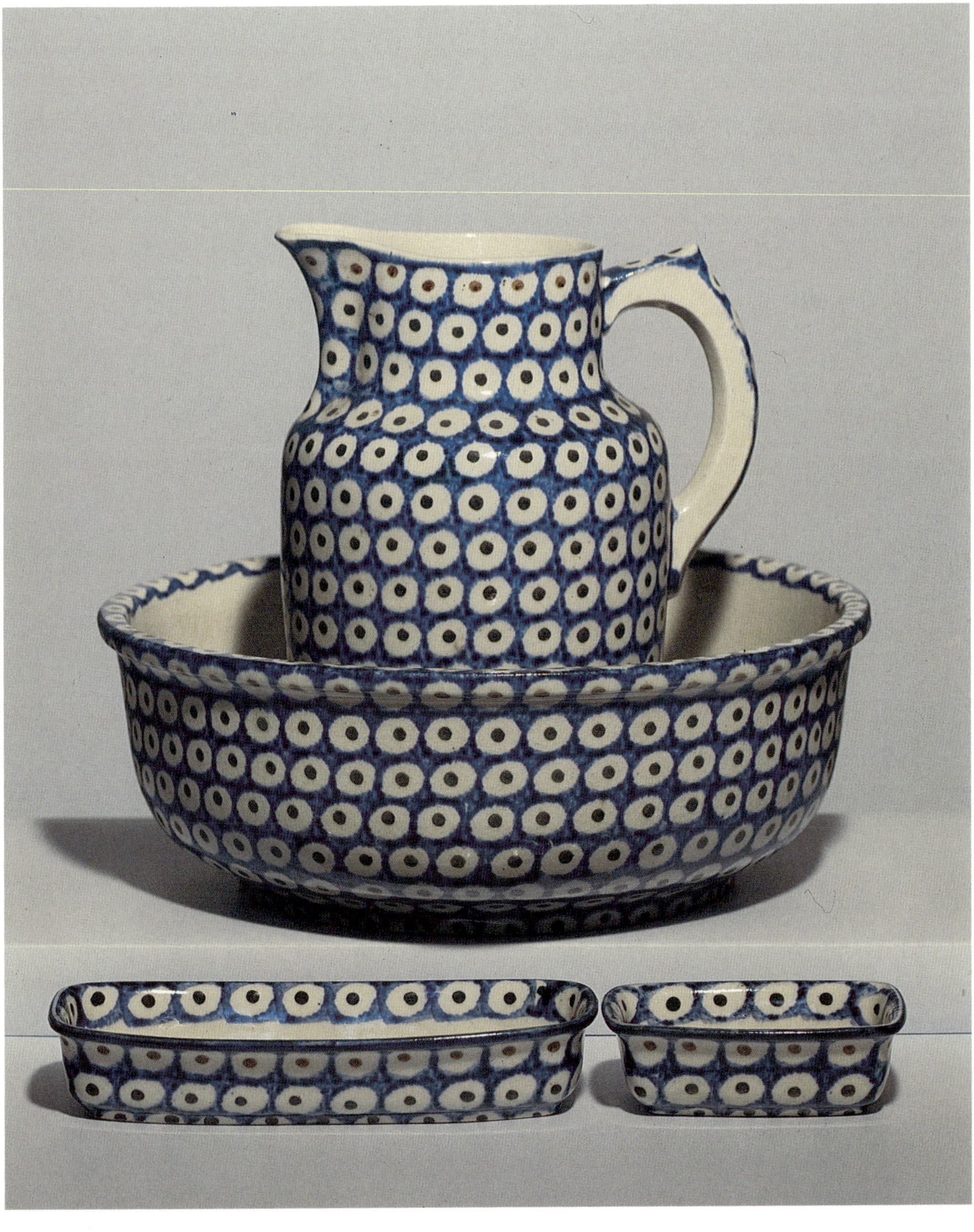

130 (oben), 297, 131 (unten)

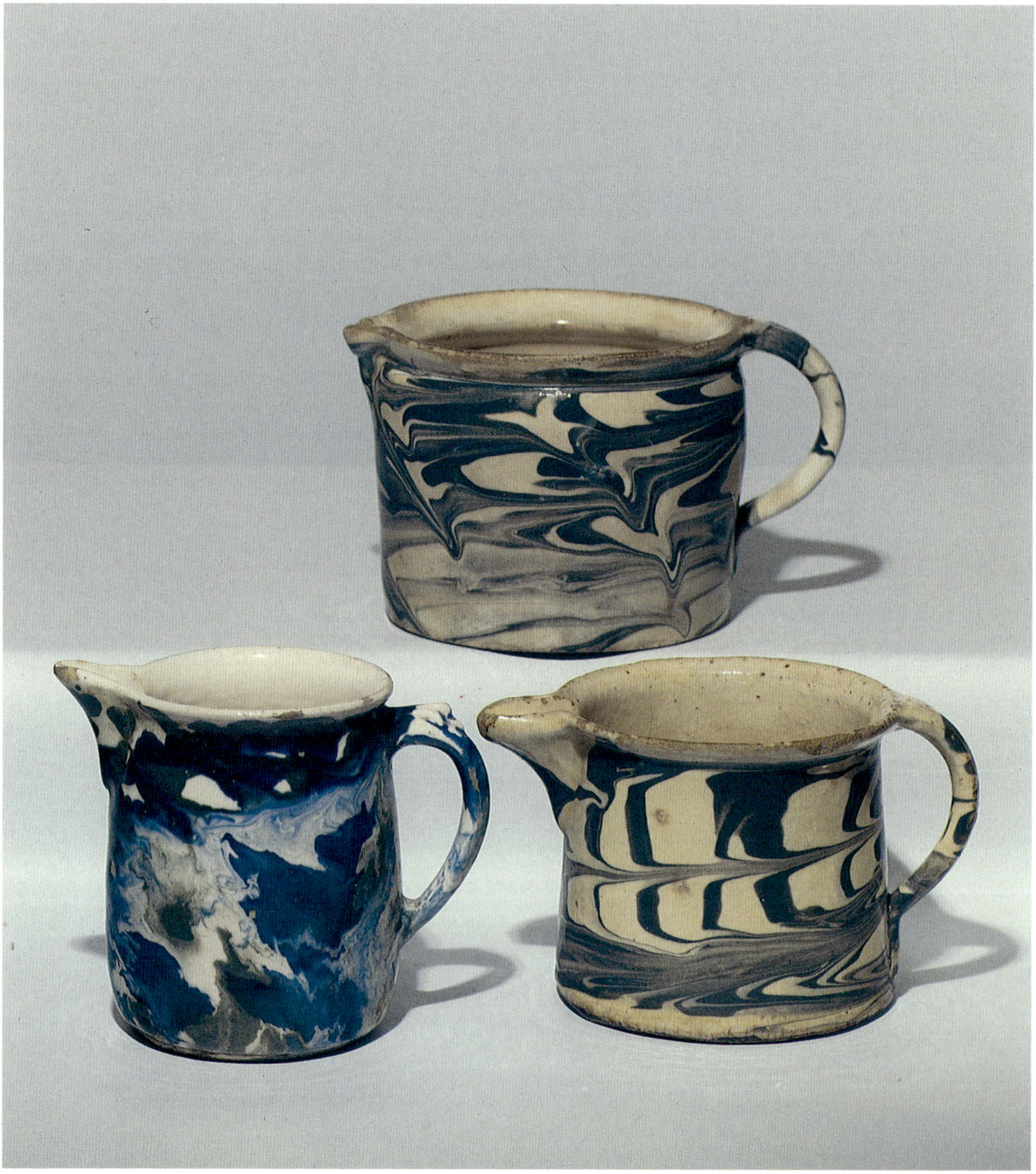

che erfolgen. Dieser Sachstand, der sich weitgehend der heutigen („Fach-") Begriffe bedient, läßt sich nur schwerlich auf in Bunzlau gebrauchte Formulierungen, wie etwa „mittels Schwammes marmorirt"[55] „geblümt"[56] oder „Bauerngeschirr"[57] in Beziehung setzen.

Vor diesem Hintergrund lassen auch die nachfolgenden Beschreibungen der vielseitigen Dekorationspraktiken mit Schwamm, Spritzgerät und Schablone in Bunzlau, soweit sie sich auf die Literatur stützen, weitere Möglichkeiten der Interpretation offen.

In Europa tauchten Dekore, die mit Hilfe eines Schwammes aufgetragen wurden, zuerst bei Töpferwaren aus den Mittelmeerländern auf. Ein früher Beleg dafür sind braunviolett dekorierte Schüsseln, die in den Turmfries der Chiesa di S. Martino in Pisa eingemauert sind. Nach der Baugeschichte der Kirche lassen sie sich in das 2. Viertel des 14. Jhs. datieren[58]. Bei der volkstümlichen Keramik Italiens zur Zeit des 18. und 19. Jhs. spielten farbige Schwammdekore eine gewichtige Rolle. Große Bedeutung erlangten sie im 19. Jh. vor allem für die Keramik Venetiens[59].

Die Länder nördlich der Alpen importierten, soweit feststellbar, seit dem 15. Jh. Schwämme von den griechischen Inseln auf dem Weg über Venedig. Verwendung fanden sie zunächst vornehmlich in der Medizin ehe sie auch im Bereich der Keramikherstellung benutzt wurden. Im 18. Jh.[60], nach anderen Berichten bereits früher[61], stellten Fayencemaler „Buschwerk und Baumkronen" durch Schwammabdruck dar. Ende des 18. und im 19. Jh. finden wir den Schwammdekor und der -struktur ähnliche Dekore besonders im englischen Töpferzentrum Staffordshire wieder. Die dort hergestellte Ware zeigte eine große Vielfalt solcher Dekorvarianten; sie sind in der englischen und amerikanischen Keramikliteratur näher beschrieben[62]. Orientierungspunkt in diesen Darstellungen ist die technische Frage, ob zum Dekorieren ein Schwamm benutzt wurde oder andere, im Abdruck ähnlich wirkende Hilfsmittel wie Federn, Felle, Lumpen usw. Je nach der Kenntnis der Verfahrensweise (z. B. cut sponge – mit einem geschnittenen Schwamm), des ersten oder wichtigsten Herstellers (Pratt ware)[63] oder des Herstellungsorts (z. B. Staffordshire) wurden in der angelsächsischen Literatur die Bezeichnungen für die Klassifikationen gewählt[64].

Im Hinblick auf das Erscheinungsbild der Bunzlauer schwammdekorierten Ware erscheinen die folgenden angelsächsischen Gruppierungen besonders interessant:[65]

„True Spatter": flächendeckender Dekor, getupft mit einem feinporigen Schwamm oder einem ähnlichen Hilfsmittel, in der Regel in Verbindung mit einem anderen, z. B. gemalten Dekor. Dieser Dekor hatte auf englischem Steingut eine große Bedeutung in den Jahren zwischen 1820 und 1850.

„Design Spatter": überwiegend einfache Muster, z. B. Sonne, Kreise, Sterne, mit einem geformten Schwamm, möglicherweise auch mit Hilfe von Schablonen, aufgetragen; Höhepunkt in der ersten Hälfte des 19. Jhs.

„Flowing spatter": patzig wirkender Schwammdekor, Farbe evtl. auch aufgespritzt, kam offenbar schon in der zweiten Hälfte des 18. Jhs. vor.

„Cut Sponge": auf dem Geschirr überwiegen zierliche Schwammuster, in England war dafür auch der Ausdruck „potato ware" (mit einem aus einer Kartoffel geschnittenen Stempel verziert) üblich; in England nach 1845, in Schottland vorher angewandt[66].

Im deutschsprachigen Raum wurde, neben der Fayenceherstellung, der Schwamm als Dekorationshilfe für das Verzieren von Keramik häufig in der Steingutherstellung, z. B. in Schramberg, Hornberg, Hirschau und Mettlach verwendet. In Kaplitz, im südlichen Böhmen, war im späten 19. bzw. zu Beginn des 20. Jhs. die Verzierung von Geschirr mit parallel angeordneten, streifigen Schwammabdrucken[67] üblich. Für Urberach und Eppertshausen, Orte im Vorland des nördlichen Odenwalds, ist belegt, daß man dort ab 1900 Schlickerfarbe auch mit einem feinporigen Schwamm, der zu Formen geschnitten war (z. B. Sternen), auf das Gefäß stempelte[68].

In Bunzlau kam die „geschwämmelte Verzierung"[69], Schwämmeldekor genannt, spätestens im letzten Viertel des vorigen Jhs., wahrscheinlich sogar schon um 1850 auf. Die Umstände dabei sind unbekannt, für die erstgenannte Datierung gibt es einige Belege. So wird in einem Bericht von 1885[70] eine „gesprenkelte" Verzierung genannt und auf das Jahr 1893 bezogen wird von Geschirren berichtet, „die außen weiß begossen ... [und] mittels eines Schwammes außen mit Cobaltblau auf der Glasur marmorirt" sind[71]. Mit diesen Bezeichnungen „gesprenkelt" und „marmori[e]rt" versuchte man offenbar, den Schwämmeldekor seinem Erscheinungsbild gemäß zu beschreiben. Um 1912 tauchten Bezeichnungen wie „urwüchsige Technik", „Bauerndekor" und „Bauernmalerei" für das geschwämmelte Geschirr auf[72]. In diesen abwertenden Bezeichnungen drückte sich der vorherrschende bürgerliche Zeitgeschmack nach der Jahrhundertwende aus. Konrad Strauss schrieb 1920 auf Bunzlau bezogen: „Gegen Ende des 19. Jahrhunderts wurde das plastische Ornament, das „Belegen" der Geschirre, durch blau und grün gemalte Motive verdrängt. Die braune Lehmglasur wurde nämlich durch die schöner aussehende Feldspatglasur ersetzt; daraus ergab sich von selbst eine andere Dekorationsart. Die bisherigen weißen plastischen Auflagen würden auf den weißglasierten Geschirren ihre Wirkung verloren haben; man griff also zu dem farbigen Dekor. Vor allem blau und grün wurde in Schwämmchentechnik verwendet, die darin besteht, daß die Farbe mittels eines zugeschnittenen Schwammstückchens immer in derselben Dekorform aufgetragen wird."[73]

Folgt man diesen Belegen, so werden hin und wieder geäußerte Meinungen, wonach das Schwämmeln um 1908 in Bunzlau „erfunden"[74] worden oder seit 1700 üblich[75] sei, mehrfach obsolet: Der Schwammdekor kam nicht in Bunzlau auf; er war vielmehr eine längst bekannte und billige Verzierungstechnik für Keramik. Auch lassen sich die angegebenen Jahreszahlen in keiner Weise rechtfertigen.

Bezieht man die Neugründungen von Werkstätten durch schlesische Töpfer nach 1945 mit ein, so ist seither die Tradition des Bunzlauer Schwammdekors, der z. B. heute noch bei Reinhardt Gleisberg, Marktheidenfeld, und bei der Töpferei Greulich, Fredelsloh, geübt wird, nicht abgerissen.

Die zum Dekorieren von Geschirr brauchbaren Schwämme mußten eine „weiche, faserig-filzige Struktur" besitzen. Am besten geeignet waren sog. Levantiner-, Zimmoka- (Zimocca) oder Elefantenohrschwämme[76]. Ausgewaschen und sorgfältig getrocknet[77] boten sie spezielle Großhandlungen an[78]. Aus den Schwämmen wurden geradeflächige Stempel herausgeschnitten und auf der Stempelfläche mit Schere oder glühendem Draht Muster herausgearbeitet[79]. Nach einem Zeitschriftenbericht von 1881 gab es zu dieser Zeit bereits fertig geschnittene Schwämme („Sterne, Blätter und ähnliche Ornamente") in Deutschland zu kaufen[80]. Im Jahr 1885 wurden in einer Fachzeitschrift für Töpfer Schwammstempel wie folgt annonciert: „Neuerdings bringt... A. Wenger in Hanley, Staffordshire in England solche geschnittene Schwämmchen (cut sponges, eponges dé coupees) in den Handel, welche zu ganz überraschend complicirten Figuren geformt sind. Diese Schwämmchen sind in ca. 160 Mustern vorräthig und neben einer Anzahl hübscher ornamentaler Elemente für zusammenzusetzende Muster versteigen sich die Zeichnungen bis zu Thieren aller Art, zu menschlichen Figuren, zu Pferd und Reiter u. dergl. mehr."[81] Hinweisen aus dem Jahr 1921 schließlich ist zu entnehmen, daß von deutschen Schwammgroßhändlern geschnittene Schwämme auch nach aufgegebenem Muster gebrauchsfertig zu beziehen waren[82].

Importierte Produkte waren nicht billig; die geschnittenen Schwämmchen aus England kosteten um 1885 zwei bis vier Schilling das Stück[83] und noch 1922 galten Elefantenohrschwämme als „teure Spezialität"[84]. Das war sicher auch der Grund, weshalb zu Beginn des 20. Jhs. immer wieder nach Möglichkeiten gesucht wurde, die Naturschwämme durch andere Materialien zu ersetzen[85].

Für bestimmte Schwammdekore testete man z. B. Gummistempel, Schwammimitationen, wie sie Gummifabriken anboten [86], Stofftampons oder Holzwollebäusche[87], alte Strickstrümpfe und sogar Hasenpfoten[88] auf ihre Eignung[89].

Als besonderer Vorteil des Naturschwamms[90] galt sein großes Aufsaugvermögen. „... nur allein mit dem von Farbe vollgesaugten Schwämmchen ist es möglich, eine ganze Reihe der betreffenden Muster nacheinander hinzudrucken, ohne vor dem jedesmaligen Abdruck von neuem in die Farbe einzutauchen, wie das bei Gummistempeln nötig ist... im ganzen gehört viel Geschicklichkeit dazu, etwas Hübsches herzustellen in diesen Dekorationswerkzeugen, deren Leistung doch immer verhältnismäßig grob ist, so daß diese Verzierung nur auf billiger Handels- und Massenware Anwendung findet."[91] Und als Massenware wurde das geschwämmelte Geschirr, anfangs gedreht, später – etwa ab 1910 – als gegossenes Feinsteinzeug in Bunzlau und Umgebung auch hergestellt.

Das Auftragen von dünnflüssigem farbigem Glasurbrei mit dem Schwamm, „Schwämmeln" genannt, erfolgte in Bunzlau auf der mit weißer Engobe begossenen und danach getrockneten Geschirroberfläche. Nach der Verbesserung der Masse hin zum Feinsteinzeug bildete die natürliche Brennfarbe der Bunzlauer Tone, „silbergrau bzw. zartgelb in jedem Falle also fast weiß"[92] den Untergrund für den Farbauftrag, es mußte nicht mehr engobiert werden. Nach dem Schwämmeln wurde das Geschirr mit einer farblosen durchsichtigen, zuweilen auch mit einer blau[93] eingefärbten Glasur überzogen und gebrannt. „Nach dem Brand leuchten die Farben durch den transparent gewordenen Glasurbelag durch"; Schwammdekor ist „also eine typische Unterglasurmalerei."[94] Neben dieser Art des Farbauftrags war offenbar noch eine andere, eine Art Aufglasurmalerei üblich. Dabei wurde das bereits glasierte Gefäß geschwämmelt[95].

Nach der keramischen Literatur war in Bunzlau spätestens im letzten Viertel des 19. Jhs. das monochrome (blaue), unregelmäßige Betupfen der Gefäßaußenflächen vorherrschend. Führte der Töpfer das Schwämmeln mit einer verlaufenden Farbe aus und nutzte er dazu einen großporigen Schwamm, dann erhielt er ineinander verfließende, marmorierte Zeichnungen[96]. Diese Art des Betupfens der Gefäße bezeichneten die Töpfer mit dem schlesischsächsischen Mundartwort „titschen". Es bedeutet soviel wie eintauchen und bezieht sich auf das Eintauchen des Schwammes in die Farbmasse[97]. Der getitschte, gesprenkelt aussehende oder entfernt an eine Marmorierung erinnernde Dekor wurde in Bunzlau spätestens im letzten Jahrzehnt des 19. Jhs.[98] (datierte Geschirre sind bisher nicht bekannt) zunächst durch strukturierte[99], erst einfarbige, dann zwei- und dreifarbige Verzierungen abgelöst oder ergänzt. Als Farben kamen zum Blau noch Grün und Braun, selten Rot, hinzu. Neben Volldekoren, bei denen ein Abdruck eines Schwammstempels neben dem anderen die gesamte Gefäßoberfläche bedeckte, wurden auch Dekore geschwämmelt, bei denen die weiße Gefäßoberfläche als Hintergrund oder als Kontrast in den Dekor einbezogen war.

Unter den Schwämmelmustern galt das Pfauenauge als besonders charakteristisch für den Kreis Bunzlau. Die Augenflecken kamen in verschiedener Farbgebung vor. Besonders häufig war eine Variante, bei der die Augenpupille[100] grün, die Umrandung blau gefärbt war. Weder diese noch andere Varianten lassen sich eindeutig einer Werkstatt oder Zeit zuweisen. Ähnliches gilt mit wenigen Ausnahmen auch für die große Vielfalt der übrigen geschwämmelten Dekore (Quadrate, Dreiecke, Blumen, Kreise usw.). Lediglich ein Kreuzblumenmuster wurde nachweislich signierter Stücke über längere Zeit von der Töpferei Hermann Kühn in Ullersdorf geschwämmelt. Ein Streublumenmuster, bestehend aus drei Farbpunkten, läßt sich der Töpferei Lachmann in Naumburg/Q. zuordnen[101]. Zeitlich eingrenzen läßt sich das sog. Margeritenmuster, das in den späten dreißiger Jahren in mehreren Werkstätten auf Geschirr für den Reichsarbeitsdienst (RAD) geschwämmelt wurde. Einen Musterschutz, etwa durch Eintragung in die Warenzeichenrolle, genossen Schwämmelmuster nicht. Auch wegen der Möglichkeit, aus dem Bunzlau nahen Königsbrück bereits vorgefertigte Schwämme zu beziehen, stand der wechselseitigen Nachahmung einzelner Töpfereien nichts im Wege[102].

Eine „selbständige Weiterentwicklung" und Perfektion des im Kreis Bunzlau üblichen geschwämmelten Dekors zu Beginn des 20. Jhs. im Bereich des Kunsthandwerks findet sich bei dem Berliner Töpfer Friedrich Festersen. Besonders „in den Jahren 1909 und 1910 hatten seine Geschirre und Vasen große Beachtung gefunden."[103]

Die an dieser Stelle im Sinne eines Resümees naheliegende generelle Frage der Zuweisbarkeit von geschwämmeltem Geschirr nach Zeit und Ort seiner Herstellung läßt sich nicht einfach beantworten. Das hat mehrere Gründe: Bunzlau war der wirtschaftsgeographische Mittelpunkt einer ganzen Töpferregion, in der geschwämmelt wurde. Wobei man zwar mit einiger Berechtigung annehmen kann, daß andere Herstellungsorte, wie z.B. Coswig in Anhalt, Neschwitz, Bischofswerda in der Lausitz oder Frankfurt an der Oder als Filialproduktionen in dem Sinne galten, als dort das auf den Märkten erfolgreiche Bunzlauer Geschirr kopiert wurde. Außerdem versahen die Töpfer das auf der Scheibe gedrehte geschwämmelte Geschirr selten mit einem Herstellerstempel. Markiert wurde erst das gegossene oder eingedrehte Feinsteinzeug, allerdings auch nicht in jedem Fall. Aber nur mit Herstellermarke ist das Geschirr eindeutig zuweisbar. Dies gilt für den Kreis Bunzlau allerdings erst seit etwa 1905.

Spritzdekor

Sieht man von dem bereits erwähnten vortechnischen Bespritzen eines Geschirrohlings mit Glasurbrei unter Verwendung z.B. eines Reisigbesens ab, dann ist Spritzen ein industrieller Dekor. Er setzt nämlich ein „Luftdruck-Malgerät"[104], einen sog. Aerographen[105] voraus. Mit dem Aerographen als einem Vorläufer der heutigen Farbspritzpistolen (und Spraydosen) stand Industrie und Handwerk ein Gerät für das Zerstäuben von dünnflüssigem Glasurbrei bzw. von Farbe zur Verfügung, das das Aufspritzen oder Aufsprühen genau dosierbar und damit kontrollierbar machte. Eine Struktur erhielt der Spritzdekor durch das Anlegen von Schablonen auf dem Gefäßkörper.

In der keramischen Industrie soll die „Maschinenspritzerei" um das Jahr 1893 aus den USA übernommen worden sein[106]. Angesichts der zur Zeit des Jugendstils besonders hochentwickelten, oft raffinierten Lauf-, Lüster- und Kristallglasuren beachtete man die neuentwickelte „Handspritzmalerei"[107], wie sie zunächst hieß, wenig. Sie habe, so lautete 1914 ein Urteil, „von allen Schmucktechniken die ödesten Ziereffekte gezeitigt"[108]. Auch müsse man das Fehlen jeder handwerksmäßigen Tradition feststellen. Die Spritzdekoration sei zwar „schnell zu hoher Vollendung gediehen und [habe] einstmals selbst in ihren einfachsten Leistungen eine recht stattliche Zahl von Kräften" beschäftigt, doch gelinge es „heute nach Verlauf nur weniger Jahre kaum mehr, auch nur ihren hervorragendsten Darbietungen größeres Interesse zu schaffen."[109] Das mag auch daran gelegen haben, daß das neue Verfahren zunächst lediglich „zur Nachahmung von Handmalerei benutzt" wurde[110].

Diese Geringschätzung änderte sich erst, als in den 20er Jahren unseres Jhs. der Zeitgeschmack sich gemäß der „Neuen Sachlichkeit" vom Handwerklichen weg zum Industriell-Technischen[111] hin orientierte. Diesem Geschmackswandel in den 20er Jahren zur „expressionistischen Kunst"[112] kam entgegen, daß mittlerweile das Gießverfahren in den Töpfereien perfektioniert war. Damit wurde es möglich, an nahezu standardisierte Geschirrformen vorgefertigte, elastische Schablonen paßgenau anzulegen. Die Töpfer waren nun in der Lage, auch komplexer strukturierte, z.B. konstruktivistisch und kubistisch beeinflußte Formen zu spritzen. Die vordem auf der Töpferscheibe gedrehte „ordinäre"[113] Ware zeigte bei aller handwerklichen Perfektion stets eine gewisse Variabilität in der Form und der Stärke der Wandung, so daß sich ein Schablonieren beim Farbauftrag nicht empfahl. Bei sich nicht eng an den Geschirrkörper anschmiegenden Schablonen kam nämlich Farbe unter die Auflage und führte im Ergebnis zu Patzern oder anstelle von Farbwolken zu Schlickerstrichen. Das Erscheinungsbild des Spritzdekors war damit verdorben. Das freihändige Spritzen ohne Schablone konnte sinnvoll nur angewandt werden, wenn es um das Einfärben glatter Flächen ging (Fondspritzen)[114], um „Abtönungen von einer Farbe in die andere", um Schattierungen oder wenn dem auf der Scheibe sich langsam drehenden Gefäß „weiche bandartige Zonen"[115] aufgespritzt werden sollten. Entsprechend findet man auf gedrehten Gefäßen nur einfachsten Spritzdekor.

Die Anwendung von Aerograph und Schablone verhalf dem Dekor, wie Artur Hennig 1929 begeistert feststellte, zur „Klarheit der Maschinenschrift". „... das persönlich Betonte wird durch Sachlichkeit ersetzt."[116] Daß diese Dekorart sich durchsetzte, in den frühen dreißiger Jahren weite Verbreitung fand, ja sogar in dieser Zeit eine Art „Monopolstellung"[117] in den Bunzlauer „Betriebe[n] auf einer Mittelstufe von Handwerkskunst und Fabrikbetrieb“[118] einnahm, hängt auch damit zusammen, daß sie nach den Maßstäben damaliger industrieller Produktion „rationell“ war[119]. Als nach 1933 die staatlich gelenkten Versuche deutlicher wurden, ein an Blut und Boden orientiertes Handwerk zu begründen oder wiederzubeleben, verlor der Spritzdekor zunehmend an Bedeutung[120]. Für die Gestaltung des Spritzdekors ergaben sich aus der Schablonierung und der Eigentümlichkeit des Spritzverfahrens vielfältige Konsequenzen. Spritzen ließen sich vor allem geometrisch-flächige Ornamente. Kreise, Dreiecke, Rechtecke, Quadrate, Ellipsen, Winkel, „Ecken“ und Zickzackbänder wurden zu wechselnden Arrangements zusammengestellt[121]. Sollten eher herkömmliche Verzierungen, wie z. B. Rosenblüten und -blätter, gespritzt werden, gerieten sie nahezu zwangsläufig sehr flächig. Raffinesse gewannen besonders die abstrakten Muster durch die Kombination verschiedener Schablonen und Farben, sowie durch das Spritzen unterschiedlich dichter Farbschleier.

Der Spritzdekor ließ sich auch z. B. durch Auskratzen von aufgespritzter Farbe mit einem stumpfen Stift oder zusätzlichem Auftrag von Farbe mittels Pinsel oder Schwamm ergänzen. Solche Verfeinerungen wurden auf Massenware selten vorgenommen. Dort herrschten Ein- oder Zweifarbigkeit und einfache Struktur des Dekors vor. Auch diese Beschränkung hat mit einer Eigenheit des Spritzverfahrens zu tun. Der Auftrag von mehreren Farben erforderte entweder den Einsatz von verschiedenen Aerographen oder eine zwischenzeitliche Reinigung des Geräts. In jedem Fall mußte ein Farbauftrag vor dem Aufbringen eines weiteren getrocknet sein.

Eine umfassende Würdigung des Spritzdekors als einem Phänomen, dessen Dauer im Wesentlichen auf die Zeit der Weimarer Republik beschränkt war, steht noch aus. Dennoch läßt sich aus einer jüngst erschienen ersten Darstellung[122] ablesen, daß Bunzlau bei der Entwicklung und Anwendung des Spritzdekors ein besonderer Stellenwert zukam.

Nach dem Fachschrifttum der Zeit galt die Keramische Fachschule Bunzlau ohnedies als „fortschrittlichste und modernste der keramischen Lehranstalten in Deutschland“. Insbesondere der Fachschullehrer und Maler Artur Hennig und der Architekt Johannes (John) Martens experimentierten, deutlich vom Bauhaus inspiriert, ab etwa 1925 mit gespritzten Dekoren[123] und beeinflußten in den frühen 30er Jahren wesentlich das Erscheinungsbild der Produktion der größeren Bunzlauer Werkstätten. Dies bezieht sich

Aerograph zur Herstellung von Spriztdekoren

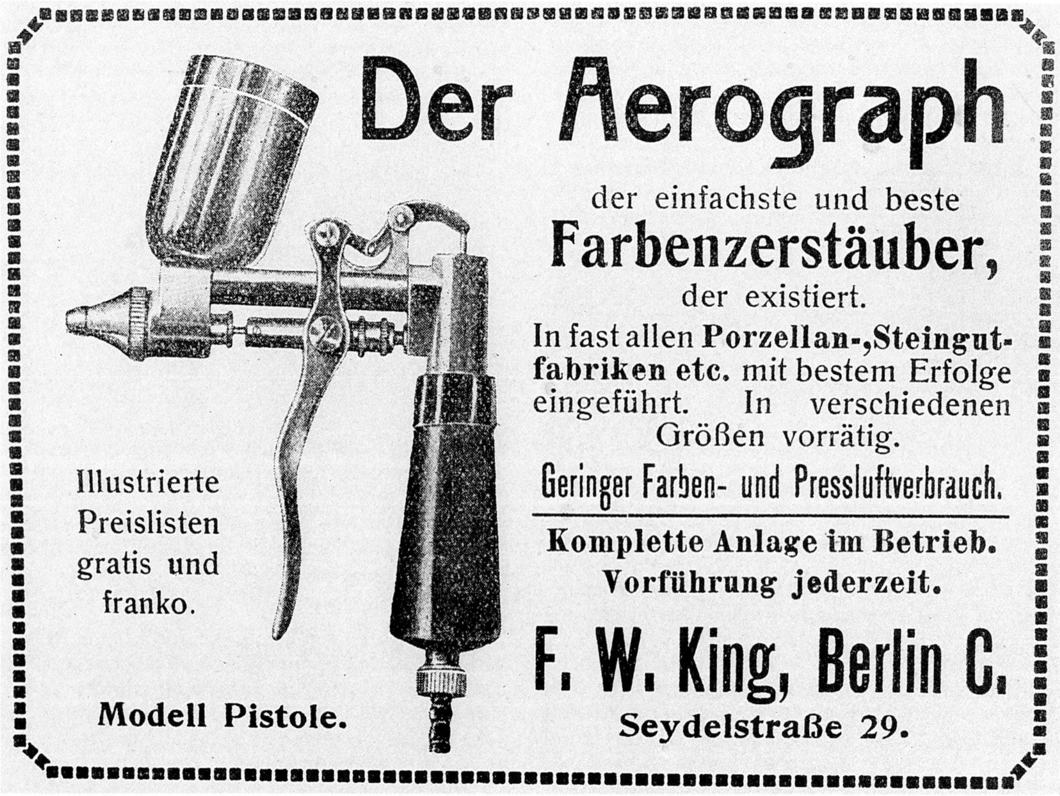

besonders auf die Firmen Hugo Reinhold&Co., Julius Paul&Sohn und Karl Werner&Co, Tillendorf. Allerdings hatte sich beim Spritzdekor, anders als beim Braungeschirr und bei der schwammdekorierten Ware, die Herkunftsbezeichnung Bunzlau nicht zu einem eigenen keramischen Gattungsbegriff entwikkelt. Diese Feststellung schließt nicht aus, daß die in Bunzlau verwendeten Dekore quer durch die Produktionspalette der einzelnen Werkstätten einander zuweilen sehr ähnlich waren. Das konnte soweit gehen, daß Geschirre, die allem Anschein nach zusammengehörig waren, tatsächlich Marken unterschiedlicher Bunzlauer Werkstätten trugen. Möglicherweise unterstellten die Hersteller dem Käufer bestimmte Vorstellungen darüber, wie typische Bunzlauer Ware auszusehen habe. Ob die zur Blütezeit des Spritzdekors bestehende Bunzlauer Verkaufsgenossenschaft ihrerseits Anstöße zur Vereinheitlichung der Dekore gegeben hat, ist zwar nicht bekannt, läßt sich aber vermuten.

Insgesamt jedenfalls grenzt die Ähnlichkeit der Dekore untereinander die Bunzlauer Ware deutlich vom spritzdekorierten Porzellan und Steingut, z. B. aus Elsterwerda, Annaburg, Colditz, Wächtersbach oder Schwandorf ab[124]. Förderlich für das Zustandekommen dieser Sonderstellung waren die typischen, brenntemperaturbedingten Bunzlauer Farben. Auch auf dem spritzdekorierten Geschirr kamen besonders Braun, Blau und Grün vor. Singulär im Vergleich mit den anderen Dekoren ist der gesetzliche Musterschutz, den zumindest eine Werkstatt (Julius Paul & Sohn) auf ihre Spritzdekore samt den dazugehörigen Geschirrformen erhalten hatte[125]. An dieser formal geschützten Form-Dekor-Korrespondenz wird deutlich, daß offensichtlich bestimmte Dekore an bestimmte Formen gebunden, in einigen Fällen Dekor und Form sogar zusammen entwickelt worden waren. Dies ist umso bemerkenswerter, als vorherige Neuerungen bei den Dekoren in Bunzlau ohne erkennbare Konsequenzen für die Gefäßformen geblieben waren, die Dekore den überlieferten handwerklichen Formen quasi „aufgesetzt" wurden. Bei einer Reihe herkömmlicher Bunzlauer Kannen- und Krugformen läßt sich dies deutlich nachweisen. Somit stehen gespritzte Gefäße nur bedingt in der Bunzlauer Tradition. Das Geschirr stellte einen Kompromiß dar aus einem in längerer Handwerkstradition entstandenen Formenkanon und einer unter Einwirkung zeitgenössischer Kunstströmungen (z.B. dem Bauhaus) entstandenen Anpassung an einen gewandelten Geschmack.

Das spritzdekorierte Bunzlauer Geschirr wurde als Gebrauchsware vom Kunden angenommen. Ab etwa 1930 war diese Produktion für die Werkstätten auch finanziell einträglich. Die Handwerker selber scheinen den Spritzdekor zunächst unwillig übernommen zu haben; „den Töpfern kam ihre Ware verschandelt" vor[126]. Eine solche Bewertung bedarf allerdings einer doppelten Relativierung. Denn zum einen stand das Spritzverfahren als eher industrieller Dekor, wie dargestellt, nicht in der unmittelbaren Kontinuität handwerklicher Tradition und wurde deshalb von den Töpfern entsprechend skeptisch aufgenommen. Auch wurde im Rahmen der ideologiegestützten Rückbesinnung auf handwerkliche Techniken ab Mitte der 30er Jahre der Spritzdekor abgewertet. Zum anderen knüpften einige Bunzlauer und Naumburger Töpfer, als es nach 1945 darum ging, eine neue Existenz aufzubauen, bewußt an die „netten alten Dekore"[127] der Vorkriegszeit an. Unter diesen Reminiszenzen befand sich in mehreren Werkstätten auch der Spritzdekor.

Anfangs hatte der Aerograph die Form eines Zeichenstifts, von dem ein Gummischlauch zu einem elektrisch angetriebenen Kompressor führte. In eine Öffnung hinter der Spitze des Stiftes wurde die flüssige Farbe eingefüllt. Der Druck auf eine der sichereren Bedienung wegen aufgerauhte Taste regelte den Luftzustrom und gleichzeitig die Größe der Austrittsdüse an der Spitze des Geräts. Je nach Öffnung wurde viel oder wenig Farbe zerstäubt. Abhängig vom Abstand schlugen sich auf dem Geschirr die Farbnebel in Form leicht verwischter Linien oder Farbwolken nieder. Später wurde über der Einfüllöffnung des Stifts ein ballonförmiger, gläserner Füllaufsatz montiert[128].

Im Jahr 1932 besaßen alle größeren Firmen in Bunzlau solche, technisch allerdings weiterentwickelte Spritz- bzw. Aerographenanlagen[129].

Keramisch-technologisch betrachtet handelt es sich beim Bunzlauer Spritzdekor um eine Unterglasurmalerei. „Vielfach wird dabei ein schönes Rotbraun unter der Glasur bevorzugt, eine alte Reminiszenz an die – allerdings ganz anders wirkende – Braunglasur traditioneller Bunzlauer Töpferei."[130] Als weitere Farben neben Rotbraun benutzten die Töpfer, wie bereits erwähnt, die besonders feuerfesten Farben Grün und Blau zum Spritzen. Nachdem der rohe, meist gegossene (Feinsteinzeug-) Scherben bemalt oder bespritzt war, wurde er „mit einer durchsichtigen Glasur überzogen, wobei zunächst die aufgemalten oder aufgespritzten Farben vollständig verschwinden und erst im Brennprozeß wieder hervortreten."[131] Die für den Spritzdekor benötigten Schablonen schnitt man aus dünnen Kupfer- bzw. Aluminium-(Stanniol-)folien aus. Eine alte Methode der Schablonenmalerei mit dem Pinsel sah auch steifes Ölpapier vor[132]. Versuche, die abzudeckenden Flächen, die sog. Reservage, mit wieder abwaschbarer Schlämmkreide oder Glyzerin freizuhalten, erwiesen sich als erfolgreich, aber zu aufwendig[133]. Besonders paßgenaue, jede Rundung oder Vertiefung des Geschirrs berücksichtigende Schablonen erhielt man durch Ätzung oder auf galvanoplastischem Wege[134]. Diese Schablonen ließen sich leicht auf dem Geschirr befestigen und rasch wieder abnehmen[135]. Bei einer Variante des schablonierten Dekors wurde die mit Gummi arabicum (bzw. Glyzerin oder Dextrin) zähflüssig gemachte Farbe mit dem (Stupf-) Pinsel („Stupper mittlerer Größe"[136] oder mit dem Schwamm) auf die freigehaltenen Geschirrflächen aufgetragen.

Marmorierung

Marklissa, einem schlesischen Töpferort südwestlich von Bunzlau, wird in der Fachliteratur Irdenware, und zwar „Töpfe, Teller, Schüsseln, mit marmorierter Musterung in gelb, rot, schwarz oder auch grün auf weißlichem Grunde vor allem während des 18. und 19. Jahrhunderts" zugewiesen[137]. Auch für Naumburg/Q. ist die Herstellung von hochgebrannter Ware in blau-weißer bzw. grün-weißer Marmorierung für das späte 19. Jh. bezeugt[138]. Auf Bunzlau verweist nur eine beiläufige Erwähnung bei Konrad Strauss[139]. In der Oberlausitz, als Niederschlesien benachbarter Töpferregion, war marmorierter Dekor geläufiger: „Geflammte Ware", das sind außen „mit einer flüchtigen Mischung von weißer und blauer Engobe" überzogene Gefäße, stellte dort Ende des 19. Jhs. einen Übergang vom handwerklich dekorierten Geschirr zu einem nach Rentabilität und Profit verzierten vorindustriellen Massengeschirr dar[140].

Auch außerhalb Schlesiens und Sachsens lassen sich zahlreiche Herstellungsorte für marmorierte Ware nennen, bezeichnenderweise – wie schon beim Schwammdekor – auch Staffordshire in England. Die schon für den Schwammdekor naheliegende These, die niederschlesische Keramik sei hinsichtlich ihres Dekors von England beeinflußt, erscheint auf den ersten Blick nicht ganz abwegig. Bekannt ist, daß die schlesische Porzellanindustrie und Weberei sehr stark am englischen Vorbild orientiert waren, sich teilweise sogar in englischem Besitz befanden[141].

Im übrigen war der marmorierte Dekor nicht auf die Keramik beschränkt. Er findet sich insbesondere auf Papier. Sein Name leitet sich von der Maserung des Marmorsteins ab. Bei keramischem Geschirr kann der Dekoreffekt auf zwei verschiedenen Wegen erzeugt werden:

– *durch eine Marmorierung in der Masse:* Sie wird beim Drehen des Geschirrs aus einem in sich mehrfarbigen Tonblock[142] erzielt, kommt aber bei Produkten aus Schlesien und der Lausitz nicht vor.

– *durch eine Marmorierung in oder unter der Glasur:* Nach der Art der Marmorierung und nach Maßgabe älterer Fachliteratur kommen drei Verfahren besonders in Frage: gespritzter Farbbewurf, sog. Adermarmor und Streifenmarmor. Welches dieser oder welches andere Verfahren die schlesischen Töpfer bevorzugten, konnte nicht herausgefunden werden.

Am billigsten und am einfachsten zu handhaben war wohl das Spritzverfahren: Farbige Glasur wird auf das weiß engobierte Geschirr getropft oder gespritzt und zum Verlaufen gebracht.

Für den Adermarmor bestrich der Töpfer die zu dekorierenden Waren mit einer Lösung aus Tragant-Gummi oder tauchte sie einfach hinein. Die dünne Gummischicht verhinderte das sofortige Eindringen der Farbe in den porösen Scherben[143]. „Nachdem man den Scherben mit dieser Lösung getränkt hat, spritzt man mit einem feinen Pinsel nacheinander verschiedene Farben auf. Die Farben sind gewöhnlich mit Wasser angeriebene Unterglasurfarben, denen einige Tropfen frischer Ochsengalle zugesetzt werden. Der Zusatz an Ochsengalle bezweckt, daß die mit dem Pinsel aufgespritzte Farbe auf der den Scherben bedeckenden Schicht in unregelmäßigen zackigen Linien verläuft, denn hierdurch wird das charakteristische Merkmal einer marmorähnlichen Aderung hervorgerufen. Nach dem Bespritzen werden die Gegenstände von neuem in die ersterwähnte Lösung getaucht. Dann läßt man sie trocknen und glüht sie bei schwacher Rotglut."[144] Danach wurden sie glasiert und gebrannt.

Zur Erzielung des Streifenmarmors tropfte der Töpfer in einen Bottich mit weißer Grundmasse so vorsichtig Farbe, daß diese auf der Oberfläche lag. Darin wurde das lederharte Gefäß mit dem Fuß nach unten eingetaucht. Nach dem Herausziehen war zu sehen, „daß sich die einzelnen Farbtropfen in Form längerer und kürzerer, schmalerer und breiterer, vielseitig ineinandergreifender flammiger Streifen an die Fläche des eingetauchten Stückes aufgelegt haben; [es] ist jetzt einfach streifig marmoriert. Giebt [man] beim senkrechten Herausziehen – denn nur das Anhaften der Farbe beim Herausziehen erzeugt die marmorartigen Streifen, und nicht das Eintauchen –, dem Stücke eine horizontale Drehung, dann werden die Farben mit in diese Drehung mitgenommen, es erscheinen die Streifen nicht mehr in senkrechter Anordnung, sondern sie überziehen die Fläche in einer schräg aufsteigenden Richtung. Giebt er beim senkrechten Herausziehen einige rüttelnde horizontale Bewegungen, dann erscheinen die Streifen mit Zakkenunterbrechungen, indem sie durch diese Zickzacke unterbrochen sind, kurz, man kann durch diese combinirte Bewegungen beim Herausziehen die allerverschiedensten Effekte in der Gestaltung dieses Streifenmarmors erzielen."[145]

Anmerkungen

1 I. Scheibler 1983 S. 97f.
2 F. Theilmann 1935 (1) S. 251f. – K. Strauss 1917 S. 334
3 E. Berdel 1939 (1) S. 12
4 J. C. H. Börner 1781 S. 148
5 ebd.
6 J. Matthias 1885 No. 76 S. 3
7 F. Singer 1911 (1) S. 447
8 Keram. Rundschau 1904 S. 800
9 F. Theilmann 1935 (1) S. 251f.
10 vgl. B. Mundt 1973 Abb. 21
11 F. Theilmann 1935 (2)S. 394
12 K. Strauss 1920f. S. 48
13 J. Horschik 1977 S. 6. Demnach findet sich die braune Glasur in verschiedenen Nuancen. Datierbar ist die ebd., S. 5 beschriebene Schraubkruke des Pastors Mergo (1640–54).
14 J. Horschik 1978 S. 396
15 J. Horschik 1977 S. 8

16 J.Horschik 1978 S.396
17 M.Höhne 1885 S.155
18 E. 1912 S.155. – F.Singer 1911 (1) S.447
19 C.Tostmann 1912 S.422
20 F.Theilmann 1954 S.30
21 M.Höhne 1885 S.155
22 E.Kalesse 1883 S.25–26
23 F.Theilmann 1966 S.3
24 F.Theilmann 1954 S.30
25 F.Theilmann 1935 (3) S.410f.
26 F.Theilmann 1954 S.30
27 F.Theilmann 1935 (1) S.251f.
28 F.Theilmann 1935 (3) S.410f.
29 E.Kalesse 1883 S.26
30 J.Horschik 1978 S.397
31 E.Kalesse 1883 S.26 spricht in diesem Zusammenhang von „Farben ohne Harmonie“
32 K.Strauss 1920f. S.62
33 M.Höhne 1885 S.155
34 K.Strauss 1920f. S.74
35 vgl. K.Strauss 1920f. S.62 – ders. 1971 S.11 u. 14
36 W.Gebauer 1980 S.103
37 J.Horschik1978 S.393–394
38 J.Horschik 1978 S.398
39 E.Berdel 1939 (1) S.26
40 A.Berge 1911 S.127
41 H.Hecht 1923 S.260–261
42 F.Singer 1911 (1) S.447
43 Neue Bunzlauer Töpfereien 1910 S.395f. Bisher bekannte Arbeiten von Erwin Süß: Zwei Bierkrüge zum Breslauer Universitätsjubiläum 1911 (Tonwaren-Industrie 1911 S.367 – Studentisches Festbuch zum 100jährigen Jubiläum der Universität Breslau 1811-1911. Breslau 1911 S.59)
44 F.Theilmann 1935 (3) S.426
45 C.Tostmann 1912 S.422
46 Bewertung von R.Joppien 1978 S.83
47 F.Poltrock 1908 S.567
48 C.Tostmann 1912 S.421–423
49 E.Büttner 1910 (2) S.123
50 F.Theilmann 1935 (3) S.427
51 F.Poltrock 1908 S.567
52 E. 1912 S.580–581
53 F.G. 1911 S.397
54 z.B. P.Rada 1960 S.133 – L.Grasmann 1978 S.72
55 F.Brandenburger 1893 S.81
56 J.C.H.Börner 1781 S.150
57 E.Sax 1888 S.106
58 G.Berti, L.Tongiorgi 1977 S.14
59 vgl. G.Cesura 1978 – Ciardi Dupré Dall Pogetto u.a. 1980 S.149
60 vgl. J.Horschik 1978 S.400
61 E. und A.Robacker 1978 S.15
62 ebd.
63 Prattware ist benannt nach dem englischen Töpfer Felix Pratt, dessen Arbeitszeit etwa von 1780 bis 1820 reichte. Er stellte in Staffordshire Steingut her, das oft schwammdekoriert war. vgl. L. A. Boger 1971 S.270
64 ebd. E. und A.Robacker 1978 S.35
65 Offenbar wurden in New Jersey und Ohio zwischen 1860 und 1890 Geschirre hergestellt, die denen aus Bunzlau sehr ähnlich waren. vgl. C.Ketchum 1983 z.B. S.177 u. 178, 221, 229
66 E. und A.Robacker 1978 S.87–88. Bemerkenswert bei allen Kategorien ist das Vorherrschen der Farbe Blau.
67 V.Scheufler 1974 S.47–57
68 G.J.Grein 1983 S.32 „...wurde aber auch eine Verziertechnik gepflegt, mit der man mittels Schwamm das ganze Gefäß betupfte. Somit zog man eine moosartige, porige Schicht über die Gefäßwand. Der Eindruck von Moosflechten wurde noch verstärkt durch die Tatsache, daß man fast ausschließlich die grüne Farbe verwandte.“ Diese Technik wurde nur „für das schnelle Verzieren von Gebrauchsgeschirr verwandt“.
69 E.Büttner 1910(2) S.123 – J.Grell 1924 S.555 vermutet die Mitte des 19.Jhs.
70 M.Höhne 1885 S.158
71 F.Brandenburger 1893 S.81
72 E. 1912 S.580, 581 – C. Tostmann 1912 S.422 – F.G. 1911 S.374
73 K.Strauss 1920f. S.70
74 R.Langematz, P.Nedo 1968 S.78 – R.Weinhold 1961 S.98
75 H.Arnold 1975 S.12
76 H.Michel, G.Schering 1956 S.228–229
77 „Unter Rohware versteht man unbearbeitete, d.h. ungebleichte Schwämme, die ihren ursprünglichen Sand- und Steingehalt noch besitzen und lufttrocken sind. Wenn Sie trockene Elefantenohren kaufen, so müssen diese frei von absichtlich beigefügtem Wasser sein; jedoch sind Schwämme für Witterungseinflüsse sehr empfänglich, so daß selbst bei trocken angebotener Ware mit Rücksicht hierauf 10 % Gewichtsdifferenz noch zulässig sind. Vielfach pflegt man, und zwar aus Gewohnheit, die frisch angekommenen Schwämme am Ofen oder in der Sonne zu trocknen oder besser gesagt zu dörren...“ Sprechsaal 1922 S.331
78 Als Bezugsquellen für Schwämme werden in verschiedenem Zusammenhang genannt: 1895: A.Wenger, Hanley, Staffordshire, England; 1896: Dr.Jul.Bidtel, Cölln a. Elbe; 1921: Spezial-Tupfschwamm-Schneiderei Paul Wiesheu, vorm. Wenzky, Stuttgart-Gaisburg; Johann Lücke, Groß-Ottersleben, Magdeburg; 1924: Rudolf Andrießen, Wesel (gegr.1861); AlbertF.Borchers, Dresden; Gebr.Brandmeyer, Bremen; Christoph Sack, Schwarzenbach a.S.; Heinrich Schüür, Leipzig-Lindenau; M.J.Zervos, München; 1928: Südd. Schwamm-Großhandlung A.Vogel, Stuttgart
79 „...mit einem griechischen Levantiner guter Qualität mittlerer Größe kann man 30000 Speiseteller oder 40000 Schalen verschwammen und fertigmachen.“ vgl. Sprechsaal 1930 S.50
80 Sprechsaal 1881 S.404
81 Geschnittene Schwämme 1885 S.717
82 Lieferant war die „erste Spezialfabrik der Bran-

che Dekorationsstempel", die Firma J. Bergeon in Gelnhausen.
83 Geschnittene Schwämme 1885 S. 717
84 Sprechsaal 1922 S. 31 – Vgl. auch M. Wiswe 1980 S. 106
85 Vgl. Keram. Rundschau 1923 S. 57 – Sprechsaal 1923 S. 62 – Sprechsaal 1930 S. 50
86 Sprechsaal 1923 S. 62
87 P. Rada 1960 S. 134
88 M. Wiswe 1980 S. 106
89 vgl. E. u. A. Robacker 1978 S. 35
90 vgl. H. Michel, G. Schering 1956 S. 228
91 Sprechsaal 1885 S. 717
92 E. Berdel 1939 (1) S. 17
93 K. Strauss 1928 S. 66
94 E. Berdel 1939 (1) S. 17
95 A. Berge 1911 (1) S. 127
96 R. Hainbach 1907 S. 156–157
97 vgl. auch E. u. A. Robacker 1978. Dort werden die Begriffe Spatterware (to spatter = sprenkeln) und dipt ware (to dip = eintauchen) benutzt.
98 K. Steinitz 1895 (1) S. 193
99 M. Höhne 1885 S. 185. Er bezeichnete vermutlich diese Art geschwämmelten Dekors mit dem Begriff „Kattun".
100 Eine Möglichkeit, diese meist als Punkt erscheinende Pupille aufzubringen, beschreibt B. Kerl 1907, S. 1214: „Eine Abänderung des Schwammes besteht darin, daß man ein rundes Stückchen Schwamm in einen feinen Lappen mit nicht zu dichtem Gewebe einbindet und das den Schwamm enthaltende Beutelchen in die dünn angemachte Farbe eintaucht. Man erhält so eine Anzahl runder Abdrücke, von denen jeder wie eine mit Schatten versehene Kugel aussieht..."
101 K. Späth 1985 Abb. 85
102 Zumindest in der Spätzeit wurden die fertig geschnittenen Schwämme vor allem von der Firma Lücke in Königsbrück bezogen. vgl. K. Späth 1985 S. 22.
103 G. Reineking von Bock 1978 S. 115
104 G. Faist, M. Schultz 1911 S. 228
105 Tonindustrie-Zeitung 1904 S. 134
106 L. Reinhardt 1914 S. 342
107 R. Seidel 1914 S. 304
108 L. Reinhardt 1914 S. 342
109 R. Seidel 1914 S. 304
110 A. Hennig 1929 S. 76
111 ebd.
112 K. Strauss 1928 S. 66
113 Katalog J. Paul & Sohn 1936 S. 2
114 B. Kerl 1907 S. 1214
115 A. Hennig 1929 S. 78
116 ebd. S. 76
117 F. Theilmann 1954 S. 30
118 K. Bessrich 1936 S. 45
119 A. Hennig 1929 S. 76
120 Katalog J. Paul & Sohn 1936. Spritzdekorierte Ware ist noch abgebildet bei E. Berdel 1939, S. 25.
121 vgl. R. Joppien 1985, S. 39
122 T. Buddensieg 1985, besonders: R. Joppien 1985 S. 37f.
123 Zur Bedeutung Hennigs: G. Moeller 1985, S. 44–49 und T. Buddensieg 1985 S. 11. Buddensieg hält Hennig für den „sicher bedeutendste[n] Keramiker der zwanziger und dreißiger Jahre".
124 vgl. T. Buddensieg 1985
125 Katalog J. Paul & Sohn 1936
126 K. Späth 1985 S. 60
127 vgl. den Katalog der Fa. Bunzlauer Ton und Keramik Bayreuth-Plankenfels, 1. Okt. 1951, S. 1
128 Tonindustrie-Zeitung 1904 S. 134
129 Adreßbuch der Keram.-Industrie 1932
130 E. Berdel 1939 S. 24
131 Katalog J. Paul & Sohn 1936 S. 2
132 R. Hainbach 1907 S. 157
133 Brief Georg Buchwald vom 25. 7. 1976 an Kristine Späth
134 H. Welte 1910 S. 324f. – B. Kerl 1907 1214
135 Metallschablonen für den Aerographen. 1904 S. 643
136 Sprechsaal 1902 S. 483
137 K. Strauß 1928 S. 36
138 Mündlicher Hinweis von Gerhard Seiler, Leutershausen
139 Bei K. Strauß (1920f. S. 299) findet sich eine Abbildung eines Milchtöpfchens „mit marorierter gelblicher Bleiglasur". Der Autor datiert dieses Gefäß auf das Ende des 18. Jhs. und weist es Bunzlau zu. Da die Qualität der Abbildung selbst sehr mangelhaft ist, lassen sich daraus keine weiteren Schlüsse ziehen. Die ansonsten in der Literatur vorfindbaren Hinweise auf marmoriertes Geschirr beziehen sich nach dem Kontext ihrer Erwähnung auf einen von seinem Erscheinungsbild marmoriert wirkenden Schwammdekor.
140 R. Weinhold 1961 S. 98
141 vgl. K. Fuchs 1985
142 G. Bächer 1893 S. 401
143 vgl. F. Hegeler 1896 S. 1184–1185 – G. Weiß 1984 S. 106. Der Tragant-Gummi hatte dabei als schleimige, gummiartige Pflanzenabsonderung dafür zu sorgen, daß die Farbe nicht untersinkt und sofort vom Scherben aufgesogen wird. – „Als Ersatz für diese Lösung können Abkochungen von Birnenkernen, Leinsamen, Kakteenblüten und Quittenkernen verwendet werden. Die Abkochungen seiht man durch und läßt sie erkalten." A. F. K. 1909 S. 627
144 A. F. K. 1909 S. 627
145 F. Hegeler 1896 S. 1164–1165 u. S. 1184

710, 723 (oben), 712, 715 (Mitte), 721, 711, 724 (unten)

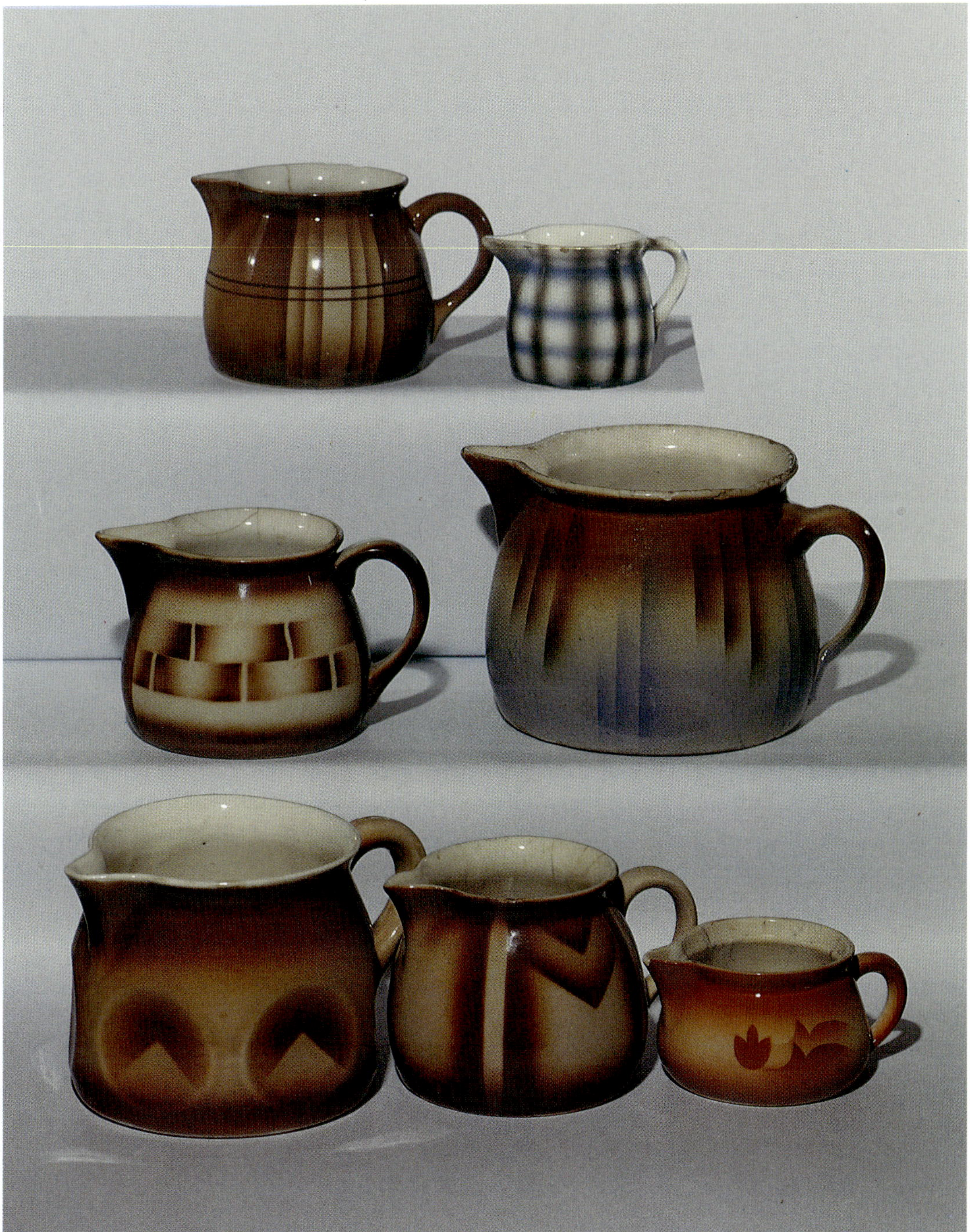

230

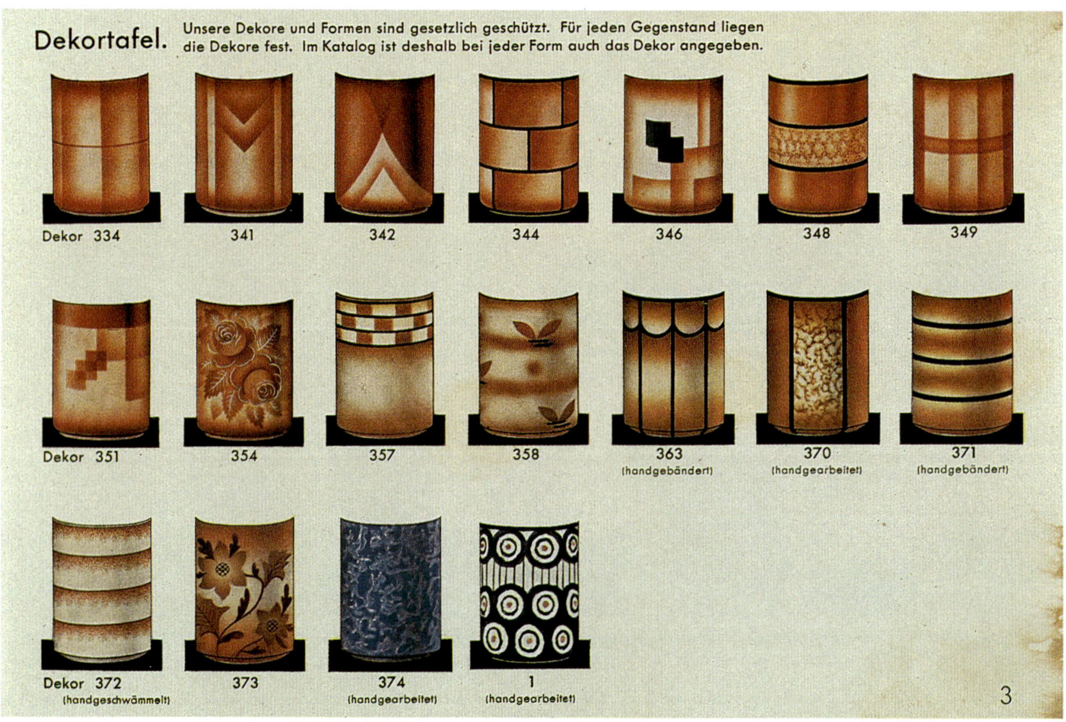
Dekortafel.
Unsere Dekore und Formen sind gesetzlich geschützt. Für jeden Gegenstand liegen die Dekore fest. Im Katalog ist deshalb bei jeder Form auch das Dekor angegeben.
Dekor 334
341
342
344
346
348
349
Dekor 351
354
357
358
363 (handgebändert)
370 (handgearbeitet)
371 (handgebändert)
Dekor 372 (handgeschwämmelt)
373
374 (handgearbeitet)
1 (handgearbeitet)
3

250, 700

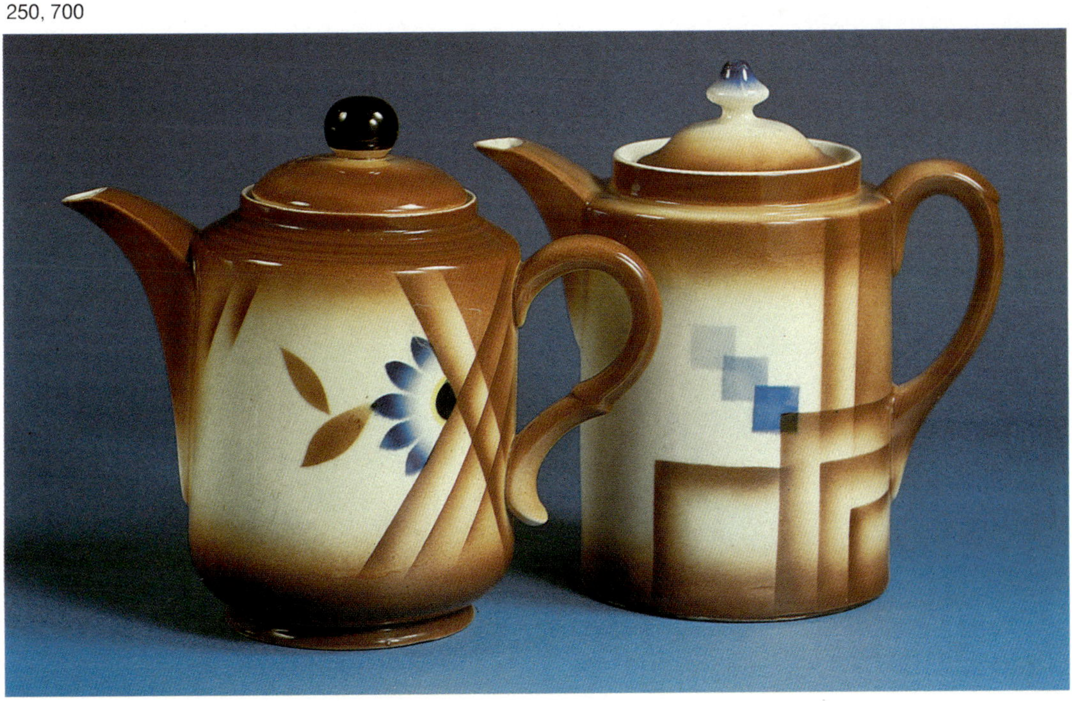

255

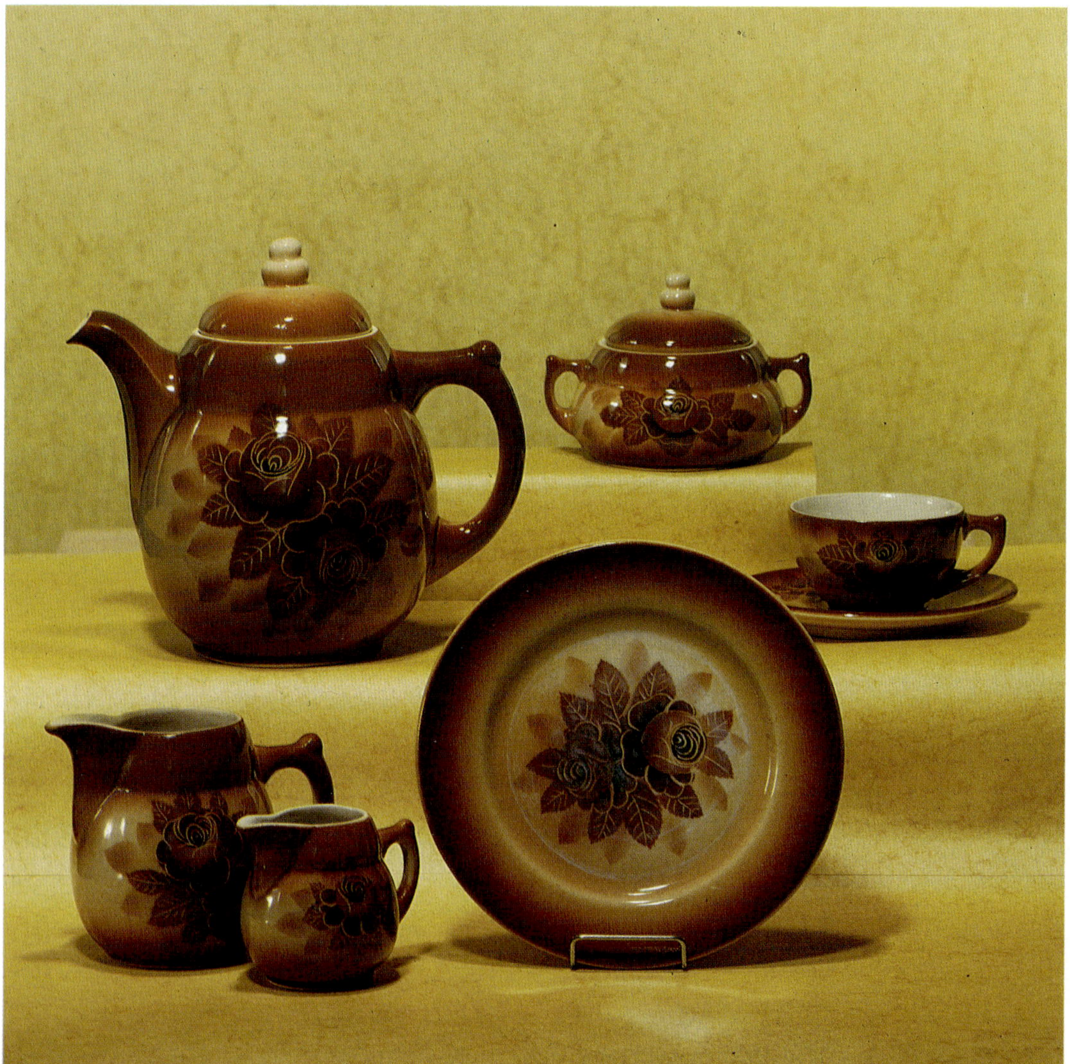

Heidi Müller

Formen des Bunzlauer Geschirrs

Läßt sich die Entwicklung einzelner Formen wie die der Bunzlauer Kaffeekannen seit der 2. Hälfte des 18. Jhs. an zahlreich erhaltenen Stücken recht gut verfolgen, so muß der Versuch unvollständig bleiben, den gesamten Bestand an Geschirr im Kreis Bunzlau vom 17./18. bis zum 20. Jh. auf Grund der Sammlungen von Museen und Privatsammlungen unter formalen Aspekten zu erfassen. Aus der Zeit des 17. Jhs. blieben ausschließlich Repräsentationsgefäße erhalten, die die verschiedenen Formen der Qualitätsware wiedergeben. Die Ähnlichkeit in Form und Dekor mit dem sächsischen Steinzeug brachte es mit sich, daß die Bunzlauer Waren dieser Zeit häufig für sächsisch gehalten wurden.

Bruno Kalesse lenkte erstmals 1883 den Blick auf ein braun glasiertes, sechsseitig abgeplattetes mit plastischem Dekor versehenes Schraubgefäß, als dessen Herstellungsort er nach der Aufschrift Bunzlau annahm[1]. Anknüpfend an den Besitzervermerk des Bunzlauer Pfarrers Mergo datierte er es in die Zeit zwischen 1640 und 1654. Nach diesem Leitstück, das sich im Narodowe-Museum in Wrocław befindet, wurden weitere vergleichbare Gefäße ermittelt, die die Forschung ebenfalls Bunzlau zuschrieb. Konrad Strauss veröffentlichte einige davon. Da er aber sein Interesse mehr den Formen des 18. und frühen 19. Jhs. zuwandte, unterblieb die Auseinandersetzung damit[2]. Erst Josef Horschik hat in jüngerer Zeit einen größeren Bestand der frühen Bunzlauer Gefäße in Zusammenhang mit seiner Veröffentlichung zum sächsischen Steinzeug zusammengestellt[3].

In der Tat bestanden vom 16. bis zum frühen 18. Jh. in der Formgebung der Gefäße Gemeinsamkeiten zwischen Sachsen und Schlesien. Das Bunzlauer Töpfergebiet mit seinen Handelsbeziehungen zur benachbarten Oberlausitz vermochte sich der prägenden Wirkung des sächsischen Steinzeugs nicht zu entziehen. Enge Verbindungen gab es nach Muskau, das durch die Qualität seiner gesinterten Ware einerseits ein bedeutender Konkurrent für die Bunzlauer Produktion war, andererseits auf deren Formgebung Einfluß nahm. Die geschlossenen Formen mit weichen Übergängen der einzelnen Gefäßteile in Sachsen und Schlesien bildeten ein eigenes mitteldeutsches Formenrepertoire, das sich von dem des rheinischen Steinzeugs mit seinen kantigen Gefäßen entschieden absetzte.

Ausgehend von einfachen gebauchten Krügen mit Rollstempeldekor und brauner Lehmglasur aus dem 16. Jh. läßt sich in Bunzlau für die Mitte des 17. Jhs. ein erweitertes Formenrepertoire belegen, zu dem neben den bereits erwähnten vier- und sechsseitig abgeplattenen Schraubkruken kugelig gebauchte und mehrseitig abgeplattete Krüge ebenso wie hohe eiförmige Kannen mit Ausgußrohr gehören. Sie schlossen in Form und Dekor eng an die Gefäße der benachbarten Muskauer Töpfer an[4].

Im Unterschied zum 18. und 19. Jh. waren die Gefäße allerdings neben solchen mit brauner Lehmglasur einfarbig und besaßen eine blaue, rötliche oder manganviolette bleihaltige Glasur. Die Zuweisungen dieser Stücke zum schlesischen Töpferzentrum Bunzlau unterstrich ein zuvor wenig beachteter archivalischer Beleg aus dem Jahr 1612, wonach der damalige Bürgermeister der Stadt, Namsler, zu einer Fahrt nach Prag blaue Krüge als Gastgeschenk mit sich geführt hatte[5].

Anstelle der obengenannten Formen mit Reliefdekor traten ab 1680 stark gebauchte Trinkkrüge mit gerippter Wandung auf, die von der kunsthistorischen Forschung als Melonenkrüge bezeichnet werden. Mit gerippter Wandung gab es zudem Schüsseln und Butterdosen. Vergleichbare Gefäßformen kamen vom letzten Drittel des 17. bis zum Beginn des 18. Jhs. in verschiedenen Töpferorten Sachsens, Thüringens und Frankens ebenfalls vor. An keinem Ort traten sie aber in so großer Zahl und so zahlreichen Variationen auf wie in Bunzlau, wo sie sich zwischen 1680 und 1740 zum Prototyp des Trinkkrugs entwickelten[6]. Im Unterschied zu den sächsischen Krügen besitzen sie einen mehrfach gekehlten Hals mit Gurtfurchen zum

36

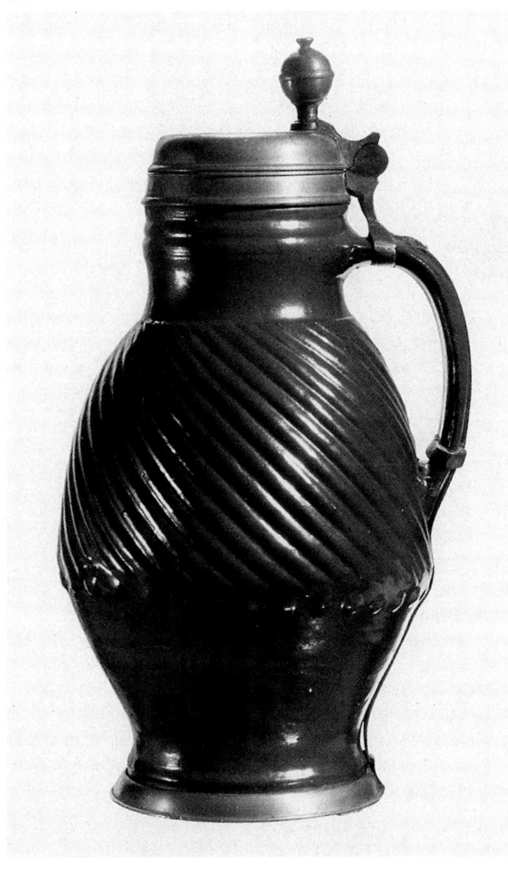

Befestigen der Zinnbänder für die Deckelmontierung. Auch nachdem die Melonenkrüge als führende Gefäßform aus der Mode gekommen waren, blieb diese Kehlung des Halses an großen Krügen (seit der 2. Hälfte des 18. Jhs.) als Zierelement erhalten.

Josef Horschik konnte auf Grund von Deckeldatierungen der sonst undatierten Krüge verschiedene Phasen der Formentwicklung der Melonenkrüge zwischen 1672 und 1757 unterscheiden. Ihre größte Verbreitung erreichten sie in der Zeit zwischen 1720 und 1740. Danach nahm ihre Zahl stark ab, und in der 2. Hälfte des 18. Jhs. traten diese Trinkkrüge kaum mehr in Erscheinung. Die zeitliche Einordnung in der Endphase deckte sich mit dem Aufkommen der ersten Kannenformen für Kaffee in Bunzlau seit etwa 1750. Waren die ersten stark gebauchten und gedrückten Krugformen mit vertikal verlaufenden tiefen Rippen versehen, begannen die Töpfer ab 1710, Gefäße mit schräg verlaufenden Rippen herzustellen, deren Zahl sich ständig erhöhte. Ab 1730 erhielten die Kannen eiförmige Gestalt und erreichten zwischen 1740 und 1760 Höhen bis zu 30 Zentimetern, wobei die Rippenzahl weiterhin bis auf 40 zunahm[7]. Eine Sonderform neben den braunen waren Melonenkrüge mit grüner Glasur. Die Intensität ihrer Farbe wurde durch eine unterlegte weiße Engobe aufgehellt. Bei diesen Krügen blieb die vertikale Gliederung der Rippen in der ersten Hälfte des 18. Jhs. erhalten[8].

Auch die übrigen Gefäße aus dieser Zeit schlossen an Formen aus der 2. Hälfte des 17. Jhs. an. Allerdings waren sie meist schmucklos und lediglich mit brauner Lehmglasur versehen. Dazu gehörten mehrseitig abgeplattete Schraubflaschen, kugelige Krüge und eiförmige, hohe Kannen, die einen leicht konischen Hals mit umlaufenden Riefen und einer bis zum Halsansatz verlaufenden gezogenen Schnauze zeigen[9].

Ein Wandel der Bunzlauer Kannenformen, die mit Neuerungen im Bereich des Dekors einhergingen, brachte eine grundlegende Veränderung der Trinkgewohnheiten in Zusammenhang mit der Verbreitung des Kaffees im 18. Jh. mit sich. Im 16. und 17. Jh. standen infolge des reichlichen Genusses von gewürztem Bier und Wein Trinkkrüge für Kaltgetränke im Vordergrund. Dies änderte sich mit der Einführung und Verbreitung der Heißgetränke Kaffee und Tee. Insbesondere Schenkkannen für Kaffee entwickelten sich zu den begehrtesten Modeformen des Geschirrs. Seit nach 1740 das Kaffeetrinken nicht mehr ausschließlich auf den höfischen Bereich beschränkt war, stellten sich die Geschirrhersteller stärker auf den Bedarf des Bürgertums und einen breiteren Absatz der neuen Gefäßformen ein. Auch in Bunzlau, wo die erste datierte Kanne mit plastischem Dekor 1751 nachweisbar ist – auf Zinnmontierung bereits Ende der 40er Jahre – intensivierten die Töpfer die Produktion solcher Gefäße[10].

In der Gestaltung der Kannen orientierte man sich an den üblichen Formen der Schenkgefäße aus der 1. Hälfte des 18. Jhs. Neben ovalen Gefäßen mit trichterförmigem Hals und tief ansetzender gezogener Schnauze bediente man sich einer Kannenform mit gebauchtem Gefäßkörper und breiter Standfläche sowie konischer Halsform. Dieser Gefäßtyp ging auf Formen der holländischen, insbesondere der Delfter Fayence in der 2. Hälfte des 17. Jhs. zurück. In der 1. Hälfte des 18. Jhs. gehörten solche Kannen in verschiedenen deutschen Fayencemanufakturen, wie z. B. in Ansbach, zum Formenrepertoire, das Bunzlau wohl unmittelbar als Vorbild diente[11]. Neben den schlanken Kannen kamen in der 2. Hälfte des 18. Jhs. auch solche mit breiter Standfläche vor.

Da Kaffee als äußerst kostbar galt und nur in kleinen Mengen genossen wurde, waren die Schenkkannen kleiner als zuvor die Gefäße für Wein oder Bier. Die erhaltenen Bunzlauer Kaffeekannen aus der 2. Hälfte des 18. Jhs. sind schlanke, eiförmige Gefäße, zum Stand eingezogen, mit trichterförmigem Hals und tiefer, bis zum Halsansatz verlaufender Schnauze. Damit der plastische Reliefdekor beim Auftragen besser haftete, wurden die Gefäße häufig fünfseitig abgeplattet, die Schauseite meist stärker als die übrigen Seiten. Auch die Form der Deckel war festgelegt. Sie erhielten angesetzte Nasen zur Überdeckung der Schnauze und den charakteristischen dreiseitig eingedrückten Knauf (Dreispitz).

Wurden erste Kannen offenbar schon in den 40er Jahren des 18. Jhs. hergestellt, setzte die Produktion in großem Umfang in Bunzlau erst nach dem Siebenjährigen Krieg in den 60er Jahren ein, als die preußische Regierung den Absatz der Töpfer durch staatliche Fördermaßnahmen zu heben suchte. Bemühungen zur Herstellung von Porzellan und Versuche mit weißbrennenden Tonen aus neu gefundenen Lagern in Tillendorf führten zu einer ersten verbesserten Masseaufbereitung. Sie gab den Töpfern die technologischen Möglichkeiten zur Herstellung dünnwandiger, zierlicher Gefäße mit einem weißen Scherben an die Hand. Damit begründeten sie den Erfolg der Bunzlauer Kaffeekannen in den folgenden Jahrzehnten (vgl. Kap. Preußische Gewerbeförderung).

Dabei blieben auch die zu dieser Zeit den Geschmack des Bürgertums repräsentierenden schlanken, birnförmigen Gefäßformen des Porzellans nicht ohne Einfluß auf die Bunzlauer Produktion. Nachhaltige Wirkung hatte schließlich das englische Steingut auf die Formgestaltung des Bunzlauer Qualitätsgeschirrs. Um die Wende vom 18. zum 19. Jh. wurde englisches Steingut auf dem europäischen Kontinent zur führenden Modeware. Sie verdankte ihren Ruf insbesondere Josia Wedgwood. Seine an griechischen, römischen und etruskischen Formen und Dekoren orientierten Gefäße, die in seiner Fabrik Etruria in der Grafschaft Staffordshire entstanden, besaßen klare und einfache zylindrische oder ovale Eiformen. Den Ruf nach den neuen, als elegant empfundenen Formen machte sich auch die preußische Regierung zu eigen. Sie war der Meinung, daß sich der Absatz der Bunzlauer Töpfer in die außerpreußischen Gebiete vermehren ließe, „wenn den Gefäßen eine hetrurische (oder antike) und geschmackvollere Form gegeben würde“[12].

Nach neuen Formen, die der Direktor der Breslauer Kunstakademie, Karl Daniel Bach, seit 1793 für Bunzlau entwarf, stellten die dortigen Töpfer verschiedene Probegefäße für die Regierung her. Auf der Berliner Akademie-Ausstellung von 1795 waren drei Kannen von Bunzlauer Erde in verschiedenen Formen, Kaffeegeschirr von Bunzlauer Erde und zwei kleine Bunzlauer Vasen mit schwarzen Figuren, offenbar in Anlehnung an die Basaltware Wedgwoods ausgestellt[13]. Wie ausdrücklich angemerkt, waren die Ausstellungsstücke unter Leitung der Breslauer Kunstschule hergestellt. Die Behörden empfahlen den Besuchern die Stücke zur besonderen Beachtung, „da durch die geschmackvolle Bearbeitung wohlfeiler Massen ganz allein der minder bemittelte in den Stand versetzt werden kann, sich an schönen Formen zu erfreuen“[14].

Darüber, wie solche von Bach angefertigten Gefäßformen zur Hebung des Bunzlauer Handwerks aussahen, sind wir durch drei einem Aktenband zur gewerblichen Förderung der Bunzlauer Töpferei beigehefteten Blätter unterrichtet, die Konrad Strauss erstmals veröffentlichte[15]. Die Entwürfe aus dem Jahr 1802 umfaßten sechs Kaffeekannen und sechs Milchkännchen in hohen ovalen Formen mit weitem ausladenden Ausguß und tonnenförmige Gefäße nach dem Vorbild des zeitgenössischen Steinguts, zum Teil auch mit spitzer Schnauze in Anlehnung an das Porzellangeschirr. Von den angefertigten Probestücken blieben einige im städtischen Museum Bunzlau erhalten. Ein Kännchen, das den genannten Zeichnungen entsprach, war mit breitem Ausguß und brauner Glasur versehen und trug am Boden den eingeritzten Namenzug „Bach“. Eine zweite Kanne besaß in Anlehnung an antike Vorbilder einen hohen volutenförmig gerollten Griff[16].

Interessant ist in diesem Zusammenhang eine Stellungnahme des schlesischen Fabrikeninspektors Naacke aus Breslau, der die Probegefäße aus Bunzlau im Auftrag des Provinzialministers versteigerte. Aus seinem Bericht geht hervor, wie die Käufer die Eigenschaften der neuen Formen im Hinblick auf ihre praktische Verwendbarkeit beurteilten. Der Inspektor schrieb dazu: „Die Käufer waren mit der Form selbst zufrieden, äußerten aber bei den Kaffeekrügen, daß die Deckel zu klein wären und die sog. Schnauzen damit nicht bedeckt würden, wodurch das eingefüllte Getränk viel geschwinder erkaltet als in den zeitherigen ganz verschlossenen Krügen; bei den Milchtöpfen, daß sie im Verhältnis zu den Kaffeekrügen, die nur auf ein oder 2 Personen gebraucht werden können, zu groß ausgefallen und kleinere von $^1/_8$ oder $^1/_6$ Quart denselben eigentlich angemessen gewesen wären“[17].

Parallel zu den bereits erwähnten schriftlichen Quellen (s. Kap. Preußische Gewerbefördeung) zeigen auch die aus der Zeit um 1800 erhaltenen Gefäße der Bunzlauer Produktion, daß klassizistische Formen zunächst nicht in die Serienherstellung der Qualitätsware übernommen wurden. Die meist undekorierten, schmucklosen Stücke blieben Einzelanfertigungen für Ausstellungen. Für den Verkauf stellten die Töpfer weiterhin Kannen wie in der 2. Hälfte des 18. Jhs. mit weißen Dekorauflagen her.

Hinzu kamen in den 90er Jahren birnförmige Kannenformen mit spitzer Schnauze und plastischen Auflagedekor im Stil des Louis XVI. Allerdings konnte sich Bunzlau schon Ende des 18. Jhs. der prägenden Wirkung des englischen Steinguts nicht entziehen und orientierte sich zunächst an den verspielten Formen des Rokoko aus Leeds. Die dort hergestellten cremefarbigen Kannen aus der Zeit um 1780 besaßen Deckelknäufe in Form von Blüten und Früchten sowie verschlungene Flechtwerkhenkel mit geriefter Oberfläche[18]. Diese charakteristischen Formen übernahmen nicht nur deutsche Steingutmanufakturen wie Magdeburg, sondern auch die Bunzlauer Töpfer in den letzten beiden Jahrzehnten des 18. Jhs.. In Mode blieben sie bis in die 20er Jahre des 19. Jhs., wobei die eleganten Henkelformen nun vielfach durch einen verschlungenen wulstförmigen Henkel und kleinteiligen aufgelegten Blatt- und Blütendekor ersetzt wurden[19].

Die von J. G. Bergemann erwähnte Aufnahme des strengen klassizistischen Formrepertoires seit 1816 durch den Töpfer Gotthardt und ab 1825 durch die übrigen Handwerker Bunzlaus läßt sich auch an Hand der Gefäße bestätigen[20]. Die aus dem 2. Viertel des 19. Jhs. erhaltenen Ziergefäße, insbesondere Tabaktöpfe, Tassen, Vasen, Tintenzeuge, Tassen und Teller unterstreichen diese Aussage. Die verschiedenen Zierteller mit einer Vorliebe für durchbrochene bogenförmige Ränder und kleinteiligen aufgelegten Dekor mit Blättern und Rosetten bezeichnete Konrad Strauss weitgehend als Naumburger Produktion[21].

Der eigentliche Durchbruch der strengen klassizistischen Formen gelang schließlich dem Bunzlauer Töpfer Johann Gottlieb Altmann. Er verschrieb sich seit 1810 der neuen Moderichtung. Nach Entwürfen der maßgeblichen preußischen Künstler Karl Friedrich Schinkel und Peter Christian Beuth gelangen ihm mit Hilfe eines geschickten Modelleurs Gefäße, die den Zeitgeschmack genau trafen. Ihr besonderer Reiz lag allerdings weniger in den einfachen zylindrischen und konische Formen der Tassen, Tabaktöpfe und Vasen, sondern in erster Linie in dem Helldunkelkontrast von brauner Glasur und weißem plastischen Dekor in der Art des englischen Steinguts[22].

Als diese Formen nach der Jahrhundertmitte aufgegeben wurden und in Bunzlau in den folgenden Jahrzehnten die Herstellung des einfachen Gebrauchsgeschirrs in den Vordergrund trat, kamen die Einflüsse für neue Geschirrformen aus dem Bereich der Industrieware, mit der die Töpfer fortan konkurrieren mußten. Ein Beispiel in diesem Zusammenhang ist ein zylindrischer Milchkocher, den der Bunzlauer Tonwarenfabrikant Eduard Küttner 1885 auf der Gewerbe- und Industrie-Ausstellung in Görlitz als Braungeschirr ausstellte[23]. Die zylindrische Form und der eingepaßte flache Einsatz mit Überlaufrohr war eine typische Industrieform und eine Entlehnung aus der Emailleindustrie, wo solche Gefäße zunächst hergestellt wurden.

Formanleihen aus dem Bereich der Porzellanindustrie lassen sich an Hand konischer Milchtöpfe vom Ende des 19. und seit Beginn des 20. Jhs. in den Preislisten Bunzlauer Töpfer nachweisen. In der Zeit nach dem Ersten Weltkrieg kamen noch ähnlich geformte Kaffeekannen nach dem Vorbild des dickwandigen Hotelporzellans hinzu. Auf die Anlehnung an Formen des Porzellans wies ausdrücklich das Warenverzeichnis der Firma Karl Seiler in Görzke/Bezirk Magdeburg aus den 30er Jahren hin, die Braungeschirr herstellte. Vergleichbare konische Milchtöpfe und Kaffeekannen wurden dort mit dem Vermerk „Porzellanform" versehen[24].

Übereinstimmung bei der Bunzlauer Ware einerseits und Industrieprodukten andererseits zeigte Ende des 19. und zu Beginn des 20. Jhs. eine bestimmte Form von Milchtöpfen, in deren Herstellung Bunzlau wegen der guten Materialeigenschaften der Gefäße führend war. Solche gebauchten, zum Stand hin stärker eingezogene Formen blieben in einigen wenigen Beispielen aus Bunzlau erhalten. Sie gehen vermutlich auf Gebrauchsformen vom Beginn des 19. Jhs. zurück und waren noch am Jahrhundertende verbreitet. Im Bunzlauer Preisverzeichnis um 1910 tauchten sie in abgewandelter Form als Spitztöpfe auf. Gleichfalls Ende des 19. und zu Beginn des 20. Jhs. stellten Blechwaren- und Porzellanfabriken ganze Sätze davon in ihrem Material her und machten sich die gängige Form des Irdengeschirrs offenbar als verkaufsförderndes Element zu eigen.

Neben solchen zuvor erwähnten Einzelbelegen informierten in Bunzlau und Naumburg/Q. gedruckte Preisverzeichnisse nach 1900 über den Formbestand des Gebrauchsgeschirrs. Bereits einige Jahrzehnte zuvor gab es in Bunzlau einen Preiskurant für den Stückverkauf[25]. Das erste erhaltene von der Bunzlauer Töpferinnung herausgegebene Preisverzeichnis stammt allerdings erst aus der Zeit um 1910 und ist nach der Art der Darstellung offenbar weitgehend mit dem alten Preiskurant identisch[26]. Das Verzeichnis enthält das gesamte Sortiment der Bunzlauer Töpfer an Gebrauchsware mit insgesamt 59 Artikeln in alphabetischer Reihenfolge und 50 Gebrauchsformen.

Verschiedene aus den 30er Jahren stammende Preislisten enthalten ein leicht verändertes Angebot mit 83 Artikeln und 59 verschiedenen Formen, die allerdings in den gängigsten Typen mit dem älteren Verzeichnis übereinstimmten[27]. Das Preisverzeichnis von 1936, das Kristine Späth veröffentlichte und auf das sich die folgenden Ausführungen beziehen, galt für Töpfereien in Naumburg/Q., Bunzlau, Freiwaldau und Muskau, mithin für ein Gebiet zwischen dem Kreis Bunzlau und der angrenzenden Oberlausitz. Auf der Basis einer regional gültigen Übereinkunft bewirkte es eine Standardisierung der Formen des Gebrauchsgeschirrs im Sinne der Industrieware. Dies ist sicher in Zusammenhang mit Bestrebungen der Innungen für eine gemeinsame Preispolitik der Braungeschirrherstellung zu sehen. Übereinstimmung in den Formen und in der Verwendung brauner Lehmglasur sowie ähnlicher farbiger Dekore begünstigten ebenso wie das Fehlen von Firmenstempeln eine größere Flexibilität des Absatzes bei der Gebrauchsware.

Standardartikel und ihre Formen, so Vorratstöpfe und Kaffeekannen, stellten der großen Nachfrage wegen alle Töpferwerkstätten her. Bei verschiedenen Formen allerdings hatten die einzelnen Töpfereien, wie vom Ende des 19. Jhs. und aus den 20er und 30er Jahren übereinstimmend berichtet wurde, ihre besonderen Spezialitäten[28]. Händler, die nach Bunzlau und Naumburg/Q. kamen, deckten den Bedarf an Geschirr gern bei einem Hersteller. Verlangte der Kunde bei der Bestellung Formen, die im Preisverzeichnis zwar enthalten waren, in der Werkstatt aber sonst nicht gefertigt wurden, kauften die Töpfer solche Ware aus benachbarten Werkstätten zu[29].

Fragen nach der Herstellung unterschiedlicher Gefäßformen in den beiden benachbarten Städten Bunzlau und Naumburg/Q. wurden schon an anderer Stelle angesprochen (vgl. Kap. Verkaufspreise).

Es wurde bereits ausführlich berichtet, daß Bunzlauer Geschirr auf Grund seiner besonderen Materialeigenschaften auf bestimmte Gebrauchsformen – insbesondere Koch- und Milchtöpfe sowie Vorratsgefäße – festgelegt war. Den guten Koch- und Wärmeleiteigenschaften entsprechend waren Kochgefäße und Milchtöpfe daher mit breiten Standflächen ausgestattet. Bei den Töpfen unterschied man hochwandige gebauchte oder zylindrische Plattentöpfe und niedrige Formen, sogenannte „Plätschen" oder „Rutscher", wie sie z. B. in Süddeutschland hießen.

Unter dem Einfluß des biedermeierlichen Geschirrs kamen stark gebauchte Kannen mit ausgeprägter Standfläche und spitzer Schnauze auf, die allein in der Höhe ihrer Bauchung variierten und bis in die 40er Jahre des 20. Jhs. eine Standardform der Bunzlauer und Naumburger Töpfer blieben. Vor allem auf diese Wärmefunktion eingestellt waren gebauchte Kannen und solche mit ausgeprägter, breiter Standfläche, trichterförmigem Hals und eingedrücktem Ausguß. In hoher, schlanker Form wurden die Gefäße bereits für das 18. Jh. beschrieben. In den 30er und 40er Jahren des 19. Jhs. wurden die Gefäße immer breiter und die Bodenfläche immer ausladender gestaltet[30]. Die Preisverzeichnisse von 1910 und 1936 führten sie in einer schlankeren, hohen und einer breiteren, flachen Ausführung als „alte Bunzlauer Form" auf. Die niedrigen Kannen mit kurzem Hals,

Milchtöpfe. Aus: Preisliste für Bunzlau-Naumburger Braun- und Buntgeschirr, 1936 ▶

Nr. 79

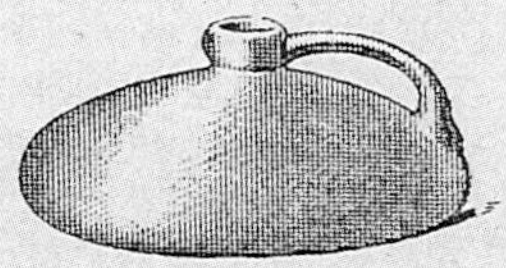

Bettwärmer

Größen-Nr.		1	2	3
Literinhalt ca.		2	2 1/2	3
Durchmesser ca. cm		18	21	25
braun ohne Henkel	Rpf	**30**	**40**	**50**
braun mit Henkel	Rpf	**35**	**45**	**55**

Schnabeltöpfe mit glattem Rand

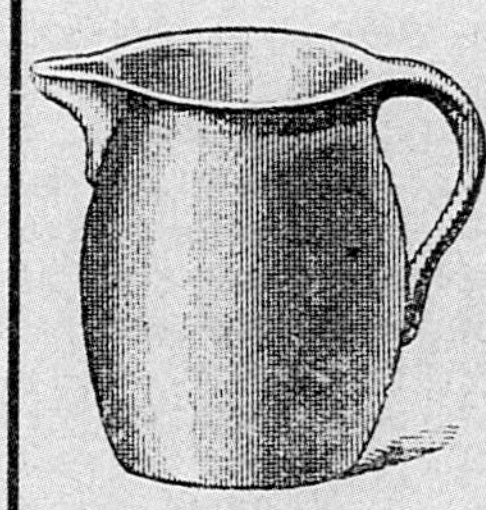

Nr. 80 hohe Form

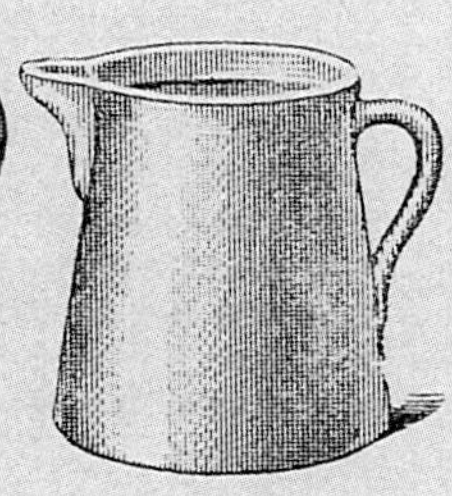

Nr. 81

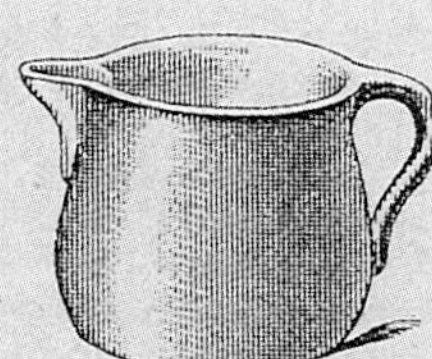

Nr. 82 breite Form

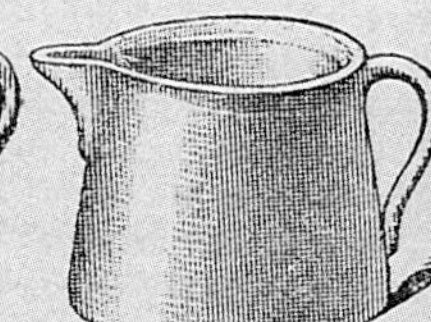

Nr. 83

Größen-Nr.		0	1	2	3	4	5	6	7	8	9	10
Literinhalt ca.		1/8	1/4	3/8	1/2	5/8	3/4	1	1 1/2	2	2 1/2	3
braun/weiß	Rpf	**12**	**14**	**16**	**18**	**20**	**25**	**30**	**40**	**50**	**70**	**90**
bunt	Rpf	**15**	**20**	**25**	**28**	**30**	**35**	**45**	**60**	**80**	**100**	**120**

Schnauztöpfe mit rauhem Rand

Nr. 84
hohe Form

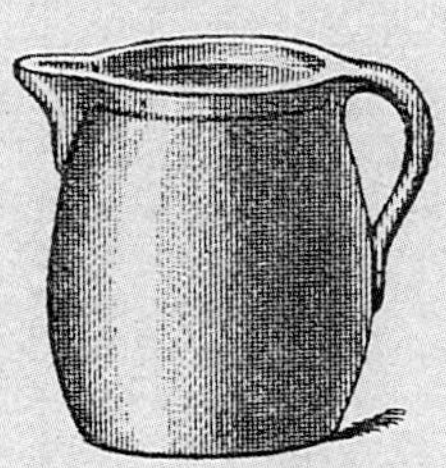

Nr. 85
breite Form

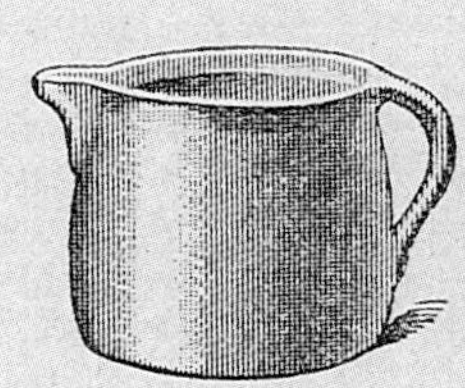

Größen-Nr.		0	1	2	3	4	5	6	7	8	9	10
Literinhalt ca.		1/4	1/2	3/4	1	1 1/2	2	3	4	5 1/2	7	9
braun	Rpf	**10**	**12**	**15**	**20**	**25**	**35**	**45**	**60**	**80**	**100**	**130**
braun/weiß	Rpf	**12**	**15**	**20**	**25**	**35**	**45**	**60**	**80**	**100**	**120**	**160**

die gut in die Ofenröhre paßten, wurden insbesondere in Schlesien verwendet[31]. Deckel dazu boten die Töpfer zunächst gesondert an. In den 30er Jahren dagegen waren sie beim Kauf der Kanne inbegriffen. Als Bunzlauer Sonderform fand die breite Kanne auch in das Sortiment der benachbarten sächsischen Braun- und Buntgeschirrtöpfer Eingang.

Ein Beispiel für die Ablösung älterer Gebrauchstypen durch neue Formen in anderen Materialien waren die Tragetöpfe zur Mitnahme von Speisen außer Haus. Solche gebauchten braunen, einfachen oder doppelten Henkeltöpfe mit Deckel gehörten in Bunzlau zu Beginn des 20. Jhs. noch zum Sortiment der Töpfer und waren auch im Preisverzeichnis um 1910 enthalten. In der Preisliste um 1936 dagegen tauchten sie nicht mehr auf. Da das Gefäß durch keine andere Form im Sortiment ersetzt wurde, ein Bedarf nach Tragegefäßen für warmes Essen aber weiterhin bestand, ist anzunehmen, daß die Gefäße durch die von der Steingutindustrie Süddeutschlands und Österreichs seit dem 19. Jh. wie durch die Emaille- und Aluminiumindustrie produzierten dreiteiligen Stapeltöpfe ersetzt wurden. Braune lehmglasierte Stapeltöpfe wurden kaum hergestellt, da sie zu schwer waren und sich gegenüber den leichteren Industrieprodukten nicht bewährten.

Neben der engen Verknüpfung zwischen Gebrauch und Ausbildung standardisierter Gefäßformen waren diese in Bunzlau mit dem schon früh einsetzenden Export insbesondere durch die Bedürfnisse der Abnehmer bestimmt. Wenngleich schriftliche Quellen fehlen, die Aufschluß über die Form der Handelswaren im späten 18. und 19. Jh. geben könnten, ist für das 19. Jh. bis zum „Topfkrieg" 1880 gerade für die wichtigen Absatzgebiete Böhmen und Mähren eine Abhängigkeit hinsichtlich der verkauften Gefäßformen als sicher anzunehmen. Als Beispiel seien die großen gebauchten Wein- und Bierkannen mit trichterförmigem Hals, tief ansetzender, eingedrückter Schnauze und nach innen verkröpftem Rand genannt, die im Bereich der Hafnerware im 19. Jh. besonders häufig in Österreich anzutreffen waren.
Für die Exportorientierung solcher Gefäße spricht auch, daß die erhaltenen einfachen braunen oder mit weißem Auflagendekor verzierten Bunzlauer Kannen der 1. Hälfte des 19. Jhs. und den folgenden Jahrzehnten angehören. Besser unterrichtet als bei den Bunzlauer Gefäßen sind wir über den Export Muskauer Weinkannen nach Prag und Wien. Die in Muskau als „Prager Krüge" bezeichneten hohen eiförmigen Gefäße zeigen, insbesondere in der Ausbildung der Hals- und Randzone, starke Übereinstimmung mit den Bunzlauer Stücken[32]. In den 30er Jahren des 20. Jhs. enthält das Preisverzeichnis der Bunzlauer und Naumburger Töpfer zwei Kannen und einen Wasserkrug, alle werden als Krüge bezeichnet. Der Bierkrug greift die ältere Bunzlauer Form auf, während der Mostkrug eine gängige Form des rheinischen Steinzeugs übernimmt, die z. T. unter der Bezeichnung Frankfurter Form (für Apfelmost) geführt wurde[33]. Hergestellt wurden z. B. die Wasserkrüge zu dieser Zeit kaum noch. Die handlicheren Emaillekannen hatten sie seit langem verdrängt.

Ob sie zunächst für den Absatz nach Böhmen bestimmt waren oder ob sich die Bezeichnung „böhmische Form" weithin durchgesetzt hatte, läßt sich bei den sogenannten böhmischen Bechern heute nicht mehr mit Bestimmtheit sagen. Die Form der hohen, gebauchten Tassen mit abgesetztem stehenden Rand wurde im 19. und beginnenden 20. Jh. von den böhmischen Porzellanfabriken als Massenartikel erzeugt und in großer Zahl auch auf den deutschen Märkten Mittel- und Ostdeutschlands abgesetzt[34]. Als Standardartikel war die Form im Bunzlauer Warenverzeichnis von 1910 enthalten. Obgleich sie in den Preislisten der 30er Jahre zugunsten zylindrischer Henkelbecher ersetzt waren, wurden die böhmischen Formen nach Aussagen von Naumburger und Bunzlauer Töpfern weiterhin hergestellt und insbesondere auf den schlesischen Märkten als „Kaffeetippel" abgesetzt[35].

Deutlicher ablesbar wird der Zusammenhang zwischen Form und Absatzmarkt seit den ersten Jahrzehnten des 20. Jhs. durch die gedruckten Preislisten. Beide Verzeichnisse aus der Zeit um 1910 und aus den 30er Jahren enthalten gebauchte Vorratstöpfe mit senkrecht stehenden langen Bandhenkeln und zylindrische Gefäße mit horizontal verlaufenden Wulsthenkeln[36]. Nach den Henkelformen bezeichneten die Töpfer erstere als schlesische und die zweite als rheinische Form[37].

Der zunehmende Absatz der Vereinigten Bunzlauer Topfwarenfabrikanten seit Beginn der 20er Jahre ins Rheinland verstärkte die Produktion der rheinischen Form. Die Preisliste von 1936 enthält zusätzlich gebauchte Vorratstöpfe mit waagerecht verlaufenden Wulsthenkeln. Im Sortiment sind sie als rheinische oder süddeutsche Form bezeichnet[38]. In Erweiterung des Angebots enthält die Preisliste außerdem neben Schmortöpfen mit schlesischer auch solche mit rheinischer Henkelform.

In gleicher Weise zu deuten war offenbar auch die Zunahme an Formvarianten bei den Milchschüsseln und Milchsatten in den Preislisten der 30er Jahre gegenüber dem älteren Katalog. Seit den 20er Jahren waren die westdeutschen Mittelgebirgslandschaften, insbesondere der Westerwald, gute Abnehmer für diese Artikel geworden. Dabei blieben die wie bei den übrigen Schüsseln als schlesisch bezeichneten konischen, geradwandigen Formen unverändert[39]. Bei den schlesischen Schüsseln unterscheidet man zwei verschiedene Typen, flache Formen und hochwandige, die in den Preislisten der 30er Jahre als Milchnäpfe aufgeführt werden. Daneben gab es – aus dem Formenrepertoire des Steinguts und Porzellans übernommen – sogenannte Assietten, flache gebauchte Gefäße mit glattem oder gewelltem Rand, die gern als Kompottschüsseln verwendet wurden. Diese Form übernahmen verschiedene Feinsteinzeughersteller, wie Hermann Kühn in Ullersdorf und Edwin Werner in Bunzlau, als ganze Sätze in ihr Verkaufsprogramm. Gemuldete Formen mit abgeknicktem Steigbord und abgesetzter Fahne, die in beiden Bunzlauer Preisverzeichnissen enthalten sind, wurden nach Aussagen verschiedener Töpfer in den 20er und 30er Jahren nicht mehr hergestellt[40]. Vergleichbare Schüsseln aus Irdenware kamen im bayerischen und österreichischen Gebiet vor und deuten wiederum auf die ältere Exportorientierung Bunzlaus hin.

Ebenfalls in den 20er Jahren intensivierten die Vereinigten Bunzlauer Topfwarenfabrikanten den Verkauf ihrer Waren nach Süddeutschland, wobei sie sich insbesondere bei den Gefäßen zum Aufrahmen von Milch auf die regionalen Sonderformen Württembergs und Frankens mit hohen schlanken Topfformen einstellten, die in der Warenliste als Milchaufstellhafen auftauchten[41]. Für den Absatz nach Bayern enthielt das Sortiment kleine konische Henkeltöpfe, die als Milchweidlinge verkauft wurden[42]. Selbst die Milchtöpfe, die in Schlesien eiförmig, mit breitem Boden und angesetzter spitzer Schnauze versehen waren, wurden durch eine süddeutsche Variante ergänzt. Diese Milchhafen waren schmaler und weniger gebaucht als die schlesischen und nur mit einer eingedrückten Schnauze versehen[43].

Die handwerklich produzierenden Töpferwerkstätten des Kreises Bunzlau hatten in der Herstellung ihrer Gebrauchsartikel schon aus Gründen einer rationelleren Arbeitsweise Sonderformen wie Topfsiebe oder Schüsselsiebe aus den Grundformen der Vorratstöpfe und der gängigen Schüsselformen entwikkelt. Variationen gab es bei den einzelnen Werkstätten wiederum bei den Henkeln. Neben den häufig produzierten zweihenkligen Sieben stellte z. B. die Töpferei Gerhard Seiler in Naumburg/Q. nur Schüsselsiebe mit drei flachen Henkeln her, da die Gefäße, wie etwa bei der Quarkzubereitung, beim Aufstellen auf eine andere Schüssel fest auflagen ohne zu wakkeln[44].

Von den Käufern hing es ebenfalls ab, ob z. B. Backformen für Napfkuchen mit oder ohne Henkel hergestellt wurden. Während in Norddeutschland insbesondere Formen ohne Henkel auftauchten, überwogen in Österreich solche mit zwei Henkeln. Die schon erwähnte Werkstatt Seiler in Naumburg/Q. hatte in den 20er Jahren zunächst vornehmlich zweihenklige Formen hergestellt. Die Töpferei gab dies aber auf, als Bäckereien in Posen und Westpreußen, die Hauptabnehmer solcher Artikel waren, Backformen ohne Henkel verlangten, da diese beim Einschießen in den Ofen häufig abbrachen. Außerdem mußte der besseren Handhabung wegen ein „Schieberand" am Boden schräg angeschnitten werden, damit die Bäkker die Formen mit dem Einschießen besser aufnehmen konnten[45].

Die Technisierung der Werkstätten durch industrielle Verfahren des Eindrehens in eine Form begünstigte die Verwendung zylindrischer und konischer Formen und ermöglichte es den Töpfern, zahlreiche ihrer einfachen Gebrauchsformen unverändert beizubehalten und selbst die kleineren Größen der Einlegetöpfe, die kaum gebaucht waren, einzudrehen. Zunächst waren gekehlte „Binderänder" bei Vorratstöpfen die Regel, da die Käufer auf diese Weise eine Abdeckung z. B. durch Pergamentpapier in der Kehlung mit einem Faden fest verschließen konnten. Das gleiche galt für Schüsseln; hier hatten gekehlte Ränder den Vorteil, daß das Gefäß bei einem Riß in der Wandung durch einen eingelegten Draht wieder gefestigt werden konnte. Bei eingedrehter Ware nun setzte sich eine Vereinfachung des gekehlten zugunsten eines einfach verstärkten Rands durch. Dieser war eine technische Notwendigkeit, da der Töpfer Schüsseln mit einer Randkehlung nicht aus der Eindrehform bekam[46].

Bei Milchtöpfen nahmen die Töpfer zusätzlich eine zylindrische Form ins Warenangebot auf, da sich diese Gefäße im Gegensatz zu den gebauchten Formen eindrehen ließen[47]. Kurt Steinitz hatte in diesem Zusammenhang noch Ende des 19. Jhs. die Unbeweglichkeit und geringe Anpassungsfähigkeit der Bunzlauer Handwerksbetriebe an den sich rasch wandelnden Geschmack in Hinblick auf den Export bemängelt. Anfragen nach neuartigen Formen mußten meist an große Betriebe wie Eduard Küttner abgegeben werden[48]. Der Wunsch der Käufer zielte bereits Ende des 19. Jhs. auf bessere, zeitgemäße Formen, akkurate Ausführung und dünnwandigen Gefäßscherben wie bei den Standardartikeln der Industrie ab[49].

Diesen Anforderungen kam das industrielle Verfahren des Gießens in die Form entgegen, das die Keramische Fachschule seit Beginn des 20. Jhs. in verschiedenen Werkstätten einzuführen versuchte, und das diese seit 1910 zunehmend anwandten. Die großen Variationsmöglichkeiten, die das Verfahren im Hinblick auf eine Differenzierung von Gefäßformen bot, erlaubte in der Zeit von 1900 bis zum Beginn des Ersten Weltkriegs die Herstellung komplizierter abgekanteter Formen mit plastisch bewegter Oberfläche und die Übernahme von Formen des zeitgenössischen Jugendstils. Neben der Zunahme an Formen für Ziergeschirr-Vasen, Wandteller, Bowlen u. a. – die nach Entwürfen der Fachschule entstanden, bezog sich der Anspruch nach gefälligeren Gebrauchsformen in erster Linie auf Kaffee- und Teegeschirr[50]. Insbesondere die Firmen Hugo Reinhold & Co und Julius Paul & Sohn stellten sich auf das Gießverfahren ein und produzierten nach dem Ersten Weltkrieg Feinsteinzeug für Tischgeschirr und Milchtöpfe sowie Ziertikel wie Vasen, Dosen, Teller, Aschenbecher, die sich am industriellen Design der Porzellan- und Steingutindustrie orientierten[51].

Wie bereits erwähnt, hatte sich in den 30er Jahren im Gebiet Niederschlesiens und der Oberlausitz ein weitgehend übereinstimmender Formenbestand für die Gebrauchsware herausgebildet. Diese Entwicklung setzte sich gezwungenermaßen durch Einführung eines Kriegssortiments für Braungeschirr- und Steinzeughersteller im Deutschen Reich während des Zweiten Weltkriegs fort. Mit Wirkung vom 20. Juli

1942 erließ das Reichswirtschaftsministerium Bestimmungen über die Normierung von Braungeschirr und Steinzeug in Deutschland. Die Vereinheitlichung war verbunden mit einer Beschränkung in der Herstellung auf insgesamt 23 Gebrauchsformen, die in dem Deutschen Einheitsblatt Din 5056 abgebildet und nach ihren festgesetzten Größen aufgeführt waren[52].

Aus dem Bunzlauer Formbestand stammten in den Abbildungen Milchtöpfe (Schnabeltöpfe) und Plattentöpfe. Die übrigen Gebrauchsformen, Schmor- und Einlegetöpfe, Schüsseln, Kannen, Krüge, Kuchenformen, waren in ihrer Darstellung der Verkaufsliste des Verbandes Deutscher Tonwaren-Fabrikanten und Kunsttöpfereien für den Bezirk Sachsen-Anhalt aus den 20er/30er Jahren entnommen[53]. Allerdings wurde im beigefügten Text angemerkt, daß die Abbildungen nur typische Formen wiedergeben. Besonderheiten in der Ausführung blieben weiterhin den verschiedenen Herstellern überlassen.

Was die Formen der in Bunzlau seit 1933 hergestellten kunsthandwerklichen Ware betraf, so wurde sie zum großen Teil durch Rückgriffe auf die handwerkliche Geschirrproduktion dieser Region bestimmt. Eine zentrale Rolle bei der Formgebung dieser in der Aktion „Bunzlauer Braunzeug" zusammengefaßten Gefäße spielte Fritz Theilmann und seine Klasse an der Keramischen Fachschule Bunzlau (s. Kap. Aktion „Bunzlauer Braunzeug"). Außerdem lieferten Fritz Theilmanns Schüler dieser Klasse Entwürfe zu Speise- und Kaffeeservicen für das nationalsozialistische Amt „Schönheit der Arbeit", das sich mit der Neugestaltung der Industriebetriebe und ihrer Einrichtung beschäftigte.

Als eine Bestandsaufnahme guter handwerklicher und industrieller Gebrauchsformen dieser Zeit erschien 1939, herausgegeben vom Kunstdienst Berlin, im Auftrag der Reichskammer der bildenden Künste die „Deutsche Warenkunde". In einem festgelegten Schema nach einzelnen Werkstoffgruppen aufgebaut, widmete sie insbesondere den Formen des „Bunzlauer Braunzeugs" großen Raum[54]. Aufgenommen in dieses Nachschlagewerk waren ebenfalls Services mit brauner Lehmglasur nach Entwürfen der Theilmann-Klasse an der Keramischen Fachschule für das Amt „Schönheit der Arbeit"[55].

Anmerkungen

1 B. Kalesse 1883 S. 26 – J. Horschik 1978 Abb. 259
2 K. Strauss 1971 Abb. 1–3
3 J. Horschik 1978 S. 365 ff.
4 ebd. S. 388 vgl. auch die angesprochenen Muskauer Gefäße des 17. Jhs. Abb. 203, 205, 225
5 J. Horschik 1978 S. 387
6 ebd. S. 392 f.
7 ebd. S. 393
8 ebd.
9 ebd. S. 394
10 ebd. S. 395
11 A. Klein 1962 S. 47 Nr. 71
12 zit. nach K. Strauss 1921 f. S. 198 f.
13 H. Börsch-Suppan 1971 Bd. 1 S. 223
14 ebd. – Zur englischen Basaltware s. H. Westhoff-Krummacher 1980 S. 6 Abb 14–21
15 K. Strauss 1921 f. S. 202 – ders. 1971 S. 15
16 K. Strauss 1928 S. 211, 213 – A. Schiller 1937 S. 1
17 zit. nach K. Strauss 1921 f. S. 201 ff.
18 H. Westhoff-Krummacher 1980 S. 7 f. u. Abb. auf dem Umschlag
19 K. Strauss 1923 T. 42 Abb. 6
20 J.C. Bergemann 1829 S. 73 – K. Strauss 1971 S. 43–45
21 K. Strauss 1928 Abb. 203, 210, 212
22 ders. 1971 Abb. 37–42, 46, 47
23 Ausstellungszeitung d. Gewerbe- und Industrie-Ausstellung zu Görlitz 1885 S. 2
24 Warenkatalog Karl Seiler Görzke (Bez. Magdeburg) Keramische Erzeugnisse in Besitz von Georg Peltner Höhr-Grenzhausen
25 K. Steinitz 1895 (1) S. 209
26 Bunzlauer Tonwaren. Preisliste. Festgesetzt von der Töpfer-Innung zu Bunzlau i. Schl. [um 1910] in Besitz des Museums in Bolesławiec
27 Original Bunzlauer Braun- und Buntgeschirr sowie Steingeschirr und Feintonwaren (Bunzlauer Tonwarenfabrik Eduard Küttner Bunzlau) Preisliste 1932 MDV Berlin – Preisliste 1936 s. K. Späth 1985 Anhang. Das Titelblatt mit der Aufschrift: Preisliste gemeinsam festgesetzt von den Töpferinnungen Naumburg, Bunzlau, Feinwaldau, Muskau ist bei K. Späth nicht enthalten. Die Preislisten von 1932 und 1936 sind in ihrem Warenangebot identisch, variieren lediglich leicht in den Preisen
28 K. Steinitz 1895 (1) S. 195 – Mündliche Hinweise zur Situation der 20er und 30er Jahre des 20. Jhs. von Reinhardt Gleisberg (aus Bunzlau), Marktheidenfeld 1985 – Dorothea Gasch (aus Naumburg), Berlin 1985 – Wilhelm Werner (aus Tillendorf), Hilgert 1985
29 Hinweis von Wilhelm Werner
30 K. Strauss 1971 Abb. 48, 49, 50
31 K. Späth 1985 Anhang Nr. 70 – Wegen der guten Wärmeeigenschaften unterstützte auch die Keramische Fachschule Bunzlau die Beibehaltung dieser Form; s. W. Waldeyer 1926 S. 222
32 R. Weinhold 1958 S. 101 u. Abb. 31
33 s. dazu B. Kerkhoff-Hader 1986 Abb. 11, Nr. 14. Der Aufsatz gibt wichtige Hinweise zur Vermittlung handwerklicher Formen im Rahmen des Töpferhandwerks.
34 L. v. Noort 1907 Abb. S. 435
35 Hinweis von Reinhardt Gleisberg
36 K. Späth 1985 Anhang Nr. 1, 2, 4
37 Hinweis von Reinhardt Gleisberg u. Wilhelm Werner
38 K. Späth 1985 Anhang Nr. 3
39 Hinweis von Alois Böhm (geb. 1913) Höhr-Grenzhausen 1985 – K. Späth 1985 Anhang Nr. 33–37
40 Hinweis von Wilhelm Werner – Reinhardt Gleisberg – K. Späth 1985 Anhang Nr. 31

26, 28

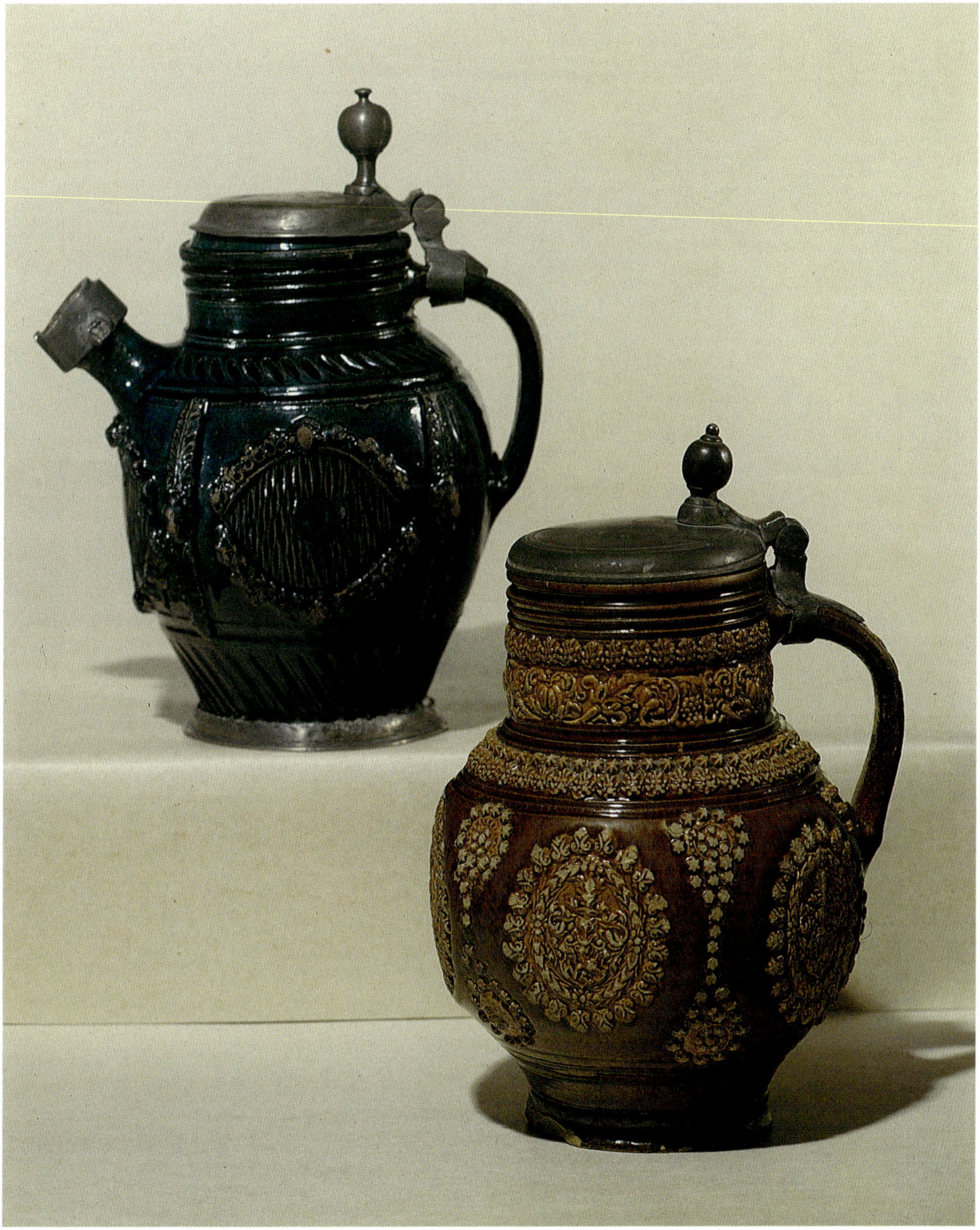

85, 588, 424, 428

51 ▶

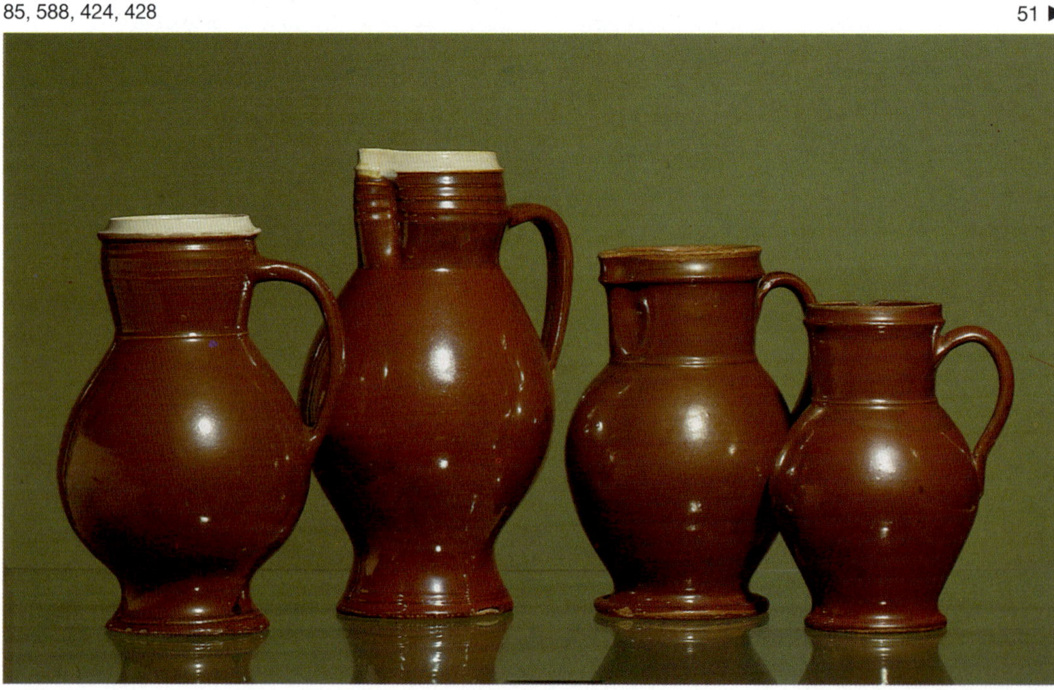

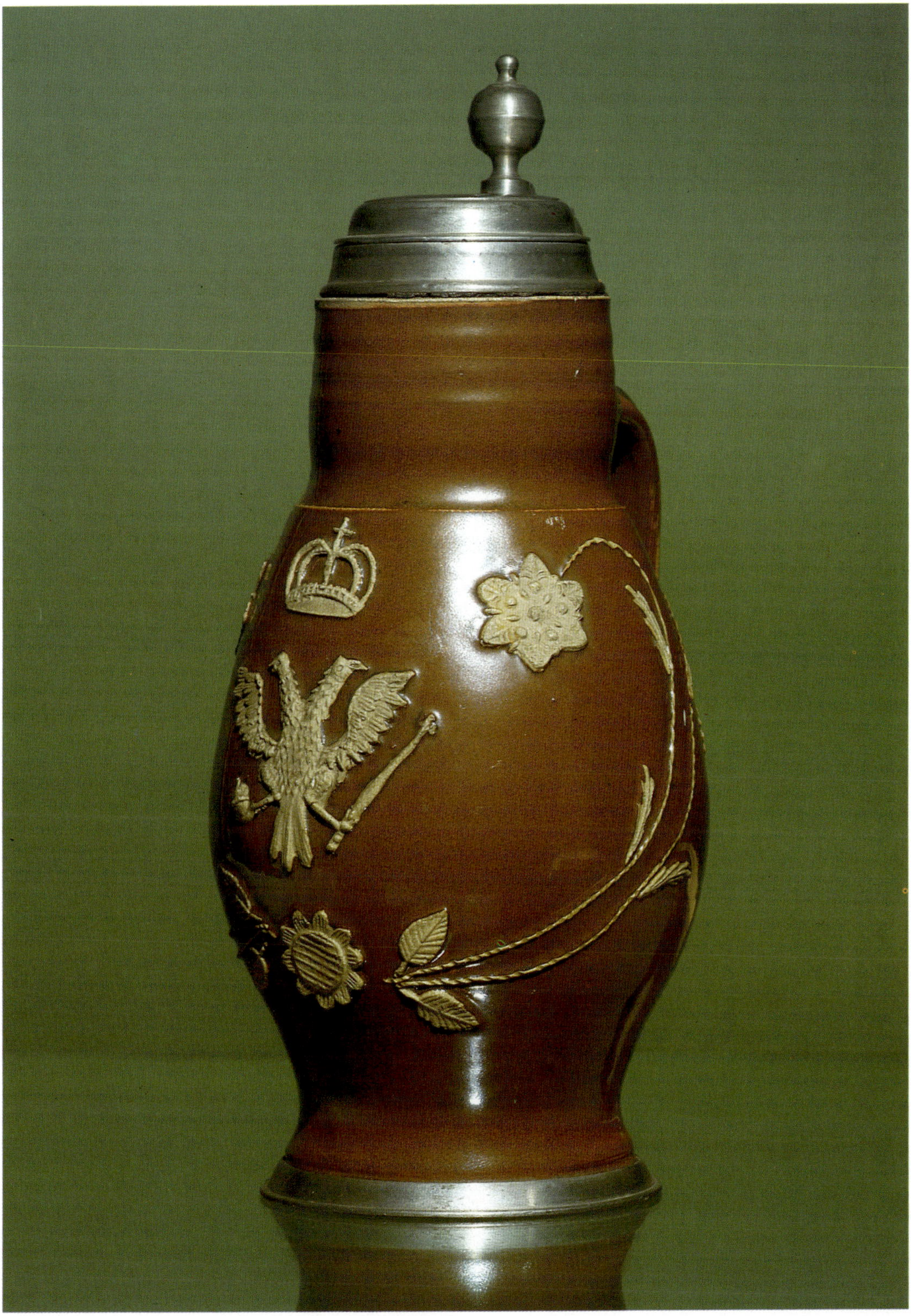

49, 57

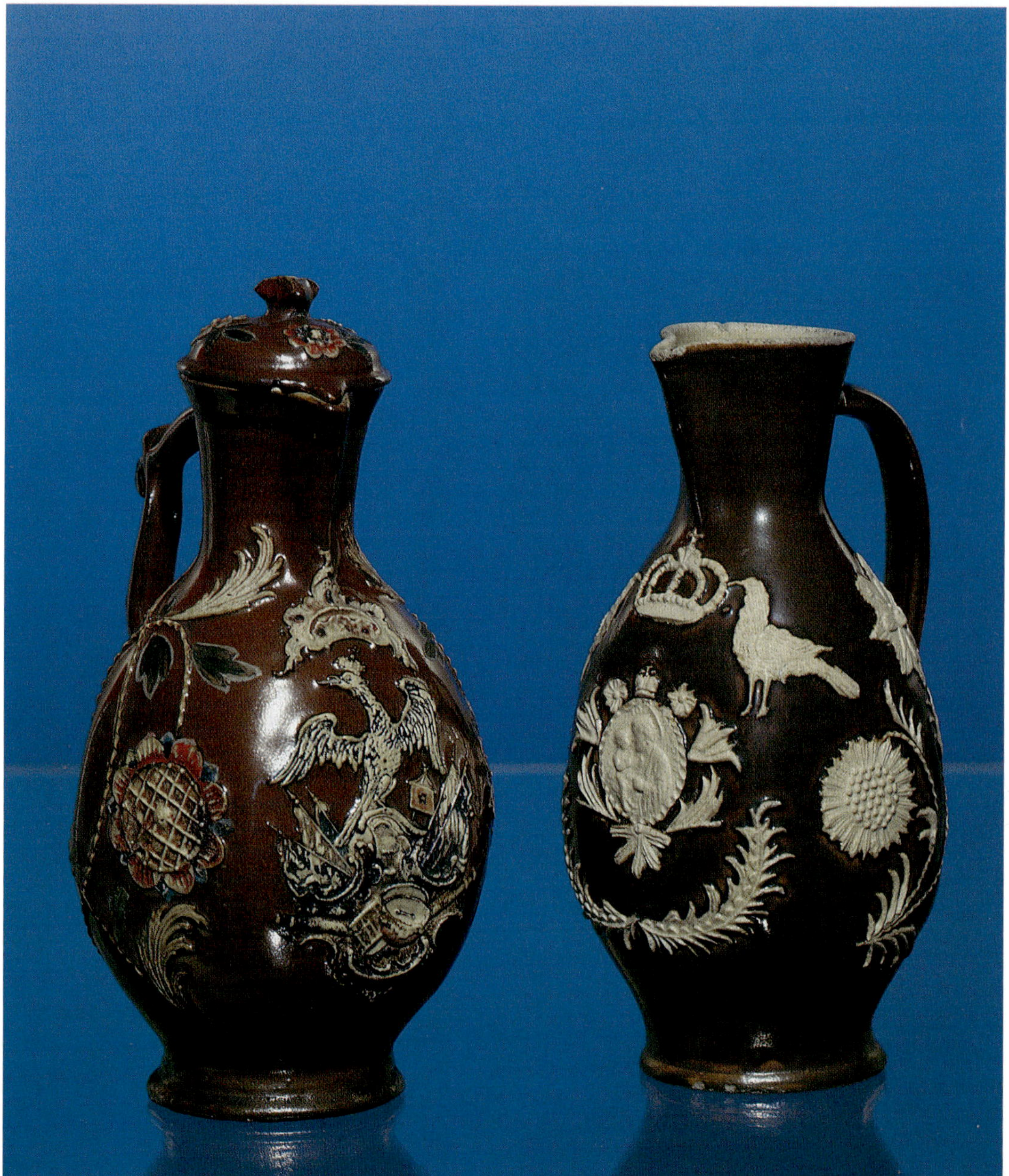

41 K. Späth 1985 Anhang Nr. 86, 87
42 ebd. Nr. 90
43 ebd. Nr. 80, 84, 85 u. 88, 89
44 Hinweis von Gerhard Seiler (aus Naumburg/Q.) Leutershausen 1986
45 dgl.
46 dgl.
47 K. Späth 1985 Anhang Nr. 10, 11
48 K. Steinitz 1895 (1) S. 802
49 Die Thonwaaren auf d. Niederschlesischen Gewerbe-Ausst. in Liegnitz 1880 S. 303 – Hinweis von Wilhelm Werner für die 20er und 30er Jahre
50 F. Singer 1911 (1) S. 445
51 Bunzlauer Feinsteinzeug J. Paul & Sohn, Feinsteinzeugfabrik Bunzlau. Warenkatalog und Preisliste 1939, Museum für Deutsche Volkskunde Berlin
52 Kriegssortiment für Braungeschirr. 1942 S. 242
53 Katalog in Besitz von Georg Peltner, Höhr-Grenzhausen
54 Deutsche Warenkunde 1939 Bl. 575–579, 580–583, 592f., 608f., 724 – s. auch die Services aus der Werkstatt Max Lachmann, Naumburg/Q. Bl. 720, 722f.
55 ebd. Bl. 220–222

Heidi Müller

Die „Großen Töpfe“ von Bunzlau und Naumburg/Q.

Bei den Bunzlauer und Naumburger Töpfern gehörten große Vorratstöpfe bis zu einem Fassungsvermögen von 50 Litern zu den Standardartikeln, die bis in die 30er und 40er Jahre des 20. Jhs. auf der Scheibe hergestellt wurden[1].

Bei den Töpfern genoß die Fähigkeit, große Gefäße zu drehen, hohes Ansehen, da sie handwerkliches Können dokumentierte. Das Drehen solcher Töpfe erreichten Lehrlinge wegen des damit verbundenen Kraftaufwandes erst zu Ende ihrer Lehrzeit. So bestand das Gesellenstück, das ihre neu erworbenen Fähigkeiten nachweisen sollte, in Naumburg/Q. in der Herstellung eines 15-Liter-Topfes[2], während Gesellen als Meisterstück ein Gefäß von doppelter Größe mit einem Fassungsvermögen von 30 bis 50 Litern drehen mußten.[3] In den Werkstätten selbst war es das Vorrecht des Meisters oder Altgesellen, an der ersten von mehreren hintereinandergestellten Scheiben die größten Gefäße des Sortiments zu drehen. Eine Arbeitserleichterung war es, solche Stücke aus zwei oder drei Teilen zu drehen und anschließend aufeinanderzusetzen.

Georg Buchwald berichtet aus der väterlichen Töpferei in Naumburg/Q., daß die Gesellen diese Verfahren des geringeren Kraftaufwands wegen auch anwendeten. Der Töpfermeister Bruno Buchwald dagegen brachte seine Stellung als Meister und sein handwerkliches Können immer wieder zum Ausdruck, indem er auch 50-Liter-Töpfe aus einem Stück auf der Scheibe drehte[4].

Ein Riese unter den Töpfen war der „Große Topf“ von Bunzlau, den Johann Gottlieb Joppe (1732–1788) im Jahr 1753 anfertigte. Joppe, der 1751 aus der damals sächsischen Töpferstadt Muskau nach Bunzlau zuwanderte, erwarb im gleichen Jahr Meister- und Bürgerrecht in der Stadt, ehe er sich zwei Jahre später als 21jähriger in der späteren Rheinholdschen Töpferei durch die Herstellung eines großen Gefäßes, das bald zu den Sehenswürdigkeiten der Stadt gehörte und schließlich zum Wahrzeichen Bunzlaus wurde, einen Namen machte.

In Reiseberichten und Landesbeschreibungen von Schlesien tauchten seit den 80er Jahren des 18. Jhs. immer wieder kurze Hinweise zu dieser Besonderheit auf. In J. G. Meißners 1797 erschienener kurzer Beschreibung von Schlesien heißt es dazu:

„Ein Töpfer vor dem Nieder-Thore hat einen grossen Topf verfertigt, in welchen 30 Scheffel gehen, der den Reisenden gegen ein Trinkgeld gezeigt wird“[5].

Wie in zahlreichen anderen Reisenotizen wurde der Topf, der ungebrannt war, wegen seiner Größe und seines Fassungsvermögens von 30 Scheffeln, die einem Inhalt von 1970 Litern entsprachen, gerühmt. Über diese kurzen Anmerkungen hinaus berichtete erstmals der Bunzlauer Chronist Ewald Wernicke 1884 Genaueres über Joppe und seinen großen Topf und hob ihn als Wahrzeichen Bunzlaus hervor. Seine Maße gab er mit 7 Fuß Höhe, 8 Ellen Weite an, was einer Höhe von 2,15 m und einem Umfang an der Bauchung von 4 Metern entspricht[6].

Nach seiner Fertigstellung wurde das Gefäß von der späteren Töpferei Reinhold an der Görlitzer Straße 12 in einem dafür errichteten Häuschen untergebracht und durch eine Hinweistafel mit folgender Aufschrift vorgestellt:

„Ein Topf von Thon gemacht hier ist
der 30 Scheffel Erbsen mißt
Wer sich ein Trinkgeld nicht läßt rauen
Kann ihn hier darinnen schauen“[7].

Die beiden letzten Zeilen des Tafeltexts lassen erkennen, daß der Töpfer neben dem Ansehen, das ihm sein Gefäß bei den Berufskollegen der Stadt einbrachte, zusätzliche Einnahmen durch Trinkgeld erhoffte. Die Namenszüge zahlreicher Besucher, die kamen, um den Topf zu besehen, füllten zwei Fremdenbücher und bedeckten – wie bei zahlreichen anderen Ausflugszielen – die gesamte Oberfläche des Topfs[8]. Josef Klapper berichtet 1925 in seiner Schlesischen Volkskunde darüber, daß der „Große Topf“ 1813 von französischen Soldaten zerschlagen, anschließend wieder zusammengesetzt und zur Festigung mit einem Drahtnetz umgeben wurde. Wie die später angefügten Henkel prägte diese Ergänzung das Erscheinungsbild des Bunzlauer Wahrzeichens im 19. und 20. Jh.[9].

Als das Gefäß 1893 dem städtischen Verkehr weichen mußte[10], brachten 18 Männer das 600 kg schwere Gefäß auf einem Holzgerüst zu seinem neuen Standort im Stadtmauerrondell neben dem Promenadenteich. Dort konnte das Schaustück, zusammen mit anderen Erzeugnissen des keramischen Gewerbes, besichtigt werden[11]. Seinen endgültigen Platz fand der „Große Topf“ im städtischen Museum in Bunzlau, wohin er 1909, ein Jahr nach der Museumsgründung, überführt wurde. Als zentrales Ausstellungsstück stand er bis zur Zerstörung des Hauses 1945 im ersten Saal des Erdgeschosses.

Seit dem Ende des 19. Jhs. fehlte der „Große Topf“ als Sehenswürdigkeit auf kaum einer Ansichtspostkarte von Bunzlau. Hinzu kamen als Reiseandenken kleine Nachbildungen aus Ton, die durch ein angedeutetes Drahtnetz ihr Vorbild deutlich erkennen ließen.

Seit Beginn des 20. Jhs. wurden solche Artikel in großen Mengen hergestellt und in Bunzlauer Geschäften sowie in anderen Städten Schlesiens verkauft[12]. Örtliche Töpfereien produzierten zudem kleine Nachbildungen als Festzeichen für die alljährlich stattfindenden Heimatfeste[13].

Die zentrale Rolle des „Großen Topfs“ als Wahrzeichen Bunzlaus veranlaßte die Stadt zum Heimatfest 1939 dazu, eine genaue Nachbildung des im Museum befindlichen wenig haltbaren Originals herstellen zu lassen. Drei Keramiker aus dem Ort fertigten den

Der „Große Topf“ von Bunzlau im städtischen Museum Bunzlau

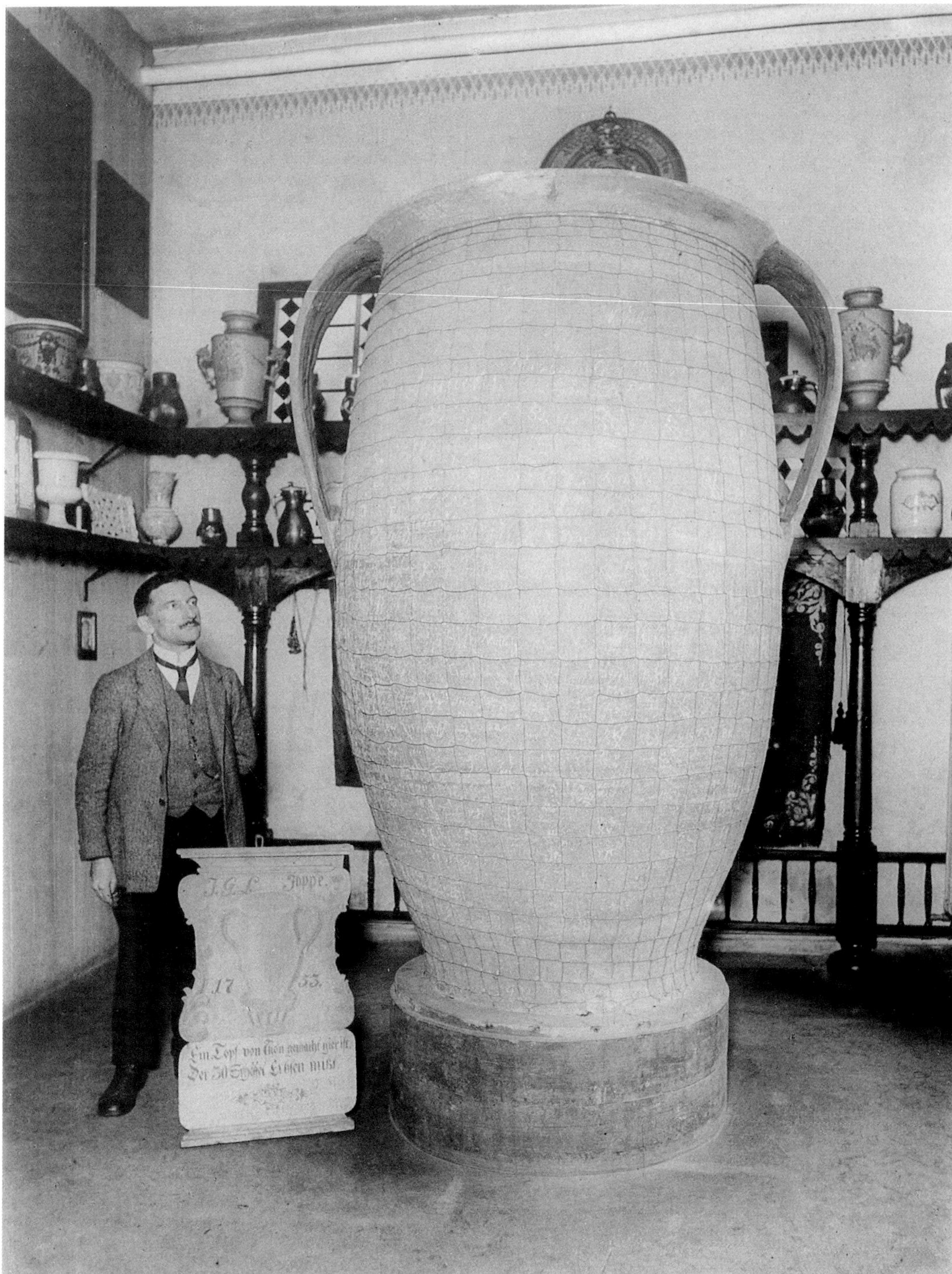

Topf aus Zement über einem Holzkern an. Das Gefäß wurde, wie sein Vorbild, mit einem Drahtgeflecht umgeben, auf dem Festzug im Wagen der Töpferinnung mitgeführt und anschließend im Stadtzentrum vor dem Rathaus aufgestellt[14].

Der Bedeutung des „Großen Topfs“ für Bunzlau als Töpferort erinnerte man sich auch nach dem Zweiten Weltkrieg, als Siegburg im Rheinland eine Patenschaft für die Stadt Bunzlau übernahm. Aus diesem Anlaß fertigte der Töpfer Wilhelm Werner (ehemals Tillendorf) aus Hilgert bei Höhr-Grenzhausen eine kleine Nachbildung für das Rathaus Siegburg und schließlich ein zweites Stück (Höhe 1,08 m) für die dortige Bunzlauer Heimatstube an[15].

Die häufig erwähnte Rivalität zwischen Bunzlau und Naumburg/Q. war Anlaß dafür, daß 1853, 100 Jahre nach der Fertigstellung des Bunzlauer Wahrzeichens, Töpfermeister August Franke aus Naumburg/Q., den Versuch unternahm, das bekannte und beneidete Vorbild mit einem noch größeren Topf zu übertrumpfen. In der Form weitgehend übereinstimmend, war der Naumburger Topf ebenfalls ungebrannt, überragte den Bunzlauer aber um 35 cm an Höhe. Der Name des Herstellers sowie Angaben über Höhe (2,50 m) und das Fassungsvermögen (2714 Berliner Quart = 3107,53 Liter) waren als schriftlicher Nachweis seiner Überlegenheit über den Bunzlauer Konkurrenten auf dem Gefäß vermerkt.

Seit seiner Fertigstellung stand das Gefäß, das man von Zeit zu Zeit mit Ölfarbe übermalte, in der ehemaligen Frankeschen, später Kühnschen Töpferei an der Löwenberger Straße in einem Lagerraum und konnte dort besichtigt werden. Anläßlich seines 60jährigen Bestehens 1913 wurde das Gefäß von einer Zeitschrift zwar als größter Topf Deutschlands vorgestellt, die Berühmtheit seines Bunzlauer Vorbilds aber erreichte es nicht[16]. Selbst Bewohner Naumburgs kannten diese lokale Attraktion kaum.

Bleiben die Herstellungsbedingungen der beiden großen Töpfe aus Bunzlau[17] und Naumburg/Q. weitgehend unbekannt, so sind wir über den zweiten in Naumburg/Q. 1933 entstandenen großen Topf durch die persönliche Erinnerung Georg Buchwalds, der das Gefäß im Alter von 24 Jahren anfertigte, genau unterrichtet[18]. Äußerer Anlaß für das Vorhaben des Töpfersohns, ein Gefäß herzustellen, das die beiden Vorgänger übertraf, war das 700jährige Stadtjubiläum Naumburgs 1933. Dieses Fest verschaffte seinem Vorhaben die gewünschte Popularität. Seine Motivation allerdings war nach eigener Aussage der Versuch, auf diese Weise das Ansehen der väterlichen Töpferei in der Öffentlichkeit und gegenüber den einheimischen Töpfern zu heben[19].

Die Arbeit führte Georg Buchwald im Lagerschuppen der Töpferei während der Freizeit am Wochenende, in den Morgenstunden zwischen 4 und 7 Uhr vor der eigentlichen Berufsarbeit und am Feierabend aus. Aus schamottiertem Ton baute er zunächst in dicken Wülsten den unteren Teil der Wandung auf, den oberen Teil dagegen, der weniger Druck aushalten und deshalb wesentlich dünner sein konnte, fertigte er aus aufgeschnittenen Tonringen an, die er wie für Ofenkapseln auf der Scheibe drehte. Die gewünschte Form konnte Buchwald während der Arbeit mit Hilfe einer an der Decke aufgehängten Lehre kontrollieren[20].

In 270 Arbeitsstunden stellte er den Topf mit einer Höhe von 3,34 Metern her. Da das Gefäß in Ermangelung eines großen Ofens wie seine Vorgänger ungebrannt bleiben mußte, versuchte Buchwald es durch Feuer mit Spänen im Topfinneren hart zu trocknen und widerstandsfähig zumachen. Mit brauner Farbe angestrichen, erhielt der Topf eine ausführliche Aufschrift, die ihn als „Größten Topf der Welt“ auswies und Auskunft über den Gefäßinhalt von 8702 Litern gab, dem vierfachen Fassungsvermögen des Bunzlauer Schaustücks. Schulklassen und anderen Besuchern wurden bei der Besichtigung Postkarten des Riesentopfs sowie kleine Andenken aus Ton zum Verkauf angeboten. Die Einnahmen aus diesem Verkauf waren so erheblich, daß der Vater Georg Buchwalds einen Teil der Arbeitslöhne für seine Töpferei fortan davon bezahlen konnte. Trinkgelder, die Besucher in einer Sparbüchse am Topfhenkel zurückließen, kamen allein den Gesellen zugute[21].

Ein kleiner Begleiter der größen Töpfe von Bunzlau und Naumburg/Q. war eine 1926 gedrehte Vase des Naumburger Töpfers Josef Lachmann, deren Aufschrift einen ausdrücklichen Hinweis auf ihre handwerkliche Herstellung auf der Scheibe enthielt. Das Gefäß hatte eine Höhe von 1,73 m und ein Fassungsvermögen von 265 Litern. In der Töpferei Lachmann blieb dieses ungebrannte Schaustück bis 1945 erhalten und wurde wie die anderen großen Gefäße während der Kriegshandlungen um Bunzlau zerstört.

Neben Vorratstöpfen gehörten Kaffeekannen zu den wichtigsten Produkten der Brauntöpfer im Kreis Bunzlau. Als Schau- und Ausstellungsstücke in großen Formaten traten sie seit der zweiten Hälfte – vor allem seit den 70er Jahren – des 19. Jhs. auf. In einer Zeit, als die Brauntöpferei ihren Höhepunkt erreichte und zahlreiche Töpfereien in Bunzlau und Naumburg/Q. neu entstanden, brachten die Handwerker gern Kannen im Großformat als Giebelzier auf Hausdächern, Erkern und Balkonen oder als Schmuck auf den Hoftoren ihrer Häuser an[22]. Die Herstellung großer Kannen und ihre Verwendung als Hausschmuck für Töpfereien sind sowohl für Bunzlau als auch für seine Nachbarorte bekannt[23]. Die Mitteilung von Kurt Steinitz, große Schaugefäße seien in den letzten Jahrzehnten des 19. Jhs. ausschließlich in Naumburg gefertigt worden, scheint vor diesem Hintergrund zu einseitig[24].

In einem Raum der Naumburger Töpferei Bruno Buchwald waren vom Vorgänger Reinhold mehrere 80 bis 120 cm hohe Kannen mit aufgelegter weißer Schrift als unverkaufte Restbestände übrig geblieben, als nach dem Ersten Weltkrieg durch die stärkere Hinwendung zur industriellen Fertigung diese

Nachbildung des „Großen Topfes" auf dem Bunzlauer Marktplatz, 1939

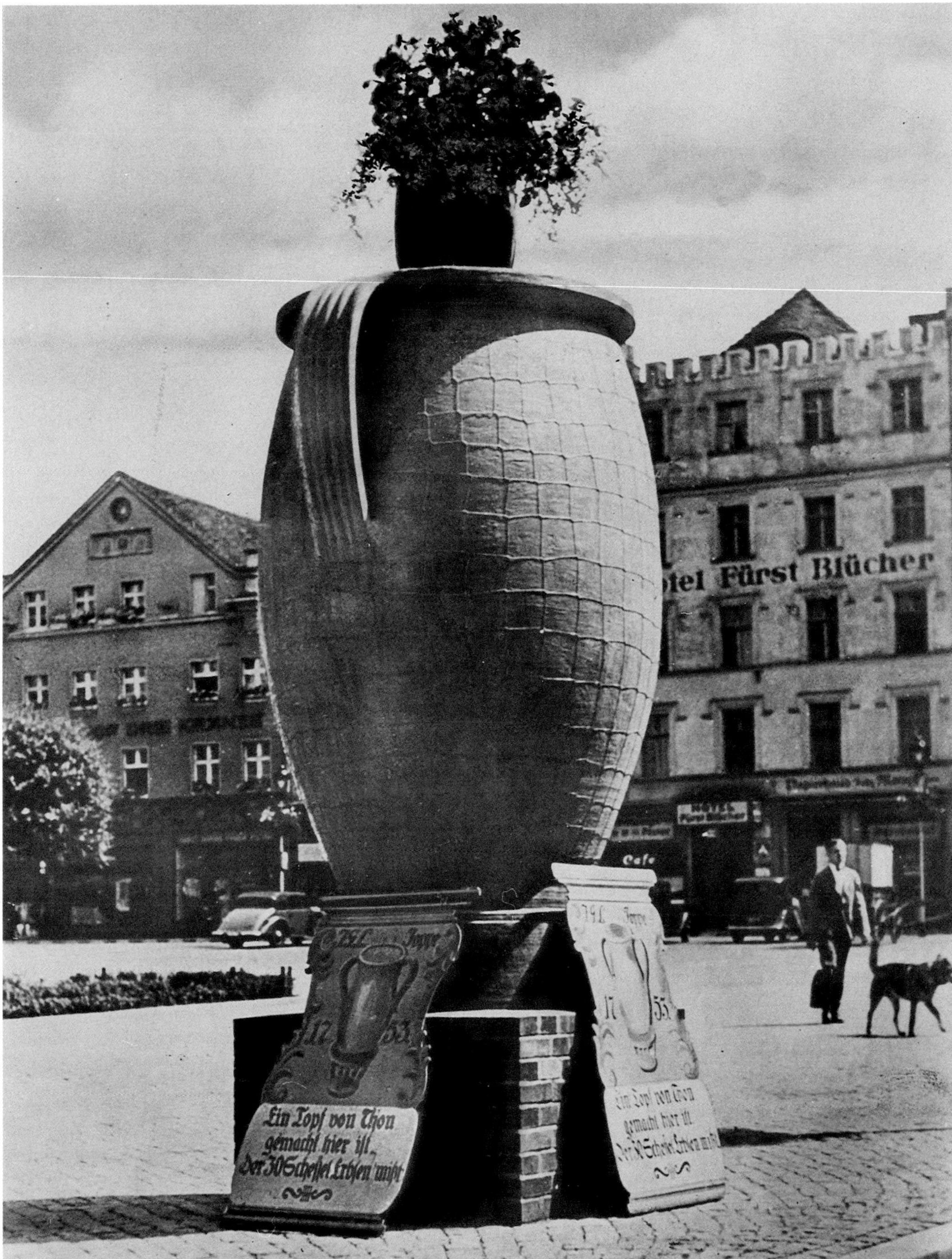
Fürst Blücher
17 53
Ein Topf von Thon
gemacht hier ist,
Der 30 Scheffel Erbsen mißt

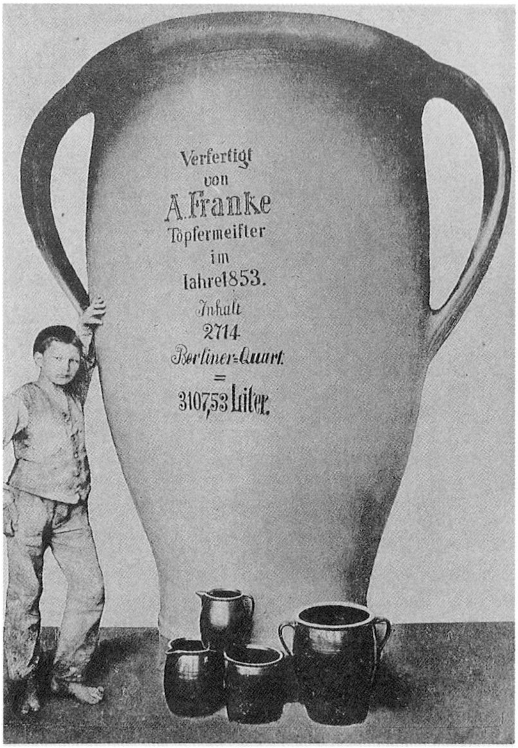
Verfertigt
von
A.Franke
Töpfermeister
im
Jahre1853.
Inhalt
2714
Berliner-Quart
=
310,53 Liter.

Der „Große Topf“ von August Franke in Naumburg/Q.

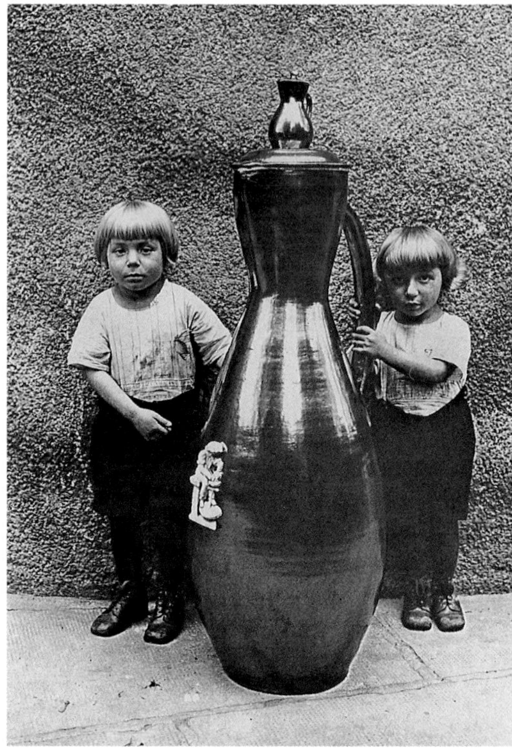

Kinder mit großer Kanne aus Bunzlau, um 1900

Georg Buchwald mit seinem „Großen Topf“, Naumburg/Q. 1933

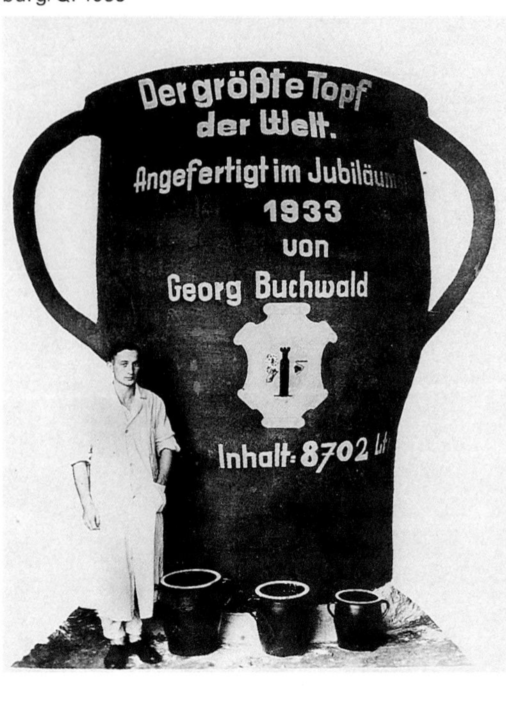
Der größte Topf
der Welt.
1933
von
Georg Buchwald

Handwerksprodukte der Brauntöpferei nicht mehr zeitgemäß erschienen.

Aus Anlaß des Bunzlauer Heimatfestes im Jahr 1927, auf dem die Bunzlauer Töpferinnung mit ihren 10 Meistern geschlossen auftrat, erinnerte man sich dieser Tradition und führte auf dem geschmückten Festwagen eine große braune Kaffekanne mit[25].

Über Gefäße dieser Art aus dem Kreis Bunzlau sind wir in der Regel nur durch Abbildungen und die Literatur unterrichtet. Eine interessante Ergänzung dazu stellt eine hohe Kanne mit trichterförmigem Hals und brauner Lehmglasur nach der Form Bunzlauer Gefäße dar, die aus aufgelegten, weiß glasierten Buchstaben die Aufschrift „Thonwaren-Fabrik von Hutter und Sahm in Grenzhausen 1878“ trägt. Diese Westerwälder Firma betrieb einen Großhandel für Keramik, der auch Braungeschirr umfaßte. Die im Boden eingeritzte Inschrift „G. Hancke aus Freywaldau/ Kr. Sagan in Schlesien z. Z. in Grenzhausen 1878“ weist auf den eigentlichen Hersteller des Gefäßes hin: einen schlesischen Töpfer aus dem Bunzlau benachbarten Ort Freiwaldau, wo ebenfalls große Mengen an Braungeschirr herstellt wurden. Der Geselle fertigte die Kanne offenbar aus Anlaß der Gewerbeausstellung in Höhr 1878 für die Westerwälder Firma an, bei der er zu dieser Zeit arbeitete[26].

Auch ein Plakat zur dritten Ausstellung des Kunstgewerbe-Vereins Bunzlau 1912, das mit der Abbildung einer riesigen Kaffeekanne für die ausgestellte Bunzlauer Töpferproduktion warb, deutet darauf hin, daß Gefäße vergleichbar denen aus Bunzlauer und Naumburger Handwerksbetrieben beliebte Schaustücke auf Gewerbe- und Industrieausstellungen waren[27].

Während die repräsentativen Bunzlauer und Naumburger Kannen eine Epoche des zu Ende gehenden Handwerks begleiteten, lieferte die keramische Industrie seit 1900 für den Bedarf chemischer Betriebe Großgefäße zur Aufbewahrung und zum Transport von Säuren und Laugen aus widerstandsfähigem Steinzeug, z.T. mit brauner Lehmglasur versehen. Aus einem oder zwei Teilen bestehende Gefäße fertigten Firmen in großen Ausmaßen im Eindrehverfahren her, z.B. Säureflaschen, die für den Bahntransport, meist im Verbund, auf sogenannte Topfwagen montiert waren und etwa 1000 Liter faßten. Die keramische Industrie stellte aus einem Stück bestehende Gefäße bis zu 6000 und zusammengesetzte bis zu 20000 Litern Inhalt her[28].

Mit einem Blick auf die großen Schaugefäße des Handwerks bemerkt die „Keramische Rundschau“ 1905: „Gefäße wie der Bunzlauer Topf sind heute täglich in der chemischen Industrie in Gebrauch“[29]. Konkurrenten für den großen Topf von Bunzlau kamen von nun ab weniger aus Naumburg/Q. als aus dem Bereich der keramischen Industrie, für die die Herstellung von Großgefäßen zur alltäglichen Fertigung gehörte und keine Besonderheit mehr darstellte.

Anmerkungen

1 Nach Mitteilung von Georg Buchwald (aus Naumburg/Q.), Glashütten 1985, wurden Vorratstöpfe bis zu Größe 8 (6L) auch eingedreht

2 K. Späth 1985 Preisverzeichnis der Bunzlauer und Naumburger Brauntöpfer 1936 im Anhang mit einer Auflistung der verschiedenen Töpfe und ihren lieferbaren Größen

3 Mündlicher Hinweis von Georg Buchwald

4 dgl.

5 Der Hinweis von Artur Schiller, der „Große Topf“ von Bunzlau werde erstmals 1813 in den Kriegsbriefen des Leutnants Alberti erwähnt, ist fälschlicherweise von der Literatur immer wieder übernommen worden. H. Christiani 1976 S. 15 – Belege aus dem Ende des 18. Jhs. bei Fr. Zimmermann 6 1786 S. 184 – Chr. H. Fechner 1781 S. 267 – J. H. Zöllner II 1793 S. 341 – J. G. Meißner 1797 S. 250

6 E. Wernicke 1884 S. 224

7 Die beiden letzten Zeilen des Verses überstrich man, als der Topf in das Museum überführt und kein Trinkgeld mehr von Besuchern erwartet wurde.

8 F. Schroller 2 1885–89 S. 31f. teilte mit, daß am Ortseingang von Bunzlau eine Holztafel mit der Aufschrift „Zum Großen Topfe“ Besucher auf diese Sehenswürdigkeit hinwies.

9 J. Klapper 1925 S. 146

10 Am alten Standort des „Großen Topfes“ in der Löwenberger Straße brachte man nach Mitteilung von Artur Schiller eine Erinnerungstafel aus Ton an mit der Inschrift „Standort des Großen Topfes vom 23. Juli 1753 bis zum 29. September 1893“ nach H. Christiani 1976 S. 16

11 Ebenfalls Artur Schiller 1925 berichtete über zwei Fremdenbücher, von denen das ältere mit einer Eintragung der Königin Luise aus dem Jahr 1800 verloren ging, während das zweite in das städtische Museum Bunzlau gelangte.

12 F. Singer 1911 (1) S. 446, berichtete, daß die Töpferei Robert Burdack in Bunzlau derartige Andenken herstellte. – W. Müller-Rüdersdorf 1923 S. 220, nennt für den Beginn der 20er Jahre 12cm hohe Nachbildungen des „Großen Topfes“ als Souvenirartikel. Seine touristische Attraktivität veranlaßte bereits um die Jahrhundertwende verschiedene Geschäftszweige, ihr Wahrzeichen als verkaufsförderndes Element nutzbar zu machen. Ein Bunzlauer Lokal warb 1921 im Führer durch das städtische Museum mit einer Anzeige, die als Spezialität „Bunzlauer Topftorte“ anbot.

13 Reinhardt Gleisberg (aus Bunzlau), Marktheidenfeld 1985, berichtet von einem Großauftrag der Stadt aus dem Jahr 1936, 42000 Stück Festabzeichen in Form kleiner Gefäße für das Bunzlauer Heimatfest herzustellen. Eines der sechs in einer Gipsform gegossenen Motive war eine Nachbildung des Großen Topfs. – Von einem ähnlichen Auftrag über 40000 Nachbildungen des Topfs von Naumburg berichtet Georg Buchwald aus der Zeit vor dem Zweiten Weltkrieg.

14 K. Späth, o. J. S. 3 nennt als Hersteller die beiden Keramiker Otto und Paul Lange. Nach einer mündlichen Befragung des Keramikers Rudolf Heidrich (aus Bunzlau), Siershahn 1985, war auch er an der Arbeit beteiligt, ebenso wie zwei Lehrlinge. Die Herstellung des Gefäßes führten sie im Wilhelmshof, dem Bauhof der Stadt Bunzlau, durch. – s. auch H. Christiani o. J. S. 157

15 25 Jahre Patenschaft der Kreisstadt Siegburg für den Landkreis Bunzlau 1953–1978 1978 S. 21. – Nach Aussage von Wilhelm Werner (aus Tillendorf), Hilgert 1985, zerbrach der Topf aus der Heimatstube und wurde im November 1985 durch eine von ihm gefertigte zweite Kopie (Höhe 1,15m) ersetzt.

16 Der Große Topf in Naumburg am Queis (1853) 1913 S. 308 – H. Christiani 1977 S. 16f. – K. Späth o. J. S. 4

17 Im ausgehenden 19. Jh. hat der ehemalige Kaufmann Karl Theodor Pfautz, angeregt durch die Verse auf der Tafel, ein Stück über den „Großen Topf von Bunzlau“ geschrieben, das 1879 erstmals aufgeführt wurde. 1925 nahm man es wiederum auf, diesmal gespielt von Schülern der Keramischen Fachschule im Stadttheater. Eine Wiederholungsveranstaltung gab es im gleichen Jahr

zu Ehren des aus dem Dienst scheidenden Direktors der Keramischen Fachschule, Wilhelm Pukall s. H. Christiani 1976 S. 16

18 K. Späth o. J. S. 4 sowie nach mündlicher Mitteilung von Georg Buchwald

19 Die Töpferei Buchwald in Naumburg/Q. warb in den Jahren nach 1933 im Warenkatalog mit einer Abbildung des „Größten Topfes der Welt" auf der Titelseite. Mündlicher Hinweis von Georg Buchwald

20 Über das Herstellungsverfahren des Topfes von Georg Buchwald in Naumburg berichtet ausführlich K. Späth o. J. S. 4

21 Mündlicher Hinweis von Georg Buchwald

22 K. Späth o. J. S. 5 – Auch die 1886 gegründete Gleisberg'sche Brauntöpferei besaß als Giebelzier eine große Kanne, die nach Auskunft von Reinhardt Gleisberg in der Zeit nach dem Ersten Weltkrieg während eines Gewitters beschädigt wurde und vom Dach fiel.

23 M. Hubrich 1976 (1939) S. 15 nennt die Göldnersche Töpferei in Tillendorf, die 1888 gegründet wurde und als Wahrzeichen einen großen braunen Krug im Erkersims zeigte

24 K. Steinitz 1895 (1) S. 197

25 K. W. 1958 S. 6 – H. Christiani 1973 S. 90

26 Die Gewerbeausstellung in Höhr 1878 S. 182

27 Eine Abbildung des Plakats bei K. Späth 1985 S. 33 u. 57

28 Auf der Pariser Weltausstellung 1900 und der Düsseldorfer Kunst- und Gewerbeausstellung zeigten die Deutsche Steinzeugfabrik für Kanalisation und Chemische Industrie Friedrichsfeld und das Westdeutsche Steinzeug-, Chamotte- und Dinaswerk Euskirchen jeweils ein Gefäß mit 6000 und 9000 Litern Fassungsvermögen s. Die Thonindustrie auf der Pariser Weltausstellung 1900 S. 1413 ff. – H. Hecht 1902 S. 1073 ff.

29 F. W. Freitag 1905 S. 3 f.

505 (oben), 505, 507 (Mitte), 375, 363 (unten)

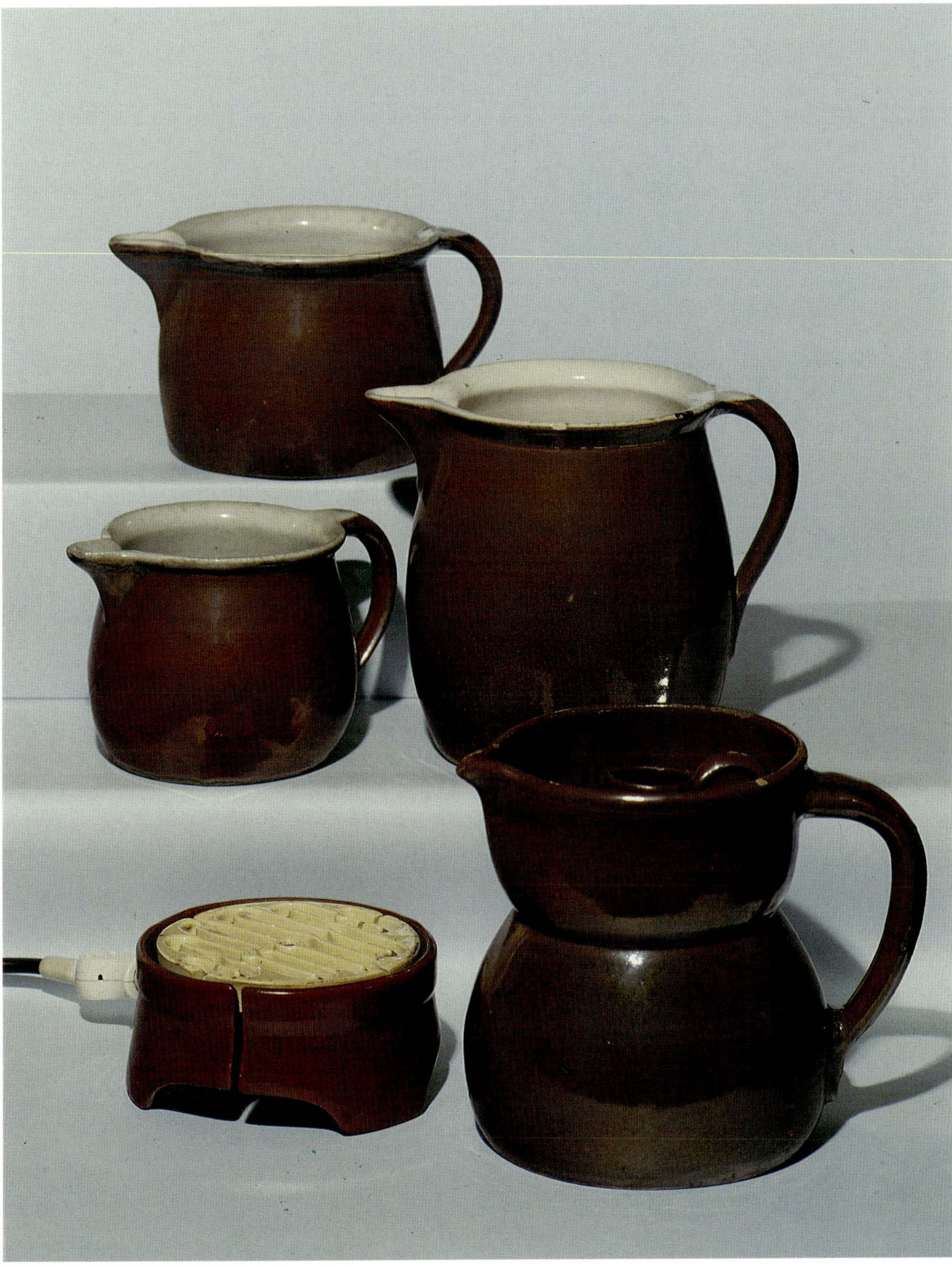

672, 364 (oben), 639, 675 (Mitte), 632, 223, 634 (unten)

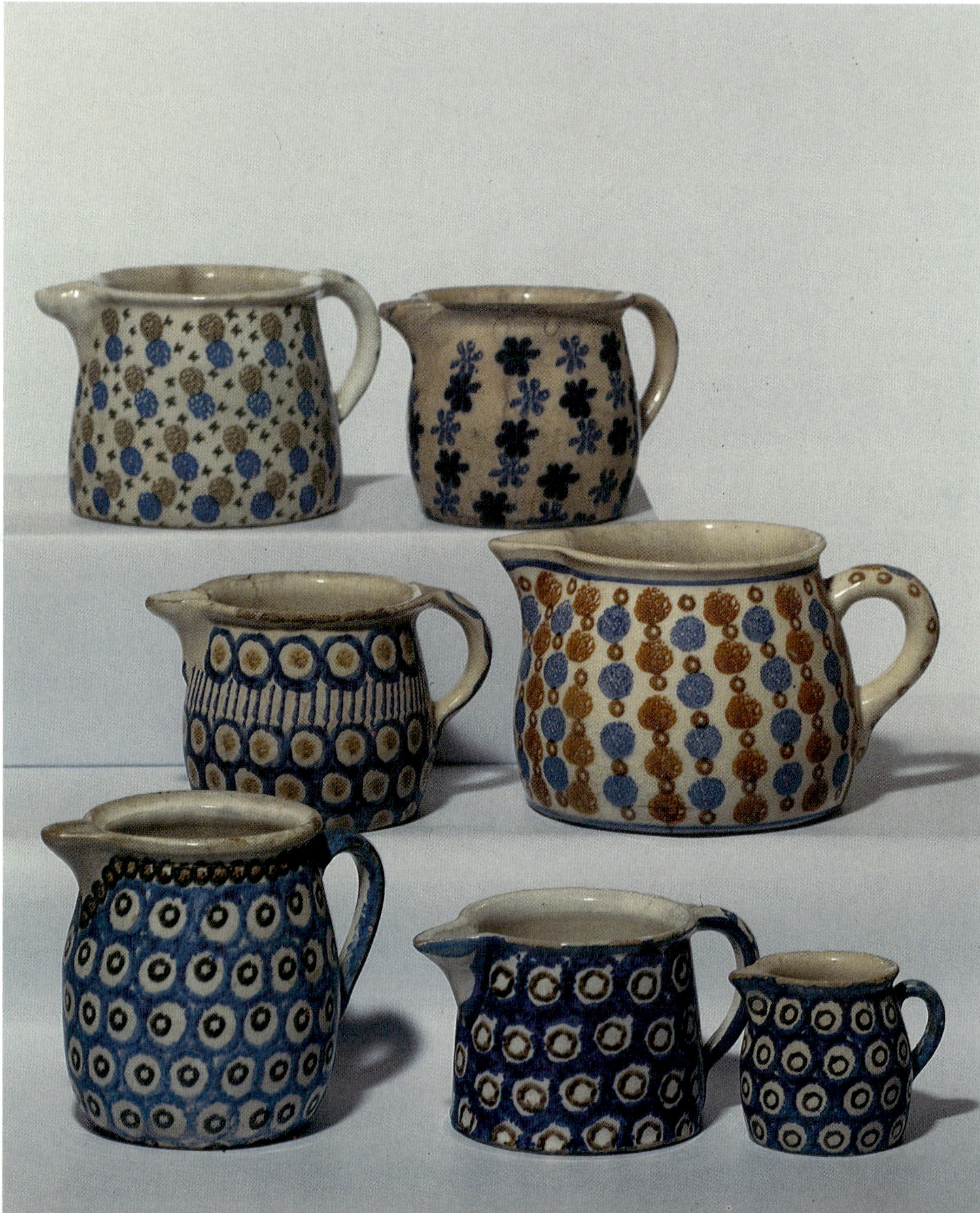

464, 640

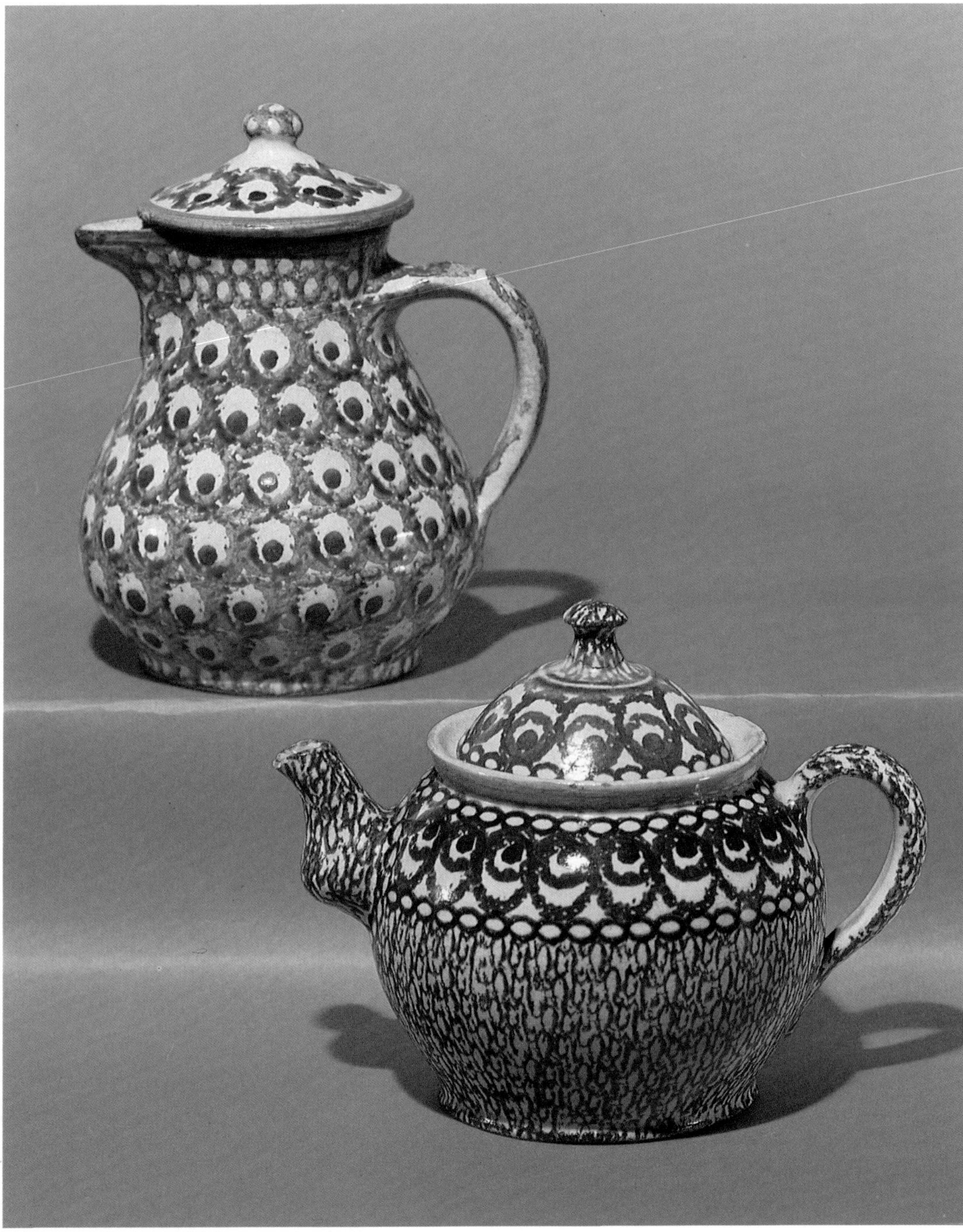

83 (oben), 456, 462 (Mitte), 453, 461 (unten)

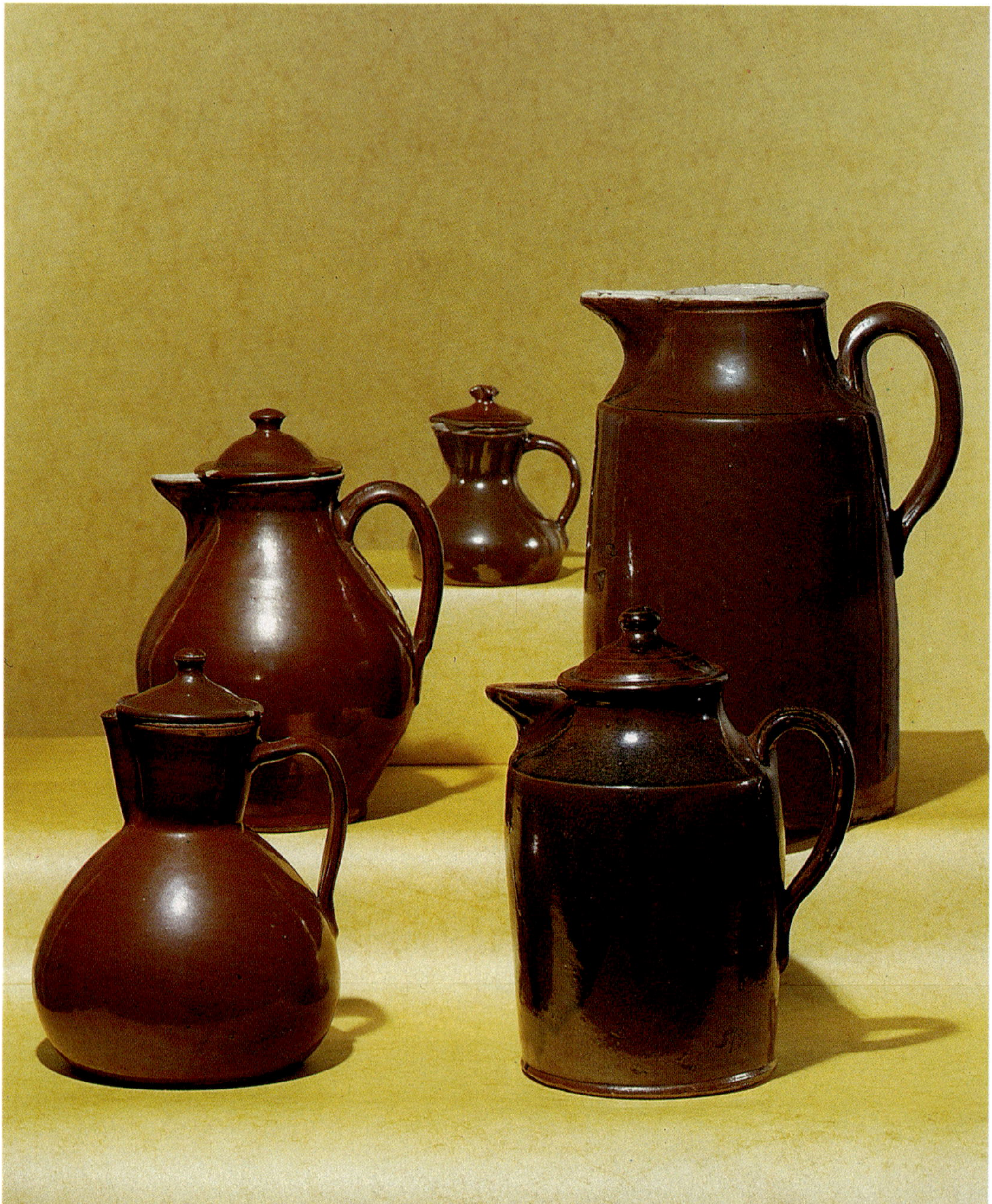

Heidi Müller

Der Gebrauch von Bunzlauer Geschirr

In seiner wiederholt genannten Studie zur Töpferei des Kreises Bunzlau von 1895 gab Kurt Steinitz einen kurzen Überblick zum Warensortiment der lokalen Töpferwerkstätten. Seine Aufzählung nannte „Töpfe aller Art, mit und ohne Schnauzen, Kaffeekannen, Krüge, Kasserollen, Tassen, Milchäschel, Flaschen, Nachtgeschirre, tiefe Teller, Schüsseln, Napfkuchenformen, Blumentöpfe, Waschschüsseln, Schalen, Spielzeug usw. usw."[1]. Enthalten waren in erster Linie Haushaltswaren, allem voran Töpfe und Kaffeekannen, die in der 2. Hälfte des 19. und zu Beginn des 20. Jhs. zu den wichtigen Verkaufsartikeln der Bunzlauer Handwerksbetriebe gehörten.

Auf den ersten Blick scheint das Produktionsprogramm gegen Ende des 18. Jhs. in den meisten niederschlesischen Töpferorten ähnlich gewesen zu sein. In einem Schreiben der Innung an die preußischen Behörden von 1787 nannten die Naumburger Töpfer auf die Anfrage nach der Art ihrer Geschirrproduktion „Tee- und Kaffeegefäße, Tabaks- und Butterbüchsen, Krüge, Näpfe, Nachtgeschirr, Retorten und sonstige Utensilien für Laboranten"[2]. Berichte aus den 70er Jahren des 18. Jhs. führten außerdem Gartentöpfe, Milchschüsseln, verschiedene Arten von Töpfen, „Käsnäppl", Krüge, Bierflaschen mit Henkel und Schmelztiegel auf[3].

Solche Aufzählungen können kaum Anspruch auf Vollständigkeit hinsichtlich des jeweiligen zeitlichen Repertoires der Bunzlauer und Naumburger Töpferwerkstätten vermitteln. Sie geben aber erste Anhaltspunkte für die unterschiedlichen Verwendungsmöglichkeiten der Waren aus dem Kreis Bunzlau. Diese Aufzählungen von Einzelgegenständen, die trotz ihrer unterschiedlichen zeitlichen Zugehörigkeit äußerlich sehr ähnlich erscheinen, läßt sich auflösen, wenn wir Beziehungsfelder zu den Menschen herstellen, die sie benutzten, und die kultur-, sozial- und technikgeschichtlichen Aspekte einer Veränderung dieser Beziehung berücksichtigen.

Der Frage nach dem Gebrauch des Bunzlauer Geschirrs, die hier im Vordergrund steht, sollen daher einige Bemerkungen zum Wandel des Verbraucherverhaltens vom Ende des 18. bis in die ersten Jahrzehnte des 20. Jhs. vorangestellt werden, um die historische Dimension auch hier nicht außer acht zu lassen.

Frau beim Kartoffelschälen mit braunem Vorratstopf, Pommern, um 1910

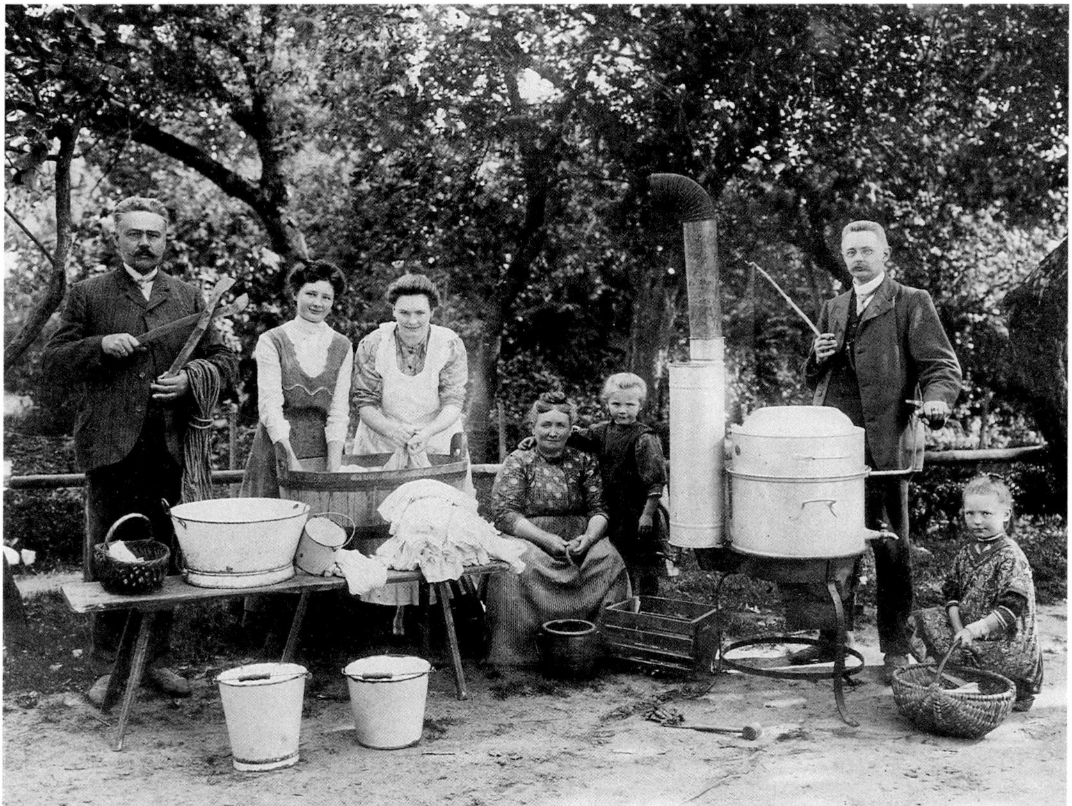

Die zwei wichtigsten Produktionsbereiche der Bunzlauer Töpferei vom 18. bis zur Mitte des 19. Jhs. waren einfaches Gebrauchsgeschirr für Küche und Haushalt auf der einen und feines Kaffee- und Teegeschirr als Luxusartikel auf der anderen Seite. Zu den Abnehmern des „ordinären" Geschirrs zählten die Landbevölkerung ebenso wie der städtische Haushalt. In beiden Bereichen war das haltbare Bunzlauer Braungeschirr ohne Konkurrenz, besonders seit es ab Ende der 20er Jahre des 19. Jhs. mit seiner bleifreien Feldspatglasur dem bleiglasierten Töpfergeschirr weit überlegen war.

Für Bunzlauer Gebrauchsware machte sich die Konkurrenz anderer Materialien zuerst bei einigen Formen von Kochgefäßen bemerkbar. Das braune Geschirr war auf Grund seines widerstandsfähigen Scherbens, seiner haltbaren braunen Glasur sowie seiner guten Kocheigenschaften auch im städtischen Haushalt weit verbreitet, als ihm um 1850 gußeiserne Töpfe und Pfannen den Platz um die Gunst der Hausfrauen streitig machten[4]. Größere Haltbarkeit, bessere Wärmeleitung und damit schnelleres Garkochen von Speisen waren die Vorzüge des neuen Materials. Eisentöpfe zum Einsetzen in die Herdplatten, die dem offenen Feuer standhielten, und eiserne Bräter für Fleisch zeigten einen besseren Gebrauchswert als Braungeschirr, das damit bestimmte Bereiche seiner Produktion an das neue Material verlor. Auch wenn es damit schließlich zu einer Spezialisierung in bestimmten Funktionsbereichen kam, vermochte Gußeisengeschirr den braunen Topf nicht ganz vom Kochherd zu verdrängen. Bunzlauer Gefäße erwärmten sich zwar langsamer, blieben aber für bestimmte Gerichte besser geeignet.

Bisher hatten Porzellan, Steingut und gußeiserne Gefäße wegen besserer Materialeigenschaften Bunzlauer Geschirr nur aus Bereichen des Repräsentations- und Gebrauchsgeschirrs verdrängen können.

118

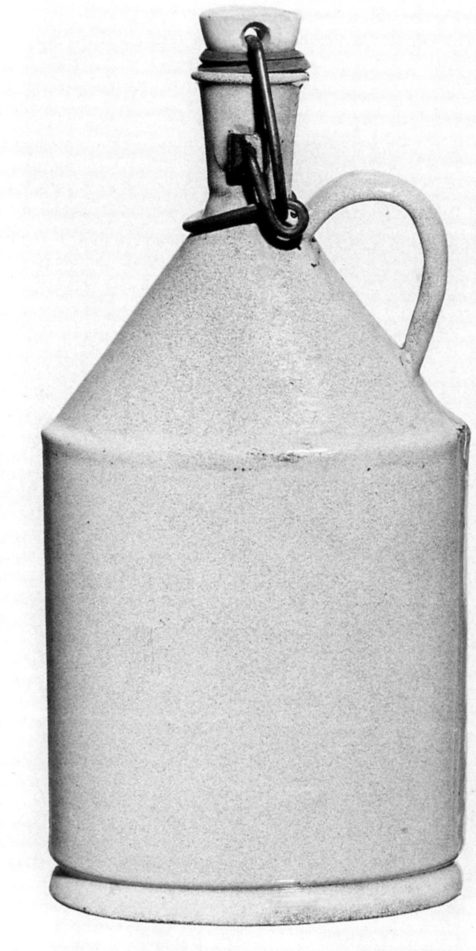

117

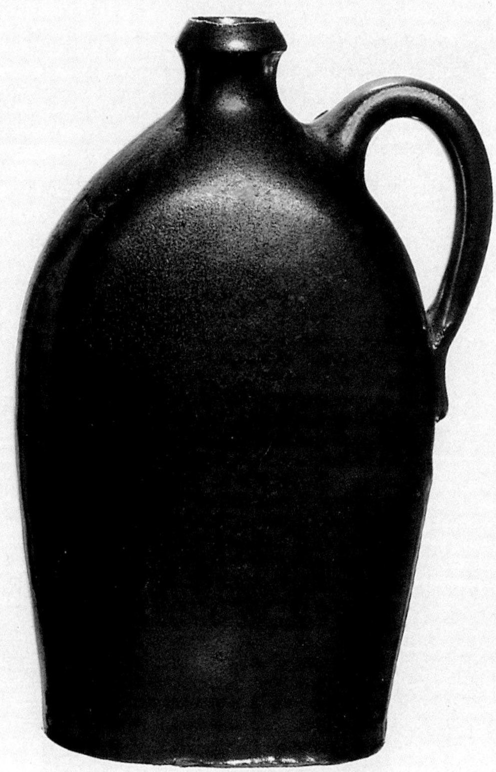

Als weit gravierender erwies sich das Aufkommen emaillierter Blechwaren, die haltbarer und leichter als Irdengeschirr waren, durch ihren niedrigen Preis und die umfassende Verwendbarkeit im Haushalt nahezu alle Produktionsgebiete des Bunzlauer Gebrauchsgeschirrs eroberten. Ausgenommen war lediglich die Vorratshaltung, für die sich Emaillegefäße nicht eigneten. Die Käufer kehrten Ende des 19. Jhs. vielfach zum Braungeschirr zurück, da bei schlechter werdender Qualität der Massenproduktion von Emailletöpfen die Glasur abplatzte und ihre Brauchbarkeit sowie ihr sauberes Aussehen beeinträchtigte, so daß gesundheitliche Folgen zu befürchten waren[5]. Der neuerliche Erfolg der Töpferware bei den Käufern war allerdings nur von kurzer Dauer. Nach der Jahrhundertwende bekamen die Töpfer die Konkurrenz des zunehmend produzierten Emaillegeschirrs wiederum zu spüren. Den wachsenden Absatz dieser Waren sahen die Bunzlauer Töpfer selbst als Hauptursache für die abnehmende Nachfrage nach Braungeschirr und den Niedergang ihres Handwerks an[6].

Große Absatzeinbußen verursachte schon im letzten Viertel des 19. Jhs. die Konkurrenz des Emaillegeschirrs bei den braunen Henkelflaschen. Steinitz berichtete: „Besonders verhängnisvoll ist es den irdenen Kaffeekannen und -flaschen geworden, welche als ständige Begleiter des Fabrikarbeiters einen Massenartikel der Töpferei bildeten"[7]. In diesen „Külbeln", wie sie in Schlesien hießen, nahmen Arbeiter und Handwerker ihren Kaffee mit zur Arbeit oder verwendeten sie für Schnaps. Die Henkelflaschen waren wichtige Verkaufsartikel, die von Bunzlau in großen Mengen nach Oberschlesien und selbst in die belgischen und französischen Bergwerksgebiete gingen[8].

Kehren wir zur einfachen Bunzlauer Haushaltsware und ihrem Gebrauch zurück, so war diese – wie bereits betont – in der 1. Hälfte des 19. Jhs. „in allen vornehmen und geringen Häusern" anzutreffen[9]. Noch vor Beginn der 80er Jahre gab es ähnliche Aussagen, wenngleich in dieser Zeit auch davon berichtet wurde, daß Industriewaren in neuen Materialien die Produkte aus Ton im Haus ablösten. A. Demmin schrieb dazu 1883:

„Es gab und giebt ... wenig bürgerliche und bäuerliche Haushaltungen Norddeutschlands, wo das ebenso zweckmäßige wie dauerhafte [Bunzlauer] Kaffeegefäß nicht ein beliebtes Geschirr war und noch ist"[10].

Überblickt man das gesamte 19. Jh., ist festzustellen, daß Bunzlauer Ware – und hier überwiegend das Braungeschirr – bis um 1850 mit seinen vorzüglichen Materialeigenschaften nahezu konkurrenzlos gegenüber einfacher Töpferware bestand. Zahlreiche in Nord- und Mitteldeutschland erschienene Koch- und Haushaltsbücher rieten ihren Leserinnen wegen seiner Haltbarkeit und Gesundheitsunschädlichkeit zum Kauf von Bunzlauer Geschirr[11].

In den 80er Jahren des 19. Jhs. trat in der Bewertung des Bunzlauer Geschirrs ein deutlicher Wandel ein. Danach galt es im Vergleich zu Industrieprodukten als weniger praktisch und vielfach auch formal als altmodisch. Wegen ihres niedrigen Preises blieben die Töpfererzeugnisse „bei den ärmeren Volksklassen" allerdings weiterhin beliebt[12].

Waren braune Töpfe um 1900 im städtischen Bürgerhaus allenfalls nur noch in der Küche zu finden, so galt braunes Eßgeschirr in der Stadt wie auch bei wohlhabenderen Bauern auf dem Land als wenig fein, so daß sie es den Dienstboten überließen, selbst aber Porzellan- und Steingutteller bevorzugten. Es entwickelte sich eine regelrechte Hierarchie des Geschirrs, die sowohl Fragen des Geschmacks wie der sozialen Schichtzugehörigkeit berührte.

Kaum läßt sich das Gesagte besser verdeutlichen als durch die Schilderung eines Mannes, der als Sohn eines niederschlesischen Bauern, in der Umgebung von Bunzlau geboren, sich an die Zeit seiner Kindheit vor dem Ersten Weltkrieg erinnerte:

„Um 1910 holte ich mir als 4-5jähriger Junge morgens für meinen gezuckerten Milchkaffee aus der Schenkbank einen braunglasierten Napf. Diese dickwandigen Näpfe waren innen und außen braun glasiert; der obere Rand mit rosafarbenem Scherben war ohne Glasur und wurde gern zum Schärfen von Messern benutzt. Heute werden solche plumpen Schüsseln nur noch für Hunde- oder Katzenfutter verwandt. Damals waren sie das Eßgeschirr für die Mägde und Knechte, und das war schon ein Fortschritt, denn die meisten Familien des Dorfes saßen mittags und abends um den Tisch und löffelten gemeinsam aus der einen Schüssel in der Tischmitte die Suppe oder die speckangemachten Rührkartoffeln. Die Familie des Bauern aß damals nicht mehr mit den „Dienstboten" (wie noch um 1900) zusammen; sie aß auf weißgelben Steinguttellern. Im Vertiko in der „guten Stube" stand das Porzellangeschirr, das bei festtäglichen Besuchen der Verwandten benutzt wurde. So gab es damals eine Stufenleiter des Geschirrs und das sogenannte Bunzlauer Braungeschirr erhielt den Geruch der Armut, des ‚Bäuerischen'. Es ist aber verständlich, daß die Töpfer aus Bunzlau, Tillendorf und Freiwaldau vor dem Ersten Weltkrieg ihren Absatz fast nur in den Ostprovinzen (Ostpreußen, Posen, Oberschlesien, Bezirk Lodz) hatten"[13].

Diejenigen, die über die finanziellen Mittel verfügten, kauften des höheren Repräsentationswerts wegen lieber Porzellangeschirr, während die Vertreter ärmerer Schichten aus braunen oder geschwämmelten Kaffeetöpfen tranken, die sie nach und nach auf den Märkten kauften[14].

Wegen seiner feuerbeständigen Eigenschaften wurde Bunzlauer Geschirr in erster Linie zum Kochen benutzt. Seinen anhaltenden Erfolg verdankte es seiner bleifreien Glasur, die ihm in der 2. Hälfte des 19. Jhs. die Bezeichnung „Gesundheitsgeschirr" eintrug[15] (vgl. Kap. Geschichte der Bunzlauer Glasuren). Insbesondere beim Gebrauch säurehaltiger Speisen erwiesen sich die Töpfe aus Bunzlau als ein Fortschritt. Um die gesundheitsschädliche Wirkung der Bleiglasur bei Töpferware im Küchengebrauch auszuschließen, verfügte die Kriegs- und Domänenkammer in Glogau bereits 1794 die Errichtung eines Schauamts, um insbesondere bei Küchengefäßen zu überwachen, daß sie gut ausgebrannt waren und nicht zu viel Silberglätte enthielten. Als zusätzlich vorbeugende Maßnahme sollten weiterhin alle tönernen Gefäße vor dem Gebrauch gut ausgekocht werden, um die schädliche Wirkung des ungebundenen Bleis zu beseitigen[16].

Diese Empfehlungen gaben zahlreiche Kochbücher, insbesondere aus dem nord- und mitteldeutschen Raum im 19. Jh., an ihre Leserinnen weiter. Die Bücher enthielten meist ein eigenes Kapitel über das Küchengeschirr und seine Pflege.

„Die sich selbst belehrende Köchin" von Antonie Metzner nannte 1836 unter den verschiedenen Gefäßen zum Kochen Messing- und Kupferwaren, die wegen der Grünspanbildung beim Kupfer allerdings immer weniger empfohlen wurden, eisernes emailliertes Koch- und Bratgeschirr sowie „irdenes oder töpfernes Kochgeschirr", bei dem „das bunzlauer das beste" sei[17]. „Um die Silberglätte, die zur Bereitung der Glasur gebracht wird, weniger nachteilig zu machen, kocht man es vor dem ersten Gebrauch mit starker Lauge oder mit starkem Salzwasser aus"[18].

Weiterhin sollte irdenes Geschirr vor dem Gebrauch mit Sand, Asche und Wasser ausgescheuert und danach mit Wasser und einem Zusatz von Kochsalz und Essig eine Stunde gekocht werden[19]. Die Wirkung dieser Rezepturen, die sich in verschiedenen Kochbüchern des 19. Jhs. wiederholten, bestätigte der Direktor der Keramischen Fachschule in Bunzlau, Eduard Berdel, in einem Aufsatz 1927[20].

Abgesehen von einer Vorbehandlung mußte eine Hausfrau für die Pflege und Reinigung besondere Sorgfalt und viel Zeit aufwenden.

Henriette Davidis wies darauf hin, daß sich die Haltbarkeit der Kochgefäße dadurch erhöhen ließ, „wenn sie vor dem ersten Gebrauche in gut abgeseihter Holzaschenlauge zwei Stunden lang gekocht werden und dann bis zum Erkalten darin bleiben"[21]. Zwar zeigten sich die braunen Kochtöpfe aus Bunzlau gegenüber der einfachen Irdenware als stoßfester und haltbarer im Gebrauch, durch starke Beanspruchung beim Kochen auf dem Herd sprangen auch sie häufig bei zu großer Hitze.

Wie Bruno Kerl im „Handbuch der gesammten Thonwarenindustrie" 1879 anmerkte, wurde Braungeschirr in manchen Gegenden – gemeint ist der nord- und ostdeutsche Raum – ausschließlich zum Kochen benutzt. Es „verträgt jedoch keine Berührung mit di-

Mädchen beim Kochen am Herd mit Bunzlauer Geschirr, Schlesien 1935

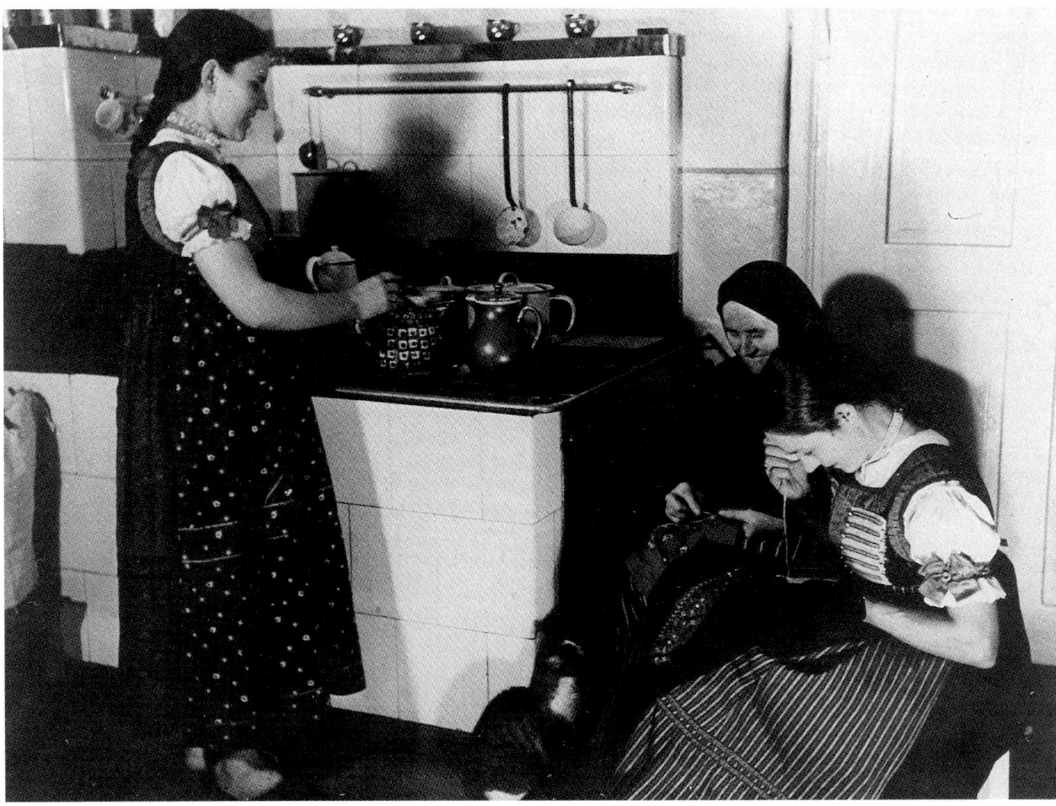

rectem Feuer, zeigt sich aber kochfeuerfest auf erhitzten Eisenplatten"[22]. Um sie vor dem Zerspringen zu schützen, bedurften solche Töpfe vielmehr gleichmäßiger Bodenwärme, wobei breite, nicht zu hohe Gefäße mit großer Bodenfläche am vorteilhaftesten waren. Man empfahl langsames Erhitzen der Töpfe auf dem Herd und warnte davor, sie zu starken Temperaturschwankungen auszusetzen oder in kaltem Zustand auf eine heiße Herdplatte zu bringen. Henriette Davidis gab 1863 Hausfrauen und Köchinnen folgenden Ratschlag: „Damit man von den Töpfen längeren Gebrauch habe, lasse man sie zum erstenmale mit kaltem Wasser gefüllt, langsam zum Kochen kommen und stelle sie in den ersten Tagen nicht auf starkes Feuer; ein allmähliches Gewöhnen an die Hitze macht das Geschirr dauerhafter. Auch darf es niemals naß auf den Herd gestellt werden"[23]. Beachtete die Köchin solche Ratschläge nicht genügend, war das Springen der Töpfe oder das Ablösen des ganzen Bodens unvermeidlich. Als Möglichkeit, dies zu verhindern, galt außerdem, Gefäße durch Topfflikker in Draht einbinden zu lassen[24]. Die Töpfer ihrerseits kannten das Problem. Alfred Seiffert aus Bunzlau z.B. bot auf der dortigen Topfmesse 1911 als Spezialität in Draht eingestrickte Kochgefäße an[25]. Diese Töpfe hatten aber den Nachteil, daß sie bei häufigem Gebrauch schlecht zu reinigen waren.

Da bei der ständigen Beanspruchung auf dem Herd nicht ausblieb, daß auch als feuerbeständig eingestuftes Braungeschirr immer wieder sprang, war der Wunsch von Hausfrauen und Köchinnen nach wirklich feuerfestem Geschirr nicht verstummt. Ersatzlösungen boten verschiedene Handwerker an. Eine Firma aus Pulsitz in Sachsen versprach um 1900 braune Töpfe durch verstellbare Metallbänder am Boden und an der Wandung haltbarer zu machen[26]. Die Töpferei Oberwinter in Lippstadt/Westfalen wiederum produzierte lehmglasierte Gefäße mit Metallböden[27].

Als besonders empfehlenswert galt um 1910 Bunzlauer Kochgeschirr mit untergesetzten Asbest- oder Metallböden, nicht nur wegen seiner besseren Haltbarkeit, sondern auch „da in beiden die Speisen einen reinen Geschmack behalten"[28]. Geschmackliche Beeinträchtigungen waren bei Irdengeschirr generell ein Problem und betrafen vielfach auch das Bunzlauer. Insbesondere bei Töpfen, die mit Fett in Berührung kamen, machten sich Risse in der Glasur nachteilig bemerkbar, indem sich Speisereste darin absetzten und einen ranzigen Geruch verursachten. Vor allem teilte sich der dem Topf anhaftende Geschmack den Speisen beim Kochen mit. Verschiedene Töpfe konnten durch Auskochen mit Soda, was Haushal-

298

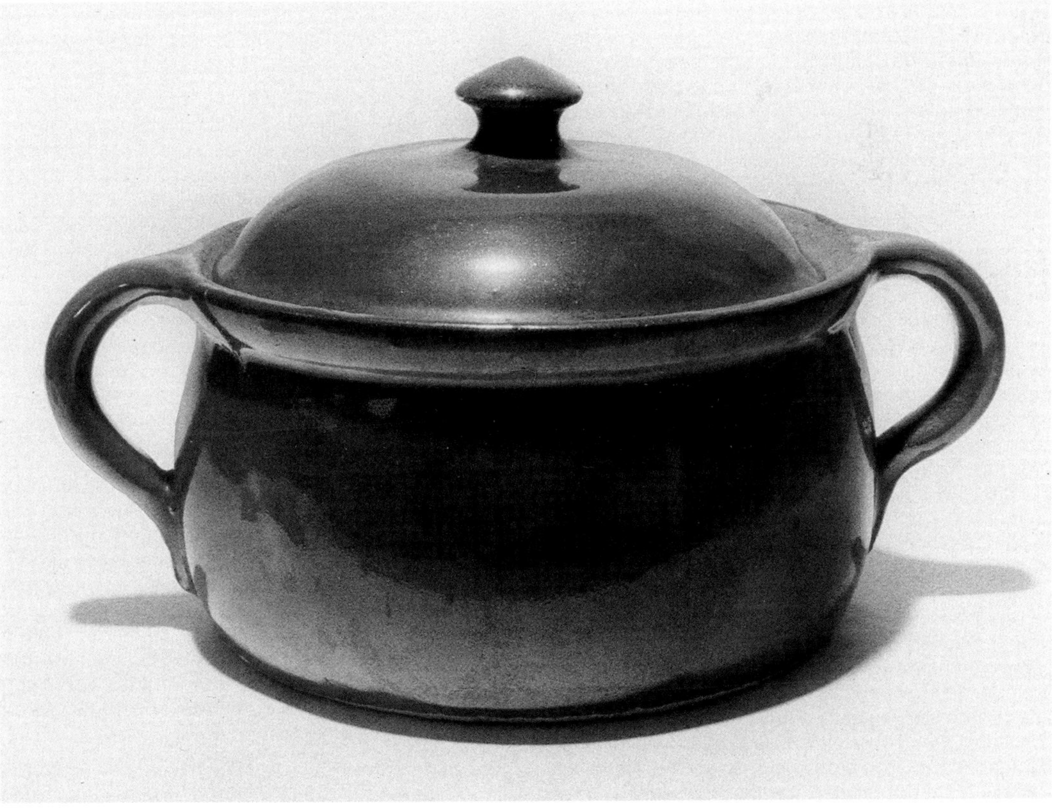

tungsbücher in regelmäßigen Abständen zu tun empfahlen, wieder in einen brauchbaren Zustand versetzt werden.

Bessere Eigenschaften beim Reinigen und Geruchsunempfindlichkeit waren es, die dem emaillierten Geschirr verstärkt Käufer zuführten. Eine Kochbuchautorin schrieb dazu 1870: „Des ranzigen Geruchs halber, welchen das Töpfer- oder Thongeschirr nach kurzem Gebrauche annimmt, benützt man gegenwärtig in allen Haushaltungen als Kochgeschirr: emaillirtes Stahlblech oder emaillirtes Gußeisengeschirr"[29].

Als große Neuerung galt 1901 sogenanntes feuerfestes Kochgeschirr, das mit brauner Außenwand und weißer Innenglasur farblich dem eingeführten alten Braungeschirr angepaßt war, sonst aber vielfach aus Porzellan bestand[30]. In Bunzlau stellte die Firma J. Paul erstmals auf der Topfmesse 1911 feuerfeste Waren aus Feinsteinzeug vor. Beim Gebrauch wurde hier als Unterlage eine Asbestplatte empfohlen[31]. Solche Neuerungen waren sicher auch Versuche, sich der fortschreitenden Technik anzupassen.

Die Vorzüge des Bunzlauer Geschirrs hatten sich insbesondere seit dem 19. Jh. auf geschlossenen, gemauerten und gußeisernen Herden bewährt. Nach dem Ersten Weltkrieg setzten sich mit zunehmender Modernisierung der Küche Gas- und Elektroherde zunächst in den Städten durch, die feuerfeste Töpfe verlangten und irdenes Koch- und Bratgeschirr verdrängten. Ihren Materialeigenschaften entsprechend waren die Bunzlauer Kochtöpfe besonders zum Schmoren von Speisen auf gleichmäßigem Feuer geeignet. Unübertroffen galten sie beim Dünsten, für die Bereitung von Saucen und Suppen mit Mehlpräparaten, die „zum Wohlgeschmack einer langsamen Umwandlung dieser Stoffe in eßbare Form" bedürfen[32].

Um die Jahrhundertwende hob eine Kochbuchautorin die Güte dieser Gefäße hervor, indem sie ihre lange Tradition im Haushalt betonte. „Das irdene oder Bunzlauer Geschirr war schon zu Großmutters Zeit beliebt und behauptet noch jetzt seinen Platz, da es beim Schmoren von Früchten, für die Bereitung heller Dämpfspeisen, zur Herstellung von Fleischsulz nicht zu übertreffen ist"[33]. Hier war es Emaille- und Eisentöpfen, die sich schnell erwärmten, weit überlegen. Früchte und Gemüse dünsteten sich besser in Irdengeschirr als in Metallgefäßen, in denen sie nicht selten ihre natürliche Farbe einbüßten[34]. Für diesen Zweck geeignet waren gebauchte Schmortöpfe und Kasserollen mit Deckel. „Beim Anschaffen von Topfdeckeln ist", wie Henriette Davidis um die Mitte des 19. Jhs. schrieb, „zu bunzlauer oder anderen guten irdenen Deckeln zu rathen, indem sie durch Abwaschen mit heißem Wasser schnell gereinigt werden können, wenig kosten und bei einiger Aufmerksamkeit langen Gebrauch gewähren"[35]. Gut geeignet waren Bunzlauer Töpfe zum Warmhalten von Speisen. Insbesondere Sauerkraut konnte so am Rand des Herdes stehend mit den übrigen Speisen langsam aufgewärmt werden[36]. Zum Kochen auf dem eisernen Herd benutzten die schlesischen Hausfrauen neben den gebauchten gern ein- und zweihenklige flache Töpfe, sogenannte „Plattentöpfe" in verschiedenen Größen. Bunzlauer Geschirr empfahl Henriette Davidis 1863 insbesondere „beim Braten von Kleinigkeiten, als Geflügel, Fricandellen usw."[37]. Zu diesem Zweck gab es im Sortiment der Töpfer flache einhenklige, runde Pfannen, sogenannte „Plätschen". Kleine Pfannen, sogenannte „Kreschnäppl", waren zum Auslassen von Fett oder zur Bereitung von Eierspeisen beliebt[38].

Neben den Kochgefäßen gehörten Milchtöpfe vom 18. bis ins 20. Jh. nachweislich zu dem meistgekauften Bunzlauer Artikeln, da Käufer die guten Wärme- und Kocheigenschaften dieser Schnauztöpfe schätzten. Die Benutzbarkeit auf dem Herd begründete ihren Ruf in und außerhalb Schlesiens. Töpfer boten die Gefäße mit brauner Lehmglasur oder als Buntgeschirr zu ganzen Sätzen an. Die Beliebtheit dieser Milchtöpfe war auch der Grund dafür, daß sie auf den verschiedensten Gewerbeausstellungen des 19. und frühen 20. Jhs. neben anspruchsvollem Ziergeschirr zu sehen waren, so in Berlin 1844[39] oder 1911 auf der Topfmesse in Bunzlau, wo heimische Werkstätten wie Max Gleisberg, Bruno und Max Hübler, Hermann Trinks, Bruno Walter, Hugo Reinhold, Julius Paul, Louis Werner und Peter Hollstein verschiedene Sätze an Milchgeschirr zeigten[40]. Waren auf der Berliner Ausstellung offenbar ausschließlich braune Waren ausgestellt, überwogen 1911 bunte mit Schwämmeldekor.

Aus hygienischen Gründen wurden Milchtöpfe mit glattem, glasiertem Rand am häufigsten gekauft. Bei Gefäßen mit rauhem Rand setzte sich die Milch an der unglasierten Zone ab, die sich dann schlecht reinigen ließ. Die teureren glattrandigen Töpfe waren überdies mit weißer Innenglasur versehen, um ihnen „ein angenehmes, sauberes, dem Porzellan ähnliches Aussehen zu verleihen"[41]. Am beliebtesten waren Milchtöpfe mit farbigen Schwämmelmustern. Nach Aussagen des Bunzlauer Töpfers Reinhardt Gleisberg verkauften sich diese in den Jahrzehnten vor dem Zweiten Weltkrieg am besten. In flachen Schnabeltöpfen holten die Kinder Milch beim Bauern, wobei das Muster der Töpfe beim Abholen häufig als Erkennungsmerkmal für den Besitzer diente[42].

Eine große Zahl der Gefäße, die sich heute in Museen und Privatsammlungen befinden, zeigen als Gebrauchsspuren geschwärzte Böden und Sprünge in der Glasur. Das leidige Überkochen der Milch verhinderten spezielle Milchkocher, Töpfe mit hochgezogenem Rand und durchlöchertem Einsatzdeckel. Hier konnte die Milch durch die Mittelöffnung in den hohen Rand fließen und durch die kleinen Öffnungen wieder zurück in den Topf gelangen. Bereits 1885 waren solche Gefäße auf der Gewerbe- und Industrie-Ausstellung in Görlitz ausgestellt[43].

Vielfältige Verwendung im Haushalt fanden verschiedene Topf- und Schüsselsiebe. Durchschlagtöpfe dienten zum Stampfen von Kartoffeln, zur Bereitung von Apfel- und Pflaumenmus, zur Verarbeitung sowie zur Reinigung von Obst und Gemüse.

Zur Ausstattung jeder Küche in Nord-, Mittel- und Ostdeutschland gehörten im 19. und beginnenden 20. Jh. Reibesatten und Napfkuchenformen von verschiedener Größe[44]. Reibesatten waren Schüsseln mit lehmglasierter Außenseite und unglasierter, gekerbter Innenfläche, zum Reiben von Nahrungsmitteln. Die Eintiefungen prägten die Töpfer mit Ton- oder Metallrädchen in die Wandung der Schüsseln.

Die schlesische Küche war bekannt für ihre große Zahl an Süßspeisen und Kuchen, die mit Mohn zubereitet waren. Dazu mußte der Mohn gerieben werden. Dies geschah in Reibesatten, die ihrer besonderen Verwendung wegen in Schlesien Mohnreiber hießen[45]. Zum Speisezettel besonderer Festtage gehörten Mohnkuchen und Mohnklöße. Für beide Gerichte wurde Mohn zunächst mit Wasser überbrüht und anschließend durch ein Tuch geseiht, ehe er löffelweise in die Reibeschüssel gegeben und mit einem Rührholz gerieben wurde. Dieser Brei lieferte die Grundsubstanz für den Belag des Mohnkuchens und die Mohnklöße.

Mohnklöße gehörten zum obligaten Weihnachtsessen in Schlesien und kamen nach dem Hauptgericht mit Blutwurst, Sauerkraut und Rührkartoffeln auf den Tisch[46]. Um die Mohnklöße zuzubereiten, kochte man Milch auf, zuckerte sie und übergoß damit geschnittene Semmelscheiben. Diese Masse und den mit Milch verrührten Mohn schichtete man abwechselnd in eine Schüssel und stach vor dem Essen einzelne Portionen davon ab. Im Hinblick auf dieses Weihnachtsgericht verkauften sich bei den Bunzlauer und Naumburger Töpfern im Herbst Reibesatten besonders gut[47].

Überdies gab es ein großes Angebot an Schüsseln für den Küchengebrauch und zum Aufnehmen von Speisen auf dem Tisch. Neben der einfachen braunen Küchenware schätzten schlesische Hausfrauen innen weiß glasierte Schüsseln, hin und wieder sogar mit geschwämmeltem Rand, zum Auftragen von Salat[48]. Große steilwandige Schüsseln waren zum Kneten von Kuchenteig bestimmt.

Zum Mohn- und Streuselkuchen kam an Festtagen der Napfkuchen auf den Tisch, der in runden Formen mit eingetieften Rippen ausgebacken wurde. Braune Kuchenformen in verschiedenen Größen, die dem je-

Verwendung von Braungeschirr beim Einkochen, 1913

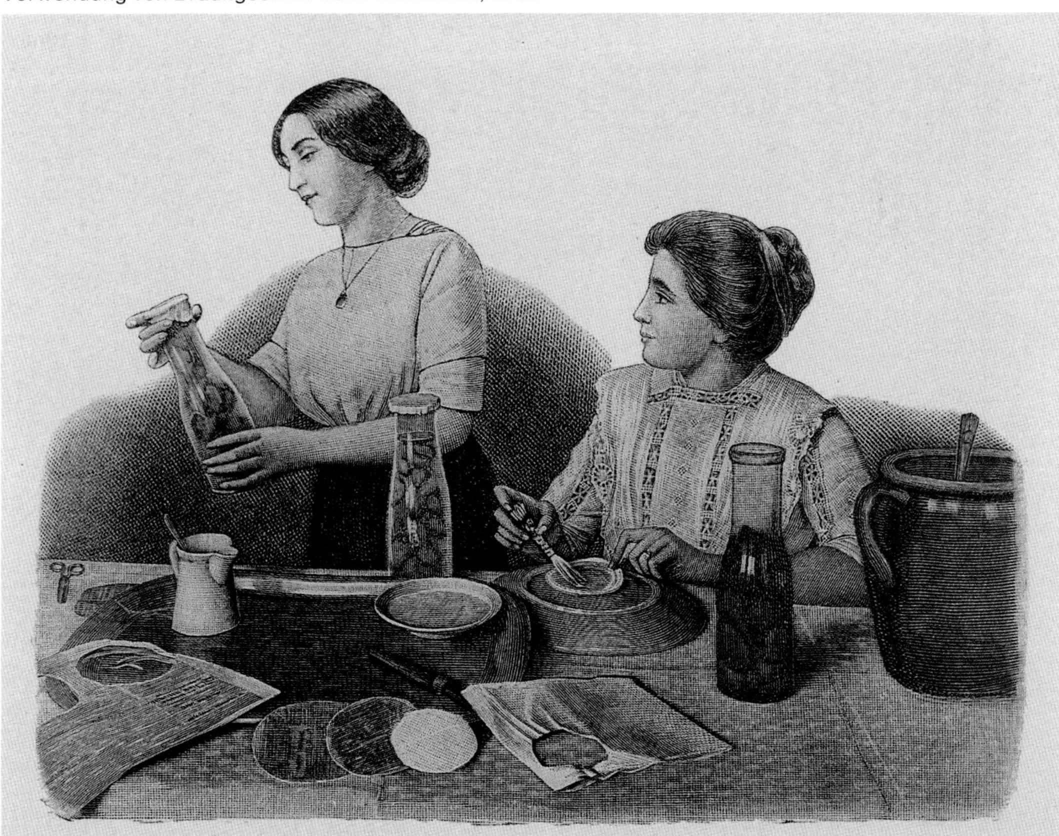

Nr. 99

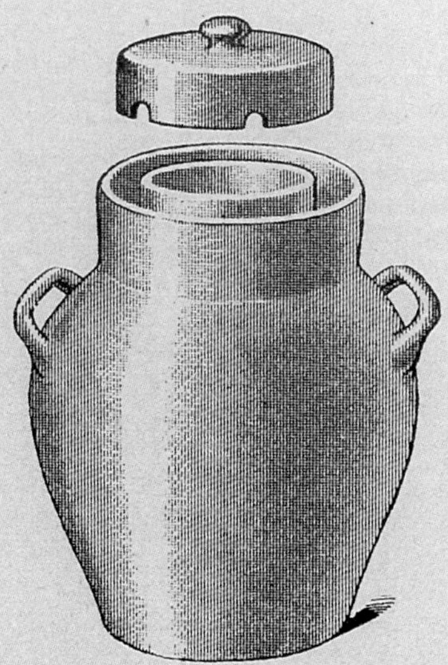

Gärkrüge

Größen-Nr.		1	2	3	4	5	6	7	8	9	10
Literinhalt ca. . . .		5	10	15	20	25	30	35	40	45	50
braun	Rpf	**150**	**250**	**325**	**400**	**500**	**600**	**700**	**800**	**900**	**1000**

Sonderartikel

Steingeschirr

Nr. 100

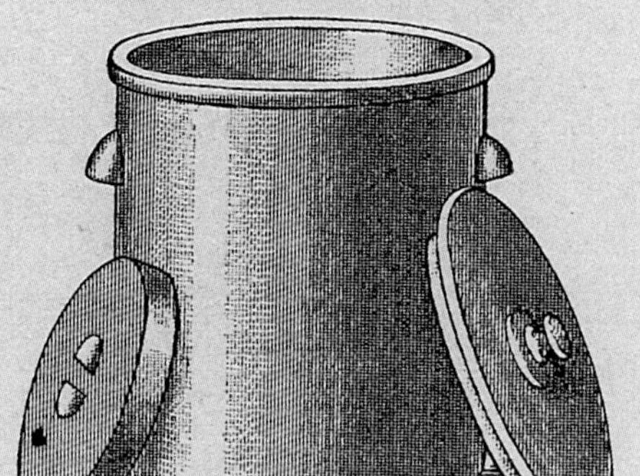

Pökel-
oder
Krauttöpfe,
Beschwerer
und Deckel
(starkwandig)
lt. bes. Liste

Größen-Nr. .	1	2	3	4	5	6	7	8	9	10	11	12	13
Literinhalt ca.	5	10	15	20	25	30	40	50	60	70	80	90	100
Durchmesser ca. cm	$17^1/_2$	$22^1/_2$	25	$27^1/_2$	30	$32^1/_2$	$32^1/_2$	35	$37^1/_2$	40	45	45	45

Deckel = $^1/_5$ des Topfpreises

◀ Vorratstöpfe. Aus: Preisliste für Bunzlau-Naumburger Braun- und Buntgeschirr, 1936

560, 750, 544

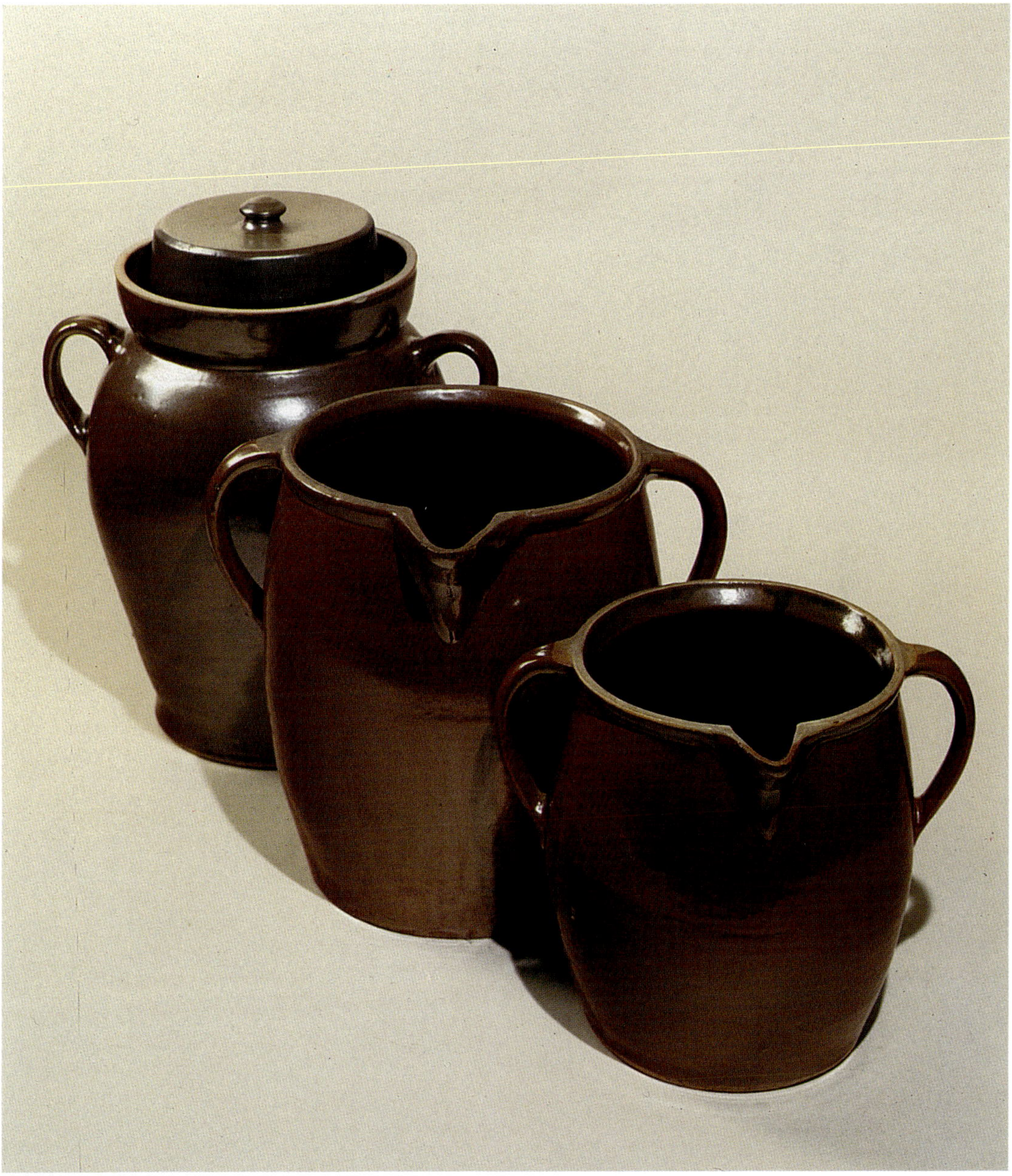

402, 403, 345 (oben), 348, 404 (unten)

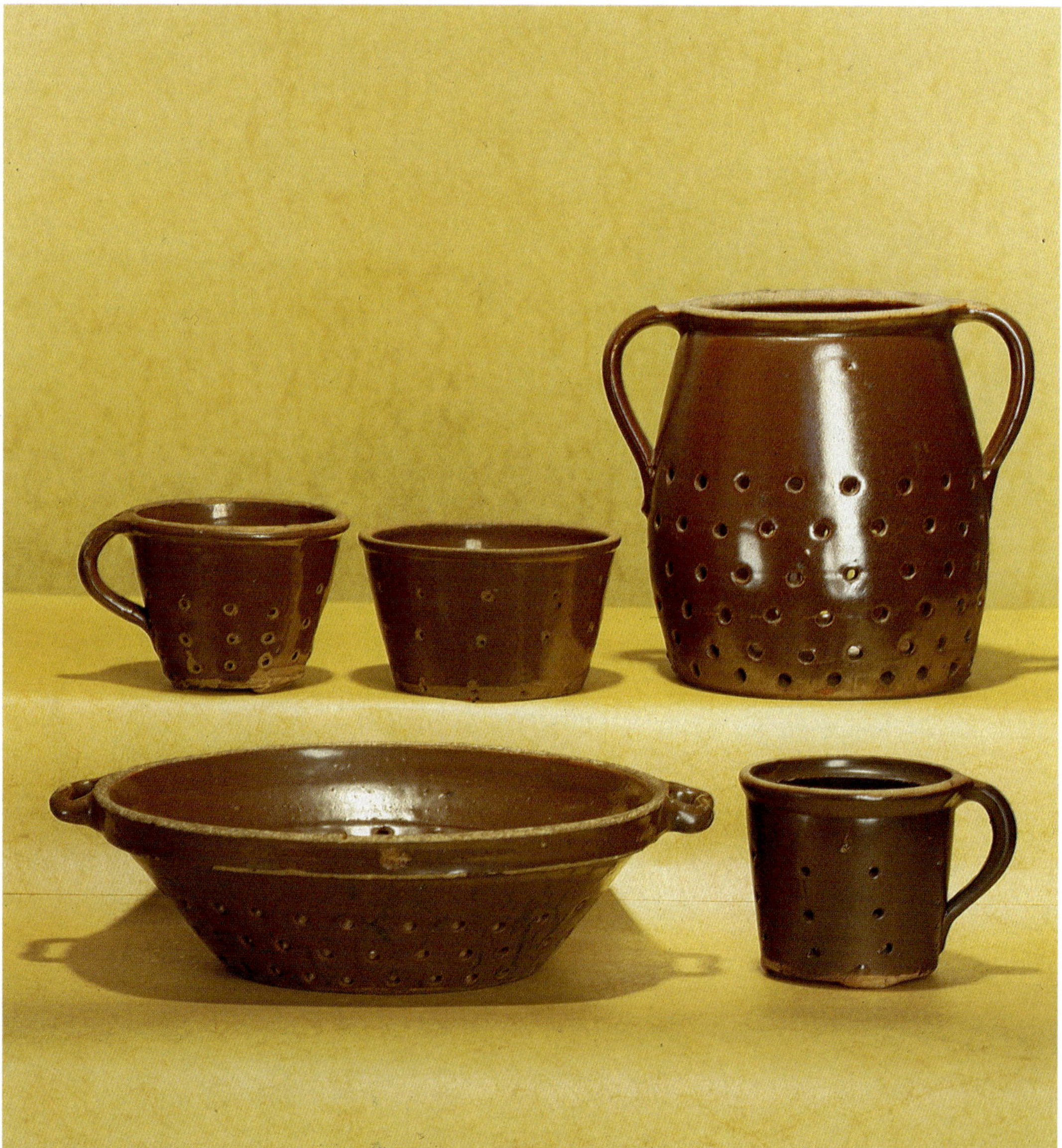

327, 329, 327 (oben), 326, 327 (Mitte), 327, 326 (unten)

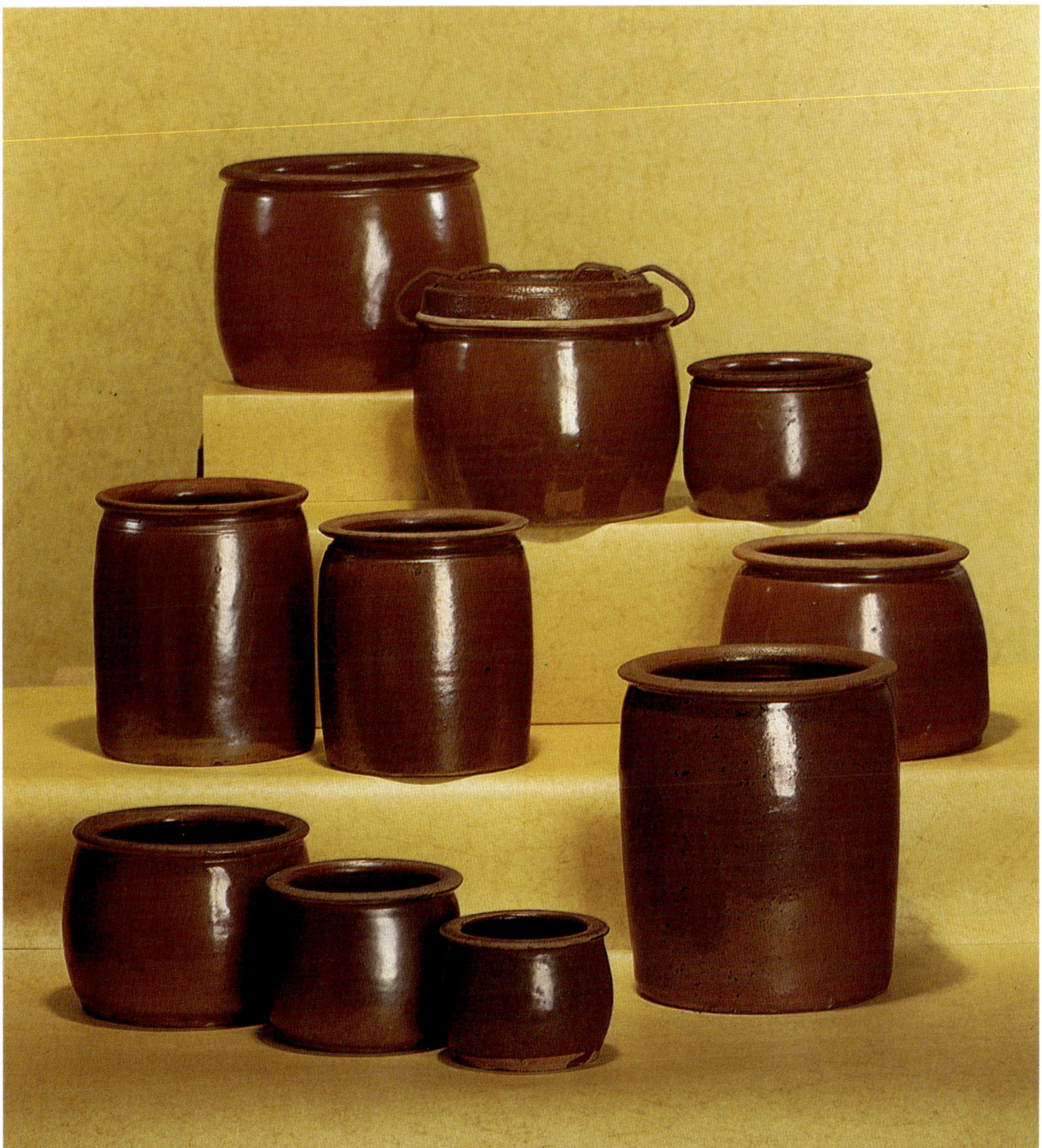

413 (oben), 303, 412 (unten)

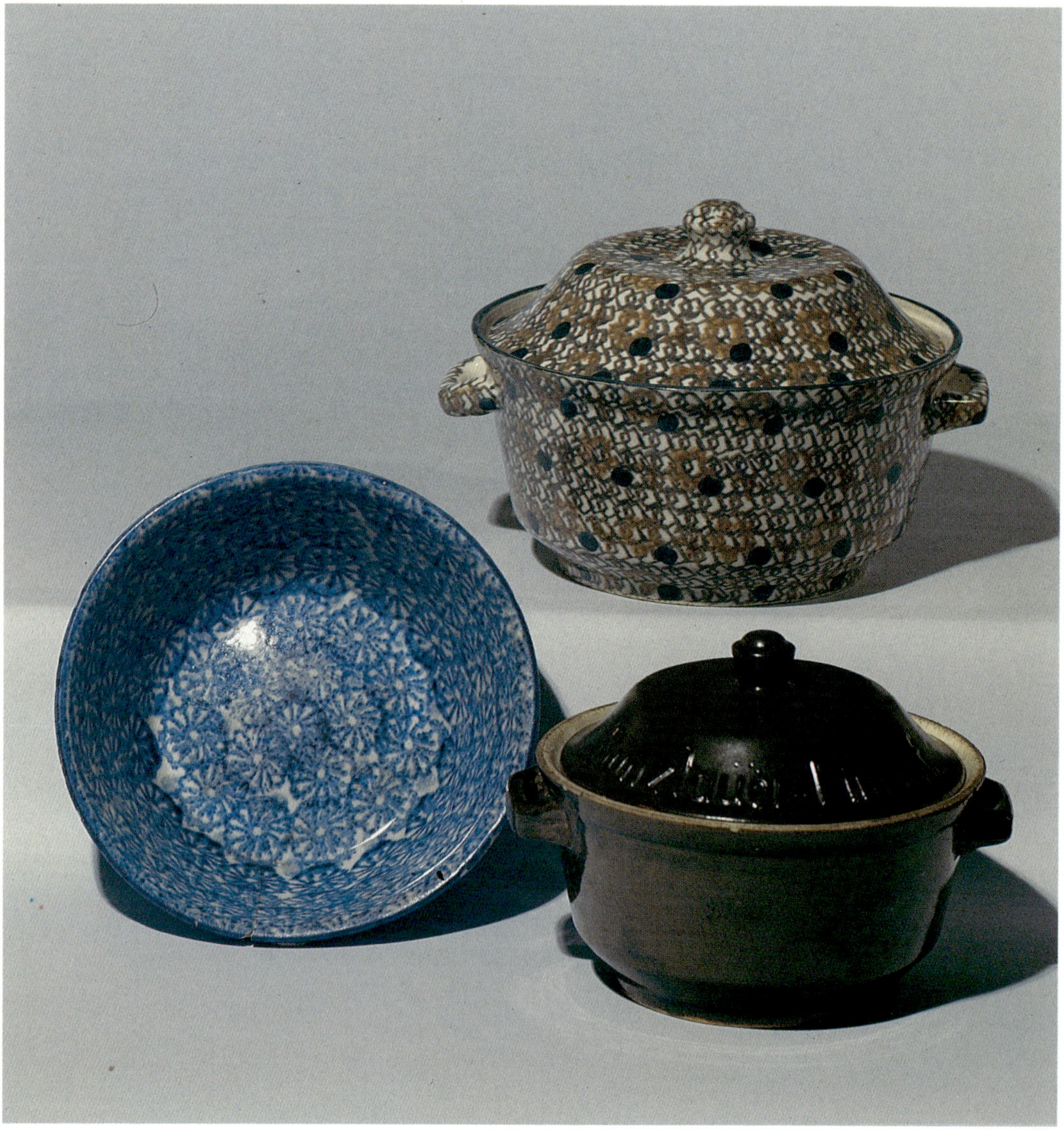

weiligen Bedarf der Familien angemessen waren, gehörten in den meisten Gegenden Deutschlands zur Küchenausstattung. In Norddeutschland allgemein als Napfkuchenformen bezeichnet, hießen sie in Schlesien „Babeformen". Die gängigsten Größen waren solche für 1 bis 1½ Pfund Teig. Kleine Formen waren vielfach dafür bestimmt, aus dem Resteig Kuchen für Kinder herzustellen[49]. Zweiteilige Backformen in Gestalt eines Lamms nutzte man in katholischen Gebieten auch im 20. Jh., um daraus zum Osterfest ein Festgebäck herzustellen. Seltener und wohl nur auf Bestellung angefertigt wurden Backformen für Kindtaufen in Gestalt eines Wickelkindes[50].

Aus dem Repertoire der feinen Küche des 18. Jhs. übernommen, legten bürgerliche Haushalte im 19. Jh. großen Wert auf die Bereitung ausgeformter Süßspeisen. Aus diesem Grund nannte Henriette Davidis bei der Aufzählung von irdenem Bunzlauer Geschirr auch „verschiedene Formen zum Umstürzen für kalte Puddings, Gelees usw."[51]. Erhaltene Beispiele in Museumsbesitz zeigen z. B. die Gestalt von Muscheln, Fischen, Blättern oder Weintrauben. Fischformen, die es mit weißer Innenglasur nach dem Vorbild von Porzellan- und Steingutwaren wiederum in den 20er und 30er Jahren des 20. Jhs. in Bunzlau gab, waren zum Ausformen von Puddings bestimmt. Als eine Besonderheit galten für die Bereitung eines schwäbischen Gerichts mehrteilige Pfitzaufformen. Diese stellten die Bunzlauer Töpfer für den Verkauf nach Württemberg – nach Ausweitung des Handels mit den innerdeutschen Gebieten – erst seit den 20er Jahren her[52].

Eine Sonderform für den Küchengebrauch waren sogenannte Petersilientöpfe, die unglasiert blieben. In ihnen konnten auf kleinstem Raum frische Kräuter, auch im Winter auf dem Fensterbrett gezogen werden.

Vorzüglich eigneten sich braune Bunzlauer Töpfe zur Vorratshaltung und zum Einmachen. Anders als bei den Kochgefäßen, bei denen sich Ende des 19. Jhs. die Konkurrenz der Oberlausitzer Ware spürbar machte, da diese gegen das Zerspringen bei Hitze weniger anfällig war, blieben Einmachtöpfe in allen Größen weiterhin ein Bunzlauer Verkaufsschlager, dem auch das Emaillegeschirr seinen Erfolg nicht streitig machte[53].

Der Bedarf an großen Töpfen, in Bauerngütern wie im städtischen Haushalt, hing allerdings stark vom Ausfall der jährlichen Obst- und Gemüseernte ab[54]. Solche Vorratsgefäße gab es im Sortiment der Töpfer des Kreises Bunzlau im 20. Jh. zunächst bis zu 44, in den 30er Jahren bis zu 50 Litern Fassungsvermögen. Fiel die Ernte reichlich aus, erhöhte sich die Nachfrage nach braunen Einmachtöpfen auf den Herbstmärkten. Die ausgedehnte Vorratshaltung auf dem Land wie in der Stadt, die während des Ersten Weltkriegs und in den wirtschaftlich schlechten Jahren danach noch zunahm, erhöhte wiederum die Nachfrage nach solcher Ware, eine Entwicklung, die sich auch während des Zweiten Weltkriegs wiederholte[55].

In den großen zweihenkligen Töpfen legten Hausfrauen im Herbst Sauerkraut, Gurken und Salzbohnen ein; Fett oder Honig verwahrten sie in kleineren Einmachtöpfen oder „Krausen", die in kühlen Kellerräumen Platz fanden. Kleine Mengen an gekochtem Fleisch haltbar zu machen, war nicht allein durch Einkochen in Gläsern möglich; in braunen Henkeltöpfen hielt es sich unter einer dicken Talgschicht und mit einem Leinentuch verschlossen bis zu einem Jahr[56].

„In Gläsern und Töpfen von braunem Steingut verwahrte man auch alle eingemachten Früchte ..." empfahl ein Kochbuch 1836[57]. Auch in der 2. Hälfte des Jhs. und nach 1900 legte man alle Sorten von Obst ein und füllte Pflaumenmus für den Brotaufstrich in Bunzlauer Töpfe, die, mit Pergament verschlossen, im Keller aufbewahrt wurden[58].

Wegen ihres enormen Fassungsvermögens nutzten schlesische Familien im Haus vorhandene große Töpfe auch in anderer Weise und sammelten z. B. nach dem Federnschleißen im Winter darin ihren Vorrat an Bettfedern. Bauern in der Umgebung von Bunzlau nutzten die Töpfe gern zum Aufbewahren von Getreide[59].

Im Unterschied zu den Möglichkeiten der Gegenwart, Fleisch durch Kühlen frisch zu erhalten, mußten noch vor dem Zweiten Weltkrieg größere Mengen an Fleisch im Haushalt wie in Metzgereien durch Räuchern und Pökeln haltbar gemacht werden. Nach dem Schlachten im Winter fanden große zylindrische Pökeltöpfe Verwendung, die den benötigten Fleischvorrat aufnehmen sollten. Diese schweren Spezialgefäße mit brauner Lehmglasur innen und außen, lieferten neben Handwerksbetrieben wie Alfred Seiffert, Bunzlau, oder Max Werner, Tillendorf, vornehmlich die Röhrenfabrik Hoffmann u. Co. und die Tonwarenfabrik Eduard Küttner[60]. Trotz der sonst ungünstigen Konjunktur der Braungeschirrhersteller in den 20er Jahren, nahm die Nachfrage nach diesen Vorratstöpfen zu[61].

Waren um diese Zeit gebauchte Töpfe ohne Deckel sowie zylindrische Pökel- und Krauttöpfe noch in der Überzahl, setzten sich wegen ihres hygienischen und zugleich einfachen Verschlußsystems bald auch in der häuslichen Vorratshaltung Gärtöpfe durch. Diese wurden von verschiedenen Werkstätten im Umkreis von Bunzlau angeboten. Sie besaßen einen eingezogenen Hals mit tiefer Wasserrinne am Rand und einen Stülpdeckel mit mehreren Ausschnitten. Wurde Wasser in die Rinne gefüllt, so bildete die Flüssigkeit bei aufgesetztem Deckel einen luftdichten Verschluß. Zugleich konnten z. B. beim Gären von Obstwein oder beim Einlegen von Sauerkraut entstehende Gase durch die Öffnungen am Deckelrand entweichen[62]. Vornehmlich beim Einlegen von Sauerkraut erwies sich das neue System als wesentlich praktischer und vor allem hygienischer als die ältere Methode mit festem Deckel und einer Platte zum Beschweren des Krauts[63].

Auch benutzten Metzger in Schlesien und der Oberlausitz in den 30er Jahren zum Pökeln solche Gefäße und bestellten sie bis zu 100 Liter Fassungsvermögen bei den Töpfern in Bunzlau und Umgebung[64].

Außer Töpfen standen in den Kellerräumen insbesondere ländlicher Haushalte große Henkelflaschen, die den Vorrat an Essig aufnahmen und das Öl zum späteren Gebrauch in der Küche frischhielten.

Eine ganz spezielle Aufgabe hatte Bunzlauer Braungeschirr in der Milchwirtschaft. Dort wurden braune Satten, wie sie auch in Schlesien hießen, zum Aufrahmen der Milch in großen Mengen benötigt, bis die Erfindung der Zentrifuge 1876 und das Aufkommen von Molkereien ihre Funktion bald überflüssig machten. Zuvor hatten Satten zu den wichtigsten Fabrikaten des Bunzlauer Töpferhandwerks gehört[65]. Die Gefäße gab es in Bunzlau in Größen bis zu 41 cm Durchmesser. Sie wurden mit Milch gefüllt und wie im schlesischen Bauernhaus in der Milchkammer in Regalen kühl aufgestellt. Nach ein bis zwei Tagen setzte sich der Rahm an der Oberfläche ab und konnte mit einem Löffel abgeschöpft werden.

Nur in kleinbäuerlichen Betrieben, insbesondere in den Mittelgebirgen, wo sich bei nur geringer Viehhaltung die Anschaffung einer Zentrifuge als viel zu kostspielig und aufwendig erwies, wie etwa im Westerwald, waren Milchsatten noch in den 20er Jahren unseres Jahrhunderts gefragt. Dies ist wohl auch der Grund dafür, daß in den Preislisten der Bunzlauer und Naumburger Töpfer bis in die 30er Jahre mehrere Formen davon enthalten sind.

Eine zweite Funktion hatten die kleineren Satten zur Bereitung von Dickmilch, die bis in das 20. Jh. eine bedeutende Rolle im Speiseplan bäuerlicher Haushalte spielte[66].

Mit dem Aufkommen des Kaffees als Luxusgetränk in Deutschland zu Beginn des 18. Jhs. kam dem dafür bestimmten Geschirr eine wichtige Repräsentationsfunktion zu. Nach den Porzellanmanufakturen stellten sich auch die Töpfer in Bunzlau auf eine zunehmende Nachfrage nach solchen Gefäßen für das begehrte Getränk ein und boten in der 2. Hälfte des 18. Jhs. die modische Prestigeware für gehobene Ansprüche des Bürgertums an. Die feinen Tee- und Kaffeekannen waren eine Spezialität der Bunzlauer Töpfer und weithin bekannt. In ihren besseren Qualitäten galten sie, der großen Nachfrage nach zu urteilen, im Bürgertum seit den 60er Jahren des 18. Jhs. als ein angemessener Ersatz für teures Porzellan. „In Bunzlau werden die berühmten Caffee-Kannen ... und das braune Gefäß verfertigt und weit und breit verschickt“[67], berichtete ein Reisender im Jahr 1797. Kaffeekannen gab es in unterschiedlichen Ausführungen als feine braune Ware oder mit plastischem Blumen-

Familie aus Naumburg/Q. beim Federnschleißen mit braunem Vorratstopf, um 1920

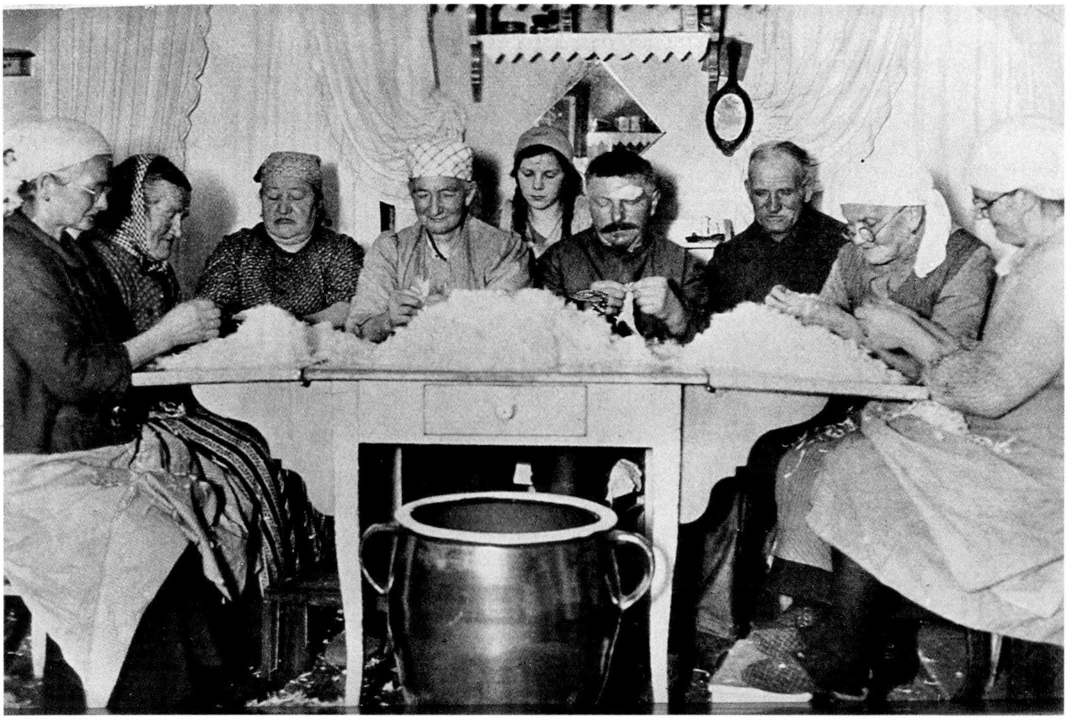

Kaffeekochen in einer breiten Bunzlauer Kanne, Lithographie um 1830 (Abb. rechte S. unten) ▶

dekor. Meist wurden sie paarweise zusammen mit Milchkannen angeboten. Allerdings scheint bereits zur gleichen Zeit auch der Nachbarort Naumburg/Q. die Konjunktur erkannt und gleichfalls Kaffeekannen unter dem Markenzeichen ,Bunzlau' vertrieben zu haben. Wenngleich Angaben zum Umfang dieser Produktion fehlen, so gibt es verschiedene Hinweise darauf, daß sie äußerst umfangreich gewesen ist. Wunderte sich doch der Autor einer Reisebeschreibung über Schlesien 1793 darüber, daß die große Zahl der als Bunzlauer Ware verkauften Kaffeekannen allein von den bestehenden sechs Bunzlauer Werkstätten hergestellt sein sollten[68].

Fünfzig Jahre später erfahren wir aus dem offiziellen Bericht zur Gewerbeausstellung in Berlin von 1844, daß die Jahresproduktion der Töpferei Kobelt an Bunzlauer Kaffeekannen in dieser Zeit 50000 Stück betrug[69]. Um die Wende vom 18./19. Jh. fanden Porzellan- und Steingutgeschirr allmählich in den Bürgerhäusern Eingang, zumal gefälliges Aussehen, modischer Dekor und große Haltbarkeit ihren Besitz begehrenswert machten[70].

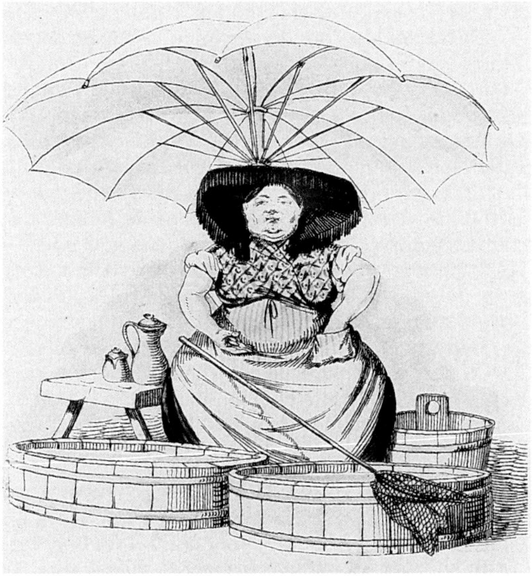

Fischverkäuferin mit Bunzlauer Kaffeekanne, um 1830

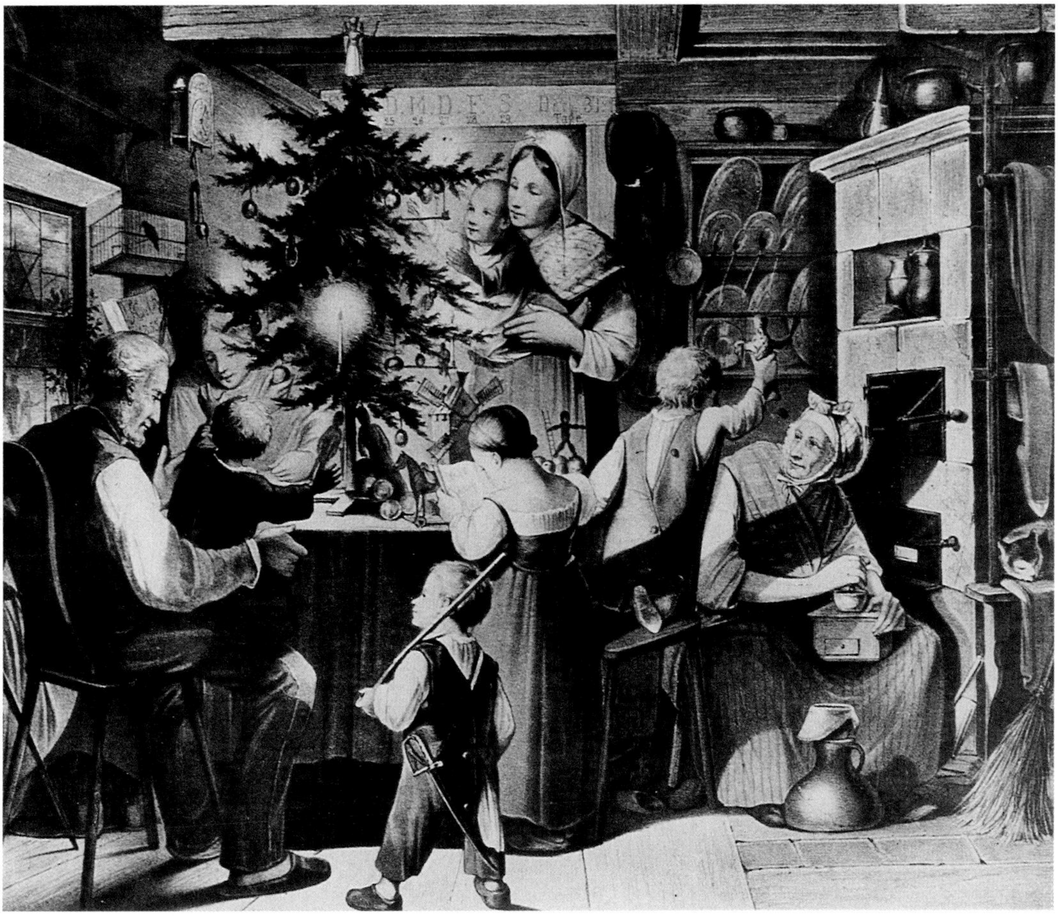

Über den veränderten Geschmack in der 1. Hälfte des 19. Jhs. berichtete Theodor Fontane in seinem Buch „Meine Kinderjahre". Darin schilderte er den Besuch eines Geschäfts in Swinemünde, wohin seine Familie 1827 umgezogen war. Sein besonderes Interesse galt den ausgestellten Steingutwaren: „Das Geschirr buntester und mannigfachster Art bildete, so jung ich war, doch schon damals einen Gegenstand besonderer Aufmerksamkeit für mich, teils um seiner geschmackvollen Formen und Ornamente, teils um seines Materials willen. In unserem Binnenlande, trotz vereinzelter Bemühungen es zu bessern, lagen alle diese Dinge noch sehr im argen, und braunes ‚Bunzlau' beherrschte vorwiegend den Markt; was sich hier in dem Schönebergschen Laden aber meinen Augen bot, war ausschließlich englisches Geschirr, vieles in Fayence (sog. Wedgwood), andres in Britanniametall"[71].

Trotz der Konkurrenz von Porzellan und Steingut behaupteten Bunzlauer Kaffeekannen in den ersten Jahrzehnten des 19. Jhs. besonders in Preußen ihre Stellung als Repräsentationsgeschirr, das selbst die königliche Familie nicht verschmähte. Angesprochen sind dabei die Gefäße des Töpfers Altmann mit ihren klassizistischen Formen und Dekoren, die in den 20er und 30er Jahren ausgesprochene Modeartikel waren.

Sich der Werbewirksamkeit dieser Geste wohl bewußt, ließ die Stadt Bunzlau dem preußischen König Friedrich Wilhelm III. und seiner Gemahlin, der Fürstin Liegnitz, 1838 anläßlich eines Besuchs in der Stadt Kaffee in Altmannschen Tassen servieren. Ihre Eleganz und die Feinheit der Verarbeitung fanden so großes Lob bei den Gästen, daß sie die Gefäße einpacken ließen und außerdem mehrere Tassen und Kaffeekannen für Schloß Erdmannsdorf bestellten. Auch Friedrich Wilhelm IV. schätzte das Geschirr und beschenkte seine Schwester 1852 auf einer Reise mit mehreren Bunzlauer Kannen als lokaler Besonderheit[72].

Nach der Mitte des 19. Jhs. verblaßte der Ruf des klassizistischen Modegeschirrs. Der Geschmack des bürgerlichen Publikums wendete sich nun verstärkt buntbemaltem Porzellan und bauchigen Kaffeekannen zu, welche eine große Zahl von Fabriken in Schlesien, Böhmen und Thüringen zu immer erschwinglicheren Preisen anboten und damit „der immerhin ja noch billigeren Bunzlauer Kanne merkliche Conkurrenz" machten[73]. Hatte das feinere Geschirr mit der Ausbreitung des Porzellans einmal seine führende Rolle eingebüßt, so galt es in gehobenen Schichten bald nicht mehr als standesgemäß, irdenes Eß- und Trinkgeschirr zu gebrauchen:

„Thönerne Kaffee- Thee- und Milchkrüge sind in den besser situierten Familien höchstens noch für den Küchengebrauch vorhanden. Der Porzellan- und Steingutteller hat aber auch bei der ärmeren Bevölkerung wenigstens in der Stadt den Thonteller völlig ersetzt", schrieb Steinitz 1895[74].

Als Kaffee im Laufe des 19. Jhs. immer weiteren Kreisen als Getränk zugänglich wurde, gewannen stark gebauchte braune und später auch farbig bemalte

Schlesische Weberfamilie beim Essen, um 1930

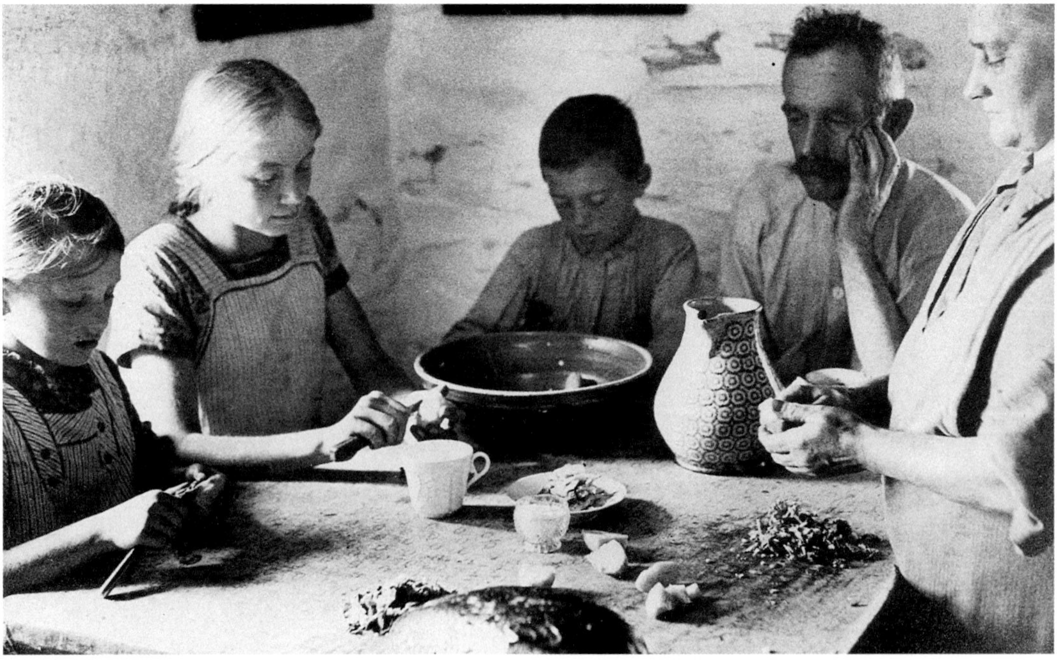

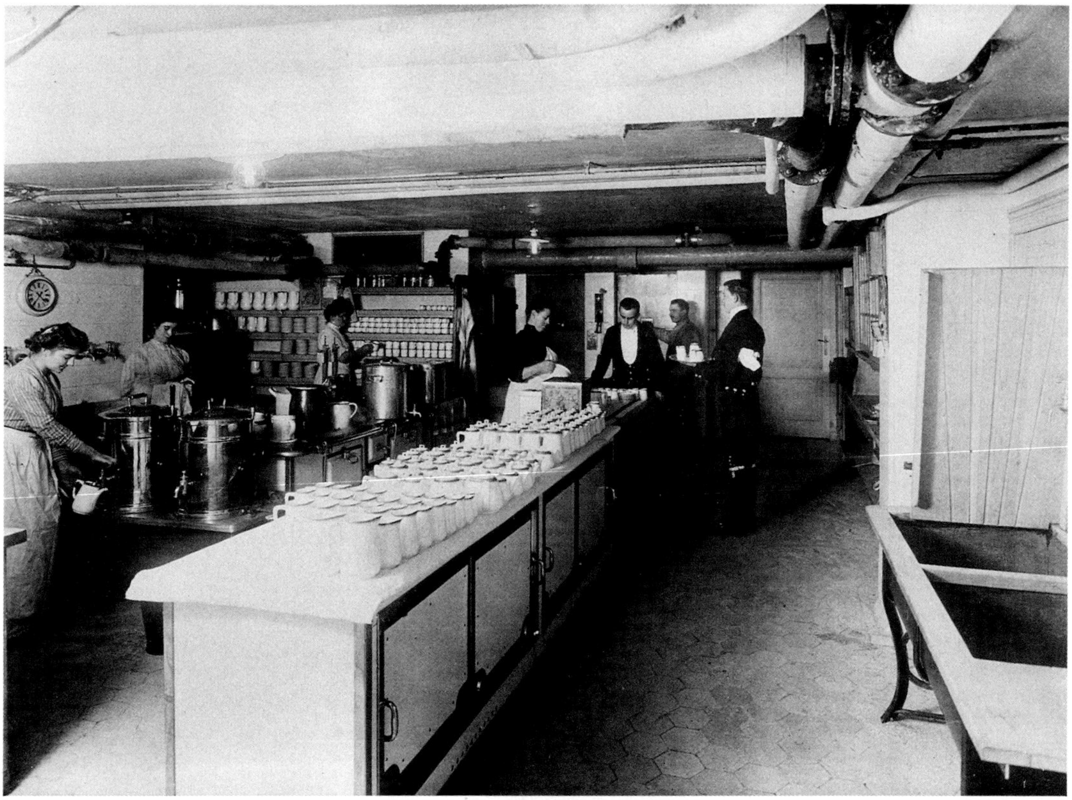

Braungeschirr in der Kaffeeküche eines Berliner Hotels, 1908

Kannen nach dem Vorbild des zeitgenössischen Porzellans für den täglichen Gebrauch an Bedeutung. Solche Bunzlauer Kannen waren Allzweckgefäße und nicht nur für die Benutzung auf dem Tisch, sondern insbesondere zum Warmhalten des Getränks auf dem Herd wie in der Ofenröhre geeignet. Die guten Wärmeeigenschaften waren ausschlaggebend für die Entwicklung der Kaffeekannen seit der Mitte des 19. Jhs., als nach Einführung von Surrogaten während der Kontinentalsperre und in den nachfolgenden Jahrzehnten Zichorien- und später Malz- und Kornkaffee zum täglichen Getränk der ärmeren Schichten in der Stadt wie auf dem Land wurden.

Zum Trinken gab es in Schlesien einfache „Kaffeetippl", bauchige und zylindrische Henkeltassen ohne Untertassen, die braun oder mit bunten Schwämmelmustern bemalt waren und die man hin und wieder von einem Marktbesuch mitbrachte. Als Repräsentationsgeschirr nur für den Gebrauch an Festtagen schafften auch die Bauern auf dem Land lieber ein Porzellanservice an, das insgesamt einen höheren Prestigewert hatte als braunes Geschirr, dem der Geruch des Alltäglichen anhaftete. Vor diesem Hintergrund erscheint es kaum verwunderlich, daß noch in den 20er Jahren Kaffeeservices mit brauner Lehmglasur bei den Bunzlauer Töpferwerkstätten wenig gefragt waren. Lediglich das an Feinheit und Farbe des Scherbens dem Porzellan verwandte Feinsteinzeug wurde als Kaffee- und Teegeschirr – insbesondere mit Golddekor – gern gekauft[75].

In herrschaftlichen Häusern war die braune Bunzlauer Kaffeekanne lediglich zum Gebrauch in der Küche bestimmt. Für nachmittägliche Kaffeeeinladungen im Salon brühte die Köchin den Kaffee zunächst in einer großen braunen Kanne in der Küche auf, um ihn dann im Wasserbad warmzuhalten, bis die Gäste kamen. Anschließend füllte sie das Getränk in eine Porzellankanne um, die das Hausmädchen schließlich in den Salon trug, um den Kaffee auszuschenken. Am gängigsten für den Hausgebrauch waren Kannen bis zu zwei Liter Fassungsvermögen.

Große Gefäße, bis zu acht Litern, brauchten vornehmlich Gastwirtschaften zum Aufbrühen von Kaffee. Besonders Berliner Großhändler und Kaufhäuser gehörten in den Jahrzehnten vor dem Zweiten Weltkrieg zu den Großabnehmern für Bunzlauer Kaffeekannen. Zu Beginn der Saison im Frühjahr kauften sie insbesondere die Gartenlokale in der Umgebung der Stadt. Die Gäste konnten bei ihrem Sonntagsausflug dann zum mitgebrachten Kuchen Kaffee selbst zubereiten. Braune Kannen verschiedener Größen

Berliner Ausflugslokal mit Bunzlauer Kaffeekannen, um 1925

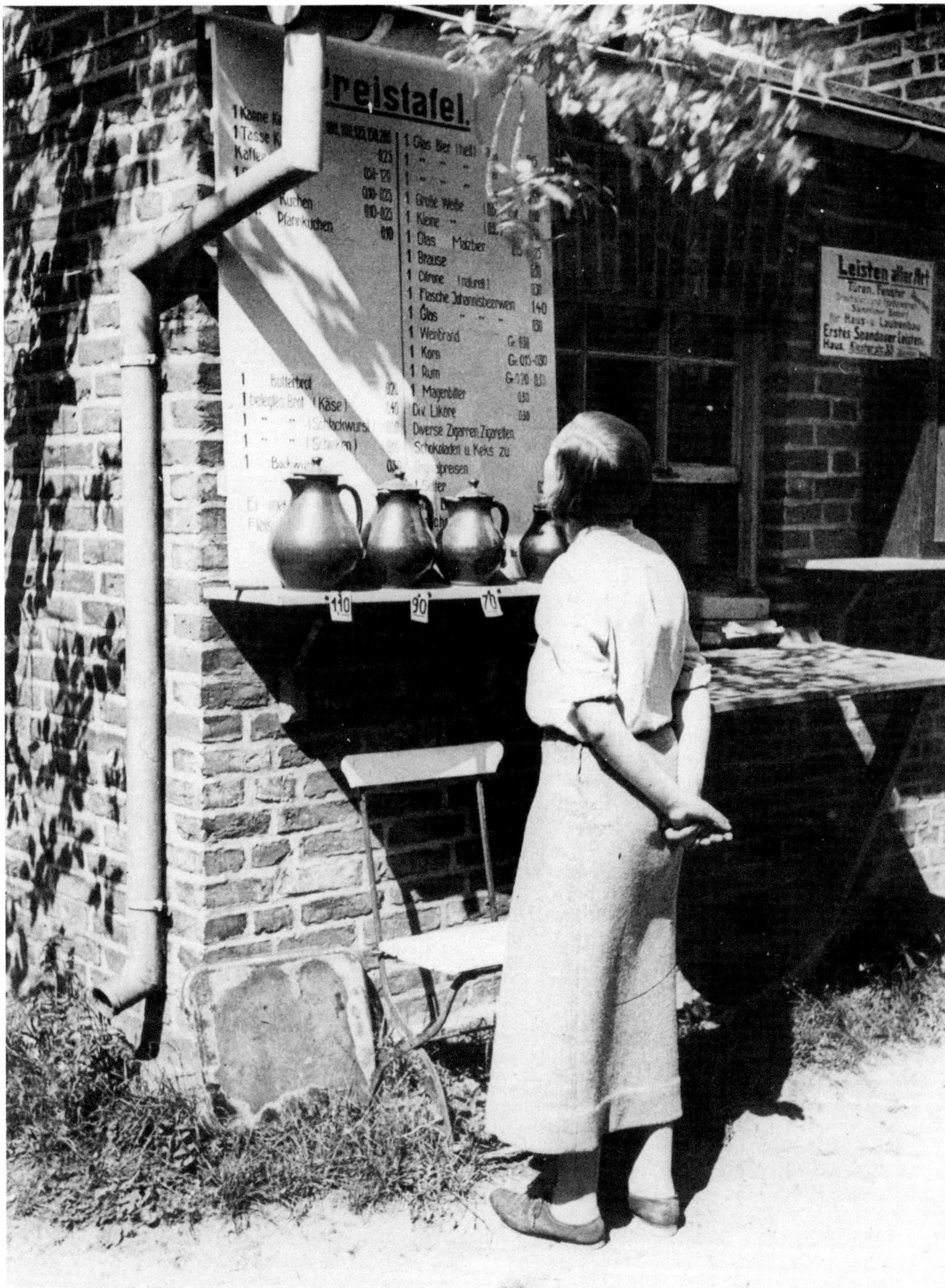

hielten die Lokale für diese Gelegenheit zu einem geringen Preis bereit[76].

Anders als für den Gebrauch im Haus wurde Kaffee zum Ausschenken auf dem Feld während der Ernte in große gebauchte Henkelflaschen, sogenannte „Kulben", gefüllt, die bis zu 12 Liter faßten. Kleinere Kaffeeflaschen bevorzugten Handwerker und Industriearbeiter. Insbesondere im benachbarten Oberschlesien wurden solche braunen Flaschen aus Bunzlau gern gekauft[77]. Auch die Bunzlauer Töpfergesellen brachten jeden Morgen ihr „Külbel" voll Kaffee mit in die Werkstatt und erwärmten es vor dem Frühstück auf dem Ofen[78].

Für kalte Getränke wie Bier, Wein, Most gab es große Krüge und Schenkkannen, die sowohl aus dem 19. Jh., als auch aus der ersten Hälfte des 20. Jhs., in verschiedenen Formen erhalten sind.

Gehörten einfache Waschschüsseln im 18. und 19. Jh. zum festen Sortiment Bunzlauer Töpfer, so stellten

Mittagspause bei der Ernte, Pommern 1934

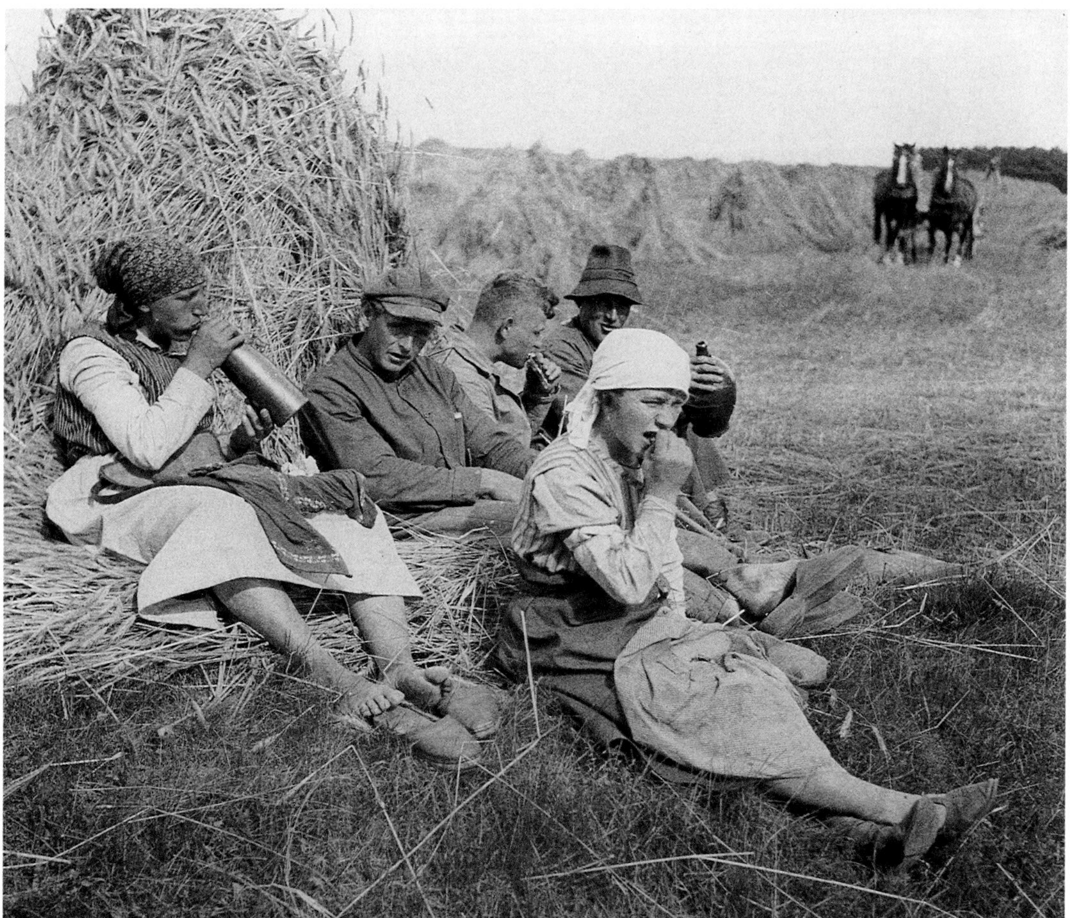

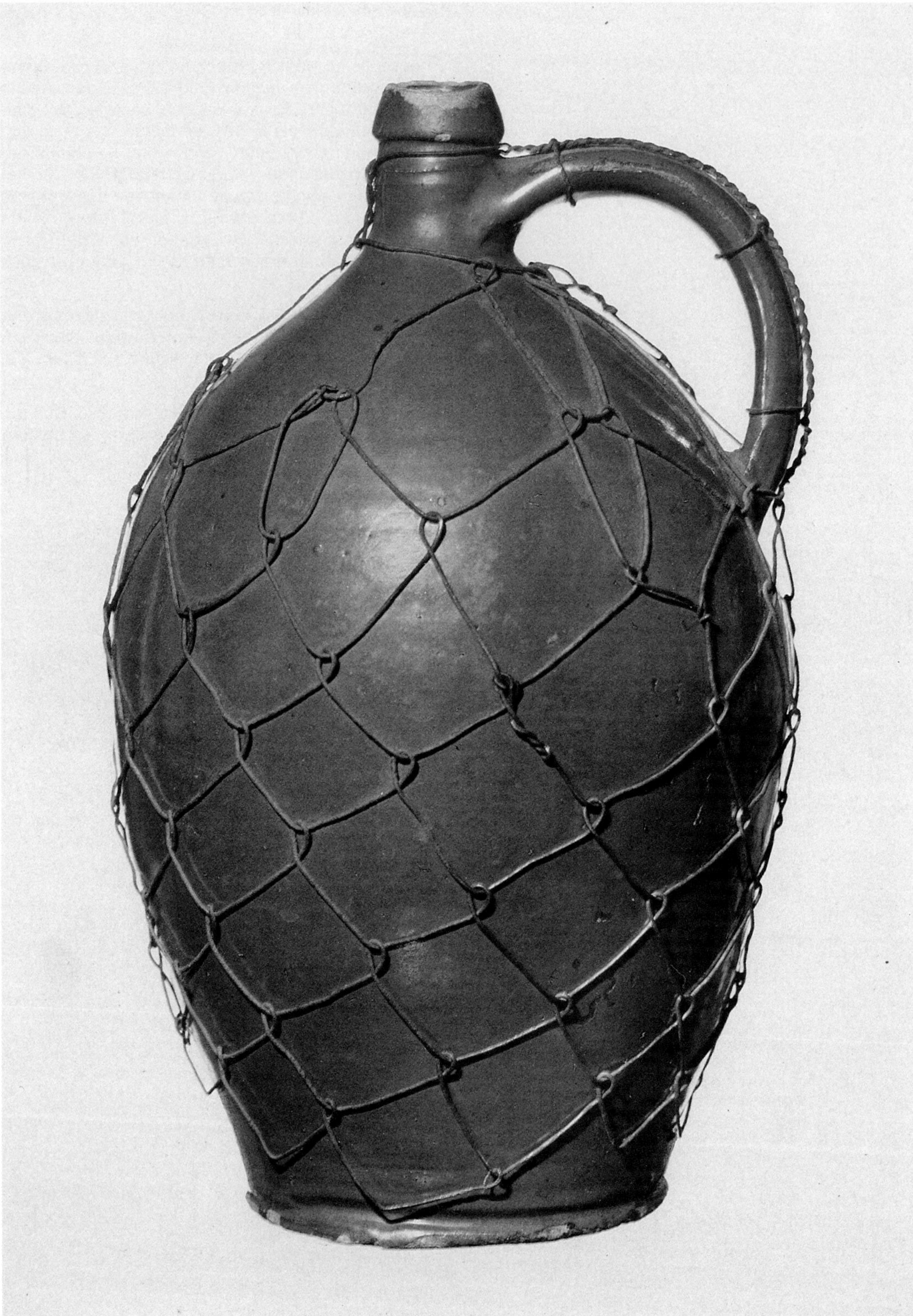

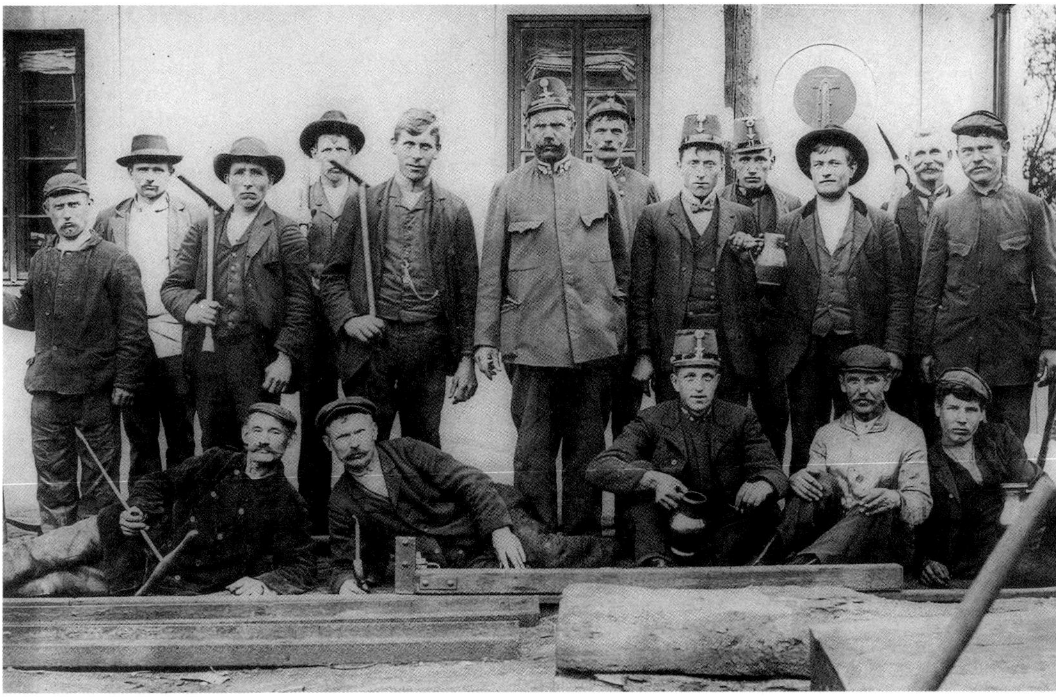

Eisenbahnarbeiter mit braunen Trinkkrügen, Prag 1908

◄ 335

Frauen mit braunen Milchtöpfen bei der Essensausgabe während des Ersten Weltkriegs, Berlin 1917

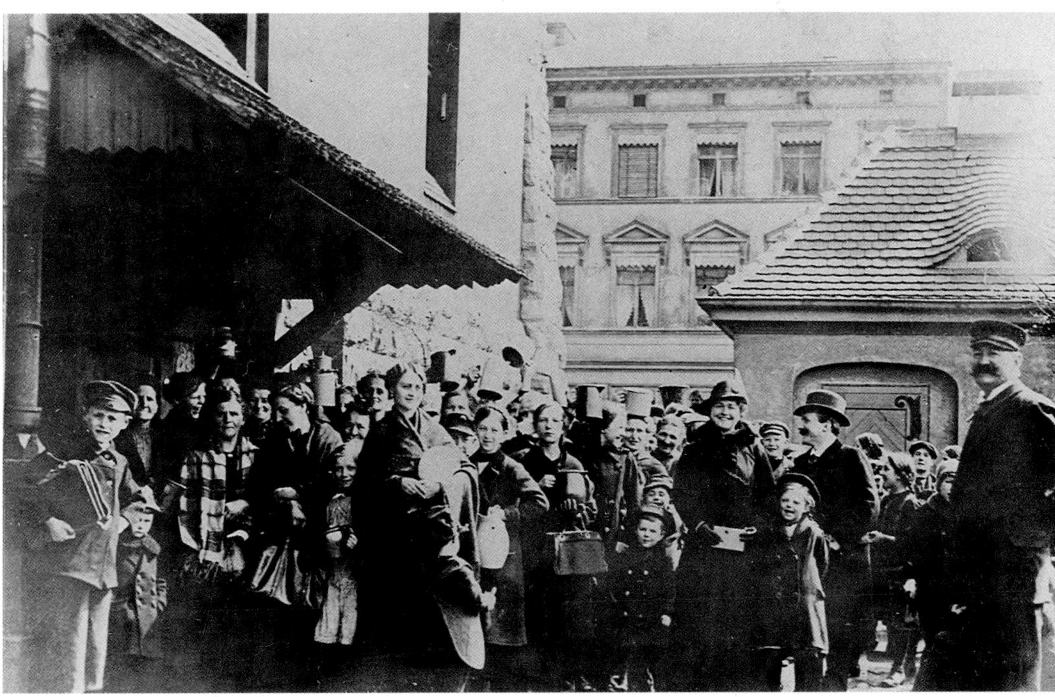

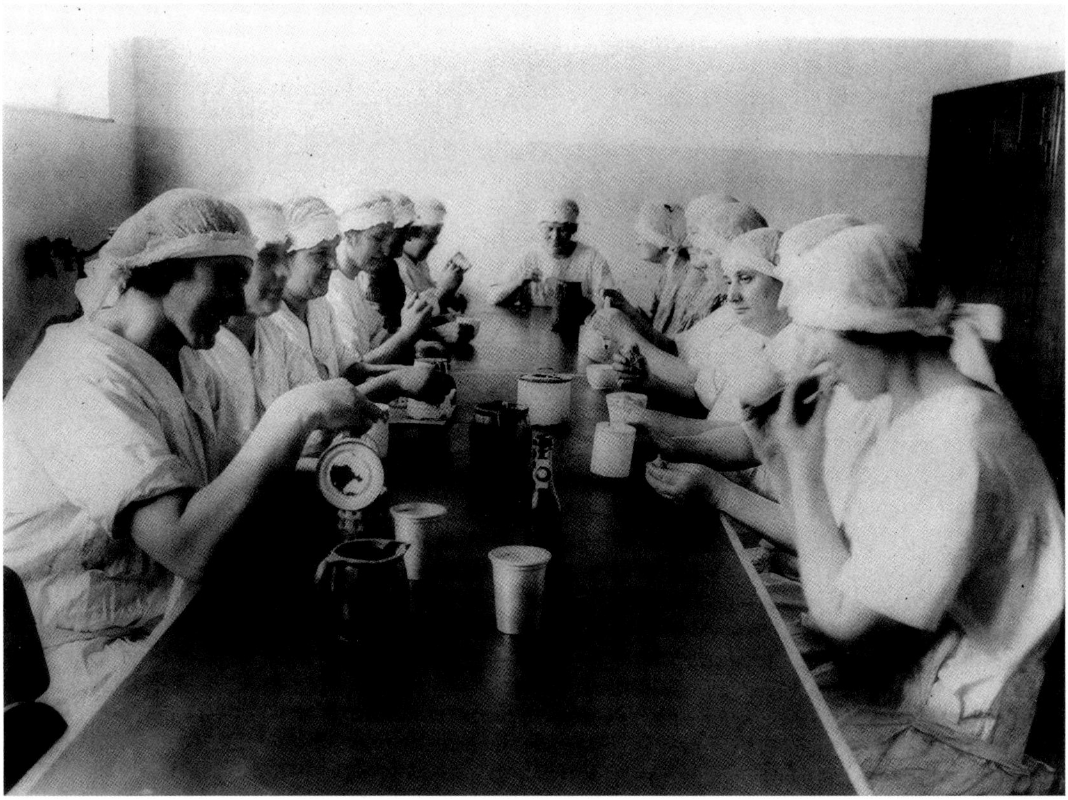

Berliner Arbeiterinnen bei der Frühstückspause mit braunen Milchtöpfen, 1920/30

sie sich Ende des Jhs. auf ein zunehmendes Repräsentationsbedürfnis im Wohnbereich ein und produzierten große Waschgarnituren meist mit farbigen Schwämmelmustern. Vorbilder dafür waren Garnituren aus Porzellan und Steingut, die Fabriken in der 2. Hälfte des 19. Jhs. auf den Markt brachten. Dem Wohlbefinden in den kalten ungeheizten Schlafkammern dienten Bettwärmer, breite, flache Henkelflaschen aus braunglasiertem Ton, die mit Wasser oder Sand gefüllt zum Vorwärmen in das Bett geschoben wurden.

So reichhaltig sich das Bunzlauer Angebot an Küchen- und Vorratsgefäßen darstellte, so wenig ausgeprägt war es im Bereich des Eßgeschirrs seit der 2. Hälfte des 19. Jhs.. Vor allem auf den Absatz bei ärmeren Schichten eingestellt, produzierten die Töpfereien im Kreis Bunzlau auch im frühen 20. Jh. lediglich tiefe Eßteller für den Gebrauch am Tisch. Eine

354

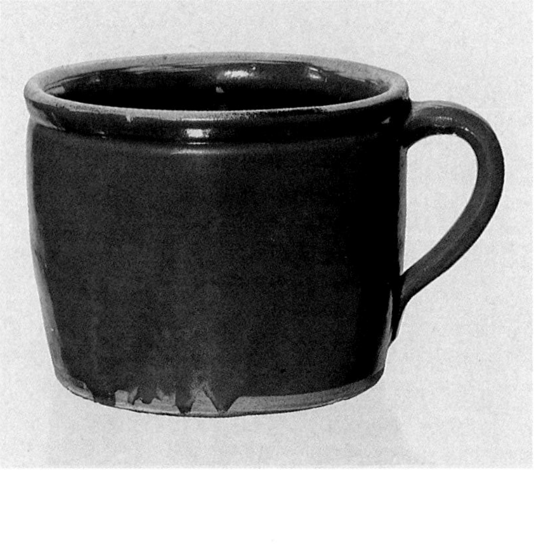

Arbeiter beim Essen aus dem Bunzlauer Topf. Ausschnitt aus Adolph Menzels Bild „Eisenwalzwerk", 1875

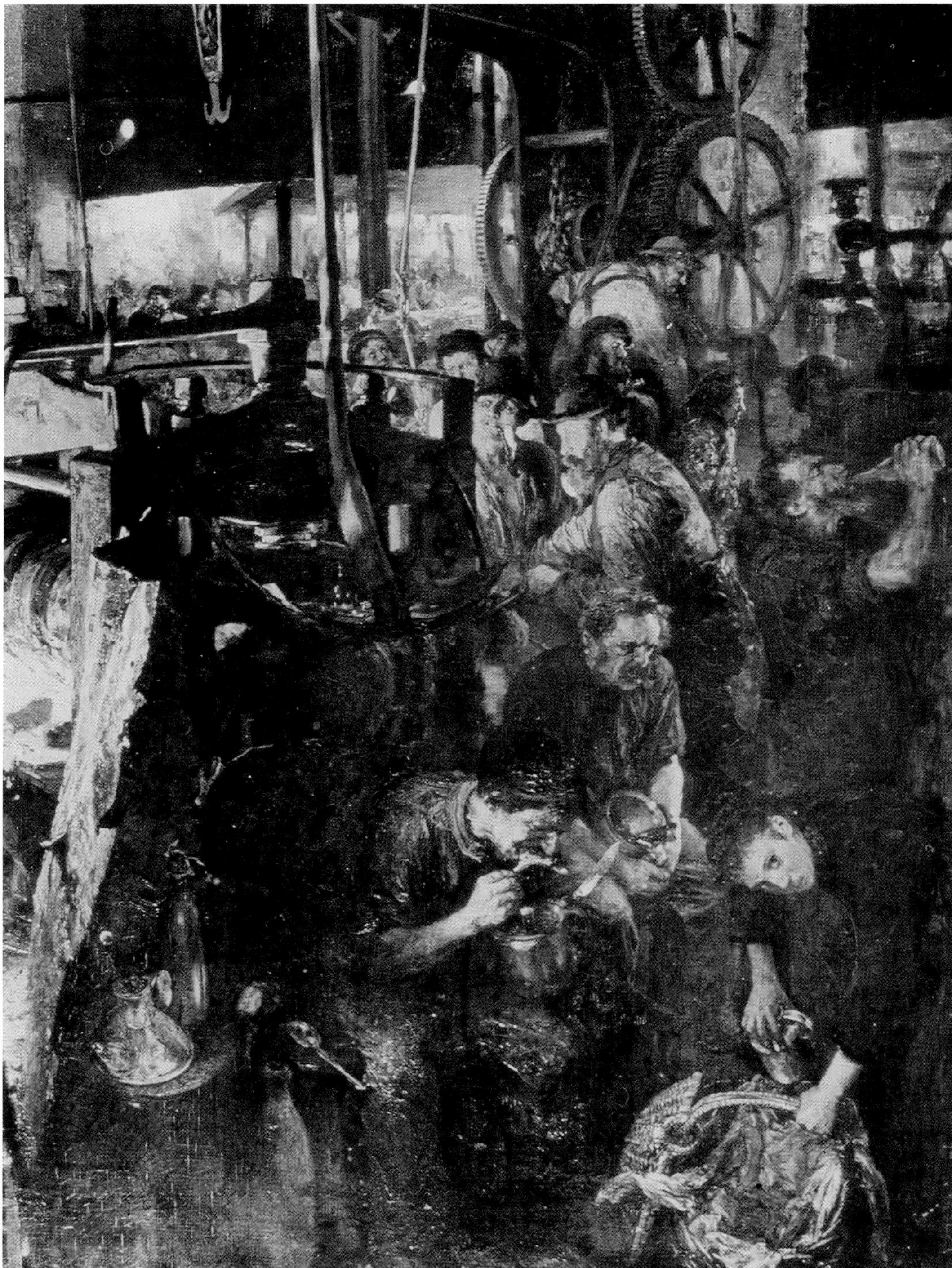

größere Variationsbreite beim Eßgeschirr ergab sich beim Gebrauch selbst, da auch Henkeltöpfe, die zum Kochen bestimmt waren, zugleich etwa zum Essen am Arbeitsplatz dienten. Dies zeigt in sehr anschaulicher Weise eine Szene auf Adolph Menzels Bild „Das Eisenwalzwerk". Schüsseln zum Auftragen von Fleisch, Gemüse und Kartoffeln oder für Kompott gab es in mannigfacher Art im Haushalt; seltener waren große Deckelterrinen für Suppen und Eintöpfe, die bereits Ende des 19. Jhs. im Kreis Bunzlau vorkamen. Die Herstellung von Tischgeschirr intensivierten insbesondere die großen Feinsteinzeugfirmen Bunzlaus in den 20er Jahren.

Hinzu kamen in den 30er und 40er Jahren flache und tiefe Eßteller sowie schwere Trinkbecher, die der Reichsarbeitsdienst und die Reichswehr bzw. Wehrmacht in großen Mengen von den Töpfereien in Bunzlau und Umgebung bezogen. In diesen Zusammenhang gehört der sogenannte Bunzlauer Eintopf, eine Deckelterrine zum Auftragen von Eintopfgerichten. Entworfen von der Keramischen Fachschule Bunzlau, stellten verschiedene Töpfer die Terrinen in drei Größen für 1, 1½ und 2 Liter Inhalt in einer Standardausführung mit brauner Lehmglasur oder mit farbigem Schwämmelmuster her. Solche Gefäße waren für die seit den 30er Jahren propagierten Eintopfsonntage bestimmt, an denen die deutsche Bevölkerung Suppe statt Fleisch essen und das dadurch eingesparte Geld den Sammlungen des Winterhilfswerkes zur Verfügung stellen sollte[79].

Anmerkungen

1 K. Steinitz 1895 (1) S. 195
2 E. Wernicke 1888 S. 227
3 K. Strauss 1920 f. S. 73
4 K. Steinitz 1895 (1) S. 216
5 Auch die Militärbehörden bevorzugten Ende des 19. Jhs. Töpferwaren zum Gebrauch in der Kaserne, s. K. Steinitz ebd. S. 217
6 L. v. Noort 1907 S. 435 ff.
7 K. Steinitz 1895 (1) S. 216 f.
8 K. Späth 1985 S. 35
9 J. C. Sinapius 1803 S. 71 f.
10 A. Demmin 1883 S. 49
11 H. Davidis 1863 S. 218
12 Die Thonwaaren auf d. Niederschlesischen Gewerbe-Ausstellung in Liegnitz 1880 S. 303
13 zit. nach K. Steller 1971 S. 34 f.
14 Hinweis von Dorothea Gasch geb. Greulich (aus Naumburg/Q.) Berlin 1985
15 E. Lippert 1982 S. 129
16 E. Wernicke 1884 S. 533
17 A. Metzner 1836 S. 1
18 ebd.
19 M. S. Kübler 1880 S. 44 f.
20 E. Berdel 1927 S. 42
21 H. Davidis 1863 S. 218
22 B. Kerl 1879 S. 557 f.
23 H. Davidis 1863 S. 347
24 M. S. Kübler 1880 S. 45
25 F. Singer 1911 (1) S. 445
26 Neues praktisches Kochgeschirr 1900 S. 765
27 A. Plothow 1903 S. 198 – vgl. W. Lehnemann 1978 S. 79f. u. 191
28 A. Beckmann 1909 S. 2
29 M. Clima 1870 S. 41
30 G. Rauter 1904 S. 143
31 F. Singer 1911 (1) S. 446
32 H. Heyl 1888 S. 27
33 A. Plothow 1903 S. 197 f.
34 H. Davidis 1863 S. 218
35 ebd. S. 347
36 K. Späth 1985 S. 22
37 H. Davidis 1863 S. 347
38 Hinweis von Dorothea Gasch – vgl. die Preisliste der Bunzlauer und Naumburger Töpfer von 1936 bei K. Späth 1985 Anhang – Ein „bunzlauer Bratpfännchen für 5 sgr." wurden 1878 auf dem Markt in Quakenbrück/Artland verkauft. s. dazu M.-L. Hopf-Droste 1981 S. 85
39 Amtl. Bericht ü. d. allg. Dt. Gewerbe-Ausst. zu Berlin 1844 T. 2 1846 S. 37
40 F. Singer 1911 (1) S. 445 ff.
41 B. Kerl 1907 S. 1016
42 Hinweis von Reinhardt Gleisberg (aus Bunzlau), Marktheidenfeld 1985
43 Ausstellungs-Ztg. d. Gewerbe- u. Industrie-Ausst. z. Görlitz 1885 S. 2
44 H. Heyl 1888 S. 30
45 K. Späth 1985 S. 25
46 Hinweis von Dorothea Gasch – In Berlin war das Gericht unter der Bezeichnung Mohnpielen wohl durch den Einfluß der zugewanderten Schlesier bekannt und galt als Neujahrsspeise.
47 K. Späth 1985 S. 25
48 Hinweis von Dorothea Gasch
49 dgl.
50 In den Preisverzeichnissen der Bunzlauer und Naumburger Töpfer aus dem 20. Jh. sind sie nicht enthalten; s. dazu K. Späth 1985 Anhang
51 H. Davidis 1863 S. 212
52 Das Preisverzeichnis der Bunzlauer und Naumburger Töpfer von 1936 enthält als württembergische und fränkische Sonderformen hohe Milchaufstellhafen; s. K. Späth 1985 Anhang
53 K. Steinitz 1895 (1) S. 175
54 ebd. S. 206
55 A. Berge 1925 S. 666 – Auch das Deutsche Heimatwerk warb in den 30er Jahren mit einem Prospekt u. a. für braune Bunzlauer Vorratstöpfe und dem Hinweis „Wer einmacht, vermehrt den Ernährungsvorrat für den Winter".
56 Hinweis von Dorothea Gasch
57 A. Metzner 1836 S. 2 – H. G. Rehm 1937 S. 61
58 A. Steimann 1913 2. Bd. S. 209
59 Hinweis von Dorothea Gasch
60 A. Berge 1925 S. 666 – Hinweis von Wilhelm Werner (aus Tillendorf), Hilgert 1985
61 A. Berge 1925 S. 666
62 s. dazu die Preisliste der Bunzlauer und Naumburger Töpfer von 1936 – K. Späth 1985 Anhang

63 Die Firma Seiler in Görzke/Sachsen, die auch braune Gärkrüge in ihrem Sortiment führte, bot diese in den 20er und 30er Jahren zum Einlegen von Gurken, Sauerkraut, Bohnen, Kirschen und Pflaumen, zum Gären von Wein, Frischhalten von Fleisch und Butter und zum Einpökeln von Fleisch an.

64 Die Töpferei Bruno Buchwald belieferte in den 30er Jahren z.B. Fleischereien in Görlitz mit Gärkrügen zum Pökeln. Hinweis von Georg Buchwald (aus Naumburg/Q.) Glashütten 1985

65 K. Steinitz 1895 (1) S. 217 – „Bunzlauer Milchsatten" empfahl ein Inserat des Haushaltswarengeschäfts Fritz Niederniehaus, Osnabrück, im Osnabrücker Adressbuch 1882/83. Hinweis von Ernst Helmut Segschneider, Osnabrück

66 vgl. dazu W. Lehnemann 1978 S. 85ff. – B. Kerkhoff – Hader 1980 S. 203 – Auch für die städtische Küche wurden Bunzlauer Satten Ende des 19. Jhs. in kleinen Mengen noch angeschafft; s. H. Heyl 1888 S. 30 erwähnt für die Küchenausstattung 2 Schüsseln für Milch.

67 J. G. Meißner 1797 S. 106

68 J. F. Zöllner 1793 S. 340

69 Amtl. Bericht ü. d. allg. Dt. Gewerbe-Ausst. Berlin 1844 T. 2 1846 S. 37

70 K. Steinitz 1895 (1) S. 215

71 T. Fontane zit. nach 1955 S. 76

72 E. Wernicke 1884 S. 608, 619

73 A. Heintz 1888 S. 430

74 K. Steinitz 1895 (1) S. 215f.

75 Hinweis von Dorothea Gasch

76 Hinweis von Wilhelm Werner

77 K. Späth 1985 S. 35

78 Hinweis von Gerhard Seiler (aus Naumburg/Q.), Leutershausen 1986

79 K. Haumann 1943 S. 7 – H. Christiani o. J. S. 119

Heidi Müller

Handel und Absatz

In seiner Studie „Die Töpferei des Kreises Bunzlau" wies Kurt Steinitz 1895 auf die Verschiedenheit des Warenabsatzes der Städte Bunzlau und Naumburg/Q. hin. In den beiden Städten standen sich alte handwerkliche Konventionen und Verkaufsstrategien des industriellen Zeitalters gegenüber: Marktverkauf und Versand. Steinitz schrieb dazu:

„Der Vertrieb der Töpferwaren findet durch Versand an Händler auf Bestellung, teils auf Märkten statt. Es überwiegt der Absatz durch Versand, der in Bunzlau fast ausschließlich herrscht, während in Naumburg das Befahren der Märkte an der Tagesordnung ist. Die erste Absatzart repräsentiert die Zukunft, die letztere die Vergangenheit des Gewerbes"[1].

„Bei unserem erleichterten Personen- und Nachrichtenverkehr ist das Befahren lokaler Märkte mit einer täglichen Gebrauchsware von geringem specifischem Wert, die obendrein noch zerbrechlich ist, ein Anachronismus. Erklärlich ist derselbe nur einestheils aus der besonders zähen Kraft, mit welcher das Handwerk an alt hergebrachten Sitten festhält, anderntheils – für die Verhältnisse Naumburgs – aus dem in lokaler Benachteiligung begründeten Zwange, sei es selbst unter den erschwerendsten Umständen, die Erzielung eines höheren Preises zu versuchen"[2].

Ihre unterschiedlichen Absatzformen behielten die beiden Orte auch nach der Jahrhundertwende bei, wenngleich in den 30er Jahren der Verkauf an Großhändler auch in Naumburg/Q. zunahm. Aus Bunzlau ebenso wie aus Naumburg stammende Töpfer weisen in Gesprächen über dieses Thema noch heute auf diesen Unterschied hin. Einige Naumburger Töpferfamilien, die heute in der Bundesrepublik leben, verkaufen noch immer einen Teil ihrer Ware auf Märkten[3].

Was auf den ersten Blick in einer anders gearteten Mentalität der beiden auch konfessionell unterschiedlich geprägten Städte begründet scheint – Bunzlau hatte überwiegend protestantische, Naumburg/Q vorwiegend katholische Bevölkerung – erweist sich bei genauerem Betrachten als Ergebnis einer ungleich verlaufenden wirtschaftlichen Entwicklung. Bunzlau konnte seinen Absatz durch die besseren Verkehrsbedingungen – insbesondere nach dem Ausbau der Niederschlesisch-Märkischen Eisenbahn von Dresden nach Breslau 1846 – ganz auf den Export einstellen[4]. Naumburg/Q. blieb dagegen bis zum Beginn des 20. Jhs. ohne direkten Bahnanschluß und mußte seinen Standortnachteil durch den Marktverkauf und höhere Preise ausgleichen.

Bis ins 18. Jh. war die Töpferei in Niederschlesien überwiegend auf die Versorgung der inländischen Märkte ausgerichtet. Allerdings zeichnete sich bereits um 1780 deutlich eine Konzentration der Herstellung von Töpferwaren im Umkreis von Bunzlau ab. Die Konzentration lag in der Qualität des Braungeschirrs begründet. Ihre Ware verkauften die dortigen Töpfer auf den schlesischen Märkten, die sie zur Ausschaltung der Konkurrenz unter sich aufgeteilt hatten, sowie auf den Jahrmärkten der benachbarten Oberlausitz[5].

Eingaben an die Behörden, in denen sich die Naumburger Töpfer 1741 rühmten, ihre braunen Töpfe seien auf allen schlesischen und Oberlausitzer Märkten bekannt, sind nicht nur ein Beweis dafür, daß diese Handwerker ihre Waren anzupreisen wußten, sondern auch dafür, daß neben den schlesischen die der Stadt unmittelbar benachbarten Oberlausitzer Märkte Naumburgs wichtigstes Absatzgebiet während des 18 Jhs. waren[6].

1775 beschwerten sich die Naumburger Handwerker dagegen, den Görlitzer Markt räumen zu müssen, ehe die Landkundschaft ihren Bedarf an Gebrauchsgeschirr decken konnte[7]. Dies zeigt, daß die von den Naumburger Töpfern hergestellte einfache braune Ware bereits weiterhin einen guten Ruf genoß[8].

Wir erfahren aber auch, daß Bunzlau im letzten Viertel des 18. Jhs. seine Monopolstellung als Produzent von Braungeschirr zugunsten Naumburgs bereits eingebüßt hatte. Seit der 2. Hälfte des 16. Jhs. begannen Töpfergesellen, die in Bunzlau keine Möglichkeit zur Werkstattgründung hatten, in Naumburg/Q. Töpfereien zu eröffnen und brachten ihre Kenntnisse in der Braungeschirrherstellung dorthin mit. So wurden sie für die Bunzlauer Töpfer im 18. Jh. zu einer ernsthaften Konkurrenz und verwendeten – wie J. C. H. Börner 1781 berichtete – als verkaufsfördernde Maßnahme ebenfalls die Markenbezeichnung „Bunzlauer Geschirr":

„Zweytens thun die Brauntöpfer zu Naumburg am Queiß den Bunzlauern viel Abbruch, indem diese die nachgemachten Gefässe, welche wohl dem äußeren Ansehen, aber nicht an der Güte und Feinheit den Bunzlauern gleich kommen, nicht nur wohlfeiler, sondern auch für Bunzlauer verkaufen"[9].

Anläßlich einer Auseinandersetzung Naumburger Töpfer im Jahr 1778 mit städtischen Behörden über den Marktbesuch in Lauban erfahren wir, daß die Handwerker ihr Warenangebot auf das jeweilige Verkaufspublikum einerseits und die Produktion der örtlichen Konkurrenz andererseits einstellten. Den größten Absatz fand das Braungeschirr. Hauptabnehmer des einfachen Küchengeschirrs war die Landbevölkerung. In geringeren Mengen brachten die Naumburger außerdem „feines Coffeegeschirr" für das städtische Publikum zum Markt. Der Verkauf dieser Ware forderte offenbar den Widerspruch der Laubaner Töpfer heraus. Gegen ihre Klagen verteidigten sich die Naumburger mit Hinweis auf die bessere Qualität ihrer Ware und der Begründung, daß ihr Geschirr „mit den Laubanischen keine Aehnlichkeit hat, denn unser ist gut geratenes, schwarzbraunes Geschirr, während ihres nicht so gut ist, und auch nicht mit Schmelz überzogen ist"[10].

Irdene bleiglasierte Kochtöpfe, die Spezialität der Laubaner Weißtöpfer, verkauften die Naumburger wegen der städtischen Konkurrenz nicht auf dem Markt, setzten „weiße Ware" aber nach eigenen Angaben in der Oberlausitz ab[11].

Der Verlust der österreichischen Märkte in Böhmen und Mähren nach dem Anschluß Niederschlesiens an Preußen 1742 erwies sich für die Töpfer in Bunzlau als äußerst schwerwiegend. Wenige Jahre später bemühten sich die beiden Handwerker Georg Schoeps und Christian Beer in einer Eingabe an die Regierung in Glogau darum, die schlesischen Grenzmärkte weiterhin besuchen zu dürfen, da ihre Waren bei den böhmischen und mährischen Besuchern äußerst beliebt seien. Die Handwerker berichteten, daß die Käufer die auf den genannten Märkten erworbenen Töpfe über die Grenze schmuggeln mußten unter der Gefahr, daß diese konfisziert wurden.

Die anschauliche Schilderung der durch die angespannte politische Lage bedingten mißlichen Verkaufsbedingungen schlossen mit der Bitte, ihnen den Topfhandel auch über die Grenzen wieder zu erlauben: „Die Töpferzunft hatte ehedem auf den Böhm. Mährischen Märkten einen guten Absatz gehabt und wünschen alle Meister, dass es ihnen wider erträgliche Abgaben möchte erlaubet werden, dieselben wieder besuchen zu dürfen"[12]. Die Petition hatte wenig Erfolg, da die preußische Regierung neben dem Einfuhrverbot für österreichische Waren nach Schlesien auch die Ausfuhr schlesischer Güter nach Österreich durch hohe Zölle zu unterbinden suchte. Die Bunzlauer gaben in den folgenden Jahrzehnten das Befahren dieser Märkte auf, nachdem 1754 der Warenexport nach Böhmen erneut erschwert wurde. Sie überließen das Feld den Naumburger Töpfern, die sich offenbar nicht von den erhobenen hohen Zöllen abschrecken ließen und, wie die Hirschberger Handwerker, in den 70er Jahren des 18. Jhs. die böhmischen Märkte in Trautenau, Brieg, Jauernick, Weidenau und Schatzlar besuchten, dafür aber hohe Ausfuhrzölle auf ihre Topfwaren in Kauf nahmen[13].

Hatten Bunzlauer und Naumburger Töpfer mit dem weitgehenden Verlust der böhmischen Märkte erhebliche Einbußen ihres Absatzes hinnehmen müssen, so leitete die preußische Regierung im Sommer des Jahres 1745 erste Schritte ein, um die schlesischen Handwerker durch Zölle gegenüber der ausländischen Konkurrenz zu schützen. Bereits im September desselben Jahres fragte die Kriegs- und Domänenkammer in Glogau bei der Innung in Bunzlau an, ob die dortigen Töpfer in der Lage und bereit seien, die Kur- und Neumark mit Geschirr zu versorgen. Die Einfuhrverbote für fremde Töpferwaren nach Schlesien und Brandenburg beruhten auf genauen Kenntnissen der Behörden über die Produktion von Töpferwaren und den Absatz in diesen Gebieten. Die preußischen Zölle richteten sich in erster Linie gegen sächsische Waren, vor allem gegen das Steinzeug, das als besonders hochwertig und als Konkurrent der Bunzlauer Ware galt. Auf Grund einer „Marktanalyse" kam die Regierung zu der Meinung, daß die Töpfereien der Mark Brandenburg und Schlesiens die einheimischen Märkte mit guter Ware ausreichend versorgten. Von den Zöllen ausgenommen blieben allein Muskauer Krüge, die offenbar weit bekannt und selbst im preußischen Territorium zu dieser Zeit sehr gesucht waren[14]. In den folgenden Jahrzehnten – insbesondere nach dem Hubertusberger Frieden – verstärkte sich die protektionistische Handelspolitik Friedrichs II. gegenüber Sachsen. Die Einfuhr sächsischer Waren und der Besuch sächsischer Händler auf schlesischen Märkten wurden verboten und die Ausfuhr aus Schlesien sowie der Transit von Waren mit hohen Zöllen belegt.

1778 erneuerten die preußischen Behörden das Einfuhrverbot für fremdes Töpfergeschirr, diesmal mit besonderem Hinweis auf Steinzeugkrüge aus dem Rheinland und aus Sachsen „um der heimischen Industrie [in Schlesien] mehr Absatz zu geben..."[15].

Durch Zölle geschützt gegen Importe aus Sachsen und dem Rheinland konnte sich der Handel mit Bunzlauer Waren insbesondere in den preußischen Gebieten und in das östliche Ausland ausbreiten. „Die Waren aus Bunzlau gehen nicht nur in die übrigen Provinzen des Königs, sondern werden auch an unsre Nachbarn, als Sachsen, hauptsächlich aber nach Pohlen versandt"[16].

Welchen Stellenwert die einzelnen Gebiete für den Bunzlauer Handel hatten, zeigen Angaben aus den Steuerregistern des Jahres 1779/80, die J. C. H. Börner 1781 in seiner kurzen Studie „Die Bunzlauer Brauntöpferey" veröffentlichte. Die Gesamteinnahmen der dortigen Töpfer für dieses Jahr gab er mit 9195 Rthl. an. Er bemerkte allerdings dazu, daß die wirklichen Einnahmen sicher um einige hundert Rthl. höher gelegen haben, da „die Töpfer nicht allemahl den richtigen Werth der Versendung bey der Accise angeben..."[17]. An erster Stelle standen die heimischen schlesischen Märkte mit 312 Fudern Waren und Einnahmen von 7488 Rthl.. Gesondert ausgeführt wurde der städtische Bunzlauer Markt mit 200 Rthl., der zu dieser Zeit noch immer eine Rolle für den lokalen Umschlag von Töpfergeschirr spielte. An zweiter Stelle folgte die Versorgung der übrigen preußischen Provinzen, insbesondere der Mark Brandenburg, Westfalens sowie des Magdeburger und Halberstädter Gebiets.

Aus diesem Verkauf zog Bunzlau insgesamt 936 Rthl. An dritter Stelle folgte der Export nach Polen mit Einkünften von 517 Rthl., und am Schluß standen geringe Einkünfte in Höhe von 32 Rthl. aus dem durch preußische Schutzzölle versperrten sächsischen Gebiet[18].

1796 erwähnte ein schlesischer Reisebericht erstmals jüdische Händler aus Rußland, die für den Absatz des Braungeschirrs, insbesondere im 19. und beginnenden 20. Jh., eine wichtige Rolle spielten. Der Autor M. Christian Weiss schrieb in Zusammenhang mit der Bunzlauer Brauntöpferei: „Die Juden führen vorzüglich eine große Menge dieser Waaren nach Rußland..."[19].

Außer dem Handel mit Rußland war Polen der wichtigste östliche Absatzmarkt für braunes Bunzlauer Geschirr. Dieser wird gleichfalls seit dem Ende des 18. Jhs. erwähnt[20]. Selbst Konstantinopel war kurz nach 1800 Bestimmungsort für diese Töpferwaren[21].

Während eine Darstellung der Absatzlage in der ersten Hälfte des 19. Jhs. auf Grund fehlender Quellen heute nicht möglich ist, sind wir über die zweite Hälfte des vergangenen Jahrhunderts, insbesondere die letzten Jahrzehnte, durch die Studie von Kurt Steinitz gut unterrichtet.

Trotz der günstigen Verkehrslage Bunzlaus war die wirtschaftliche Lage der dortigen Töpferei um 1850 durch Verteuerung der Produktionskosten und die Konkurrenz industrieller Produkte äußerst schwierig[22]. Die Lage verschlechterte sich noch durch die Erhöhung der österreichischen Zolltarife 1852, die die Ausfuhr des Braungeschirrs verteuerten[23].

Der Aufschwung Bunzlaus zum Großproduzenten von Braun- und Buntgeschirr begann in den 60er Jahren mit einer Ausweitung seines Handels in das östliche Ausland, durch Einführung der Kohlefeuerung gegenüber dem teueren Holzbrand sowie eines erweiterten Warenangebots in Form von bunt dekoriertem „weißen Geschirr".

Verbesserung und Steigerung der Produktion führten dazu, daß die Bunzlauer Töpfereien die Herstellung der einfachen Gebrauchswaren gegenüber dem Qualitätsgeschirr vorantrieben und damit dem Bedarf der aufkommenden Industriegesellschaft ebenso wie dem der ländlichen Bevölkerung gleichermaßen entgegenkamen. Welchen Umfang die Geschirrherstellung im Kreis Bunzlau hatte, zeigen Zahlen aus dem Jahr 1892, als der Höhepunkt der Braungeschirrtöpferei bereits überschritten war. In diesem Jahr produzierten Bunzlau 6,5 Millionen und Naumburg/Q. 4,5 Millionen Kilo Geschirr[24].

Die Hauptabsatzgebiete der Bunzlauer Töpfer waren der Osten Deutschlands, die Grenzländer Österreichs, insbesondere Böhmen und Mähren sowie Rußland und Polen. Geringere Bedeutung hatte der Handel mit Süddeutschland, Rumänien und nach Übersee[25].

Das Aufblühen der Industrie in Oberschlesien nach 1871 und der steigende Bedarf der dortigen Bevölkerung an Gebrauchsgeschirr wirkte sich absatzfördernd aus. In Oberschlesien wurde in den folgenden Jahrzehnten ein großer Teil des Bunzlauer Braun- und Buntgeschirrs verkauft, und nach dem Ersten Weltkrieg blieb es Bunzlaus wichtigster Markt für braune Ware[26].

Die Schutzzollpolitik der europäischen Staaten, insbesondere Österreichs und Rußlands gegen Ende der 70er Jahre zugunsten ihrer nationalen Wirtschaftsinteressen, traf die auf Export ausgerichtete Töpferei schwer und leitete den Niedergang der blühenden Geschirrproduktion Bunzlaus ein. Noch bis zum Jahr 1879 wurden 1½ bis 2 Millionen Kilo „ordinäres" braunes Kochgeschirr aus dem Gebiet des Zollvereins – vornehmlich aus der Oberlausitz sowie aus Bunzlau und Naumburg/Q. – nach Österreich exportiert. Andererseits wurde Znaimer Geschirr, ebenfalls als einfache Gebrauchsware deklariert, von dort eingeführt und auf inländischen Märkten abgesetzt. Im Jahr 1880 verweigerte der österreichische Zoll dann eine Deklarierung als Gebrauchsgeschirr, verlangte fortan die Sätze für höherwertige Töpferwaren (Porzellan) und entfachte damit einen regelrechten Zollkrieg. Die österreichischen Behörden setzten einen Zoll von 5 Gulden pro 100 Kilo Geschirr fest, was zwei Dritteln des Werts gleichkam. Infolge dieses sogenannten „Topfkriegs" mit Österreich kam der Handel von Bunzlauer Geschirr mit Böhmen nahezu zum Erliegen[27].

Österreich suchte ähnlich wie Rußland seinen Bedarf an Braungeschirr fortan im eigenen Land zu decken. Geschützt durch Zollschranken blühte jenseits der Grenzen eine eigenständige Topfwarenproduktion auf[28]. Beide Länder nutzten die wirtschaftlichen Möglichkeiten des Bahntransportes, die sie im Gegensatz zu früher von der Rohstoffbasis unabhängig machte. Statt fertiger Waren bezogen sie fortan nur noch Ton aus Bunzlau. Der Tontransport war von den erhöhten Zöllen ausgenommen.

Während sich das russische Geschirr an Qualität nicht mit dem Bunzlauer messen konnte, baute Böhmen, das über ausgezeichnete Tonlager und Kohlengruben verfügte, eine umfangreiche Braungeschirrproduktion auf. Verschiedene Töpfer aus Bunzlau und aus der Oberlausitz, die nicht mehr nach Böhmen exportieren konnten, wanderten in dieser Zeit selbst dorthin aus, um in Friedland, Teplitz und anderen Orten Töpfereien zu gründen[28a]. Nach dem Ersten Weltkrieg entwickelte sich die böhmische Produktion z. B. auf dem skandinavischen Markt zu einem ernsthaften Konkurrenten für Bunzlauer Firmen, und wenngleich die hohen Zolltarife bereits 1881 auf den geringen Satz von 0,25 Gulden pro 100 Kilo zurückgingen, verhinderte die neu aufgebaute Topfindustrie, daß Bunzlauer Ware in gleichem Umfang wie vor dem „Topfkrieg" 1880 auf den böhmischen Märkten Fuß fassen konnte. Bei nur wenig ermäßigten Zöllen nach Rußland gelang es Bunzlauer Töpfern, auf Grund der Güte ihre Ware den Rußlandexport ab 1894 in bescheidenem Maße wieder aufzubauen[29]. Die Verluste ihrer Absatzmärkte im Osten bedeuteten für den Kreis Bunzlau und seine Töpferei das Ende des Aufschwungs, der in den 60er Jahren begonnen hatte.

Die gedrückte Absatzlage seit 1880 war mit einem Rückgang der Preise verbunden; wurden Ende der 70er Jahre des 19. Jhs. 360 Mark pro Brand bezahlt, waren es in den 90er Jahren nur noch 270 bis 300 Mark[30]. Infolge dieser Entwicklung mußten zahlreiche Handwerker ihre Töpfereien schließen. Hart betroffen war insbesondere Naumburg/Q., das bis dahin ein Drittel seiner Waren nach Österreich geliefert hatte[31]. Allein sieben von insgesamt 40 Betrieben mußten in den folgenden Jahren aufgeben.

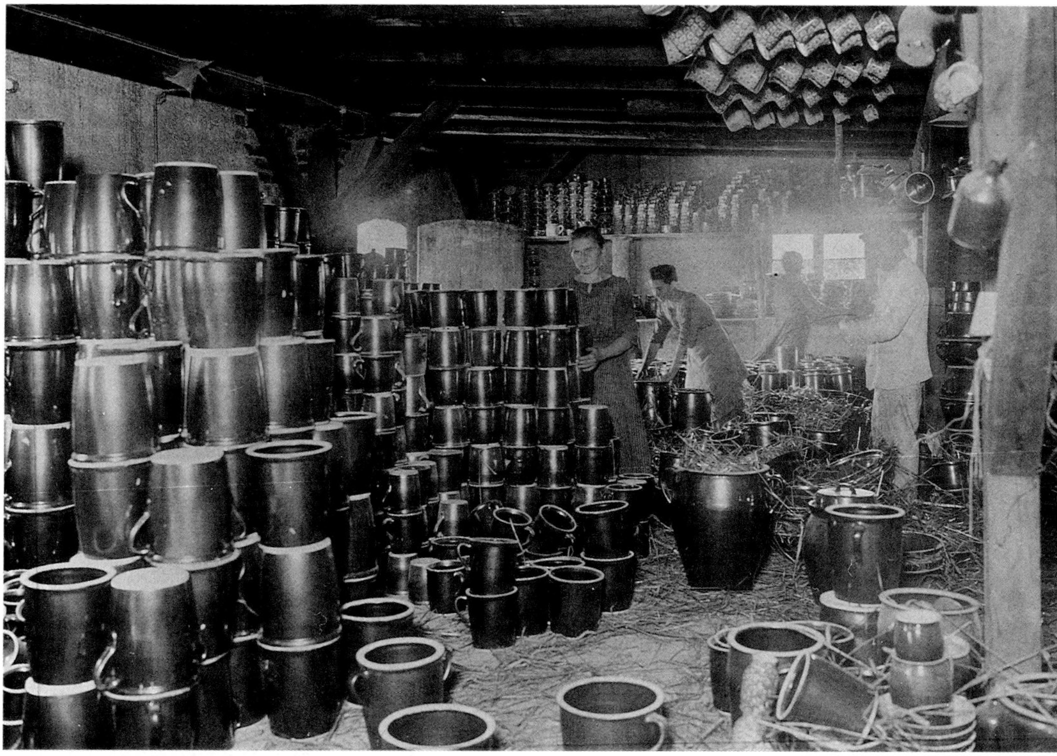

Im Topflager einer Bunzlauer Werkstatt, um 1924

Beladen eines Faustwagens mit Geschirr, Bunzlau um 1910/20

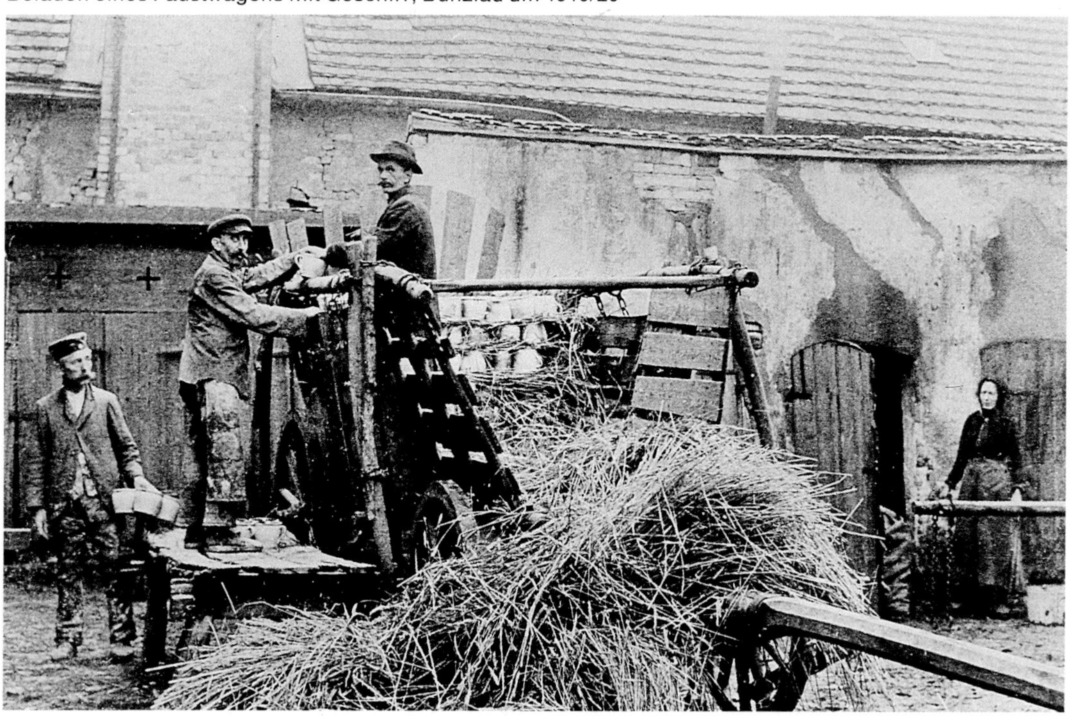

In Bunzlau, wo dieser Export eine geringere Rolle spielte, machte sich die Einbuße der russischen Aufträge negativ bemerkbar. Diesen Rückschlag verstanden die dortigen Handwerker dank der besseren Verkehrslage der Stadt und des guten Rufs ihrer Ware, durch Erschließung neuer Absatzgebiete seit den 70er Jahren innerhalb Deutschlands auszugleichen[32]. In dieser Zeit tauchte Bunzlauer Koch- und Bratgeschirr auf allen Märkten Mittel- und Norddeutschlands auf. Der zunehmende Verkaufserfolg der schlesischen Waren vollzog sich allerdings zu Lasten der lokalen Irdentöpfereien.

Damit wurde eine Entwicklung fortgesetzt, die bereits Jahrzehnte zuvor mit einer Ausschaltung der schlesischen Werkstätten begonnen hatte. Die kleinen Irdentöpfereien waren der Konkurrenz der qualitativ besseren Bunzlauer Gebrauchswaren nicht mehr gewachsen und konnten meist nur dadurch weiterbestehen, daß sie sich selbst auf wenige lokal eingeführte Artikel spezialisierten und Bunzlauer Koch- und Vorratstöpfe in ihr Verkaufsangebot einbezogen[33].

Die Konzentration der Gebrauchsgeschirrproduktion im Kreis Bunzlau und der Oberlausitz setzte aber bald eine gegenläufige Entwicklung in Gang, in der in den 80er Jahren bereits Böhmen und Rußland vorausgegangen waren. In den 90er Jahren verlagerte sich auch in Deutschland die Herstellung des Braungeschirrs durch vereinfachten Rohstofftransport per Bahn in die Absatzgebiete. Überwiegend in Nord- und Mitteldeutschland, vereinzelt auch in Süddeutschland, entstanden Braungeschirrtöpfereien, die z.T. Ton aus Bunzlau bezogen und für ihre Ware mit der Bezeichnung „Bunzlauer Geschirr" warben. Diese Entwicklung setzte sich in den ersten beiden Jahrzehnten des 20. Jhs. fort und brachte eine unübersehbare Zahl solcher Produktionsstätten hervor, die den Absatz der schlesischen Töpfe einengte[34].

Aus der Studie von Steinitz ist zu erfahren, daß die Naumburger im Unterschied zum Export der Bunzlauer Töpfer noch Ende des 19. Jhs. 75 Prozent der gesamten Produktion auf Märkten verkauften. Ihre Ware beherrschte die schlesischen Gebirgsmärkte östlich des Kreises Bunzlau. Auf den übrigen Jahrmärkten mußten sie sich gegen die regionalen schlesischen Töpferwaren behaupten. Im Westen, zur sächsischen Grenze hin, trafen sie auf Lausitzer Töpfer, die sich seit der Mitte des 19. Jhs. gleichfalls zu bedeutenden Produzenten von Braungeschirr entwickelt hatten, und im Norden trat das Coswiger Geschirr aus Sachsen als Konkurrenz in Erscheinung[35].

Entladen eines Wagens mit Braungeschirr auf dem Markt, 1907

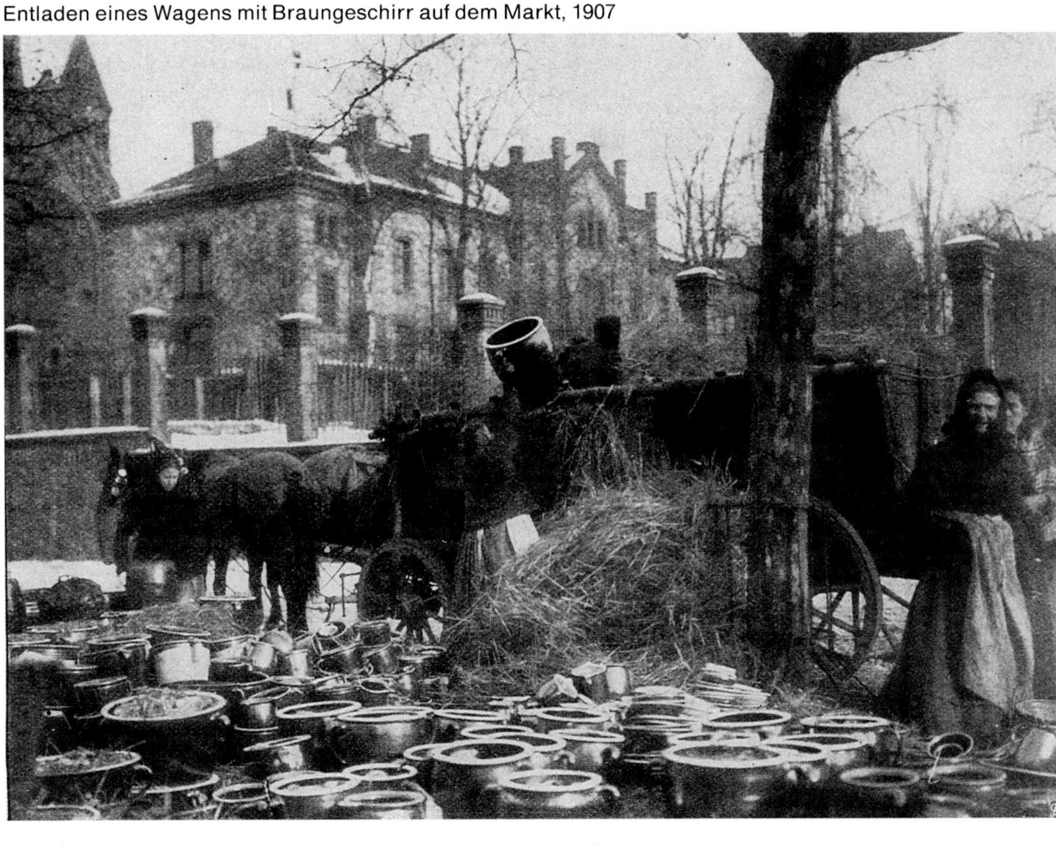

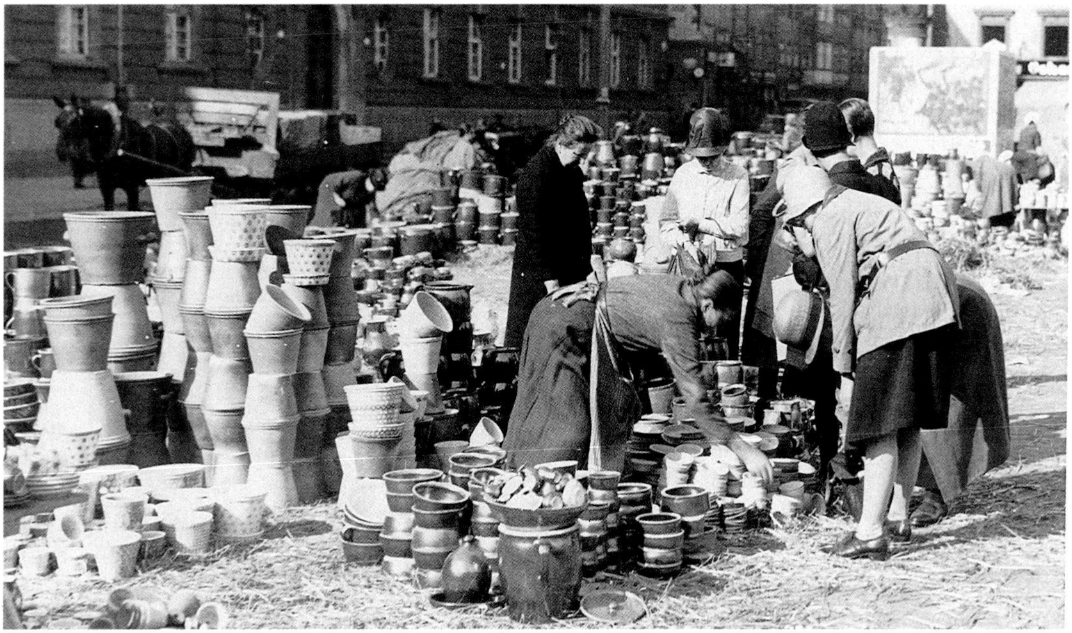

Verkauf von Geschirr auf dem Breslauer Topfmarkt, 1933

Der Topfmarkt in Breslau

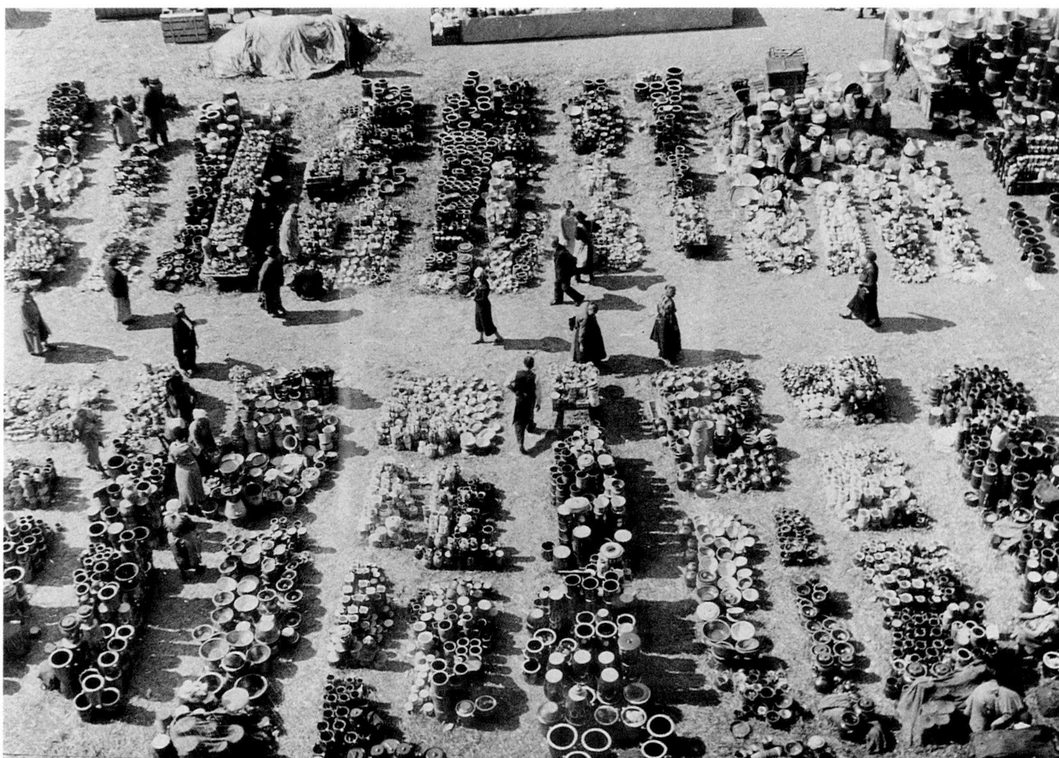

Zunehmende Einschränkung der Jahrmärkte verminderte allmählich ihre Anziehungskraft als Warenumschlagplatz[36]. Als seit Ende des 19 Jhs. große Warenhäuser und Einzelhandelsgeschäfte für Haushaltsartikel andere Verkaufsformen einführten, lösten die Behörden immer mehr Märkte auf[37]. Die Entwicklung setzte sich im 20. Jh. fort. Nach dem Ersten Weltkrieg bestanden außer in den Großstädten Breslau und Liegnitz nur noch Märkte in Gebirgsnähe und in Oberschlesien. Zu den wenigen, die übrigblieben, gehörte der Breslauer Topfmarkt auf dem Neumarkt, der in den 30er Jahren Hauptabsatzort für das Naumburger Braun- und Buntgeschirr wurde[38].

Wie sich der Marktverkauf der Naumburger Töpfer gegen Ende des 19. Jhs. vollzog, erfahren wir von Steinitz und für die 20er und 30er Jahre des 20. Jhs. durch Kristine Späths Buch „Töpferei in Schlesien“[39]. Sie geben Einblick in ein wichtiges Kapitel der Naumburger Töpferei, dem hier nachgegangen werden soll.

Das „Märktebauen“, wie die schlesischen Töpfer diese Tätigkeit anschaulich nannten, war ebenso wie der Verkauf zu Hause Aufgabe der Frauen. Vor allem waren es die Meisterfrauen selbst, die unter Mithilfe weiblicher Familienmitglieder den gesamten Verkauf in ihren Händen hatten, während sich die Meister um die Herstellung des Geschirrs in der Werkstatt kümmerten.

Waren die Töpferfrauen selbst nicht abkömmlich, übernahmen ihre Aufgabe auf dem Markt sogenannte „Feilhaberinnen“ oder Ladefrauen[40]. Diese besuchten häufig für zwei Meister verschiedene Marktorte[41]. Waren sie beim Verladen von Geschirr gesuchte Fachkräfte, so genossen sie in Hinblick auf ihre Verkaufstätigkeit keinen sehr guten Ruf. Da sich mangels fester Preise auf den Märkten die tatsächlichen Einnahmen anschließend schwer kontrollieren ließen, befürchteten die Töpfer, daß die Feilhaberinnen einen Teil der Einnahmen in die eigene Tasche wirtschafteten[42].

Märkte hielten die Städte meist während der Monate März, April, August und September ab[43]. Am wichtigsten für den Verkauf von Geschirr waren die Herbstmärkte im September, auf denen die Kunden ihren Bedarf an Töpfen für die häusliche Vorratshaltung deckten. Welche Artikel und welche Menge an Töpferwaren zum Markt mitgenommen wurden, bestimmte die Meisterfrau meist nach eigener Erfahrung.

Ende des 19. Jh. wie in den 20er und 30er Jahren unseres Jhs. verkauften die Töpferfrauen auf den Märkten große Mengen an 2. Wahl-Ware. Einwandfreies

Verkauf von Bunzlauer Geschirr auf dem Breslauer Topfmarkt, 1929

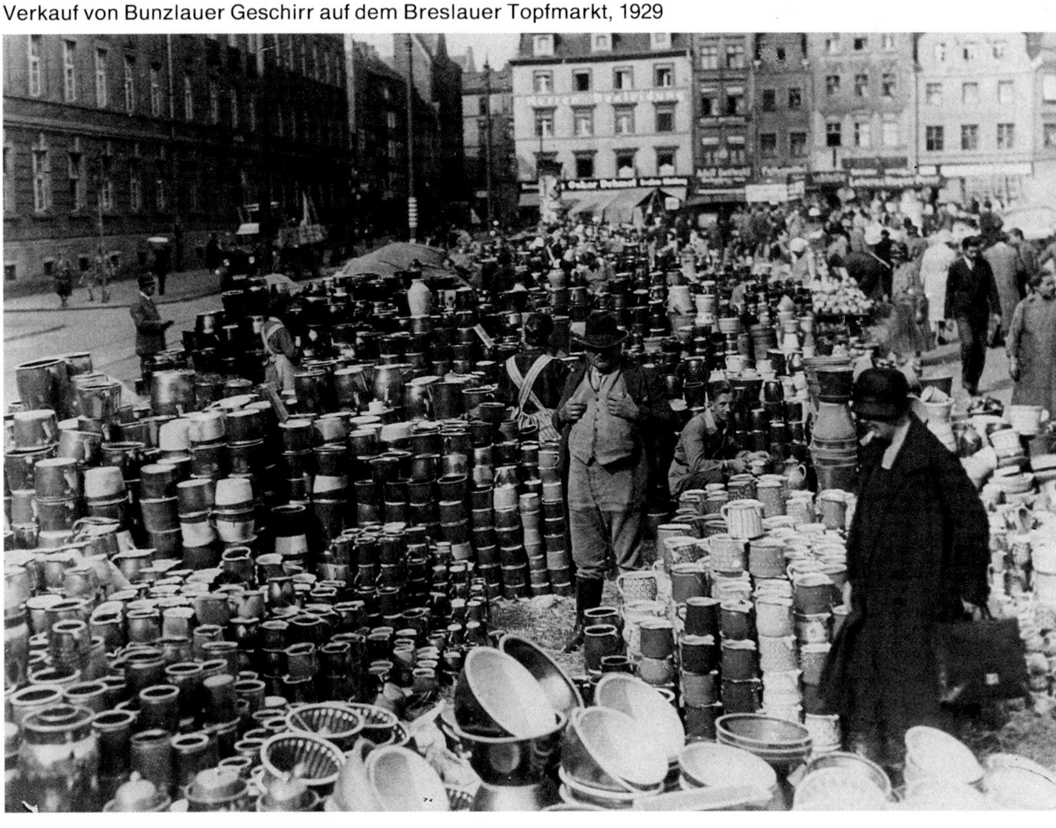

Geschirr kauften Händler und Geschäfte sowie die anspruchsvollere Großstadtkundschaft. Guten Absatz fanden Milchtöpfe und alle Größen von Vorrats- und Einmachtöpfen.

Blieb am Ende des Markts Ware unverkauft zurück, stellten sie die Töpferfrauen in eigens dazu angemieteten Kellerräumen in der Nähe unter, da der Rücktransport zu teuer war[44]. Eine andere Möglichkeit bestand darin, Kellergeschäften, die neben Kartoffeln und Gemüse auch Topfwaren verkauften, das Geschirr in Kommission zu geben. Diejenigen Töpfereien, die über eine ungenügende finanzielle Grundlage verfügten und es sich nicht leisten konnten, auf die Markteinnahmen zu verzichten, mußten ihre Ware durch „Verlosen", wie das Versteigern an den Meistbietenden hieß, losschlagen. Dabei erzielten die Töpferfrauen häufig nicht einmal die Hälfte der Selbstkosten[45].

Neben dem Landtransport auf den ost-westlich verlaufenden Handelsstraßen zwischen Sachsen und Polen spielte Ende des 18. Jhs. der Versand von Bunzlauer Geschirr auf dem Wasserweg über Oder und Elbe eine Rolle. Über den Absatz der Bunzlauer Töpfer bemerkte 1796 M. Christian Weiss „... außerdem geht der ausländische Absatz am besten auf der Oder ins Brandenburgische und nach Polen"[46].

Trotz des Ausbaus der Oder 1820–22 erfahren wir aus dem 19. Jh. nichts mehr über den Transport von Geschirr per Schiff. Es ist zu vermuten, daß nach dem Anschluß Bunzlaus an die Eisenbahn der Wasserweg durch zusätzliche Anfahrtswege und zunehmende Versandung der Oder überflüssig wurde.

Auch der Wagenverkehr über weite Strecken wurde in Bunzlau um die Mitte des 19. Jhs. durch den Versand per Eisenbahn abgelöst. Naumburg/Q. dagegen, das erst 1904 einen Anschluß an die Bahnlinie von Sagan nach Hirschberg erhielt, blieb bis zu diesem Zeitpunkt auf das alte Transportmittel angewiesen. Wie in den kleinen Orten Tillendorf und Ullersdorf blieben in Naumburg/Q. bis in die 20er und 30er Jahre für den Transport über kurze Entfernungen Wagen in Betrieb, sei es um Töpferwaren zum Bahnhof in Siegersdorf und Kohlfurt zu bringen oder für das Befahren benachbarter Märkte, wo der Bahntransport durch mehrmaliges Umladen unrentabel war. Selbst kleinere Bestellungen im Wert von 100 bis zu 200 Mark in die Nachbardörfer wurden per Wagen geliefert. Dabei mußte die Ware in der Reihenfolge der Fahrtroute in Stroh verpackt werden. Für den Geschirrtransport gab es besondere Wagen. Im Kreis Bunzlau bezeichnete man sie als Faustwagen. Die verbretterten Seitenwände zwischen den Rädern enthielten auf beiden Seiten eine Ausbuchtung, die als

Stand der Töpferei Greulich aus Naumburg/Q. auf dem Breslauer Markt, 1932/33

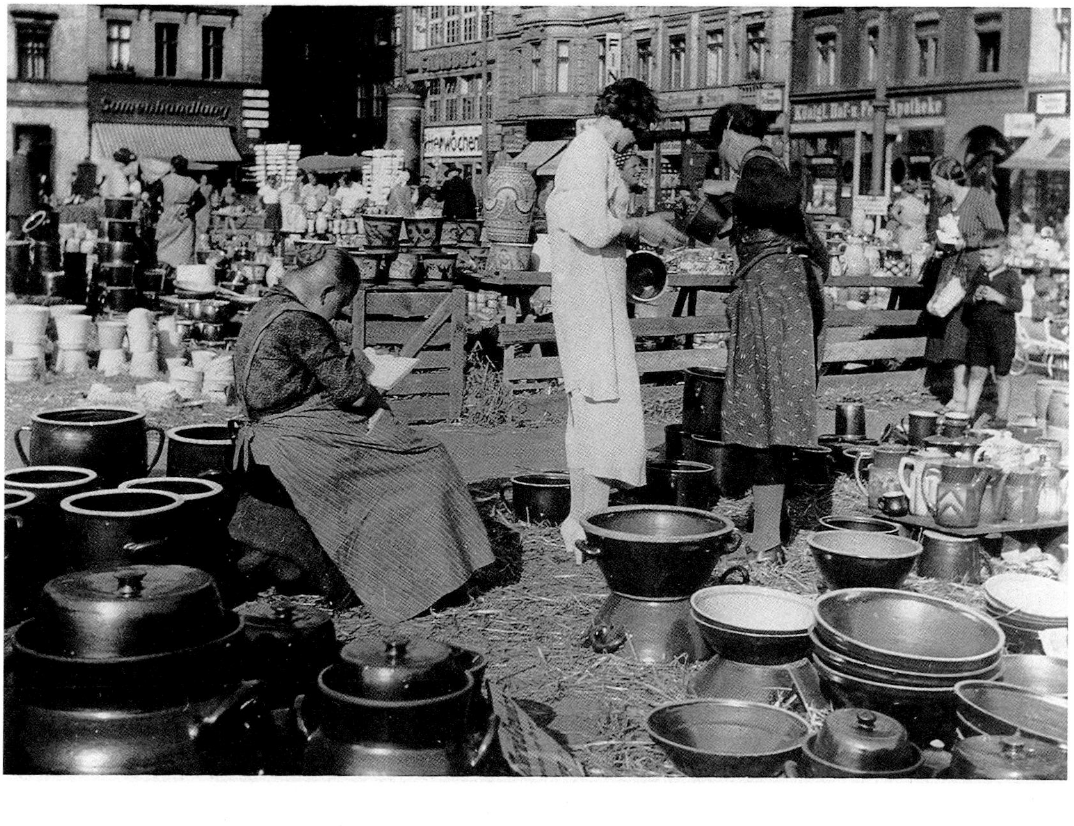

Anna Kühn, Inhaberin der Töpferei Hermann Kühn Ullersdorf/Q., beim Verkauf von Buntgeschirr auf dem Breslauer Markt, 1933

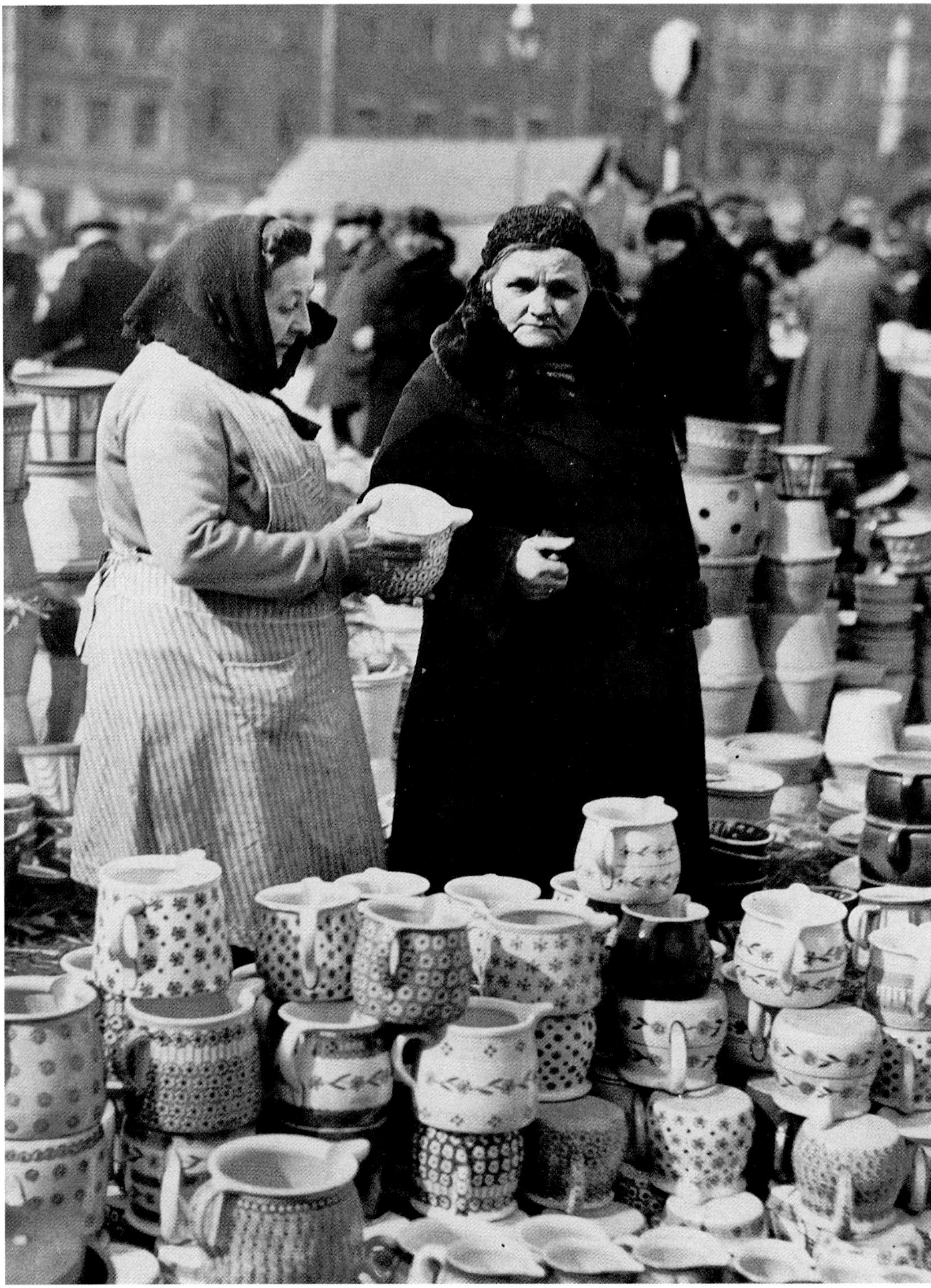

Ladefläche für große Vorratstöpfe und Gärkrüge genutzt wurde und den Wagen ihren Namen gab. Löste man die Ketten, die die Mittelteile sicherten, konnten die Seitenbretter heruntergeklappt und als Rampe beim Entladen der Töpfergefäße genutzt werden[47]. Das Beladen, das Umsicht, großes Geschick und Erfahrung verlangte, übernahmen die schon erwähnten Ladefrauen. Von ihrem Können hing es wesentlich ab, ob die Ware unbeschädigt am Zielort auf dem Markt oder beim Händler eintraf.

Zum Verpacken verwendeten die Frauen große Mengen weiches, geschmeidiges Stroh, in das sie die Gefäße einzeln einschlugen. Verschiedene Naumburger Töpfereien verfügten über einen eigenen Strohboden, auf dem das Verpackungsmaterial – meist aus der angeschlossenen Landwirtschaft – lagerte[48].

Mit dicken gedrehten Strohseilen wurden die Töpfe so abgepolstert, daß sie die übrigen Gefäße nicht beschädigten. Kleinteile wie Kaffeetassen und Puppengeschirr verstaute man als Füllung in großen Gefäßen. Über die einzelnen Gefäßschichten breiteten die Packerinnen dicke, kreuzweise gelegte Strohbündel und türmten auf diese Weise Lage um Lage von Geschirr übereinander. Bei Bedarf erhöhte man die Seitenwände durch eingesteckte Bretter, um möglichst viele Gefäße mit einer Wagenladung zu befördern. Vor der Abfahrt wurde das Fuder (Wagenladung) mit einer Plane abgedeckt und die Ladung mit Seilen festgezurrt[49].

Während die schweren Faustwagen Mitte der 20er Jahre in den Töpferorten des Kreises Bunzlau bereits eine Seltenheit waren, besaßen Werkstätten in Naumburg/Q. und Tillendorf weiterhin kleine Transportwagen, die sie zum Versand ihrer Waren nutzten und bei Bedarf untereinander ausliehen[50]. Zusammen mit den Pferden konnten Wagen auch bei Fuhrunternehmen am Ort gemietet werden. Diese Firmen unterhielten meist Kontrakte mit zwei bis drei Töpfereien. Für diese Töpfereien beförderten die Fuhrleute fertige Waren und Rohstoffe wie Ton und Kohle[51].

Die Bahnfracht bedeutete für den Transport über weite Entfernungen eine große Erleichterung, da sie die langen Fahrten auf der Landstraße überflüssig und den Versand großer Mengen an Geschirr problemlos machte. Ein Bahnwaggon konnte in den 20er Jahren die Menge an Töpfen aufnehmen, für die früher fünf Wagen benötigt wurden. Um die Ladefläche der Waggons auszunutzen und die billigsten Bahntarife zu erzielen, teilten sich beim Versand mehrere Handwerker häufig einen Wagen. Das lose Verpakken in Stroh besorgten wiederum Ladefrauen und Mitglieder der Töpferfamilie. Vielfach fuhren die Meisterfrauen zum Zielort mit, um beim Entladen zu helfen und die Bezahlung persönlich in Empfang zu nehmen. Der Bahntransport, dessen Kosten die Kunden trugen, war allerdings nicht ohne Risiko, denn beim Rangieren der Wagen entstand vielfach beträchtlicher Bruchschaden[52]. Der Stückgutversand kleinerer Mengen an Töpferware erfolgte im 19. und 20. Jh. in Körben, Fässern und Holzverschlägen[53]. In den

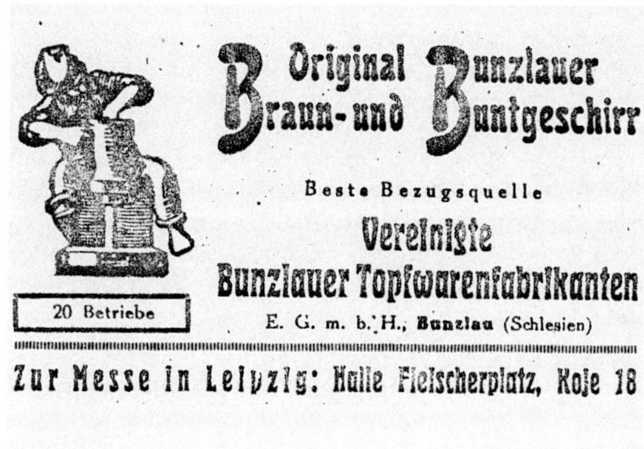

Anzeige, 1924

20er und 30er Jahren unseres Jhs. benutzten Töpfereien dafür nur noch „Harasse" oder „Stiegen", Holzverschläge aus Latten, in denen Geschirr in Stroh verpackt transportiert wurde[54].

Im Gegensatz zu dem Einzelverkauf auf Märkten, wie ihn Naumburg/Q. betrieb, stand in Bunzlau der Verkauf ganzer Brände im Vordergrund. Die Ware wurde von jüdischen Händlern selbst abgeholt oder per Bahn an ihren Bestimmungsort in Polen, Oberschlesien, Posen oder Westpreußen versandt. Dabei spielte der Wanderhandel bis nach Litauen, Polen und Galizien eine nicht unerhebliche Rolle[55]. Während des Ersten Weltkriegs gingen Produktion und Absatz stark zurück, da viele Töpfer Militärdienst leisten mußten. Noch gravierender wirkten sich die Gebietsverluste nach 1918 für das „Ostgeschäft" der Bunzlauer und Naumburger Töpfer aus.

„Die Braungeschirrtöpfer halten sich nur mit Mühe über Wasser und fristen bei überfüllten Lagern, kleinen Aufträgen und eingelegten Feierschichten ein sorgenvolles Dasein" berichtet ein Aufsatz aus dem Jahr 1921[56].

Bereits 1907 hatten die Töpfer versucht, durch einen genossenschaftlichen Zusammenschluß zu Preisbindungen für ihre Waren zu kommen. Allerdings brach diese Vereinigung schon drei Jahre später wieder auseinander, da nicht angeschlossene Betriebe die festgesetzten Preise durch Billigangebote unterliefen[57]. Erst unter dem Druck der schlechten Absatzlage nach dem Ersten Weltkrieg kam es 1921 zur Gründung einer Verkaufsgenossenschaft, der „Vereinigten Bunzlauer Topfwarenfabrikanten GmbH". Anfänglich gehörten ihr 22 Betriebe in Bunzlau an, Ende der 20er Jahre waren es nur noch sechs[58]. Ziel der Organisation blieb der gemeinsame Absatz der Geschirrproduktion. Mit Hilfe von 4 bis 5 Vertretern in verschiedenen Gebieten Deutschlands und durch den Besuch von Messen, insbesondere in Leipzig, gelang es zunächst schnell, die alten Lagerbestände in den Werkstätten zu räumen und neue Aufträge zu erhalten. Die Vereinigung unterhielt ein Büro und ein Sammellager am Bunzlauer Bahnhof für den Warenversand.

Die schwerste Krise folgte 1924 mit dem Ausbruch des deutsch-polnischen Zollkriegs, als die polnischen Behörden die Einfuhr von Bunzlauer Geschirr in ihr Land mit hohen Zöllen belegten. Gründungen eigener polnischer Tonfabriken, die z.T. mit Hilfe deutscher Keramiker aufgebaut wurden und mit Bunzlauer Ton Geschirr herstellten, brachten den Export der braunen Bunzlauer Ware nach Polen völlig zum Erliegen. Lediglich Buntgeschirr konnte unter erschwerten Bedingungen weiterhin abgesetzt werden[59].

Der Verlust ihres wichtigsten Abnehmers für braune Töpferwaren, sinkende Preise und die Konkurrenz industrieller Massengüter führten zu einem weiteren Niedergang der Braungeschirrtöpferei im Kreis Bunzlau. Die Absatzeinbußen hatten zur Folge, daß neun von 16 Töpferwerkstätten in den Jahren nach 1924 schließen mußten. In den übrigen sank die Produktion auf ein Drittel bis ein Viertel ihres vorherigen Umfangs, während sich die fertige Ware auf den Töpferböden stapelte[60].

Unter dem Druck der sinkenden Inlandsnachfrage bei einfachem Gebrauchsgeschirr verstärkte sich in den 20er Jahren wiederum der Export ins Ausland. Bunzlauer Erzeugnisse – Braun- und Buntgeschirr sowie Feinsteinzeug – gingen nach Skandinavien (Schweden, Norwegen), England, Holland, in die Schweiz und zum Teil nach Übersee[61]. Hauptexporteure waren die beiden Bunzlauer Firmen Paul & Sohn und Reinhold & Co., die seit 1921 ausschließlich Feinsteinzeug herstellten[62]. Paul & Sohn erlangte in Skandinavien eine führende Marktposition, auch wenn der Handel unter der allgemein drückenden Wirtschaftslage und der Konkurrenz tschechischer Geschirrproduzenten litt[63]. Im Inland ging der Verkauf höherwertigen Feinsteinzeugs infolge zunehmender Verarmung der Bevölkerung durch Inflation und Arbeitslosigkeit bei den kleineren Handwerksbetrieben deutlich zurück. Hier war billiges Braungeschirr wieder mehr gefragt. Es brachte den Töpfern wegen der niedrigen Preise aber nur geringen Gewinn[64]. Eine Ausnahme bildeten lediglich die großen Firmen mit industrieller Fertigung, die wie Paul & Sohn und Reinhold & Co. mit ihrem großen Warensortiment Markenartikel anboten.

Die Abnahme der Nachfrage wirkte sich in den Töpfereien äußerst nachteilig aus, da die meisten Betriebe in diesen Jahren die Herstellung von Braungeschirr auf hochwertiges Feinsteinzeug umgestellt hatten, so daß der geringen Nachfrage eine stark angewachsene Produktionskapazität gegenüberstand[65].

Als sich Ende der 20er Jahre die Genossenschaft der „Vereinigten Bunzlauer Topfwarenfabrikanten" auflöste, nutzten verschiedene Werkstätten die zuvor geknüpften Handelsbeziehungen für den eigenen Absatz.

Die Töpferei Gleisberg in Bunzlau z.B. übernahm den Bezirk Württemberg, mit dem sie verwandtschaftliche Beziehungen verbanden, zusammen mit dem Vertreter der Genossenschaft und belieferte Geschäfte in der Umgebung von Heilbronn und Reutlingen. Über einen Hamburger Exportvertreter erhielt die Töpferei außerdem Aufträge aus Südwestafrika und lieferte Braungeschirr nach Windhuk[66].

Das Fehlen von Hinweisen auf ausgedehnten Verkauf von Bunzlauer Geschirr in die Reichshauptstadt Berlin mit ihrem wachsenden Warenbedarf im 19. und frühen 20. Jh. hatte seinen Grund offenbar darin, daß Bunzlaus Handel zunächst ganz nach Osten ausgerichtet war. Die Versorgung Berlins mit Braungeschirr übernahm der schlesische Töpferort Freiwaldau im südlichen Kreis Sagan, der seit dem Ende des 18. Jhs. Braungeschirr herstellte und mit Beginn des 20. Jhs. auch seine Buntgeschirrproduktion intensivierte. In den 80er und 90er Jahren des vergangenen Jhs. bestanden dort 20 Töpfereien, die Geschirr über Großhändler vornehmlich nach Berlin verkauften[67].

In Bunzlau und seinen Nachbarorten begann der Verkauf an Großhändler und Geschäfte in die Reichshauptstadt nach dem Ersten Weltkrieg. Die Warenlieferungen beschränkten sich fast ausschließlich auf Kaffeekannen[68].

Anmerkungen

1 K. Steinitz 1895 (1) S. 209
2 ebd. S. 212
3 Die Töpferei Gerhard Seiler, Leutershausen, (ehem. Naumburg/Q.) verkauft ihre Waren noch heute auf der Auer Dult in München und der Kilianimesse in Würzburg, die Töpferei Georg Greulich in Fredelsloh auf dem Frühjahrs- und Sommertopfmarkt sowie dem Weihnachtsmarkt in Braunschweig.
4 Nach einem Hinweis von Wilhelm Werner (aus Tillendorf/Kr. Bunzlau), Hilgert 1985, besuchte in den 20er Jahren in Bunzlau lediglich die Töpferei August Hude ein- bis zweimal pro Jahr den Markt in Königsberg.
5 E. Wernicke 1888 S. 221
6 1741 wurden in einem Gesuch an die Städte Greifenberg und Görlitz als Absatzmärkte der Naumburger Töpfer, außerdem Löwenberg, Friedeberg, Lauban, Marklissa und andere Städte Schlesiens sowie der Oberlausitz genannt. Nach K. Strauss (1) 1920 S. 72
7 K. Strauss 1920f. S. 72
8 Der Görlitzer Markt wurde bei zunehmender Konkurrenz von Oberlausitzer Töpferwaren zu Beginn des 20. Jhs. weiterhin von Naumburger Töpfern besucht. L. v. Noort 1907 S. 437
9 J. C. H. Börner 1781 S. 150
10 K. Strauss 1920f. S. 72
11 ebd.
12 zit. nach K. Strauss 1971 S. 8
13 ebd.
14 K. Strauss 1971 S. 6
15 ebd. S. 8
16 J. C. H. Börner 1781 S. 150

264, 262

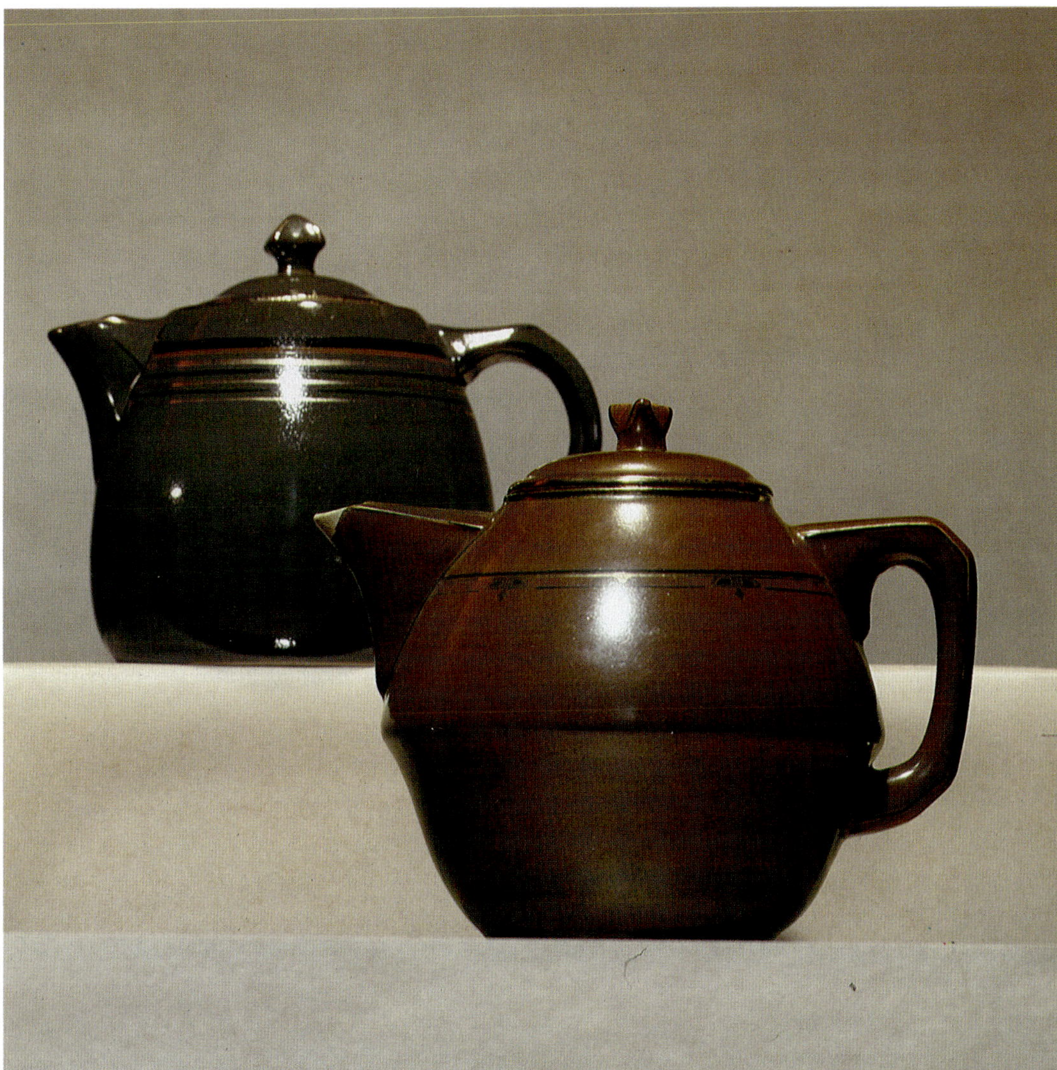

318

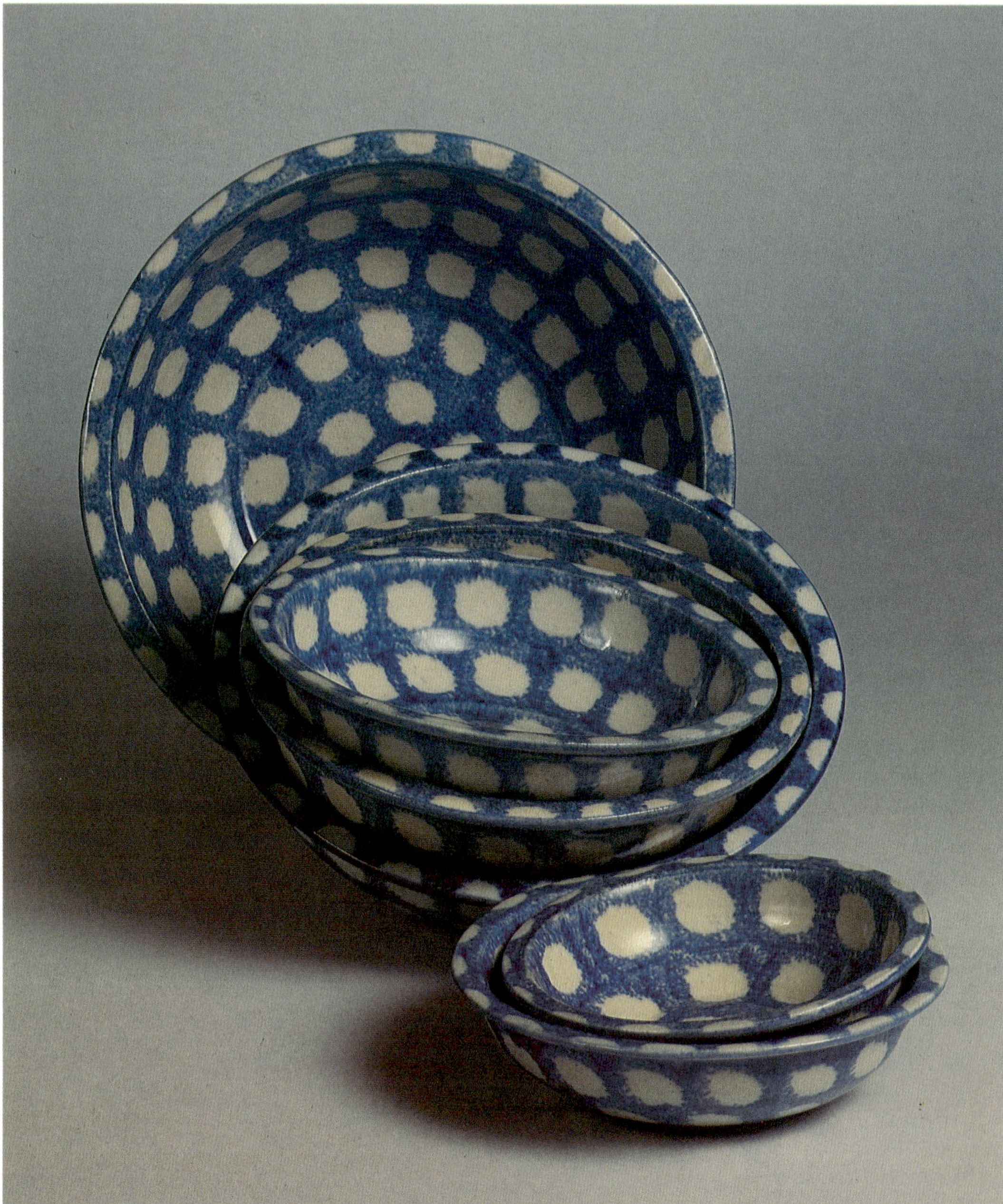

644

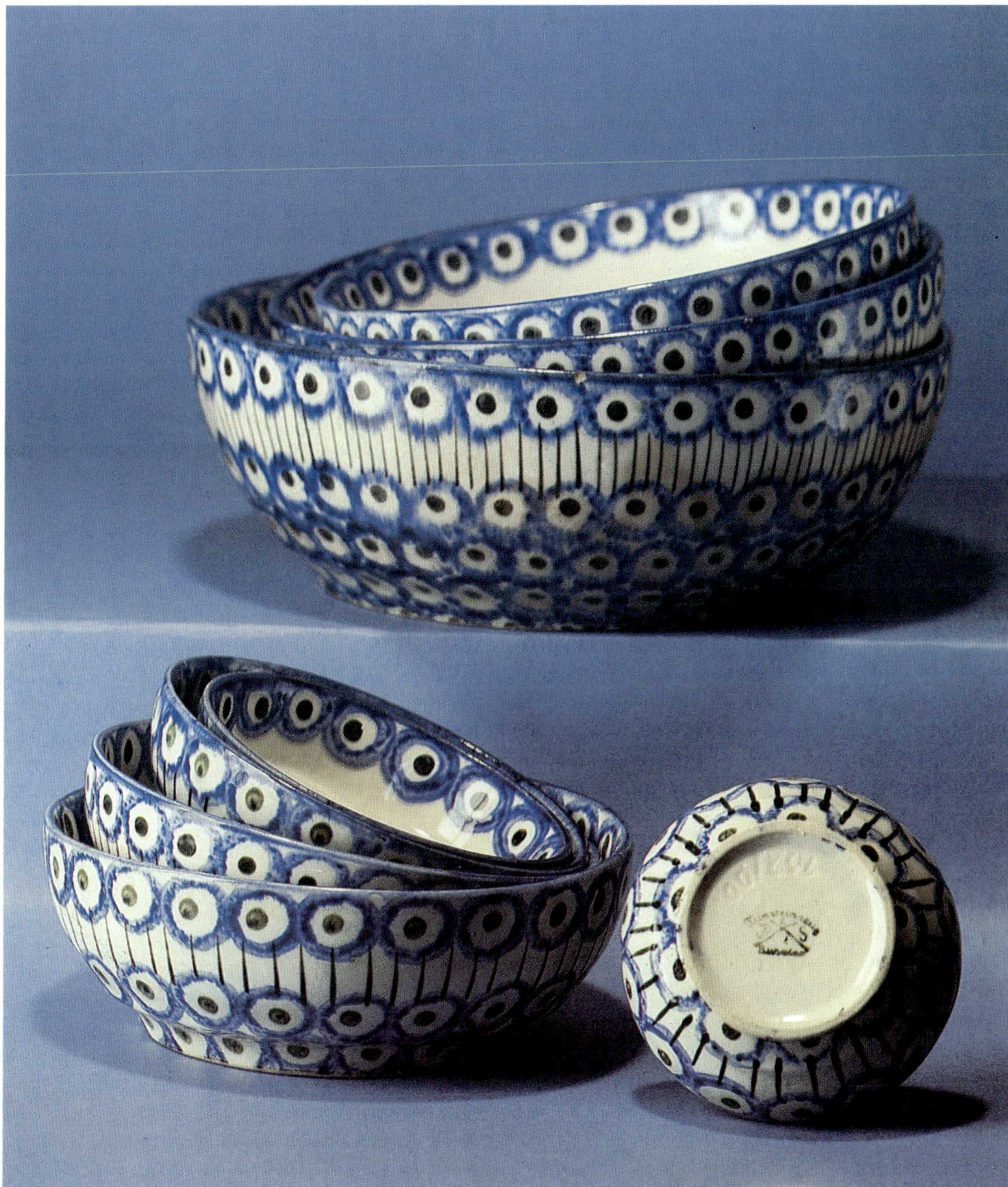

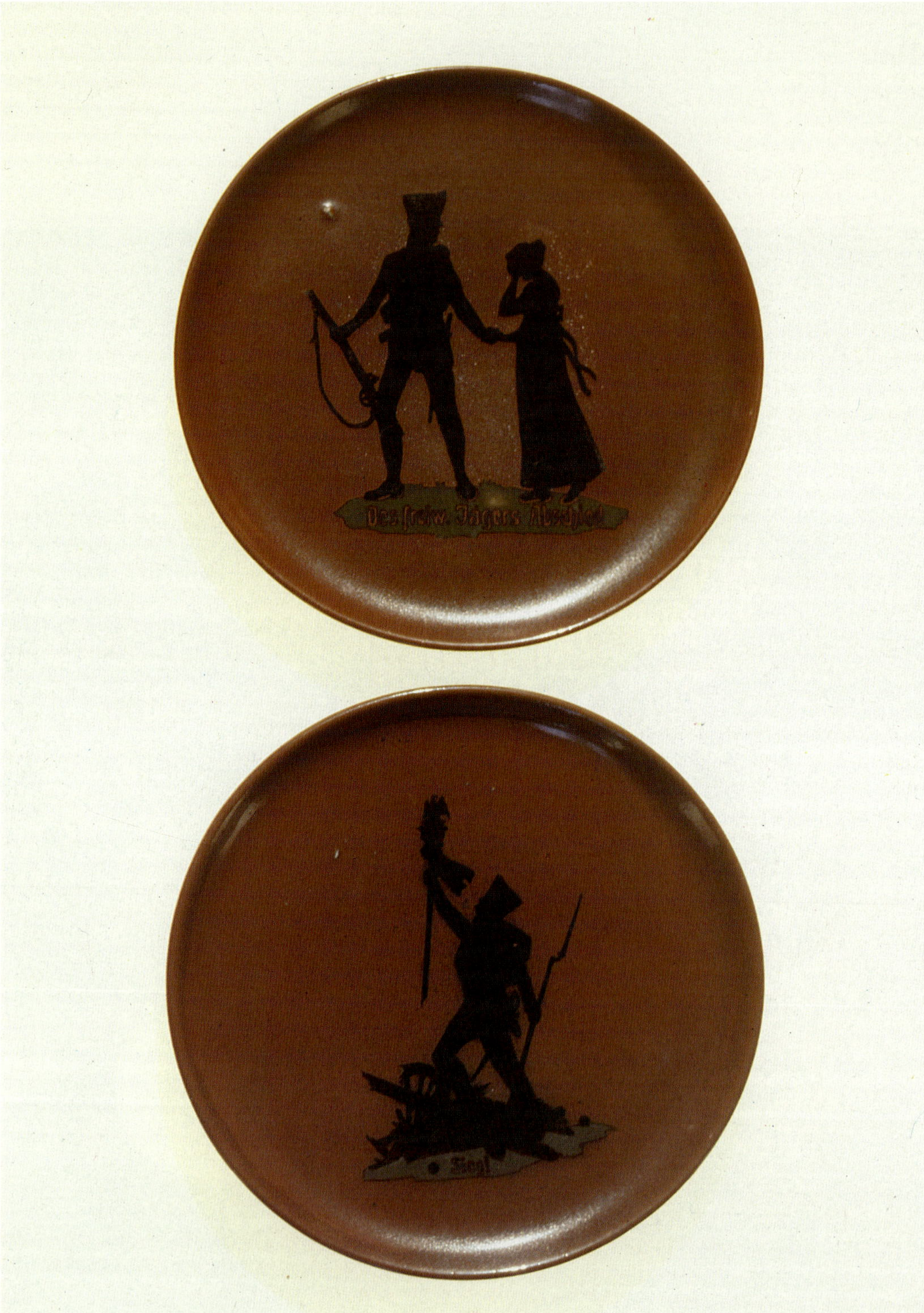
Des freiw. Jägers Abschied

◄ 222

Kellergeschäft für Topfwaren, Berlin um 1910

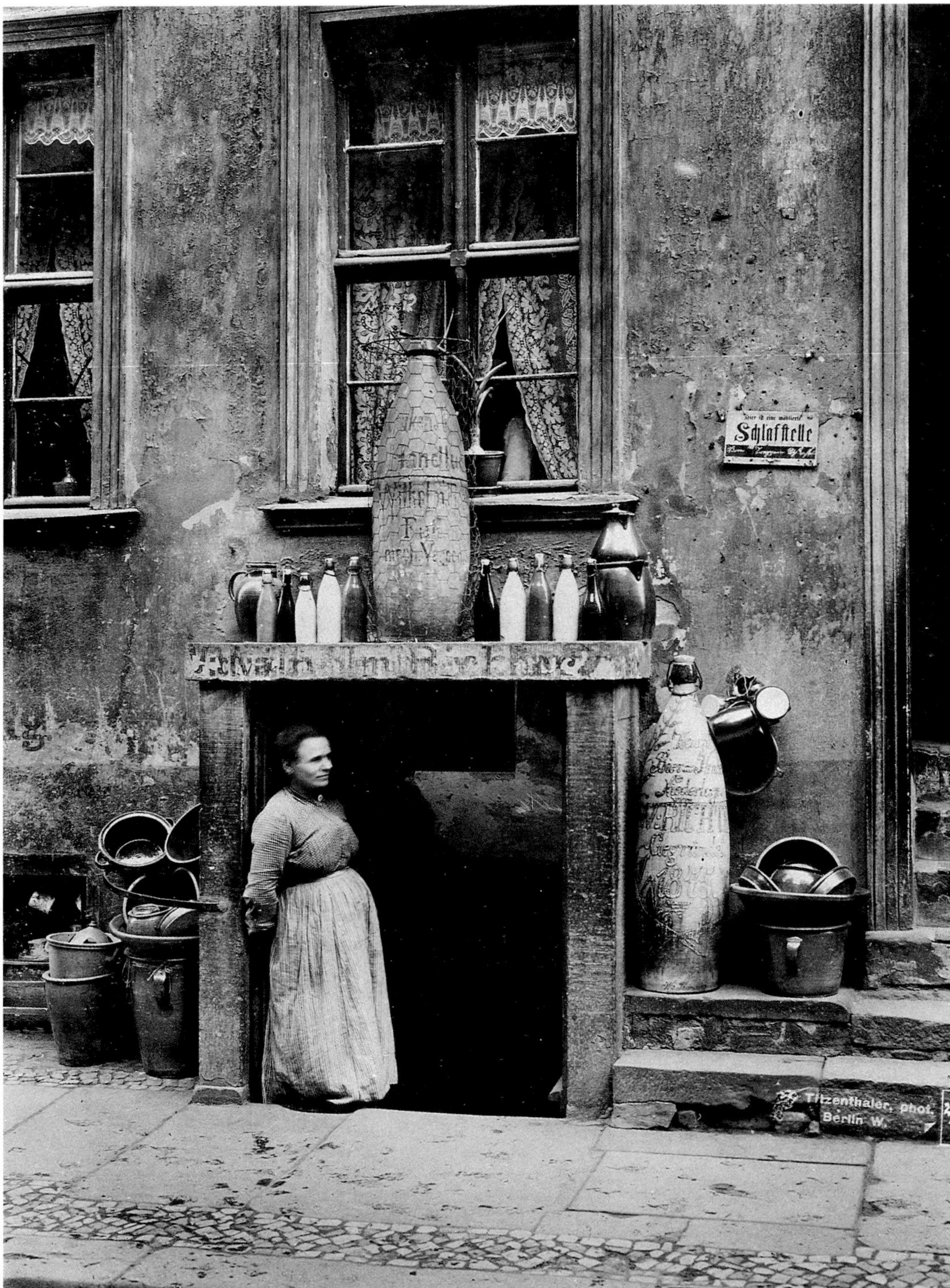

17 ebd. S. 149
18 ebd.
19 M. C. Weiss 1796 S. 111
20 J. G. Meißner 1797 S. 249
21 C. L. Bohm 1806 S. 98
22 K. Steinitz 1895 (1) S. 216
23 E. Beck 1864 S. 28
24 A. Heintz 1888 beziffert die Jahresproduktion der Naumburger Töpfer 1887 auf 6 Millionen Kilo Tonwaren.
25 K. Steinitz 1895 (1) S. 205
26 K. Späth 1985 S. 35
27 K. Steinitz 1895 (1) S. 220 – Frühauf 1881 S. 203
28 K. Steinitz 1895 (2) S. 775
28a R. Weinhold 1958 S. 111 u. Abb. 31
29 K. Steinitz 1895 (1) S. 221 beziffert den Warenexport für Töpferprodukte aus Bunzlau in den ersten Monaten des Jahres 1895 mit 31610 Kilo.
30 ebd. S. 214
31 ebd. S. 220. Die divergierenden Angaben über den Warenverkauf der Naumburger Töpfer: 3/4 des Absatzes auf Märkten, 1/3 im Export nach Österreich lassen sich auf Grund der Quellenlage nicht berichtigen.
32 In Osnabrück taucht Bunzlauer Geschirr als Handelsartikel offenbar erstmals in einer Annonce des Geschirrhändlers J. Herckenroth im Osnabrücker Adreßbuch von 1876/77 auf. Dieser bietet Bunzlauer Brat-, Koch- und Kaffeegeschirre... an. Hinweis von Ernst Helmut Segschneider, Osnabrück. – In Pirna/Sachsen ging die Ausfuhr eigener Topfwaren in den 70er Jahren des 19. Jhs. erheblich zurück, da in dieser Zeit qualitativ besseres Pulsnitzer und Bunzlauer Kochgeschirr sowie Blechemailwaren zunehmend auf den Markt kamen; s. Einige Bemerkungen über die Pirnaer Thonwaren-Industrie 1895 S. 655 – Selbst in der Schweiz war Bunzlauer Kochgeschirr neben Ausschußporzellan aus Böhmen und Bayern in den 90er Jahren auf allen Messen vertreten und beeinträchtigte den Verkauf der dortigen Töpfer. s. Die Thon-, Glas- und Cementwaarenfabrikation in der Schweiz im Jahre 1893/1894 S. 927
33 Der uckermärkische Töpfer Wilhelm Roloff (1866–1945) aus Strasburg, der sich um die Jahrhundertwende auf weiß engobierte Milchsatten spezialisierte, bezog von 1911–1914 dazu jährlich ein- bis zweimal einen halben Waggon Bunzlauer Braungeschirr, vor allem Vorratstöpfe. Seine Frau verkaufte die Ware im Laden ihres Hauses in Strasburg. Hinweise von Wolfgang Rudolph, Berlin (Ost)
34 K. Steinitz 1895 (1) S. 220
35 R. Weinhold 1958 S. 100 – K. Steinitz 1895 (1) S. 211
36 R. Simon 1912 S. 34
37 K. Steinitz 1895 (1) S. 211
38 Nach Auskunft von Dorothea Gasch (geb. Greulich aus Naumburg/Q.), Berlin 1985, besuchte ihre Mutter Charlotte Greulich erst nach 1932 den Breslauer Topfmarkt, als sie nach der Schließung verschiedener Märkte, wie in Lüben, eine neue Absatzmöglichkeit suchte. Ähnliches berichtete Georg Buchwald (aus Naumburg/Q.), Glashütten 1985, aus der Werkstatt seines Vaters. – K. Späth 1977 (1) S. 14
39 Eigene Befragungen von Naumburger und Bunzlauer Töpfern und ihren Familienangehörigen 1985 ergänzen den Überblick.
40 ders. 1895 (1) S. 203f. – K. Späth 1985 S. 38
41 K. Steinitz 1895 (1) S. 203
42 ebd. S. 204
43 ebd. S. 211
44 Dies entspricht der Situation nach dem Ersten Weltkrieg, von der neben K. Späth 1985 S. 38ff. auch verschiedene Töpfer aus Naumburg/Q. berichten. – K. Steinitz 1895 (1) S. 212 erwähnt vom Ende des 19. Jhs. das Einstellen von Töpferware in Speichern.
45 K. Späth 1985 S. 38
46 M. C. Weiss 1796 S. 111
47 Die von K. Späth 1985 S. 14 erwähnten Wagen mit weidengeflochtenen Seitenteilen deuten auf eine frühere Variante von Transportwagen hin, die in der Literatur sonst nicht erwähnt wird.
48 Dorothea Gasch erwähnt, daß sich der Strohboden in der Töpferei Greulich (Naumburg/Q.) über dem Topflager befand
49 Hinweis von Georg Buchwald
50 Wilhelm Werner (aus Tillendorf/Kr. Bunzlau), Hilgert 1985, berichtet davon, daß in den 20er und 30er Jahren in der Töpferei seines Vaters Max Werner drei Transportwagen vorhanden waren. – R. Simon 1912 S. 33
51 Hinweis von Wilhelm Werner
52 K. Steinitz 1895 (1) beziffert die durch Bahnversand entstandenen Bruchschäden mit 5–25 Prozent.
53 1881 z. B. versandte die Stadt Bunzlau als Geschenk zur Hochzeit des Prinzen Wilhelm von Preußen und späteren Kaisers Wilhelm II. Braungeschirr in fünf Tonnen verpackt nach Berlin. s. Bunzlauer Geschirr als Hochzeitsgabe für das kronprinzliche Paar 1905 S. 652
54 Harras war die technische Bezeichnung im Bahnversand für Stückgutkisten, Stiege, die Benennung bei verschiedenen Töpfern in Naumburg/Q.. Hinweis von Dorothea Gasch
55 K. Späth 1985 S. 35f. – M. Hubrich 1976 (1939) S. 14 – A. Heintz 1888 S. 430
56 J. Gr. 1921 S. 1148
57 E. Lippert 1982 S. 137
58 A. Schiller 1921 – Die Keram- und Glasindustrie im Jahre 1924, 1925 S. 3 – Zu der Verkaufsvereinigung gehörten u. a. die Töpfereien Paul Gleisberg, Bruno Hübler, Alfred Seiffert, August Hude, Richard Reinhold und Alfred Hollstein in Bunzlau. Hinweis von Wilhelm Werner
59 K. Bessrich 1936 S. 46 – Die Keram- und Glasindustrie im Jahre 1924, 1925 S. 3
60 K. Bessrich 1936 S. 46
61 Die Breslauer Messe 1922 S. 141 – Bunzlauer Geschirr wurde schon vor dem Ersten Weltkrieg in die Schweiz und nach Holland verkauft. s. K. Steinitz 1895 (2) S. 829

62 K. Bessrich 1936 S. 46
63 W. Huth 1926 S. 2 – K. Bessrich 1936 S. 46
64 Die Keram- und Glasindustrie im Jahre 1924, 1925 S. 2
65 W. Huth 1926 S. 1
66 Mündlicher Hinweis von Reinhardt Gleisberg (aus Bunzlau), Marktheidenfeld 1985
67 G. Steller 1970 S. 202
68 Die Töpferei Max Werner in Tillendorf verkaufte Braun- und Buntgeschirr nach Oberschlesien, Berlin und ins Rheinland. s. M. Hubrich 1976 S. 14

Heidi Müller

Verkaufspreise

Die Preisentwicklung der Bunzlauer Töpferwaren läßt sich vor allem in neuerer Zeit vom Ende des 19. Jhs. bis in die Zeit vor dem 2. Weltkrieg verfolgen. Über die zurückliegende Zeit dagegen bis zum Beginn des 19. Jhs. sind wir infolge der schlechten Quellenlage kaum unterrichtet. Ein Blick zurück in die 2. Hälfte des 18. Jhs. bietet einzelne Hinweise zur Preispolitik der Bunzlauer Töpfer unter der preußischen Regierung. Die staatliche Gewerbepolitik war auch in Hinblick auf die schlesische Töpferei expansiv ausgerichtet, während die Interessen der fünf in Bunzlau arbeitenden Töpfer dahin gingen, die Zahl der Werkstätten zugunsten ihres eigenen Absatzes nicht zu erhöhen. Bei Einschränkung ihrer Braungeschirrproduktion auf nur einen Brand pro Woche für jede Töpferei, hatten sie nicht allein steigende Holzpreise im Auge, sondern zielten vor allem darauf ab, durch ein vermindertes Angebot höhere Preise für die hergestellten Gefäße zu erhalten[1].

Die Bunzlauer Töpfer, deren Ware Ende des 18. Jhs. wiederholt ihrer „Güte und Feinheit"[2] wegen gerühmt wurde, setzten also im Sinne der alten Zunftinteressen auf die Herstellung von Qualitätsware. Demgegenüber verfolgten die Naumburger Töpfer aus ihrer Konkurrenzsituation zur Nachbarstadt heraus eine konträr ausgerichtete Preispolitik. Sie verlegten sich in erster Linie auf die Herstellung von einfachem Gebrauchsgeschirr und unterboten die Bunzlauer Werkstätten mit billigen Preisen.

Ungeachtet dieser Entwicklung in den beiden Töpferorten wurden in den 80er Jahren des 18. Jhs. für Bunzlau drei Qualitäten von Braungeschirr mit verschiedenen Preiskategorien genannt: „ordinäre" Töpfe von 3d–6sgr., feine braune Gefäße von 1kr–1/2sgr. und Kaffeekannen von 1–6sgr.. Zur dritten Kategorie gehörte das Qualitätsgeschirr mit plastischem Dekor zu den höchsten Preisen. Das Angebot umfaßte paarweise zusammengestellte Kannen – gemeint sind Kaffee- und Teekannen – in vier Größen. Der Preis für die kleinste Größe für zwei Personen betrug sechs, für fünf Personen 12sgr.[3].

Wenn auch die Uneinheitlichkeit der Größenangaben in den verschiedenen Kategorien einen Preisvergleich ausschließt, so enthalten diese Hinweise doch eine äußerst wichtige Information. Sie zeigen deutlich, daß die mit plastischem Dekor verzierten Kannen, die neben einigen undekorierten feinen braunen Gefäßen heute die Bunzlauer Ware des 18. Jhs. repräsentieren, nur ein Ausschnitt der Gesamtproduktion waren. Die billige Gebrauchsware, die – wie wir wissen – ebenfalls einen wichtigen Teil des Warenangebots umfaßte, überdauerte im Gegensatz zur Qualitätsware nicht die Zeit.

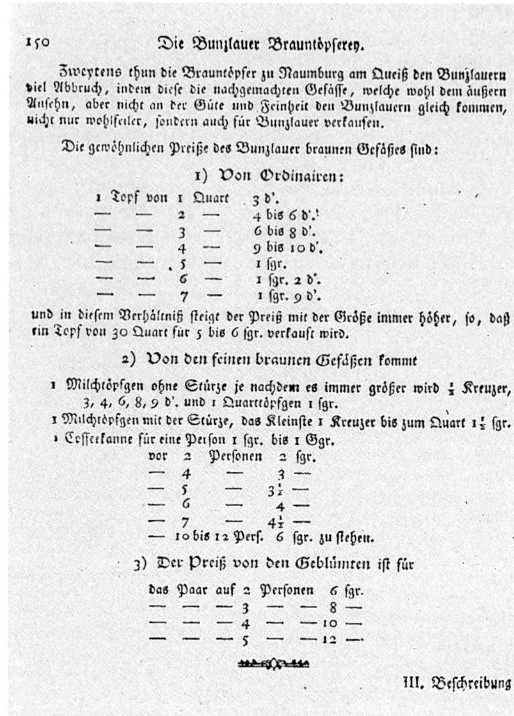
150 Die Bunzlauer Brauntöpferey.

Zweytens thun die Brauntöpfer zu Naumburg am Queiß den Bunzlauern viel Abbruch, indem diese die nachgemachten Gefässe, welche wohl dem äußern Ansehn, aber nicht an der Güte und Feinheit den Bunzlauern gleich kommen, nicht nur wohlfeiler, sondern auch für Bunzlauer verkaufen.

Die gewöhnlichen Preiße des Bunzlauer braunen Gefäßes sind:

1) Von Ordinairen:

1 Topf	von	1	Quart	3 d'.
—	—	2	—	4 bis 6 d'.
—	—	3	—	6 bis 8 d'.
—	—	4	—	9 bis 10 d'.
—	—	5	—	1 sgr.
—	—	6	—	1 sgr. 2 d'.
—	—	7	—	1 sgr. 9 d'.

und in diesem Verhältniß steigt der Preiß mit der Größe immer höher, so, daß ein Topf von 30 Quart für 5 bis 6 sgr. verkauft wird.

2) Von den feinen braunen Gefäßen kommt

1 Milchtöpfgen ohne Stürze je nachdem es immer größer wird ½ Kreuzer, 3, 4, 6, 8, 9 d'. und 1 Quarttöpfgen 1 sgr.

1 Milchtöpfgen mit der Stürze, das Kleinste 1 Kreuzer bis zum Quart 1½ sgr.

1 Coffeekanne für eine Person 1 sgr. bis 1 Ggr.

vor	2	Personen	2	sgr.
—	4	—	3	—
—	5	—	3½	—
—	6	—	4	—
—	7	—	4½	—
—	10 bis 12 Pers.		6	sgr. zu stehen.

3) Der Preiß von den Geblümten ist für

das	Paar	auf	2	Personen		6	sgr.
—	—	—	3	—	—	8	—
—	—	—	4	—	—	10	—
—	—	—	5	—	—	12	—

III. Beschreibung

Preise für Bunzlauer Geschirr, 1781

Auch in der 2. Hälfte des 19. Jhs. war der billige Preis der Bunzlauer Töpfer neben der Widerstandsfähigkeit ihres Scherbens und der Güte der braunen Lehmglasur der wichtigste Grund für die Beliebtheit und Verkäuflichkeit des Geschirrs. Dies galt in verstärktem Maße seit in den 60er Jahren Gebrauchsware als Massenartikel in den Vordergrund rückte. Eine gute Rohstoffbasis, günstige Verkehrsverbindungen für die Zufuhr der böhmischen Kohle durch die Niederschlesisch-Märkische Eisenbahn und niedrige Löhne waren Voraussetzungen dafür, daß sich Bunzlau mit seinen Preisen nicht nur gegen die aufstrebende Lausitzer Braungeschirrtöpferei, sondern sogar gegen das Steinzeug aus dem Rheinland behaupten konnte[4].

Vergleicht man die beiden Töpferstädte Bunzlau und Naumburg/Q. in ihrem Preisniveau, so bieten sie nach der Studie von Kurt Steinitz in den 80er Jahren des 19. Jhs. wiederum ein uneinheitliches Bild. Voraussetzungen für die Preisbildung waren in dieser Zeit unterschiedliche wirtschaftliche Bedingungen und verschiedene Formen des Absatzes: Einzelverkauf auf Märkten in Naumburg/Q. und Verkauf ganzer Brände an Händler in Bunzlau. Den Naumburger Töpfern entstanden auf Grund der ungünstigeren Verkehrslage bis zum Anschluß an die Eisenbahn 1904 höhere Betriebskosten als ihren Konkurrenten. Die Naumburger mußten daher auch beim Absatz auf Einhaltung höherer Preise bedacht sein. Gegen die niedrigeren Preise der Bunzlauer Ware behaupteten sie sich auf zweierlei Weise: Sie verkauften – wie schon berichtet – den größten Teil ihres Geschirrs auf Märkten direkt an die Verbraucher und erzielten unter Umgehung des Zwischenhandels höhere Preise als beim Verkauf ganzer Brände. Zum anderen nutzten die Naumburger geschickt die Ausrichtung Bunzlaus auf die Herstellung einfacher Gebrauchsware, indem sie sich ihrerseits stärker der Herstellung von Qualitätsgeschirr zuwandten. Es erbrachte bei größerem Arbeitsaufwand höhere Preise. So legten die Naumburger Töpfer mehr Wert auf Form und Dekor ihrer Gefäße und produzierten viel weißes Geschirr mit farbiger Bemalung[5]. In diesem Bereich konnten die Bunzlauer Töpfer offenbar wegen der arbeitsintensiveren Herstellung bei höheren Löhnen – anders als im 18. Jh. – nicht mithalten.

Ungünstig wirkte sich gegen Ende des 19. Jhs. das Fehlen kaufmännischer Kenntnisse und ungenügende Berechnung der Betriebskosten nach dem Vorbild der industriellen Produktion in beiden Töpferorten auch auf die Preise aus. Die Unbestimmtheit der aus dem handwerklichen Verkaufsvokabular übernommenen Begriffe wie Fuder oder Brand standen einer genauen Preiskalkulation nach kaufmännischen Gesichtspunkten im Wege. Der größte Teil der Bunzlauer Töpfer – bis auf einen nicht namentlich genannten – hatte kaum genaue Kenntnisse über die anfallenden Kosten in der eigenen Werkstatt. Das galt für den Verkauf nach Bränden wie für den Einzelverkauf[6]. Eingeschränkt traf diese Aussage, wie das folgende Beispiel zeigt, bei den handwerklichen Betrieben selbst in den 30er Jahren zu, als die Preise für Braungeschirr gegenüber den höher bewerteten industriell gefertigten Waren weiterhin äußerst niedrig waren.

1936 wurde in der Töpferei Paul Gleisberg in Bunzlau zum ersten Mal eine Warensendung mit Braungeschirr und Ziergefäßen aus Feinsteinzeug mit einem Lastauto anstatt wie zuvor mit der Bahn transportiert. Das Schreiben der Rechnung machte dem Töpfermeister deutlich, daß die mengenmäßig größere Ladung an Braungeschirr einen geringeren Preis erbrachte als der kleinere Posten an Vasen aus Feinsteinzeug. Bei den großen Bahnwaggonladungen war das Mißverhältnis zuvor nicht aufgefallen. Der Lastwagentransport wurde Anlaß dafür, daß die Töpferei Gleisberg von da ab nur noch Feinsteinzeug und Bunzlauer Braunzeug herstellte[7].

Der Verkauf nach Bränden war zwar einfacher, hatte aber für den Töpfer wie den Käufer Nachteile. Ein Brand enthielt nicht nur verschiedene Gefäßformen in unterschiedlichen Größen, sondern konnte neben gut ausgebrannten auch schlecht gebrannte Töpfe und sogar eine Menge an Ausschuß enthalten. War ein Brand gut geraten, büßte der Verkäufer an Gewinn ein, da er die Ware einzeln hätte besser verkaufen können; kam andererseits eine Menge 2. Wahl aus dem Ofen, mußte der Käufer Einbußen hinnehmen.

Trotz der Unzweckmäßigkeit dieser Art des Verkaufs verlor der Absatz ganzer Brände insbesondere an jüdische Händler, die bis zum Ersten Weltkrieg aus Polen, später aus Oberschlesien, Breslau und Berlin kamen, nicht an Bedeutung. Insgesamt machte diese Form des Absatzes weniger Mühe als der Einzelverkauf und brachte zudem eine Menge Bargeld ins Haus. Beim Direktverkauf eines Ofenbrandes erzielten mittlere Töpfereien in den 70er Jahren etwa 300 und Ende des 19. Jhs. 270–300 Mark. Dem standen in Bunzlau Betriebskosten in Höhe von 270, in Naumburg/Q. wegen der längeren Anfahrtswege von 277 Mark gegenüber[8].

Zum Teil erfolgte auch an die Händler Stückgutabsatz. Zu diesem Zweck gab es gedruckte Preisverzeichnisse mit festen Preisen. Einzelverkauf, sei es auf Bestellung oder auf Märkten, war mit wesentlich größerem Arbeits- und Zeitaufwand verbunden, erbrachte aber im Vergleich mit der Engros-Abgabe meist höhere Einnahmen. Dabei wurde die Ware nach drei Qualitätsklassen, in 1. und 2. Wahl und Ausschußware, sortiert.

Vor allen Dingen beim Marktverkauf, wo es keine Festpreise gab und Kunden Abschläge auf den geforderten Preis erwarteten, waren Einnahmen nicht genau zu berechnen, vornehmlich weil sich auf den immer weniger werdenden Märkten die Konkurrenz ständig verstärkte.

Das größte Problem, das bereits Steinitz Ende des 19. Jhs. als gravierend für die schlechte Lage der Bunzlauer Töpferei ansah, waren die Preisunterbietungen der kleinen Werkstätten, die mangels größerer Kapitalreserven ihre Ware um jeden Preis absetzen mußten und damit die Preise für braunes Gebrauchsgeschirr immer weiter nach unten drückten. Daran scheiterten Versuche der Bunzlauer und Naumburger Töpferinnung zu Preisabsprachen 1889/90 ebenso wie in der Zeit nach dem Ersten Weltkrieg.

Die Berechnung der Geschirrpreise erfolgte nach der Größe des Gefäßinhalts. Die dafür zugrunde gelegte Maßeinheit war für Bunzlauer Gebrauchsware sicher seit dem Anschluß an Preußen 1742 der preußische Quart (= 1,1450 Liter)[9]. Nach einem der wenigen Quellen aus dem Jahr 1781 stellten die Bunzlauer Handwerker Töpfe von 1 bis zu 30 Quart her zu Preisen von 3d bis 6sgr.[10]. Die als Qualitätsware eingestuften feinen Kaffee- und Milchkannen wurden portionsweise je nach der Anzahl der Personen, die sie benutzen, festgelegt. Wann eine Umstellung auf Literangaben als Grundlage für die Berechnung des Gefäßinhalts im 19. Jh. erfolgte, ist heute auf Grund der schlechten Quellenlage nicht festzustellen. Einer der wenigen Belege ist die Aufschrift auf dem großen Naumburger Topf August Frankes von 1853, der den Gefäßinhalt zunächst in Berliner Quart und anschließend in Litern benennt (s. Kap. Die „Großen Töpfe" von Bunzlau und Naumburg/Q.).

Da durch die Schwindung der Gefäße beim Brennen präzise Inhaltsmarkierungen nicht einzuhalten waren und eine nachträgliche Eichung wie beim Glas unsinnig erschien, waren reine Literangaben zur

Kennzeichnung des Bunzlauer Geschirrs eher die Ausnahme. Aus diesem Grunde wurden die üblichen numerischen Größenbezeichnungen auch bis 1945 beibehalten. Diese entsprachen in den Preislisten des 20. Jhs. einem meist ungefähr angegebenen Literinhalt. Eine Stempelung mit Inhaltsangabe auf den Gefäßen forderte 1920 die „Reichsstelle für Maße u. Gewichte". In Bunzlau wurde sie für das Gebrauchsgeschirr seit den 20er Jahren auch weitgehend durchgeführt[11]. Hatten die Töpfer die Gefäßgrößen zunächst am Boden eingeritzt, so erfolgte nun die Kennzeichnung mit einem Messing- oder Tonstempel am Boden, neben dem Henkel und bei großen Töpfen am oberen Rand[12].

Aus Naumburg/Q. und Ullersdorf wurde aus dem Jahr 1908 berichtet, daß die dortigen Töpfereien noch „kleine und grosse einhenklige und ganz grosse halbquartige dreiquartierliche" Gefäße unterschieden. Die übrigen Töpfe waren nach einem festgelegten Preis als kleine oder halbe Dreiertippl, große Dreiertippl, Kreuzer- und Gröscheltippl, Achtertöppe, kleine und große Zweikreuzer Töpfe bezeichnet[13].

Inwieweit auch der Wurf zur Kennzeichnung des Gefäßinhalts von Töpfen in Niederschlesien üblich war, ist nicht sicher zu klären. Eine kurze Notiz aus der keramischen Fachzeitschrift „Sprechsaal" von 1919 erwähnte Würfe und Sätze zur Klassifizierung von Braungeschirr Bunzlauer Art, soweit sich ihr Inhalt nicht nach Litern berechnen ließ. Die Kennzeichnung wie bei Schüsseln oder Sieben erfolgte dabei nach dem Höhenmaß und dem größten Durchmesser[14]. Während für Bunzlau keine direkten Hinweise auf diese Maßeinheit vorliegen, war sie bei den Töpfern der Oberlausitz vor dem Ersten Weltkrieg bekannt[15].

Als mit zunehmender Inflation 1923 das Geld laufend an Wert verlor, standen die Vereinigten Bunzlauer Topfwarenfabrikanten vor der Notwendigkeit, ihre Preisliste den sich schnell ändernden Quoten anzupassen. Die Töpfer lösten das Problem durch Einführung von Multiplikatoren. Berechnungsgrundlage war eine Vorkriegspreisliste, die die Werkstätten Seifert und Dahleke gemeinsam herausgegeben hatten. Die jeweiligen Multiplikatoren wurden in der keramischen Fachzeitschrift „Sprechsaal" veröffentlicht. Ab 20. August 1923 galt für Braun-, Braunweiß- und Buntgeschirr der Preismultiplikator 75000, für Feinsteinzeug 50000, d. h. daß z. B. ein lehmglasierter Topf, der vor dem Kriege 1 Mark gekostet hatte, nun für 75000 Mark angeboten wurde[16]. Anfang September stiegen die entsprechenden Multiplikatoren auf 125000 bzw. 75000[17]. Wieder eine Woche später, am 8. September, war der Wert bei 400000 bzw. 250000 angelangt. Am 19. September versuchte die Vereinigung, eine „gewisse Stabilisierung in die Preisgestaltung" zu bringen, indem als Berechnungsgrundlage der zwanzigste Teil der vor dem Kriege aufgeführten Goldpreise galt[18]. Die Nummer 258 aus der Preisliste, ein brauner breiter Topf, Nummer 3, mit einem Fassungsvermögen von einem Liter kostete beispielsweise 1,20 Mark. Er stand nun für 6 Goldpfennige in der Liste. Im Oktober mußte diese Berechnung wegen der „ungeklärten Goldwährungsangelegenheit" wieder aufgegeben werden. Nun waren erneut Multiplikatoren verbindlich, und zwar 4,5 Millionen für Braun- und Braunweißgeschirr, 6 Millionen für Buntgeschirr und 4 Millionen für Feinsteinzeug[19]. Ende Oktober schließlich rechneten die Töpfer mit dem Faktor 12 Millionen für Braun- und Buntgeschirr und 8 Millionen für Feinsteinzeug[20].

Kurz vor der Stabilisierung der Währung im November 1923 kehrte die Vereinigung zu Goldmarkpreisen zurück. Die Offerte bezog sich nun auf den 12. Teil des Grundpreises von Seiffert und Dahleke[21].

Im übrigen betrug in den 20er Jahren der Literpreis je nach Artikel zwischen 12 und 20 Pfennigen für einfache braune Ware. Das gleiche Preisniveau zeigen zwei Preislisten aus den Jahren 1932 und 1936[22]. Bei Sonderformen, wie z. B. bei Deckelgeschirren, die einen größeren Arbeitsaufwand erforderlich machten, konnte sich der Preis bis auf 30 Pfennige erhöhen. Bei gleichbleibendem Preisniveau der Literpreise verteuerten sich in diesem Zeitraum verschiedene Artikel, allerdings nicht einheitlich, sondern nur für verschiedene gängige Größen. Bei den Vorrats- und Kochtöpfen waren es die mittleren Größen von 3–8 (1 1/2 bis 6 L), bei den Kaffeekannen dagegen die kleineren von 1/2 bis 1 1/2 Litern. Die für den süddeutschen Markt bestimmten Milchgefäße zeigen gleiche Preise, offenbar wegen stärkerer Konkurrenz regionaler Geschirrhersteller oder industrieller Produkte. Angeboten wurden die Artikel in drei verschiedenen Preisgruppen für einfaches braunes Geschirr, braune Ware mit weißer Innenglasur und Buntgeschirr z. T. mit brauner Außenglasur. Dabei lag die braune Ware mit weißer Glasur um etwa 50 Prozent, die bunte oder braunbunte um nahezu 100 Prozent über den Preisen für einfaches Braungeschirr. Ähnlich wie bei der braunen Ware blieben auch die Preise für Buntgeschirr in den 30er Jahren wegen der starken Konkurrenz des Feinsteinzeugs, insbesondere aber wegen der staatlichen Verordnungen, weitgehend unverändert. Die schlechte wirtschaftliche Lage zu Beginn der 30er Jahre führte dazu, daß verschiedene Töpfer, um überhaupt Ware aus den überfüllten Topfböden zu verkaufen, die festen Listenpreise unterliefen und ihr Geschirr selbst zu einem Literpreis unter 12 Pfennig abgaben[23]. 1933 setzte die nationalsozialistische Regierung dann den Mindestliterpreis für Braungeschirr auf 12 Pfennige fest, verfügte allerdings 1936 einen Preisstop, der die ohnehin niedrigen Preise für Braun- und Buntgeschirr einfror, ehe 1939 auf Drängen des Töpfergewerbes eine Preiserhöhung um 10 Prozent zugestanden wurde. 1940 nahm die schlesische Preisbildungsstelle abermals eine Korrektur vor und setzte Höchstpreise für Hersteller und Händler fest[24]. Die tatsächlich erzielten Preise lagen nach Angaben des Töpfers Wilhelm Werner aus Tillendorf bei 18 Pfennigen pro Liter für Braungeschirr, bei 25 Pfennigen für Flach- und Deckelgeschirre sowie für Gärtöpfe[25].

Der zunehmende Preisschwund für Braungeschirr in den ersten Jahrzehnten des 20. Jhs. war ein Hauptgrund für die Töpfer des Kreises Bunzlau, sich in den 20er und 30er Jahren verstärkt der industriellen Fertigung von Feinsteinzeug zuzuwenden. So lag der Literpreis für Satztöpfe bei Julius Paul & Sohn, Bunzlau, nach einem Verzeichnis von 1939 bei 45–60 Pfennigen und war damit mehr als doppelt so hoch wie für die braune Ware. In den Jahren vor 1945 wurde der Preis mit 50 bis 75 Pfennigen angegeben[26].

Eine gleiche Entwicklung machte sich nach Einführung des „Bunzlauer Braunzeugs" 1936 in den kleineren Töpfereien bemerkbar. Für die kunsthandwerklich bewerteten Gefäße lag der Preis noch weit höher, so daß die der Arbeitsgemeinschaft angeschlossenen Betriebe ihre Fertigung überwiegend auf solche Ware umstellten[27].

Anmerkungen

1 K. Steinitz 1895 (1) S. 178
2 J. C. H. Börner 1781 S. 150
3 ebd.
4 Eine ähnliche Preisbildung der Bunzlauer und Kamenzer Töpferwaren nennt der Jahresbericht der Handels- und Gewerbekammer f. 1898 Zittau. 1899 S. 957
5 K. Steinitz 1895 (1) S. 208
6 ebd. S. 209
7 Hinweis von Reinhardt Gleisberg (aus Bunzlau) Marktheidenfeld 1985
8 K. Steinitz 1895 (1) S. 204 – ders. 1895 (2) S. 747
9 vgl. dazu B. Kerkhoff-Harder 1980 S. 186f.
10 J. C. H. Börner 1781 S. 150
11 Keramische Rundschau 1920 S. 283
12 Hinweise von Dorothea Gasch (aus Naumburg/Q.) Berlin 1985 und Wilhelm Werner (aus Tillendorf) Hilgert 1985
13 P. Dittrich 1908 S. 116
14 Chancen des Braungeschirrgewerbes 1941/42 S. 47
15 Hinweis von Johannes Frommhold, Königsbrück 1985
16 Sprechsaal 1923 S. 368
17 ebd. S. 394
18 ebd. S. 413
19 ebd. S. 429
20 ebd. S. 433
21 ebd. S. 445
22 Preisliste von 1932 im Besitz des Museums für Deutsche Volkskunde Berlin – Preisliste von 1936 s. K. Späth 1985 Anhang
23 Hinweis von Reinhardt Gleisberg
24 Chancen des Braungeschirrgewerbes 1941/42 S. 47
25 Hinweis von Wilhelm Werner
26 dgl.
27 Die Deutsche Warenkunde von 1939 enthält eine größere Zahl dieser Gefäße aus dem Aktionprogramm, allerdings mit den Verkaufspreisen. Milchtöpfe aus der Werkstatt Louise Reinwald, Naumburg/Q. sind mit einem Preis von 3 RM angegeben.

Ekkehard und Inge Lippert

Bunzlau und seine Konkurrenz

Blättert man in älteren Ausgaben des Adreßbuchs der Keramischen Industrie, so fällt auf, daß auch zahlreiche Töpfereien mit Sitz außerhalb Bunzlaus „Bunzlauer Geschirr", „Braungeschirre", „braune Topfwaren" herstellten oder sogar ausdrücklich als „Brauntöpferei" firmierten[1]. Die in anderem Zusammenhang bereits erwähnte „handelstechnische Bezeichnung"[2] Bunzlauer Geschirr umfaßte demnach wirtschaftsgeografisch ein Gebiet, dessen Ausdehnung sich etwa von Tirschenreuth/Bayern im Süden bis Görzke/Sachsen im Norden und von Schermbeck/bei Wesel im Westen bis nach Sichotin/Mähren im Osten erstreckte[3]. Zentren blieben weiterhin die schlesischen Orte Bunzlau, Naumburg/Q. und Freiwaldau. Daneben spielte eine bedeutende Rolle der Freistaat Sachsen mit den Orten Bischofswerda, Elstra, Kamenz, Neschwitz und Pulsnitz sowie die Provinz Sachsen mit den Orten Dommitzsch und Hohenleipisch[4]. Außerhalb der Reichsgrenzen kamen noch der „Norden von Böhmen" und verschiedene Orte in Mähren hinzu[5]. Die an dieser Stelle naheliegende Frage, wie es dazu kam, daß ein ursprünglich die lokale Herkunft des Geschirrs benennender Begriff zur merkantilen Bezeichnung wurde, ist nicht leicht zu beantworten. Die vorerst plausible Vermutung, wandernde Gesellen hätten ihr in Bunzlau erworbenes Wissen mitgenommen und andernorts zur Anwendung gebracht, ist zwar nicht völlig von der Hand zu weisen. Auch eine Produktion nach Vorbild muß erst gelernt sein. Gegen eine solche Wanderungsthese spricht aber, daß die meisten Filialproduktionen – wenn man sie überhaupt so nennen kann – erst nach Einführung der Gewerbefreiheit entstanden sind. Zu dieser Zeit aber unterlag die Arbeit im Töpferhandwerk mehr und mehr den ökonomischen Kriterien der beginnenden Industrialisierung. Entsprechend sind andere Begründungszusammenhänge maßgeblicher.

Ein Ausgangspunkt dafür ist die schon relativ bald im 19. Jh. nicht nur in Töpferkreisen publik gewordene „Beschaffenheit des Rohmaterials", des Bunzlauer Tones also, welcher „der Bunzlauer Ware ihren Ruf verschafft(e)"[6]. Diese Tonqualität ließ es, wie geschildert, im frühen 19. Jh. zu, von der insbesondere durch die preußische Regierung geächteten bleihaltigen Glasur wegzukommen. Die Güte des Tons schlug sich in der Güte des Geschirrs nieder. So kam es, daß die Bunzlauer Ware zunächst auf den der Stadt benachbarten schlesischen Märkten, später dann auch darüber hinaus zu einer ernst zu nehmenden Konkurrenz für die jeweils ansässigen Töpfer wurde[7]. Zu dieser Zeit war das Bunzlauer Geschirr besonders wettbewerbsfähig, denn sowohl der Ton als auch das zum Brennen nötige Holz lagen quasi vor der Haustüre und mußten nicht weit antransportiert werden. Diese günstigen Ausgangsbedingungen galten ähnlich auch für die Bunzlau benachbarten Orte. Die Übernahme der weitgehend auf lokale Rohstoffe abgestützten Herstellung des von Altmann „erfundenen" Gesundheitsgeschirrs durch die Töpfer in Naumburg/Q., Freiwaldau, Herzogswaldau sowie in den kleineren Orten Paritz, Tillendorf und Ullersdorf erfolgte wohl deshalb relativ früh nach seiner Verbreitung in Bunzlau selbst[8]. Dieser Anpassung der örtlichen Produktion an eine aus Bunzlau kommende Neuerung war sicherlich sehr förderlich, daß das in diesen Orten hergestellte Geschirr nach der Form dem schlesisch-sächsischen Formenkreis angehörte, vor Johann Gottlieb Altmann mit bleihaltiger Lehmglasur überzogen[9] und ohnedies schon am Bunzlauer Vorbild orientiert war. So wird schon aus dem Jahr 1781 berichtet, daß „die Brauntöpfer zu Naumburg am Queiß den Bunzlauern viel Abbruch [thun], indem diese die nachgemachten Gefässe, welche wohl dem äußern Ansehn, aber nicht an der Güte und Feinheit den Bunzlauern gleich kommen, nicht nur wohlfeiler, sondern auch für Bunzlauer verkaufen"[10]. Und als 1787 die Bunzlauer Töpfer von der Liegnitzer Behörde nach der Art ihrer Fertigung befragt wurden, antworteten sie, daß die von ihnen hergestellte Ware „nur hier, bei den 7–8 Meistern in Naumburg a. Q. und an einigen sächsischen Grenzörtern gefertigt werde"[11]. Schließlich wurde im Jahr 1801 über Naumburg/Q. berichtet, die dortigen Töpfer würden „eine Art bunzlauer Geschirr" liefern, „das aber dem ächten nachgesetzt wird"[12]. Und im Jahr 1918 wurde auf den Geschirrmärkten die Naumburger Ware allgemein für solche aus Bunzlau gehalten, „da (sie) genauso aussieht wie diese"[13].

Die zumindest zeitweilig bestehende Monopolstellung der Bunzlauer Töpfer bei der Produktion bleifreien Geschirrs wirkte sich auf das wirtschaftliche Wohlergehen der Töpfer der gesamten Region aus.

Die anfangs günstigen Herstellungsbedingungen änderten sich Mitte des 19. Jhs. mit der durch die Holzverteuerung erzwungenen Umstellung auf Kohle als Brennstoff. Die Kohle mußte erst aus einiger Entfernung herangeholt werden. Damit aber eröffneten sich neue Möglichkeiten für Töpferorte, die in der Nähe zu Braunkohlevorkommen und einem größeren Geschirrabsatzmarkt lagen: Da die Reichsbahn Tonerde zu einem „etwas niedrigeren Tarif" pro Tonne und Kilometer als die (böhmische) Braunkohle verfrachtete, war es nach ökonomischen Gesichtspunkten interessant geworden, Tonerde aus Bunzlau zu beziehen und damit selbst eine entsprechende Geschirrproduktion aufzunehmen. Die wichtigsten Faktoren der Ausgangsrechnung gestalteten sich dabei um 1900 ungefähr wie folgt: „Um 1000 kg Tonwaren herzustellen, waren wegen des beträchtlichen Wasserverlustes beim Brand circa 1700 kg Tonerde notwendig. Für den Brand dieser Tonwaren benötigte man ... etwa 1500 kg Kohlen."[14] Hinzu kam, daß auch ein weither bezogener guter Ton „wegen des geringeren Arbeitsaufwandes für die Massezubereitung kaum teurer zu stehen kam als einheimischer"[15].

Günstig für die Konkurrenz schlug dabei zu Buche, daß sich wegen der für den Antransport der Kohle nach Bunzlau anfallenden Frachtkosten der Herstellungs- bzw. Verkaufspreis des originalen Bunzlauer Geschirrs erhöhte; damit war es weniger konkurrenzfähig geworden. In geringem Ausmaß bestimmte diese Kostenabwägung schon den Tonverkauf in den sechziger und siebziger Jahren des 19. Jhs.. Damals wurden Kamenzer und Pilsener Tone für die Fabrikation von Geschirr nach Bunzlauer Art „wenn auch nur in die relativ nähere Umgebung ihrer ... Fundorte versendet, da stets noch der Thon eher als das Holz die hohen Transportkosten ertragen kann"[16].

Der Ausbau des Eisenbahnnetzes schließlich führte zu einem Überwinden der „Fesseln, welche der Fundort des Rohmaterials der Industrie früher angelegt" hat[17]. So vor allem sei das Entstehen von Töpfereien „entlang der böhmischen Grenze" zu verstehen, „welche unter dem Schutze des Zolls eingerichtet, nunmehr auch ohne denselben die Konkurrenz des Bunzlauer Geschirrs in ihrer Heimat ausschließen, obwohl sie zum großen Teil ihr Rohmaterial aus dem Bunzlauer Kreise beziehen". Auch sei „das Entstehen vereinzelter Bunzlauer Topffabriken in anderen Städten (so z. B. in Gr. Wartenberg)"[18] aus diesem Zusammenhang zu erklären. Bereits im Jahre 1877 war festgestellt worden, daß „Bunzlauer Steingeschirr" im „Norden von Böhmen, in Mähren, Schlesien und Königr. Sachsen" fabriziert und „von diesen Gegenden nach allen Theilen Europas exportirt" werde[19].

Es lag angesichts der Kosten für das Heranführen von Ton aus Bunzlau nahe, andere Tonvorkommen auf ihre Verwendbarkeit für die Herstellung von Braungeschirr zu untersuchen. Hier wurde man offenbar sehr bald fündig. So konnte Ton aus Meißen, Belgern und Mühlberg für die Töpfereien in Strehla, in Meißen selbst, in Dresden und in Pirna den Bunzlauer Ton ersetzen. Und „der Thonberg bei Kamenz lieferte zwei geeignete Tonsorten, einen fetten und einen mageren, die gemischt einen guten Arbeitston ergaben"[20]. Er konnte in den Töpferwerkstätten der Oberlausitz (in Pulsnitz, Kamenz, Neschwitz, Bischofswerda, Königsbrück, Muskau usw.) verwendet werden[21]. Die Glasurlehme für dieses Geschirr bezogen die dortigen Töpfer aus Wiesa, Prietitz und Elstra. Dabei minderte die vom Bunzlauer Braun abweichende Tönung dieser Lehme („gelb in Strehla, Frohburg und Kohren", „tiefkastanienbraun in Pirna", „umbrabraun in der Oberlausitz"[22]) ihren Erfolg beim Verkauf offenbar nicht. Wie intensiv die Suche nach Ersatz für originales Bunzlauer Geschirr bzw. nach billigeren als den Originalrohstoffen betrieben wurde, konnte man z. B. in der Bayerischen Jubiläums-, Landes-, Industrie-, Gewerbe- und Kunst-Ausstellung in Nürnberg im Jahr 1906 sehen. Dort waren u. a. „Schmuckgefäße aller Art und besonders auch bleifreie glasierte Geschirre nach Bunzlauer Art ausgestellt, letztere gefertigt aus Kröninger Ton, glasiert mit Landshuter Lehm"[22]. Gerade an diesem Beispiel wird die prägende Wirkung Bunzlaus besonders deutlich. Sie ging im Endeffekt sogar soweit, daß andernorts ausdrücklich als „Bunzlauer" bezeichnetes Geschirr erzeugt wurde, an dem sich weder ein unmittelbarer noch mittelbarer Bezug – sei es durch die Verwendung von Bunzlauer Tonerde, sei es durch die Zugehörigkeit zum sächsisch-schlesischen Formenkreis der Keramik – aufzeigen läßt. Diese Verselbständigung einer ursprünglich ortsbezogenen Geschirrart, die letztlich dazu führte, daß „Bunzlauer Braungeschirr" zu einem Gattungsbegriff für eine heterogene Ware wurde[23], hatte sich schon um die Mitte des 19. Jhs. abgezeichnet: So wird beispielsweise in einem Landbuch der Mark Brandenburg aus dem Jahr 1854 der gute Ton aus Crossen und Sommerfeld in der Neumark erwähnt: „Er dient in Sommerfeld etc. zur Fabrikation des braunen Kaffeegeschirrs, welches unter dem Namen des Bunzlauer allgemein bekannt ist; aber nicht jede Kaffeekanne, nicht jedes Milchtöpfchen das wir auf unseren Jahrmärkten, in unseren Geschirrhandlungen kaufen, kommt aus Bunzlau in Schlesien, sondern gar manches von Sommerfeld, Bobersberg und Crossen, woselbst die Töpfereien mit diesem Zweige ihres Gewerbefleißes vorzugsweise beschäftigt sind"[24].

Parallel zu den genannten Entwicklungen war gerade in den 60er Jahren des 19. Jhs. das Bunzlauer Geschirr im Reichsgebiet und darüber hinaus bekannt geworden und hatte sich wegen seiner Gebrauchseigenschaften und der darauf gegründeten Wettbewerbsfähigkeit auf den Märkten zu einer bedroh-

Töpfer Joseph Lachmann aus Naumburg/Q., 1912

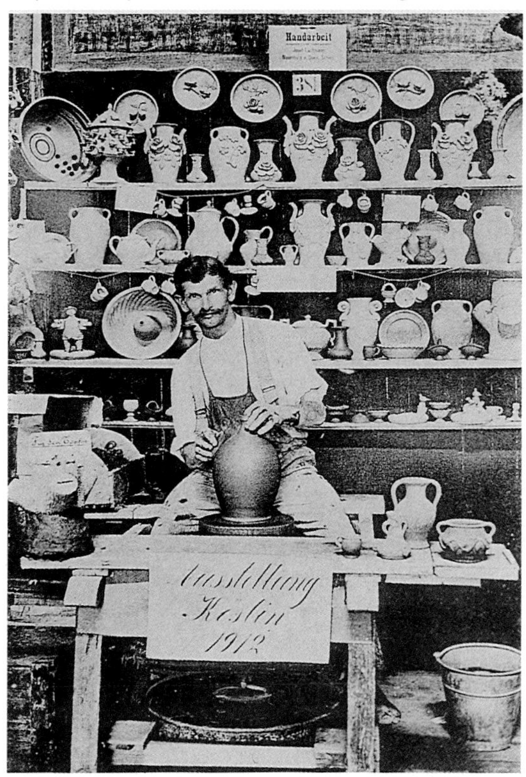

lichen Konkurrenz für das meist gewöhnliche Irdenware produzierende Töpferhandwerk entwickelt. Bereits 1885 wird bemerkt, die Bunzlauer Töpferei habe „mit ihren Vorzügen zunächst die schlesische Weißtöpferei völlig lahmgelegt, sodann aber auch ihr Herrschaftsgebiet durch Verdrängung anderweitiger lokaler Töpfereien ausgedehnt" und dehne dies noch aus[25]. Diese Expansion hatte zumindest zwei Folgen. Die erste betraf die Töpferei insgesamt: Mit dem „Zurückdrängen derer, die schlechtere Qualitäten liefern"[26] ging eine „Centralisierung der Töpferei in den Produktionsstätten der besten Ware" einher. Da aber die an verschiedenen Orten neu entstandenen Bunzlauer „Filialproduktionen" ein dem Original meist durchaus ebenbürtiges Geschirr herstellten, bildeten sie als zweite Folge, etwa ab dem Jahre 1885 selbst eine „schwer drohende Gefahr für den Bestand der Töpferei des Bunzlauer Kreises"[27].

Der nach 1900 einsetzende Niedergang der vergleichsweise wenig flexiblen Naumburger Braungeschirrtöpferei wird wohl wesentlich auch auf diese neue Art von Konkurrenz zurückzuführen sein. Die Innungen in Bunzlau und Naumburg/Q. jedenfalls scheinen gegen diese Entwicklung einen verzweifelten Kampf geführt zu haben. „So wird 1880 um einen Ausfuhrzoll auf Tillendorfer Thon petitioniert, und noch 1891 verlangt die Bunzlauer Innung, daß die städtische Thongrube ihren Thon nur solle an Bunzlauer Meister abgeben dürfen"[28]. Es waren auch verschiedentlich Eingaben an die „Königliche Eisenbahndirection Breslau" formuliert worden, in denen um Frachtermäßigung für das Bunzlauer Topfgeschirr gebeten worden war[29]. Zwar trafen die Frachtkosten die Töpfer nicht direkt, denn es war üblich, daß dafür der Besteller des Geschirrs, d. h. der Kunde aufzukommen hatte. Da aber Topfgeschirr „nach den Sätzen der allgemeinen Wagenklassen zur Verladung kam"[30], also keinen Sondertarif erhielt, und Sendungen unter 100 Zentner als volle Ladung galten[31], waren die Bunzlauer Töpfer, bei denen bereits um 1885 der Absatz durch Versand den direkten Verkauf überwog, indirekt in ihrer Wettbewerbsfähigkeit doch stark betroffen. Bei den Naumburger Töpfern herrschte um diese Zeit noch das Befahren der Märkte als Vertriebsform vor[32], wo sie unmittelbar mit der Braungeschirrkonkurrenz aus anderen Orten konfrontiert waren. Erst nach Einrichtung der über Naumburg/Q. führenden Stichbahn nach Löwenberg im Jahr 1904 wurden auch für sie die Frachtkosten bedeutsam. Die Bahnverwaltung beschied die Bittschriften der Töpfer um Tarifermäßigung nicht im gewünschten Sinne; sie vertrat die Ansicht, bei einer Senkung der Tarife müßten „gleichartige Industriezweige anderer Gegenden", z. B. die des Westerwalds, ebenfalls berücksichtigt werden[33].

Die skizzierte Ausbreitung des Braungeschirrs über Bunzlau hinaus wurde durch eine weitere Entwicklung begünstigt, die nicht allein das Töpferhandwerk betraf, sich dort aber besonders auswirkte: die Mechanisierung des Handwerks. Zwar war es, wie angedeutet, nur eingeschränkt möglich, in der Töpferei, zumal in den Klein- und Mittelbetrieben der Braungeschirrtöpferei[34], Maschinen einzusetzen, jedoch die wenigen Einsatzmöglichkeiten ließen es auch dort zu, z. B. für das maschinell unterstützte Eindrehen von einfachem Haushaltsgeschirr[35] in Gipsformen ungelernte, d. h. kostengünstigere Arbeitskräfte, insbesondere Frauen, einzusetzen. Diese konnten zudem in der gleichen Zeit mit maschineller Hilfe mehr produzieren, als dies zuvor mit der handwerklichen Fertigung möglich gewesen war[36]. Damit sanken aber in den Werkstätten, in denen sich solche Verfahren durchgesetzt hatten, die relativen Personalkosten. Die Materialkosten blieben zwar in ihrer absoluten Höhe unberührt. Da aber mehr Geschirr hergestellt werden konnte, benötigten die Töpfer auch mehr Tonerde und Kohle. Damit aber waren die Handwerker noch stärker gehalten, bei der Kostenrechnung auf die Rohstoffkosten zu achten[37]. Generell galt damals wie heute, daß um so günstiger produziert werden kann, je billiger die Rohstoffe eingekauft werden.

Als nach dem Ersten Weltkrieg wichtige Absatzmärkte in Böhmen, Polen und Rußland für das „einfache Geschirr"[38] der schlesischen Töpfer ganz oder teilweise verschlossen waren[39], konnten sie kurzzeitig diese Verluste wegen der erhöhten Aufnahmefähigkeit des kriegsgeschädigten heimischen Markts kompensieren. Als dieser Nachholbedarf aber gedeckt war, verschärfte sich die Wettbewerbssituation erneut. Die Verbraucher bevorzugten noch mehr als sie dies schon vor dem Krieg getan hatten, Geschirr aus anderen Materialien (Porzellan, Steingut, Email, Aluminium)[40]. Außerdem gerieten die schlesischen Töpfer nun wegen ihres jetzt in bezug auf die verbliebenen Absatzmärkte ungünstigen Standorts in der südwestlichen Ecke des Reichs ins Hintertreffen. Auf dem vom Absatz her deutlich reduzierten Braungeschirrmarkt, in dem zudem die für Töpferwaren erzielbaren Preise durch die der konkurrierenden Materialien mitbestimmt wurden[41], waren die Braungeschirrhersteller, speziell aus Sachsen, bei den wenigen verbliebenen Nachfragern erfolgreicher. Die sächsischen Braungeschirrhersteller befanden sich in der Zeit nach dem Ersten Weltkrieg auch deshalb im Vorteil, weil bei ihnen zu den günstigeren Standortverhältnissen niedrigere Löhne und eine staatliche Produktionsförderung hinzukamen[42].

Das für das Braungeschirr Gesagte gilt, allerdings mit Einschränkungen, auch für das geschwämmelte Geschirr. Übernahmen der Herstellung dieser Ware durch Töpfer außerhalb Bunzlaus bzw. Niederschlesiens finden sich für die Zeit um 1900, als dieses Geschirr der örtlich hergestellten bleiglasierten weißen und bunten Irdenware noch qualitativ überlegen war und die weißen Konkurrenzmaterialien Steingut und Porzellan den Markt noch nicht völlig beherrschten[43]. Zentrum dieser auch von der Ausformung des Dekors her nachempfundenen Herstellung geschwämmelter Ware war (und ist heute noch) die Oberlausitz, und dort waren es besonders Töpfereien in Neschwitz, Neukirch, Pulsnitz und Bischofswerda[44]. Eine Sonderstellung nahmen wegen ihrer Entfernung zu

Bunzlau die beiden Orte Sommersdorf und Sommerschenburg im magdeburgischen Holzland ein. Dort wurde ab 1910 zunächst mit Ton aus Schlesien, dann aus Sachsen, Bunzlauer Buntgeschirr gezielt nachgeahmt[45].

Als die Massenproduktion von billigem Steingut und Porzellan einsetzte, verlor das geschwämmelte Geschirr generell an Bedeutung. Für diese Feststellung ist allerdings eine Relativierung angebracht: Es bleibt noch zu klären, inwieweit die Herstellung geschwämmelten Geschirrs, insbesondere aus Steingut, außerhalb Schlesiens und Sachsens z.B. in Urberach, Schramberg oder Saargemünd das Resultat einer eigenständigen lokalen Dekorentwicklung oder eine gezielte Anlehnung an das niederschlesische Vorbild ist. Jedenfalls übernahmen einige Steingutfirmen insbesondere anfangs des 20. Jhs. den offenbar den Zeitgeschmack treffenden Pfauenaugendekor für die Verzierung ihrer Gebrauchsware.

Anmerkungen

1 Adreßbücher der Keram.-Industrie. Besonders eindrucksvoll ist das 1932 erschienene.
2 K. Steinitz 1895 (1) S. 175
3 Zu Schermbeck vgl. Müller 1976 S. 71. – Die Ortsangaben beziehen sich auf das Adreßbuch der Keram.-Industrie 1932.
4 P. Jürgel 1925 S. 796
5 L. Gallus 1877 S. 10
6 K. Steinitz 1895 (1) S. 196
7 vgl. E. Wernicke 1884
8 vgl. M. Hubrich 1964 S. 426
9 K. Strauss 1923
10 J. C. H. Börner 1781 S. 150
11 E. Wernicke 1884 S. 530–531
12 vgl. Allgemeines Handlungs- und Fabrikenadreßbuch 1801 S. 103
13 Von der Naumburger Töpferei 1917 S. 160
14 Angaben bei M. Bräuer 1922 S. 67f.
15 G. Ritter von Ebert 1922 S. 221
16 L. Gallus 1877 S. 109
17 K. Steinitz 1895 (1) S. 200
18 ebd. S. 199–200
19 L. Gallus 1877 S. 109
20 E. Schilde 1936 S. 28
21 R. Weinhold 1958 S. 1–3
22 Minder 1906 S. 1109f. – Vgl. dazu auch L. Grasmann 1978 S. 96. Der Kröning ist ein hügeliger Landstrich südöstlich von Landshut in Niederbayern. Er gilt als das bedeutendste Zentrum altbayerischer Töpferei.
23 I. Bauer, P. Stieber 1975 S. 68
24 H. Berghaus zit. nach I. Bauer, P. Stieber 1975 S. 68
25 K. Steinitz 1895 (1) S. 219
26 ebd. S. 219
27 ebd. S. 220
28 ebd. S. 183
29 ebd. S. 209
30 ebd.
31 ebd.
32 ebd.
33 Tonindustrie-Zeitung 1897 S. 633
34 P. Jürgel 1925 S. 796
35 K. Steinitz 1895 (1) S. 190
36 Alleine die Anschaffung einer Tonwalze (und die Mitwirkung eines Lehrbuben) bewirkte „die Verdoppelung der Erzeugung gegenüber dem allein und ohne alle maschinelle Unterstützung arbeitenden Töpfer". G. Ritter von Ebert 1924 S. 233
37 vgl. Hinweise bei M. Bräuer 1922 S. 53f.
38 E. Berdel 1939 (1) S. 16
39 Keramische Rundschau 1925 S. 1–7
40 R. Simon 1937 S. 60f.
41 K. Steinitz 1895 (1) S. 225
42 G. Ritter von Ebert 1922 S. 208
43 vgl. R. Weinhold 1958 S. 107
44 Die Unterscheidung von Bunzlauer und Naumburger geschwämmeltem Geschirr fällt heute auch deswegen schwer, weil offenbar alle schwämmelnden Werkstätten ihre geschnittenen Schwämme von einer Firma (Lücke in Königsbrück) bezogen. Hinweise von Gerhard Seiler, Leutershausen, und Kristine Späth.
45 M. Wiswe 1980 S. 106: „Die Initiative dazu soll von Albert Lohse sen. ausgegangen sein, der eine zeitlang in Bunzlau gearbeitet und sich die dortigen Verfahrensweisen angeeignet hatte."

Heidi Müller

Preußische Gewerbeförderung

Bereits wenige Jahre nach der Annexion Schlesiens durch Preußen im Jahr 1742 begannen die neuen Verwaltungsbehörden, die sogenannten Kriegs- und Domänenkammern, mit weitreichenden Maßnahmen zur Hebung und Förderung von Industrie und Handwerk.

Der in den 50er Jahren einsetzende Zollkrieg mit Österreich, der sich bald auch auf Sachsen ausdehnte, veranlaßte den preußischen König in Schlesien zu einer protektionistischen Wirtschaftspolitik. Nach dem Siebenjährigen Krieg verstärkte sie sich noch. Merkantilistischen Grundsätzen folgend suchte Friedrich II. die heimischen Gewerbe einerseits durch hohe Einfuhrzölle zu schützen, andererseits Industrie und Handwerk durch staatliche Maßnahmen zu fördern und fremde Fachleute zur Einführung neuer Gewerbezweige ins Land zu holen[1].

Die Förderung bestand in Vergünstigungen wie z. B. in mehrjährigem Steuernachlaß, freiem Bürger- und Meisterrecht und in der Vergabe von Darlehen aus dem Manufakturfond sowie Ehrenmedaillen und Geldprämien für besondere Leistungen[2].

Im Vordergrund standen in Schlesien Maßnahmen zur Förderung der Textilindustrie und des Berg- und Hüttenwesens. Vergleichsweise bescheiden waren dagegen die Bemühungen zugunsten des keramischen Gewerbes: für das Bunzlauer Töpferhandwerk, die Waldenburger Porzellanindustrie und die Fayencemanufakturen in Oberschlesien. Den Töpfern in Bunzlau bot die zuständige Kriegs- und Domänenkammer in Glogau 1745 für den Verlust ihrer Absatzgebiete in Böhmen und Mähren nach der Abtrennung von Österreichisch Schlesien als Ersatz die Belieferung der Alt- und Neumark mit Geschirr an[3].

Der Handel in die preußischen Provinzen weitete sich danach offenbar aus. Zumindest erfahren wir Ende des 18. Jhs., daß der Export in „die übrigen Provinzen des Königs" in Schlesien den zweiten Platz in der Absatzstatistik einnahm[4].

In den folgenden Jahren zeigte sich allerdings sehr deutlich, daß die Behörden nicht primär wirtschaftliche Unterstützung des lokalen Handwerks, sondern eine Ausweitung der Produktion zugunsten nationalistischer Interessen Preußens im Auge hatten. Daß sie damit den Widerstand der auf ihren lokalen Zunftprivilegien beharrenden Töpfermeister herausforderten, sollte sich bald zeigen.

Als heißes Eisen erwies sich in Bunzlau die Öffnung der auf fünf Werkstätten beschränkten Töpferzunft. Die Handwerker hatten eine Ausweitung ihres Gewerbes im eigenen Interesse bisher zu verhindern gewußt. Den ersten Vorstoß zur Erlangung einer weiteren Meisterstelle unternahm der aus Ansbach kommende Töpfer Georg Schöps, der bereits seit 1746 Bürger- und Meisterrecht in Bunzlau besaß. 1759 beantragte er bei der Regierung eine Konzession, traf damit aber bei den ortsansässigen Töpfern auf erbitterten Widerstand. Nach mehreren, als tumultartig bezeichneten Ratssitzungen, die den Antrag behandelten, vertraten die Töpfer, unter Hinweis auf die Handwerksprivilegien, ihren ablehnenden Standpunkt in einer Denkschrift vor der Kammer. Diese setzte sich über Zunftschranken und Handwerksinteressen hinweg und erteilte dem Antragsteller die Konzession mit der Begründung, daß sie es „für conveniable fände, dergleichen Gewerbe eher zu extendieren als einzuschränken". Die Anlage der geplanten neuen Töpferei unterblieb jedoch, da es Georg Schöps 1760 gelang, die Töpferei Ender in Bunzlau zu erwerben[5]. Die Regierung forderte den Bunzlauer Magistrat nun auf, neue Töpfer in die Stadt zu ziehen, um damit die von der Zunft festgesetzten hohen Preise für Geschirr durch verstärkte Konkurrenz zu unterbinden. Ab 1762 wanderten mehrere Gesellen aus dem preußischen Territorium von Ansbach-Bayreuth nach Bunzlau zu. Von diesen Handwerkern erhielt, mit einem Vorschuß von 100 Rthl. ausgestattet, Johann Freischlag eine neue Konzession, wenn auch nur für eine Weißtöpferei (Irdentöpferei)[6]. Zum Aufbau der Werkstatt erhielt er von der Regierung einen Vorschuß von 100 Rthl. auf drei Jahre[7].

Wie sich zeigt, unterlagen die Töpfer zwar auf die Dauer in ihren Bemühungen um die Erhaltung ihrer Zunftprivilegien gegenüber der expandierenden Wirtschaftspolitik der preußischen Behörden; sie ließen aber keine Gelegenheit aus, um die Neugründung einer Werkstatt mit den ihnen zu Gebote stehenden Mitteln zu hintertreiben. So etwa 1787, als der Bunzlauer Stadtbaumeister Ullrich beabsichtigte, eine Töpferei zu errichten und sie an einen ansässigen Gesellen zu verpachten. Ullrich erhielt auf seinen Antrag die Genehmigung und verschiedene Vergünstigungen von der Kammer in Glogau[8]. Als der Name des Gesellen – Gottlieb Schneider – bekannt wurde, der die Töpferei pachten wollte, versuchten die Meister den Plan dadurch zu Fall zu bringen, daß sie dem Gesellen einerseits das Meisterrecht verweigerten, ihn aber andererseits bei der Kammer anschwärzten, daß er bereits ohne Konzession Geschirr brenne. Die Behörde konnte sich wiederum nur durch kategorische Maßnahmen gegen die Handwerksmeister durchsetzen und verordnete: „Wenn der Schneider nicht binnen 4 Wochen Meister wird, so sind ihm seine Papiere aus der Lade auszuliefern, damit er es zu Naumburg werden könne. Inzwischen solle er als Geselle ruhig weiterbrennen"[9].

Weniger erfolgreich entwickelten sich Versuche zur Besserung der Technologie – insbesondere solche zur Tonaufbereitung – in den 60er Jahren. In der Hoffnung auf die Herstellung hochwertiger Töpferwaren in Bunzlau bemühte sich die Provinzialregierung um Einführung einer Produktionstätte für Porzellan.

Bereits in den Jahren zuvor hatte sich der örtliche Magistrat eingeschaltet und die Regierung um finanzielle Unterstützung bei der Einstellung eines Laboranten aus Meißen gebeten. Diesem Gesuch gab der

Minister 1756 seine Zustimmung. Wie der Syndikus Georg Preu 1760 an die Regierung schrieb, kam es vor allem darauf an, „Die Materie feiner zuzubereiten und den Gefässen eine bessere Facon zu geben, wozu ich verschiedene Modelle produziert und auch gar eine Patronen giessen lassen. Meine Absicht ist mir gelungen und die Caffeegefässe so fein geworden, dass es dem alten nicht mehr gleich sieht und mir nichts mehr abgehet, als eine Glasur auf Porzellanmanier aufzulegen – hierzu habe ich sogenannten Laboranten Fr. W. Kelli engagiert, der zu Meissen an der Porzellan-Fabrik gearbeitet, die Glasur versteht"[10].

1763 wies die Kammer in Glogau die Bunzlauer Töpfermeister an, aus dem in Tillendorf gefundenen weißen Ton Geschirr herzustellen. Die Proben ergaben keine neuen Ergebnisse, sondern Gefäße wie sie zuvor auch gefertigt wurden, außer, daß sie feiner und weißer im Scherben waren[11].

Wenn diese Versuche auch nicht die von der Regierung erhofften Ergebnisse in Form von Porzellangeschirr brachten, waren sie aber für die Töpfer offenbar von großem Vorteil, da mit der Herstellung eines dünneren Scherbens die Voraussetzungen für die Produktion von feinem Kaffeegeschirr in den folgenden Jahrzehnten gelegt wurde.

Ansätze zur Gründung einer Fayenceproduktion im gleichen Jahr blieben ebenso erfolglos wie die Pläne von zwei Thüringer Interessenten, die sich 1796 um den Aufbau einer Steingutfabrik in Bunzlau bemühten[12].

Erst zehn Jahre später nahm die Kammer ihre Bemühungen im Interesse einer Absatzsteigerung der Bunzlauer Ware wieder auf. Diesmal setzte sie auf die Herstellung von Mineralwasserflaschen, von deren Verkauf sie sich offenbar einen guten Gewinn erhoffte. 1774 beauftragten die Behörden den Bunzlauer Magistrat, Kruken nach dem Vorbild von Eger in Böhmen und Selz im Elsaß mit Salzglasur bei den ansässigen Töpfern fertigen zu lassen.

Der Aufforderung zur Herstellung dieser Probestücke kam allerdings nur der Töpfer Johann Gottlieb Joppe nach, der bereits durch seinen großen Topf 1753 Aufsehen erregt hatte, „während die anderen Meister die Sache vertrödelt hatten und sich mit Vergesslichkeit entschuldigten"[13].

Joppe lieferte drei Kruken ab, wovon eine unglasiert und zwei glasiert waren. Er bemerkte dazu, daß sich solche Ware durchaus herstellen lasse, allerdings nur mit brauner Glasur. Da genaue Kenntnisse über die Zusammensetzung und das Brennverhalten der Bunzlauer Tone noch nicht vorlagen, machte Joppe die Größe der Öfen dafür verantwortlich, daß eine Salzglasur bei den hergestellten Flaschen nicht gelang. Da er den Salzbrand aber aus seiner Heimatstadt Muskau kannte, erbot er sich zum Bau eines kleineren Ofens und zur Herstellung der gewünschten Kruken[14], wenn ihm die Regierung einen Vorschuß von 50 Rthl. gewährte. Da Hinweise in den Akten über eine Fortsetzung dieser Versuche fehlten, ist anzunehmen, daß die Regierung die Gewinnaussichten im Vergleich zu den nötigen Ausgaben zu gering einschätzte, um weitere Unterstützung zu gewähren. Die neue klassizistische Kunstauffassung, durch Vorbilder veredelnd auf die Form der Handwerksprodukte einzuwirken, beeinflußte auch die staatlichen Maßnahmen zur Belebung der Töpferware in Bunzlau in den 90er Jahren des 18. und zu Beginn des 19. Jhs.

Graf Hoym, der damalige Provinzialminister für Schlesien, wußte die 1792 eingerichtete Königliche Kunstschule in Breslau als neues Instrument für geschmackliche Bildung und formale Erneuerung der keramischen Produktion im Lande zu nutzen. Der zum Direktor dieser Schule ernannte Maler Karl Daniel Bach (1756–1829) war gerade von einer Bildungsreise aus Italien zurückgekehrt und setzte – wie zahlreiche Zeitgenossen – auf Formen und Dekore nach antiken Vorbildern. Graf Hoym beauftragte ihn ein Jahr nach seiner Ernennung, sich um die Waren in Bunzlau und Proskau zu kümmern und Verbesserungsvorschläge für die Gefäßformen zu machen[15]. Anläßlich einer Reise ins Gebirge besuchte Bach im Sommer 1793 Bunzlau und sandte acht Gefäße im „hetrurischen Geschmack" als Probestücke an die Kammer[16].

Im folgenden Jahr äußerte sich Geheimrat von Carmer als Vertreter der Regierung in einem Brief an den Minister allerdings pessimistisch über die Erfolgsaussichten einer Produktion nach den Bachschen Vorbildern. Wie die örtlichen Behörden in Bunzlau vertrat er die Meinung, ein solcher Plan ließe sich nur dann durchführen, wenn die Regierung selbst initiativ würde und eine Fabrik errichtete oder einen mit den „verbesserten Formen schon vertrauten Potsdamer Meister" damit beauftragte[17]. Carmer hatte sich an Ort und Stelle umgesehen und schätzte die Situation realistisch ein, wenn er äußerte, die Töpfer seien kaum bereit, allein auf Grund der gefälligeren Formen der Probestücke ihre Produktion völlig umzustellen, es sei denn, man könnte ihnen einen besseren Gewinn garantieren. Dies war allerdings schwer möglich, da die Bemühungen der Regierung in eine Phase wirtschaftlicher Prosperität fielen, in der alle Bunzlauer Töpfer mit Aufträgen überlastet waren und die angenommenen Bestellungen kaum ausführen konnten[18].

Graf Hoym war allerdings entschlossen, die Versuche fortzusetzen. Er übersandte dem Bunzlauer Stadt- und Polizeidirektor Schwindt Entwürfe von Kaffee- und Milchkannen mit dem Auftrag, bei den Töpfern nach jedem der eingereichten Entwürfe fünf Dutzend Gefäße herstellen zu lassen. Die Entwürfe stammten wiederum von Bach, der neben seiner Tätigkeit für die heimische Geschirrproduktion an mehreren Orten Zeichenschulen zur gewerblichen Fortbildung gründete, darunter zwei in Bunzlau[19].

Mit der Ausführung des Auftrags betraute Schwindt im gleichen Jahr den Bunzlauer Meistersohn und

Töpfergesellen Gotthardt, den der Beamte als einzigen geschickten Töpfer am Ort bezeichnete. Gotthardt zeigte sich für die moderne Formgebung aufgeschlossen, stellte die gewünschte Menge Geschirr her und sandte sie in zwei Lieferungen nach Breslau, wo sie von einem zugezogenen Töpfer untersucht, in Glasur und Masse als gut beurteilt und anschließend im Auftrag der Regierung versteigert wurde[20].

Die anderen Töpfer am Ort seien wegen ihres großen Absatzes allerdings nicht „von ihrem alten Schlendrian abzubringen“[21]. Hinter dieser Bemerkung Schwindts verbarg sich allerdings nichts anderes, als daß die Handwerker immer noch Gefäße – vornehmlich Kaffeekannen – nach den mittlerweile altmodisch gewordenen Formen des späten 18. Jhs. machten. Die Haltung der Töpfer erscheint angesichts ihrer guten Absatzlage in den letzten Jahrzehnten des 18. und zu Beginn des 19. Jhs. allerdings verständlich.

Mit Gotthardt war endlich ein Töpfer gefunden, der sich den Plänen der preußischen Regierung gegenüber aufgeschlossen zeigte und die Befähigung mitbrachte, die gewünschte Geschirrproduktion aufzubauen. Der Stadtdirektor befürwortete die Bewilligung eines Darlehens. Eine finanzielle Unterstützung von 1000 Rthl. und Bauholz sowie Ziegel auf Kredit erhielt Gotthardt zwar; wie sich der Ausbau seiner Fabrikation entwickelte, war aus den Akten offenbar nicht mehr zu erfahren[22].

Der Bunzlauer Chronist Johann Gottlieb Bergemann berichtete 1829 aus eigener Kenntnis des lokalen

Entwürfe des Direktors der Breslauer Kunstschule Karl Daniel Bach für Töpfereien in Bunzlau, um 1800

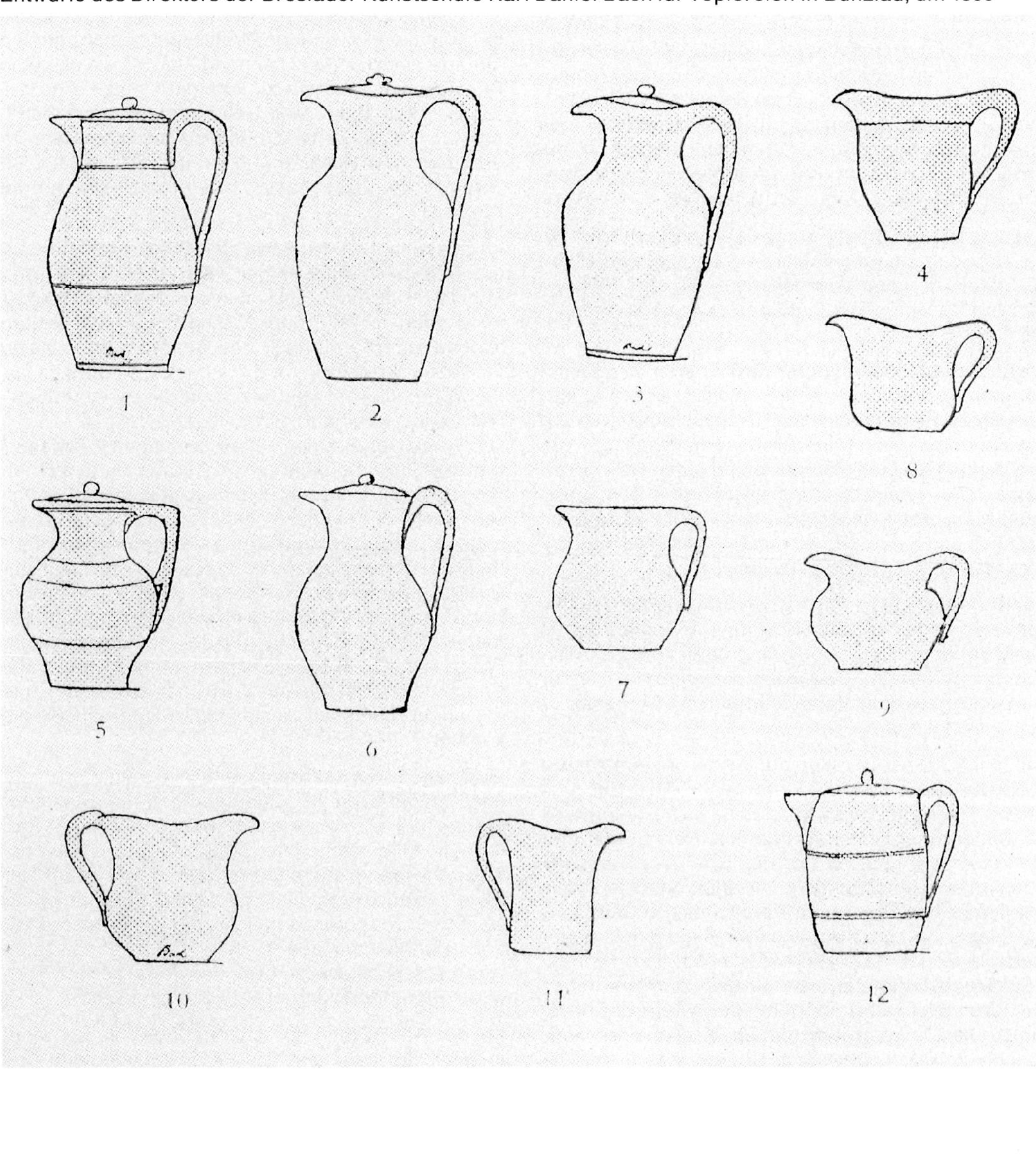

Töpfergewerbes über eine rege Herstellung von Waren im klassizistischen Geschmack, die – wie er ausdrücklich bemerkte – bei den Käufern großen Anklang fanden. Dieser Erfolg Gotthardtscher ebenso wie Altmannscher Waren erwies sich offenbar als bessere Fördermaßnahme zur Einführung neuer Formen und Dekore als die staatlichen Maßnahmen zuvor. Denn ab 1825 folgten auch die übrigen Bunzlauer Handwerker Gotthardts Beispiel und begannen, ihren „Töpfen eine gefällige Form zu geben“[23].

Als junger Mann 1810 aus Uttig, einem Dorf in der Umgebung, zugewandert, erwarb Johann Gottlieb Altmann das Bürger- und Meisterrecht in Bunzlau. Wie Gotthardt setzte der junge Handwerker auf die modischen Formen und Dekore im Geschmack des Klassizismus. Seine Gefäße, Zier- und Kaffeegeschirr mit antikisierendem Reliefdekor in Anlehnung an Entwürfe von Schinkel und Beuth, die er unter Mitarbeit eines erfahrenen Modelleurs herstellte, machten ihn zum bedeutendsten Hersteller von Bunzlauer Töpfergeschirr in der ersten Hälfte des 19. Jhs..

Bereits 1818 hatte er unter Verwendung von Schwerspat eine Porzellanmasse entwickelt, aus der er weißes Geschirr herstellte. Sein großer Erfolg brachte ihm in der Bunzlauer Töpferinnung 1831 die Wahl zum Oberältesten ein. 1844 beteiligte er sich an der Berliner Gewerbeausstellung, und in London fanden seine ausgestellten Gefäße 1851 durch Verleihung einer goldenen Medaille internationale Anerkennung[24].

Sieht man von diesem Erfolg ab, so lag Altmanns Bedeutung für die Entwickung des Bunzlauer Töpferhandwerks in den folgenden Jahrzehnten vor allem auf technologischem Gebiet. Auf die von der preußischen Regierung 1794 ergangene und 1827 erneut erhobene Forderung nach Aufgabe gesundheitsschädlicher bleihaltiger Glasuren in der Töpferei gelang es Altmann 1828, durch Versuche eine Feldspatglasur herzustellen, die diesen Anforderungen entsprach[25]. Diese besondere Leistung honorierte die Regierung mit einer Prämie von 50 Rthl.

Wenngleich Altmann selbst bis zu seinem Tod 1851 auch überwiegend Geschirr für den gehobenen Geschmack produzierte, stellte er mit seiner neuen Glasur die Weichen zur Herstellung der einfachen Gebrauchsware, die Bunzlau in der zweiten Hälfte des 19. Jhs. zum Erfolg verhalf.

Seit den 60er Jahren verstärkte sich mit Einführung der Gewerbefreiheit – vor dem Hintergrund der Industrialisierung und unter zunehmender Konkurrenz ihrer Massenware – erneut der Ruf nach staatlicher Förderung des Töpfergewerbes in Bunzlau. Maßnahmen von seiten des Bunzlauer Magistrats bestanden in diesen Jahren in der Einrichtung einer Sonntags- und Handwerkerfortbildungsschule. Ähnliche Ziele verfolgte der örtliche Gewerbe-Verein mit Einrichtung einer Bürger-Unterstützungs- und Rettungsanstalt, die Beiträge bis zu 50 Rthl. an Bürger der Stadt zur Verbreitung gewerblicher Kenntnisse auslieh[26].

Die Keramische Fachschule, die kurz vor Ende des 19. Jhs. dort entstand, knüpfte in einem weiteren Sinne an die Ziele der preußischen Gewerbeförderung des 18. Jhs. an. Zu Beginn des 20. Jhs. gelang es der Schule mit Hilfe naturwissenschaftlicher Methoden, dem Töpferhandwerk auf technologischem Gebiet den Anschluß an die industrielle Fertigung zu ermöglichen.

Anmerkungen

1 H. Fechner 1907 S. 618 ff.
2 Der seit 1743 in Preußen eingerichtete Manufakturfonds bestand aus Abgaben der Juden und aus auferlegten Beiträgen besser gestellter Kämmereien, s. H. Fechner ebd. 1907 S. 628 – P. Martell 1927 S. 297
3 E. Wernicke 1888 S. 221
4 J. C. H. Börner 1781 S. 149
5 E. Wernicke 1888 S. 221 – ders. 1884 S. 497
6 ebd. S. 222
7 Nach dem Tod von J. Freischlag 1787 betrieb Joh. Matth. Füssel aus Thiersheim bei Bayreuth die Töpferei bis 1799, s. E. Wernicke ebd. – K. Strauss 1971 S. 9
8 Zu den von der Regierung erwähnten Vergünstigungen s. E. Wernicke 1884 S. 530
9 ebd. S. 531
10 zit. nach K. Strauss 1971 S. 8
11 E. Wernicke 1884 S. 531 f. – ders. 1888 S. 226
12 ders. 1884 S. 533 – ders. 1888 S. 227
13 ders. 1888 S. 226
14 ders. 1884 S. 532 f. – ders. 1888 S. 226 – J. Horschik 1978 S. 399
15 K. Strauss 1920 f. S. 197 f.
16 E. Wernicke 1884 S. 533 – K. Strauss 1920 f. S. 198
17 K. Strauss ebd. S. 199
18 ebd. S. 200
19 H. Fechner 1907 S. 411
20 K. Strauss 1920 f. S. 201
21 ebd.
22 H. Fechner 1907 S. 411
23 J. G. Bergemann 1829 S. 73
24 K. Strauss 1920 f. S. 67 – ebd. S. 116
25 ders. 1920 f. S. 67
26 E. Beck 1864 S. 30 u. 43

Heidi Müller

Die Keramische Fachschule Bunzlau

Die Förderung des schlesischen Handwerks durch organisierte staatliche Maßnahmen war keine Neuerung des 19. Jhs., sondern hatte ihre Wurzeln in der merkantilistischen Wirtschaftspolitik des 18. Jhs.. Vor allem in Preußen wurden bereits in dieser Zeit umfangreiche Maßnahmen zur Hebung des keramischen Gewerbes eingeleitet.

Erneute Aktualität erhielt dieser Gedanke im 19. Jh. mit Beginn der Industrialisierung und infolge der Gewerbefreiheit, als die Kleingewerbe mit ihren veralteten Produktionsmethoden vielfach ins Hintertreffen gerieten und nicht mehr bestehen konnten. Einsetzende Förderungsmaßnahmen des Staates und zahlreicher Gemeinden zugunsten einzelner Gewerbezweige, wie des Töpferhandwerks, zielten auf berufliche Förderung des Nachwuchses. Sie konkretisierten sich in Form von Abendschulen für Lehrlinge, in denen Unterricht in Malen und Zeichnen neben allgemeinbildenden Fächern im Vordergrund stand. Wie in den gehobeneren Gewerbeschulen lag die Betonung der Ausbildung auf der geschmacklichen Weiterbildung, der Schulung des Farb- und Formempfindens, während die technische Seite der Töpferei erst in zweiter Linie Berücksichtigung fand[1].

Als richtungsweisend für die Ausbildung des Nachwuchses im keramischen Bereich galten in der 2. Hälfte des 19. Jhs. die österreichischen Fachschulen in Teplitz und Znaim. Vielfach wirkten sich wegen geringen Praxisbezugs der an den Schulen lehrenden Künstler ihre unzureichenden Kenntnisse in den Handwerkstechniken negativ auf die Ausbildung der Schüler und damit wenig förderlich auf die Hebung des Leistungsniveaus im Töpfergewerbe aus.

Erste Ansätze zur Förderung des Bunzlauer Töpferhandwerks im 19. Jh. reichen bis zum Ende der 60er Jahre zurück. Anfänglich scheiterten Bemühungen von seiten des Magistrats der Stadt an der ablehnenden Haltung der Handwerker gegen die Einführung neuer Produktionsverfahren wie etwa die Benutzung von Gipsformen. Die Töpfer befürchteten, „das Bunzlauer Geschirr könnte seinen altberühmten Namen verlieren, wenn hinfort nicht mehr die weitbauchige Bunzlauer Kaffeekanne fabrizirt würde“[2]. Wiederholte Stellungnahmen, insbesondere des schlesischen Gewerbevereins und der örtlichen Behörden in den 80er Jahren für die Einrichtung einer Keramischen Fachschule in Bunzlau, führten zwar dazu, daß die Stadt diesen Plan 1882 genehmigte; es dauerte aber noch mehr als ein Jahrzehnt, bis der Bau schließlich in Angriff genommen wurde[3].

Am 1. November 1897 konnten die ersten Schüler ihre Ausbildung an der Schule aufnehmen, und am

Gebäude der Keramischen Fachschule Bunzlau

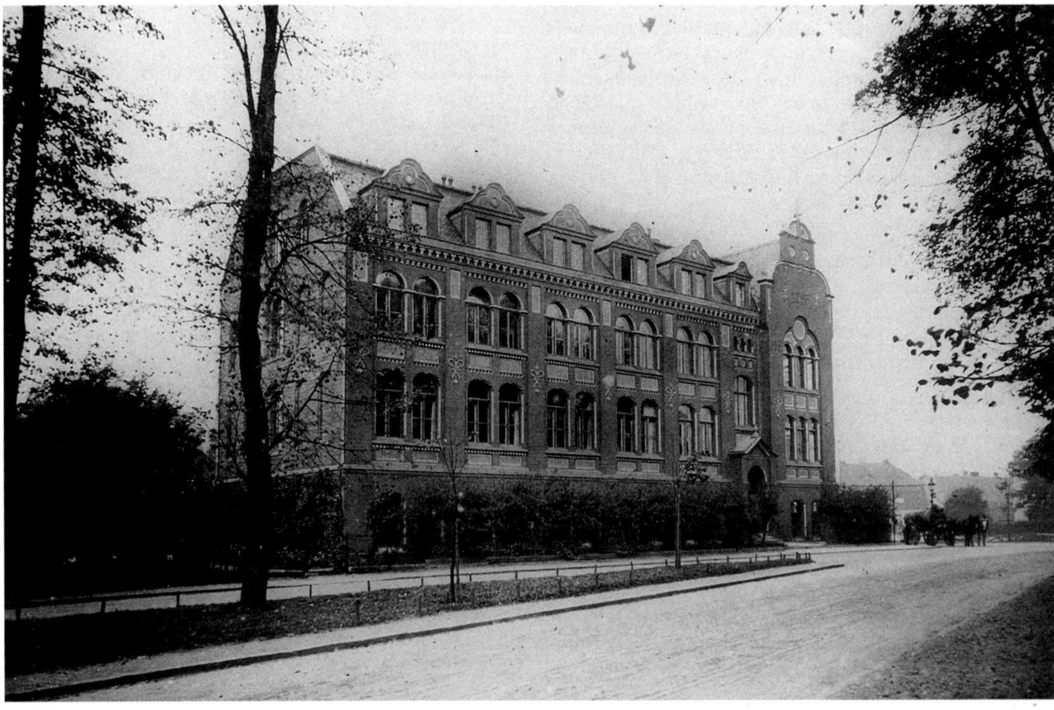

8. März 1898 wurde sie offiziell eröffnet. Die Schule war zunächst städtisch, während der Staat Preußen die Berufung und Besoldung der Lehrkräfte übernahm. Ab 1901 wurde sie ganz vom Staat getragen. Von 1897 bis zum Ende des Ersten Weltkriegs erhielt sie die Bezeichnung „Königliche Keramische Fachschule Bunzlau", und nach einem kurzen Zwischenspiel als preußische Schule hieß sie ab 1922 „Staatliche Keramische Fachschule". Das Lehrerkollegium, das neben dem Direktor zunächst aus drei, später aus vier Oberlehrern für die naturwissenschaftlichen und kunsthandwerklichen Fächer und aus drei Fachlehrern bestand, hatte der neu eingesetzte Direktor Wilhelm Pukall, der vor seiner Berufung nach Bunzlau erster Chemiker der Königlichen Porzellanmanufaktur in Berlin gewesen war, zum größten Teil von dort mitgebracht[4].

Wie die erste Keramische Fachschule Preußens in Höhr/Westerwald, war die Bunzlauer Schule nach dem Vorbild österreichischer Institute geplant, gebaut und eingerichtet worden. Vor allem verfügte sie über große, geräumige Zeichen- und Modelliersäle. Dagegen fehlten Räume für moderne Maschinen zur Tonbearbeitung ebenso wie ein chemisches Laboratorium, das nachträglich erst 1902 eingebaut werden konnte. Auf großen Widerstand stießen nach der Berufung des Direktors seine Forderungen, die Werkstätten der Fachschule mit maschinellen Einrichtungen auszustatten, wie sie bereits in verschiedenen Kleinbetrieben vorhanden waren.

14 Wilhelm Pukall

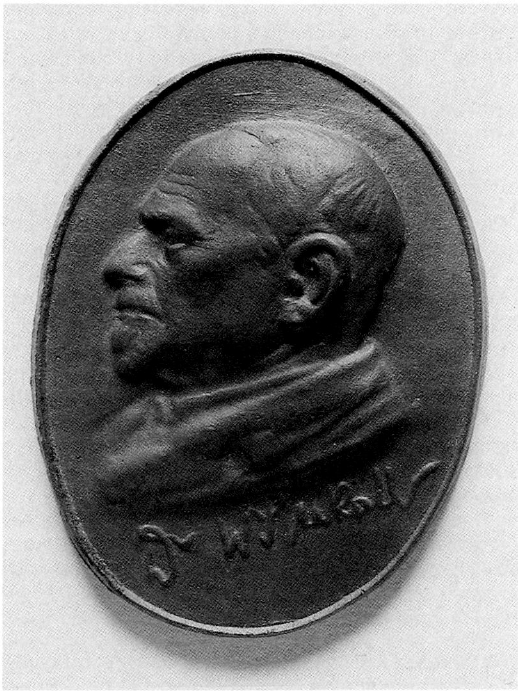

So wenig fortschrittlich sich die Behörden beim Bau der Schule zeigten, so weitblickend verhielten sie sich in der Wahl des Schuldirektors Wilhelm Pukall (1860–1936). Er brachte eine profunde naturwissenschaftliche Ausbildung mit, die ihn befähigte, die Lehre in der Keramischen Fachschule Bunzlau auf eine völlig neue Grundlage zu stellen. Er griff die von Hermann Seger[5] in den 70er Jahren eingeleitete Entwicklung auf, die bis dahin auf der Basis handwerklicher Empirie betriebene keramische Produktion auf ein wissenschaftliches Fundament zu stellen. Eine naturwissenschaftliche Ausrichtung der keramischen Fachausbildung wurde zum Leitgedanken für die Bunzlauer Schule[6].

Pukall empfand es als seine wichtigste Aufgabe, den chemisch-technischen Fächern ein starkes Gewicht zu verleihen und das lokale Handwerk durch neue Arbeitsmethoden und -techniken zu fördern[7]. Im einzelnen sah er als Verpflichtung der Fachschule die Ausbildung des Nachwuchses für Industrie und Handwerk. Weitere Ziele waren die Unterstützung der Bunzlauer Töpfer durch technische Beratung der einzelnen Werkstätten und Betriebe, Verbesserung überholter Arbeitsverfahren sowie die Entwicklung und Herstellung von Gefäßformen nach zeitgenössischem Geschmack. Der neue Direktor kritisierte an den Fachschulen alten Typs ihre starke Spezialisierung auf zu enge Bereiche der keramischen Fertigung, überwiegend auf das Porzellan. Pukall beabsichtigte, den Wirkungsbereich der Bunzlauer Schule nach ihrer anfänglichen Ausrichtung auf das lokale Töpfergewerbe für das gesamte Spektrum der keramischen Herstellungsverfahren zu öffnen. Das gelang schließlich Mitte der 20er Jahre.

Die Fachschule bestand aus zwei voneinander unabhängigen Lehrkursen: einer Tagesschule vor allem für die Söhne der ortsansässigen Töpfer und einer Abendschule für die übrigen Gesellen und Lehrlinge. Die eigentliche Fachschule war die Tagesschule, deren Lehrkurse zwei Jahre dauerten und mit einem Zeugnis abschlossen. Voraussetzung für den Eintritt in die Schule war der Volksschulabschluß und ein Mindestalter von 14 Jahren, nach 1922 von 15 und nach 1930 von 17 Jahren. Das Durchschnittsalter der Schüler lag 1931 bei 20 Jahren. Zusätzlich wurde auf Wunsch des 1922 gegründeten Fördervereins der Keramischen Fachschule ein einjähriges Praktikum in einer Töpferwerkstatt vor dem Schuleintritt eingeführt[8]. Die Schule war auf eine maximale Zahl von 65 Schülern eingerichtet. 1897 begann sie mit drei Tagesschülern. Ihre Zahl stieg schon 1901 auf 52 an, ehe sie sich zwischen 30 und 40 bis zum Beginn des Ersten Weltkriegs einpendelte. In den Kriegsjahren ging sie stark zurück, stieg aber bereits 1917 wieder auf 63 an. Gegenüber den Absolventen mit Volksschulabschluß nahm die Zahl der Abiturienten und Realschüler an der Fachschule ständig zu und machte 1917 bereits die Hälfte aller Schüler aus[9].

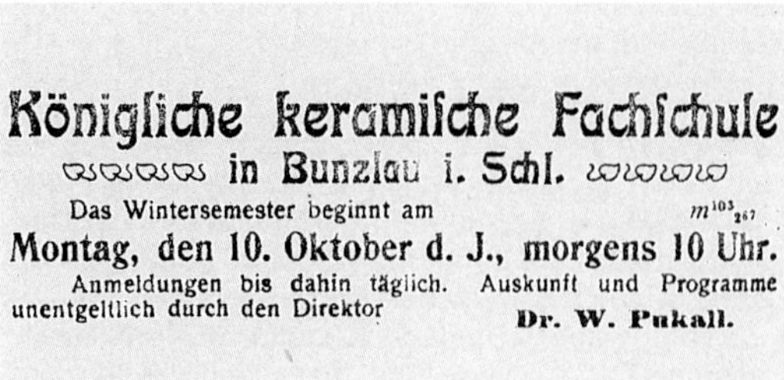
Königliche keramische Fachschule
in Bunzlau i. Schl.
Das Wintersemester beginnt am
Montag, den 10. Oktober d. J., morgens 10 Uhr.
Anmeldungen bis dahin täglich. Auskunft und Programme unentgeltlich durch den Direktor
Dr. W. Pukall.

Anzeige zum Semesterbeginn

An der Schule waren zunächst nur Schüler zugelassen. Ab 1904 konnten auch „Personen weiblichen Geschlechts mit geeigneter Vorbildung" aufgenommen werden[10]. Von 1906 bis 1907 absolvierte Auguste Papendieck, später eine bekannte Kunstkeramikerin, als erste Frau ein Studium an der Fachschule[11]. War sie noch die einzige Frau unter den insgesamt 40 Schülern gewesen, nahm die Zahl der Frauen in den 20er Jahren erheblich zu und betrug 1931 25 Prozent der gesamten Schülerzahl[12].

Die Abendklasse, die nach dem Vorbild der gewerblichen Abendschulen Gesellen und Lehrlinge im Zeichnen, Modellieren, in kaufmännischer Buchführung sowie Deutsch und Rechnen unterrichten sollte, umfaßte insgesamt zwölf Wochenstunden. Mit einer Neuorganisation des Berufsschulwesens, die bereits vor dem Ersten Weltkrieg einsetzte, wurde die Abendklasse der Keramischen Fachschule 1917 aufgegeben und mit der Städtischen Berufsschule in Bunzlau verbunden. In den 20 Jahren ihres Bestehens hatten die Klasse insgesamt 331 Schüler durchlaufen.

Der Unterricht an der Tagesschule betrug 48 Stunden pro Woche. Der Lehrplan richtete sich nach den genannten Grundsätzen der Schule. Er war so aufgebaut, daß etwa ein Drittel des Unterrichts auf die chemisch-technischen Fächer, ein Drittel auf Zeichnen, Malen, Modellieren und Formgestaltung und ein Drittel auf den praktischen Werkstattunterricht entfielen[13]. Dazu kamen einige Stunden für kaufmännische Fächer, insbesondere Buchführung und kaufmännisches Rechnen. Fabrikeinrichtung und Betriebskalkulation wurden von Zeit zu Zeit in speziellen Kursen gelehrt. Um den Unterricht möglichst praxisnah zu gestalten und zugleich dem Töpferhandwerk als Vorbild zu dienen, richtete die Fachschule eine Lehrwerkstatt mit Dreherei, Gipsgießerei, Modelldreherei, Glasurwerkstatt und einem Ofenhaus ein[14]. Über die verschiedenen Aktivitäten der Lehranstalt informierten unter dem Direktorat von Wilhelm Pukall die Jahresberichte der Keramischen Fachschule, die in gekürzter Form auch in der Keramischen Fachpresse veröffentlicht wurden.

Den meisten Gewerbeschulen vergleichbar besaß die Fachschule zur praktischen Anschauung und künstlerischen Anregung im Unterricht eine Lehrsammlung mit Beispielen aus den verschiedenen Sparten der keramischen Produktion. Durch Ankäufe und Schenkungen konnte die Sammlung laufend erweitert werden. So erwarb die Schulleitung z.B. braun glasierte Bunzlauer Kannen mit weißem aufgelegten Dekor aus dem 18. Jh. bisweilen von umherfahrenden Händlern in Schlesien[15]. Wertvolle Ergänzungen ihres Sammlungsbestands verdankte die Fachschule ihren traditionell guten Beziehungen nach Berlin. Im Schuljahr 1912/13 überwies die Königliche Porzellanmanufaktur Berlin insgesamt 85 Stücke aus ihrer eigenen Sammlung und das Kunstgewerbemuseum 165 Keramikgefäße aus entbehrlichen Beständen[16]. Hinzu kam eine Sammlung der besten Schüler- und Lehrerarbeiten, die einen umfassenden Überblick über die Entwicklung der Schule dokumentierten. Weniger gut gelungene Stücke und Doubletten gab man an Lehrer und Schüler oder als Muster an die keramische Industrie ab[17]. Dieses Potential mit sicherem Gespür nutzend, veranstaltete die Keramische Fachschule bereits zwei Jahre nach ihrer Gründung im Breslauer Kunstgewerbemuseum eine Ausstellung von Schülerarbeiten, an die sich in den folgenden Jahren auch in Bunzlau weitere anschlossen. Sie trugen dem neuen Institut weitreichende Anerkennung ein, so daß auch andere keramische Fachschulen ihre Lehrpläne bald nach dem Vorbild des Bunzlauer Modells einrichteten.

In Bunzlau selbst stieß die neue Lehranstalt mit ihrer Arbeit zunächst auf völlige Ablehnung sowohl von seiten der Großindustrie und der Tongrubenbesitzer als auch der alteingesessenen Töpfermeister. Die Industrie zeigte sich verstimmt, als die Schule sich nicht als Versuchsanstalt zur Prüfung ihrer Rohmaterialien und Fertigwaren erwies wie zunächst angenommen. Schwer zu kämpfen hatte Wilhelm Pukall vor allem gegen „den uralten, jeder Neuerung abgeneigten Starrsinn der Töpfer". Ihre ablehnende Haltung gegenüber der Schule brachten sie in den ersten fünf Jahren nach der Gründung damit zum Ausdruck, daß sie ihre Töpferlehrlinge nicht in die Abendkurse schickten[18].

„Die Kleinindustrie glaubte an alles andere, nur nicht daran, daß es ihr an Technik gebrach und nahm daher technische Zumutung als Kränkung auf. Man betrachtete die Fachschule wohl als so eine Art possierlichen Instituts in welchem die eben aus der Volksschule entlassene, für den Betrieb noch nicht reife Jugend während kurzer Zeit ganz angenehm beschäftigt werden konnte, nicht aber für befähigt und berufen, in ihrem Beruf ergrauten Meistern irgendwelche Belehrungen zu erteilen"[19]. Dieser Einstellung entsprach auch die Tatsache, daß keiner der drei Kursteilnehmer bei Eröffnung der Schule im November 1897 aus dem heimischen Töpferhandwerk stammte. Das änderte sich allmählich, und in der Zeit nach dem Ersten Weltkrieg, vor allem in den 20er Jahren, besuchten in erster Generation nahezu alle Töpfersöhne aus Bunzlau und Umgebung die Fachschule.

Wie Pukall selbst über diese Zeit berichtete, brachten die schon erwähnten Ausstellungen nicht nur Aner-

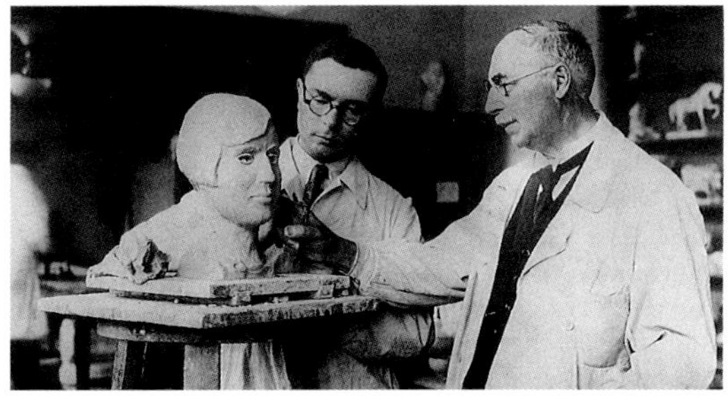

Wilhelm Waldeyer, Fachlehrer für Modellieren (r.)

Unterricht in den Werkstätten der Keramischen Fachschule Bunzlau, 1930

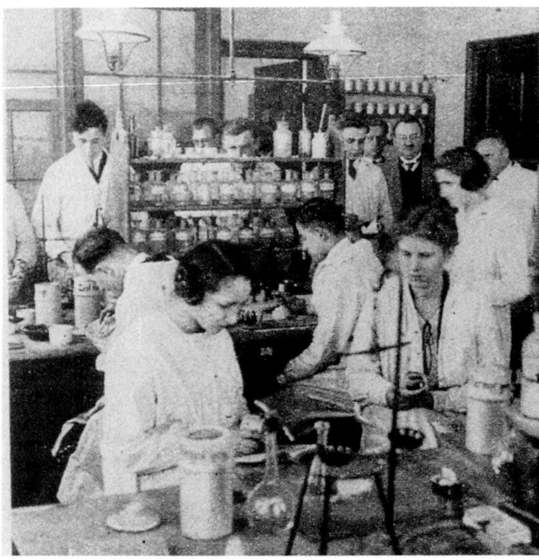

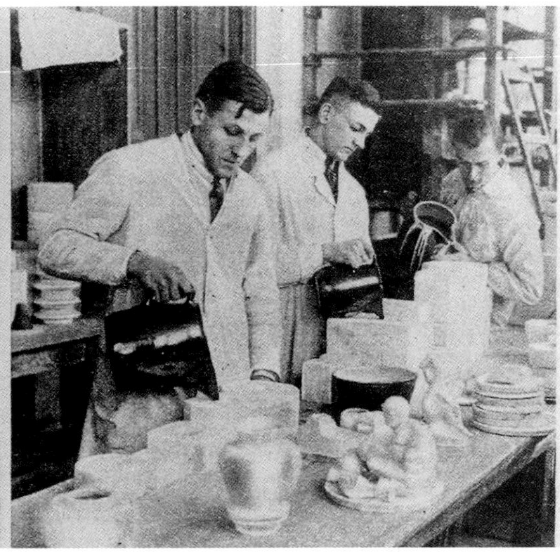

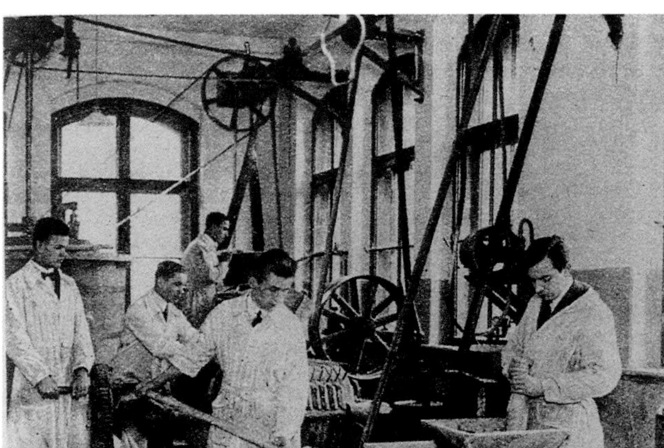

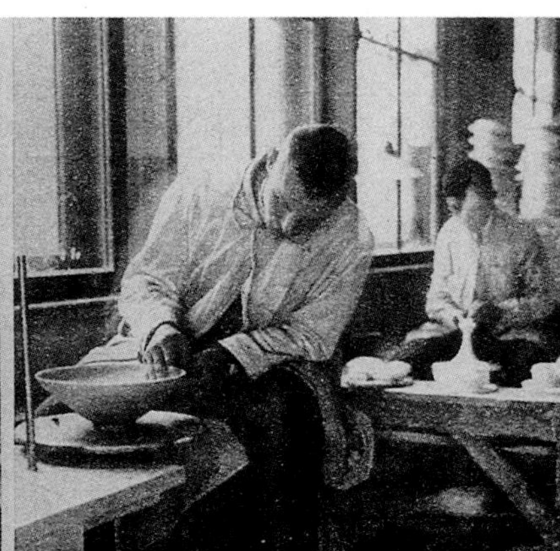

kennung von außen; es wuchs auch das Vertrauen der Handwerksmeister in die Arbeit der Schule und die Einsicht, sich nicht länger dem technischen Fortschritt zu verschließen, vor allem nachdem 1904 zwei Werkstätten mit Hilfe der Schule ihren Betrieb auf die neue technische Produktion umgestellt hatten[20].

Nach der Jahrhundertwende stieg die Schülerzahl spürbar an. Die Töpfermeister nutzten die Möglichkeit zur Beratung durch die Fachschule in Fragen der Betriebstechnik und der Formgestaltung. Nach eingehendem Studium der lokalen Töpferei richteten sich die Fördermaßnahmen der Schule vor allem auf die Entwicklung und Einführung fortschrittlicher Herstellungsverfahren. Die Keramische Fachschule versuchte, die von der Porzellanindustrie entwickelten mechanischen Eindrehverfahren auf die Bunzlauer Geschirrproduktion zu übertragen und durch verbesserte Aufbereitung der Rohmasse und der Glasuren der lokalen Töpferei den Anschluß an die industrielle Fertigung zu ermöglichen. Vor allem für Wilhelm Waldeyer, der zunächst Modelleur bei der Königlichen Porzellanmanufaktur in Berlin war, ehe er mit Wilhelm Pukall nach Bunzlau kam und an der Fachschule Lehrer für Modellieren und Formgestaltung wurde, bot sich im Hinblick auf Einführung einer neuen Formenpalette in die lokale Geschirrproduktion ein reiches Betätigungsfeld. Unter seiner Leitung entstanden in den ersten Jahren des 20. Jhs. Entwürfe, die den Formenkanon des Jugendstils auf das Braungeschirr anwendeten und der Forderung Rechnung trugen, der alten Bunzlauer Kaffeekanne eine neue „veredelte" Form zu geben[21]. Die Entwicklung zeitgemäßer Formen, die von den lokalen Werkstätten übernommen wurden, wie die Einrichtung der Modell- und Formgießerei in der Fachschule, waren weitgehend das Werk Waldeyers und seiner Schüler.

Die Aktivitäten der Keramischen Fachschule in den Anfangsjahren richteten sich in erster Linie auf eine Verbesserung der Formgestaltung und des Dekors für Braungeschirr. Vor allem in den Bereich der gehobenen Gebrauchsware und des Ziergeschirrs entstanden Kaffee- und Teeservices sowie Vasen im Dekor des Jugendstils[22].

Das „geschmacklich edle braune Kaffeeservice", das die Firma Hugo Reinhold in Bunzlau um 1910 herstellte, wurde allerdings vom Käuferpublikum wegen seiner Schmucklosigkeit abgelehnt. Abnehmer fand es erst, als die einfache Form durch Golddekore verziert und dadurch auch teurer geworden war[23]. Zahlreiche Töpfereien folgten dem Beispiel der Firma Hugo Reinhold und boten in den folgenden Jahren ähnliches Geschirr an[24]. Im künstlerischen Bereich trat nach Meinung von Kritikern bereits nach 1905 eine Stagnation ein. Erst Artur Hennig verschaffte Mitte der 20er Jahre durch seine Entwürfe für Industrieformen der Schule wieder allgemeine Anerkennung auf künstlerischem Gebiet.

War das Bunzlauer Geschirr, vor allem die bessere Gebrauchsware, gegenüber den fabrikmäßig hergestellten billigen Porzellan- und Steingutprodukten immer weniger konkurrenzfähig, so ebnete die Fachschule mit Einführung einer neuen Gießmasse den Töpfern des Kreises Bunzlau den Weg zur Industrialisierung. Damit wurde es möglich, die Produktion zu vereinfachen und Hilfskräfte einzustellen, die die Herstellung von Gefäßen übernahmen. Das Resultat der Bemühungen der Keramischen Fachschule um die heimischen Töpferwerkstätten war das Feinsteinzeug. Als Anreiz für die Aufnahme der neuen Fabrikationsverfahren bot die Keramische Fachschule ihre Hilfe bei der Umgestaltung der Handwerksbetriebe an, stellte Modelle und Gießformen für die Neueinrichtung zum Selbstkostenpreis her und führte die Handwerker in die Herstellung der neuen Massen und Glasuren ein[25].

Während die Bunzlauer Töpfer in Zusammenhang mit Bestrebungen zur Hebung des heimischen Gewerbes Ende der 60er Jahre des 19. Jhs. die Verwendung von Gipsformen noch ablehnten, ließen sich seit Beginn des 20. Jhs. verschiedene Handwerksbetriebe in Bunzlau und den benachbarten Orten nach Entwürfen der Fachschule Gipsmodelle zur Verwendung in der eigenen Werkstatt herstellen[26]. Als erste Töpferei entschloß sich 1904 die Firma Julius Paul, später J. Paul & Sohn in Bunzlau, ihre Produktion auf die neuen Fertigungsverfahren umzustellen. Unter Anleitung der Fachschule erhielt die Werkstatt eine komplette Einrichtung zur Herstellung von Modellen und Formen und wurde mit Maschinen ausgestattet[27]. Diesem Beispiel folgte bald die älteste Bunzlauer Töpferei Hugo Reinhold, die bis zur Gründung der Schule vor allem Braungeschirr produziert hatte. Nach Umstellung des Betriebs auf industrielle Fertigung stellte die „Erste mechanische Töpferei Hugo Reinhold", später Hugo Reinhold & Co., nur noch feinkeramische Artikel wie Services, Vasen, Dosen und anderes Ziergeschirr her. Als nach dem Ersten Weltkrieg eine weitere Modernisierung und Vergrößerung des Betriebs erfolgte, stieg die Zahl der dort Beschäftigten von 40 auf 170 an[28]. Die beiden Firmen fanden durch ihre Produktionsumstellung den Anschluß an die Industrie und gehörten in den 20er und 30er Jahren zu den größten und leistungsfähigsten keramischen Produktionsstätten Bunzlaus.

Um auch die übrigen Töpfereien gründlich mit modernen Betriebseinrichtungen vertraut zu machen, ihnen die neuen Maschinen und Einrichtungen vorzuführen, sie an den Gebrauch von Gipsformen heranzuführen und schließlich Interesse an der Modernisierung ihrer eigenen Betriebe zu wecken, wurden Meisterkurse eingerichtet. Der erste, auf Anregung und mit Unterstützung der Handwerkskammer in Liegnitz veranstaltete Kurs fand 1908 in dem neu eingerichteten Musterbetrieb von Julius Paul in Bunzlau statt. Er traf auf ein reges Interesse bei Meistern und Gesellen des lokalen Töpferhandwerks und wurde von 44 Teilnehmern besucht[29].

Die beengten Raumverhältnisse der Keramischen Fachschule entsprachen den Anforderungen eines modernen Lehrbetriebs immer weniger, und auch die wachsenden Schülerzahlen machten einen Neubau dringend notwendig. Da die Stadt diesem Plan wenig Interesse entgegenbrachte, war eine Abwanderung nach Görlitz zu befürchten, wo die Behörde größere finanzielle Mittel für einen Schulbau in Aussicht stellte. Ein drohender Ortswechsel konnte verhindert werden, doch kam der nunmehr von der Regierung bewilligte Neubau durch Ausbruch des Ersten Weltkriegs nicht mehr zustande[30].

Da an staatliche Förderung nach dem Krieg nicht zu denken war, bemühte sich Pukall um finanzielle Unterstützung von seiten der keramischen Industrie, die der Schule mit Ausweitung ihres Unterrichtsprogramms auf das gesamte Gebiet keramischer Produktion gut ausgebildeten Nachwuchs verdankte und daher an ihrer Arbeit zunehmendes Interesse zeigte. Anlaß zu einem solchen Aufruf bot das 25jährige Jubiläum der Keramischen Fachschule 1922, das mit einem Festakt und einer großen Ausstellung von Fachschularbeiten begangen wurde und Vertreter aus allen Bereichen der keramischen Industrie nach Bunzlau führte. In diesem Zusammenhang kam es zur Gründung der „Gesellschaft der Freunde der Staatlichen Keramischen Fachschule", deren erster Vorsitzender Felix Singer, der Direktor der Deutschen Ton- und Steinzeugwerke Charlottenburg, wurde. Aufgabe der Gesellschaft war die finanzielle Förderung und Unterstützung der Schule. Die Stadt Bunzlau und die Industrie stellten finanzielle Mittel von jeweils 400000 Mark zur Verfügung, um die dringende Raumnot der Lehranstalt zu beheben. Anfängliche Pläne zu einem Erweiterungsbau mußten aus finanziellen Gründen wieder verworfen werden. Die Mittel schmolzen bei wachsender Inflation so zusammen, daß nur der Ausbau des Dachgeschosses, verschiedene Umbauten und die Elektrifizierung des Hauses möglich waren[31].

In den Jahren nach der Jahrhundertwende hatte die kunsthandwerkliche Abteilung unter der Leitung von Wilhelm Waldeyer (Modellieren und Formgestaltung) und E. Heinecke (Zeichnen und Malen) durch ihre an den Jugendstil angelehnte Formgestaltung und ihre Dekore Beachtung gefunden. Auch die keramischen Betriebe übernahmen zunehmend Entwürfe der Fachschule in ihre Produktion. Allerdings blieb der künstlerische Anspruch bald hinter dem Stand der technischen Ausbildung zurück.

Negativ wirkte sich der nachlassende Zustrom künstlerisch begabter Schüler aus, als die Kunstgewerbeschulen in Berlin, Breslau, Halle und Kiel ab 1910 selbst keramische Werkstätten einrichteten. Viele Schüler, die bisher auf die künstlerische Ausbildung in Bunzlau angewiesen waren, blieben der Schule fern und wechselten an die Kunstgewerbeschulen über[32]. Die starke Ausrichtung der Bunzlauer Fachschule auf den chemisch-technischen Zweig, der sich in den 20er Jahren weiter vergrößerte, verwies die Abteilung für Formgestaltung in das zweite Glied. War diese Entwicklung häufiger Kritik ausgesetzt, so änderte sich die Situation erst nach einem Wechsel in der Lehrerschaft Mitte der 20er Jahre.

1925 trat Wilhelm Pukall in den Ruhestand. An seiner Stelle wurde der Chemiker Eduard Berdel (1878–1945) zum neuen Direktor berufen. Wie sein Vorgänger hatte er eine Ausbildung bei der Königlichen Porzellanmanufaktur in Berlin erhalten und seit 1913 die zweite preußische Keramische Fachschule Preußens in Höhr geleitet. Im Jahr seiner Ernennung berief Berdel als Nachfolger des 1922 verstorbenen Lehrers für Zeichnen und Malen E. Heinecke den expressionistischen Maler Artur Hennig in das Lehrerkollegium. Hennig übernahm neben Waldeyer die zweite Klasse in der Abteilung für Gestaltung und Dekor[33]. Berdel organisierte den Unterricht in Bunzlau nach dem Modell der Schule in Höhr um und trennte die chemisch-technische Abteilung von der für Gestaltung und Dekor. Mit einer Einführung der freien Fächerwahl konnten sich die Schüler jeweils auf eine der beiden Zweige spezialisieren. Nur wenige belegten den Unterricht in beiden Fachbereichen. Berdel entsprach damit auch einem Wunsch der Industrie, die über den Förderverein auf den Ausbildungsgang der Schule Einfluß nehmen konnte und wertete zugleich die künstlerische gegenüber der technischen Abteilung auf.

Die Fachschule beschränkte sich ab 1926 nicht mehr allein auf das heimische Handwerk, sondern weitete ihren Unterricht auf die gesamte keramische Produktion aus. Die Realität zeigte nämlich, daß die Fachschulabsolventen weniger im heimischen Handwerk als in der keramischen Industrie unterkamen. Aus diesem Grund bildete die Gestaltung industrieller Serienproduktion einen thematischen Schwerpunkt im Unterricht Artur Hennigs. Er arbeitete dabei überwiegend mit schlesischen und sächsischen Porzellanfirmen zusammen, die seine an den klaren Linien des Bauhauses orientierten Formen in ihr Produktionsprogramm aufnahmen[34]. Bedeutsam für die Firmen in Bunzlau wurden Artur Hennigs Versuche mit neuartigen geometrischen Dekoren, die die Formen der zeitgenössischen Avantgarde-Malerei, des Konstruktivismus und Kubismus, aufgriffen. Nach ersten Versuchen mit gemalten Dekoren übertrug Hennig diese mit Hilfe des Spritzverfahrens auf die industrielle Serienherstellung, als die Schule 1927 von der Leipziger Firma Alexander Grube eine Spritzanlage als Geschenk erhalten hatte[35]. In den Handwerksbetrieben entwickelte sich die neue Technik Ende der 20er Jahre zu einem wichtigen Verfahren für die Dekoration des Feinsteinzeugs. Dank seiner Wirtschaftlichkeit, seiner billigen und schnellen Herstellungsweise, rückte das Spritzen gegenüber anderen Techniken zunehmend in den Vordergrund, wenngleich die verwendeten Ecken- und Blumendekore hinter dem künstlerischen Anspruch der ersten Jahre allmählich zurückblieben[36]. Nach dem Ausscheiden Wilhelm Waldeyers, der 1932 in den Ruhestand trat, und der Entlassung Artur Hennigs nach der Machtergreifung der Nationalsozialisten 1933 bestimmte der Bildhauer Fritz Theilmann als Nachfolger Waldeyers in den Jahren bis 1941 die künstlerische Ausrichtung dieser Fachschulklasse allein, da die zweite Lehrerstelle nicht mehr besetzt wurde. Gegen die gespritzte und gegossene Massenware angehend, wandte er sich wiederum der handwerklichen Ware des Bunzlauer Braungeschirrs zu, das er durch Neubelebung alter Techniken zu fördern und zu aktivieren versuchte. Mit Unterstützung Berdels gründete er 1936 die Arbeitsgemeinschaft der Bunzlauer und Naumburger Brauntöpfereien, die mit der Aktion „Bunzlauer Braunzeug" an die Öffentlichkeit trat (vgl. Kap. Aktion „Bunzlauer Braunzeug").

Während des Zweiten Weltkriegs, Anfang der 40er Jahre, wurde die Fachschule offenbar von staatlicher Seite aufgefordert, sich wiederum verstärkt der Formgestaltung von Industrieware zuzuwenden. Ein Beispiel für diese Bemühungen der Schule war eine blaue Wasserkanne aus Feinsteinzeug für die Luftwaffe, die nach ihrem Entwurf ab 1940 von der Firma Paul & Sohn in Bunzlau produziert wurde[37].

Berdel stand der Schule bis 1941 vor, ehe er nach Höhr zurückkehrte, um zum zweiten Mal die Leitung der dortigen Keramischen Fachschule zu übernehmen. Da sein Nachfolger, Studienrat Dipl.-Ing. G. Weber, der, von Höhr nach Bunzlau versetzt, schon nach einem Jahr eingezogen wurde, übernahm Karl Litzow während der folgenden Kriegsjahre die kommissarische Leitung der Keramischen Fachschule in Bunzlau.

Litzow leitete zuvor die 1931 gegründete und in einem Anbau unterbrachte Glasfachschule[38]. Ihm gelang – wenn auch nur für kurze Zeit – die Aufwertung der Keramischen Fachschule nach dem Beispiel der Ingenieurschulen durch einen graduierten Abschluß. Die Studienzeit wurde auf fünf Semester erhöht und schloß mit einer wissenschaftlichen Arbeit ab. Die letzte Klasse mit acht Schülern und Schülerinnen legte ihre Prüfung im Wintersemester 1943/44 nach diesem neuen Modell ab. Danach wurde der Lehrbetrieb in der technisch-wissenschaftlichen Abteilung eingestellt, ehe die Keramische Fachschule in Bunzlau vor der nahe gerückten Kriegsfront am 10. Februar 1945 endgültig ihre Tore schloß.

Anmerkungen

1 B. Mundt 1974 S. 25ff.
2 Die Entwicklung der keramischen Schule in Bunzlau 1898 S. 262
3 E. Graak 1907 S. 265
4 Die Namen der verschiedenen Fachschullehrer sind zusammengestellt bei E. Büttner 1951 S. 15f. – G. Gericke 1922 S. 206 – Veröffentlichungen der Lehrer an der Keramischen Fachschule bei K. Litzow 1972 S. 18ff.
5 Herrmann Seger leitete seit 1878 die chemisch-technische Versuchsanstalt bei der Königlichen Porzellanmanufaktur Berlin
6 E. Büttner 1951 S. 388
7 W. Pukall 1911/12 S. 80
8 E. Berdel 1931 S. 312
9 W. Pukall 1898 S. 343 – Königlich keramische Fachschule in Bunzlau 1917, S. 184
10 Die Königl. keramische Fachschule 1904 S. 477
11 G. Reineking von Bock 1979 S. 259f.
12 E. Berdel 1931 S. 312
13 W. Pukall 1898 S. 353ff.
14 E. Büttner 1951 S. 7
15 M. Fiebelkorn 1902 S. 1443
16 Aus dem Jahresbericht der Königl. keramischen Fachschule in Bunzlau 1913 S. 325 – E. Büttner 1910 (1) S. 3
17 F. Wolf 1902 S. 169 – 1902 beteiligte sich die Keramische Fachschule in Bunzlau auch mit 102 Arbeiten an der Kunst- und Kunstgewerbeausstellung in Liegnitz und mit 101 Stücken an einer Leistungsschau über die keramischen Fachschulen Preußens im Leipziger Kunstgewerbemuseum, 1903 S. 612
18 G. Steller 1971 S. 54 – W. Pukall 1903 S. 120
19 W. Pukall 1911/12 S. 81f.
20 ebd. S. 82
21 ebd. S. 80 – E. Berdel 1932 S. 175
22 W. Pukall 1911/12 Abb. S. 80 – W. Scheffler 1966 S. 169f. – Vor allem H. Reinhold in Bunzlau produzierte in den Jahren vor dem Ersten Weltkrieg eine Anzahl von Ziergegenständen in Jugendstilformen, die an Entwürfe der Keramischen Fachschule erinnern. – s. E. Büttner 1908 S. 210 Abb. 1–2
23 A. Schellenberg 1925 S. 285 – ders. 1927 S. 424
24 Tr. 1911 S. 410
25 E. Büttner 1910 (3) S. 524
26 Ende der 60er Jahre des 19. Jhs. hatte der Magistrat der Stadt Bunzlau den Töpfern am Ort alte österreichische Gipsformen überreicht, um die Handwerker zu einer Modernisierung ihrer eigenen Produktion anzuregen; s. Die Einweihung der Keramischen Schule in Bunzlau 1898 S. 262
27 Auszug aus dem Bericht über die Tätigkeit der Königl. Keramischen Fachschule in Bunzlau während des Schuljahres 1903/04 1904 S. 758
28 A. Berge 1925 S. 664
29 Aus dem Jahresbericht der Königl. keramischen Fachschule in Bunzlau 1909 S. 353
30 K. T. 1914 S. 125 – E. Büttner 1951 S. 13
31 A. Berge 1925 S. 663 – W. Pukall 1925 S. 13
32 J. Martens 1926 S. 90
33 Eine ausführliche Darstellung der künstlerischen Tätigkeit Artur Hennigs an der Keramischen Fachschule in Bunzlau von 1925–33 bei G. Moeller 1985 S. 44f. Aus diesem Grunde wird hier nicht mehr ausführlich über dieses Kapitel eingegangen
34 A. Hennig 1928 S. 4
35 G. Moeller 1985 S. 45
36 J. Grell 1925 S. 185ff.
37 A. S. 1941 S. 180
38 K. Litzow 1972 S. 15 – K. Späth 1985 S. 58

Heidi Müller

Aktion „Bunzlauer Braunzeug"

Die anhaltend schlechte Lage der Bunzlauer Handwerksbetriebe veranlaßte die Keramische Fachschule Anfang der 30er Jahre dazu, Fördermaßnahmen zugunsten kleiner Werkstätten einzuleiten.

Vor allem der Bildhauer Fritz Theilmann, der als neuer Lehrer für Formgestaltung 1932 an die Keramische Fachschule kam, richtete seine Arbeit ganz auf Handwerksförderung und -pflege ein. In seiner Eigenschaft als Lehrer der Fachschule und Leiter des Schlesischen Amts für Handwerkspflege wendete er sich gegen die industrielle Formgestaltung und zog insbesondere gegen das Spritzdekor zu Felde. Eine Bestandsaufnahme zeigte, daß die Handwerksbetriebe auch durch industrielle Fertigungsmethoden auf Dauer nicht mit den großen Industriebetrieben konkurrieren konnten. Theilmann zog daraus den Schluß, daß ein Überleben für die kleinen Werkstätten nur auf dem eigenen Gebiet handwerklicher Qualitätsarbeit möglich sei. Die erste Generation der Fachschullehrer, vor allem Wilhelm Pukall, hatte zwar auch die Auffassung vertreten, daß nach einer Phase von Fördermaßnahmen durch die Schule die Töpfereien wieder zu handwerklicher Qualitätsware zurückkehren sollten. Bei diesen Hilfsmaßnahmen hatte Pukall allerdings ganz auf die Wirksamkeit und die Einführung neuer technischer Produktionsverfahren im Handwerk gesetzt. Eine Patentlösung war dies nicht. Das Angebot der Töpfereien blieb unter den besonders schwierigen wirtschaftlichen Bedingungen der Jahre nach dem Ersten Weltkrieg weiterhin auf die Industrieware, vor allem auf gegossene Gefäße mit Spritzdekor, ausgerichtet. Gegen Spritzapparat und Schablonendekor wendeten sich vornehmlich die Aktivitäten Theilmanns.

In krassem Gegensatz zur Stellung der Fachschule vor dem Ersten Weltkrieg, versprach er sich nun ganz im Sinn der offiziellen Politik der NS-Regierung eine Neubelebung durch Pflege und Erweiterung traditioneller Formen und Dekore aus dem regionalen Handwerk. Fritz Theilmann setzte zugleich auf die alte Anziehungskraft und die Werbewirksamkeit des vernachlässigten Bunzlauer Braungeschirrs, auf die seine Fördermaßnahmen gerichtet waren[1].

Die Abkehr von industrieller Ware einerseits und die Hinwendung zu alten handwerklichen Formen andererseits machte sich nicht nur in den Aktivitäten der Abteilung für Formgestaltung an der Fachschule bemerkbar, sondern kam auch im neuen Namen der Schule zum Ausdruck, die neben ihrer Fachschulbezeichnung seit 1933 zugleich den Titel „Meisterschule des deutschen Handwerks" führte.

Theilmann widmete sich zunächst vornehmlich der Erforschung der Technik des Braungeschirrs mit aufgelegten Dekoren des 18. und frühen 19. Jhs.. Ebenso wie Sammler und Museen sah er darin Spitzenleistungen der Bunzlauer Töpferei.

Das sogenannte „Altmanngeschirr", wie man diese Ware in ihrer Gesamtheit fälschlicherweise vereinheitlichend nannte, wurde zum Vorbild für das handwerkliche Erneuerungsprogramm Theilmanns und der Bunzlauer Fachschule. Die Anregung zu einer intensiven Beschäftigung mit der Auflagetechnik erhielt die Fachschule 1933 durch eine Anfrage des damaligen preußischen Ministerpräsidenten Hermann Göring. Dieser hatte in einem Museum altes Bunzlauer Braungeschirr mit weißen Dekorauflagen gesehen und daran so großen Gefallen gefunden, daß er für sein Haus in der Schorfheide bei Berlin ein Kaffeeservice nach alten Vorbildern anfertigen lassen wollte. Mit Entwurf und Ausführung wurde die Keramische Fachschule Bunzlau beauftragt. Den Entwurf für das Geschirr, das nach Vorbildern aus der 2. Hälfte des 18. Jhs. Preußenadler und Blumenzweige zeigte, führte Artur Hennig im letzten Jahr seiner Tätigkeit an der Fachschule aus. Das nach alten Gefäßen angefertigte „Göring-Service", wie es offiziell hieß, erregte großes Aufsehen und wurde in der Fachpresse publiziert[2]. Die Keramische Fachschule stellte insgesamt drei Exemplare davon her. Die weitere Produktion übernahm die Töpferei Paul Gleisberg in Bunzlau, die großen Anteil an den Versuchen zur Neubelebung der komplizierten Auflagetechnik hatte und mit der Theilmann eng zusammenarbeitete. Diese Werkstatt führte mit Unterstützung der Fachschule weitere Versuche zur Verbesserung und vor allem zur Vereinfachung des langwierigen und schwierigen Herstellungsverfahrens durch[3].

„Göring-Service", 1933

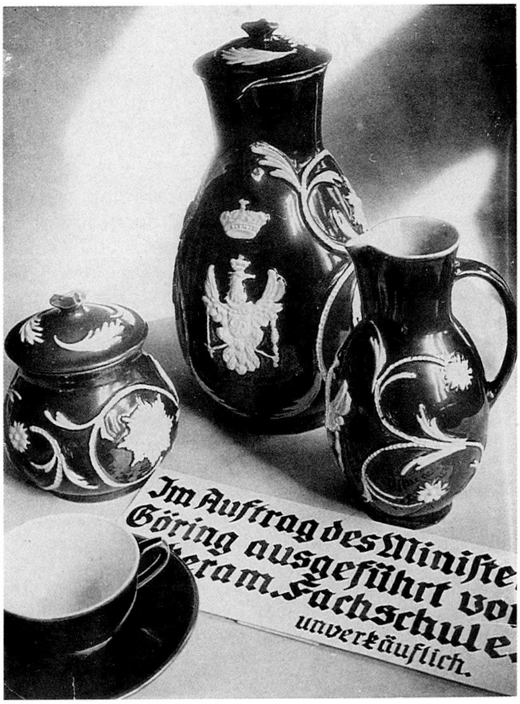
Im Auftrag des Ministe
Göring ausgeführt vo
eram. Fachschule.
unverkäuflich.

Wie bei den Gefäßen des 18. Jhs. wurden beim „Göring-Service“ die weißen Auflagen in Gipsmodeln ausgeformt, mit Schlicker auf das Gefäß garniert, verputzt und in einem ersten Brand verschrüht. Um den plastischen Dekor weiß zu erhalten, mußte es zunächst mit einer durchsichtigen Glasurpaste abgedeckt werden, ehe das ganze Gefäß lehmglasiert wurde. Durch die Trockenschwindung platzte dann an den erhabenen Stellen die Lehmglasur zusammen mit der Paste ab, die meist noch so viel Glasur auf den Ornamenten zurückließ, daß diese nicht stumpf erschienen. Nach dem Reinigen mit der Bürste erfolgte schließlich das Garbrennen der Gefäße[4].

Nebenher gingen an der Fachschule selbst Versuche Theilmanns, der sich um einfachere Möglichkeiten für die Herstellung der Auflagetechnik bemühte. Bei den Versuchen, die alten Dekore der modernen Formgebung anzupassen, zeigte Elisabeth von Grunelius, eine Schülerin Theilmanns, mit ihrem Entwurf für eine mit Blumenranken dekorierte Deckelterrine viel Geschick[5].

In einer Vereinfachung des alten Verfahrens wurden die weißen Auflagen nach dem Glasieren mechanisch mit Hilfe einer Bürste freigelegt und anschließend mit einer transparenten Glasur überpinselt[6]. Die Versuche Theilmanns an der Schule wie in der Töpferei Gleisberg führten übereinstimmend zu dem Ergebnis, daß diese Technik aufgrund ihres aufwendigen Verfahrens lediglich für die Anfertigung von Einzelstücken, nicht aber für größere Stückzahlen geeignet war. Für die Herstellung einwandfreier Gefäße mußte zudem eine große Menge an Ausschuß in Kauf genommen werden.

Der Wiederaufnahme der Auflagentechnik im ursprünglichen Sinn stand die wirtschaftliche Notwendigkeit der Suche nach einem billigen Herstellungsverfahren des Dekors im Wege.

Bei seinen Versuchen zur Wiederbelebung der schwierigen Auflagetechnik in der Braungeschirrtöpferei befragte Theilmann in Bunzlau und Naumburg/Q. auch alte Handwerksmeister über ihre Kenntnisse zu diesem Verfahren. Dabei entdeckte er in verschiedenen Werkstätten Gipsformen für die plastischen Auflagen aus der Generation vor dem Ersten Weltkrieg. Damals hatte die Auflagetechnik vorübergehend eine Neubelebung erfahren. Verschiedene Schaustücke fanden auf der Bunzlauer Topfmesse 1911 große Beachtung[7]. 1910 entworfen und bis in die 30er Jahre hergestellt wurde ein lehmglasiertes Service der Naumburger Töpferei Max Lachmann, das mit Sternchen verziert war. Theilmann übernahm es 1936 in die Aktion „Bunzlauer Braunzeug“[8].

Auch Georg Buchwald stellte bis zu seinem Fortgang von Naumburg/Q. 1938 in der Werkstatt seines Vaters ähnlich dekoriertes Geschirr her. In den übrigen Töpfereien war die Technik bereits wieder aufgegeben worden[9].

Die Verwendung kleiner Muster bot wenig technische Probleme, da die Schwindungsdifferenz zwischen dem Gefäßscherben und der Auflage kaum ins Gewicht fiel. Mit kleinen Auflagen konnte daher Geschirr auch in größerem Umfang hergestellt werden.

In der Töpferei Max Lachmann übernahm seine Tochter Brigitte in den 30er Jahren das Dekorieren des Braungeschirrs mit weißen Auflagen[10]. Sie formte zunächst eine Anzahl von Sternchen mit weißem Ton in der vorhandenen Gipsform aus, hob sie anschließend mit einem Messer aus dem Model und legte sie auf eine Holzplatte, die mit einem feuchten Tuch bedeckt war[11]. Da die Auflagen nur auf der feuchten Glasur festhielten, mußten die vorbereiteten Gefäße im Anschluß an das Glasieren sofort dekoriert werden. Brigitte Lachmann arbeitete dabei mit ihrem Vater zusammen, der ihr die getauchten Gefäße zum Dekorieren zureichte. Von den vorbereiteten, ausgeformten Auflagen nahm sie eine nach der anderen mit dem Messer auf und drückte sie auf der braunen Lehmglasur an. Eine sichere Hand war für diese Arbeit notwendig, da die weißen Auflagen, einmal aufgelegt, nicht wieder verschoben werden konnte. Anschließend mußten die Auflagen einen Tag trocknen. Danach wurden sie mit dem Pinsel mit weißer Glasur bestrichen und zuletzt im Ofen gebrannt.

In der Werkstatt Max Lachmann gab es eine größere Gipsform mit der Darstellung eines österreichischen Doppeladlers, der ausgeformt weit plastischer ausfiel als die Vorbilder auf Gefäßen des 18. Jhs.. Mit dem Doppeladler wurden in den 30er Jahren verschiedentlich lehmglasierte Kannen, Becher und andere Geschirrteile dekoriert.

Als Ersatz für die aufwendige und unwirtschaftliche Auflagetechnik suchte Theilmann, in Zusammenarbeit mit den ansässigen Töpfereien, nach neuen technischen Möglichkeiten, die leichter zu handhaben und billiger in der Ausführung waren. In der Übertragung des Malhorndekors aus der Herstellung bleiglasierter Irdenware auf das Braungeschirr fand er einen geeigneten Ersatz, mit dem die kontrastierende Wirkung von brauner Glasur und weißem Dekor der traditionellen Bunzlauer Töpferware erzielt wurde.

Durch den pastosen Auftrag mit Malhorn oder Gießbüchse ließ sich zugleich eine gewisse plastische Wirkung erreichen, die dem angestrebten Vorbild nahekam[12].

Wiederum in Verbindung mit den Töpfereien führte Theilmann in seiner Fachschul-Klasse Versuche durch, um die neue Technik zu erweitern und den besonderen Bedürfnissen der Braungeschirrherstellung anzupassen. Bei seinen Versuchen verwendete er neben der einfachen weißen Engobe auch eine schwerfließende weiße Mattglasur, die im Gegensatz zu dem plastisch aufgetragenen Schlicker beim Brand in die braune Glasur einsank und verlaufende Konturen zeigte. Darüber hinaus entstanden Gefäße mit schwarzer und blauer Schlickermalerei[13].

Das Resultat dieser Versuche war eine weiße Schlickermalerei, die, ergänzt durch weitere Farben, mit

62

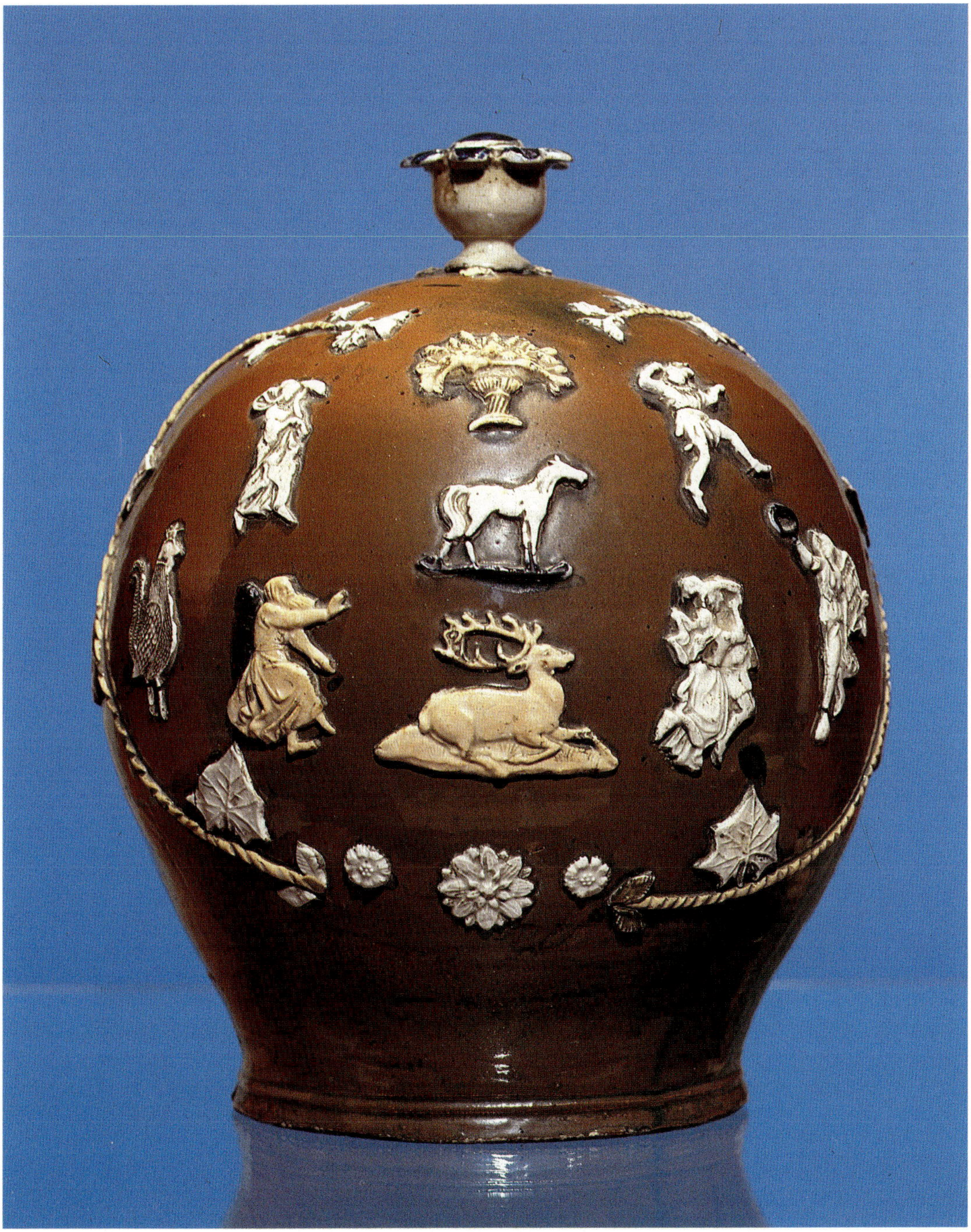

70 751 ▶

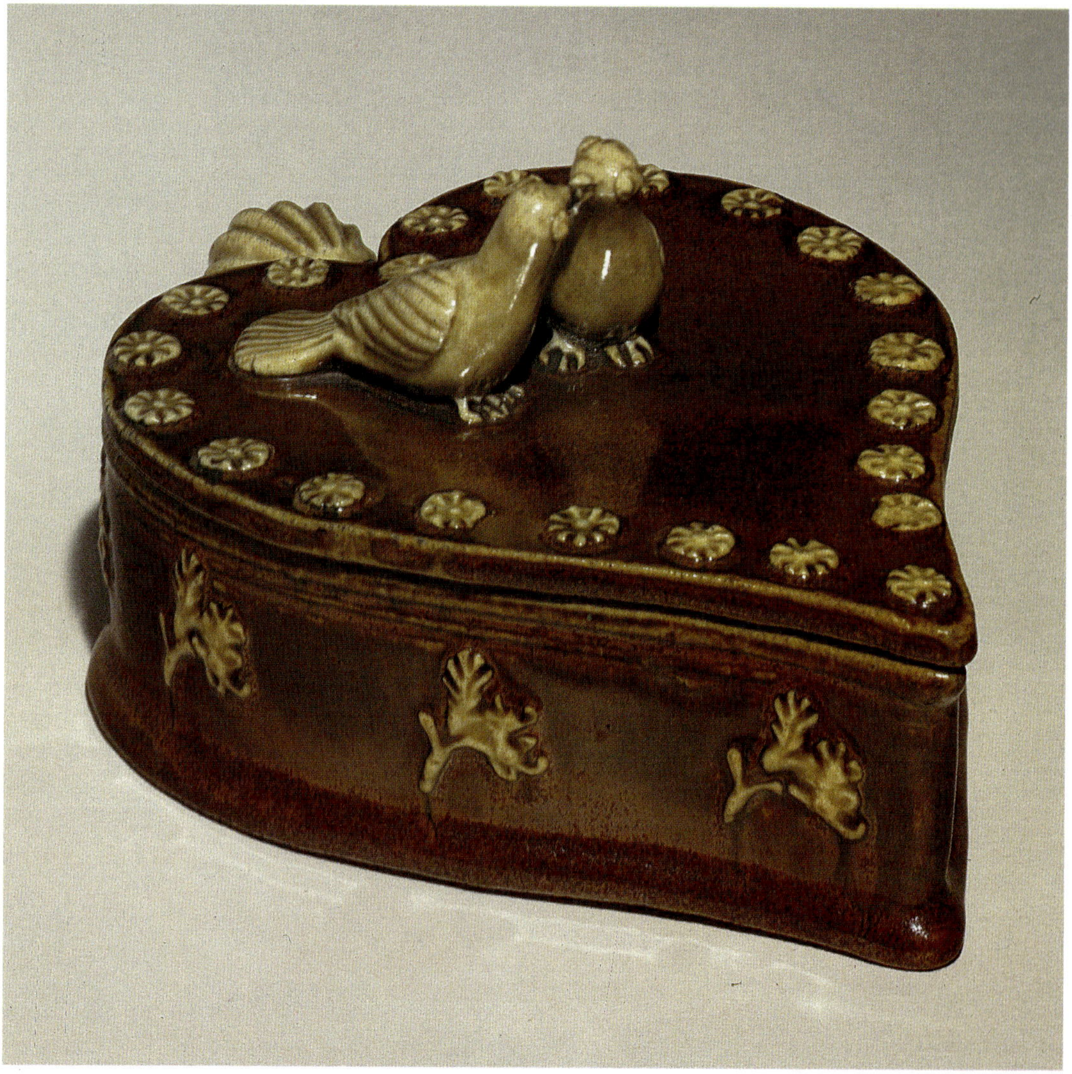

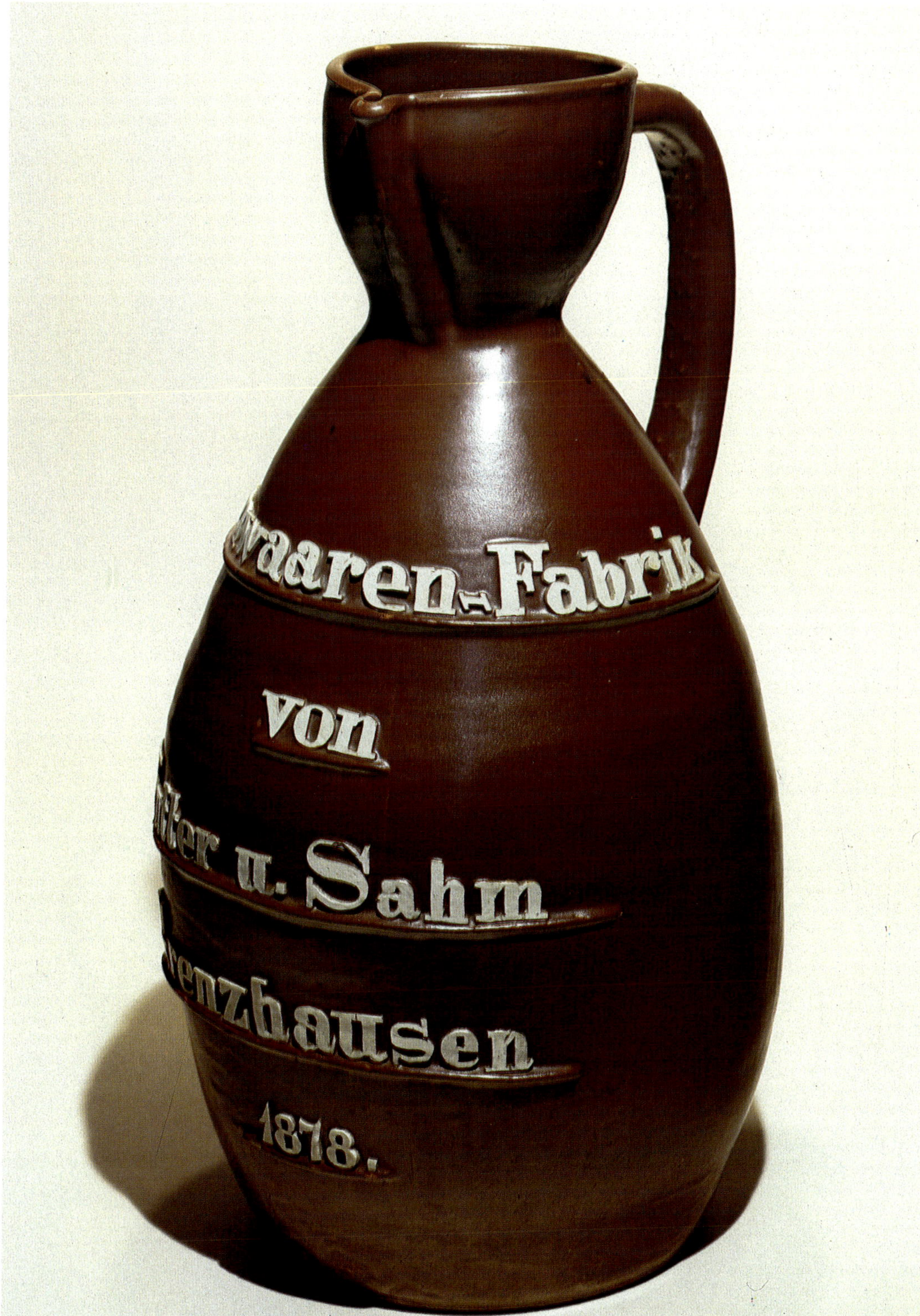
Fabrik
von
u. Sahm
1878.

738, 747, 736

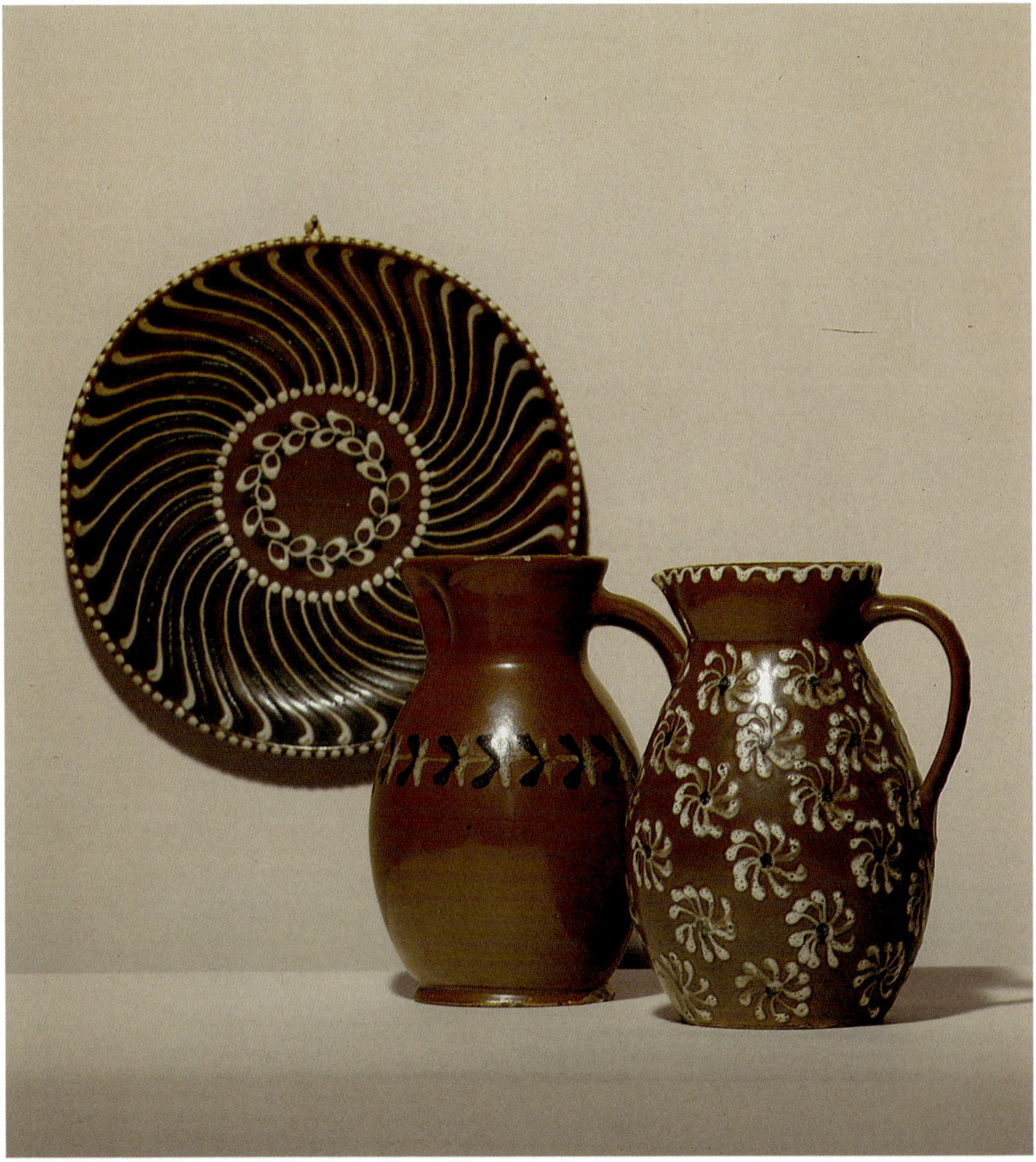

der Gießbüchse, später mit dem Gummibällchen, aufgetragen wurde. Im Anschluß an das Bemalen mußten die Dekore mit durchsichtiger Glasur überpinselt werden, bis man ein einfacheres Verfahren fand und den zum Malen verwendeten weißen Tonschlicker zur Hälfte mit Steinzeugmattglasur mischte.

Um das Versuchsprogramm in die Tat umzusetzen und die neuen Dekore in den handwerklichen Töpfereibetrieben einzuführen, schlug die keramische Fachschule neue Wege der Gewerbeförderung ein und betrieb selbst aktive Handwerkspflege.

Fritz Theilmann interessierte insgesamt sechs Werkstätten aus Bunzlau, Tillendorf und Naumburg/Q. dafür, sich an einer Arbeitsgemeinschaft „Bunzlauer und Naumburger Brauntöpfereien“ unter Moderation der Fachschule zu beteiligen. Als Markennamen für das neue Geschirr wählte man den von Eduard Berdel stammenden Begriff „Bunzlauer Braunzeug“. Der Name sollte die Gleichwertigkeit der neuen Ware mit hochgebranntem Steinzeug zum Ausdruck bringen[14]. Die Bezeichnung wurde ein voller Erfolg für die neue Arbeitsgemeinschaft und vielfach synonym für die braune Ware Bunzlaus insgesamt verwendet.

Offizielles Gründungsdatum der Arbeitsgemeinschaft war der 1. Januar 1936. Berdel übernahm in seiner Eigenschaft als Fachschuldirektor die offizielle Leitung und den Vorsitz. Durch seine Mitgliedschaft in der Bunzlauer Töpferinnung blieb er in ständigem Kontakt mit den Handwerksbetrieben und

Kaffeegeschirr mit aufgelegtem Dekor, Töpferei Max Lachmann, Naumburg/Q.

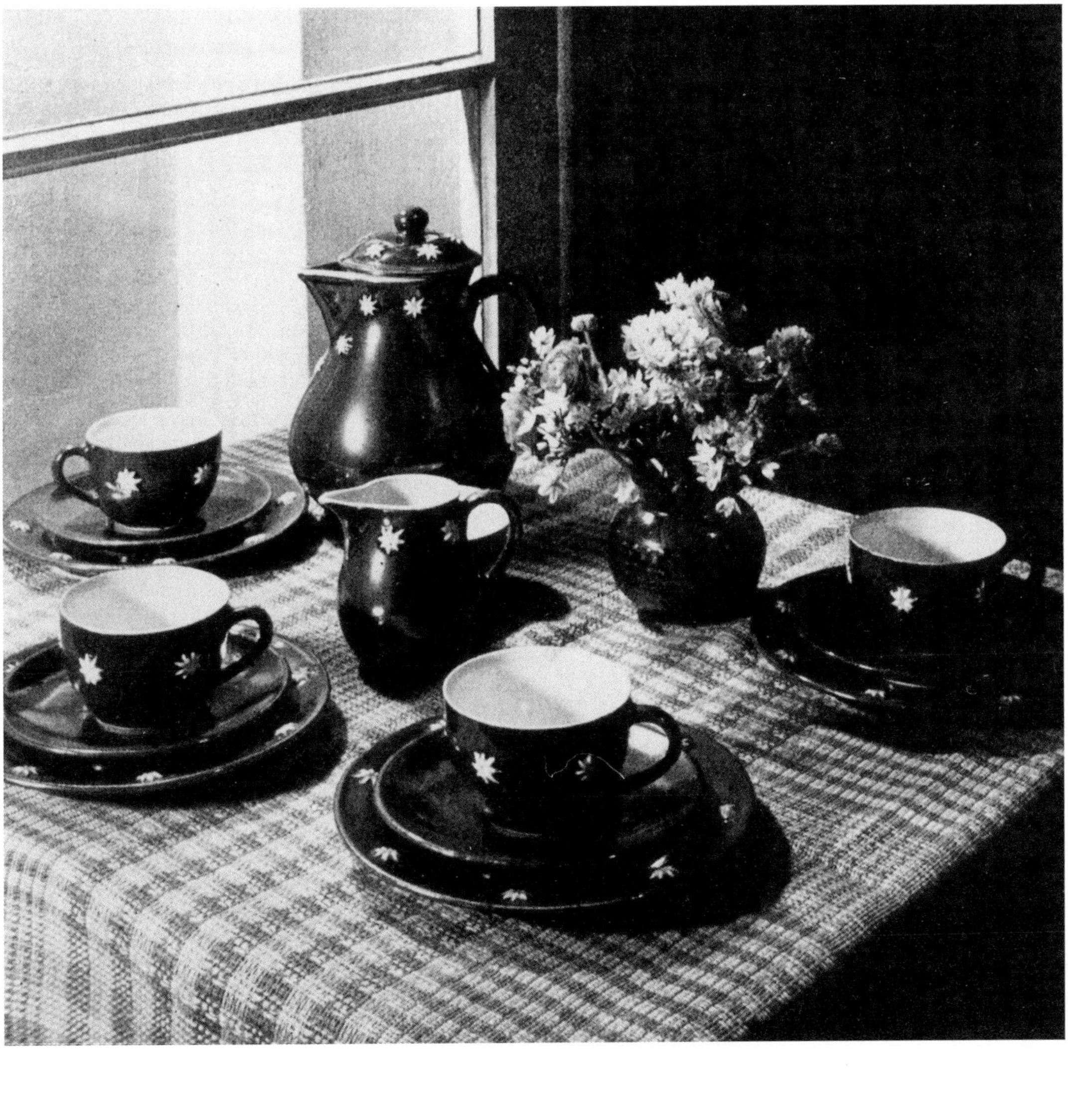

konnte so den Fortschritt des Unternehmens unmittelbar verfolgen. Die künstlerische und organisatorische Leitung lag in den Händen von Fritz Theilmann.

Um den Erfolg der Aktion „Bunzlauer Braunzeug" sicherzustellen und eine gleichbleibende Qualität der angestrebten Handwerksarbeit zu gewährleisten, wurde die Geschäftsstelle in der Fachschule selbst eingerichtet. Es gab dort ein Büro, das den Schriftverkehr, die Werbung, die Annahme der Bestellungen bearbeitete, und ein Warenlager[15].

Der Arbeitsgemeinschaft angeschlossen waren in Bunzlau die Töpfereien Paul Gleisberg und August Hude, in Tillendorf die Töpferei Max Werner und in Naumburg/Q. die Werkstätten Max Lachmann, Oswald Seiler und Paul Vogt. Die Töpferei Gleisberg schied schon bald nach Gründung aus der Arbeitsgemeinschaft aus. Sie stellte aber auch weiterhin auf eigene Rechnung die zuvor für die Aktion „Bunzlauer Braunzeug" ausgewählten Gefäßformen und Dekore her und kennzeichnete sie mit einem am Boden eingeritzten G[16]. 1937 trat die Töpferei Louise Reinwald in Naumburg/Q. der Vereinigung bei[17].

Konnte die Arbeitsgemeinschaft in der Gefäßgestaltung auf eine Vielfalt traditioneller Formen in den Werkstätten zurückgreifen, so wurden die Malhorndekore nach Entwürfen von Fritz Theilmann, Elisabeth von Grunelius oder in Zusammenarbeit mit den betreffenden Werkstätten neu entworfen und dem zeitgenössischen Geschmack angepaßt.

Wie Theilmann formulierte, war es der Anspruch der Arbeitsgemeinschaft, „den Begriff des heimatgebundenen Braunzeugs sorgfältig zu wahren und keiner Mode oder Spielerei Raum zu geben"[18].

In jeder der beteiligten Töpfereien wählte er in Übereinstimmung mit den betreffenden Meistern fünf bis sechs erprobte und bewährte Gefäßformen für das Aktionsprogramm aus. Die ersten Gefäße, die in das Programm der Aktion „Bunzlauer Braunzeug" Aufnahme fanden, waren aus den Versuchsreihen Theilmanns mit den Töpfereien hervorgegangene Entwürfe. Sie wurden zu Werbezwecken in einem Faltblatt veröffentlicht[19]. Zu der ersten Serie von Probegefäßen gehörte eine tonnenförmige Vase mit weißem Punktmuster nach einem Entwurf von Max Werner aus Tillendorf, dem Theilmann nach eigenen Aussagen erste Anregung zur Verwendung des Malhorndekors für die Aktion „Bunzlauer Braunzeug" verdankte[20].

Neben Kannen und Krügen, die sich in ihrer Form an das traditionelle Bunzlauer Gebrauchsgeschirr anlehnten, sowie neu entworfenen flachen Schalen und Schüsseln, wurden auch in den folgenden Jahren Formen für Zier- und Gebrauchsgegenstände entwikkelt. Nach Entwürfen Theilmanns wurden z.B. große Ähren- und Fischteller in der Töpferei Lachmann hergestellt. Den „Herzkrug" zu einem Service mit Bechern entwarf Theilmann nach einer Bunzlauer Grundform. Die Idee zu der herzförmigen Gefäßmündung stammt von italienischen Majolikakrügen, die Theilmann auf einer Reise gesehen hatte[21]. Für die Bemalung entwarf Elisabeth von Grunelius das sogenannte Löwenzahnmuster. Die Herstellung in zwei verschiedenen Ausführungen mit weißem Dekor auf brauner Lehmglasur und weißer Bemalung auf schwarz gefärbter Glasur übernahm die Töpferei Max Werner in Tillendorf[22].

In Zusammenarbeit von Fritz Theilmann und Elisabeth von Grunelius entstanden ein Adventleuchter und mehrere figürlich gestaltete Gefäße, die sogenannte Butterjule, Schnapsliese und Leuchtermarie, die ebenfalls die Töpferei Max Werner in Tillendorf produzierte. Aus derselben Werkstatt stammte ein braunes Eß- und Kaffeeservice mit Streublümchenmuster, zu dem die Töpferei Max Lachmann kleine Henkelschälchen in gleichem Muster lieferte[23].

Die Töpferei Seiler stellte neben Krügen mit weißem Spiralenmuster kleine runde Schüsseln mit gewelltem („gezänkeltem") Rand her, die mit verschiedenen Tierdarstellungen bemalt waren.

Theilmann und Berdel verbanden mit ihren Aktivitäten die Hoffnung, daß in den Töpferwerkstätten die Prinzipien der Arbeitsgemeinschaft bald festen Fuß faßten und eigene schöpferische Tätigkeit in der Zukunft aktiviert würde. Danach sollten die Töpfereien auch im Rahmen eines handwerklichen Sonderprogramms wieder selbständig ohne Unterstützung der Keramischen Fachschule tätig werden können[24]. Als oberster Grundsatz des auf handwerkliche Qualitätsarbeit ausgerichteten Programms galt, daß alle Gefäße für die Aktion „Bunzlauer Braunzeug" auf der Scheibe gedreht sein sollten. Verschiedene Werkstätten stellten aber auch eingedrehte Ware her.

Elisabeth von Grunelius, ehemalige Schülerin der Fachschule, die die Gesellenprüfung im Töpferhandwerk abgelegt hatte, übernahm es, die neue Maltechnik und die neuen Modelle in den beteiligten Werkstätten bekannt zu machen. Sie war mit Unterstützung staatlicher Mittel von der Schule für diese Aufgabe als Wanderlehrerin angestellt worden und verbrachte meist mehrere Tage in den verschiedenen Werkstätten, um die für das Arbeitsprogramm vorbereiteten Gefäße zu bemalen. Darüber hinaus lernte sie geeignete Arbeitskräfte und weibliche Mitglieder der Töpferfamilien an. Die überwiegende Zahl der Mädchen allerdings, meist Praktikantinnen aus der Keramischen Fachschule, führte nur einfache Wellen- und Punktmuster aus. Brigitte Lachmann, die beim Dekorieren in der väterlichen Werkstatt ab 1936 mitarbeitete, erlernte die Maltechniken und die verschiedenen neuen Dekore von der Lehrerin sehr schnell, so daß sie bald auch große Teller selbständig dekorieren konnte[25]. In der Regel wurde ein Vorrat von etwa zwei- bis dreihundert gedrehten, lehmglasierten Stücken in einer im Boden der Werkstatt eingelassenen Grube angesammelt, wo die Glasur feucht blieb und nicht austrocknete. Danach begann Brigitte Lachmann die Gefäße mit weißer Engobemalerei zu dekorieren. Die Arbeit nahm etwa zwei bis

Informationsblatt zur Aktion „Bunzlauer Braunzeug", um 1936

BUNZLAUER BRAUNZEUG

DER BUNZLAUER
UND NAUMBURGER
BRAUNTÖPFEREIEN

GESCHÄFTSSTELLE IN DER
STAATLICHEN KERAMISCHEN
FACHSCHULE IN BUNZLAU
KONTO GIROKASSE BUNZLAU.

WERKSTÄTTE SEILER:
Halsvase Nr. 18 und 19

WERKSTÄTTE MAX WERNER:
Kaffeegeschirr Nr. 239

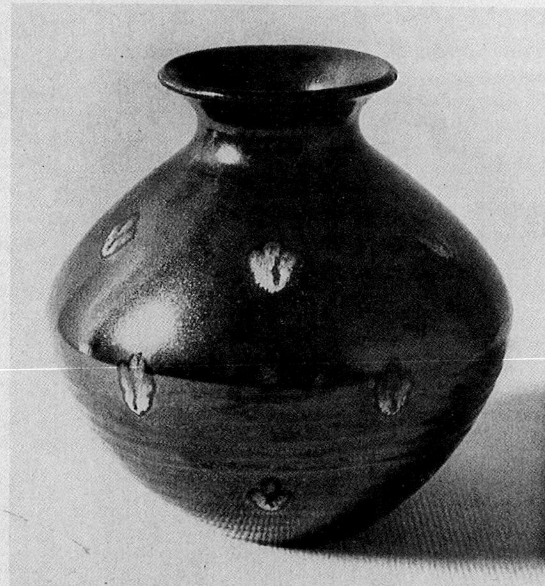

Foto: Kube

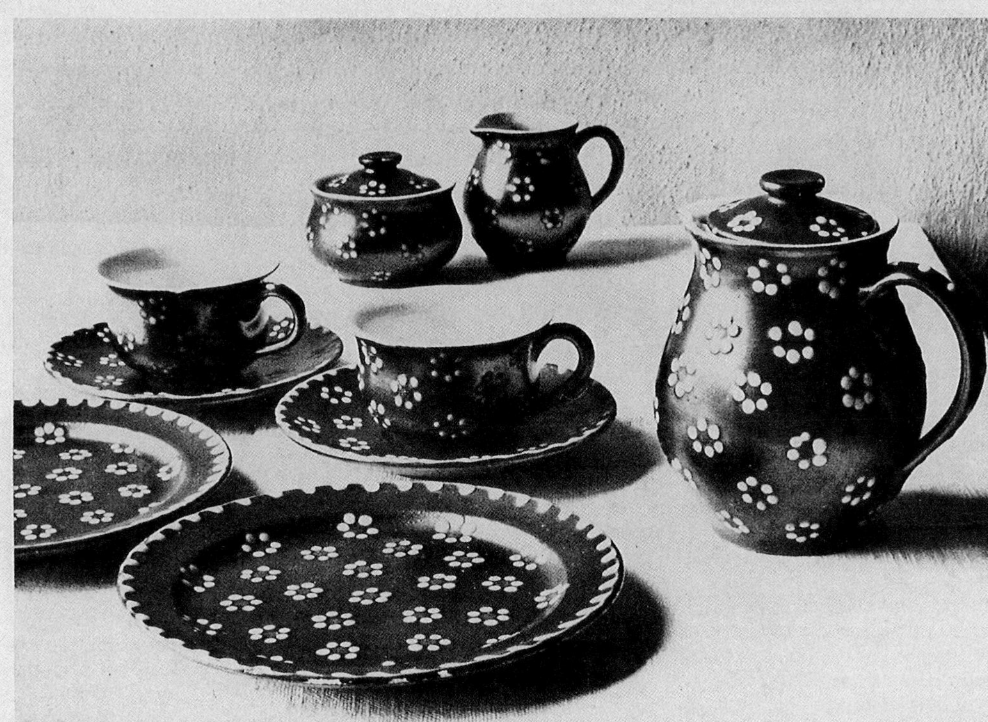

Foto: Leinkauf

drei Wochen in Anspruch. Kleine Teller und Ziergefäße bemalte sie meist aus freier Hand und nach eigenem Ermessen, während die Dekore auf großen Tellern festgelegt waren und vor dem Bemalen mit Hilfslinien vorgezeichnet wurden.

Nach den Vorstellungen der Fachschule sollte die Herstellung der Ware zur Aktion „Bunzlauer Braunzeug" neben dem einfachen Gebrauchsgeschirr nur einen Teil der Werkstattproduktion ausmachen, zumal für das handwerkliche Qualitätsgeschirr erst neue Käuferschichten gewonnen werden mußten.

Es entstanden in erster Linie Teller, Schüsseln, Schalen, Krüge und Vasen. Im Laufe der Zeit kamen Kaffee- und Eßservices hinzu, deren Produktion die Töpfereien Max Lachmann, Max Werner und Louise Reinwald in Naumburg/Q. übernahmen.

Zur Erleichterung des gemeinsamen Vertriebs erhielten die verschiedenen Gefäße neben dem Signum der Arbeitsgemeinschaft „BB" eigene Artikelnummern. Diese wurden zunächst am glasierten Gefäßboden eingeritzt und später mit dem Malhorn aufgemalt. Die Nummern waren in einem gemeinsamen, nach Werkstätten gegliederten Bestellerkatalog aufgeführt[26].

Als wichtigstes Mittel der Kundenwerbung erwies sich die Leipziger Messe, an der sich die Arbeitsgemeinschaft seit dem Jahr 1936 beteiligte. Im Grassi-Museum, dem Ausstellungsgebäude für das Kunsthandwerk, zeigte sie zu jeder Messe das gesamte Sortiment der Aktion „Bunzlauer Braunzeug". Elisabeth von Grunelius übernahm auch hier den Vertrieb, warb Kunden an und nahm Aufträge entgegen. Kunden, die sie auf diesem Wege gewann, waren vor allem Kunstgewerbegeschäfte wie die „Dürer-Häuser" und die Filialgeschäfte des „Deutschen Heimatwerks". Großaufträge gingen an die Arbeitsdienstlager für Frauen und Mädchen, seit der Reichsarbeitsführer verfügt hatte, die dortigen Räume mit volkstümlichem Geschirr auszustatten[27].

Eigens für diesen Zweck entwarf Fritz Theilmann ein Kantinengeschirr. Als Dekor übernahm er das sogenannte Löwenzahnmuster von eingeführten Gefäßen nach einem Entwurf von Elisabeth von Grunelius. Das Geschirr gab es in zwei Ausführungen mit weißer Bemalung auf braunem Grund und mit blauer Malerei auf Weiß. Die Herstellung übernahm die Töpferei Louise Reinwald in Naumburg/Q.[28].

Die Arbeitsgemeinschaft „Bunzlauer und Naumburger Brauntöpfereien" beteiligte sich mit der Aktion „Bunzlauer Braunzeug" nicht allein an der Leipziger Messe, sondern auch an verschiedenen Ausstellungen zum zeitgenössischen Kunsthandwerk in Museen und Kaufhäusern, z.B. bei Wertheim in Breslau und Berlin, was zur Popularität dieser Waren beitrug. 1938 wurde das Bunzlauer Braunzeug auf der Internationalen Handwerkerausstellung mit einem Ehrenpreis ausgezeichnet[29].

Während des Zweiten Weltkriegs mußte die Herstellung von Ziergeschirr in den Töpfereien zunächst stark gedrosselt und 1940/41 zugunsten von Gebrauchsware eingestellt werden. Infolge der zunehmenden Rohstoffknappheit wurde insbesondere die blaue Bemalung wegen des Bedarfs an Kobalt nur noch sehr sparsam ausgeführt und vielfach ganz aufgegeben. Ausnahmegenehmigungen gab es nur für die Lehrlinge, die während ihrer Ausbildung auch weiterhin Krüge und Teller dekorieren durften. Solche Gefäße waren in der Kriegszeit bei den Töpfern beliebte Tauschobjekte zur Beschaffung fehlender Lebensmittel und Gebrauchsgüter. Meist wurden die bemalten Gefäße an die NS-Frauenschaft verkauft, die sie bei der Entlassung von Soldaten aus den Bunzlauer Lazaretten verschenkte. Die Arbeitsgemeinschaft erhielt während des Krieges Großaufträge über 2000 bis 3000 bemalter Weihnachtsteller, die in den Lazaretten ausgegeben wurden[30]. Auch Landverschickungsheime, in denen Kinder aus den bombengefährdeten Großstädten während des Zweiten Weltkriegs untergebracht waren, erhielten Lieferungen von Gebrauchsgeschirr mit einfachem Streublümchenmuster[31].

Sammelbestellungen nahm die Geschäftsstelle der Arbeitsgemeinschaft in der Keramischen Fachschule Bunzlau entgegen. Die Geschäftsstelle leitete die Bestellungen dann nach den Artikelnummern geordnet an die betreffenden Werkstätten weiter. Fertige Waren trafen wiederum im Lager in der Fachschule ein und wurden von hier aus zentral versandt. Zur Deckung der Kosten berechnete die Geschäftsstelle den Töpfereien einen Aufschlag auf den Werkstattpreis. Darüber hinaus gab sie die Einnahmen voll an die Hersteller weiter[32].

Anmerkungen

1 F. Theilmann 1939 S. 39ff. – E. Berdel 1939 (2) S. 77ff.
2 Das Göring-Service der Staatlichen Keramischen Fachschule Bunzlau 1933 S. 461
3 Mündlicher Hinweis von Reinhardt Gleisberg (aus Bunzlau) Marktheidenfeld 1985
4 Eine Darstellung seiner Versuche mit der Technik des belegten Braungeschirrs gibt F. Theilmann 1935 (3) S. 251ff. – ders. 1935 (1) S. 411
5 F. Theilmann 1935 (1) S. 251
6 ebd. S. 252
7 F. Singer 1911 (1) S. 447
8 F. Theilmann 1954 S. 30 – Die Datierung des Services mit dem belegten Sternchen-Muster der Töpferei Lachmann nach Angaben in: Deutsche Warenkunde 1939 S. 583
9 Mündlicher Hinweis von Georg Buchwald (aus Naumburg/Q.), Glashütten 1985
10 Mündliche Auskunft von Brigitte Vogt geb. Lachmann (aus Naumburg/Q.), Pang bei Rosenheim 1985
11 Zur Herstellung neuer Gipsformen für das Sternchen-Muster war in der Töpferei Lachmann eine mit Schellack bestrichene Matrixform aus Gips vorhanden. Mitteilung von Brigitte Vogt

12 F. Theilmann 1935 (1) S. 257
13 F. Theilmann 1935 (3) S. 257 – ders. 1935 (2) S. 395 – ders. 1935 (1) S. 412ff.
14 F. Theilmann 1954 S. 31
15 E. Berdel 1939 (2) S. 78
16 Mündlicher Hinweis von Reinhardt Gleisberg – Eine Kanne aus der Sammlung Peltner in Höhr-Grenzhausen trägt den vollen Namenzug Gleisberg (am Boden aufgemalt)
17 Deutsche Warenkunde 1939 S. 609
18 F. Theilmann 1939 S. 42
19 Ein Exemplar des Faltblattes befindet sich im Besitz von Georg und Steffi Peltner, Höhr-Grenzhausen
20 F. Theilmann 1935 (3) S. 413 Abb. 6
21 Hinweis von Prof. Fritz Theilmann Kieselbronn 1982
22 F. Theilmann 1954 S. 31
23 ders. 1966 S. 13
24 E. Berdel 1939 (1) S. 21ff.
25 K. Späth 1985 S. 61
26 F. Theilmann 1939 S. 43 – Zusätzlich zu Werbezwecken wurden lose Blätter mit Abbildungen von Gefäßen aus dem Aktionsprogramm mit Angaben der Werkstatt und den Artikelnummern verteilt. Vier der Blätter befinden sich im Besitz des Museums für Deutsche Volkskunde Bibl. Bd 208
27 Der Reichsarbeitsdienst unterstand zunächst dem Ministerium des Innern. Reichsarbeitsführer Hierl war zugleich Staatssekretär im Innenministerium. Ab 1943 wurde der Arbeitsdienst eine selbständige Reichsbehörde. Ihre Aufgaben waren: 1. Bodenkultivierung (z. B. Bau der Reichsautobahn). 2. Erziehung durch Handarbeit zur nationalsozialistischen Arbeitsauffassung (Arbeit in der Landwirtschaft).
28 E. Berdel 1939 (1) S. 18 Abb. des Kaffeeservices – K. Späth 1985 Abb. 33 Eßservice für den Arbeitsdienst u. S. 62
29 F. Theilmann 1939 S. 44
30 Mitteilung von Reinhardt Gleisberg
31 K. Späth 1985 S. 62
32 F. Theilmann 1939 S. 43

Regine Falkenberg

Bau- und Industriekeramik

Der Kreis Bunzlau war nicht nur bekannt für seine Töpfereien, sondern auch für seine seit der Gründerzeit expandierende Steinzeugindustrie. Denn mit der fortschreitenden Industrialisierung im Deutschen Reich nach 1870, dem enormen Anwachsen der Großstädte durch Zuwanderung von Arbeitskräften und der einsetzenden Bautätigkeit, gewann dieser Industriezweig rasch an Bedeutung. Allein drei große Unternehmen entstanden in Bunzlau: die Bunzlauer Tonwarenfabrik Eduard Küttner 1864, die Bunzlauer Werke Lengersdorff & Co. 1870 und die Bunzlauer Thonröhren- und Chamottewaaren-Fabrik Hoffmann & Co. 1889. Außerdem gab es seit 1863 in Ullersdorf am Queis die J. Hersel G.m.b.H., seit 1871/72 in Siegersdorf die Siegersdorfer Werke und seit 1872 in Nieder-Ullersdorf bei Hansdorf die Ullersdorfer Werke. Ein maßgeblicher Gesichtspunkt bei der Entscheidung für diese Standorte war das in diesem Gebiet ohnehin reiche Tonvorkommen, durch das zumindest ein Teil der Rohstoff-Transportkosten eingespart werden konnte.

Das Fabrikationsprogramm der Steinzeugindustrie umfaßte hauptsächlich solche Artikel, die für den Bausektor in verschiedenster Weise wichtig waren: zum Beispiel Klinker, Verblend- und Formsteine, Bauornamente, Terrakotten, Wand- und Fußbodenplatten, Badezellensteine, Kanalisationsröhren, Dunst- und Gasabzugsröhren, Stallartikel wie Krippen, Tröge, Tränken, Sanitärwaren wie Klobecken, Wannen, Waschbecken, Reihenwaschanlagen. Außerdem stellten einige Betriebe feuerfeste Steine sowie Ausfütterungen für Ofen- und Feuerungsanlagen her, die beispielsweise in der Schwerindustrie eine wichtige Rolle spielten. Für die chemische Industrie wurden mächtige Behälter, Kühlschlangen, Säurepumpen und -leitungen und weiteres Maschinenzubehör – zum Teil in Präzisionsarbeit – angefertigt, und zur Verwendung in Haushaltungen, aber auch in Sauerkraut- und Gurkenfabriken[1], dienten Gär-, Einlege- und Aufbewahrungsgefäße, die in vielen verschiedenen Größen lieferbar waren.

Wirft man einen Blick auf die Chronik von Bunzlau, so scheint diese Stadt geradezu prädestiniert zu sein für die Herstellung von Röhren zu Kanalisations- und Wasserleitungszwecken. Bereits seit 1531 besaß die Stadt als erste in Deutschland eine Kanalisation, deren einzelne Kanäle aus Sandsteinmauerwerk und -platten bestanden[2]. Etwa um dieselbe Zeit wurde vom außerhalb gelegenen Queckbrunnen Trinkwasser mittels Holzröhren in die Stadt geleitet[3]. Bis zum Beginn des 19. Jhs. verwendete man diese Art von Röhren dafür, was noch 1806 die Verwunderung eines Reisenden hervorrief. „Die Fabrike von gebrannten Gefäßen ist sehr beträchtlich, was mich aber wundert, ist: daß man hier noch nicht das öffentliche Röhrgeleite durch thönerne Röhren unterhält, sondern zur Schande aller Holzökonomie immer noch hölzerne Röhren legt. Ich fragte nach der Ursache, man antwortete mir aber, man hätte in Glogau damit einen Versuch gemacht, die Röhren wären aber gesprungen."[4] Wohl unbefriedigt über die Antwort, forscht er weiter und findet eine für ihn plausible Erklärung. „Unsere Magisträte sind alle schlecht besoldet, ein jeder Senator hat nun ein Departement, dies benutzt er so gut er kann; so hat nun auch einer diese Röhrgeleite zu besorgen, die thönernen bringen ihm aber nichts ein, weil man nichts davon abschneiden kann."[5]

Schon drei Jahre später, im Jahr 1809, begann der Bunzlauer Töpfer Gotthardt jun. mit der Herstellung von Tonröhren. Da sich die Röhren in ihrer Funktion als Wasserleitungsröhren bewährt haben sollen, wird in einer Quelle das Jahr 1809 einmal auch ganz euphorisch als das „Geburtsjahr der Bunzlauer Tonröhrenindustrie"[6] bezeichnet. Jedoch hatte die Produktion bis in die zweite Hälfte des 19. Jhs. noch keinen nennenswerten Umfang. Dann aber stieg die Nachfrage, da vor allem in den industriellen Ballungszentren zum Schutz vor Krankheiten hygienische Vorkehrungen zur Beseitigung der Abwässer getroffen werden mußten. „Das Aufblühen dieser Industrie steht im engsten Zusammenhang mit dem Streben der Städte nach Schaffung hygienischer Einrichtungen; besonders die städtischen Kanalisationsanlagen haben das Bedürfnis nach Rohrleitungen hervorgerufen, welche bei genügender Festigkeit kein zu hohes Gewicht besitzen, gegen chemische Angriffe beständig, in sanitärer Beziehung einwandfrei, also nicht porös sind und schließlich keine zu hohen Kosten verursachen. Allen diesen Anforderungen entspricht das mit Lehm- oder Salzglasur überzogene Steinzeugrohr."[7]

Die industrielle Herstellung der Steinzeugröhren geschah im wesentlichen nach dem Prinzip des „Makkaronipressens", mit dem Joseph Hamilton aus Dublin schon 1816 beim Töpfern experimentiert hatte[8]. Nach der Tonaufbereitung erfolgte die Formgebung mit Hilfe von Pressen. Bei diesen Maschinen unterschied man liegende und stehende Pressen[9], mit einem horizontalen oder vertikalen Austritt der Röhren[10]. Nicht alle Maschinentypen preßten die Muffe gleich mit, so daß bei der Fabrikation von Muffenröhren bis ins 20. Jh. hinein die Muffen teilweise extra gepreßt beziehungsweise in Formen gegossen und angarniert werden mußten[11]. Die Formstücke, die Abzweige und Biegungen beim Verlegen der Leitungen ermöglichen, wurden, aus der Maschine kommend, mit der Hand gebogen oder entsprechend durch Ausschneiden und Angarnieren hergestellt[12]. Nach dem Trocknen der Röhren bekamen die Muffen innen und die Spitzenden außen auf einer Drehbank ihre Rillen[13]. Die Verbindung von Röhren erfolgte, indem zunächst Teer- oder Hanfstricke in den Muffen zu Ringen gelegt, dann die Röhrenenden zusammenge-

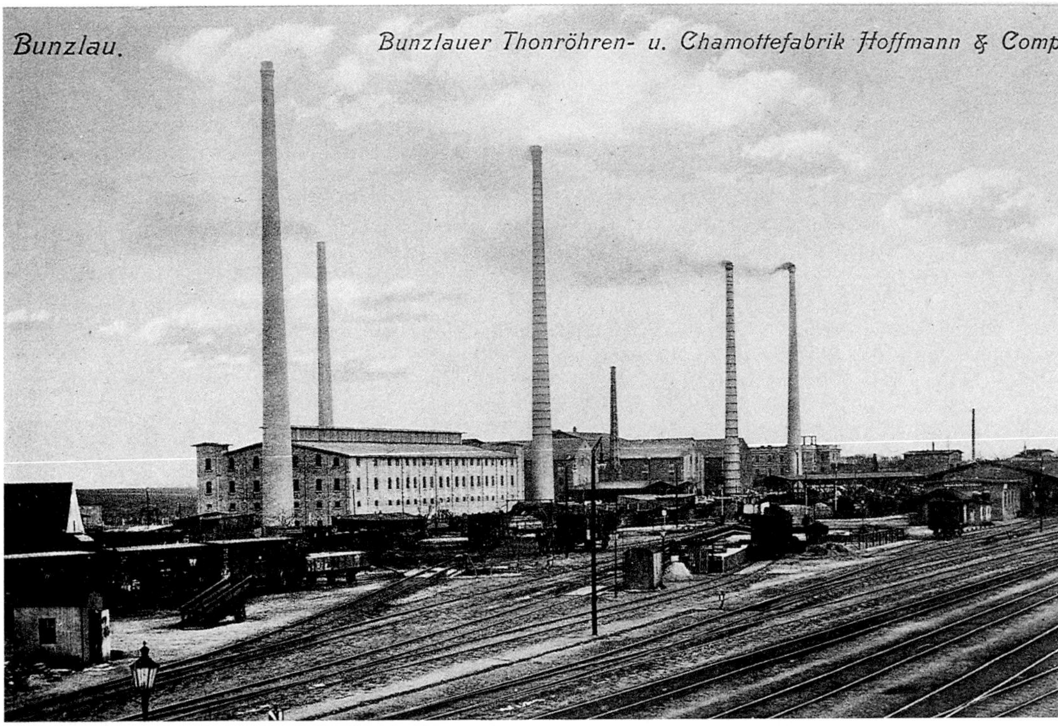

Gebäude der Bunzlauer Firma Hoffmann & Co

Verladen von Tonröhren bei der Firma Hoffmann & Co in Bunzlau, 1930/40

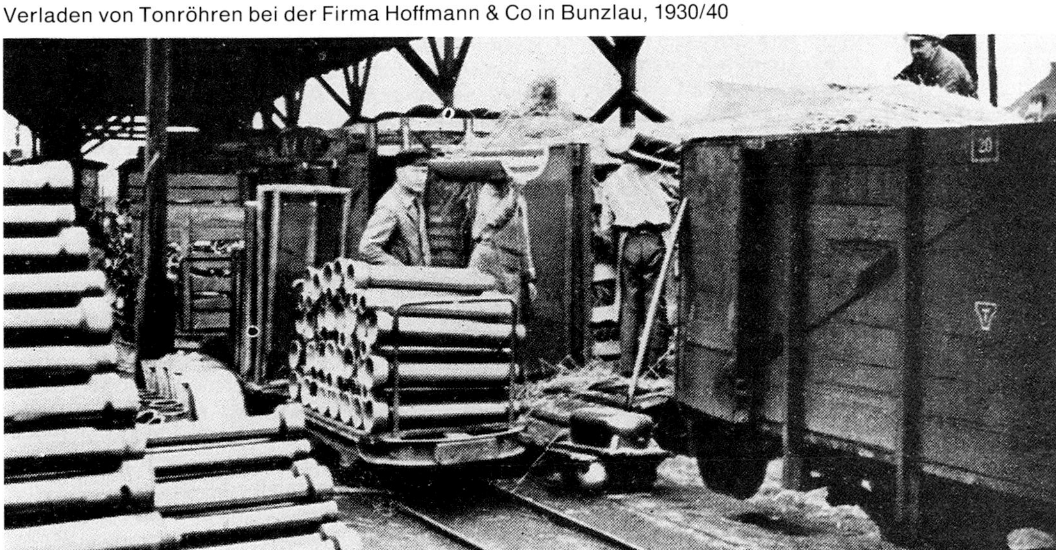

steckt und mit flüssigem Asphalt oder einem plastischen Tonwulst abgedichtet wurden[14]. Heute sind solche Dichtungsmaterialien überflüssig, da sich in den Muffen der Röhren ein harter Kunststoffring befindet, in den das Spitzende eingedreht wird[15].

Um den Reibungswiderstand der Rohroberfläche für die hindurchfließende Flüssigkeit möglichst gering zu halten – und nicht zuletzt um eine hinreichende Dichte des Scherbens zu gewähren – wurden die Röhren glasiert. Dazu verwendete man sowohl Lehm- als auch Salzglasur. Und es ist nicht auszuschließen, daß im Kreis Bunzlau, der für die Lehmglasur bekannt war, in den Steinzeugbetrieben außer der Lehm- noch die Salzglasur zur Anwendung kam[16].

In Ullersdorf am Queis befaßte sich die J. Hersel G.m.b.H. bis zum beginnenden 20. Jh. erfolgreich mit der Produktion von Kanalisationsröhren[17]. In Bunzlau wurden sie von Küttner und von Hoffmann & Co. gefertigt. Die Jahresproduktion der beiden Betriebe stieg von etwa 500 Waggons im Jahre 1893 auf 1000 Waggons 1895[18]. Die Verladeziffern von Tonröhren in Bunzlau lagen 1900 bei 11947 t, 1905 bei 13894 t und 1913 bei 17295 t[19]. Der dennoch größte schlesische Lieferant für Kanalisationsröhren waren die 1873 gegründeten und ab 1888 zum Dresdener Bankhaus Gebr. Arnhold gehörenden[20] Deutschen Ton- und Steinzeugwerke (DTS) in Münsterberg in Schlesien[21].

Im Jahre 1902 wandte sich der Verein deutscher Thonrohrfabrikanten gegen eine vom Reichskanzler beabsichtigte „Herabsetzung des Zolles auf Thonröhren etc. von 100 M auf 40 M pro 10000 kg“[22]. Aus der Gegenrede geht hervor, daß Schweden zum Beispiel für den Weg nach Danzig nur sehr geringe Wasserfrachtkosten in Höhe von etwa 30 M hatte, während die schlesischen Werke ab Bunzlau 128 M Frachtkosten bis Danzig aufwenden mußten[23]. Wäre der Zoll zudem ermäßigt worden, so wären ausländische Hersteller noch mehr begünstigt worden. Wie abhängig dieser Industriezweig von wirtschaftspolitischen Ereignissen war, zeigt der Zusammenschluß deutscher Steinzeugfabrikanten zur Verkaufsgesellschaft Deutscher Steinzeugwerke m.b.H. mit Sitz in Charlottenburg 1, Luisenplatz 2, im Jahre 1921. „Das Aufhören jeder größeren Bautätigkeit während des Krieges und in der Nachkriegszeit brachte daher für diese Industrie bedeutende Produktionseinschränkungen, zumal ja auch sie den Verlust ihres Hauptabsatzgebietes im Osten zu beklagen hatte. Um die bestehende Krise, in der sich die gesamte Tonröhrenindustrie Deutschlands befand, nicht durch gegenseitige Preisunterbietungen noch weiter zu verschärfen, schlossen sich alle deutschen Steinzeugfabrikanten dieser Branche zu einem Preiskartell zusammen, das im vergangenen Jahre zu einem Syndikat mit einer gemeinsamen Verkaufsstelle in Berlin ausgebaut worden ist. Der Vorteil dieser Einrichtung für die deutsche Volkswirtschaft beruht in der Transportkostenersparnis, die sich aus der Organisation ergibt, den Bedarf von der geographisch nächstgelegenen Produktionsstätte aus zu decken. Privatwirtschaftlich bedeutet dieses Syndikat eine Sicherung der Lebensbedingungen der Industrie ...“[24]. Der Bunzlauer Betrieb Küttner ließ sich durch diese Verkaufsgesellschaft vertreten[25], und die Firma Hoffmann & Co. war Gesellschafterin[26].

Im engen Zusammenhang mit dem allmählichen Ausbau städtischer Kanalisationsnetze stand die Nachfrage nach sanitären Spülwaren. Hoffmann & Co. stellte um die Jahrhundertwende noch „salzglasierte Trockenklosetts“[27] her. Ab 1907 verfügte der Betrieb dann über eine besondere Feuertonabteilung[28], in der WCs, Bidets, Handwaschbecken und ähnliche Artikel – durch Einformen oder Gießen[29] – gefertigt wurden. Die Bunzlauer Tonwarenfabrik Eduard Küttner annoncierte 1941 neben Sanitärwaren sogar „Reichsbahnbedarfsartikel aus Bunzlauer Feuerton“[30].

Im allgemeinen wurde zur Herstellung von Feuertonwaren vorwiegend nicht weißbrennender Ton benutzt, den man zu hohen Anteilen mit Schamottemehl oder gebranntem Ton versetzte. Vor der Glasur erhielt die auch als Schamotte-Steingut[31] bezeichnete Ware eine weiße Engobe. Das besondere am „Bunzlauer Feuerton“ war der dichte Feinsteinzeugscherben[32], für den verschiedene Glasuren in Betracht kamen: die transparente Feldspatglasur, die weiße Glasur, die braune Lehmglasur, eine Kombination aus Lehm- und Feldspatglasur zu einer gelblichen Glasur, schließlich die Zinnglasur[33]. Sanitäre Spülwaren für den Gebrauch in Fabriken oder Schulen wurden im ersten Viertel des 20. Jhs. häufig innen weiß und außen braun glasiert[34].

Einen anderen großen Produktionszweig der Steinzeugindustrie im Kreis Bunzlau nach 1870 bildeten die baukeramischen Artikel, Erzeugnisse, die etwa zur Fassadenverkleidung, Türumrahmung, Fenstereinfassung, Innenverkleidung von Räumen und somit zur architektonischen Gestaltung verwendet wurden.

Der Baukeramik haben seit Jahrhunderten die verschiedenen Epochen ihr jeweils besonderes Gepräge gegeben[35]. In der zweiten Hälfte des 19. Jhs. war es vor allem die fortschreitende Technisierung der Tonwarenbetriebe, waren es die Maschinen [36], die Neuerungen brachten. Groß in Mode kamen vor allem die Verblender[37], ein bezeichnender Ausdruck des Zeitgeists. Sie waren makellos in der Ausführung, korrekt in der Form und gleichmäßig in der Farbe. Sie eigneten sich als Furnier für Hintermauerungsziegel und Beton sowie zur Verkleidung von Eisen- und Stahlskelettbauten[38]. Häufig wurden Verblendsteine mit Terrakottaelementen kombiniert, so zum Beispiel am ehemaligen Anhalter Bahnhof oder an dem von Waesemann erbauten Rathaus in Berlin. Vor der Jahrhundertwende wurde Kritik an dieser Art des Bauens laut. So heißt es zum Beispiel in einem

Bericht über die Einweihung der Keramischen Fachschule Bunzlau 1898: „Auch die keramische Schule ist ein Backsteinbau; dass sie mit zu den geschmackvollsten Gebäuden der Stadt gehört, haben wir zu unserem Bedauern leider nicht feststellen können. Der Stil des Hauses ist von einer auffallenden Eintönigkeit und die benutzten Verblender lassen erkennen, dass man keineswegs die besten zum Bau verwandt hat. Warum man trotz der Nähe der Siegersdorfer Werke nicht tadellose Waare benutzt und vor allen Dingen der Façade durch Einfügung vielfarbiger, glasirter Ziegel ein schmuckvolles Aeusseres gegeben hat, ist unverständlich. Wie uns mitgeteilt wurde, liegt die Schuld an dem missglückten Bau nicht sowohl an dem leitenden Baurath, als vielmehr an dem störenden Eingreifen des Vertreters des Ministeriums für Handel und Gewerbe."[39]

Zu Beginn des 20. Jhs. kam es dann schließlich zu einer wirtschaftlichen Krise der Verblendsteinindustrie[40], die nicht nur durch das Nachlassen der enormen Bautätigkeit bedingt war, sondern auch mit einem Geschmackswandel einherging[41]. Die keramischen Großbetriebe im Bunzlauer Kreis traf diese Rezession weniger. Sie verfügten über den geschätzten weißbrennenden Ton, mit dem die Siegersdorfer Werke beispielsweise Badezellensteine für Bäder oder Duschräume einschließlich der Seifenschälchen und Kleiderhaken[42], weißglasierte Verblender für „Hofverblendungen, Eisenbahnunterführungen, Schlachthöfe, Bäckereien, Molkereien, Abort- und Waschanlagen, Kühlhäuser, Fabriken, Kesselhäuser, Backöfen, Lebensmittelfabriken, Wäschereien, chemische Fabriken usw."[43] herstellten. Außerdem eignete sich der weiße Ton hervorragend als Untergrund für farbige Glasuren – um 1911 soll es über 80 Nuancen gegeben haben[44] – mit denen zum Beispiel Wand- und Bodenfliesen überzogen wurden. Ein ganz ähnliches Angebot wie die Siegersdorfer Werke hatten auch die Ullersdorfer Werke in Nieder-Ullersdorf und Hersel in Ullersdorf.

Durch die hohen Baustoffpreise – etwa von Metall und Naturstein – wandten sich Architekten nach dem Ersten Weltkrieg allmählich immer mehr der Keramik zu[45]. Schon vorher gab es Bildhauer und Architekten, die sich für künstlerischen und kunstvoll ausgeführten baukeramischen Schmuck einsetzten. Zu ihnen gehört neben anderen[46] auch der Architekt John Martens[47] aus Ragnit in Ostpreußen[48]. Vor 1914 war er künstlerischer Leiter der keramischen Fabrik Gebr. Stratmann in Velten in der Mark gewesen[49]. Von 1923 bis 1925 lehrte er an der Keramischen Fachschule in Bunzlau die Fächer Zeichnen und Malen und Technisches Zeichnen[50]. Als Bildhauer und Keramiker beteiligte sich Martens an einer Reihe von Bauwerken in Berlin oder Köln[51]. Er gestaltete 1929 auf der Werkbundausstellung „Wohnung und Werkraum" in Breslau die Abteilung Baukeramik[52], in der neben anderen auch die Siegersdorfer und Ullersdorfer Werke vertreten waren[53]. Eine Veränderung der Ansprüche an baukeramische Artikel zeigte sich auf dieser Ausstellung nur allzu deutlich: „In früheren Jahrzehnten zeigte bekanntlich eine Wand aus Ziegelsteinen meist einen möglichst gleichartigen Farbton, sei es, daß rote, sei es, daß gelbe Verblender benutzt wurden. Wenn nun heute der beliebte Wechsel in Farbtönungen die Fläche lebendiger und ansprechender machen soll, so stehen verschiedene Methoden zur Verfügung. Entweder verwendet man Steine verschiedener Färbung oder man gibt schon dem einzelnen Ziegel verschiedene Farbflecke auf seine Fläche, wozu noch Wechsel von rauh und glatt treten."[54]

Aus den ersten beiden Jahrzehnten des 20. Jhs. gibt es in Berlin eine größere Anzahl von Geschäftshäusern, Bahnhöfen oder U-Bahnhöfen, deren glasierte Fassadenplatten, figürliche und ornamentale Terrakotten oder Klinker besonders von den Ullersdorfer Werken, aber auch von den Siegersdorfer Werken gebrannt worden sind[55]. Einige dieser Bauwerke kann man noch heute besuchen, etwa die Reichsschuldenverwaltung in der Oranienstraße oder den U-Bahnhof Thielplatz in Berlin-Dahlem.

Die Fabrik von J. Hersel in Ullersdorf führte 1902 den Brand der ornamentalen Füllungen in der Fassade der Stuttgarter Robert Bosch-Fabrik aus[56]. Hersel war schon im ausgehenden 19. Jh. bekannt für seine Terrakotten, die die Firma zum Beispiel 1880 auf der Niederschlesischen Gewerbe-Ausstellung in Liegnitz[57] ausstellte oder 1885 auf der Görlitzer Gewerbe- und Industrie-Ausstellung ganz im historistischen Stile präsentierte: Firmenprodukte auf einem Rasenplatz außerhalb der Halle „in Gestalt eines reizenden Belvederes oder terassenförmigen Aufbaues mit Treppenstufen, Fliesenbelag, Brustwehr, Vasenschmuck, umstellt mit Thonfiguren von bedeutender Größe, vortrefflichster Gestaltung und Ausführung auf hohen Sockeln. Das Ganze ist fast zu schön geordnet und aufgebaut, um den Besuchern nur wenige Monate als Augenweide zu dienen."[58] In der Fabrik selbst befand sich eine Sammlung von Bauornamenten sowie ein Musterlager von Terrakotten[59], um Architekten und Bildhauer von der Qualität der Ausführung überzeugen zu können. Die Terrakotten wurden nach von Bildhauern entworfenen Modellen zunächst in Gips abgeformt, in Ton entsprechend abgebildet und gebrannt.

In der NS-Zeit, besonders kurz vor und während des Zweiten Weltkriegs, hatten die drei Fabriken in Siegersdorf, Ullersdorf und Nieder-Ullersdorf Hochkonjunktur. Mit den hygienischen Wand- und Bodenplatten wurden Treppenaufgänge, Brause-, Wasch- und Wirtschaftsräume in Kasernen, Lazaretten, militärischen Dienst- und Verwaltungsgebäuden ausgestattet[60]. Der Verdienst am Krieg war so enorm, daß die Siegersdorfer Werke sogar damit warben, „jährlich mehrere 100000 qm für Heeresbauten und Industrie geliefert" zu haben[61].

Gut hundert Jahre, nachdem ein Töpfermeister den „Großen Topf" von Bunzlau mit dem großen Fassungsvermögen von 1500 l hergestellt hatte, waren industriell gefertigte Steinzeuggefäße dieser Größenordnung keine Seltenheit mehr[62]. Vor allem die chemische Industrie brauchte diese und andere Erzeugnisse, wie beispielsweise Pumpen, Kühlschlangen, Filter, Hähne, Ventile, Destilliergefäße, Tanks, Säureballons. Solche Zubehörteile und weitere komplizierte Apparate und Maschinen dienten zur Herstellung von Chemikalien aller Art, wie Salpeter-, Salz- oder Schwefelsäure, Soda, Chlor[63], aber auch zur Gewinnung pharmazeutischer Substanzen. So ist etwa in dem in der Ausstellung aufgestellten Mazerationsgefäß der DTS noch in den 1950er Jahren von der Chemischen Fabrik Tempelhof Preuß & Temmler in Berlin Thymianauszug gewonnen und einem Hustensaft zugesetzt worden[64].

Weiterhin eigneten sich Steinzeuggefäße durch ihre hohe Säurebeständigkeit und Druckfestigkeit[65] zur Aufbewahrung und zum Transport. So besaßen die jeweiligen Firmen für den Versand von Chemikalien per Bahn sogenannte Topfwagen, auf denen zumeist 1000-Liter-Gefäße – durch Holz- oder Eisenrahmen getrennt – in einer Reihe standen[66].

Die Herstellungsverfahren des „chemischen Steinzeugs" waren vielfältig und hingen von Form und Größe der Gegenstände ab[67]. Zumeist geschah die Formgebung auf der Drehscheibe durch Freidrehen oder Einformen mit Gipsform und Schablone, wobei sehr große und hohe Gefäße aus mehreren eingeformten Teilen zusammengesetzt wurden[68]. Für eckige Behälter, zum Beispiel für Wannen zu galvanischen Zwecken, strich man sogenannte Blätter einzeln auf und setzte sie in lederhartem Zustand zusammen[69].

Da es bei chemischen Prozessen besonders auf die Dichte der Gerätschaften ankam, wurde nicht nur bildsamer und feinkörniger Ton verwendet, sondern auch auf die Glasur ein besonderes Augenmerk gerichtet. Innen schwenkte man deshalb die Gefäße mit Lehmglasur aus, während man außen Salzglasur benutzte[70]. Die Anwendung beider Glasuren zeigt ein im Besitz des Museums befindlicher 5-Liter-Topf[71], den die Fabrik Hoffmann & Co. in Bunzlau hergestellt hat[72]. Diese Fabrik belieferte wie Eduard Küttner in Bunzlau nicht nur die chemische Industrie, sondern auch die Nahrungsmittelindustrie, die Land- und Hauswirtschaft mit Gärgefäßen für Obstweine, Pökel- und Einlegegefäße zum Beispiel für Sauerkraut. Außerdem stellten beide Betriebe Viehkrippen und -tröge her. Hoffmann & Co. nannte diese Stallartikel „Bunzlauer Tröge"[73], die es aber nicht nur als halbrunde Leistentröge[74], sondern auch in anderen Formen als „Hoffmanns Reform" und „Überall" gegeben hat[75]. Beide Bezeichnungen werden heute noch verwendet. In einem aktuellen Lieferprogramm der Deutschen Steinzeug-Gesellschaft Köln findet sich sowohl die „Reformschale" mit dem schrägen, geraden Boden[76] als auch der eckige „Überalltrog"[77].

Ein letzter bedeutsamer Fabrikationsbereich der Steinzeugindustrie war der der Schamottewaren[78]. Ihre Herstellung wurde in Deutschland etwa seit Mitte des 19. Jhs. betrieben[79], als sich Industrien entwickelten, die mit hohen Temperaturen arbeiteten. Nicht nur Stahl- und Eisenwerke, auch Zement-, Kalk- und nicht zuletzt Keramikbetriebe waren auf feuerfeste Schamottesteine zur Ausmauerung ihrer Öfen angewiesen[80]. Ferner erhielten Glasfabriken Schmelztiegel und Gaswerke sogenannte Gasretorten, spezielle Röhren, die das Gas aus der erhitzten Kohle aufnahmen[81], aus Schamotte. Dieses Material, das aus feuerfestem Ton mit Schamottezusatz bestand, war hochfeuerfest. Sein Schmelzpunkt lag bei etwa 1580° C oder SK 26[82]. Daneben erhöhten zum Beispiel folgende Eigenschaften die Verwendbarkeit: Druckfestigkeit bei hohen Temperaturen, Temperaturwechselbeständigkeit, Widerstandsfähigkeit gegen chemische Stoffe, Raumbeständigkeit[83].

Die chemisch-physikalische Zusammensetzung des Tons im Kreis Bunzlau erlaubte in allen drei Bunzlauer Steinzeugwerken die Herstellung von Schamottesteinen. Bei Küttner und Hoffmann & Co. spielten sie eher eine untergeordnete Rolle, während die Bunzlauer Werke Lengersdorff & Co. neben dem Ofenbau auf die Fabrikation von Schamottesteinen, Gasretorten, Dinas- und Silikasteinen spezialisiert waren. Die beiden zuletzt genannten Steinarten Dinas[84] und Silika[85] bestanden aus Quarzit und Ton bzw. aus Quarzit und Kalk. Ihr Schmelzpunkt lag bei etwa 1600°C[86]. Vorzugsweise verwendete man sie in Hochöfen zur Eisengewinnung.

Die umfangreichen Fabrikationsprogramme der hier schwerpunktmäßig behandelten sechs Steinzeugindustriebetriebe haben die vielfältige Verwendbarkeit der Tonvorkommen und damit deren große wirtschaftliche Bedeutung gezeigt. Bei der raschen Entwicklung dieses Fabrikationszweigs übernahm die Keramische Fachschule in Bunzlau seit 1898 eine wichtige Aufgabe, indem sie Forschungen betrieb und Nachwuchs für die Industrie ausbildete[87]. Die weitgehende Funktion als Zulieferbetrieb machte die Tonindustrie des Kreises Bunzlau abhängig von der allgemeinen wirtschaftlichen Lage bzw. von politischen Entscheidungen, so daß sie zum Beispiel gerade in der Zeit des Zweiten Weltkriegs expandieren konnte. Nach Kriegsende waren die Fabriken zerstört. Ein Teil des ehemaligen Werks Hoffmann & Co. ist wieder in Betrieb und stellt Sanitärwaren her[88].

Anmerkungen

1 K. Späth 1975 S. 68
2 H. J. Reichel 1939 S. (109) f.
3 H. J. Reichel 1939 S. (102)
4 Schlesien wie es ist 3. Bd. 1806 S. 115
5 ebd.
6 A. Glander 1936 S. 182
7 E. Büttner 1908/1909 S. 37
8 J. C. Leuchs 15. Bd. 1816 S. 49
9 G. Rauter 1904 S. 135
10 B. Kerl 1879 S. 481 und 483
11 B. Kerl 1879 S. 483 – G. Rauter 1904 S. 135

12 vgl. F. Singer/S. Singer 1966 S. 14
13 vgl. H. Hecht 1930 S. 344
14 vgl. B. Kerl 1879 S. 489 – F. R. Vogel/E. Schmitt 1908 S. 181 ff.
15 Interview mit Manfred Schiffers der Firma Luhn Berlin 1985
16 E. Berdel 1939 (1) S. 28. Zum Teil wird die Lehmglasur durch Einwerfen von Salz zum Fließen gebracht. Vgl. auch H. Hecht 1930 S. 349 – W. Pukall 1922 (2) S. 87 – F. Singer/S. Singer 1966 S. 15 – W. Schuen 1921 S. 249 f. – E. Lippert 1982 S. 133 – A. Berge 1911 (2) S. 128 – Deutsche Normen DIN 1230 Sept. 1943
17 Tonröhren von Hersel sind zwischen 1869 und 1895 in Naumburg am Queis zur Wasserversorgung verlegt worden. Vgl. R. Simon 1912 S. 84–88
18 M. Bräuer 1922 S. 52 (nach den Jahresberichten der Handelskammer Liegnitz)
19 M. Bräuer 1922 S. 52
20 W. Huth 1927 S. 48
21 vgl. G. Schwarzer 1911 S. 231 – E. Büttner 1908/1909 S. 37 f.
22 Zoll auf Thonröhren 1902 S. 133–134
23 Zoll auf Thonröhren 1902 S. 134
24 M. Bräuer 1922 S. 88 f.
25 Adreßbuch der Keram.-Industrie 1927 S. 267 – Adreßbuch der Keram.-Industrie 1930 S. 255
26 Adreßbuch der Keram.-Industrie 1941 S. 132
27 H. Adolph 1966 S. 498
28 M. Bräuer 1922 S. 51
29 vgl. H. Adolph 1966 S. 499 – E. Berdel 1939 (1) S. 31
30 Adreßbuch der Keram-Industrie 1941 S. 211
31 H. Hecht 1930 S. 315
32 vgl. E. Berdel 1939 (1) S. 31 – A. Berge 1924 S. 456 – H. Adolph 1966 S. 498 f.
33 H. Adolph 1966 S. 498 f.
34 H. Adolph 1966 S. 499
35 Zur Geschichte der Baukeramik vgl. R. Borrmann 1908
36 vgl. B. Kerl 1879 S. 353 ff.
37 vgl. W. Pukall 1910 (1) S. 2079
38 O. Riedrich 1925 S. 24
39 Die Einweihung 1898 S. 262 f.
40 vgl. E. Stutzky 1902 S. 1360–1362 – M. Fiebelkorn 1906 S. 25 f.
41 „Diese Ungunst der Mode wurde noch dadurch verstärkt, daß verschiedene künstlerische und ähnliche Vereine gegen den Verbrauch von Verblendziegeln Stimmung machen. Dadurch sei eine bisher blühende Industrie lahm gelegt worden. Die Fabrikanten mußten ihre Produktion einschränken, und vielfach zur Erzeugung anderer Artikel übergehen." Die Misere der Verblendsteindustrie 1910 S. 21 f.
42 J. Partsch 1911 S. 540
43 Prospekt der Siegersdorfer Werke. Beilage in Baumarkt-Leipzig 39. 1940
44 J. Partsch 1911 S. 540
45 O. Riedrich 1925 S. 6
46 vgl. O. Riedrich 1925 S. 30
47 Genaue Lebensdaten sind nicht bekannt.
48 W. Pukall 1925 S. 18
49 O. Riedrich 1925 S. 51
50 W. Pukall 1925 S. 18, 31, 39 – vgl. auch Martens Kritik an der Fachschule: J. Martens 1926 S. 89–90
51 vgl. O. Riedrich 1925 Abb. 4 Wohnhaus in der Sigismundstraße zu Berlin, Abb. 107–109 Rathaus zu Berlin-Schöneberg, Abb. 29 oben, 94, 95, 96 Lebensmittelraum des Warenhauses Tietz in Köln. Vgl. auch die Oberpostdirektion in Berlin und weitere Arbeiten bei J. Martens 1930 S. 560–564
52 vgl. E. Berdel 1929 (3) S. 663 und E. Berdel 1929 (1) S. 1475
53 E. Berdel 1929 (1) S. 1476
54 E. Berdel 1929 (1) S. 1475
55 vgl. O. Riedrich 1925 – O. Riedrich 1927 S. 60–75 – Goslich 1932.
Im Kreis Bunzlau sind auch einige Häuser mit Platten der Siegersdorfer Werke verkleidet: M. Fiebelkorn 1902 S. 1469 – K. Bessrich 1936 S. 37
56 O. Riedrich 1925 S. 51 und Abb. 1
57 Die Thonwaaren 1880 S. 304
58 J. Matthias 1885 S. 2
59 M. Fiebelkorn 1902 S. 1470
60 vgl. Hepper 1940 S. 677–678 – E. Berdel 1941 S. 87
61 Anzeige in Baumarkt-Leipzig 37. 1938 Anzeigen-Seite 7, 38. 1939 Titelseite, 39. 1940 Titelseite
62 vgl. Kapitel. Die „Großen Töpfe" von Brunzlau und Naumburg/Q.
63 vgl. auch W. Pohl 1921 S. 1073–1074
64 Auskunft von Dieter Patzer der Chemischen Fabrik Tempelhof Preuß & Temmler Berlin 1986
65 vgl. zu den Eigenschaften und Vorzügen des Steinzeugs in der Chemie auch F. W. Freitag 1904 S. 182
66 F. Singer (Hg.) 1923 Abb. 501 und S. 751
67 Zur Herstellung von Kühlschlangen z. B. vgl. F. Singer (Hg.) 1923 S. 352–353
68 vgl. F. W. Freitag 1905 S. 4 – Vgl. auch A. Granger 1908 S. 363, der nicht von Gips-, sondern von Holzformen spricht.
69 vgl. F. W. Freitag 1905 S. 4 – F. Singer (Hg.) 1923 S. 354
70 W. Pukall 1922 (2) S. 85 – vgl. auch H. Hecht 1930 S. 355
71 MDV 8 0 644
72 Im Kreis Bunzlau lieferte vor allem Hoffmann & Co. chemisches Steinzeug. Vgl. Siershahner Feinsteinzeugfabrik o. J. S. 2
73 vgl. H. Adolph 1966 S. 498
74 Zur Herstellung von Viehtrögen aus Röhren vgl. M. Fiebelkorn 1902 S. 1440
75 H. Adolph 1966 S. 498
76 Steinzeug-Gesellschaft o. J. (um 1985) S. 3
77 Steinzeug-Gesellschaft o. J. (um 1985) S. 9
78 vgl. zur Herleitung des Begriffs Schamotte H. Hecht 1930 S. 198
79 vgl. zur Geschichte H. Hecht 1930 S. 197–198
80 Rolle zeigt anhand von zwei Produktionskurven für feuerfeste Steine und Roheisen in der Zeit von

1898 bis 1924 eine gegenseitige Abhängigkeit auf. G. Rolle 1928 S. 57 und 58

81 vgl. K. Jacob 1923 S. 7 und C. Bischof 1923 S. 213–217

82 K. Jacob 1923 S. 254

83 H. Hecht 1930 S. 199 – K. Jacob 1923 S. 254–260

84 vgl. zur Herstellung F. Wernicke 1905 S. 3ff. – vgl. zur Bezeichnung C. Bischof 1923 S. 166

85 vgl. zur Bezeichnung C. Bischof 1923 S. 166

86 F. Singer (Hg.) 1923 S. 283

87 vgl. Kap. Die Keramische Fachschule Bunzlau

88 K. W. 1958 S. 11

Heidi Müller

„Bunzlauer Geschirr" nach 1945

Von den Töpferfamilien, die 1945 und 1946 ihre Werkstätten und Betriebe im Kreis Bunzlau verlassen mußten, gelang einer ganzen Zahl der Neuanfang in der Bundesrepublik. Meist waren es mittlere und kleine Handwerksbetriebe, die mit Hilfe der ganzen Familie wieder eine eigene Töpferei aufbauten. Größere Industriebetriebe waren wegen des erforderlichen hohen Kapitals für die Produktion selten. Zu nennen ist in diesem Zusammenhang die Siershahner Feinsteinzeugfabrik in Siershahn/Westerwald, die mit Unterstützung der ansässigen Industrie eine Produktion für Feinsteinzeug beginnen konnte. Von den schlesischenTöpfern, die nach 1945 in der Bundesrepublik Fuß faßten, war Reinhardt Gleisberg der einzige Bunzlauer. Werkstätten, denen ein Neuanfang ebenfalls gelang, waren die Tillendorfer Töpferei Max Werner und die Naumburger Werkstätten Georg Greulich, Gerhard Seiler, Paul Vogt, Max Lachmann und Georg Buchwald.

Berufliche Erwägungen spielten bei der Wahl des Wohnorts in den Nachkriegsjahren zunächst eine untergeordnete Rolle. Die neuen Werkstätten lagen häufig in der Nähe von Orten, an denen Transporte endeten, mit denen bis zum Sommer 1946 die Bevölkerung des Kreises Bunzlau in den Westteil Deutschlands gelangte. Meist übernahmen die Töpferfrauen die Initiative, einen geeigneten Töpferort für den Neubeginn zu suchen, während ihre Ehemänner nach Krieg und Gefangenschaft ihre Familien erst allmählich ausfindig machten.

Von Northeim am Harz aus entdeckte z. B. Charlotte Greulich im nahen Töpferort Fredelsloh am Solling eine Blumentopffabrik, die ihrem Mann eine Arbeit bot. Nach Entlassung aus der Kriegsgefangenschaft hatte Georg Greulich zunächst in einer Ziegelei in Hersfeld gearbeitet, ehe er seine Familie in Fredelsloh wiedertraf[1]. Georg Greulich konnte den Betrieb, der noch mit einem Kassler Ofen mit Holzfeuerung arbeitete, 1948 kaufen.

Gerhard Seiler aus Naumburg/Q. war nach seiner Rückkehr aus der Kriegsgefangenschaft zunächst in einer Werkstatt in Ansbach tätig, die überwiegend malhorndekoriertes Geschirr herstellte. 1948 übernahm er im mittelfränkischen Leutershausen eine halb verfallene Werkstatt, die er in den folgenden Jahren zu einem beachtlichen Betrieb ausbaute[2].

Paul Vogt, ebenfalls aus Naumburg/Q., traf seine Mutter und Geschwister 1945 in Rosenheim/Oberbayern wieder und arbeitete dort zunächst in einer Töpferei als Dreher. 1946 konnte er im nahe gelegenen Ort Pang drei Stallräume eines Gasthofs pachten

Töpferei Seiler, Leutershausen 1985

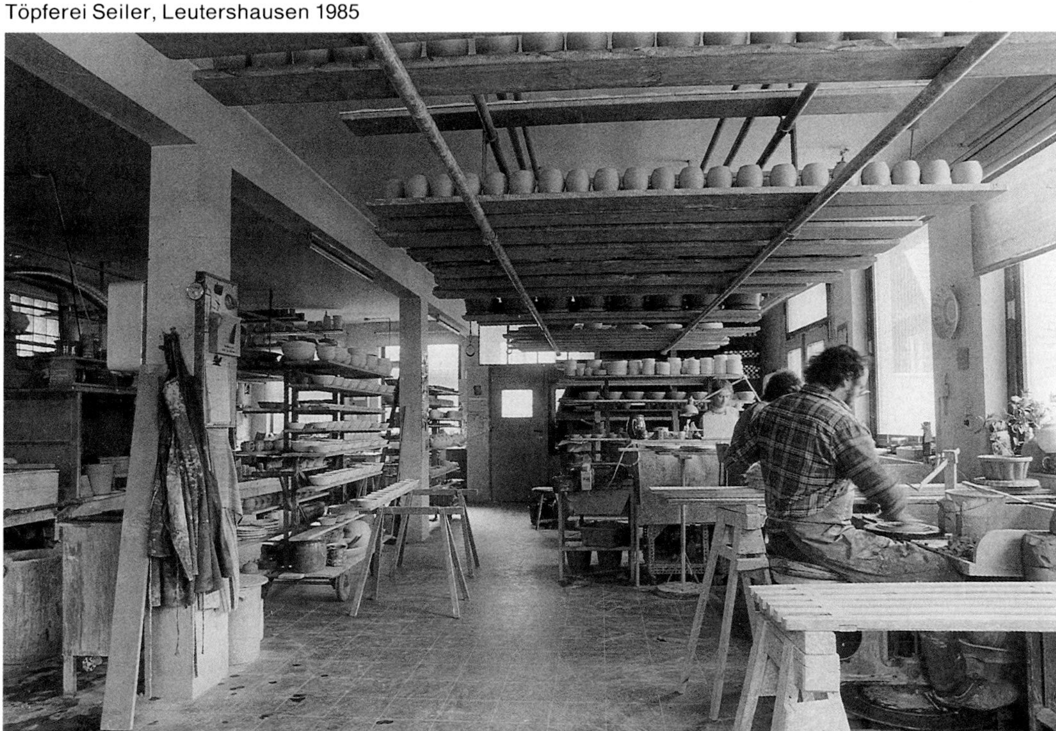

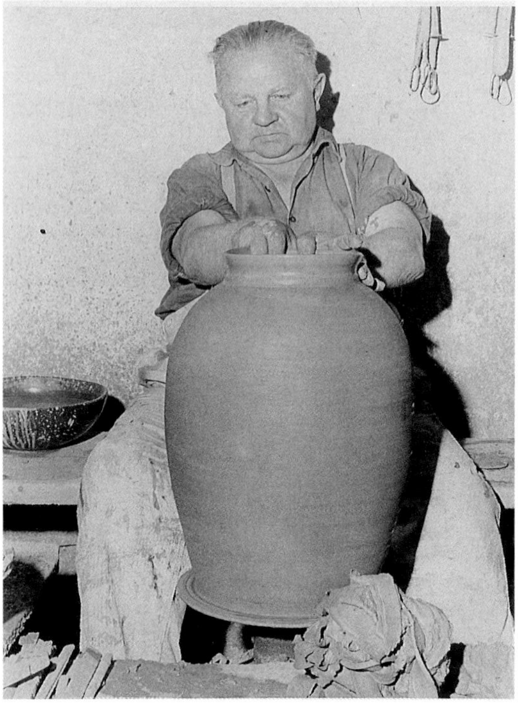

Georg Greulich, Fredelsloh

Ruth Greulich, Fredelsloh

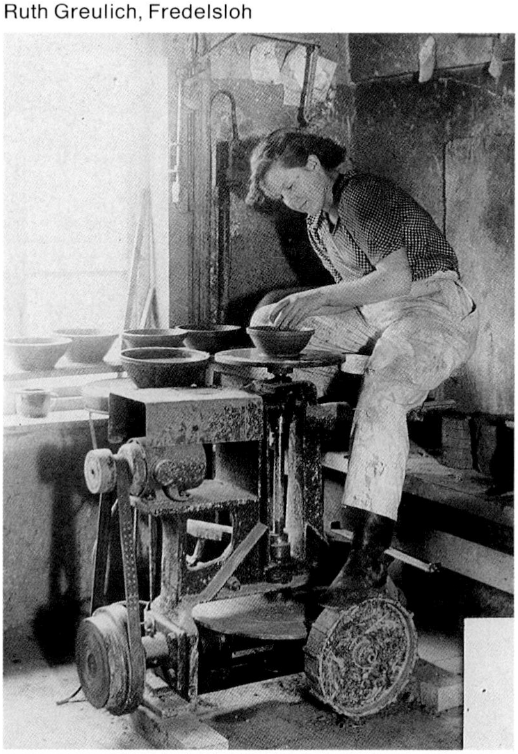

richtete dort eine eigene Werkstatt ein. 1948 heiratete er die Tochter seines Kollegen Lachmann aus Naumburg/Q., Brigitte Lachmann, die seit dieser Zeit in der Töpferei ihres Mannes mitarbeitete[3].

Max Lachmann, der nach einem Versuch, in Sachsen Fuß zu fassen, schließlich nach Limburg/Lahn kam, betrieb dort mit fünf bis sechs Angestellten seit 1946 eine Töpferei, in der er bleiglasiertes Ziergeschirr herstellte. Seine Tochter Brigitte, die bereits in Naumburg/Q. bei der Bemalung des „Bunzlauer Braunzeugs" mitgearbeitet hatte, bemalte bis zu ihrer Heirat in Braunfels Teller, Schalen, Krüge und Dosen mit weißem und farbigem Malhorndekor[4].

Max Werner aus Tillendorf kam 1946 zunächst nach Helmstedt, wo sein ältester Sohn Wilhelm seit Kriegsende in einer Ziegelei angestellt war. Auch Max Werner fand hier eine Beschäftigung. Zwei Jahre arbeiteten beide in dem Betrieb und produzierten überwiegend bleiglasiertes Geschirr, insbesondere Kaffeekannen, Milchtöpfe und Schüsseln[5]. Durch Vermittlung von Lehrern der Keramischen Fachschule in Höhr-Grenzhausen erhielten Max und Wilhelm Werner die Möglichkeit in den Westerwald zu ziehen. In Höhr-Grenzhausen arbeiteten beide zunächst als Angestellte, später als Teilhaber in einem Steinzeugbetrieb. 1951 konnten sie die Werkstatt übernehmen und 1960 erfolgte die Vergrößerung des Betriebs durch einen Neubau im Nachbarort Hilgert.

Ein Problem für die neugegründeten Töpfereien war, ausgenommen im Westerwald, die am Ort vorgefundene Tonqualität. Das Rohmaterial war meist sehr kalkhaltig, so daß zunächst eine große Menge Ausschuß durch sogenannte „Kalkspatzen" entstand, durch die ganze Teile der Glasur einige Zeit nach dem Brand aus der Gefäßoberfläche ausbrachen.

Georg Greulich verarbeitete zunächst solchen kalkhaltigen Ton aus einer Grube, die er in Fredelsloh gekauft hatte. Als der Tonvorrat erschöpft war, bezog er rotbrennenden Ton aus dem Westerwald und weißbrennenden aus der Nähe von Coburg. In einer eigenen Tonaufbereitungsanlage wurde das Rohmaterial zum Drehen und Gießen vorbereitet. Weißen Engobeton bekam man aus Haiger. In jüngerer Zeit verarbeitet die Töpferei nur rotbrennenden Ton. Zum Schwämmeln wird der Gefäßscherben mit einer weißen Engobe überdeckt[6]. Gerhard Seiler in Leutershausen verarbeitete zunächst weißen Steingutton, den er mit verschiedenen Gipsformen aus einer Ansbacher Töpferei übernahm. Bald ging er zu feuerfesten rotbrennenden Tonen aus der Oberpfalz und weißbrennenden aus dem Westerwald über. Beide Tone verwendet er auch heute noch. Paul Vogt in Pang/Obb. bezieht ebenfalls weißbrennende Tone aus dem Westerwald, nachdem er mit dem am Ort vorgefundenen kalkhaltigen Material schlechte Ergebnisse erzielt hatte[7].

In den ersten Nachkriegsjahren produzierten die handwerklichen Betriebe der Nachfrage entsprechend überwiegend Gebrauchsgeschirr. Dabei versuchten die aus dem Kreis Bunzlau stammenden Töpfer in ihren neuen Werkstätten an die schlesische Töpferware anzuknüpfen. Georg Greulich in Fredelsloh stellte in seinem Kassler Ofen zunächst Braungeschirr, insbesondere Vorratstöpfe, Mohnreibe- und Rührschüsseln zum Teil mit sparsamem Schwämmeldekor auf den weißen Innenflächen sowie Gärkrüge mit Wasserrand und Henkelflaschen für Kaffee her.

Absatz fanden die Gefäße meist über Händler in Peine und in Hamburg im norddeutschen Raum. Darüber hinaus verkaufte die Tochter Ruth Greulich Ware auf Autofahrten bis in die Lüneburger Heide[8]. Nach Anschaffung eines Elektroofens stellte die Werkstatt ihr Produktionsprogramm auf höherwertiges Gebrauchsgeschirr, insbesondere Kaffee- und Speiseservices sowie auf Ziergeschirr um. Die Formen der Kaffekannen, Kaffeebecher und Milchtöpfe übernahm die Töpferei aus Naumburg/Q.. Als einer der ersten stellte Georg Greulich nach 1945 z. B. die breite Bunzlauer Kaffeekannenform her, die heute allerdings nur noch wenige Abnehmer findet. Die Gefäße waren zum großen Teil mit Schwämmelmustern dekoriert, die zunächst auf den weißen und roten Scherben, später auf weiße und hellblaue Engoben aufgetragen wurden.

Pfauenaugenmuster werden in zahlreichen Variationen bis heute angeboten. Insbesondere das sogenannte „alte Pfauenauge“, das an das bekannte Muster der Bunzlauer Firma Julius Paul & Sohn anknüpfte, wurde zum Standarddekor der Töpferei Georg Greulich.

Ruth List (geb. Greulich), Nachfolgerin in der väterlichen Werkstatt seit 1981, ergänzte die Palette in den letzten Jahren z. B. durch ein Dekor zum 80jährigen Bestehen der Töpferei Greulich 1982, das „Netzpfauenauge“ als Jubiläumsmuster, und blaue Schwämmelmuster nach dem Vorbild der Töpferei Hermann Kühn in Ullersdorf[9]. Von den heute insgesamt 20 Dekoren der Werkstatt werden 15 in Schwämmeltechnik angeboten, die übrigen sind mit dem Malhorn gemalt.

Schwierigkeiten beim Absatz ihres Geschirrs hatten vor allem Töpfer, die sich im Westerwald oder im Einzugsbereich dieses Töpferzentrums ansiedelten. Die Konkurrenz bekam insbesondere Max Lachmann zu spüren, der in Braunfels/Lahn eine eigene Töpferei betrieb[10]. Die schlechte Absatzlage, geringes Kapital für den Aufbau der Werkstatt und die große Konkurrenz der Westerwälder Töpfereien veranlaßten ihn 1949 zur Aufgabe seiner Werkstatt. Ein Jahr arbeitete er anschließend noch in einer Blumentopffabrik in der Nähe von Kassel, bevor er 1950 in Treysa starb.

Max und Wilhelm Werner, die in den ersten Jahren in Höhr-Grenzhausen wie die meisten ihrer Kollegen Gebrauchsgeschirr herstellten, mußten sich eben-

Wilhelm Werner, Hilgert 1985

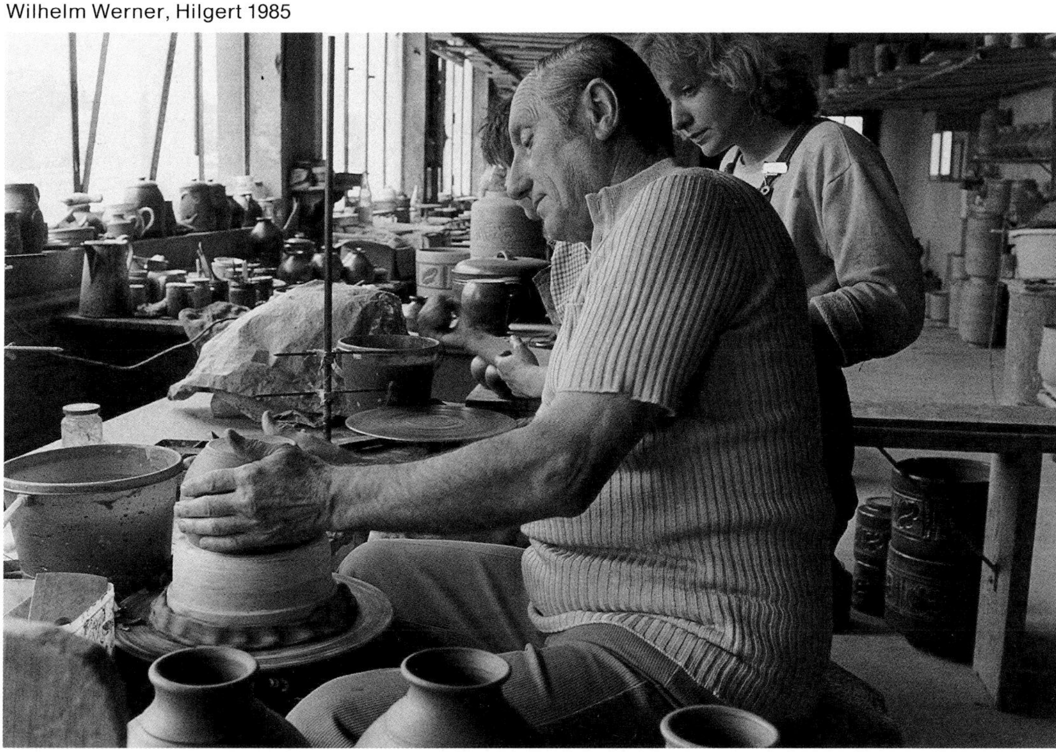

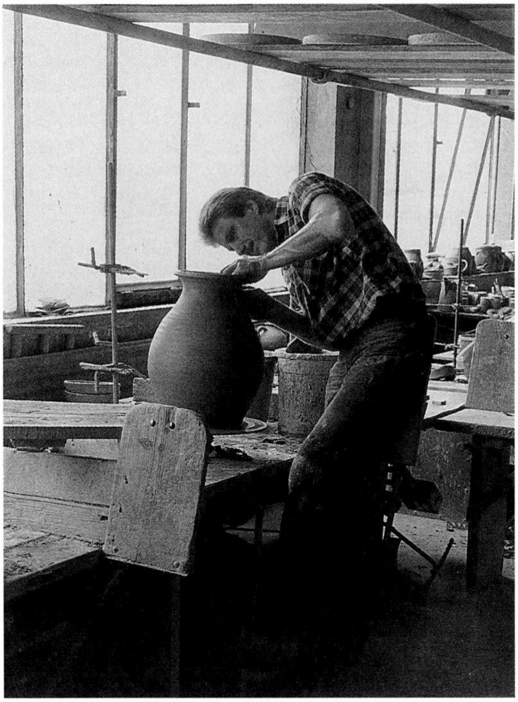

Hartmut Werner, Hilgert 1985

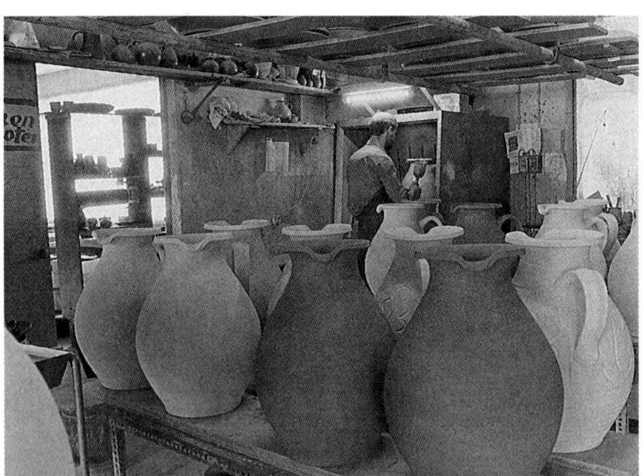

Große Kannen in der Töpferei Werner, 1985

falls, in unmittelbarer Nachbarschaft der Westerwälder Konkurrenzwerkstätten, auf neue Abnehmer einstellen[11]. Insbesondere konische Schüsseln mit gerader Wandung nach schlesischem Vorbild, die die Töpferei mit brauner Außen- und weißer Innenglasur im Gießverfahren produzierte, fanden bei den Käufern im Rheinland, die an Formen Westerwälder Firmen gewöhnt waren, wenig Anklang. Die Absatzschwierigkeiten veranlaßten Max und Wilhelm Werner daher zu einer Umstellung auf die gebauchte rheinische Form. Gegossen wurden außerdem flache zylindrische Auflaufformen, ebenfalls mit brauner Außenglasur und geschwämmeltem Pfauenaugendekor. Gut verkauften sich auch im Rheinland Gärtöpfe mit Wasserrand, die mit ihrem besonderen Verschlußsystem vor 1945 überwiegend in Sachsen und Niederschlesien produziert wurden. Diese Vorratsgefäße stellten anfänglich auch die Töpferei Gerhard Seiler in Leutershausen und die Firma Gebr. Buchwald & Preuss in Plankenfels her.

Eine Spezialität der Töpferei Werner in den 50er Jahren waren ovale Poulet- und Gänsebratpfannen aus unglasiertem rotbrennendem Ton. Die Gefäße wurden wie Enghalsflaschen auf der Scheibe gedreht, anschließend in zwei passgerechte Teile auseinandergeschnitten und am Boden flachgeklopft. Sie fanden guten Absatz, bis verschiedene Industriebetriebe, so im benachbarten Ransbach, die Herstellung dieses Artikels in großem Umfang aufnahmen und den Bräter unter der Bezeichnung „Römertopf“ vertrieben[12].

Darüber hinaus stellte Wilhelm Werner Vasen und Blumenübertöpfe her. Diese wurden besser bezahlt als einfache Gebrauchsware. 1960, nach dem Umzug in die neue Werkstatt in Hilgert, spezialisierte sich der Betrieb auf große Vasen und Krüge sowie auf schamottierte Gartenkeramik: Blumenkübel, Schalen und Wasserspeier. Die Ware wurde zum Teil auf der Scheibe hergestellt und zum Teil in Gipsformen eingedreht. In den letzten Jahren kamen als neue Artikel Wanduhrblätter mit farbigen Glasuren hinzu, und in jüngster Zeit große Brotdosen mit Deckel, die in Zusammenhang mit der neuen „Biowelle“ gut abgesetzt werden. Brotdosen bieten ebenfalls die Töpfereien Georg und Steffi Peltner, Höhr-Grenzhausen, Gerhard Seiler, Leutershausen, und Paul Vogt, Pang/Obb., an.

Feuerfeste Waren aus rotbrennendem Ton, Milchtöpfe und Ziergeschirr mit grüner Glasur sowie Gebrauchs- und Ziergeschirr mit Malhorndekor, gehörten 1948 zum anfänglichen Sortiment der Töpferei Gerhard Seiler in Leutershausen[13]. In den folgenden Jahren stellte die Werkstatt ihre Produktion auf Töpfergeschirr mit honiggelber Transparentglasur (Mangan-Eisenglasur) um und paßte ihre Ware dem älteren fränkischen Gebrauchsgeschirr an[14]. Daneben wird Geschirr aus rotbrennendem Ton gefertigt. Von den schlesischen Formen behielt Gerhard Seiler vornehmlich die Art der Milchtöpfe und der verschiedenen Kaffeebecher („böhmische“ Becher, weite „Stuttgarter“ Tassen) bei. Neben den undekorierten Gefäßen wurde ein Teil der Ware mit weißem und blauem Malhorndekor verziert. Ähnlich wie die Töpferei Greulich setzt auch Gerhard Seiler bis heute einen Teil der Werkstattproduktion, ergänzt durch Geschirr aus anderen Töpfereien, auf den Märkten in München, Nürnberg und Würzburg ab.

Paul Vogt in Pang/Obb. stellte ab 1946 zusammen mit seiner jüngeren Schwester, einer gelernten Töpferin, und einem ehemaligen Mitarbeiter aus Naumburg/Q.

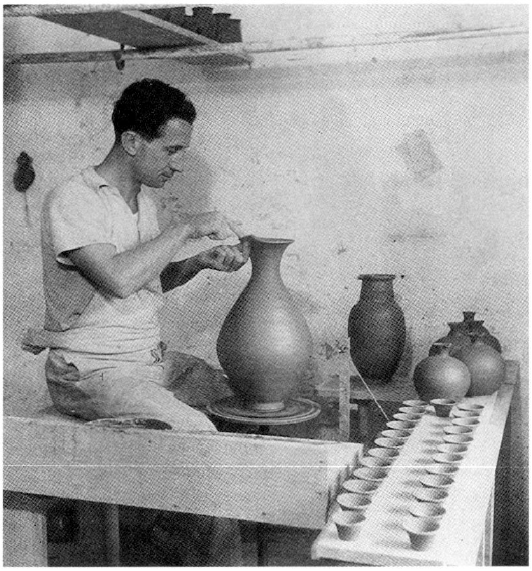

Paul Vogt, Pang/Obb. 1946

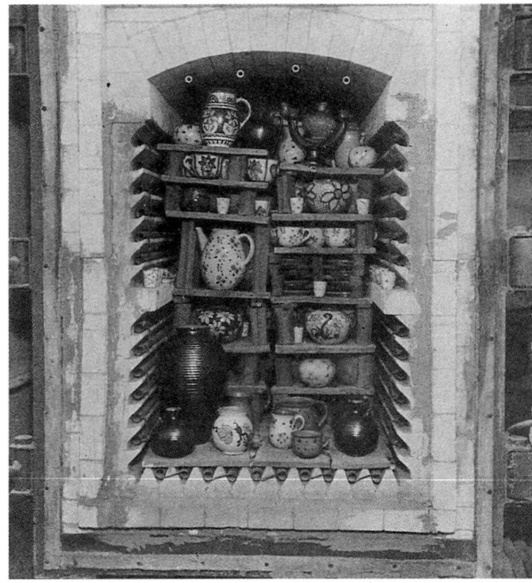

Gebrannte Ware aus der Töpferei Vogt, 1946

Anzeige der Elton-Werkstätten, Marktheidenfeld 1960

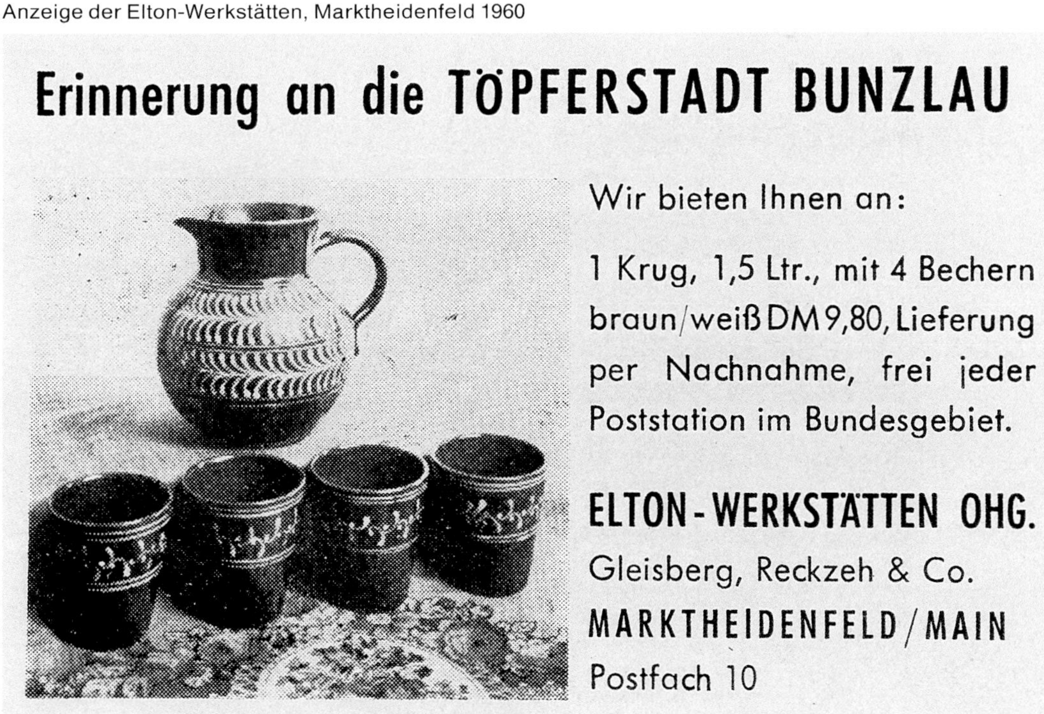

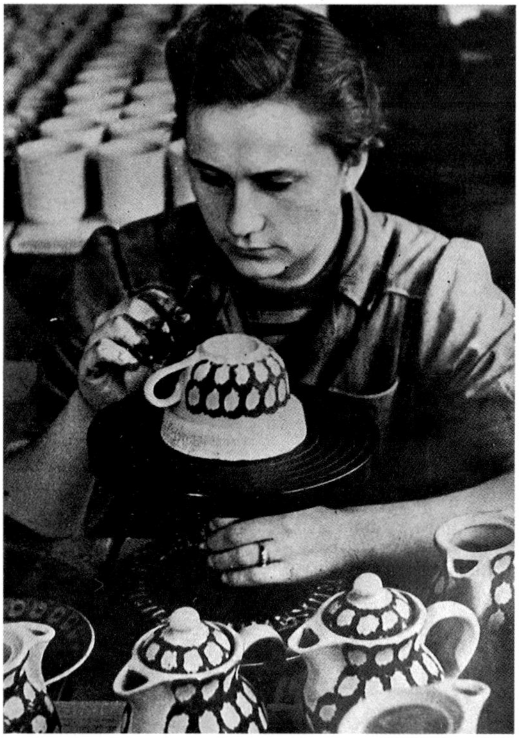

Frau beim Schwämmeln, Bayreuth-Plankenfels um 1950

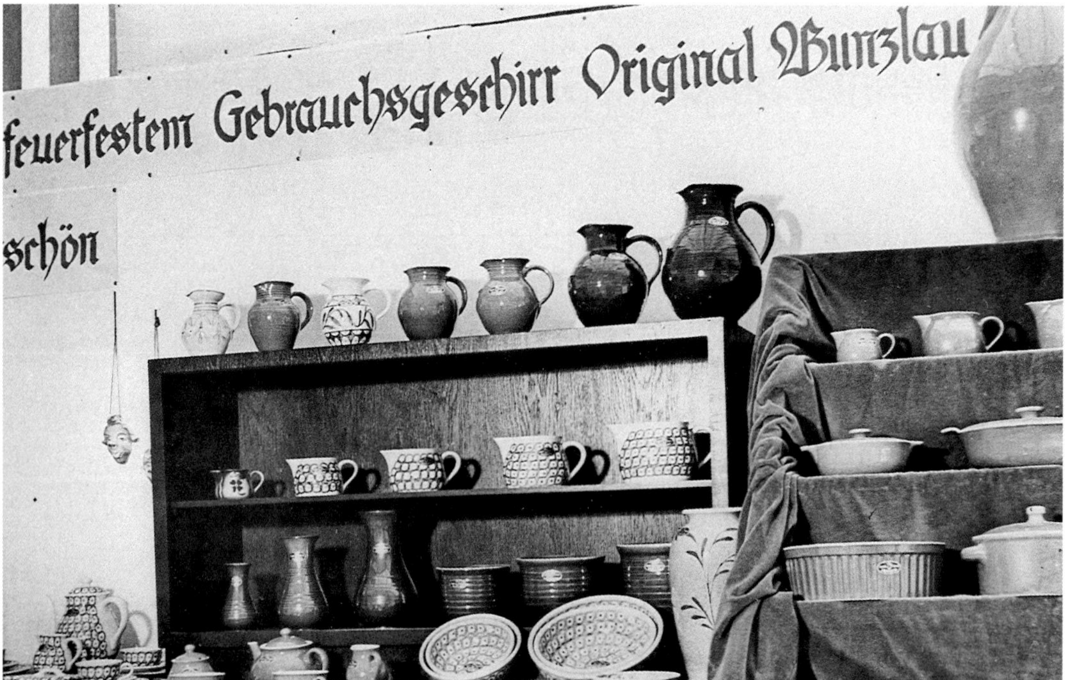

zwei weiteren Gesellschaftern mit der Herstellung von Gebrauchsware, vor allem Kaffee- und Teekannen sowie ganzen Servicen und Milchtöpfen. Daneben produzierte die Firma braunglasierte Vasen und Zierteller mit weißem Malhorndekor in der Art des „Bunzlauer Braunzeugs" und versuchte damit, an die Vorkriegsproduktion anzuschließen[17]. Guten Absatz fanden in den 50er Jahren Kaffee- und Teekannen insbesondere in zylindrischen Formen. Von ihnen produzierte die Werkstatt pro Monat etwa je 4–5000 Stück. Standarddekor war ein geschwämmeltes blaubraunes Pfauenaugenmuster. Dazu kam in den 70er Jahren Geschirr mit blauer Glasur und weißer Bemalung, das unter der Dekorbezeichnung „München" auch heute hauptsächlich in Süddeutschland vertrieben wird. Eine Besonderheit für den württembergischen Markt waren – wie schon vor dem Zweiten Weltkrieg – Pfitzauf-Formen in verschiedenen Größen. Anfang der 60er Jahre wurde ihre Produktion für den Betrieb unrentabel und daher aufgegeben. Die weitere Herstellung des Artikels übernahm in größerem Umfang die Firma Stützel und Sachs in Aalen[18].

Auch Georg Buchwald, der zusammen mit seinem Bruder von 1948–50 in Bayreuth und von 1951–54 in Plankenfels die Firma „Bunzlauer Ton und Keramik, Gebr. Buchwald & Preuss" leitete, versuchte die Vorkriegsproduktion aus Naumburg/Q. wieder[19]. Der Betrieb beschäftigte etwa 40 Mitarbeiter, überwiegend Flüchtlinge, für deren Einstellung die Arbeitsämter den Firmen finanzielle Zuschüsse gewährten. Stan-

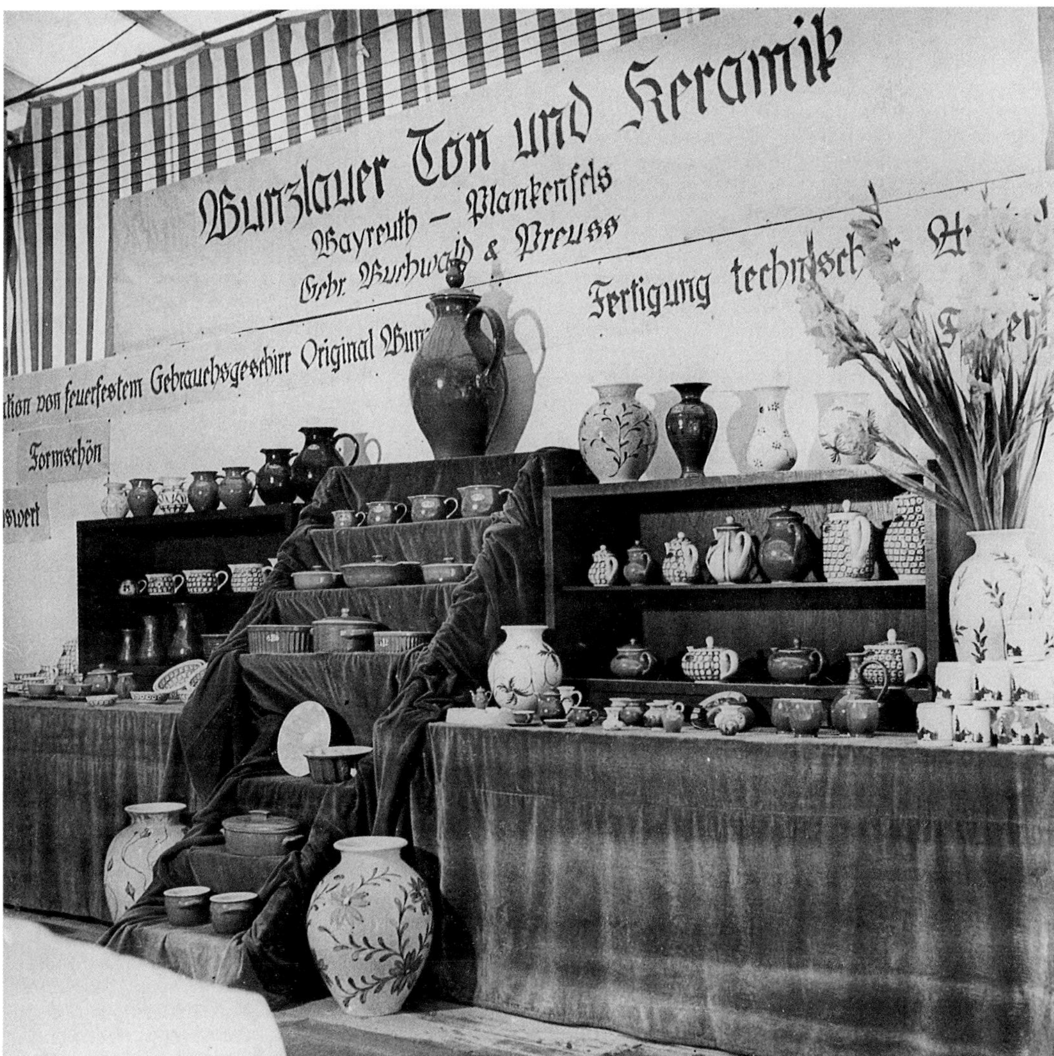

Stand der Firma Bunzlauer Ton und Keramik, Gebr. Buchwald & Preuss, Handwerksmesse München, 1951

dardartikel waren Kaffeeservices, Schüsseln, Milchtöpfe mit Kochboden, Vorratstöpfe, Backformen, feuerfeste Auflaufformen und Schmortöpfe, Gartöpfe, Vasen, Zierkrüge und Puppengeschirr. Die Gefäße waren in sechs verschiedenen Dekoren lieferbar: vier Schwämmelmustern, einem gespritzten Eckenmuster und einem braun-weißen Dekor.

Von 1947 bis Mitte der 50er Jahre betrieb Hans Wesenberg, ehemals Modelleur in der Tillendorfer Feinsteinzeugfabrik von Karl Werner, zusammen mit einem Bunzlauer Keramiker eine Firma in Ludwigsburg unter dem Namen „Bunzlauer Keramik, Wesenberg & Co.". Der Betrieb beschäftigte 1954 37 Mitarbeiter. Zum Sortiment gehörten nach einer Anzeige im Adreßbuch der Keram.-Industrie 1954/55 „Feuerfeste Gebrauchsgeschirre nach Bunzlauer Art mit säurefesten und bleifreien Glasuren, wie Milchtöpfe, Auflaufformen mit Kochboden, Kaffeekannen, Krüge, Teller, Tassen, Becher sowie komplette Kaffee- und Teeservices, Geschenkartikel, Kunstkeramik, Figuren, Reklameartikel"[20]. Neben dem von den meisten genannten Feinsteinzeugherstellern verwendeten blau-braunen Pfauenaugendekor wurden Eckenmuster im Spritzverfahren und dunkelbraune Glasuren mit weißem Punktdekor in Anlehnung an das „Bunzlauer Braunzeug" angeboten[21].

Vergleichbare zylindrische und gebauchte Kannenformen und flach gemuldete Tassen gehörten zum Sortiment der 1950 gegründeten Siershahner Feinsteinzeugfabrik in Siershahn/Westerwald, die eine große Zahl von Schlesiern beschäftigte. Geschäftsführer der Firma war Kurt Börner, ehemaliger Mitarbeiter in der Firma Karl Werner in Tillendorf[22]. Die Siershahner Fabrik produzierte gegossene und eingedrehte Ware, insbesondere Kaffee- und Teegeschirr sowie Milchtöpfe mit Spritzdekor (Eckenmuster) und Schwämmelmuster (Pfauenauge). Absatz fand das Geschirr vor allem in Kaufhäusern. Die Firma warb mit dem Qualitätsbegriff der Bunzlauer Ware durch Aufkleber und Stempel „Original Bunzlau Feuerfest".

Ähnliches Geschirr lieferte Kurt Börner aus seiner 1950/51 gegründeten Bunzlauer Feinkeramikfabrik mit zwei Betrieben in Holzhausen/Kr. Biedenkopf und Recklinghausen[23].

Die Herstellung von einfachem Braungeschirr in der Art der Bunzlauer Produktion vor 1945 wurde nach dem Zweiten Weltkrieg nur in wenigen Fällen aufgenommen. Auch Bunzlauer Feinsteinzeug mit gespritzten Eckenmustern und Anklängen an die 20er und 30er Jahre entsprach dem Publikumsgeschmack immer weniger und kam Ende der 60er Jahre ganz aus der Mode. Weiterhin hergestellt wurde Geschirr mit Pfauenaugendekor, das nun zum alleinigen Kennzeichen für „Bunzlauer Ware" wurde.

Als charakteristisches Markenzeichen entdeckten den Schwämmeldekor Handwerksbetriebe für sich, die nach 1945 ihre Berufslaufbahn begannen. An erster Stelle ist in diesem Zusammenhang das aus Schlesien stammende Ehepaar Georg und Steffi Peltner zu nennen. Beide hatten ihre keramische Ausbildung in Höhr-Grenzhausen erhalten. Seit 1953 betreiben sie dort eine eigene Töpferwerkstatt und stellen seit Beginn handgedrehtes Geschirr mit geschwämmeltem Dekor in bewußter Anlehnung an die Bunzlauer Tradition her[24]. Versuche, Braungeschirr in der Werkstatt herzustellen, scheiterten in den Anfangsjahren an den Messe-Kunden, die die braune Farbe der Ware mit der bevorzugten Farbe des Dritten Reichs identifizierten[25].

Als eine Ergänzung zur Ware seiner Werkstatt machte Georg Peltner 1962 in dem zur Töpferei gehörenden Westerwälder Kannenofen einen Teil seiner umfangreichen Sammlung an Bunzlauer Töpfergeschirr als Museum zugänglich. Wenn auch in gleichem Maße malhorndekoriertes Geschirr zum Sortiment der Töpferei gehört, so prägten insbesondere die Schwämmeldekore den Ruf der Töpferei Peltner. Das Dekorieren der Ware mit Schwamm und Malhorn wird seit 1953 von Steffi Peltner, einer geübten Keramikmalerin, ausgeführt.

Seit in den letzten 10 Jahren Schwämmeldekore bei den Käufern zunehmende Aufnahme fanden, stellten sich verschiedene Töpfereien in der Bundesrepublik, die bis dahin auf andere Dekore eingestellt waren, auf die Herstellung solcher Ware ein. Ein Beispiel in diesem Zusammenhang ist neben der Keramikwerkstatt Hubertus Menzel in Königslutter die Firma Alois Böhm in Höhr-Grenzhausen, die heute vom Enkel des Firmengründers Johannes Böhm geleitet wird[26]. In unmittelbarer Nachbarschaft von Georg und Steffi Peltner angesiedelt, stellte der Betrieb 1976 von Klinker- auf Geschirrproduktion um. Dabei wurden, zunächst mit fachlicher Hilfe der Nachbartöpferei, Schwämmelmuster auf „Bunzlauer Art" in das Produktionsprogramm übernommen. Anfängliche Versuche führte Loni Böhm, Tochter des Firmengründers Alois Böhm, mit Kartoffelstempeln durch. Der erste auf diese Weise entwickelte Dekor erhielt den Namen „Bunzlau" und ist noch heute im Sortiment. Auf der Frankfurter Messe stellte die Firma ihre Ware mit Pfauenaugendekor nach dem Vorbild der Firma Julius Paul & Sohn in Bunzlau vor[27]. Heute arbeitet Loni Böhm, die für das Dekorieren des Geschirrs verantwortlich ist, mit Stempeln, die sie selbst aus Naturschwämmen schneidet. Die meisten Töpfereien benutzen heute allerdings überwiegend Stempel aus Kunstschwamm, da Naturprodukte kaum mehr angeboten werden. Im Unterschied zu den übrigen Werkstätten wird in der Firma Böhm mit Glasur geschwämmelt. Abschließend erhalten die Gefäße eine transparente Glasur.

Zunehmende Bevorzugung von hochgebrannter Keramik, insbesondere von Steinzeug, durch das Käuferpublikum regte verschiedene Werkstätten zu Versuchen mit lehmglasierter Ware in der Art des Bunzlauer Braungeschirrs an. Nach einem Praktikum in der Töpferei Georg und Steffi Peltner und einer Lehre

Georg Peltner in seiner Werkstatt, Höhr-Grenzhausen 1985

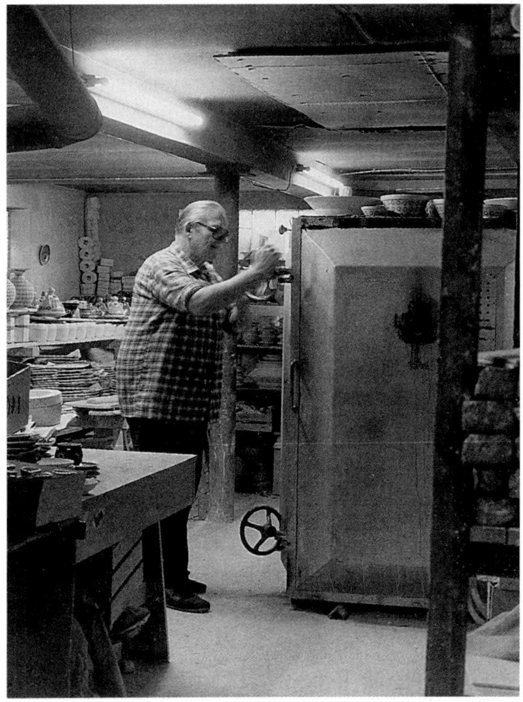

Steffi Peltner beim Dekorieren von Geschirr, 1985

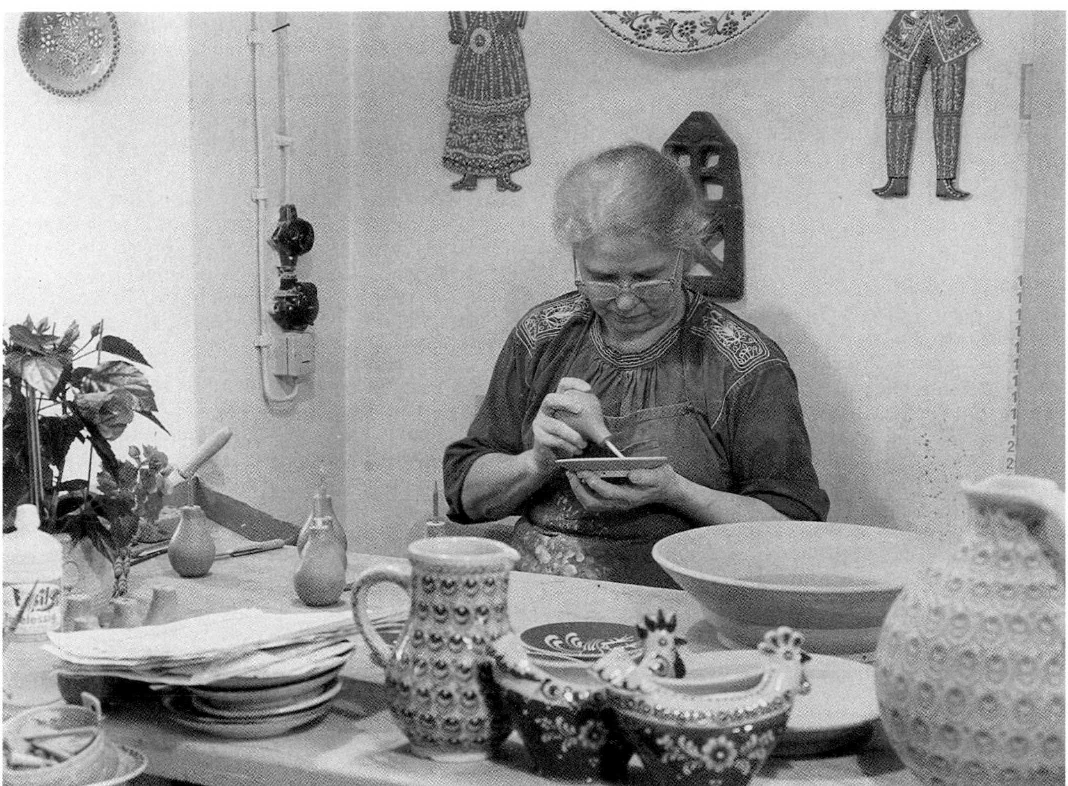

in der Werkstatt von Wilhelm Werner in Hilgert begannen Michael Sälzer und Beate Thiesmeyer 1979 mit ersten Versuchen zur Gewinnung einer brauchbaren Lehmglasur. Die beiden Töpfer, die seit 1980 in Kaub/Rhein gemeinsam die „Töpferei am Viktoriastollen" betreiben, nahmen neben der Herstellung von Kunstkeramik im gleichen Jahr die Produktion von Braungeschirr als Gebrauchsware in Bunzlauer Tradition auf[28]. Die Geschirrformen entwickelten Beate Thiesmeyer und Michael Sälzer in Anlehnung an schlesische Gefäße. Insbesondere die Bunzlauer Kaffeekanne mit breitem Gefäßboden wurde in zwei Varianten übernommen. Anregungen gaben vor allem historische Stücke aus Privatsammlungen und Museen sowie Veröffentlichungen über Keramik, wie das Buch Josef Horschiks über sächsisches Steinzeug[29]. Den alten Formen verpflichtet paßten die beiden Töpfer ihre Gefäße den Bedingungen heutiger Haushalte in „Herdplattengröße, Kühlschrankhöhe, Spülmaschinenformat an"[30]. Neben einfachen braunen Gefäßen wird sparsam dekorierte Ware mit weißem Malhorndekor in Punkt- und Streublümchenmustern hergestellt. Damit knüpft die Töpferei an die Dekore der Werkstatt Max Werner in Tillendorf aus der Aktion „Bunzlauer Braunzeug" an[31]. Ihr braunes Geschirr setzt die Töpferei über die Frankfurter Messe an Geschäfte ab. Seit einigen Jahren verkaufen Beate Thiesmeyer und Michael Sälzer Ware auch auf Töpfer- und Kunsthandwerkermärkten, z. B. in Diessen am Ammersee, in Langerwehe und in Frechen bei Köln.

Abgesehen von Standardartikeln, Kaffee- und Eßgeschirr sowie Milchtöpfen finden in Süddeutschland besonders flache Milchschüsseln („Weidlinge") für die Herstellung gestockter Milch guten Absatz, da solche Gefäße von keinem Geschirrhersteller sonst angeboten werden. In der näheren Umgebung der Töpferei, an der Mosel, kaufen die Winzer gern Kannen und Krüge, um darin ihren Federweißen auszuschenken[32].

Ein Rückblick auf den Zeitraum von 1945 bis heute zeigt, daß sich der Käufergeschmack im Lauf der Jahrzehnte grundlegend gewandelt hat. In den 50er und 60er Jahren fand sowohl in Handwerksbetrieben wie in größeren Firmen eingedrehtes und gegossenes Geschirr guten Absatz. Seit etwa zehn Jahren ist dagegen ein zunehmendes Interesse an handgedrehter Töpferware zu beobachten. Durch ein Überangebot an industriell gefertigter Keramik verursacht, suchen verschiedene Konsumentengruppen einem Qualitätsbegriff folgend, der Handarbeit zum Maßstab erklärt, wiederum handwerklich produziertes Geschirr. Diese Käufer erwerben gern gedrehtes Geschirr.

Verschiedene Werkstätten, wie z. B. die Töpferei Georg Greulich in Fredelsloh, trugen diesen Wünschen seit längerem Rechnung und boten teurere handgedrehte Ware neben gegossenen billigeren Ausführungen an. In einigen Werkstätten wird gedrehte Ware mit einem Firmenstempel oder der Aufschrift „Handarbeit" versehen (Töpferei Greulich, Fredelsloh, Firma Böhm, Höhr-Grenzhausen). Einzelne Töpfereien, wie die von Georg und Steffi Peltner, Höhr-Grenzhausen, stellen fast ausschließlich gedrehte Gefäße her. Beate Thiesmeyer und Michael Sälzer erhoben die handwerkliche Herstellung sogar zum Programm für ihre Werkstatt.

Parallel zur Käufernachfrage vollzogen sich in der Fertigung der Betriebe selbst Veränderungen, die auch von dieser Seite die Produktion gedrehter Ware wieder interessant machten. In den Jahren nach 1945 war es zunächst wirtschaftlicher, in Gipsformen eingedrehtes und gegossenes Geschirr mit Hilfe ungelernter Arbeitskräfte herzustellen, da für sie niedrigere Löhne als für gelernte Dreher gezahlt werden mußten. Heute dagegen hat die Aufstockung der unteren Lohngruppen dazu geführt, daß Töpfereien für den gleichen Lohn wieder gelernte Fachkräfte einstellen können[33]. Eine stärkere Orientierung zur gedrehten Ware läßt sich seit den letzten Jahren z. B. in den Werkstätten von Reinhardt Gleisberg in Marktheidenfeld und Gerhard Seiler in Leutershausen beobachten.

Seit 1984 stellte sich Reinhardt Gleisberg mit seinem Sohn Michael auf die heutigen Abnehmer ein, die zunehmend hochgebranntes Steinzeug bevorzugen. Höher gebrannte Ware mit grauem Scherben einerseits und eine Erweiterung der Palette auf mehrfarbige Schwämmeldekore andererseits bestimmten das Sortiment der letzten Jahre[34]. Insbesondere griffen sie Pfauenaugenmuster in Anlehnung an die alten Dekore von Paul & Sohn, Bunzlau auf. Versuche, wieder stärker an die Bunzlauer Vorkriegsproduktion anzuknüpfen, bezogen sich auch auf lehmglasiertes Geschirr. Seit 1985 gehört in der Gleisberg GmbH Braungeschirr, insbesondere Kaffeegeschirr und Milchtöpfe, zum Sortiment. Dem Kundengeschmack gemäß, der sich an skandinavischem Steinzeug, speziell an dem finnischen Arabia-Geschirr orientiert, werden heute überwiegend braun-grüne Mattglasuren angeboten. Glänzende, schokoladenbraun glasierte Gefäße in enger Anlehnung an die Bunzlauer Vorkriegsproduktion stoßen demgegenüber heute auf Ablehnung[35].

Auch die jüngere Generation in der Töpferei Gerhard Seiler, Leutershausen, verfolgt die Absicht, den Betrieb bis auf einige gestanzte Artikel (Kaffeebecher) ganz auf Handdreherei umzustellen. Im Verkauf läßt sich hier seit etwa 10 Jahren mit der erhöhten Nachfrage nach gedrehtem Geschirr auch eine Bevorzugung dekorierter Gefäße beobachten. Statt zu einfarbig gelb und blau glasierter greifen die Käufer zunehmend zu malhorndekorierter Ware, deren Absatz in der Töpferei Seiler heute etwa 60 Prozent der Gesamtproduktion ausmacht[36].

Die Entwicklung nach 1945 in der Bundesrepublik zeigt, daß „Bunzlauer Geschirr" als handelstechnischer Begriff nunmehr vornehmlich für geschwämmelte Ware auch heute eine Bedeutung hat, vergleichbar der Zeit seit Ende des 19. Jhs., als verschiedene Töpferorte in ganz Deutschland, abgelöst vom ursprünglichen Herstellungszentrum, Gefäße in Bunzlauer Art herstellten.

Betriebe der keramischen Industrie und verschiedene Töpfereien in Bunzlau und Naumburg/Q. wurden während der letzten Kriegsmonate 1945 zerstört. Erhalten blieben nach Kriegsende Gebäude der Bunzlauer Tonröhren- und Schamottewarenfabrik Hoffmann & Co., der Feinsteinzeugfabriken Julius Paul & Sohn und Hugo Reinhold & Co. sowie die Werkstätten von Alfred Hollstein und Alfred Seiffert[37]. Nach dem Zweiten Weltkrieg wurden diese Gebäude von polnischer Seite wiederum als Produktionsstätten genutzt.

Verdienste beim Wiederaufbau der keramischen Industrie in Bolesławiec (ehemals Bunzlau) erwarb sich Professor Tadeusz Szafran. Er war vor dem Zweiten Weltkrieg Lehrer an der Kunstgewerbeschule in Krakau und kam 1945 als Sachverständiger für Keramik nach Bunzlau. 1946 richtete er im Gebäude der ehemaligen Firma Hugo Reinhold & Co. eine Arbeitsstätte ein und entwickelte dort Massen, Glasuren und Formen für neue Keramikbetriebe.[38]

1946 arbeiteten am Ort bereits vier Werkstätten mit angelernten Arbeitern, da keramische Fachkräfte fehlten. Hergestellt wurden eingedrehte und gegossene Gebrauchsware mit dunkelbrauner Lehmglasur, in geringem Umfang auch weißes Feinsteinzeug mit transparenter Feldspatglasur – zum Teil mit Bemalung[39].

Im Jahr 1947 nahmen drei weitere Werkstätten die Arbeit in Bolesławiec auf, darunter eine Genossenschaft, die die Gebäude der ehemaligen Firma Julius Paul & Sohn bezog. Diesen Betrieb übernahm 1949 die Zentrale für Volks- und Kunsthandwerk C.P.L.iA.

Geschirrproduktion in Bolesławiec, 1978

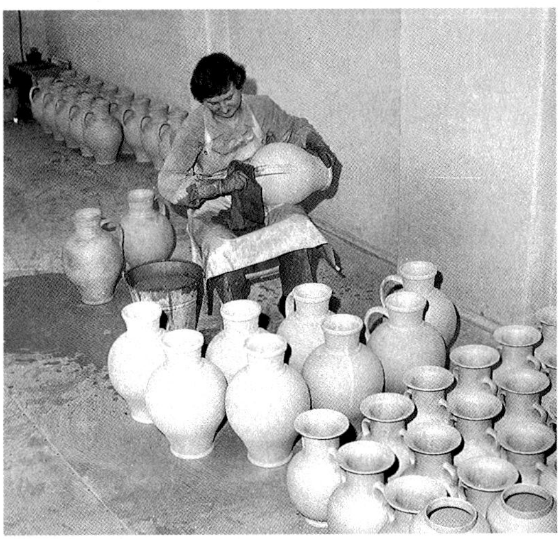

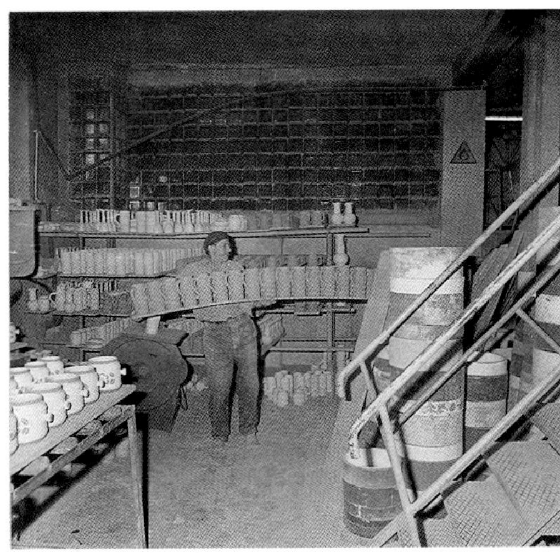

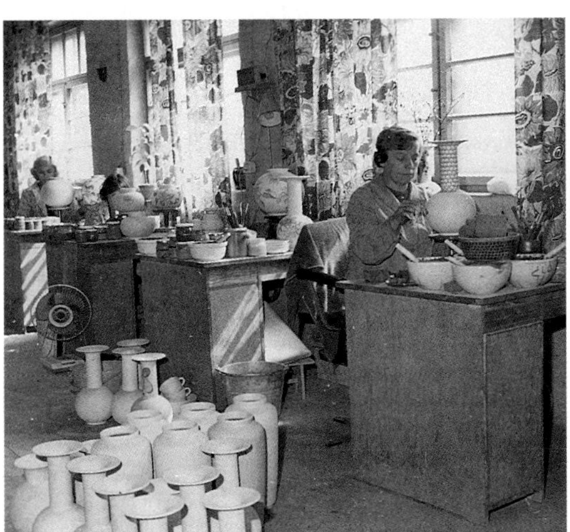

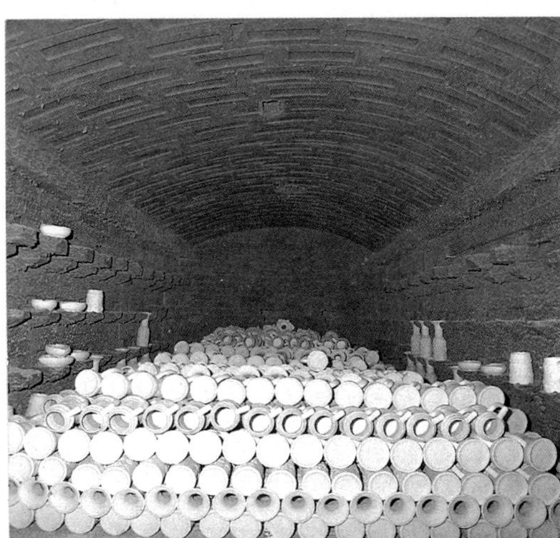

(Centrala Przemysłu Ludowego i Artystycznego). Diese staatliche Gesellschaft führte den Betrieb unter dem Namen „Ceramika Artystyczna Spółdzielnia Pracy Rękodzieła Artystycznego" („Kunstkeramik" Genossenschaft für volkstümliche und künstlerische Arbeiten) ab 1951 weiter[40]. Die Genossenschaft produzierte neben Gebrauchsgeschirr später kleine Andenkenartikel nach alten Bunzlauer Geschirrformen und Kunstkeramik.

Im Lauf der Jahre entwickelte sich die Genossenschaft zum wichtigsten Produzenten kunstkeramischer Erzeugnisse in Bolesławiec. Unterstützung beim Aufbau dieser Abteilung erhielt die Genossenschaft durch die Kunsthochschule in Wrozlaw. Der Betrieb selbst beschäftigte eine eigene künstlerische Leiterin. Das Amt und die Aufgabe eines Designers übernahm 1964 Professor Bronisław Wolanin[41]. Neben seinem Interesse für traditionelle Formen und Schwämmeldekore bei der Gestaltung von Zierkeramik entstanden nach seinen Entwürfen insbesondere Krüge und Vasen in einfachen Kugel- und Zylinderformen, überwiegend mit einfarbigen Glasuren[42]. 1980 wechselte Wolanin als stellvertretender künstlerischer Direktor zum staatlichen Unternehmen CERPOL über. Den Vertrieb der Ware aus der Genossenschaft „Kunstkeramik", die 1978 etwa 200 Beschäftigte hatte, übernahm die C.P.L.iA. selbst. Die Gefäße aus Bolesławiec gingen zum Verkauf an Geschäfte, die diesem Unternehmen angeschlossen waren. Geschwämmeltes Geschirr wurde seit Mitte der 70er Jahre auch ins Ausland, vornehmlich in die Bundesrepublik exportiert.

Verschiedene Kleinbetriebe in Staatsbesitz in Bolesławiec und Umgebung schlossen sich 1947 zu einem Betriebsverband zusammen, der 1976 neu organisiert wurde und seitdem den Firmennamen CERPOL trägt[43]. Dem Staatsunternehmen angeschlossen sind sieben kleinere Werkstätten mit etwa 350 Beschäftigten in Bolesławiec, Nowogrodziek (ehemals Naumburg/Q.) und einem Nachbarort. Die Werkstätten produzieren vornehmlich grobe, braunglasierte Ware, überwiegend große Vorratsgefäße, Mohnreibeschüsseln und Blumentöpfe, aber auch Bierkrüge und Spezialartikel wie Andenken, Kakteentöpfe und Grableuchten, die in Polen verkauft werden.

Ab 1970 etablierten sich in zunehmendem Maße Privatwerkstätten mit ähnlicher Produktion. 1978 bestanden davon 23 in Bolesławiec und Umgebung[44].

Seit Mitte der 70er Jahre begannen die Genossenschaft in Bolesławiec und einige staatliche Kleinbetriebe auf Veranlassung eines Importeurs aus Berlin (West), verstärkt geschwämmelte Gefäße, Kaffee- und Teeservices, Kaffeebecher, Vorratsdosen und Milchtöpfe herzustellen. Die Ware wird ausschließlich für den Absatz in der Bundesrepublik angefertigt. Vorbilder sind Gefäße aus der Zeit vor 1945, die in ähnlicher Form übernommen wurden. Dieses Geschirr wird in 27 verschiedenen Schwämmeldekoren angeboten.

Den Nachwuchs für die verschiedenen keramischen Betriebe bildet eine 1954 gegründete Berufsfachschule in Bolesławiec mit einem speziellen Zweig für Keramik aus. Im Gebäude der ehemaligen Keramischen Fachschule Bunzlau ist heute eine Bergwerkschule untergebracht[45]. Anknüpfend an die Tradition der alten Töpferregion wurde in Bolesławiec das Museum für Keramik im alten Museumsbau eingerichtet. Das Museum verfügt über eine bedeutende Sammlung zur Geschichte des Bunzlauer Geschirrs seit dem 17. Jh.. Berücksichtigung findet auch die Nachkriegsproduktion. Insbesondere die Arbeiten der auf Kunstkeramik eingestellten Genossenschaft in Bolesławiec werden von der Direktorin Teresa Wolanin gesammelt[46].

Anmerkungen

1 Hinweis von Ruth List (geb. Greulich), Fredelsloh 1985
2 K. Späth 1977 S. 14ff.
3 Hinweis von Paul Vogt (aus Naumburg/Q.), Pang/Obb. 1985
4 Hinweis von Brigitte Vogt (geb. Lachmann), Pang/Obb. 1985
5 Hinweis von Wilhelm Werner (aus Tillendorf), Hilgert 1985
6 Hinweis von Ruth List
7 Hinweis von Paul Vogt
8 Hinweis von Ruth List
9 Entnommen dem farbigen Katalog der Töpferei von 1985
10 Hinweis von Brigitte Vogt (geb. Lachmann)
11 K. Strauss 1967 S. 251 – Hinweis von Wilhelm Werner
12 Hinweis von Wilhelm Werner
13 K. Strauss 1967 S. 251 – Hinweis von Gerhard Seiler (aus Naumburg/Q.), Leutershausen 1986 – Ähnliches Geschirr wird besonders in Thurnau/Ofr. hergestellt.
14 Hinweis von Gerhard Seiler – K. Späth 1977 S. 14ff.
15 Hinweis von Paul Vogt – Paul Vogt aus Naumburg am Queis 1977 S. 13f. – 100 Jahre Töpferei Vogt in Pang – 70 Jahre Paul Vogt 1982 S. 14
16 Warenkatalog der Töpferei aus dem Jahr 1984/85
17 A. P. 1960 S. 8 – Bunzlauer Heimatzeitung 1960 S. 16
18 Hinweis von Reinhardt Gleisberg (aus Bunzlau), Marktheidenfeld 1985
19 Hinweis von Georg Buchwald (aus Naumburg/Q.), Glashütten 1985
20 Adreßbuch der Keram.-Industrie 1954/55 S. 86f.
21 ebd. Die Eintragung erwähnt Schwamm-, Engobe- u. Bauerndekore, Unterglasur, handgemalt und gespritzt, Kunstglasur – H. Löffelhardt 1951 S. 17f. u. 30
22 K. Börner 1952 S. 57f. – Bunzlaus Staatliche Keramische Fachschule 1951 S. 3

23 Bunzlauer Tonwaren wieder da 1951 S. 3
24 Hinweis von Georg Peltner, Höhr-Grenzhausen 1985
25 dgl.
26 Hinweise von Johannes und Loni Böhm, Höhr-Grenzhausen 1985
27 Die Fa. Alois Böhm in Ransbach hatte in den 20er Jahren auch von der Firma Julius Paul & Sohn (Bunzlau) Kaffeeschirr mit Pfauenaugendekor bezogen. Hinweis von Alois Böhm jun., dem Sohn des Firmengründers, Höhr-Grenzhausen 1985
28 Hinweis von Beate Thiesmeyer und Michael Sälzer, Kaub 1985 – Informationsblatt der Töpferei zum „Bunzlauer Braunzeug"
29 Josef Horschik 1978
30 Informationsblatt „Bunzlauer Braunzeug" von Beate Thiesmeyer und Michael Sälzer
31 ebd.
32 Hinweise von Beate Thiesmeyer und Michael Sälzer
33 Hinweis von Reinhadt Gleisberg
34 dgl. – Zur Herstellung der Ware wurden eine neue Masse und neue Glasuren entwickelt
35 Hinweis von Reinhardt Gleisberg – Versuche wurden auch mit glänzend schokoladenbrauner Lehmglasur durchgeführt
36 Hinweis von Gerhard Seiler
37 E. Bahr, K. König 1967 S. 207 – G. Steller 1971 S. 35
38 M. Starzewska 1959 S. 126
39 ebd. – Den Ton beziehen die meisten Betriebe aus den staatlichen Gruben in der Nähe von Nowogrodziec. s. E. Bahr, K. König 1967 S. 99 – P. Burchard 1978 S. 20
40 M. Starzewska 1959 S. 129f. – T. Kuczyńska 1977 (Informationsheft ohne Seitenangaben)
41 ebd.
42 ebd. – K. Paluch-Staskiel 1984 Abb. 9–11
43 Alle Angaben zur Organisation und zur Produktion von CERPOL von P. Burchard S. 11ff.
44 ebd. S. 17f.
45 ebd. S. 21f.
46 ebd. S. 25f. – T. Wolanin 1974 – K. Paluch-Staskiel 1984

Literaturverzeichnis

Adolph, H. 1966
Die Bunzlauer Tone und einige arteigene Fertigungen. Ein Rückblick. In: Berichte der Deutschen Keramischen Gesellschaft 43. S. 497–500

Adreßbuch ... 1896–1959
Adreßbuch der Keram.-Industrie in Deutschland, Danzig, Elsaß-Lothringen ... Coburg
1896 5. Aufl.;
1910 11. Aufl.;
1927 16. Aufl.;
1930 17. Aufl.;
1932 18. Aufl.;
1934 19. Aufl.;
1937 20. Aufl.;
1941 21. Aufl.;
1949 22. Aufl.;
1954/55 23. Aufl.;
1959 24. Aufl..

Allgemeines Handlungs- und Fabriken-Adreßbuch 1801
Allgemeines Handlungs- und Fabriken-Adreßbuch auch Handlungs- Erdbeschreibung der ... Ronneburg und Leipzig

Amtlicher Bericht ... 1846
Amtlicher Bericht über die allgemeine Deutsche Gewerbe-Ausstellung zu Berlin im Jahre 1844. T. 1–3 1845–46

Amtlicher Katalog ... 1911
Amtlicher Katalog der Ostdeutschen Ausstellung für Industrie, Gewerbe und Landwirtschaft. Posen

Arnold, Helga 1975
Bei Kannebäckers „bunzelt" es. In: Bunzlauer Heimatzeitung 24/7 S. 12–13

Aus dem Jahresbericht der Königlichen keramischen Fachschule in Bunzlau. In: Keramische Rundschau 11 S. 611–612

Aus dem Jahresbericht ... 1909
Aus dem Jahresbericht der Königl. keramischen Fachschule in Bunzlau. In: Sprechsaal 42 S. 353

Ausstellungs-Zeitung ... 1885
Ausstellungs-Zeitung der Gewerbe- und Industrie-Ausstellung zu Görlitz 1885. Nr. 2, Nr. 7, Nr. 59, Nr. 90, Nr. 129

Auszug ... 1904
Auszug aus dem Bericht über die Tätigkeit der Königl. keramischen Fachschule in Bunzlau während des Schuljahrs 1903/04. In: Sprechsaal 37 S. 757f.

Bächer, Georg 1893
Technische Notizen: Marmorgeschirr. In: Keramische Rundschau 1 S. 401

Bahr, E., K. König 1967
Niederschlesien unter polnischer Verwaltung. Frankfurt a. M.

Bauer, Ingolf, Paul Stieber 1975
Keramik. In: Lebendiges Gestern. Erwerbungen von 1959 bis 1974
(= Schriften des Museums für Deutsche Volkskunde Berlin, Bd 1) Berlin 1975

Beck, E. 1864
Der Kreis Bunzlau. Ein Ortschafts-Verzeichnis mit topographischen, statistischen und historischen Notizen. Bunzlau

Beckmann, Amalie 1909
Vegetarisches Kochbuch. Berlin-Zehlendorf

Berde, Ernst 1941
Bunzlauer Tonwaren. In: Schlesien 3 S. 82–87

Berdel, Eduard 1926 (1)
Sommer-Ausstellungen Breslau. 1926. In: Keramische Rundschau 34 S. 631–633

1926(2) Moderne Formen und Dekors, Versuche zur Belebung und Erneuerung. In: Keramische Rundschau 34 S. 797–800

1927 Die Feinkeramik. In: Keramische Rundschau 35 S. 41–44, 57–59
und: Tonindustrie-Zeitung 51 S. 457–459, 505–506

1929 (1) Baukeramik und keramische Gebrauchsware auf der Breslauer Werkbund-Ausstellung. In: Tonindustrie-Zeitung 53 S. 1475–1477

1929(2) Die Bunzlauer Keramik in neuerer Zeit. In: Bunzlauer Heimatkalender 2 S. 56–58

1929 (3) Keramische Studien auf der Werkbund-Ausstellung in Breslau. In: Keramische Rundschau und Kunstkeramik 37 S. 663–665

1931 Die keramischen Fachschulen in Preußen. In: Berichte der Deutschen Keramischen Gesellschaft 12 S. 310–323

1932 (1) Kunstgewerbeschule und Fachschule. In: Keramische Rundschau und Kunstkeramik 40 S. 617

1932 (2) Professor Waldeyers Abschied. In: Keramische Rundschau und Kunstkeramik 40 S. 175

1939 (1) Die keramische Industrie in Bunzlau und Umgebung. Frankfurt

1939 (2) Neu belebtes Handwerk. Bunzlauer Braunzeug. In: Heimatkalender für den Kreis Bunzlau 9 S. 77–79

Berge, August 1911 (1)
Die Berechnung von Massen und Glasuren. In: Tonwaren-Industrie, 25 S. 241, 254, 266, 279f., 290, 291, 302, 303, 313, 314

1911 (2) Bunzlauer Braun. In: Sprechsaal 44 S. 127–130

1912 Pinkglasuren. In: Sprechsaal 45 S. 1–2, 17–18, 37–38

1920 Einführung in die Keramik. In: Sprechsaal 53 S. 73–74, 83–85, 91–93, 105–107, 118–119, 127–129

1924 Die Bunzlauer keramische Industrie. In: Keramische Rundschau 32 S. 455–457

1925 Dr. W. Pukall, die keramische Fachschule in Bunzlau und die schlesische keramische Industrie. In: Keramische Rundschau 33 S. 661–667

Bergemann, J.G. 1829–1831
Chronik der Stadt Bunzlau. Abt. 1–5. Bunzlau
Bernhard, Ludwig 1903
Die Akkordarbeit in Deutschland. Leipzig
Bessrich, Karl 1936
Bunzlau. Eine wirtschaftsgeographische Betrachtung. Berlin
Berti, Graziella, Liana Tongiorgi 1977
Ceramica Pisana. Pisa
Bischof, Carl 1923
Die feuerfesten Tone und Rohstoffe. 4. Aufl. Leipzig
Die Bleivergiftung ... 1912
Die Bleivergiftung in den europäischen keramischen Betrieben. In: Sprechsaal S. 657–658, 674–675
Blume, Kunz 1934
Das schlesische Kunsthandwerk und Kunstgewerbe. Seine wirtschaftlichen und sozialen Bedingungen. Rechts- und staatswissenschaftliche Diss. Breslau
Börner, J.C.H. 1781
Die Bunzlauer Brauntöpferey. In: Der Patriotischen Gesellschaft für Schlesien neue oeconomische Nachrichten 2 S. 144–150
Börner, Kurt 1952
Ein neues Bunzlau im Westerwald. In: Die keramische Industrie unter besonderer Berücksichtigung des Kannenbäckerlandes. Horb. S. 57–59
Börsch-Supan, Helmut (Hg.) 1971
Die Kataloge der Berliner Akademie-Ausstellungen 1786–1850. 1. Bd. Berlin
Boger, Louise Ade 1971
The dictionary of world pottery and porcelain. New York
Bohm, Chr. Ludwig 1806
Handbuch der Geographie und Statistik des Preußischen Herzogthums Schlesien. Berlin
Borrmann, Richard 1908
Die Keramik in der Baukunst. (= Handbuch der Architektur 4. Bd. 1. T.). 2. Aufl. Leipzig
Bräuer, Martin 1922
Die Bunzlauer Tonwarenindustrie in ihrer standortmäßigen Bedingtheit. Diss. (masch.-schriftl.) Rostock
Brandenburger, Friedrich 1893
Die irdenen Kochgeschirre, ihr Herkommen und Bestehen. In: Keramische Rundschau 1 S. 49–50, 79–81, 109–111
Brunner, Karl 1910
Bauerntöpferei und volkstümliche Fayencen. In: Zeitschrift des Vereins für Volkskunde 20 S. 265–289
Buddensieg, Tillmann 1985
Keramik der Weimarer Republik 1913–33. (= Ausstellungskatalog des Germanischen Nationalmuseums Nürnberg). Nürnberg
Büttner, Ernst 1908
Etwas vom Kleingewerbe in Bunzlau. In: Tonindustrie-Zeitung 32 S. 2107–2108
1908–1909 Beiträge zur Geschichte der Schlesischen Keramik. In: Schlesische Heimatblätter I (1908) S. 460–463, 554–556, 585–587; II (1908) S. 36–38, 108–110, 167–169; III (1909) S. 223–227
1910 (1) Bunzlau und Bunzlauer Keramik. In: Schlesische Heimatblätter III S. 286–288, 312–314
1910 (2) Von alter und neuer Bunzlauer Töpferei. In: Tonwaren-Industrie 24 S. 109, 121–123
1910 (3) Ziele und Einrichtung der Königlichen Keramischen Fachschule in Bunzlau. In: Schlesische Heimatblätter III S. 388–389, 444–446, 523–524
1951 Geschichte der Staatlichen Keramischen Fachschule Bunzlau. Tauberbischofsheim
Bunzlauer Geschirr ... 1905
Bunzlauer Geschirr als Hochzeitsgabe für das kronprinzliche Paar. In: Tonindustrie-Zeitung 29 S. 652
Bunzlauer Tonwaren ... 1951
Bunzlauer Tonwaren wieder da. In: Der Schlesier 3/20 S. 3
Bunzlaus Staatliche Keramische Fachschule ... 1951
Bunzlaus Staatliche Keramische Fachschule. In: Schlesische Rundschau 3 S. 3
Burchard, Przemysław 1979
Geschichte der Töpferei in Bolesławiec Sląski (Bunzlau) nach dem Kriege. Manuskript zu einem Vortrag im Museum für Deutsche Volkskunde Berlin (masch.-schriftl.)
Cesura, Guido 1978
Il piatto popolare Veneto dell'800. Milano
Chancen des Braungeschirrgewerbes ... 1941/42
Chancen des Braungeschirrgewerbes. In: Der deutsche Volkswirt 16 S. 47
Christiani, Hans o.J. (um 1973)
Das Leben in der deutschen, schlesischen Kleinstadt Bunzlau. Von 1871 bis 1946. o.O.
1976–1977 Die großen Töpfe von Bunzlau und Naumburg am Queis. In: Bunzlauer Heimatzeitung 25/12 S. 15–17; 26/2 S. 14–15
Ciardi Dupré Dal Pogetto, M.G. et al. 1980
Antiche Maioliche Popolari di Castelli. Sesto Fiorentino
Clima, Marie 1870
Haushaltungskunde. Wien
Corvey, Johannes 1900
Arbeiterverhältnisse und gesundheitliche Zustände in der Töpferei-Industrie. In: Der Arbeiterfreund 48 S. 127–138
Davidis, Henriette 1863
Die Hausfrau. 2. Aufl. Leipzig
Demmin, August 1883
Keramikstudien. 3. Folge: Das Steingut. Leipzig
Deutsche Warenkunde ... 1939ff.
Deutsche Warenkunde. Hg. vom Kunstdienst-Berlin im Auftrag der Reichskammer der bildenden Künste. Bearbeitet von Hugo Kükelhaus u.a. Berlin
Deutsche Töpfer- und Ziegler-Zeitung 1879–1923
1879 Jg. 10;

1902 Jg. 33;
1904 Jg. 35;
1906 Jg. 37;
1909 Jg. 40;
1910 Jg. 41;
1911 Jg. 42;
1917 Jg. 48;
1919 Jg. 50;
1923 Jg. 54.
Dewitz, Eduard 1885
Geschichte des Kreises Bunzlau. Bunzlau
Dienemann, W., O. Burre 1928
Die nutzbaren Gesteine Deutschlands und ihre Lagerstätten. I. Bd.: Kaolin, Ton, Sand, Kies, Wiesenkalk, Kieselgur. Stuttgart
Dittrich, Paul 1908
Einiges über Handwerkgebräuche. In: Mitteilungen der Schlesischen Gesellschaft für Volkskunde 10 S. 114–127
Drunsel, Adam 1911
Die Geschichte der deutschen Töpferbewegung. Berlin
Duma, Georg 1982
Giftige Glasuren – kranke Töpfer. In: Volkstümliche Keramik aus Europa. Bd. 2, Beiträge zur Keramikforschung hg. von Lenz Kriss-Rettenbeck u. Ingolf Bauer. Festschrift für Alfred Höck zum 60. Geburtstag. München S. 33–46
E. 1912
Ausstellung des Kunstgewerbevereins in Bunzlau. In: Sprechsaal 45 S. 580–581
Ebell, G. A. 1793
Die Bleyglasur des irdenen Küchengeschirrs als wahrscheinlich eine der Hauptquellen unsrer herrschenden Krankheiten. Hannover
Ebert, Georg Ritter von 1922
Feintonverarbeitung in Bayern. In: Sprechsaal 55 S. 194–195, 207–209, 220–221, 232–233, 242–243
Die Einweihung der keramischen Schule ... 1898
Die Einweihung der keramischen Schule in Bunzlau. In: Tonindustrie-Zeitung 22 S. 261–263
Faist, G., Moritz Schultz 1911
Über neue keramische Brennöfen für die Porzellan- und feuerfeste Industrie in Schlesien. In: Industrie und Ingenieurwerke in Mittel- und Niederschlesien. (= Festschrift zur 52. Hauptversammlung des Vereins deutscher Ingenieure in Breslau 1911). Breslau S. 228–230
Fechner, Christian Gottfried 1787 u. 1788
Die Geschichte der Stadt Bunzlau zur Kenntniß der vergangenen Zeit besonders für Bürger und Landleute. T. 1. 2. Bunzlau
Fechner, Hermann 1907
Wirtschaftsgeschichte der preußischen Provinz Schlesien in der Zeit ihrer provinziellen Selbständigkeit 1741–1806. Breslau
Fiebelkorn, Max 1902
Bei den schlesischen Zieglern und Töpfern. In: Tonindustrie-Zeitung 26 S. 1385–1397, 1430–1444, 1468–1474;
1906 Ziegel, Zement, Kalk und Gips. In: Die Weltwirtschaft 1 S. 24–29
Fischer, Wolfram 1984
Einführung und Auswertung. In: Ulrich Engelhardt (Hg.) Handwerker in der Industrialisierung. Stuttgart S. 211–218
Fitz, Stephan, Hermann Kühn 1982
Keramik. Katalog der Abteilung. Deutsches Museum. München
Fontane, Theodor 1955
Meine Kinderjahre. Leipzig
Freitag, F. W. 1904
Das Steinzeug in der chemischen Großindustrie. In: Keramische Rundschau 12 S. 182
1905 Die Fabrikation grosser Steinzeuggefäße. In: Keramische Rundschau 13/1 S. 3–4
Frief, Alfred 1876
Die wirtschaftliche Lage der Fabrikarbeiter in Schlesien. Breslau
Frühauf, J. 1881
Verband keramischer Gewerke in Deutschland. In: Sprechsaal 14 S. 178–179, 203–284
Fuchs, Konrad 1968
Schlesiens Industrie. Eine historische Skizze. München
1985 Beiträge zur Wirtschafts- und Sozialgeschichte Schlesiens. Dortmund
25 Jahre Patenschaft der Kreisstadt Siegburg ... 1978
25 Jahre Partnerschaft der Kreisstadt Siegburg für den Landkreis Bunzlau 1973–1978. Hg. von der Stadt Siegburg. Siegburg
G. 1902
Töpferversammlung in Bunzlau. In: Deutsche Töpfer- u. Ziegler-Zeitung 33 S. 186
G., F. 1911
Die Keramik auf der Gewerbe- und Industrie-Ausstellung in Schweidnitz. In: Tonwaren-Industrie 25/32 S. 374, 25/34 S. 397, 25/35 S. 409
Gallus, L. 1877
Über Kochgeschirre mit bleihaltiger und bleifreier Glasur mit specieller Berücksichtigung des sog. Bunzlauer Geschirrs. In: Tonindustrie-Zeitung 2 S. 108/109, S. 117/118, S. 132–134
Gebauer, Walter 1980
Kunsthandwerkliche Keramik. Triesen
Gericke, Gustav 1922
Zum 25 jährigen Jubiläum der Staatlichen Keramischen Fachschule in Bunzlau. In: Die Kachel- und Töpfer-Kunst 1 S. 185
Geschnittene Schwämme ... 1885
Geschnittene Schwämme. In: Sprechsaal 18 S. 717
Die Gewerbeausstellung zu Höhr ... 1878
Die Gewerbeausstellung zu Höhr. In: Mitteilungen für den Gewerbeverein für Nassau. Wiesbaden S. 182
Glander, Arnold 1936
Vom Bunzlauer Ton. In: Schlesische Heimat H. 2 S. 181–186
Das Göring-Service ... 1933
Das Göring-Service der Keramischen Fachschule Bunzlau. In: Keramische Rundschau und Kunstkeramik 41 S. 461
Auch in: Sprechsaal 66 S. 551

Goslich 1932
Keramik in Berliner Bauten. Berlin
Gr., J. 1921
Das vergessene Braungeschirr. In: Tonindustrie-Zeitung 45 S. 1147–1148
Graack, Erdmann 1907
Das Bunzlauer Töpfergewerbe. In: Der Arbeiterfreund 45 S. 259–273
Granger, Albert 1908
Die industrielle Keramik. Berlin
Grasmann, Lambert 1978
Kröninger Hafnerei. Regensburg
Grein, Gerd J. 1983
Keramik aus dem Odenwald. Otzberg-Lengfeld
Grell, Johanna 1924
Die feinkeramische Industrie Schlesiens. In: Keramische Rundschau 32 S. 553–559
1925 Die Leipziger Frühjahrsmesse 1925. In: Keramische Rundschau 33 S. 185–187
Gründig, R., K. Volland 1975
Bürgeler Keramik. Ausstellung vom 22.6. bis 24.8. 1975. Halle
Grundmann, Günther, Konrad Hahm 1927
Schlesien (= Deutsche Volkskunst Bd. VIII). München
Günzel 1925
Die Gewinnung und Verwertung des Tones in Tschirne. In: Heimatbuch des Kreises Bunzlau. Hg. von Haude, Gocke. Bunzlau S. 266–267
H., C. 1894
Blaue Glasuren. In: Keramische Rundschau 2 S. 79–81
Hainbach, Rudolf 1907
Technik der Dekorierung keramischer Waren. Wien und Leipzig
Haude und Gocke (Hg.) 1925
Heimatbuch des Kreises Bunzlau 1. Aufl. Bunzlau
Hecht, H. 1902
Ein Gang durch die Düsseldorfer Ausstellung In: Tonindustrie-Zeitung 26 S. 1287–1291
1923 Lehrbuch der Keramik. Berlin und Wien
Hegeler, F. 1896–1897
Das Marmoriren der Thon-Waaren. In: Keramische Rundschau 4 S. 1164–1165, 1184–1185,; 5 S. 1–2, 21–22
Heintz, Arnold 1888
Die Thonindustrie Schlesiens. In: Tonindustrie-Zeitung 12 S. 429–430, 441–443, 456–458
Hennig, Artur 1928
Die Aufgaben der Staatlichen Keramischen Fachschule Bunzlau für Industrie und Handwerk. In: Mitteilungen des Schlesischen Bundes für Heimatschutz H. 1 S. 4–5
1929 Das Spritzverfahren als Dekorationsmittel in der Keramik. In: Keramische Rundschau und Kunstkeramik 37 S. 76–78
Hepper 1940
Fliesenarbeiten bei Heeresbauten. In: Baumarkt-Leipzig 39 S. 676–678
Hersel, Hermann 1927
Die Entwicklung des Heimatortes Ullersdorf am Queis, Kreis Bunzlau. Ullersdorf
Heuschkel, Hermann, Klaus Muche 1974
ABC Keramik. Leipzig
Heyl, Hedwig 1888
Das ABC der Küche, 2. Aufl. Berlin
Hi. 1904
Brennofen für Braungeschirr. In: Tonindustrie-Zeitung 28/22 S. 196
Höhne, Max 1885
Die Bunzlauer Töpferei. In: Kunstgewerbeblatt 1 S. 154–158
Hopf-Droste, Marie-Luise 1981
Das bäuerliche Tagebuch. Fest und Alltag auf einem Artländer Bauernhof 1873–1919. (= Materialien zur Volkskultur nordwestliches Niedersachsen, H. 3). Cloppenburg
Horschik, Josef 1977
Bunzlauer Töpferarbeiten aus den mittleren Jahrzehnten des 17. Jahrhunderts. In: Keramos 77 S. 3–16
1978 Steinzeug. Dresden S. 72
Hubrich, Martin 1964
Töpferei in Tillendorf. In: Der Bunzlauer Kreis an Bober und Queis. Siegen S. 426–429
1976 Töpferei in Tillendorf (gedruckt im Heimatkalender 1939). In: Bunzlauer Heimatzeitung 25/6 S. 14
100 Jahre Töpferei Vogt in Pang ... 1982
100 Jahre Töpferei Vogt in Pang – 70 Jahre Paul Vogt. In: Bundesfachgruppe des Deutschen Töpferhandwerks 82/I S. 14–15
Huth, Walter 1926
Die feinkeramische Industrie im Jahre 1925. In: Keramische Rundschau 34 S. 1–3
1927 Die Feinkeramik. Berlin
Jacob, K. 1923
Anforderungen an feuerfeste Erzeugnisse. In: Carl Bischof: Die feuerfesten Tone und Rohstoffe. 4. Aufl. Leipzig S. 253–260
Jacobi, L. 1875
Ueber den neuesten Stand der gewerblichen Arbeitslöhne in Niederschlesien. In: Der Arbeiterfreund 13 S. 437–490
Jacobson, Johann Karl Gottfried 1781
Technologisches Wörterbuch. Berlin
Jahresbericht der Handels- und Gewerbekammer ... 1899
Jahresbericht der Handels- und Gewerbekammer für 1899. Zittau. In: Keramische Rundschau 7 S. 947
Joppien, Rüdiger 1985
Vom „Braungeschirr“ zum Spritzdekor. Bunzlauer Keramik des 20. Jahrhunderts im Wandel. In: Tillmann Buddensieg Keramik in der Weimarer Republik 1919–33. Nürnberg S. 37–43
Jürgel, Paul 1925
Braungeschirr. In: Keramische Rundschau 33 S. 796–798

K., A.F. 1909
Marmoriertes Steingut. In: Keramische Rundschau 17 S. 627

Kalesse, E. 1883
Altes Bunzlauer Steingut. In: Kunst und Gewerbe 17 S. 25–26

Die Keram- und Glasindustrie ... 1925
Die Keram- und Glasindustrie im Jahre 1924. In: Keramische Rundschau und Kunstkeramik 33 S. 1–7

Keramische Rundschau 1893–1925
1893 Jg. 1;
1895 Jg. 3;
1904 Jg. 12;
1905 Jg. 13;
1910 Jg. 18;
1911 Jg. 19;
1912 Jg. 20;
1923 Jg. 31;
1925 Jg. 33.

Kerkhoff-Hader, Bärbel 1980
Lebens- und Arbeitsformen der Röpfer in der Südwesteifel. (= Rheinisches Archiv 110). Bonn
1986 Vermittlung von Handwerkstechniken und -formen am Beispiel des Töpferhandwerks. Manuskript (masch-schriftl.)

Kerl, Bruno 1871
Abriß der Thonwaarenindustrie. Braunschweig
1879 Handbuch der gesammten Thonwaarenindustrie. 2. stark vermehrte u. verbesserte Aufl. Braunschweig
1907 Handbuch der gesamten Thonwaarenindustrie. 3. Aufl. Braunschweig

Ketchum, William C. 1983
The Knopf Collectors Guides to American Antiques. Pottery and Porcelain. New York

Killias, Eugen 1926
Aus der Praxis der Kunsttöpferei. In: Keramos S. 371–374

Klapper, Joseph 1925
Schlesische Volkskunde. Breslau
Nachdruck Stuttgart 1952

Klein, Adalbert 1962
Deutsche Fayencen im Hetjens-Museum Düsseldorf. Düsseldorf

Klocke, B. 1864
Die thonigen Schichten, welche die Kohle der Kreideformation bei Ullersdorf am Queis begleiten. In: Neues Lausitzisches Magazin 41 S. 260–265

Die Königliche keramische Fachschule ... 1904
Die Königliche keramische Fachschule. In: Keramische Rundschau 12 S. 447

Königlich keramische Fachschule ... 1917
Königlich keramische Fachschule in Bunzlau. In: Deutsche Töpfer- und Ziegler-Zeitung 48 S. 184

Kraemer, Paul 1924
Die schlesische Porzellanindustrie mit besonderer Berücksichtigung ihrer technischen Entwicklung. Juristische Diss. (masch-schriftl., gedruckt nur Auszug). Breslau

Kranzfelder, Ursula 1982
Zur Geschichte der Apothekenabgabe- und Standgefäße aus keramischen Materialien unter besonderer Berücksichtigung der Verhältnisse in Süddeutschland vom 18. bis zum beginnenden 20. Jahrhundert (Diss). München

Kriegssortiment für Braungeschirr ... 1942
Kriegssortiment für Braungeschirr und Steinzeuggeschirr sowie für Sonderartikel und feuerfeste Koch- und Backgeschirre. In: Keramische Rundschau und Kunstkeramik 50 S. 242–243

Kuczyńska, Teresa 1977
Keramik die „Feuerkunst". Informationsheft der „Kunstkeramik"Genossenschaft für volkstümliche und künstlerische Arbeiten. (dt.) Warszawa

Kübler, Marie Susanne 1880
Das Hauswesen. Stuttgart

Langenmatz, Rolf, Paul Nedo 1968
Sorbische Volkskunst. Bautzen

Lehnemann, Wingolf 1978
Irdentöpferei in Westfalen. 17. bis 20. Jahrhundert (= Schriften der Volkskundlichen Kommission für Westfalen Bd. 24). Münster

Leuchs, Johann, Carl 1798–1831
Das Neueste und Nützlichste ... 24 Bde. Nürnberg
Das Neueste und Nützlichste in der Chemie, Fabrikwissenschaft, Apothekenkunst, Oekonomie etc. (= Handbuch für Fabrikanten, Künstler, Handwerker und Oekonomen). (Von mehreren Bänden sind neue Auflagen erschienen). s. daraus: Bd. 7, 15

Lippert, Ekkehard 1982
Bunzlauer Braunzeug. Anmerkungen zu seiner Herstellung nach 1800. In: Volkstümliche Keramik aus Europa Bd. 2 Beiträge zur Keramikforschung hg. von Lenz Kriss-Rettenbeck u. Ingolf Bauer. Festschrift für Alfred Höck zum 60. Geburtstag. München S. 127–146

Litzow, Karl 1972
Die Staatliche Keramische Fachschule Bunzlau. Ihre Geschichte und Entwicklung zur Staatlichen Fachschule für Keramik u. Glastechnik. In: Sprechsaal 105/8 S. 169–173, 260–262
1973 Geschichte der keramischen Technologie. Sonderdruck aus: Handbuch der Keramik. Freiburg i. B.

Löbert, Horst W. 1984 (1)
Typen neuzeitlicher Töpferscheiben in Deutschland. In: Volkskunst 3 S. 5–9
1984 (2) Types of potter's wheels and spread of the spindle wheel in Germany. In: Sander E. van der Leeuw, Alison W. Pritchard (Eds.) The many dimensions of pottery. Ceramics in archeology and anthropology. Amsterdam S. 205–226

Löffelhardt, Heinz 1951
Hausrat aus Keramik, Metall, Holz. (= Schriften zur Gewerbeförderung, hg. vom Landesgewerbeamt Stuttgart, V Bd. 1: Wie wohnen). Stuttgart

Mämpel, Uwe 1985
Keramik. Von der Handform zum Industrieguß. Reinbek bei Hamburg
Martell, Paul 1927
Zur Geschichte der keramischen Industrie in Schlesien. In: Keramos 6 S. 297–299, 340–342
Martens, J. 1926
Schülerarbeiten der Keramischen Fachschule in Bunzlau. In: Schlesische Monatshefte 3 S. 89
1930 Neuere Baukeramik. In: Deutsche Bauzeitung 64 S. 560–564
Matthias, J. 1885
Die Gewerbe- und Industrie-Ausstellung in Görlitz 1885. In: Ausstellungs-Zeitung der Gewerbe- und Industrie-Ausstellung zu Görlitz 1885
Meißner, J. G. 1797
Kurze Beschreibung von Schlesien. 2. Ausg. Liegnitz
Meisterkursus ... 1908
Meisterkursus in Bunzlau. In: Tonindustrie-Zeitung 32 S. 781–782, 805–806
Metallschablonen ... 1904
Metallschablonen für Aerographen. In: Sprechsaal 37 S. 643
Metzner, Antonie 1836
Die sich selbst belehrende Köchin, oder allgemeines deutsches Kochbuch für bürgerliche Haushaltungen. 4. verbesserte Aufl. Quedlinburg u. Leipzig
Michel, H., G. Schering 1956
Fachkunde für Keramiker. Berlin
Micke, Franz 1844
Urkundliche Geschichte der Stadt und des früheren Klosters Naumburg am Queis. Bunzlau
Minder 1906
Die Bayerische Jubiläums-, Landes-, Industrie-, Gewerbe- und Kunstausstellung. In: Keramische Rundschau 14 S. 1109–1110
Die Misere der Verblendsteinindustrie ... 1910
Die Misere der Verblendsteinindustrie. In: Die Bauwelt 1 S. 21–22
Moeller, Gisela 1985
„Das Neue siegt!" Die Staatliche keramische Fachschule in Bunzlau von 1925–1933. In: Tillmann Buddensieg Keramik der Weimarer Republik 1913–33 Nürnberg S. 44–50
Müller, Helmut 1976
Töpferei in Schermbeck. Zur Geschichte eines Töpferortes am Rande des Ruhrgebietes. (= Beiträge zur Volkskultur in Nordwestdeutschland. H. 4). Münster
Mundt, Barbara 1973
Historismus. Kunsthandwerk und Industrie im Zeitalter der Weltausstellungen. (= Kataloge des Kunstgewerbemuseums Berlin, 7). Berlin
1974 Die deutschen Kunstgewerbemuseen im 19. Jahrhundert. (= Studien zur Kunst des neunzehnten Jahrhunderts, Bd. 22). München
Neue Bunzlauer Töpfereien ... 1910
Neue Bunzlauer Töpfereien. In: Schlesien 3 S. 395–397
Neues praktisches Kochgeschirr ... 1900
Neues praktisches Kochgeschirr ... In: Keramische Rundschau 8 S. 765
Noort, Leo von 1907
Auf dem Topfmarkt. In: Die Woche 9 S. 435–439
Odernheimer, F. 1851
Thonwaaren, Porcellan, Steingut und gemeines Töpferzeug auf der Londoner Industrie-Ausstellung 1851. In: Zeitung für Porcellan-, Steingut- und Glasfabricanten, Töpfer und Verfertiger der Meerschaumköpfe. Hg. von C. Hartmann 5. Bd. H. 2 S. 49ff.
Olschewsky, W. 1879
Die Bunzlauer Geschirrfabrikation. In: Deutsche Töpfer- und Ziegler-Zeitung 10 S. 231–242
P. 1903
Bunzlauer Geschirr. In: Tonindustrie-Zeitung 27 S. 1995
P. A. 1960
Bunzlauer Braunzeug in Franken eine neue Heimat. In: Bunzlauer Heimatzeitung 9/8 S. 8
Paluch-Staszkiel, Krystyna 1984
Kamionka Bolesławiecka. Muzeum Ceramiki Bolesławiec. Biuro Wystąw Artystycznych w Poznaniu. Listopad
Partsch, Josef 1896–1911
Schlesien. Eine Landeskunde für das deutsche Volk auf wissenschaftlicher Grundlage. Bd. 1, 2 Breslau
Paul Vogt aus Naumburg ... 1977
Paul Vogt aus Naumburg am Queis. In: Bunzlauer Heimatzeitung 9/77 S. 13–14
Pierer, H. A. 1841
Universal-Lexikon der Gegenwart und Vergangenheit ... Bd. VI (Bunzlau). 2. Aufl., 3. Ausgabe Altenburg
Piltz, Hedwig 1964
J. Paul & Sohn, Feinsteinzeugfabrik. In: Der Bunzlauer Kreis an Bober und Queis 2. völlig neu bearbeitete Aufl. Siegen S. 420–422
Pohl, Walter 1921
Das Verwendungsgebiet des technischen Steinzeugs. In: Tonindustrie-Zeitung 45 S. 1053–1054, 1073–1075
Poltrock, Friedrich W. 1908
Bunzlauer Töpferkunst. In: Schlesische Heimatblätter 1/24 S. 565–568
Post, J. 1879
Grundriß der chemischen Technologie. 2.: Fabrikation der Erdprodukte. o. O.
Pr. 1897
Bunzlauer Kochgeschirr. In: Sprechsaal 30 S. 563
Pukall, Wilhelm 1898
Keramische Fachschule zu Bunzlau in Schlesien. In: Die deutsche Fortbildungsschule 7 S. 353–356
1903 Die Bunzlauer Tonindustrie. In: Bunte Bilder aus dem Schlesierlande. Hg. vom Schesischen Pestalozzi-Verein 2. Bd. Breslau S. 114–121

1906 Beitrag zur Lösung der Bleifrage. In: Sprechsaal 34 S. 938–940, 981–984

1910 (1) Bunzlauer Feinsteinzeug. In: Sprechsaal 43 S. 1–3, 17–19, 34–35, 47–49

1910 (2) Fortschritte und fortschrittliche Bestrebungen auf dem Gebiet der Tonindustrie. In: Berichte der deutschen Chemischen Gesellschaft 43/II S. 2078–2106

1911/12 Die Königliche keramische Fachschule in Bunzlau. In: Schlesien 5 S. 79–85

1912 Feinsteinzeug und Schmelzwaare. In: Sprechsaal 45 S. 760–762

1922 (1) Feinsteinzeug. (Gewerbeschulrat Dr. W. Pukall sprach über „Feinsteinzeug".) In: Tonindustrie-Zeitung 46 S. 933

1922 (2) Grundzüge der Keramik. o. O.

1922 (3) Von der Jubiläumsausstellung der Bunzlauer Staatlichen keramischen Fachschule. In: Die Kachel- und Töpferkunst 1 S. 229–232

1925 Staatliche Keramische Fachschule. Gesamtbericht über die Schulperiode vom 1. November 1897 bis zum 31. September 1925 sowie Sonderbericht über die Schuljahre 1917/18 bis Herbst 1925. Bunzlau

1927 60 Jahre Steinzeug. In: Sprechsaal 60 S. 994–996

Rada, P. 1960
Technik der Kunsttöpferei. Prag

Ramazzini, Bernardi 1718
Untersuchung von denen Kranckheiten der Künstler und Handwercker. Leipzig

Randhahn, Kurt 1907
Ein Beitrag zur Kenntnis der Bunzlauer Tone. Diss. Halle

Rauter, Gustav 1904
Die Industrie der Silikate der künstlichen Bausteine und des Mörtels. Bd. 1: Glas- und keramische Industrie. Leipzig

Reichsgesetzblatt ... 1887
Reichsgesetzblatt 1887, lfd. Nr. 1728. Gesetz betreffend den Verkehr mit blei- und zinkhaltigen Gegenständen vom 15. Juli 1887. Berlin

Reichel, Hans Joachim 1939
Die Wasserversorgung und Abwasserbeseitigung in der Stadt Bunzlau in Schlesien vom Mittelalter bis zur Neuzeit. Berlin

Reineking von Bock, Gisela 1978
Meister der deutschen Keramik 1900–1950. (= Katalog des Kunstgewerbemuseums Köln). Köln

1979 Keramik des 20. Jahrhunderts, Deutschland. München

Reinhardt, Louis 1914
Noch einmal Spritzmalerei. In: Sprechsaal 47 S. 342–343

Riedrich, Otto 1925
Keramik und deutsche Baukunst. (= Keramik der Gegenwart, Bd. 1). Berlin

1927 Die Berliner Keramik der Gegenwart. In: Berlin und die Keramik. Berlin S. 60–87

Robacker, Earl F., Ada F. Robacker 1978
Spatterware and Sponge. South Brunswick und New York

Rolle, Gerhard 1928
Standortstudien in der deutschen keramischen Industrie. Phil. Diss. (= Sprechsaal Beih. 61, 1/2). Berlin

S., A. 1941
Keramik und Glas aus Schule und Praxis. Ausstellung der Bunzlauer Staatlichen keramischen Fachschule in Breslau. In: Keramische Rundschau und Kunstkeramik 49/18 S. 180

Sax, Emanuel 1888
Die Hausindustrie in Thüringen. In: Sammlung nationalökonomische und statistische Abhandlungen. II. Bd., III. T. 3.: Die Töpferei in Bürgel. Jena S. 97–120, 140–152

Schedel, J. C. 1834 u. 1835
Vollständiges allgemeines Waaren-Lexikon für Kaufleute, Commisionäre, Fabrikanten, Mäkler und Geschäftsleute ... Bd. 1,2 Leipzig

Scheffler, Wolfgang 1966
Werke um 1900. (= Kataloge des Kunstgewerbemuseums Berlin, 2). Berlin

Scheibler, Ingeborg 1983
Griechische Töpferkunst. München

Schellenberg, Alfred 1925
Noch einmal Bunzlau. In: Schlesische Monatshefte S. 285–286

1927 Schlesische Keramik. In: Schaulade 3 S. 17–27

Scheufler, Vladimir 1974
Die Töpferei im Kreisgebiet Kaplice (Kaplitz). In: Keramos 63 S. 47–57

Schilde, Eberhardt 1936
Die keramische Industrie in Sachsen. Dresden

Schiller, Artur 1921
Führer durch das städtische Museum in Bunzlau. Bunzlau

1925 Der große Topf von Bunzlau. In: Antiquitäten-Zeitung H. 9

Schlesien ... 1806
Schlesien wie es ist. Von einem Oesterreicher geschrieben. 3 Bde. Berlin

Schlesische Kunstausstellung ... 1939
Schlesische Kunstausstellung mit Sonderschau Kunsthandwerk. 28. 1.–26. 2. 1939 Haus der Kunst, Königsplatz 4. Berlin

Schmidt, C. H. 1843
Die Kunst ordinäre Töpferware sowie auch Ofenkacheln, feines und ordinäres Steinzeug mit entsprechenden Glasuren anzufertigen. 2. Aufl. Weimar

Schreber, Bernhard 1918
Die Hygiene der Töpfer. In: A. Gärtner (Hg.)

Weyl's Handbuch der Hygiene. Bd. VII Leipzig S. 631–682

Schroller, Franz 1885–1889
Schlesien. Eine Schilderung des Landes. 3 Bde. Glogau

Schubarth, Ernst Ludwig 1831
Das Bunzlauer Geschirr. In: Elemente der technischen Chemie zum Gebrauch beim Unterricht im Königlichen Gewerbeinstitut und den Provinzial-Gewerbeschulen Bd. 1, 1. Abt. Berlin S. 513–514

Schuckmann, von 1828
Ueber die Töpferglasur des Töpfermeister Altmann zu Bunzlau. In: Verhandlungen des Vereins zur Förderung des Gewerbefleißes in Preußen 7 Berlin S. 292–294

Schuen, W. 1921
Die rotbraune Farbe der Steinzeugwaren. In: Tonindustrie-Zeitung 45 S. 249–250

Seidel, Reinhold 1914
Spritztechnik. In: Sprechsaal 47 S. 304

Siershahner Feinsteinzeugfabrik o. J.
Bunzlau – gestern und heute. Siershahn, Westerwald

Simon, Gerhard 1937
Der Niedergang des Töpfergewerbes als Produktionsgewerbe. Diss. Halle-Wittenberg

Simon, Rudolf 1912
Chronik von Naumburg am Queis. Bunzlau

Sinapius Johannes C. 1803 u. 1806
Schlesien in mercantilischer, geographischer und statistischer Hinsicht. 2 Bde. Sorau und Leipzig

Singer, Felix 1911 (1)
Bunzlauer Topfmesse. In: Die Tonwaren-Industrie 25. S. 421–422, 435–436, 445–448

1911 (2) Die Ausstellung der Bunzauer Industrie. In: Deutsche Töpfer- und Ziegler-Zeitung 42 S. 707–709, 723–725

1923 Die Keramik im Dienste von Industrie und Volkswirtschaft. Braunschweig

1929 Das Steinzeug. Braunschweig

Singer, Felix, Sonja Singer 1966
Industrielle Keramik. 3. Bd.: Die keramischen Erzeugnisse. Berlin, Heidelberg und New York

Späth, Kristine o. J.
Die großen Töpfe von Bunzlau und Naumburg am Queis. Manuskript (masch.-schriftl.)

1952 Naumburg am Queis. In: Der Schlesier 4/33 S. 3

1977 „Hundert Jahre Töpferei Seiler". In: Bunzlauer Heimatzeitung 26/4 S. 14–16

1985 Töpferei in Schlesien. Bunzlau und Umgebung. 3. Aufl. München

Springer, Karl (Bearb.) 1972
Der Bunzlauer Kreis an Boher und Queis. 2. Aufl.

Sprechsaal 1881–1930. Coburg
1881 Jg. 14;
1885 Jg. 18;
1904 Jg. 37;
1922 Jg. 55;
1923 Jg. 56;
1930 Jg. 63.

Starzewska, Maria 1959
Kamionka Bolesławiecka. In: Roczniki Sztuki śląskiej I S. 121–130, Taf. 36–38

Steimann, Antonie 1913
Die tüchtige Hausfrau. Bd. 1–2 Stuttgart und Wien

Steinitz, Kurt 1895
Die Töpferei des Kreises Bunzlau. In: Untersuchungen über die Lage des Handwerks in Deutschland mit besonderer Rücksicht auf seine Konkurrenzfähigkeit gegenüber der Großindustrie. Bd. 1, 1. T.: Königreich Preußen. (= Schriften des Vereins für Sozialpolitik XII). Leipzig S. 167–229

Steinzeug-Gesellschaft o. J. (um 1985)
Steinzeug – für den Stall das Beste. Köln

Steller, Georg 1970
Bauerndorf und Heidestädtchen. Zwei Untersuchungen über Ebersdorf und Freiwaldau im Gebiet Sagan-Sprottau. (= Veröffentlichung der Ostdeutschen Forschungsstelle im Lande Nordrhein-Westfalen, A-Nr. 18). Dortmund

1971 Bunzlau, die Stadt des guten Tones, und sein Braungeschirr. Versuch einer kritischen Untersuchung. In: Schlesien 16/1 S. 29–39

Stieda, Wilhelm 1902
Die Anfänge der Porzellanfabrikation des Thüringer Waldes. (= Beiträge zur Wirtschaftsgeschichte Thüringens. Bd. 1). Jena

Straßmann, Paul Gerhard 1906
Ein Beitrag zur Kenntnis der Tone von Bunzlau in Schlesien und Umgegend. In: Tonindustrie-Zeitung 30 S. 1303–1306, 1317–1321

Strauss, Konrad 1917
Bunzlau – ehemals eine keramische Kunststätte. In: Deutsche Töpfer- und Ziegler-Zeitung 48 S. 331–334

1919 Die Verwendung der Bleiglasur in Schlesien und Sachsen. In: Deutsche Töpfer- und Ziegler-Zeitung 50 S. 360–362

1920–1926 (1920f.) Die Entwicklung der Töpferkunst in Niederschlesien. In: Mitteilungen des Geschichts- und Altertumsvereins für die Stadt und das Fürstentum Liegnitz H. 7 S. 47–77, H. 8 S. 176–203, H. 9 S. 85–103, H. 10 S. 275–299

1923 Alte deutsche Kunsttöpfereien. Berlin

1923/24 Der Bunzlauer Topf. In: Die Bergstadt 12 S. 419–426

1925 Eine Keramik-Ausstellung in Frankfurt a. O. In: Sprechsaal 58 S. 427

1928 Schlesische Keramik. (= Studien zur deutschen Kunstgeschichte, 254) Straßburg

1967 Vom alten Bunzlauer Steinzeug. In: Keramische Zeitschrift 19/4 S. 249–251

1971 Bunzlauer Töpfereien, ihre Geschichte und

Erzeugnisse. In: Mitteilungsblatt der Keramik-Freunde der Schweiz 82 S. 3–17
Stutzky, E. 1902
Zur Lage unserer Verblendsteinindustrie. In: Tonindustrie-Zeitung 26 S. 1360–1362
T., K. 1914
Verlegung der Bunzlauer keramischen Fachschule nach Görlitz? In: Tonindustrie-Zeitung 38 S. 1251
Theilmann, Fritz 1935 (1)
Von alten Techniken und neuen Möglichkeiten des Bunzlauer Braunsteinzeugs. In: Keramische Rundschau und Kunstkeramik 43 S. 251–258
1935 (2) Bunzlauer Braunzeug mit Engobemalerei. In: Die Schaulade 11 S. 393–396
1935 (3) Alte und neue Schmucktechniken auf Bunzlauer Braunzeug. In: Keramische Rundschau und Kunstkeramik 43 S. 410–411, 427–428
1939 Erfahrungen auf dem Gebiete der Handwerksförderung. In: Keramische Rundschau 47 S. 39ff.
1954 Über das Bunzlauer Braunzeug. In: Keramische Zeitschrift 6 S. 30–31
1966 Bunzlauer Braunzeug. In: Schlesischer Heimatkalender I S. 3, II S. 7, III S. 13f.
Die Thon-, Glas- und Cementwaarenfabrikation... 1894
Die Thon-, Glas- und Cementwaarenfabrikation in der Schweiz im Jahre 1893. In: Keramische Rundschau 2 S. 927–929
Die Thonindustrie... 1900
Die Thonindustrie auf der Pariser Weltausstellung 1900. In: Tonindustrie-Zeitung 24 S. 1413–1419
Die Thonwaaren... 1880
Die Thonwaaren auf der Niederschlesischen Gewerbe-Ausstellung in Liegnitz. In: Tonindustrie-Zeitung 4 S. 302–304
Tonindustrie-Zeitung 1897–1904
1897 Jg. 21;
1900 Jg. 24;
1903 Jg. 27;
1904 Jg. 28.
Tonwaren-Industrie 1910–1912
1910 Jg. 24;
1911 Jg. 25;
1912 Jg. 26.
Tostmann, C. 1912
Ausstellung kunstgewerblicher Töpferei-Erzeugnisse in Bunzlau. In: Keramische Rundschau 20 S. 421–423
Tr. 1911
Keramische Erzeugnisse auf der Bunzlauer Industrieausstellung. In: Keramische Rundschau 19 S. 409–410
Vogel, F. Rudolf, Eduard Schmitt 1908
Entwässerung und Reinigung der Gebäude. Mit Einschluß der Spül-, Wasch- und Badeeinrichtungen, der Aborte und Pissoire. (= Handbuch der Architektur 5. Bd., 3. T., H. 2). 3. Aufl. Leipzig
Volkstümliche Keramik... 1976
Volkstümliche Keramik in Europa. Zum Gedenken an Paul Stieber. Hg. Bayerisches Nationalmuseum München. München
Von der Naumburger Töpferei. 1917
Von der Naumburger Töpferei. In: Deutsche Töpfer- und Ziegler-Zeitung 48 S. 16
W., K. 1957
Das Bunzlauer Heimatfest 1927. In: Bunzlauer Heimatzeitung 6 S. 5–7
1958 Hoffmann-Bunzlau arbeitet wieder. In: Bunzlauer Heimatzeitung 7 S. 10f.
Waldeyer, Wilhelm 1925
Vom rohen Ton zum Bunzlauer Topf. In: Heimatbuch des Kreises Bunzlau. Hg. von Haude, Gocke Bunzlau S. 268f.
Weinhold, Rudolf 1958
Töpferwerk in der Oberlausitz. Beitrag zur Geschichte des Oberlausitzer Töpferhandwerks. Berlin
1961 Vom Oberlausitzer Töpferhandwerk und seinen Erzeugnissen. In: Sächsische Heimatblätter 7 S. 87–102
Weiß, Gustav 1979
Alte Keramik neu entdeckt. Berlin
1984 Keramik Lexikon. Berlin und Frankfurt/M.
Weiß, M. Christian 1976
Wanderungen in Sachsen, Schlesien, Glaz und Böhmen. 2. T. Leipzig
Welte, Henry 1910
Schablonen für den Aerographen. In: Keramische Rundschau 18 S. 324–325, 544
Wernicke, Ewald 1884
Chronik der Stadt Bunzlau von den ältesten Zeiten bis zur Gegenwart. Bunzlau
1888 Versuch einer Geschichte der Bunzlauer Töpferei bis 1800. In: Schlesiens Vorzeit in Bild und Schrift IV, S. 219–227
Wernicke, Friedrich 1905
Die Fabrikation der feuerfesten Steine. Berlin
Wesoly, Kurt 1985
Lehrlinge und Handwerksgesellen am Mittelrhein. Ihre soziale Lage und ihre Organisation vom 14. bis ins 17. Jahrhundert. (= Studien zur Frankfurter Geschichte, 18). Frankfurt
Westhoff-Krummacher, Hildergard 1980
Porzellan des Bürgertums – englisches und deutsches Steingut und seine Beziehung zu Westfalen. (= Bilderhefte des Westfälischen Landesmuseums für Kunst und Kulturgeschichte, 12). Münster
Wiswe, Mechthild 1980
Volkstümliche Keramik aus Sommersdorf und Sommerschenburg, zwei Dörfern des Magdeburgischen Holzlandes. In: Braunschweigische Heimat 66/4 S. 97–112
Wolanin, Teresa 1974
Das Museum für Keramik in Bolesławiec. Informator. Bolesławiec

Wolff, Fritz 1902
Bunzlauer Töpferei. In: Schlesiens Vorzeit in Bild und Schrift II S. 164–170
Zimmer, W.H. 1906
Die dritte deutsche Kunstgewerbeausstellung in Dresden. In: Sprechsaal 39 S. 1341–1342
Zimmermann, F.A. 1783–1796
Beyträge zur Beschreibung von Schlesien. 13 Bde. Brieg
Zoellner, Adalbert 1908
Keramische Exkursion nach Schlesien. In: Keramische Rundschau 16 S. 386–387, 406–407, 427
Zöllner, Johann Friedrich 1792–93
Briefe über Schlesien, Krakau, Wieliczk und die Grafschaft Glatz auf einer Reise im Jahr 1791 geschrieben T. 1 und 2. Berlin
Zoll auf Thonröhren ... 1902
Zoll auf Thonröhren. In: Tonindustrie-Zeitung 26 S. 133–134

KATALOG

Der Katalog entspricht in der Reihenfolge der Kapitel und der Anordnung der Gegenstände dem Ausstellungsaufbau. Die Objekte sind also nicht systematisch nach Formen geordnet, sondern erläutern die verschiedenen Gruppen der Ausstellung. Schwarzweißabbildungen werden im Katalog jeweils durch ein der Katalognummer nachgestelltes Sternchen (*) gekennzeichnet. Abbildungen im Textteil sind durch die in Klammern angegebene Seitenzahl auffindbar.

B: Breite
DmR: Durchmesser des Rands
DmMax: Maximaler Durchmesser
DmB: Durchmesser des Bodens
H: Höhe
KGM: Kunstgewerbemuseum, Berlin
MDV: Museum für Deutsche Volkskunde, Berlin

Handwerkliche Herstellung

1 **Verschiedene Geräte** zur handwerklichen Fertigung von Töpfergeschirr

Industrielle Herstellung

2 **Preisliste** über Krippen-Schalen und Tröge etc. (hergestellt von der Bunzlauer Tonröhren- & Schamottewaren-Fabrik Hoffmann & Co.) von Luhn, Berlin NW52, 1. Januar 1914
Fa. Luhn, Berlin

3* **Preis-Liste** der Bunzlauer Thonröhren- & Chamottewaren-Fabrik Hoffmann & Co. Bunzlau über Rauchabzugsrohre und Rohre. Gültig vom 1. Oktober 1924 ab.
Fa. Luhn, Berlin

4 **Der HB-Kamin.** Prospekt der Fa. Hoffmann & Co. Bunzlau o. J. (vor 1945)
Fa. Luhn, Berlin

5* **Katalog** der „Bunzlauer Thonwaaren-Fabrik Eduard Küttner Bunzlau i. Schlesien". Gültig vom 1. Juli 1917 ab.
Fa. Luhn, Berlin

6 **Preisliste** über Steinzeugröhren, Formstücke, Klosett-Trichter, Kaminaufsätze, Sinkkasten, Sand- und Fettfänger, Sohlschalen u. Knauffsche Platten der Verkaufsgesellschaft Deutscher Steinzeugwerke mbH. Berlin-Chalottenburg. Ausgabe 1. Januar 1925
Fa. Luhn, Berlin

7 **Sonder-Preisliste** für Stallartikel der Verkaufsgesellschaft Deutscher Steinzeugwerke mbH. Berlin-Charlottenburg. Ausgabe 1. Januar 1925
Fa. Luhn, Berlin

8 **Preisliste** über Steinzeugröhren, Formstücke, Klosett-Trichter, Kaminaufsätze, Sinkkasten, Sand- und Fettfänger, Sohlschalen und Knauffsche Platten, Steigesteine und Steigekästen der Verkaufsgesellschaft Deutscher Steinzeugwerke mbH. Berlin-Charlottenburg. Ausgabe 1940
Fa. Luhn, Berlin

9 **Preisliste** für Stall-Artikel der Verkaufsgesellschaft Deutscher Steinzeugwerke bmH. Berlin-Charlottenburg. Ausgabe 1941
Fa. Luhn, Berlin

10 **Kanne**
Vermutlich Niederschlesien, um 1910
Feinsteinzeug, gegossen
H 12,6 DmR 6,6 DmMax 8,9 DmB 6,5

Konische Form, eingezogener, trichterförmiger Hals, Schnauze, abgekanteter Henkel.

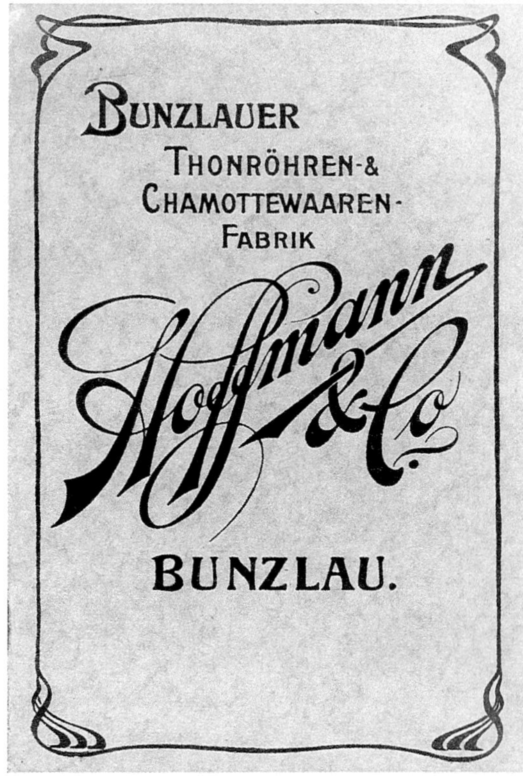

3

Außen Schwämmeldekor: Pfauenauge, grün, oliv, blaue Fläche, transparente Feldspatglasur.
Weißlicher Scherben.
Abb. 56 in Späth 1985
Stiftung Kulturwerk Schlesien, Würzburg

11 **Zwei Kuchenteller**
Vermutlich Niederschlesien, um 1920/25
Feinsteinzeug, übergedreht
H 3 DmR 19,8 DmB 12,4

Flache Form, abgeknickte Fahne, gebogter Rand. Auf der Oberseite Schwämmeldekor: Pfauenauge, blau, grün, transparente Feldspatglasur.
Weißlicher Scherben.
MDV 8 H 908 a, b (Dauerleihgabe BRD)

12 **Schreibzeug**
Nieder-Ullersdorf, Ullersdorfer Werk, nach 1914
Steinzeug, gegossen
H 17,8 DmMax 44

Rechteckige, an den Kanten gerundete Form, entlang der beiden Längsseiten gekehlt, in der Mitte 3 quadratische Sockel mit Aussparungen für Tintengefäße, 2 Griffe in Gestalt einer Schnecke und einer Krake, Deckel mit Gestalt einer Eule, im Deckel M86 als Blindstempel.

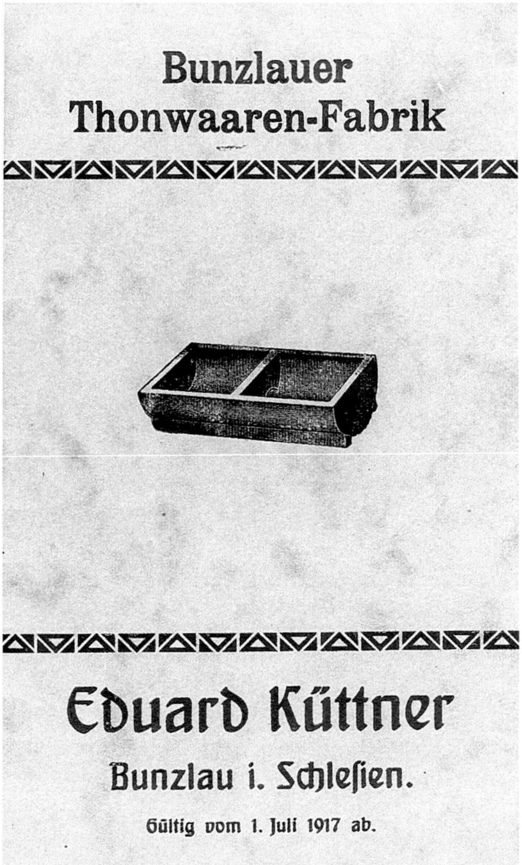

5

13

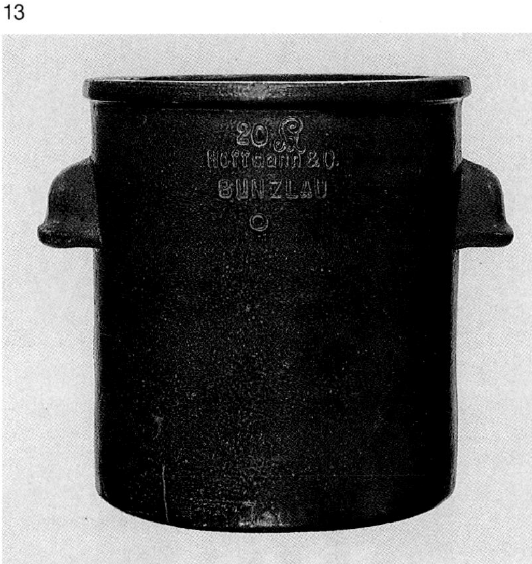

Oberseite mit manganbraun gefärbter Glasur.
Grauer Scherben.
MDV 9A 47

13* **Vorratstopf**
Bunzlau, Hoffmann & Co., um 1930
Steinzeug, gepreßt
H 36 DmR 33,5 DmB 31

Hohe, zylindrische Form, verstärkter Rand, 2 gemuldete Griffe, in der Wandung M 30 als Prägestempel. Außen und innen braune Lehmglasur, außen mit Salzanflug.
Weißlicher Scherben.
MDV 8 0 644

Die Keramische Fachschule Bunzlau

14* **Plakette mit Bildnis von Wilhelm Pukall**
Bunzlau, wohl 1925 (Abb. S. 181)
Böttgersteinzeug, ausgeformt
H 6,9 B 5,1

Ovale Form mit reliefiertem Halbporträt und Aufschrift Dr. W. Pukall.
Brauner Scherben.
Privatbesitz Berlin

15 **Schreibzeug**
Bunzlau, vermutlich Hugo Reinhold & Co., um 1907
Feinsteinzeug, gegossen
H 9,2 DmMax 27,8

Ovale Schale, Innenseite vierseitig abgekantet, hintere Mitte leicht erhöht, Aussparung mit Einsatz und Deckel.
Oberseite mit brauner Lehmglasur.
Weißer Scherben.
MDV 9A 43

16* **Dejeuner**
Bunzlau, Keramische Fachschule, um 1910
Feinsteinzeug, gegossen
Kanne: H 17,5 DmR 5,8 DmB 10,5 DmMax (Tablett) 29,5

Bestehend aus Kaffeekanne mit Deckel, Zuckerdose mit Deckel, Milchgießer, Tasse mit Untertasse, Tablett, am Tablettboden M 34 eingeritzt.
Außen braune Lehmglasur, innen transparente Feldspatglasur.
Weißlich-grauer Scherben.
KGM WA 144, 145, 146, 147 b, 148

17 **Kanne**
Wohl Bunzlau, Anfang 20. Jh.
Steinzeug, gegossen
H 16,5 DmMax 14,7 DmB 7,5

Kugelform, gerippt (Kürbisform), breiter Ausguß, in der oberen Mitte ansetzender Bandhenkel, auf der Bauchung angarniert.
Außen und innen braune Lehmglasur.
Grauer Scherben.
MDV 8 E 721

18 **Zuckerdose mit Deckel**
Bunzlau, Hugo Reinhold, um 1910
Feinsteinzeug gegossen
H 10 DmR 7,4 DmMax 9 DmB 7,3

Achtseitig abgeplattete runde Form, Standring, gewölbter Deckel mit Knauf, am Boden M 60 in gold.
Außen und innen weiße Feldspatglasur, am oberen Rand und am Deckel Kaltbemahlung: Tropfen und Volutenformen, blau, grün, gold.
Weißer Scherben.
MDV 7 H 173

19 **Kännchen mit Deckel**
Wohl Bunzlau, 1910/20
Feinsteinzeug, gegossen
H 13 DmR 5,2 DmMax 13,3 DmB 6

Leicht bauchige Form, abfallende Schulter, zylindrischer Hals, spitze Schnauze, Bandhenkel, gewölbter Deckel mit gerundetem Knauf.
Außen und innen transparente Feldspatglasur, außen blaue und schwarze Laufglasur.
Weißer Scherben.
MDV 8 E 785

20 **Vase**
Bunzlau, Hugo Reinhold & Co., 1920/30
Feinsteinzeug, gegossen
H 17,5 DmR 8 DmMax 12,2 DmB 7,3

Bauchige Form, gerundete Schulter, kurzer, trichterförmiger Hals, am Boden M 64 als Blindstempel.
Außen hellblaue und weiße Laufglasur, transparente Feldspatglasur.
Weißlicher Scherben.
Privatslg. München

21 **Vase**
Bunzlau, Hugo Reinhold & Co., 1930/40
Feinsteinzeug, gegossen
H 8 DmR 5,8 DmMax 8 DmB 5,7

Bauchige, breite Form, eingezogener, trichterförmiger Hals, am Boden M 64 als Blindstempel.
Außen braune, innen blaue Laufglasur, transparente Feldspatglasur.
Weißer Scherben.
Privatslg. München

22 **Vase**
Bunzlau, 1920/30
Feinsteinzeug, gegossen
H 12,7 DmR 5,7 DmMax 10 DmB 7,7

Leicht bauchige Form, breiter Stand, eingezogener Hals.
Außen und innen dunkelbraune Glasur, darüber außen graue Laufglasur.
Grauer Scherben.
MDV 8 Y 43

16

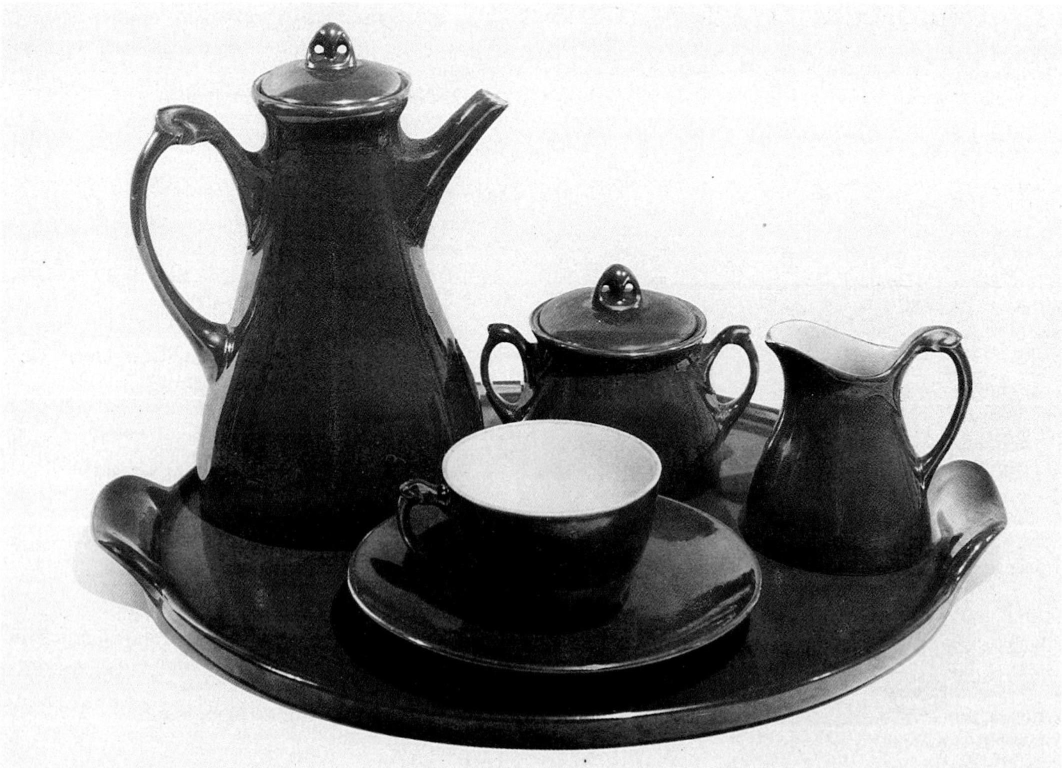

23 **Vase**
Bunzlau, 1920/30
Steinzeug, gedreht
H 11,1 DmR 5,4 DmMax 8,3 DmB 5,6

Konische Form, gerundete Schulter, eingezogener Hals.
Außen grüne, innen weiße Glasur, am äußeren Rand 2 übereinanderliegende Laufglasuren in blau und braun.
Grauer Scherben.
MDV 8 Y 42

Gefäßformen des 17./18. Jhs.

24* **Schraubgefäß mit Verschluß**
Bunzlau, um 1640/50
Hochgebrannte Irdenware, gedreht
H 13,5 DmMax 11 DmB 7

Runde, sechsseitig abgeplattete Form, gekehlter Fuß, eingezogener Rand, Zinnmontierung.
Auf den sechs Feldern der Wandung eingeschnittene Sterne, umgeben von plastischem Dekor: Sterne, braun gefärbte Transparentglasur.
Grauer Scherben.
KGM M 1766

25 **Schraubgefäß mit Verschluß**
Bunzlau, um 1640/50
Hochgebrannte Irdenware, gedreht
H 13,4 DmR 4,5 DmMax 11 DmB 7,4

Runde, fünfseitig abgeplattete Form, gerundete Schulter, kurzer, zylindrischer Hals, nach innen verkröpfter Rand, Zinnmontierung.
Auf den fünf Feldern der Wandung eingestempelte Sterne und plastischer Dekor: Sterne und Muschelformen, braun gefärbte Transparentglasur, innen unglasiert.
Gelblicher Scherben.
Slg. Peltner, Höhr-Grenzhausen

26* **Kanne mit Deckel** (Abb. S. 109)
Bunzlau, um 1640/50
Hochgebrannte Irdenware, gedreht
H 20,2 DmR 8 DmMax 15 DmB 10,5

Gebauchte Form, zum Stand eingezogen, gerundete Schulter, kurzes Ausgußrohr, zylindrischer, gekehlter Hals, nach innen verkröpfter Rand, Bandhenkel, Zinnmontierung (Deckel später ergänzt).
Auf der Bauchung drei ovale Felder mit eingekerbtem Netzwerk, Umrandung und Ornamente in den Zwischenräumen plastischer Dekor: Blattformen und Engelsköpfe, außen blau gefärbt, innen gelbliche Transparentglasur.
Gelblicher Scherben.
Slg. Rastal, Höhr-Grenzhausen

27 **Krug mit Deckel**
Bunzlau, um 1650
Hochgebrannte Irdenware, gedreht
H 23 DmR 8 DmMax 16 DmB 10,7

Birnförmig, an der Bauchung leicht abgeplattet, kurzer, zylindrischer Hals, nach innen verkröpfter Rand, Brandhenkel, Zinnmontierung.
Außen weißer, aufgelegter Dekor: auf der Bauchung Kreise mit Muschelformen, zwischen den Feldern und am Rand Rosetten, Blatt- und Muschelformen, braun gefärbte Transparentglasur, innen unglasiert.
Weißlich-grauer Scherben.
Slg. Rastal, Höhr-Grenzhausen

28* **Krug mit Deckel** (Abb. S. 109)
Bunzlau, um 1650/60
Hochgebrannte Irdenware, gedreht
H 21 DmR 8 DmMax 15,5 DmB 9,3

Bauchige, fünfseitig abgeplattete Form, gekehlter Fuß, zylindrischer, stark gekehlter Hals, nach innen verkröpfter Rand, Bandhenkel, Zinndeckel.
Außen weißer, aufgelegter Dekor: auf den fünf Feldern der Wandung ovale Felder mit Adelswappen und Muschelrahmen, dazwischen Sterne, auf der Schulter und am Hals Stern-, Muschel- und Blattfriese, braun gefärbte Transparentglasur, innen unglasiert.
Gelblicher Scherben.
Slg. Peltner, Höhr-Grenzhausen

29 **Krug mit Deckel**
Bunzlau, um 1650/60
Hochgebrannte Irdenware, gedreht
H 19,5 DmR 7,5 DmMax 14,8 DmB 11

24

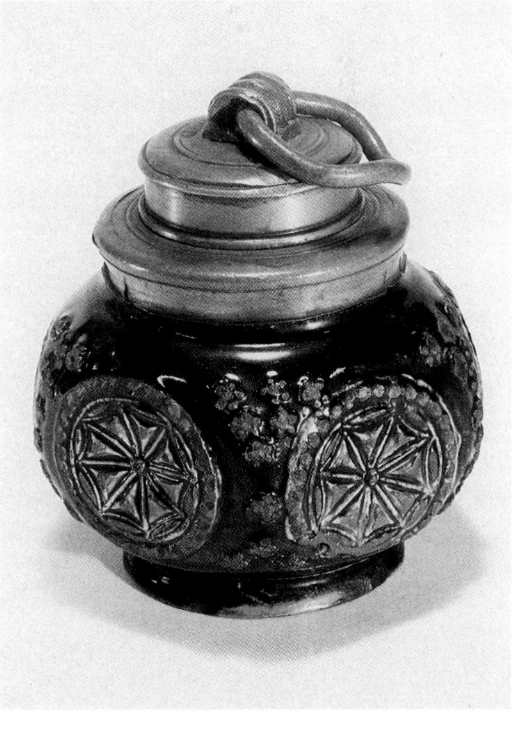

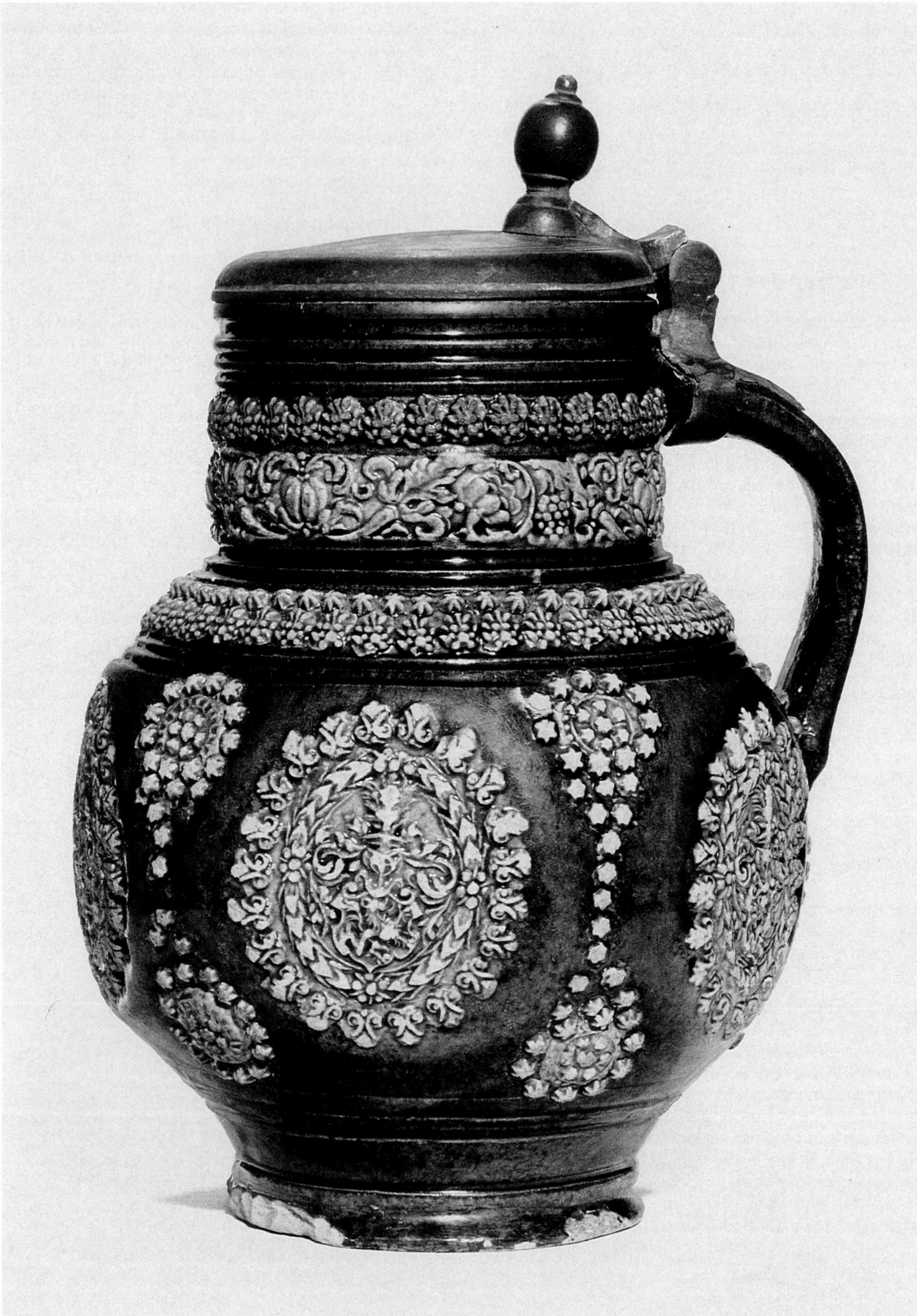

Kugelig gebauchte Form, zum Stand eingezogen, zylindrischer, stark gekehlter Hals, nach innen verkröpfter Rand, Brandhenkel, Zinnmontierung (Deckel später).
Außen aufgelegter, weißer Dekor: Rosetten mit Muschelrahmen, dazwischen Birnzweige und Rosetten, am Hals Muschelfries, braun gefärbte Transparentglasur, innen unglasiert.
Weißlicher Scherben.
Slg. Rastal, Höhr-Grenzhausen

30 **Melonenkrug mit Deckel**
Bunzlau, 1705
Steinzeug, gedreht
H 18,5 DmR 9 DmMax 16,7 DmB 12,5

Stark bauchige Form, vertikal verlaufende Rippen, kurzer trichterförmiger Hals, nach innen verkröpfter Rand, Zinnmontierung, Deckeldatierung 1705.
Außen braune Lehmglasur, innen gelbliche Transparentglasur.
Grauer Scherben.
Slg. Rastal, Höhr-Grenzhausen

31 **Melonenkrug mit Deckel**
Bunzlau, 1711
Hochgebrannte Irdenware, gedreht
H 15 DmR 7,8 DmMax 14,5 DmB 11,2

Flache, kugelig gebauchte Form, schräg verlaufende Rippen, kurzer, gekehlter Hals, nach innen verkröpfter Rand, Bandhenkel, Zinnmontierung, Deckeldatierung 1711.
Außen braune Lehmglasur, innen grünlich-gelb gefärbte Transparentglasur.
Grauer Scherben.
KGM K 1547

32 **Melonenkrug mit Deckel**
Bunzlau, 1734
Steinzeug, gedreht
H 20,5 DmR 8,1 DmMax 15,7 DmB 11,2

Kugelig gebauchte Form, schräg verlaufende Rippen, darunter plastische Buckel, trichterförmiger Hals, nach innen verkröpfter Rand, Bandhenkel, Zinnmontierung, Deckeldatierung 1734.
Außen braune Lehmglasur, innen grünlich-gelb gefärbte Transparentglasur.
Grauer Scherben.
Slg. Rastal, Höhr-Grenzhausen

33* **Melonenkrug mit Deckel**
Bunzlau, 1756
Hochgebrannte Irdenware, gedreht
H 25 DmR 6,8 DmMax 17,8 DmB 10,5

Kugelig gebauchte Form, schräg verlaufende Rip-

◄ 28

33

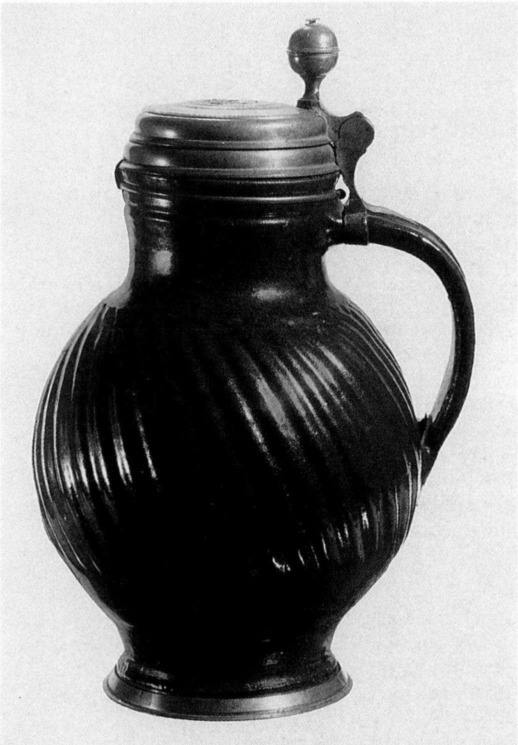

35

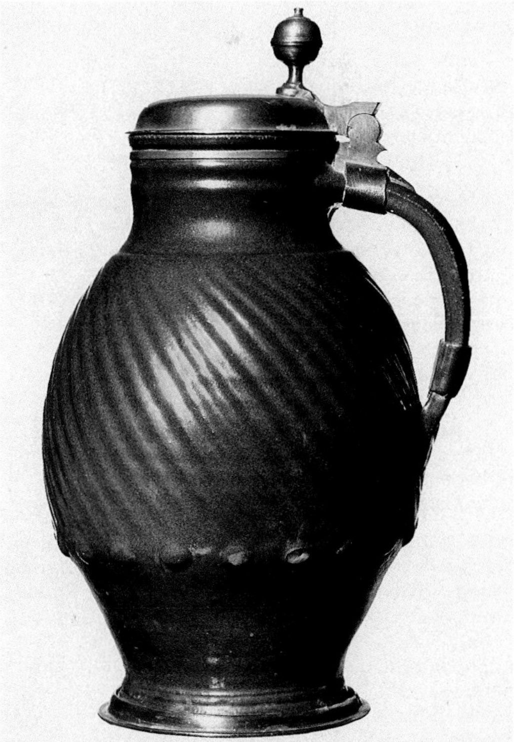

pen, trichterförmiger Hals, nach innen verkröpfter Rand, Bandhenkel, Zinnmontierung, Deckeldatierung 1756.
Außen braune Lehmglasur, innen braun gefärbte Transparentglasur.
Grauer Scherben.
Slg. Rastal, Höhr-Grenzhausen

34 **Melonenkrug mit Deckel**
Bunzlau, Mitte 18. Jh.
Hochgebrannte Irdenware, gedreht
H 21 DmR 7,2 DmMax 13 DmB 9,5

Kugelig gebauchte Form, schräg verlaufende Rippen, trichterförmiger Hals, nach innen verkröpfter Rand, gekehlter Bandhenkel, Zinnmontierung.
Außen braune Lehmglasur, innen braun gefärbte Transparentglasur.
Grauer Scherben.
MDV 8 N 388

35* **Melonenkrug mit Deckel**
Bunzlau, 1784
Hochgebrannte Irdenware, gedreht
H 31 DmR 7 DmMax 16 DmB 11,2

Eiförmig, schräg verlaufende Rippen, am unteren Abschluß plastische Noppen, gekehlter zylindrischer Hals, nach innen verkröpfter Rand, breiter Bandhenkel, Zinnmontierung, Deckeldatierung 1784.
Außen braune Lehmglasur, innen braun gefärbte Transparentglasur.
Grauer Scherben.
MDV 8 N 223

36* **Melonenkrug mit Deckel** (Abb. S. 101)
Bunzlau, 1799
Hochgebrannte Irdenware, gedreht
H 23,5 DmR 7,5 DmMax 17,2 DmB 12

Eiförmig, schräg verlaufende Rippen, am unteren Abschluß plastische Noppen, zylindrischer Hals, nach innen verkröpfter Rand, Bandhenkel, Zinnmontierung, Deckeldatierung 1799.
Außen braune Lehmglasur, innen gelbliche Transparentglasur.
Grauer Scherben.
Slg. Rastal, Höhr-Grenzhausen

37* **Kanne mit Deckel**
Bunzlau, 1715
Hochgebrannte Irdenware, gedreht
H 36 DmR 8,2 DmMax 21,5 DmB 14,5

Hohe, gebauchte Form, gekehlter Fuß, trichterförmiger, gekehlter Hals, bis zum Halsansatz verlaufende, gezogene Schnauze, nach innen verkröpfter Rand, Bandhenkel, Zinnmontierung, Deckeldatierung 1715.
Außen braune Lehmglasur, innen gelbliche Transparentglasur.
Weißlich-grauer Scherben.
Slg. Rastal, Höhr-Grenzhausen

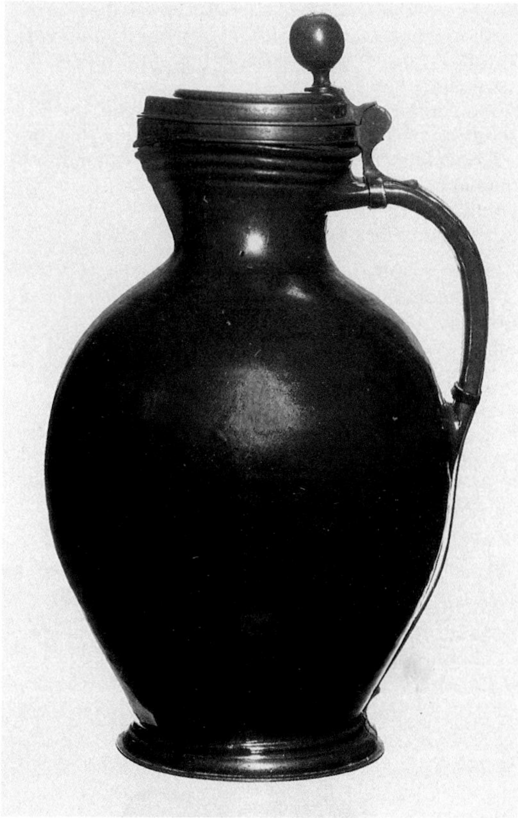

37

Qualitätsgeschirr des 18. Jhs.

38 **Krug mit Deckel**
Bunzlau, um 1730
Hochgebrannte Irdenware, gedreht
H 15 DmR 7 DmMax 11,5 DmB 10

Kugelig gebauchte Form, gekehlter Fuß, kurzer trichterförmiger Hals, nach innen verkröpfter Rand, Bandhenkel, Zinnmontierung.
Außen braune Lehmglasur, innen gelbliche Transparentglasur.
Grauer Scherben.
Slg. Rastal, Höhr-Grenzhausen

39 **Schraubflasche mit Verschluß**
Bunzlau, um 1730
Hochgebrannte Irdenware, gedreht
H 20 DmR 3,6 DmMax 14 DmB 9,4

Bauchige, sechseitig abgeplattete Form, gekehlter Fuß, abgeknickte Schulter, kurzer enger Hals, Zinnmontierung mit Schraubdeckel.
Außen braune Lehmglasur, Innenseite unglasiert.
Grauer Scherben.
Hetjens-Museum Düsseldorf SP 135

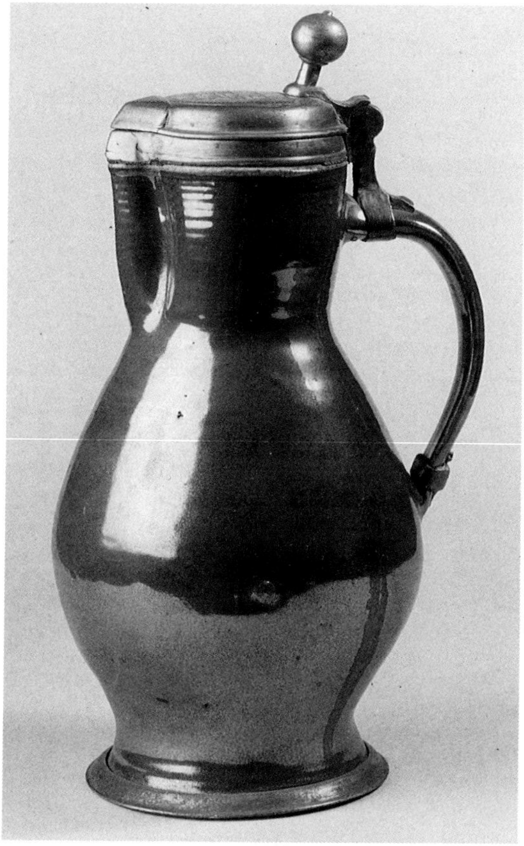

40

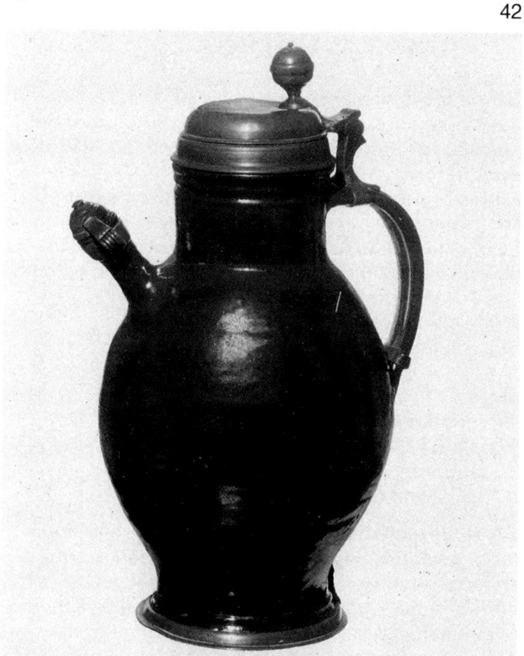

42

40* **Kanne mit Deckel**
Bunzlau, 1731
Hochgebrannte Irdenware, gedreht
H 29,7 DmR 7,4 DmMax 16 DmB 13,3

Hohe, bauchige Form, breiter Fuß, trichterförmiger Hals, bis zum Halsansatz verlaufende, gezogene Schnauze, nach innen verkröpfter Rand, Bandhenkel, Zinnmontierung, Deckeldatierung 1731.
Außen braune Lehmglasur, innen gelbliche Transparentglasur.
Weißlich-grauer Scherben.
Hetjens-Museum Düsseldorf SP 128

41 **Kanne mit Deckel**
Bunzlau, 1736
Hochgebrannte Irdenware, gedreht
H 28 DmR 7,3 DmMax 18,3 DmB 11,3

Kugelig gebauchte Form, Ausgußrohr, gekehlter, zylindrischer Hals, nach innen verkröpfter Rand, breiter Bandhenkel, Zinnmontierung, Deckeldatierung 1736.
Außen braune Lehmglasur, innen gelbliche Transparentglasur.
Weißlich-grauer Scherben.
Slg. Rastal, Höhr-Grenzhausen

42* **Kanne mit Deckel**
Bunzlau, 1740/50
Hochgebrannte Irdenware, gedreht
H 30 DmR 6,9 DmMax 16,8 DmB 12,2

Eiförmig, zum Stand eingezogen, Ausgußrohr, gekehlter zylindrischer Hals, nach innen verkröpfter Rand, breiter Bandhenkel, Zinnmontierung.
Außen braune Lehmglasur, innen dunkelbraune Glasur.
Grauer Scherben.
Slg. Rastal, Höhr-Grenzhausen

43* **Krug mit Deckel**
Bunzlau, um 1750
Hochgebrannte Irdenware, gedreht
H 25,5 DmR 7,5 DmMax 14,5 DmB 10,5

Bauchige Form, gekehlter Fuß, trichterförmiger, geriefter Hals, nach innen verkröpfter Rand, Bandhenkel, Zinnmontierung.
Außen braune Lehmglasur, aufgelegter, weißer Dekor, unglasiert: in der Mitte Schäferin, seitlich Blütenzweig, innen grünlich-gelb gefärbte Transparentglasur.
Grauer Scherben.
Hetjens-Museum Düsseldorf SP 124

44 **Krug mit Deckel**
Bunzlau, um 1750/60
Hochgebrannte Irdenware, gedreht
H 7,5 DmR 31 DmMax 17,2 DmB 12,2

Eiförmig, gekehlter, zylindrischer, Hals, nach innen verkröpfter Rand, breiter Bandhenkel, Zinnmontierung.

Außen braune Lehmglasur, aufgelegter, weißer Dekor: in der Mitte Vogelpaar, seitlich Blütenzweige, innen Transparentglasur.
Weißlich-grauer Scherben.
Hetjens-Museum, Düsseldorf SP 126

45 **Krug mit Deckel**
Bunzlau, um 1780
Hochgebrannte Irdenware, gedreht
H 26,7 DmR 7 DmMax 14,3 DmB 10,3

Eiförmig, gekehlter, zylindrischer Hals, nach innen verkröpfter Rand, Bandhenkel.
Außen braune Lehmglasur, aufgelegter, weißer Dekor, unglasiert: in der Mitte Vogelpaar, seitlich doppelte Blütenzweige, innen grünlich-gelbe Transparentglasur.
Weißlich-grauer Scherben.
Hetjens-Museum Düsseldorf Sp 125

Preußische Gewerbeförderung im 18./19. Jh.

46 **Krug mit Deckel**
Bunzlau, 1751
Hochgebrannte Irdenware, gedreht
H 24,7 DmR 7 DmMax 15,2 DmB 10,7

Kugelig gebauchte Form, gekehlter, trichterförmiger Hals, nach innen verkröpfter Rand, Bandhenkel, Zinnmontierung (Deckeldatierung 1757).
Außen braune Lehmglasur, aufgelegter, weißer Dekor, unglasiert: in der Mitte preußischer Adler mit Krone und Initialen ISW ANNO 1751 seitlich Blütenzweige, innen grünlich-gelbe Transparentglasur.
Grauer Scherben.
Slg. Rastal Höhr-Grenzhausen

47* **Kanne ohne Deckel**
Bunzlau, 1760/80
Hochgebrannte Irdenware, gedreht
H 19,8 DmR 6,4 DmMax 11,3 DmB 7

Gebauchte, fünfseitig abgeplattete Form, zum Stand hin eingezogen, trichterförmiger Hals, bis zum Halsansatz verlaufende, gezogene Schnauze, Bandhenkel.
Außen braune Lehmglasur, aufgelegter, weißer Dekor mit grünlich-gelber Transparentglasur: in der Mitte preußischer Adel mit Brustschild un Initialen FR, darüber Krone, seitlich verschlungene Blütenzweige, innen grünlich-gelb gefärbte Transparentglasur.
Gelblich-weißer Scherben.
Hetjens-Meuseum Düsseldorf SP 134

48 **Kännchen ohne Deckel**
Bunzlau, 1750/70
Hochgebrannte Irdenware, gedreht
H 13,6 DmR 4,7 DmMax 7,3 DmB 5,7

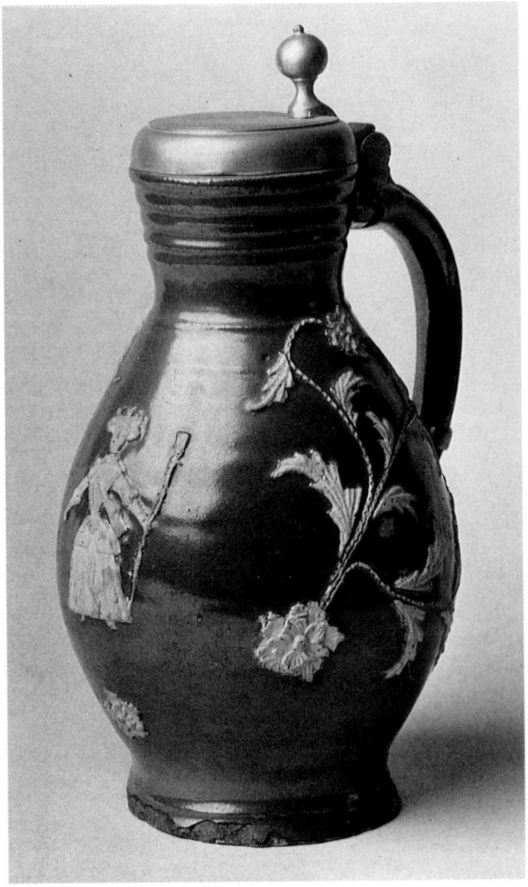

43

Bauchige, fünfseitige abgeplattete Form, zum Stand hin eingezogen, trichterförmiger Hals, bis zum Halsansatz verlaufende, gezogene Schnauze, schmaler Bandhenkel.
Außen braune Lehmglasur, aufgelegter, weißer Dekor mit Resten von roter und schwarzer Kaltbemalung: in der Mitte Kartusche mit preußischem Adler, seitlich verschlungene Blütenzweige, innen gelbliche Transparentglasur.
Weißlich-grauer Scherben.
Slg. Rastal Höhr-Grenzhausen

49* **Kaffeekanne mit Deckel** (Abb. S. 112)
Bunzlau, 1750/70
Hochgebrannte Irdenware, gedreht
H 13,5 DmR 6 DmMax 12 DmB 7,3

Eiförmig, fünfseitig angeplattet, Standring, trichterförmiger Hals, bis zum Halsansatz verlaufende, gezogene Schnauze, abgeknickter Henkel, an den Enden volutenförmig eingerollt, gewölbter Deckel mit angesetzter Nase, dreipaßförmigem Knauf.
Außen braune Lehmglasur, aufgelegter, weißer De-

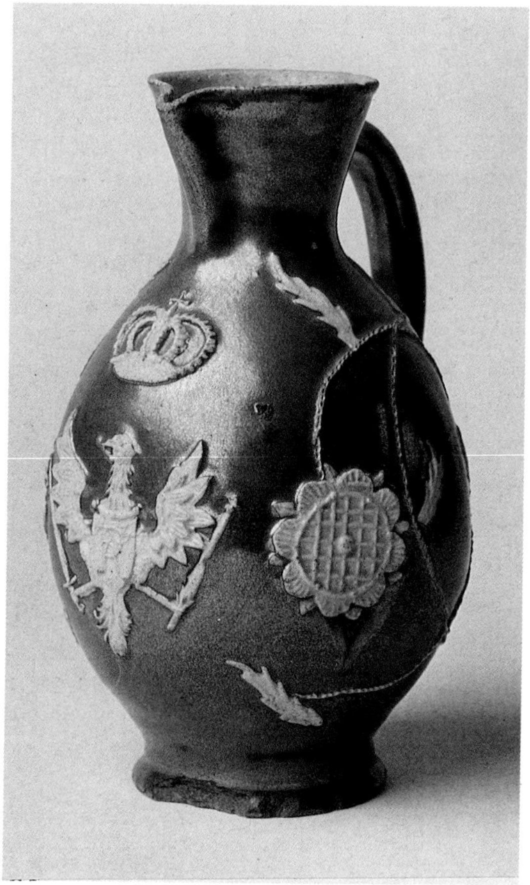

47

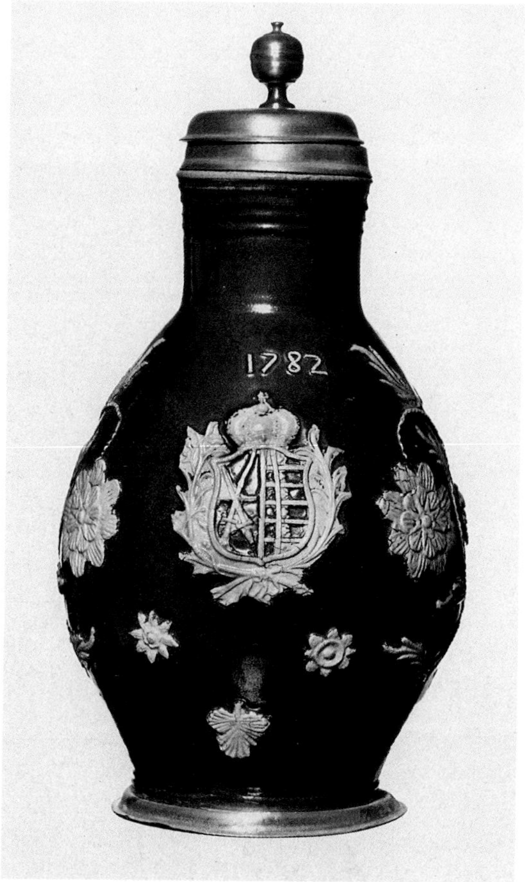

52

kor mit farbiger Kaltbemalung in rot, grün, schwarz: in der Mitte preußischer Adler mit Trophäen, seitlich verschlungene Blütenzweige.
Weißlicher Scherben.
KGM M 1738

50 **Bierkrug mit Deckel**
Bunzlau, um 1750
Hochgebrannte Irdenware, gedreht
H 12 DmR 6,8 DmB 10,6

Zylindrische Form, im oberen Teil gekehlt, nach innen verkröpfter Rand, Bandhenkel, Zinnmontierung. Außen braune Lehmglasur, aufgelegter, weißer Dekor mit Transparentglasur: in der Mitte preußischer Adler mit Krone, seitlich Blütenzweige, innen gelbliche Transparentglasur.
Grauer Scherben.
KGM M 1753

51* **Krug mit Deckel** (Abb. S. 111)
Bunzlau, 1760/80
Hochgebrannte Irdenware, gedreht
H 30,5 DmR 6,5 DmMax 15,5 DmB 12,5

Eiförmig, zum Stand eingezogen, gekehlter zylindrischer Hals, nach innen verkröpfter Rand, Bandhenkel, Zinnmontierung (Deckeldatierung 1815 später). Außen braune Lehmglasur, aufgelegter, weißer Dekor, unglasiert: in der Mitte Doppeladler mit Krone, seitlich Blütenzweige, innen gelbliche Transparentglasur.
Weißlich-grauer Scherben.
MDV 8 N 96

52* **Krug mit Deckel** (Abb. S. 81)
Bunzlau, 1782
Hochgebrannte Irdenware, gedreht
H 30 DmR 6 DmMax 17 DmB 12,5

Eiförmig, breiter Standring, gekehlter, zylindrischer Hals, nach innen verkröpfter Rand, Bandhenkel, Zinnmontierung.
Außen braune Lehmglasur, aufgelegter, weißer Dekor, mit dünner Transparentglasur: in der Mitte kursächsisches Wappen mit Datierung 1782, seitlich Blütenzweige, innen gelbliche Transparentglasur.
Gelblich-weißer Scherben.
MDV 8 N 215

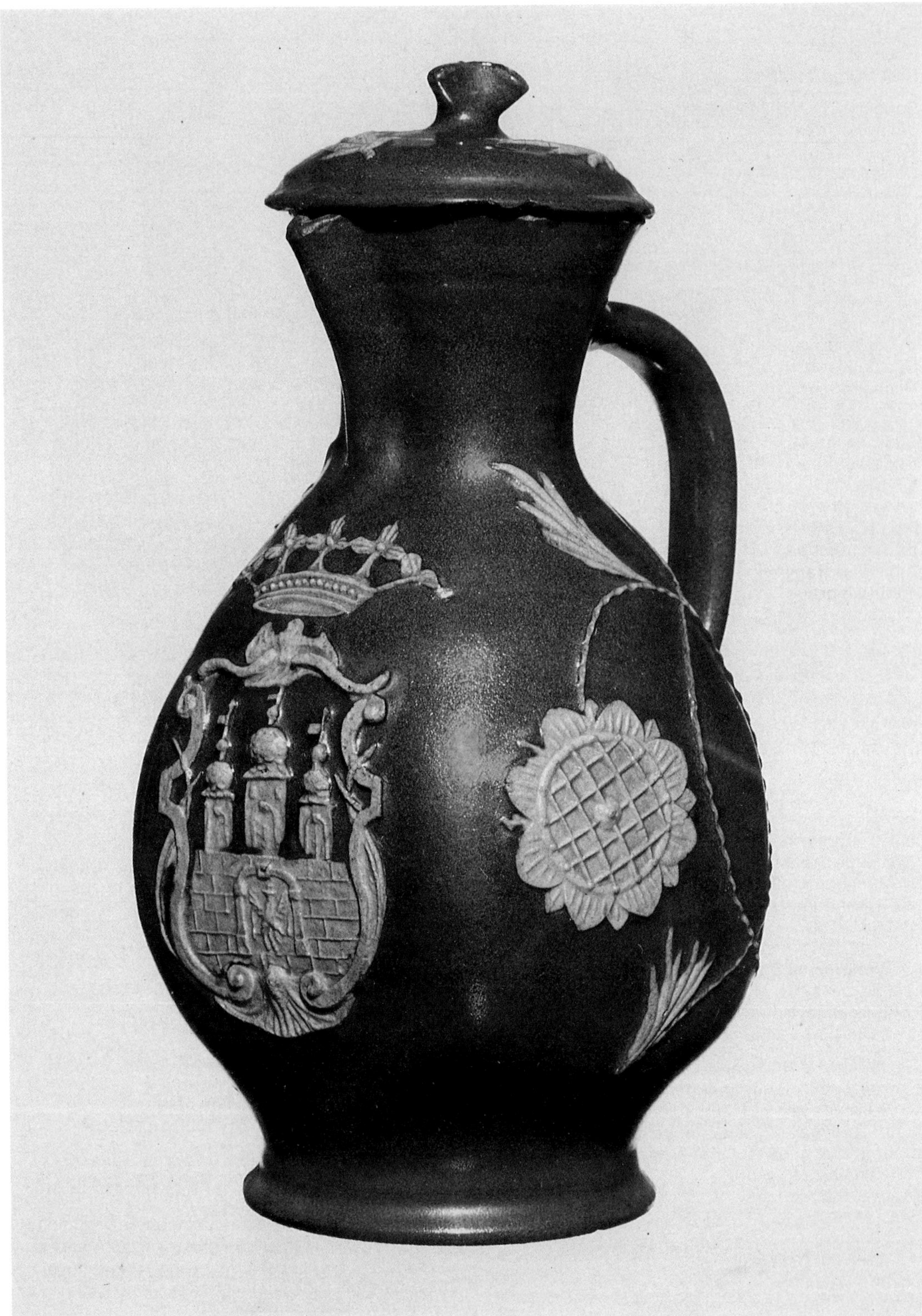

53* **Kaffeekanne mit Deckel**
Bunzlau, 1760/80
Hochgebrannte Irdenware, gedreht
H 24 DmR 7 DmMax 13,5 DmB 8,5

Bauchige, fünfseitig abgeplattete Form, gekehlter, trichterförmiger Hals, bis zum Halsansatz verlaufende, gezogene Schnauze, Bandhenkel, gewölbter Deckel mit dreipaßförmigem Knauf.
Außen braune Lehmglasur, aufgelegter, weißer Dekor mit gelblicher Transparentglasur: in der Mitte Bunzlauer Wappen mit Krone, seitlich Blütenzweige, innen gelbliche Transparentglasur.
Grauer Scherben.
MDV 8 E 108

54 **Kanne ohne Deckel**
Bunzlau, um 1780
Hochgebrannte Irdenware, gedreht
H 18,3 DmR 5,7 DmMax 10 DmB 6,5

Eiförmig, fünfseitig abgeplattet, gekehlter Standring, trichterförmiger Hals, bis zum Halsansatz verlaufende, gezogene Schnauze, Bandhenkel.
Außer braune Lehmglasur, aufgelegter, weißer Dekor mit gelblicher Transparentglasur: in der Mitte Bunzlauer Wappen, seitlich Blütenzweige, innen gelbliche Transparentglasur.
Weißlich-grauer Scherben.
Slg. Rastal, Höhr-Grenzhausen

◀ 53 58

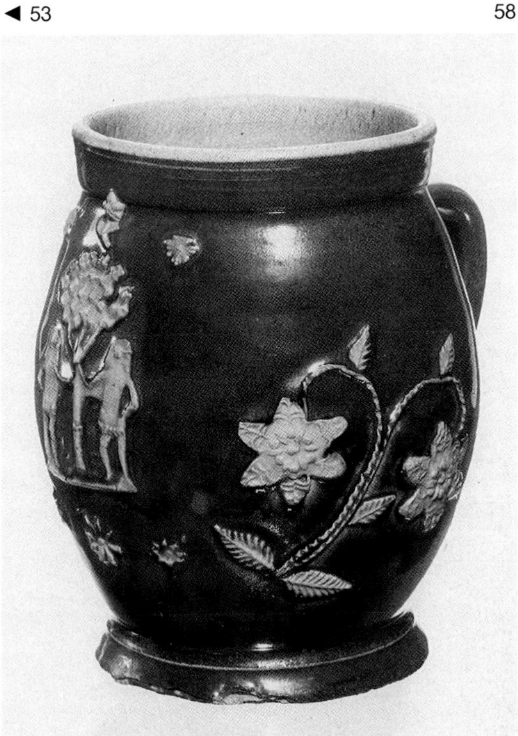

55 **Flasche mit Schraubverschluß**
Bunzlau, um 1760/80
Hochgebrannte Irdenware, gedreht
H 15,5 DmMax 7,5 DmB 7,4

Vielseitig abgeplattete Form, enger zylindrischer Hals, Rand mit Zinnmontierung.
Außen braune Lehmglasur, aufgelegter, weißer Dekor mit gelblicher Transparentglasur: Bunzlauer Wappen mit Krone und preußischer Adler mit Trophäen, Blüten, innen unglasiert.
Grauer Scherben.
Slg. Peltner, Höhr-Grenzhausen

56 **Krug mit Deckel**
Bunzlau, um 1760/80
Hochgebrannte Irdenware, gedreht
H 27,3 DmR 7 DmMax 15 DmB 12

Eiförmig, kurzer zylindrischer Hals, Bandhenkel, Zinnmontierung.
Außen braune Lehmglasur, aufgelegter, weißer Dekor unglasiert: in der Mitte Schäferin und Schaf, seitlich Blütenzweige, innen unglasiert.
Weißlich-grauer Scherben.
Slg. Rastal, Höhr-Grenzhausen

57* **Kanne ohne Deckel** (Abb. S. 112)
Bunzlau, um 1780/90
Hochgebrannte Irdenware, gedreht
H 21,6 DmR 5,6 DmMax 10,5 DmB 7,2

Eiförmig, fünfseitig abgeplattet, trichterförmiger Hals, bis zum Halsansatz verlaufende, gezogene Schnauze, Bandhenkel.
Außer braune Lehmglasur, aufgelegter, weißer Dekor, unglasiert: in der Mitte ovales Medaillon mit hl. Joseph, umgeben von Blüten und Blattformen, darüber Krone mit zwei Vögeln, seitlich Blütenzweige, innen gelbliche Transparentglasur.
Weißlich-grauer Scherben.
Slg. Peltner Höhr-Grenzhausen

58* **Topf**
Bunzlau, Ende 18. Jh.
Hochgebrannte Irdenware, gedreht
H 16 DmR 9,7 DmMax 12,5 DmB 9,5

Bauchige Form, breiter gekehlter Fuß, kurzer zylindrischer Hals, Bandhenkel.
Außen braune Lehmglasur, aufgelegter, weißer Dekor unglasiert: in der Mitte Adam und Eva, seitlich Blütenzweige, Rand und Innenseite mit gelbliche Transparentglasur.
Weißlich-grauer Scherben.
Slg. Peltner Höhr-Grenzhausen

59* **Krug mit Deckel**
Bunzlau, 1812
Hochgebrannte Irdenware, gedreht
H 24,5 DmR 8,5 DmMax 14,5 DmB 12,2

Kugelig gebauchte Form, gekehlter, zylindrischer Hals, nach innen verkröpfter Rand, Bandhenkel, Zinnmontierung, Deckeldatierung 1812.

Außen braune Lehmglasur, aufgelegter, weißer Dekor, unglasiert: in der Mitte Osterlamm, seitlich Blütenzweige, innen grünlich-gelbe Transparentglasur.
Weißlich-grauer Scherben.
Slg. Rastal, Höhr-Grenzhausen

60 **Kännchen ohne Deckel**
Bunzlau, um 1750/70
Hochgebrannte Irdenware, gedreht
H 14,8 DmR 5,5 DmMax 8,5 DmB 6,5

Bauchige Form, zum Stand eingezogen, trichterförmiger Hals, bis zum Halsansatz verlaufende, gezogene Schnauze, Bandhenkel.
Außen braune Lehmglasur, aufgelegter, weißer Dekor, unglasiert: in der Mitte Rocaillekartusche mit Krone, seitlich Blütenzweige, innen grünlich-gelbe Transparentglasur.
Weißlicher Scherben.
MDV 8 E 92

61 **Krug mit Deckel**
Bunzlau, Ende 18. Jh.
Hochgebrannte Irdenware, gedreht
H 30 DmR 6,2 DmMax 15,8 DmB 12,2

Eiförmig, zum Stand hin eingezogen, zylindrischer Hals, gekehlter, nach innen verkröpfter Rand, Bandhenkel, Zinnmontierung (Deckeldatierung: 1812 später).
Außer braune Lehmglasur, aufgelegter, weißer Dekor, unglasiert: Blattkartusche mit Stern, seitlich Blütenzweige, innen Transparentglasur.
Weißlicher Scherben.
MDV 8 N 389

Handwerk in Bunzlau und Naumburg/Q. im 18./19. Jh.

62* **Schaugefäß (wohl Gesellen- oder Meisterstück)** (Abb. S. 189)
Bunzlau oder Naumburg/Q., um 1830
Hochgebrannte Irdenware, gedreht
H 35,5 DmMax 35 DmB 18,2

Kugelig gebauchte Form, nach oben zugedreht, mit Knauf in Form einer Blüte, an der Rückseite zwei flache Griffe.

59

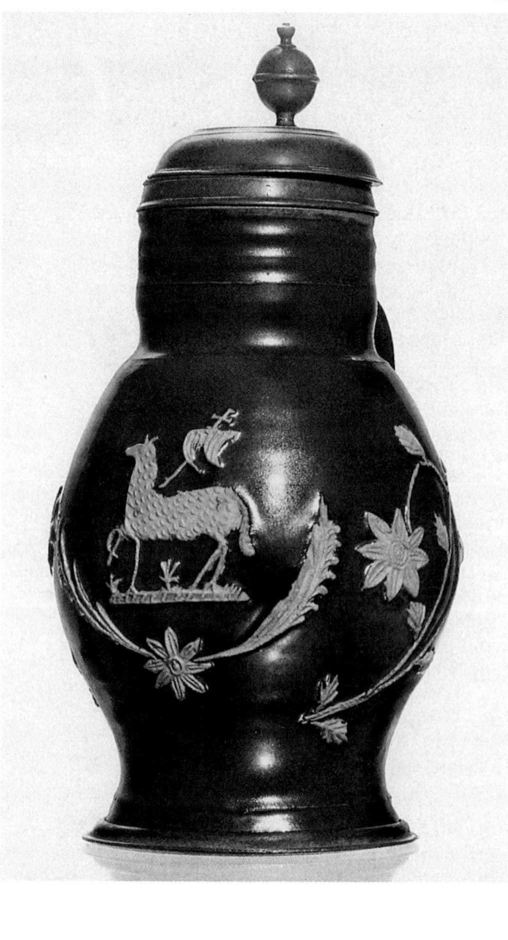

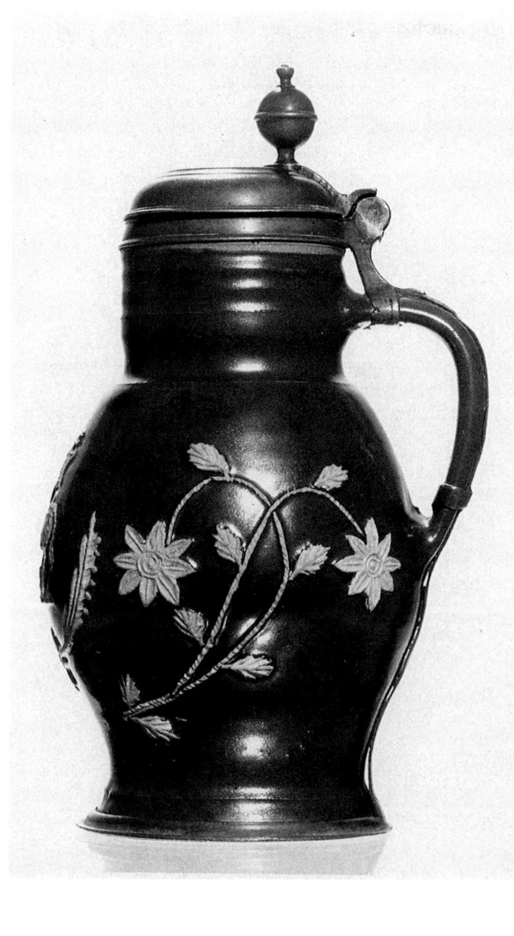

Außen braune Lehmglasur, aufgelegter, weißer Dekor, z.T. farblos, weiß bzw. blau glasiert: breit umlaufende Blattkartusche mit verschiedenen Motiven, Figuren, Tieren, Blüten und Rosetten.
Gelblich-weißer Scherben.
Slg. Peltner, Höhr-Grenzhausen

63 **Kanne**
Bunzlau, um 1840/50
Hochgebrannte Irdenware, gedreht
H 22,5 DmR 8,5 DmMax 15 DmB 10

Kugelig gebauchte Form, zum Stand eingezogen, trichterförmiger Hals, bis zum Halsansatz verlaufende, gezogene Schnauze, nach innen verkröpfter Rand, Bandhenkel.
Außen braune Lehmglasur, aufgelegter, weißer Dekor, glasiert: in der Mitte Liebespaar, seitlich Blütenzweige, äußerer Rand und Innenseite mit weißer Feldspatglasur.
Weißlich-grauer Scherben.
Stiftung Kulturwerk Schlesien, Würzburg

64* **Kaffeekanne mit Deckel**
Bunzlau oder Naumburg/Q., 1830/40
Hochgebrannte Irdenware, gedreht
H 24 DmR 9,8 DmMax 17,3 DmB 10,5

Stark bauchige Form, trichterförmiger Hals, angesetzte Schnauze, Bandhenkel, flacher Deckel mit Knauf.
Außen braune Lehmglasur, aufgelegter, weißer Dekor, glasiert: zwei liegende Hirsche und Jäger, Blätter und Rosetten, innen weiße Feldspatglasur.
Gelblich-weißer Scherben.
MDV 8 E 103

65 **Bierkrug mit Deckel**
Naumburg/Q. oder Bunzlau, 1828
Hochgebrannte Irdenware, gedreht
H 17 DmR 8,6 DmB 10,5

Zylindrische Form, nach innen verkröpfter Rand, schmaler, gekehlter Bandhenkel, Zinnmontierung, Deckeldatierung 1828.
Außen braune Lehmglasur, aufgelegter, weißer Dekor, glasiert: Jäger auf Hirsch schießend, Initialen GB, innen weiße Feldspatglasur.
Weißlich-grauer Scherben.
Slg. Peltner, Höhr-Grenzhausen

66 **Kanne**
Bunzlau, 20. Jh.
Hochgebrannte Irdenware, gedreht
H 16,5 DmR 9 DmMax 12 DmB 9,5

Eiförmig, breiter Stand, trichterförmiger Hals, bis zum Halsansatz verlaufende, gezogene Schnauze, Bandhenkel.
Außer braune Lehmglasur, aufgelegter, weißer Dekor, glasiert: Chinesin mit Schirm, am oberen Rand Sterne.
Gelblich-weißer Scherben.
Stiftung Kulturwerk Schlesien, Würzburg

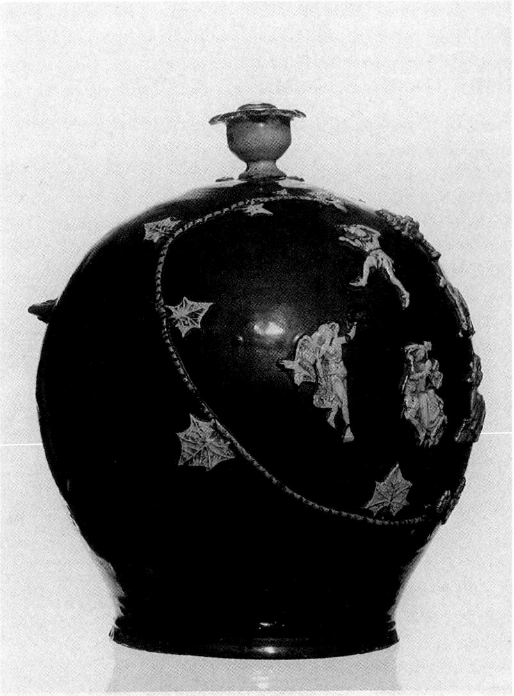

62

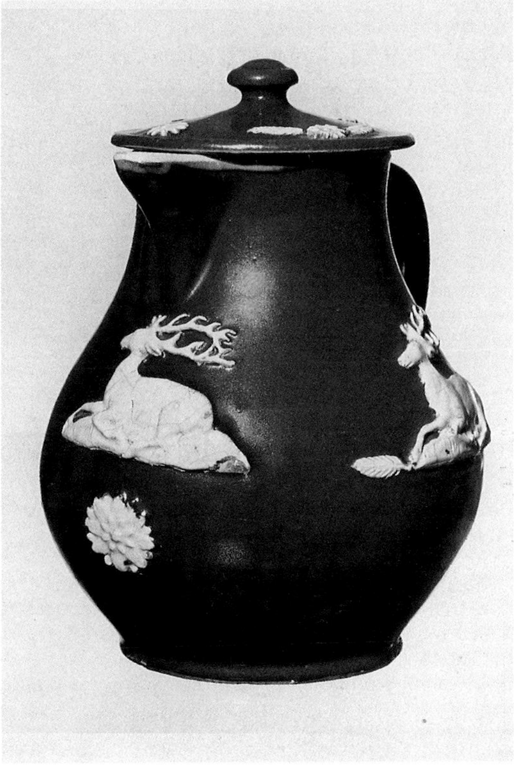

64

67* **Krug mit Deckel**
Bunzlau, um 1760/80
Hochgebrannte Irdenware, gedreht
H 26,5 DmR 6,8 DmMax 15 DmB 9,5

Bauchige Form, zum Stand eingezogen, gekehlter, zylindrischer Hals, nach innen verkröpfter Rand, Bandhenkel, Zinndeckel mit Datierung 1712 (spätere Montierung).
Außen braune Lehmglasur, aufgelegter, weißer Dekor, transparent glasiert: in der Mitte rauchende Gestalt, seitlich Blütenzweige, innen gelbliche Transparentglasur.
Weißlich-grauer Scherben.
Slg. Peltner, Höhr-Grenzhausen

68* **Krug mit Deckel** (Abb. S. 83)
Bunzlau, um 1780
Hochgebrannte Irdenware, gedreht
H 27,8 DmR 7,3 DmMax 14,5 DmB 11,2

Eiförmig, zum Stand hin eingezogen, gekehlter zylindrischer Hals, nach innen verkröpfter Rand, Bandhenkel, Zinnmontierung.
Außer braune Lehmglasur, aufgelegter, weißer Dekor mit Transparentglasur: Weintraubenranken und Blütenzweige, innen Transparentglasur.
Weißlicher Scherben.
MDV 8 N 396

69* **Kaffeekanne mit Deckel**
Bunzlau, um 1860/70
Hochgebrannte Irdenware, gedreht
H 25,5 DmR 9,5 DmMax 17 DmB 10,5

Bauchige Form, zum Stand eingezogen, trichterförmiger Hals, angesetzte spitze Schnauze, Bandhenkel, gewölbter Deckel mit hohem dreipaßförmigem Knauf.
Außen braune Lehmglasur, aufgelegter, zum Teil verschobener Dekor, weiß glasiert: in der Mitte Rosenblüten und Aufschrift Bunzlau, seitlich vier Blätter um Mittelrosette angeordnet, innen weiße Feldspatglasur.
Gelblich-weißer Scherben.
Slg. Peltner, Höhr-Grenzhausen

70* **Dose mit Deckel** (Abb. S. 190)
Bunzlau oder Naumburg/Q., 1816
Hochgebrannte Irdenware, gedreht
H 8 DmMax 16,5

Herzform, senkrechte Wandung, flacher Deckel, Unterseite mit drei Standfüßen, eingeritzt: Schneider 1816.
Außen braune Lehmglasur, aufgelegter Dekor mit Transparentglasur: Rosetten und Zweige, seitlich Muschelgriff, auf dem Deckel plastisch ausgeformtes Taubenpaar, Innenseite und Unterseite des Deckels mit grün-gelblich gefärbter Transparentglasur.
Weißlicher Scherben.
MDV 7 H 10

71* **Tabakdose mit Deckel**
Vermutlich Naumburg/Q., 1. Drittel 19. Jh.
Hochgebrannte Irdenware, gedreht
H 18 DmR 16,5 DmMax 17 DmB 16

Zylindrische Form, durchbrochenes Oberteil, oberer und unterer Rand sowie Mittelstreifen wulstförmig verstärkt, eingepaßter, durchbrochener Deckel mit Knauf in Gestalt eines Lamms.
Außen braune Lehmglasur, durchbrochener Streifen, Deckelknauf und Innenseite mit gelblicher Transparentglasur.
Weißer Scherben.
MDV 7 H 21

72* **Vase**
Naumburg/Q. oder Bunzlau 1830/40
Hochgebrannte Irdenware, gedreht
H 24,5 DmR 9,7 DmMax 12,6 DmB 12,3

Konische Form, zum Stand hin eingezogen, breite Bodenplatte, abgeknickte, gekehlte Schulter, zylindrischer Hals, verstärkter Rand.
Außen braune Lehmglasur, aufgelegter Dekor, weiß

67

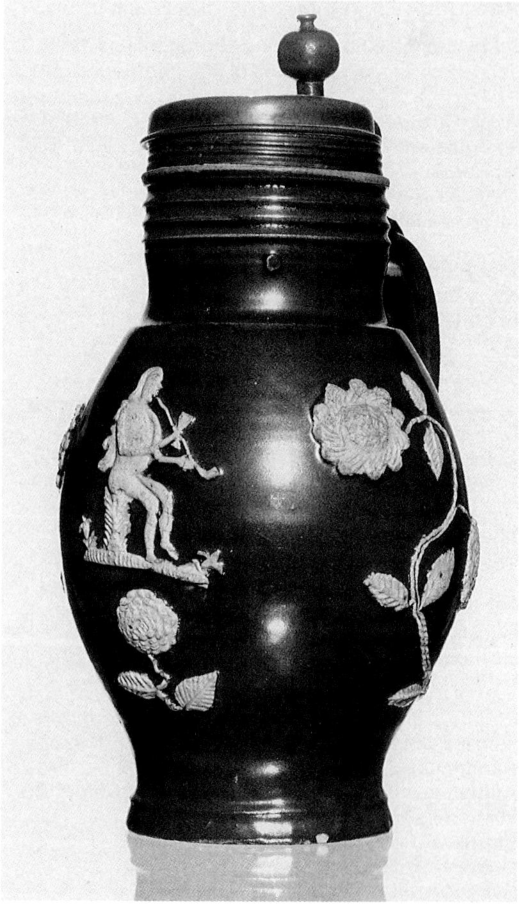

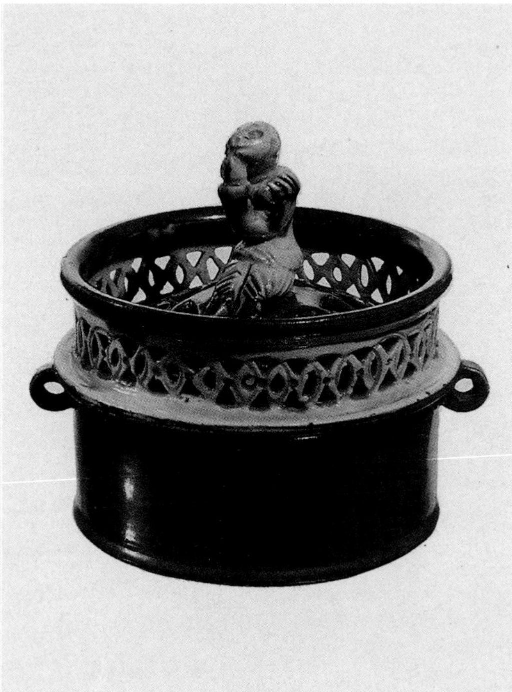

71

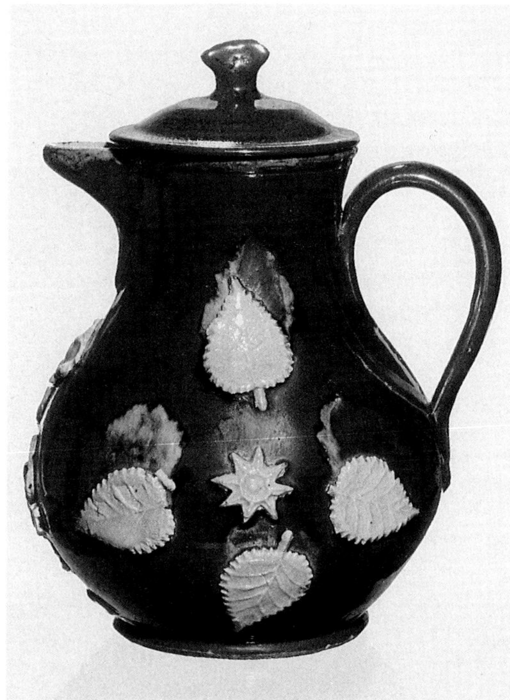

69

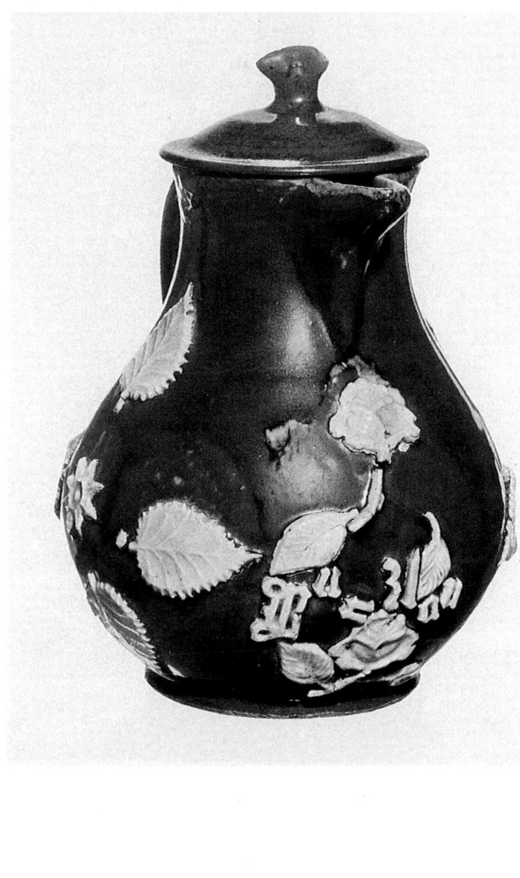

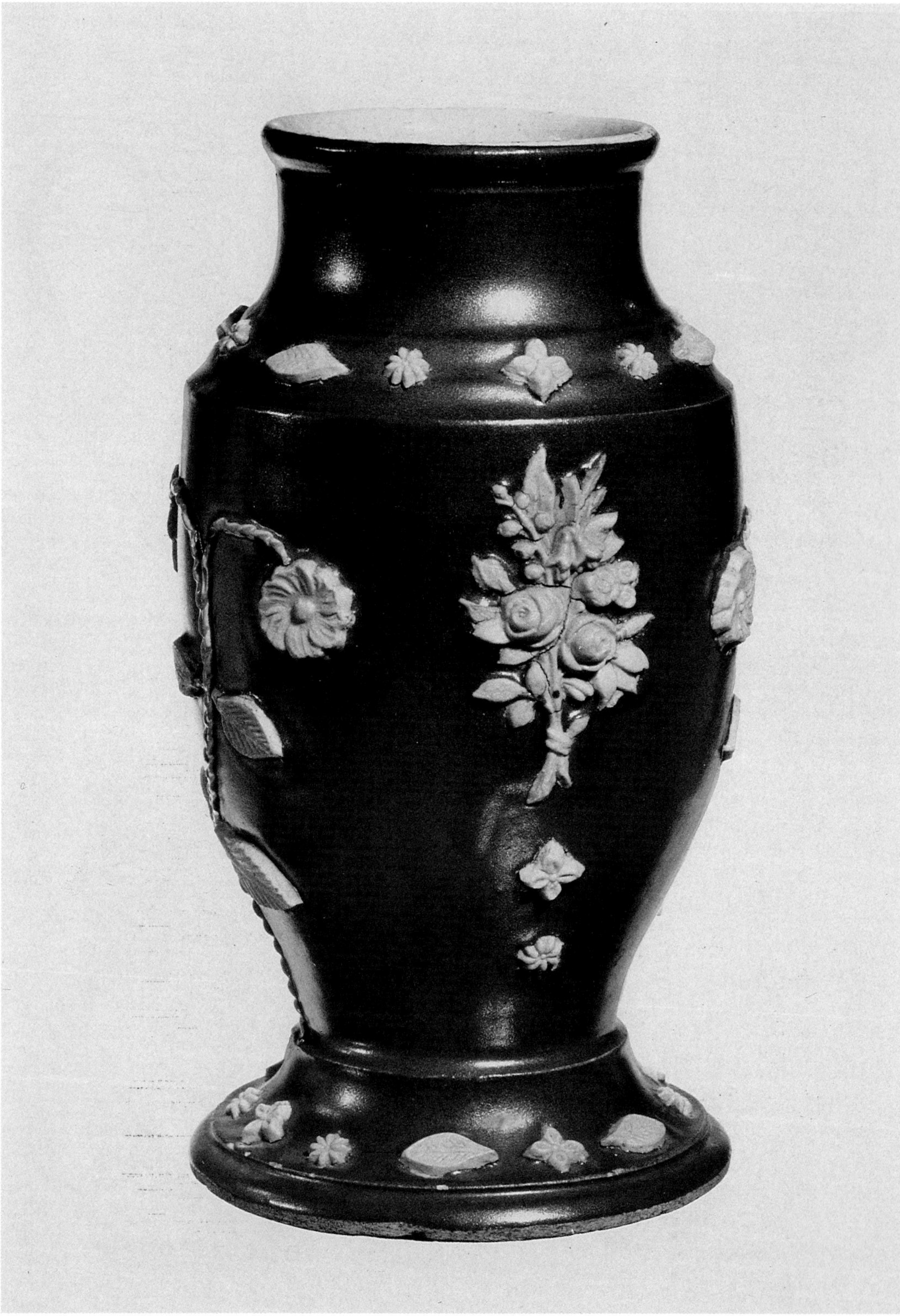

glasiert: sächsisches Wappen, Blütenzweige, Rosetten und Blätter, innen weiße Feldspatglasur.
Weißlich-grauer Scherben.
Privatslg. Berlin

73* **Terrine mit Deckel**
Vermutlich Naumburg/Q., um 1830/40
Hochgebrannte Irdenware, gedreht
H 13,5 DmR 21,5 DmB 14,5

Bauchige Form, seitlich zwei Griffe, flacher Deckel mit Knauf.
Außen braune Lehmglasur, aufgelegter Dekor, weiß glasiert: preußischer Adler, Blätter, Rosetten, innen weiße Engobe, Feldspatglasur, Ränder unglasiert.
Weißlich-grauer Scherben.
Slg. Rastal, Höhr-Grenzhausen

74* **Teller**
Vermutlich Naumburg/Q., um 1830
Hochgebrannte Irdenware, gedreht
H 5,1 DmR 25,5 DmB 13,3

Flach gemuldete Form, abgeknickte, leicht ansteigende Fahne.
Außen und innen braune Lehmglasur, innen aufgelegter Dekor, weiß glasiert: in der Mitte geflügelte

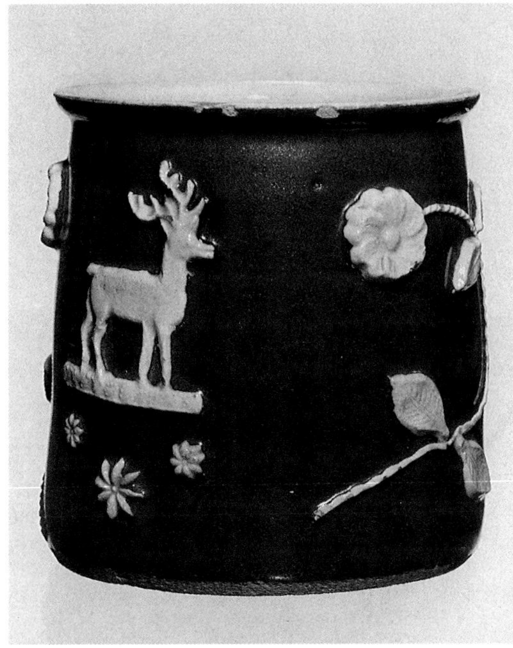

75

◀ 72

73

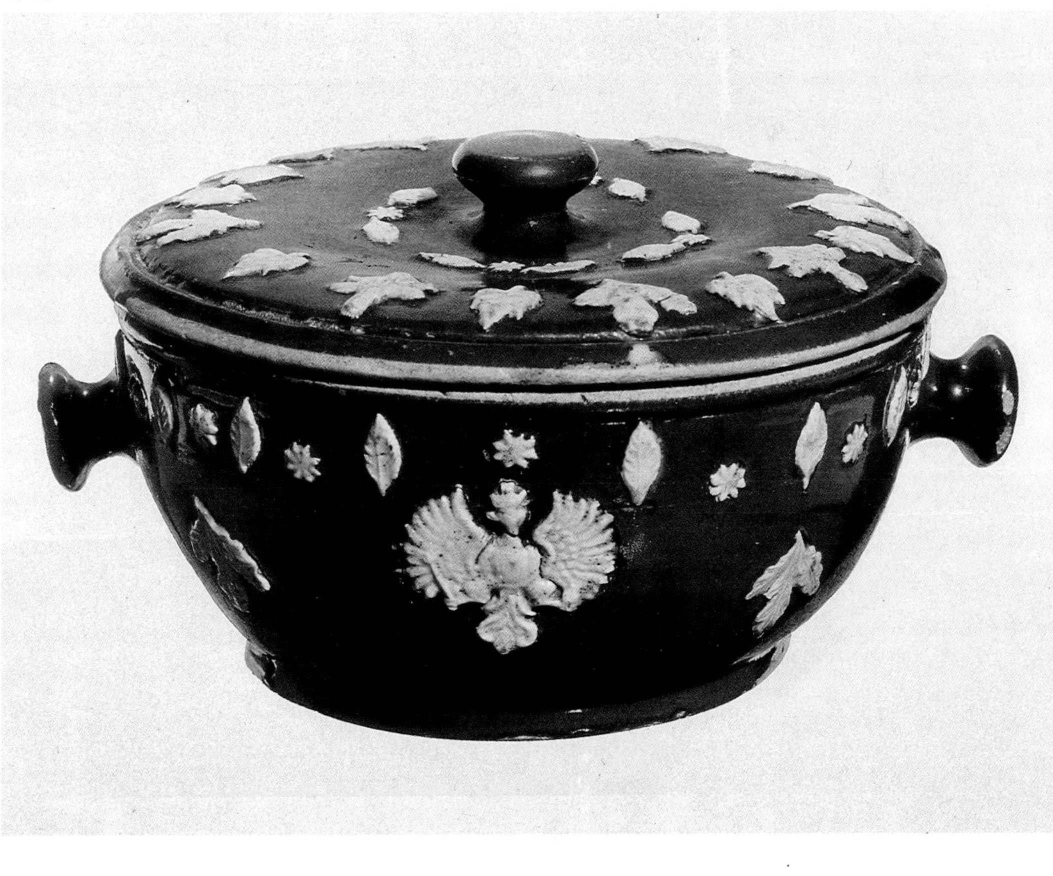

Gestalten umgeben von Rosetten, auf der Fahne Tierdarstellungen, am Rand Rosetten.
Grauer Scherben.
MDV 8 H 488

75* **Topf**
Naumburg/Q., um 1840
Hochgebrannte Irdenware, gedreht
H 12,5 DmR 11 DmB 10,5

Konische Form, gekehlter Rand, Bandhenkel. Außen braune Lehmglasur, aufgelegter Dekor, weiß glasiert: in der Mitte Hirsch, an den Seiten Blütenzweige.
Gelblich-weißer Scherben.
MDV 8 O 54

74

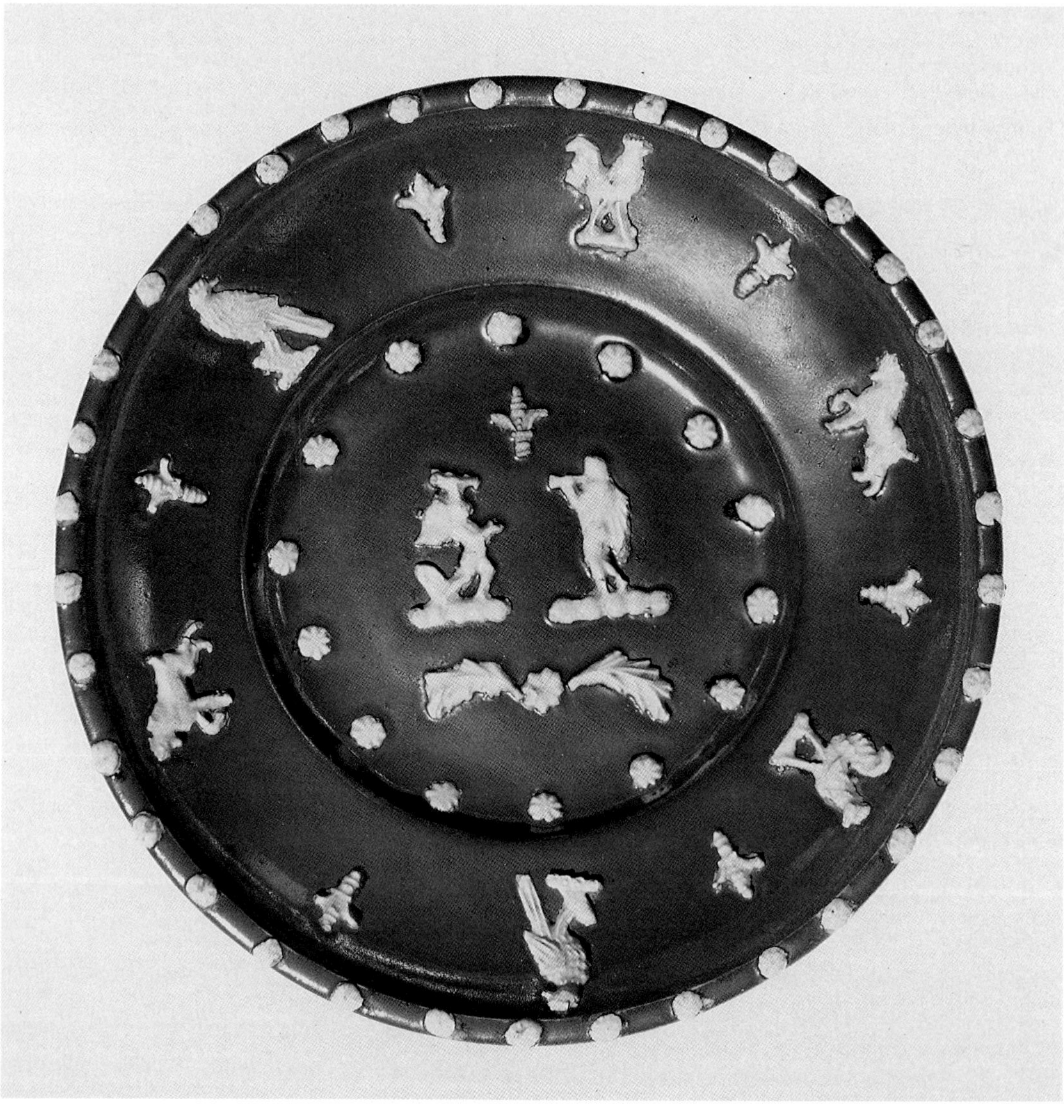

Bleifreie Glasur

76* **Tasse mit Untertasse**
Bunzlau Johann Gottlieb Altmann, 1830/40
Porzellan, gedreht
H 8,3 DmR 9,3 DmB 6,3 DmMax (Untertasse) 14,5

Konische Tassenform, trichterförmiger Hals, Standfläche auf drei Löwenfüßen, eingerollter Henkel, Untertasse mit ansteigender Fahne.
Außenseite der Tasse mit brauner Lehmglasur, ausgespartes weißes Feld mit Reliefdekor: sitzende weibliche Gestalt mit Blumenkorb, Untertasse an der Unterseite mit brauner Lehmglasur, Innenseite der Tasse und Oberseite der Untertasse mit transparenter Feldspatglasur.
Weißer Scherben.
KGM 10, 28

77* **Vase**
Bunzlau, Johann Gottlieb Altmann, um 1830
Porzellan, gedreht
H 15,2 DmR 12,5 DmB 8,3

Konische Form, trichterförmiger Hals, breite Bodenplatte.
Außen braune Lehmglasur, aufgelegter, weißer Dekor am Hals: Palmblätter, Dekor, Bodenplatte und Innenseite mit transparenter Feldspatglasur.
Weißer Scherben.
Slg. Peltner, Höhr-Grenzhausen

78 **Dose mit Deckel**
Bunzlau, um 1830
Hochgebrannte Irdenware, gedreht
H 8,2 DmR 9,3 DmB 8,5

Zylindrische Form, innen gekehlter Rand, leicht gewölbter Deckel mit halbkugeligem Knauf.
Außenseite der Dose und Oberseite des Deckels mit brauner Lehmglasur, aufgelegter, weißer Dekor, glasiert: Frauenköpfe und Blätter, unterer Rand, Innenseite der Dose und Knauf des Deckels mit Feldspatglasur.
Gelblich-weißer Scherben.
Slg. Peltner, Höhr-Grenzhausen

79* **Kännchen**
Bunzlau, um 1830/40
Hochgebrannte Irdenware, gedreht
H 5,5 DmR 5,6 DmB 3,6

Bauchige Form, zum Stand eingezogen, gerundete Schulter, flacher, außen gekehlter Rand, angesetzte Schnauze, Bandhenkel.
Außen braune Lehmglasur, aufgelegter Dekor, weiß glasiert: Profil eines Kriegers und einer Frau, Rosetten, innen weiße Feldspatglasur.
Gelblicher Scherben.
MDV 8 O 222

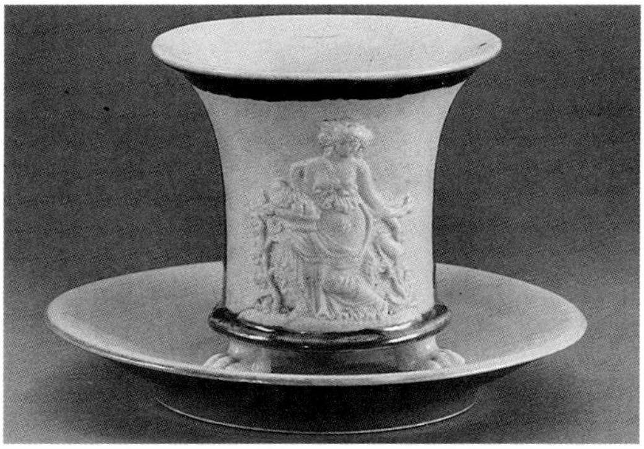
76

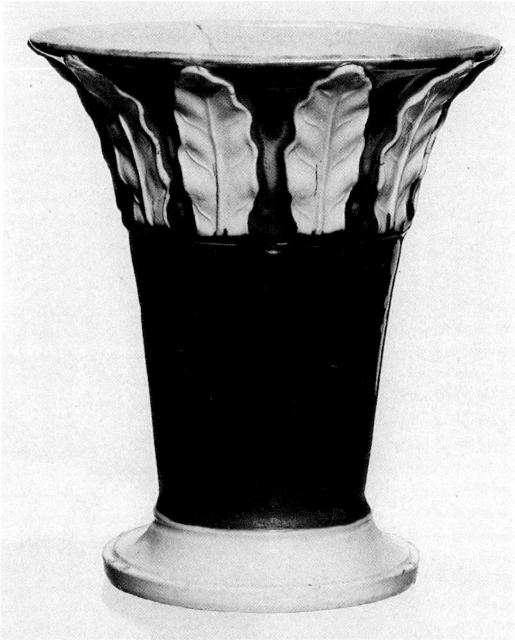
77

79
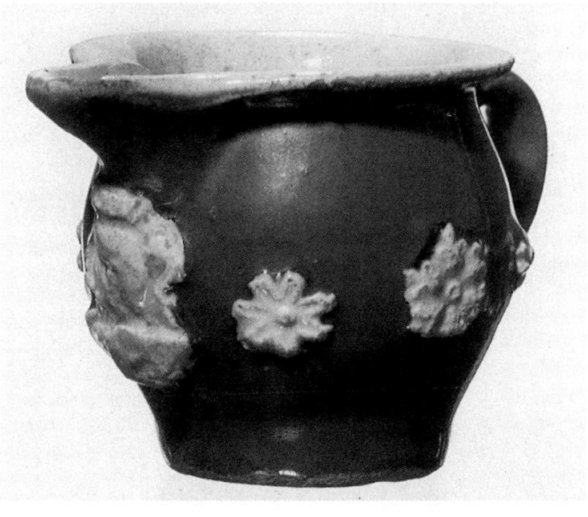

80, 81

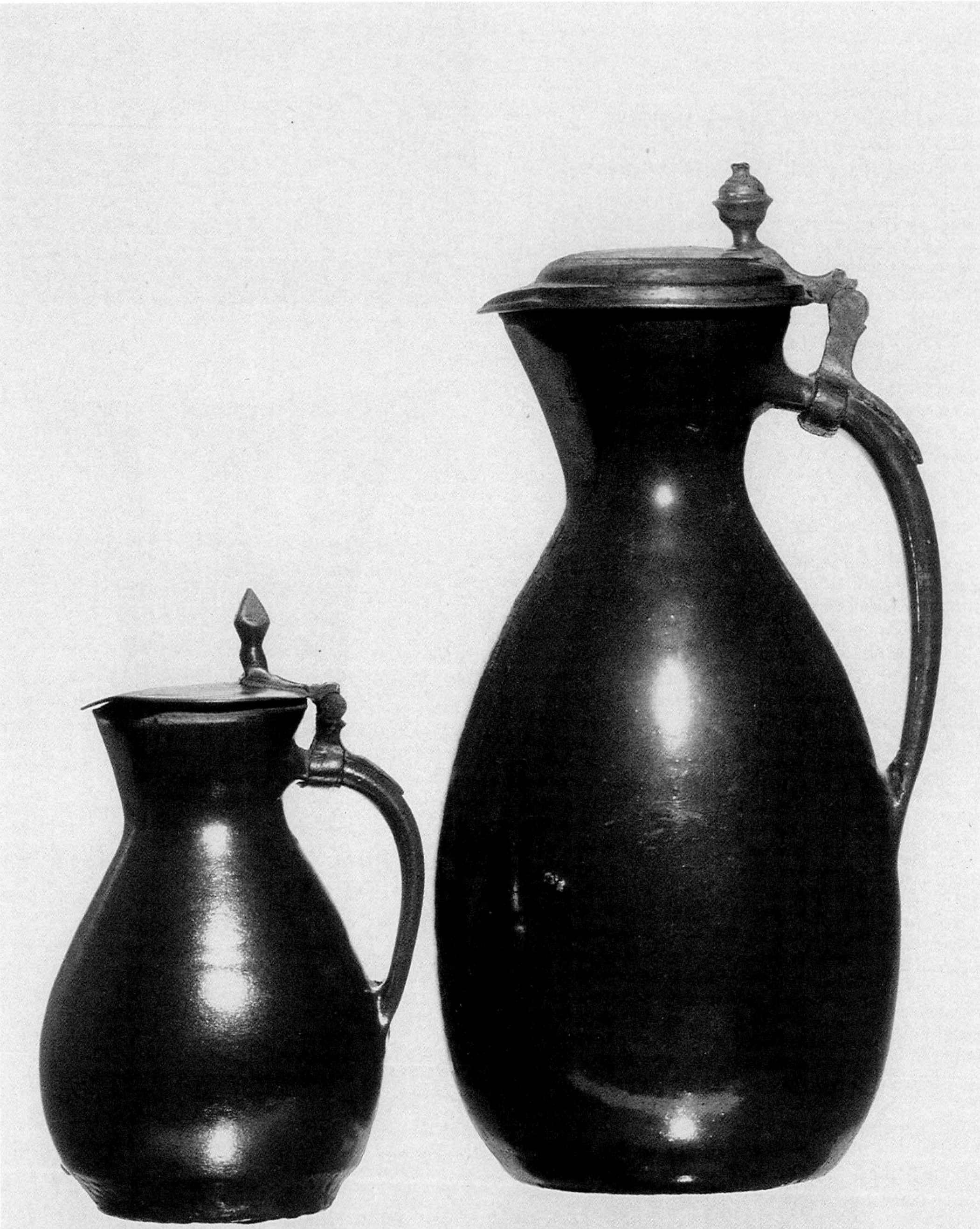

80* **Kanne mit Deckel**
Bunzlau, um 1800
Hochgebrannte Irdenware, gedreht
H 15 DmR 5,5 DmMax 10 DmB 6,8

Birnförmig, trichterförmiger Hals, bis zum Halsansatz verlaufende, gezogene Schnauze, Bandhenkel, Zinndeckel.
Außen braune Lehmglasur, innen dünne Transparentglasur.
Gelblicher Scherben.
Slg. Peltner, Höhr-Grenzhausen

81* **Kanne mit Deckel**
Bunzlau, 1806
Hochgebrannte Irdenware, gedreht
H 27,2 DmR 7 DmMax 14 DmB 9,6

Birnförmig, trichterförmiger Hals, bis zum Halsansatz verlaufende, gezogene Schnauze, Bandhenkel, Zinndeckel mit Datierung 1806.
Außen braune Lehmglasur, innen gelbliche Transparentglasur.
Gelblicher Scherben.
Slg. Peltner, Höhr-Grenzhausen

82 **Kanne ohne Deckel**
Bunzlau, 1. Hälfte 19. Jh.
Hochgebrannte Irdenware, gedreht
H 11,8 DmR 6,8 DmMax 12 DmB 11

Bauchige Form, breiter Stand, abfallende Schulter, trichterförmiger Hals, bis zum Halsansatz verlaufende, gezogene Schnauze, Bandhenkel, am Boden geritzte Größe 3.
Außen braune Lehmglasur, innen Transparentglasur.
Weißlicher Scherben.
MDV 8 E 868

83* **Kaffeekanne mit Deckel** (Abb. S. 124)
Bunzlau, Mitte 19. Jh.
Hochgebrannte Irdenware, gedreht
H 13,2 DmR 6,3 DmMax 10,5 DmB 9,4

Flache, bauchige Form, breiter Stand, abfallende Schulter, trichterförmiger Hals, bis zum Halsansatz verlaufende, gezogene Schnauze, Bandhenkel, Deckel mit angesetzter Nase und dreipaßförmigem Knauf.
Außen braune Lehmglasur, innen gelbliche Transparentglasur.
Weißlich-grauer Scherben.
MDV 8 E 97

84 **Kännchen ohne Deckel**
Bunzlau, Mitte 19. Jh.
Hochgebrannte Irdenware, gedreht
H 8 DmR 5 DmMax 20,3 DmB 6

Bauchige Form, breiter Stand, trichterförmiger Hals, bis zum Halsansatz verlaufende, gezogene Schnauze, Bandhenkel.
Außen braune Lehmglasur, innen weiße Engobe, transparente Feldspatglasur.
Grauer Scherben.
MDV 8 E 84

85* **Krug** (Abb. S. 110)
Bunzlau, Mitte 19. Jh.
Hochgebrannte Irdenware, gedreht
H 21,8 DmR 9 DmMax 16,5 DmB 10,5

Bauchige Form, zum Stand hin eingezogen, abfallende Schulter, trichterförmiger, gekehlter Hals, nach innen verkröpfter Rand, Bandhenkel.
Außen braune Lehmglasur, Rand und Innenseite mit weißer Feldspatglasur.
Weißlich-grauer Scherben.
MDV 8 N 107

86 **Krug**
Bunzlau, Mitte 19. Jh.
Hochgebrannte Irdenware, gedreht
H 35 DmR 9,4 DmMax 20,8 DmB 13

Kugelig gebauchte Form, zum Stand hin eingezogen, gekehlter Fuß, abfallende Schulter, zylindrischer Hals, nach innen verkröpfter Rand, Bandhenkel.
Außen braune Lehmglasur, äußerer Rand und Innenseite mit weißer Feldspatglasur.
Gelblich-grauer Scherben.
MDV 8 N 403

87 **Krug**
Bunzlau, Mitte 19. Jh.
Hochgebrannte Irdenware, gedreht
H 8,2 DmR 3,2 DmMax 6 DmB 4

Bauchige Form, zum Stand hin eingezogen, trichterförmiger Hals, nach innen verkröpfter Rand.
Außen braune Lehmglasur, innen weiße Feldspatglasur.
Grauer Scherben.
MDV 8 N 385

88 **Milchtopf**
Bunzlau, 1. Drittel 20. Jh.
Hochgebrannte Irdenware, gedreht
H 9,5 DmR 10,5 DmMax 12 DmB 11

Bauchige Form, breiter Stand, abfallende Schulter, stehender, innen gekehlter Rand, angesetzte Schnauze, Bandhenkel.
Außen braune Lehmglasur, innen weiße Engobe, transparente Feldspatglasur.
Weißlicher Scherben.
Privatbesitz Berlin

89 **Topf**
Wohl Schlesien, 1840/50
Bleiglasierte Irdenware, gedreht
H 17,2 DmR 14,5 DmMax 15 DmB 11

Bauchige Form, abfallende Schulter, innen gekehlter Rand, breiter Bandhenkel.

Außen aufgelegter, weißer Dekor: Hirsch zwischen Bäumen, seitlich antikisierende Gestalten am Altar, innen weiße Engobe, außen und innen gelblich gefärbte Transparentglasur.
Rötlicher Scherben.
Slg. Peltner, Höhr-Grenzhausen

90 **Kaffeekanne ohne Deckel**
Vermutlich Niederschlesien, 19. Jh.
Irdenware, gedreht
H 24 DmR 9,7 DmMax 21,5 DmB 18,3

Bauchige Form, breiter Stand, abfallende Schulter, zylindrischer Hals, bis zum Halsansatz verlaufende, gezogene Schnauze, Bandhenkel.
Außen und innen braun gefärbte Transparentglasur.
Rötlicher Scherben.
MDV 8 E 779

91 **Topf**
Vermutlich Niederschlesien, 1. Drittel 20. Jh.
Irdenware, gedreht
H 11,6 DmR 15,2 DmB 12

Bauchige Form, zum Stand hin leicht eingezogen, innen gekehlter Rand, gezogene Schnauze, Bandhenkel, am Boden geprägte Größe 6.
Außenseite gerieft, außen und innen grünlich-gelb gefärbte Transparentglasur, Rand unglasiert.
Gelblicher Scherben.
MDV 8 O 826

92* **Ansicht von Bunzlau** (Abb. S. 17)
Schmiedeberg/Schlesien, Verlag E. W. Knippel, um 1850
Kolorierte Lithographie
H 22,8 B 35,4
Slg. Rastal, Höhr-Grenzhausen

Konkurrierende Materialien: Porzellan, Steingut, Eisen, Email und vergleichbares Bunzlauer Geschirr

93 **Kanne**
Bunzlau, 1760/80
Hochgebrannte Irdenware, gedreht
H 23,5 DmR 7,2 DmMax 13 DmB 7,8

Hohe, vierseitig abgeplattete Form, gerundete Schulter, trichterförmiger Hals mit ausgeformter, überdeckter weißer Schnauze, abgekanteter Henkel.
Außen braune Lehmglasur, aufgelegter, weißer Dekor, Transparentglasur: in der Mitte preußischer Adler, darüber Krone, seitlich Blütenzweige, innen grünlich-braune Transparentglasur.
Weißlich-grauer Scherben.
Slg. Peltner, Höhr-Grenzhausen

94 **Kaffeekanne mit Deckel**
Gräfenthal, Thüringen, um 1865
Porzellan, gegossen
H 19,5 DmR 7 DmMax 5,4 DmB 6,7

Gebauchte Form, Standring, trichterförmiger Hals, spitze Schnauze, Bandhenkel, stark gewölbter Dekkel mit Knauf.
Blauer Pinseldekor: Strohblumenmuster, Transparentglasur.
Weißer Scherben.
MDV 8 E 686

95* **Kaffeekanne mit Deckel**
Magdeburg, um 1790
Steingut
H 13,5 DmR 6 DmMax 9 DmB 7

Eiförmig, gerundete Schulter, zylindrischer Hals, spitze Schnauze, hoher Standring, verschlungener, geriefter Bandhenkel, gewölbter Deckel mit Knauf in Blütenform.
Außen rotbraune Engobe, Ränder, Henkel, Deckelknauf weiß, Transparentglasur.
Weißer Scherben.
MDV 8 E 737

96* **Kaffeekanne mit Deckel**
Bunzlau, um 1780
Hochgebrannte Irdenware, gedreht
H 16 DmR 5 DmMax 9 DmB 7,7

Birnförmig, breiter Stand, konisch zulaufender Hals, spitze Schnauze, verschlungener, geriefter Bandhenkel, flacher Deckel mit angesetzter Nase, dreipaßförmiger Knauf.
Außen braune Lehmglasur, aufgelegter, weißer Dekor mit farbiger und goldener Kaltbemalung, Medaillen mit männlichem Brustbild, Blatt- und Blütenranken, seitlich von Adlern gehalten, Henkel weiß, gelbliche Transparentglasur.
Weißlich-grauer Scherben.
KGM M 1749

97 **Kaffeekanne ohne Deckel**
Bunzlau oder Naumburg/Q., 1822
Hochgebrannte Irdenware, gedreht
H 20,4 DmR 6,7 DmMax 12,5 DmB 8

Birnförmig, zum Stand hin eingezogen, abfallende Schulter, Hals zum Rand eingezogen, angesetzte Schnauze, verschlungener Bandhenkel.
Außen braune Lehmglasur, aufgelegter, weißer Dekor, transparent glasiert: gekreuzte Blütenzweige und Datierung 1822, innen gelbliche Transparentglasur.
Weißlicher Scherben.
MDV 8 E 361

98* **Milchtopf**
Vermutlich Kreis Bunzlau, Ende 19. Jh.
Hochgebrannte Irdenware, gedreht
H 14,3 DmR 12 DmMax 12,9 DmB 9,1

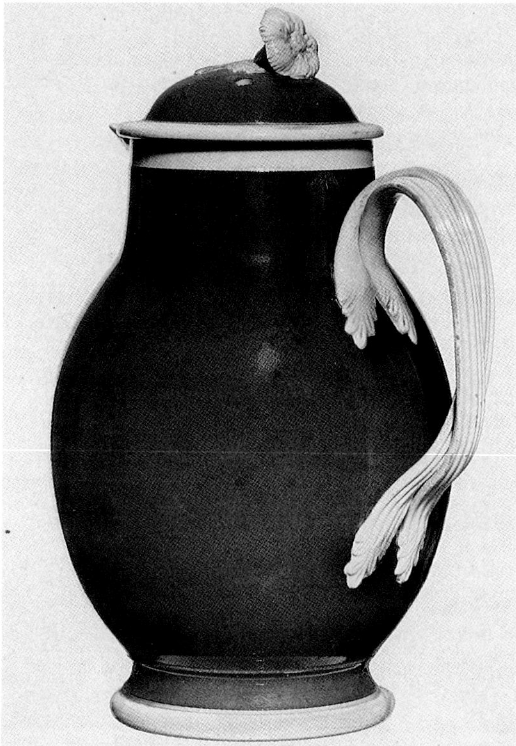

95

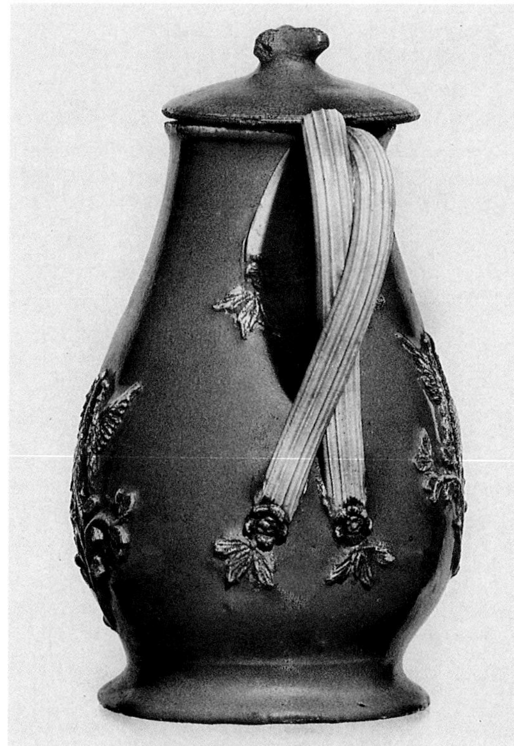

96

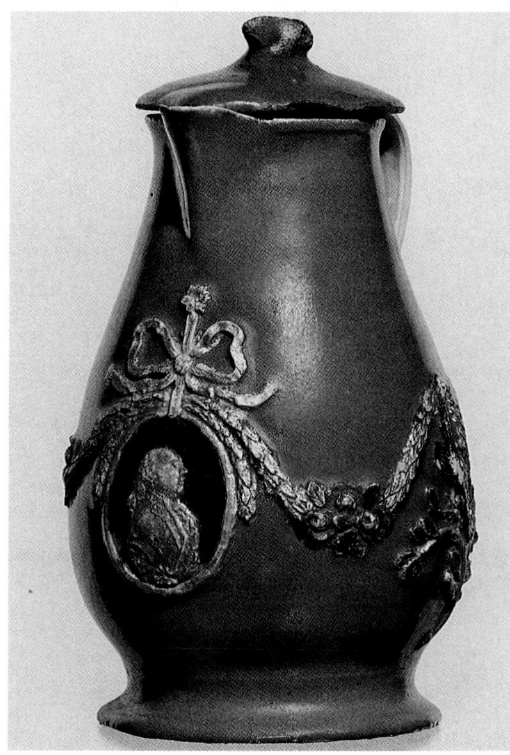

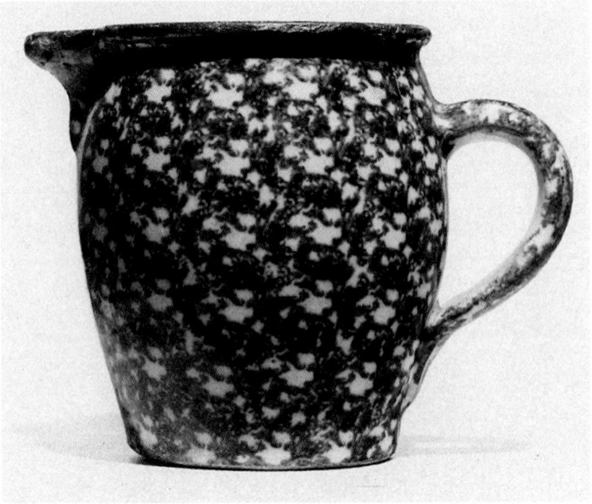

98

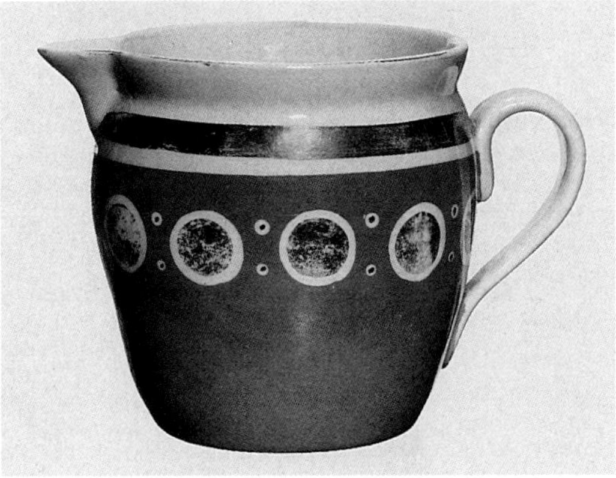

103

Bauchige Form, stehender Rand, angesetzte Schnauze, Bandhenkel.
Außen und innen weiße Engobe, außen blau geschwämmelt, transparente Feldspatglasur.
Weißlicher Scherben.
Stiftung Kulturwerk Schlesien, Würzburg

99 **Milchtopf aus Satz**
Wohl Niederschlesien, um 1930
Hochgebrannte Irdenware, gedreht
H 12,4 DmR 10,8 DmMax 11,1 DmB 9

Leicht bauchige Form, flacher Rand, angesetzte Schnauze, Bandhenkel, am Boden geprägte Größe 3.
Außen braune Lehmglasur, innen weiße Engobe, transparente Feldspatglasur.
Weißlicher Scherben.
MDV 8 O 638

100* **Drei Milchtöpfe aus Satz**
Anfang 20. Jh.
Blech, außen hellblau, innen weiß emailliert
H 8,4–13,7 DmR 8–12,4 DmMax 8–13
DmB 5–8,5

Bauchige Form, verstärkter Rand, Schnauze, Bandhenkel.
MDV 8 E 675 a, c, 8 E 803

101 **Milchtopf**
Dresden, Villeroy & Boch, Ende 19. Jh.
Steingut, gegossen
H 10,7 DmR 8,9 DmMax 9,4 DmB 6,7

Bauchige Form, außen gekehlter Rand, Schnauze mit plastischem Blattornament, Bandhenkel.

100

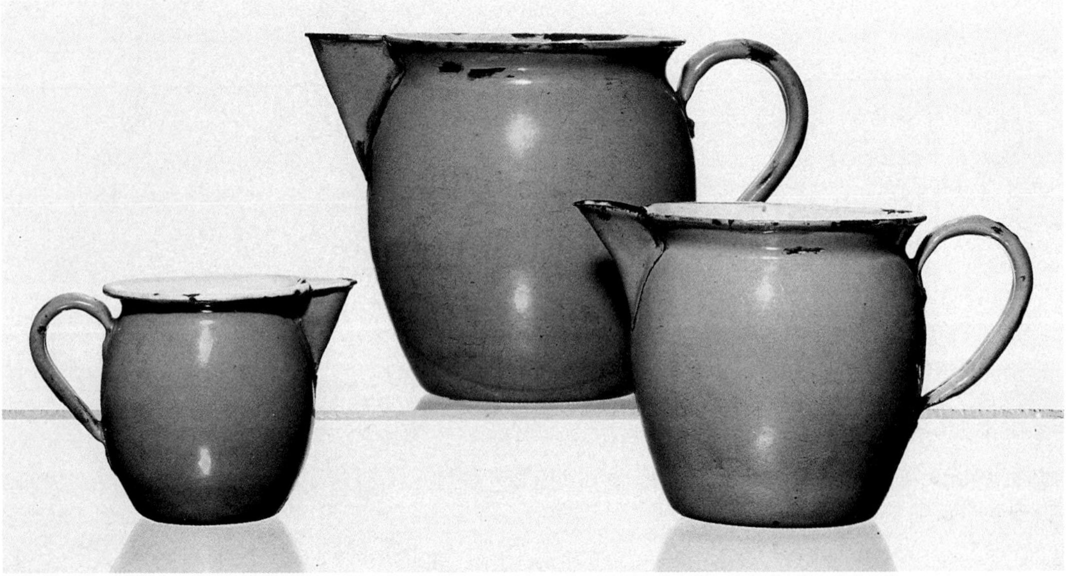

Blauer Pinseldekor: in 4 Feldern Rankenornamente, transparente Glasur.
Weißer Scherben.
MDV 8 O 316

102 **Milchtopf**
Zell am Harmersbach, Georg Schmider, Ende 19. Jh.
Steingut, gegossen
H 10,2 DmR 9 DmMax 9,4 DmB 6,5

Bauchige Form, gekehlter Rand, Schnauze mit plastischem Blattornament, Bandhenkel.
Außen gelbe Glasur, weiße Punkte, innen transparente Glasur.
Weißlicher Scherben.
MDV 8 O 511

103* **Milchtopf**
19. Jh.
Porzellan, gegossen
H 9,2 DmR 9,2 DmMax 9,5 DmB 6,5

Bauchige Form, eingezogener, innen gekehlter Rand, spitze Schnauze, Bandhenkel.
Außen und innen transparente Glasur, außen Kaltbemalung: rote Fläche mit ausgesparten Kreisen, Punkte und Streifen in gold.
Weißer Scherben.
MDV 8 O 273

104* **Henkelbecher**
Bunzlau, Hugo Reinhold & Co., 1910/20
Feinsteinzeug, gegossen
H 8,4 DmR 7,8 DmMax 8,3 DmB 6

Bauchige („böhmische") Form, senkrechter Rand, Wulsthenkel, am Boden M 66 in gold.
Außen blaue Engobe, außen und innen transparente Feldspatglasur, außen Kaltbemalung in gold: Streifen, Aufschrift: „Schwester Ida".
Weißlicher Scherben.
MDV 8 M 309

105 **Henkelbecher**
Ende 19. Jh.
Porzellan, gegossen
H 9,7 DmR 7,7 DmMax 8,6 DmB 5,5

Bauchige Form, konisch zulaufend, kurzer, trichterförmiger Hals, abgekanteter Henkel.
Außen und innen transparente Glasur, außen Kaltbemalung: Fuchsienblüten und -blätter, grün, gold, rosa, Striche und Streifen in gold.
MDV 8 M 311

106* **Henkelbecher**
Ende 19. Jh.
Porzellan, gegossen
H 9,4 DmR 9 DmMax 9,8 DmB 6,4

Bauchige Form, gekehlter, trichterförmiger Hals, Bandhenkel.
Außen und innen transparente Glasur, Kaltbemalung: umlaufender, breiter, hellblauer Streifen, Bordüre und Aufschrift „Karlsbad" in gold.
Weißer Scherben.
MDV 8 M 150

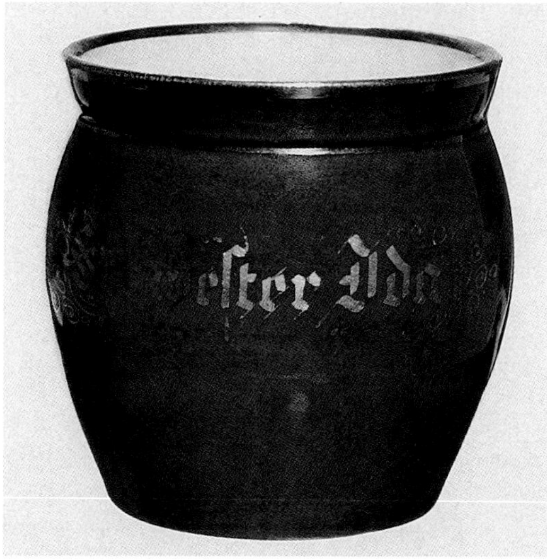

104

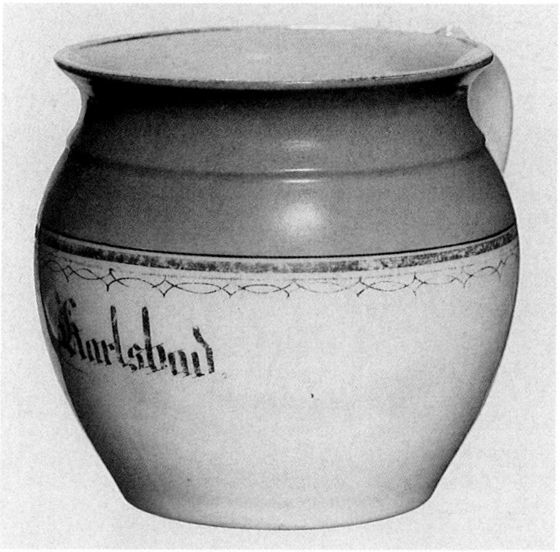

106

107 **Henkelbecher**
Ende 19. Jh.
Porzellan, gegossen
H 9,1 DmR 7,7 DmMax 8,3 DmB 5,5

Bauchige („böhmische") Form, stehender Rand, Bandhenkel.
Außen und innen Transparentglasur, außen Druckdekor: Rosenzweig, grün, rosa, hellblau.
Weißer Scherben.
MDV 8 M 243 b

108 **Henkelbecher**
Vermutlich Niederschlesien oder Oberlausitz, 1920/30
Hochgebrannte Irdenware, gedreht
H 8,7 DmR 8,3 DmB 7,9

Zylindrische Form, Bandhenkel.
Außen und innen braune Lehmglasur, Rand unglasiert.
Gelblicher Scherben.
MDV 8 D 123

109 **Henkelbecher**
Um 1900
Porzellan, gegossen
H 10 DmR 7,5 DmB 6,4

Zylindrische Form, Bandhenkel
Außen und innen transparente Glasur, außen Druckdekor: Rosenblüten, rosa, grün, goldene Kaltbemalung, Aufschrift: „Dem lieben Vater 1916".
Weißer Scherben.
MDV 8 M 274 b

110 **Henkelbecher**
Anfang 20. Jh.
Blech, außen blau, innen weiß emailliert
H 6,4 DmR 6,4 DmB 6,2

Zylindrische Form, verstärkter Rand, Bandhenkel.
MDV 8 D 118

111* **Bratpfanne**
Vermutlich Tirschenreuth, 1930/40
Steinzeug, gedreht
H 7 DmMax 30,5

Flache, ovale Form, an einer Seite abgeplattet, eingedrückter Ausguß, Bandhenkel.
Außen und innen braune Lehmglasur, Rand unglasiert.
Grauer Scherben.
Slg. Peltner, Höhr-Grenzhausen

112* **Bratpfanne**
Ende 19. Jh.
Gußeisen, innen weiß emailliert
H 7,1 DmMax 37,1

Flache, ovale Form, an einer Seite rechteckig abgeplattet, Ausguß, halbovaler Griff, an der Wandung erhabene Größe 3.
MDV 10 W 42

113* **Topf**
Ende 19 Jh.
Gußeisen, innen weiß emailliert
H 10,7 DmR 12,9 DmB 11,1

Zylindrische Form, stehender Rand, Bandhenkel, auf der Wandung erhaben: „1 Ltr./Marienhütte Kotzenau".
MDV 8 O 733

114 **Topf**
Vermutlich Niederschlesien, 1930/40
Hochgebrannte Irdenware, eingedreht
H 14,8 DmR 13,3 DmB 11,2

Hohe, leicht konische Form, verstärkter Rand, Bandhenkel, am Henkel geprägte Größe 1.
Außen und innen braune Lehmglasur, Rand unglasiert.
Gelblich-weißer Scherben.
MDV 8 O 450

115 **Topf aus Satz**
Vermutlich Niederschlesien, 1930/40
Hochgebrannte Irdenware, gedreht
H 8,9 DmR 8 DmB 6,5

Leicht bauchige Form, außen gekehlter Rand, Wulsthenkel, am Henkel geprägte Größe 1.
Außen und innen braune Lehmglasur, Rand unglasiert.
Gelblich-weißer Scherben.
MDV 8 O 719

111

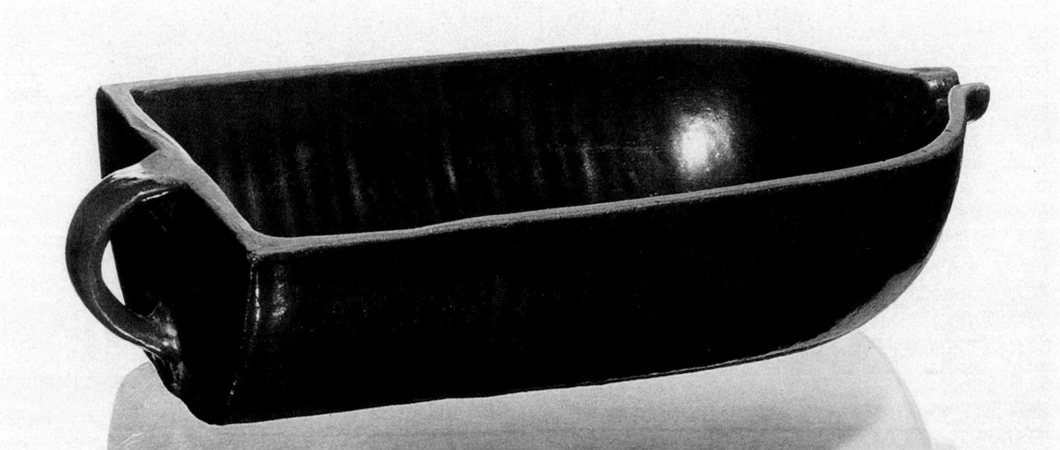

116 **Topf**
19. Jh.
Gußeisen, innen weiß emailliert
H 11,8 DmR 9,6 DmB 7

Bauchige Form, stehender Rand, abekanteter Henkel, auf der Wandung erhaben: N⁰. 1/4 W. S.
MDV 8 O 602

117* **Henkelflasche** (Abb. S. 126)
Vermutlich Kreis Bunzlau, 1920/30
Hochgebrannte Irdenware, gedreht
H 17,6 DmR 2 DmMax 11,6

Ovale, zweiseitig abgeplattete Form, abfallende Schulter, enger, zylindrischer Hals, verstärkter Rand, Bandhenkel.
Außen und innen braune Lehmglasur.
Weißlich-grauer Scherben.
MDV 8 F 363

118* **Henkelflasche mit Patentverschluß**
1920/30
Blech, grau emailliert
H 21,6 DmR 2,9 DmMax 10,4

Flache, ovale Form, konisch zulaufend, trichterförmiger Hals, Bandhenkel.
MDV 8 F 265

119 **Tragetopf**
Vermutlich Niederschlesien, Anfang 20. Jh.
Hochgebrannte Irdenware, gedreht
H 23,9 DmR 16,3 DmMax 17,6 DmB 11,8

Bauchige Form, eingezogener, innen gekehlter Rand, Bügel, in die Wandung geprägte Größe 3.
Außen und innen braune Lehmglasur, Rand unglasiert.
Gelblich-weißer Scherben.
MDV 8 P 63

120 **Tragetopf mit Deckel**
1920/40
Blech, braun emailliert
H 17,1 DmR 15 DmB 14,5

Zylindrische Form, gebördelter Rand, Bügel, leicht gewölbter, gekehlter Deckel mit Griff.
MDV 8 P 56

121 **Topf mit Deckel**
1920/40
Blech, grau-weiß marmoriert
H 12,4 DmR 10 DmMax 10,4 DmB 10

Zylindrische Form, verstärkter Rand, Bandhenkel, flacher, in der Mitte leicht gewölbter Deckel mit Griff.
MDV 8 D 109

122* **Kanne** (Abb. S. 85)
Vermutlich Niederschlesien oder Böhmen, 2. Hälfte 19. Jh.
Hochgebrannte Irdenware, gedreht
H 31,6 DmR 10,7 DmMax 18,5 DmB 13,6

Bauchige Form, zylindrischer Hals, mehrfach gekehlter Rand, gezogene Schnauze, gekehlter Bandhenkel.
Außen und innen weiße Engobe, außen blauer

112, 113

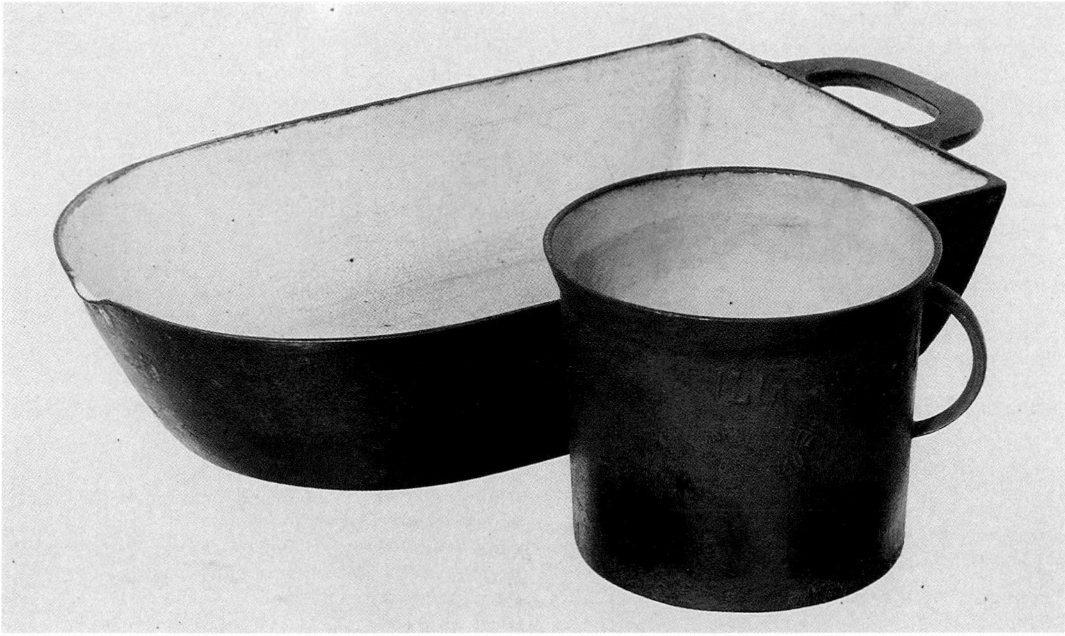

Schwämmeldekor: 4 umlaufende Streifen, transparente Feldspatglasur.
Gelblich-weißer Scherben.
MDV 8 E 557

123 **Krug**
Niederschlesien oder Böhmen, Ende 19 Jh.
Hochgebrannte Irdenware, gedreht
H 17,1 DmR 9,3 DmMax 28,4 DmB 10,8

Bauchige Form, zum Stand hin eingezogen, zylindrischer Hals, nach innen verkröpfter Rand.
Außen und innen weiße Engobe, außen blauer Schwämmeldekor: diagonal verlaufende, leicht geschwungene Streifen.
Gelblich-weißer Scherben.
Privatslg. Regensburg

124 **Kanne**
Vermutlich Niederschlesien, Ende 19. Jh.
Hochgebrannte Irdenware, gedreht
H 25,1 DmR 10,5 DmMax 15,6 DmB 10,2

Bauchige Form, zylindrischer Hals, gekehlter Rand, gezogene Schnauze, Bandhenkel.
Außen und innen weiße Engobe, außen blauer Schwämmeldekor: senkrechte Streifen, transparente Feldspatglasur.
Gelblich-weißer Scherben.
Privatslg. München

125* **Milchtopf** (Abb. S. 85)
Vermutlich Kreis Bunzlau, Ende 19. Jh.
Hochgebrannte Irdenware, gedreht
H 16,1 DmR 14,2 DmMax 14,9 DmB 10,8

Bauchige Form, stehender Rand, angesetzte Schnauze, Bandhenkel, am Boden geritzte Größe 6.
Außen und innen weiße Engobe, außen blau geschwämmelt, transparente Feldspatglasur.
Weißlich-grauer Scherben.
Slg. Seiler, Leutershausen

126 **Milchtopf aus Satz**
Niederschlesien oder Oberlausitz, um 1900
Hochgebrannte Irdenware, gedreht
H 11,6 DmR 9,8 DmMax 10 DmB 7

Leicht bauchige Form, stehender Rand, angesetzte Schnauze, Bandhenkel, am Boden eingeritzte Größe 4.
Außen und innen weiße Engobe, außen blauer Schwämmeldekor: Dreiecke, transparente Feldspatglasur.
Gelblich-weißer Scherben.
MDV 8 O 308

127 **Schüssel**
Vermutlich Kreis Bunzlau, um 1900
Hochgebrannte Irdenware, gedreht
H 6,3 DmR 19,1 DmB 10,4

Flache gemuldete Form, gewellter Rand.
Außen und innen weiße Engobe, blau geschwämmelt, transparente Feldspatglasur.
Gelblich-weißer Scherben.
MDV 8 G 664

128* **Zwei Kannen**
Vermutlich Niederschlesien, 1870/90
Hochgebrannte Irdenware, gedreht
H 26,2 DmR 9,4 DmMax 16,1 DmB 11,1

Bauchige Form, zylindrischer Hals, gekehlter Rand, gezogene Schnauze, Bandhenkel, am Hals geprägte Größe 5.
Außen und innen weiße Engobe, außen blau marmoriert, transparente Feldspatglasur.
Weißlich-grauer Scherben.
Privatslg. München

129 **Zwei Milchtöpfe**
Vermutlich Niederschlesien, Ende 19. Jh.
Hochgebrannte Irdenware, gedreht
H 12,7–17 DmR 11,4–14,7 DmMax 11,4–15
DmB 10,7–14,1

Leicht konische Form, eingezogener, innen gekehlter Rand, gezogene Schnauze, Bandhenkel.
Außen blaue Engobe, weiß marmoriert, innen weiße Engobe, transparente Feldspatglasur.
Gelblich-weißer Scherben.
Slg. Peltner, Höhr-Grenzhausen

130* **Milchtopf** (Abb. S. 88)
Vermutlich Niederschlesien, Ende 19. Jh.
Hochgebrannte Irdenware, gedreht
H 12,6 DmR 15,6 DmB 14,5

Leicht konische Form, eingezogener, innen gekehlter Rand, gezogene Schnauze, Bandhenkel.
Außen und innen weiße Engobe, außen blau marmoriert, transparente Feldspatglasur.
Gelblich-weißer Scherben.
MDV 8 O 354

131* **Milchtopf** (Abb. S. 88)
Vermutlich Niederschlesien, Ende 19. Jh.
Hochgebrannte Irdenware, gedreht
H 11,8 DmR 14,1 DmMax 14 DmB 13

Konische Form, gewölbter Rand, angesetzte Schnauze, Bandhenkel.
Außen und innen weiße Engobe, außen blau marmoriert, transparente Feldspatglasur.
Gelblich-weißer Scherben.
MDV 8 O 260

132 **Milchtopf**
Vermutlich Niederschlesien, Ende 19. Jh.
Hochgebrannte Irdenware, gedreht
H 10,6 DmR 13,3 DmMax 14,5 DmB 14,2

Konische Form, flacher Rand, angesetzte Schnauze, Bandhenkel.
Außen blaue Engobe, weiß marmoriert, innen weiße Engobe, transparente Felspatglasur.
Gelblich-weißer Scherben.
MDV 8 O 789

133 **Schüssel**
Vermutlich Niederschlesien, Ende 19. Jh.
Hochgebrannte Irdenware, gedreht
H 7,6 DmR 16 DmB 9

Konische Form, abgesetzte Fahne, stehender Rand. Außen und innen weiße Engobe, außen blau marmoriert, transparente Felspatglasur.
Heller Scherben.
Privatslg. München

134 **Milchkrug mit Deckel**
Wohl Amberg, Baumann, um 1890
Blech weiß emailliert, blau marmoriert
H 23,2 DmR 9,7 DmB 15

Zylindrische Form, abgeknickte Schulter, zylindrischer Hals, Metallbügel mit Holzgriff, Deckel mit Griff.
MDV 8 E 901

135* **Kanne** (Abb. S. 85)
Vermutlich Niederschlesien oder Oberlausitz, Ende 19. Jh.
Hochgebrannte Irdenware, gedreht
H 17,1 DmR 8,7 DmMax 12 DmB 9,1

Bauchige Form, zylindrischer Hals, nach innen verkröpfter Rand, gezogene Schnauze, Wulsthenkel. Außen blau gefärbte Glasur, innen und außen am Rand weiße Engobe, transparente Feldspatglasur.
Weißlicher Scherben.
Privatslg. München

136 **Milchtopf**
Vermutlich Niederschlesien oder Oberlausitz, 1. Drittel 20. Jh.
Hochgebrannte Irdenware, gedreht
H 13,5 DmR 9,9 DmMax 11,7 DmB 8,6

Konisch zulaufende, leicht bauchige Form, stehender Rand, angesetzte Schnauze, Bandhenkel.

128

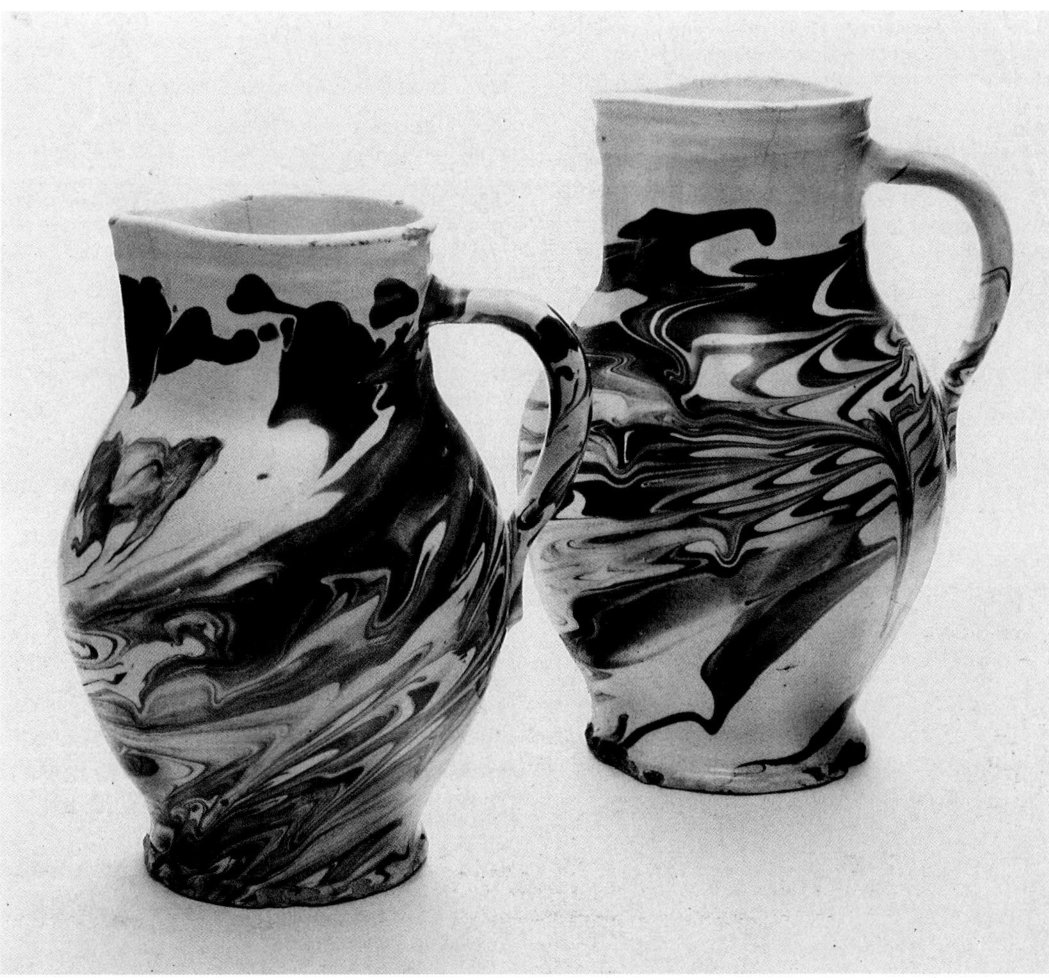

Außen blaue, innen weiße Engobe, transparente Feldspatglasur.
Gelblich-weißer Scherben.
Privatslg. München

137 **Kaffeekanne ohne Deckel**
Vermutlich Sachsen, 1. Drittel 20. Jh.
Hochgebrannte Irdenware, gedreht
H 23,3 DmR 10 DmMax 18,1 DmB 11,2

Bauchige Form, leicht trichterförmiger Hals, angesetzte spitze Schnauze, Bandhenkel.
Außen blaue, innen weiße Engobe, transparente Feldspatglasur.
Gelblich-weißer Scherben.
Privatslg. München

138* **Kanne** (Abb. S. 85)
Kamenz, Johannes Reh, 1910/20
Hochgebrannte Irdenware, gedreht
H 28,3 DmR 10,5 DmMax 18 DmB 11,5

Bauchige Form, zum Stand hin eingezogen, zylindrischer Hals, außen gekehlter Rand, gezogene Schnauze, Bandhenkel, am Boden M 58 a geprägt.
Außen blaue Engobe, Malhorndekor: weiße und blaue Punkte zur Wellenlinie angeordnet, außen am Rand und innen weiße Engobe, transparente Feldspatglasur.
Weißlicher Scherben.
Privatslg. München

139* **Milchtopf**
Vermutlich Niederschlesien oder Oberlausitz, um 1900
Feinsteinzeug, gegossen
H 14,6 DmR 11,5 DmMax 13,1 DmB 9,5

Leicht bauchige Form, stehender Rand, spitze Schnauze, Wulsthenkel.
Außen blaue Engobe, transparente Feldspatglasur.
Weißer Scherben.
MDV 8 E 645

139

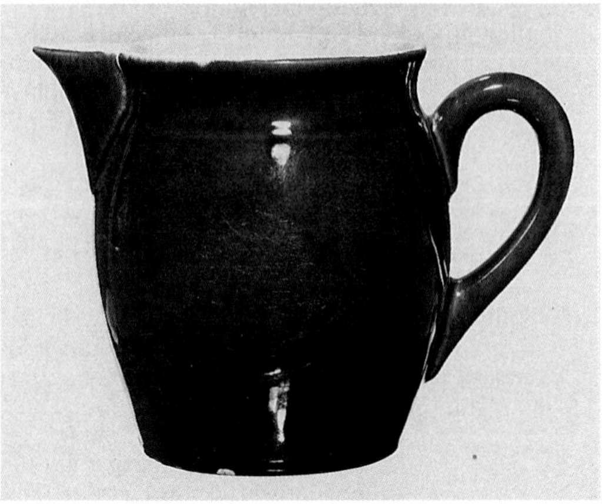

140 **Kanne mit Deckel**
1880/90
Blech, außen kobaltblau, innen weiß emailliert
H 27,5 DmR 9,5 DmMax 15 DmB 11,3

Bauchige Form, zum Stand hin eingezogen, breiter Standring, konischer Hals, spitze Schnauze, Wulsthenkel, flacher Deckel mit Scharnier am Henkel befestigt.
MDV 8 E 900

Konkurrierende Orte

Görzke

141 **Katalog** „Keramische Erzeugnisse" von Karl Seiler in Görzke Bez. Magdeburg o. J. (1930/40)
Slg. Peltner, Höhr-Grenzhausen

142 **Milchtopf**
Görzke bei Magdeburg, Karl Seiler, um 1927
Feinsteinzeug, gegossen
H 7,5 DmR 7,1 DmMax 8,3 DmB 7,5

Konisch zulaufende, leicht bauchige Form, Schnauze, Bandhenkel, am Boden M 72 als Blindstempel.
Außen und innen weiße Engobe, außen Schwämmeldekor: Pfauenauge, grün, blau, oliv, transparente Feldspatglasur.
Gelblich-weißer Scherben.
Stiftung Kulturwerk Schlesien, Würzburg

143 **Milchtopf**
Görzke bei Magdeburg, Karl Seiler, um 1930
Hochgebrannte Irdenware, gegossen
H 15,5 DmR 13,5 DmMax 14,9 DmB 11,9

Bauchige Form, eingezogener, innen gekehlter Rand, angesetzte Schnauze, Bandhenkel, am Boden M 72 als Blindstempel.
Außen und innen braune Lehmglasur, Rand unglasiert.
Gelblicher Scherben.
Slg. Peltner, Höhr-Grenzhausen

144 **Milchtopf**
Görzke bei Magdeburg, Karl Seiler, um 1930
Hochgebrannte Irdenware, gedreht
H 14,1 DmR 12,3 DmMax 13,5 DmB 10,5

Bauchige Form, eingezogener, innen gekehlter Rand, angesetzte Schnauze, Bandhenkel, am Boden M 72 als Blindstempel.
Außen und innen weiße Engobe, außen blau geschwämmelt, Pinseldekor: umlaufende Blumenranke, blau, grün, rotbraun, transparente Feldspatglasur.
Weißlicher Scherben.
MDV 8 O 824

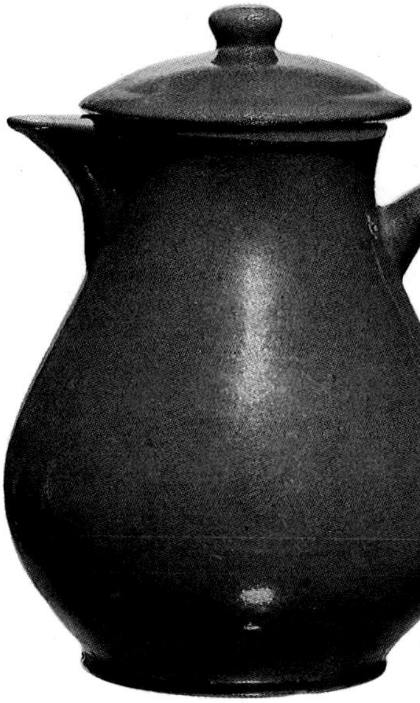

146

147

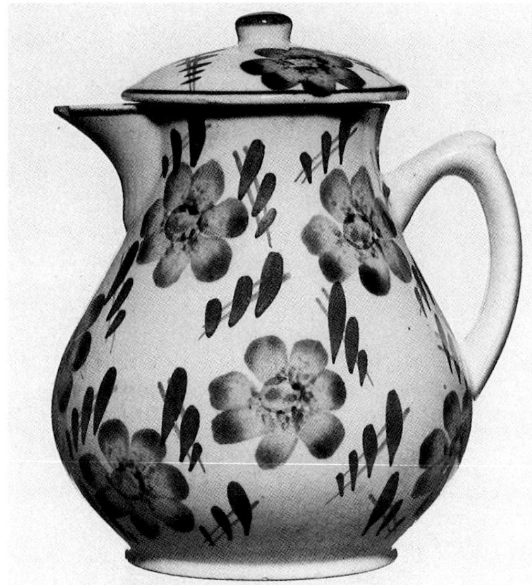

145 **Zwei Milchtöpfe aus Satz**
Wohl Görzke bei Magdeburg, Karl Seiler, 1930/40
Feinsteinzeug, gegossen
H 12,7–15,3 DmR 7–8,3 DmMax 9,7–11,7
DmB 7,7–9

Leicht konische Form, spitze Schnauze, abgekanteter Henkel, am Boden geprägte Größe 4 bzw. 6.
Außen Pinseldekor: Blumenmuster, blau, grün, rotbraun, transparente Feldspatglasur.
Weißlicher Scherben.
MDV 8 E 801 (Dauerleihgabe BRD)

146* **Kaffeekanne mit Deckel**
Görzke bei Magdeburg, Karl Seiler, 1930/40
Feinsteinzeug, gegossen
H 23,5 DmR 10 DmMax 17,2 DmB 11,1

Bauchige Form, spitze Schnauze, abgekanteter Henkel, gewölbter Deckel mit Knauf, am Boden M 72 als Blindstempel.
Außen braune Lehmglasur, innen transparente Feldspatglasur.
Weißlicher Scherben.
MDV 8 E 654

147* **Kaffeekanne mit Deckel**
Görzke bei Magdeburg, Karl Seiler, 1930/40
Feinsteinzeug, gegossen
H 23 DmR 10,4 DmMax 16,8 DmB 11,1

Bauchige Form, Schnauze, abgekanteter Henkel, gewölbter Deckel mit Knauf, am Boden M 72 als Blindstempel.
Außen Pinseldekor: Blüten und Blattornamente, blau, grün, rotbraun, transparente Feldspatglasur.
Weißlicher Scherben.
MDV 8 E 807

148 **Vorratstopf**
Görzke bei Magdeburg, Karl Seiler, 1930/40
Hochgebrannte Irdenware, gegossen
H 20,9 DmR 19,3 DmB 18,5

Zylindrische Form, verstärkter Rand, 2 Wulsthenkel, am Boden M 72 als Blindstempel.
Außen und innen braune Lehmglasur, Rand unglasiert.
Gelblich-weißer Scherben.
MDV 8 O 744

Sommersdorf und Sommerschenburg

149* **Doppelhenkelschüssel**
Sommersdorf, wohl Töpferei Rodenberg, 1930/40
Hochgebrannte Irdenware, gedreht
H 10,8 DmR 25,7 DmB 16,5

Halbhohe, leicht bauchige Form, flacher, außen gekehlter Rand, 2 Wulsthenkel, in die Wandung geprägte Größe 3.
Außen olivgrün gefärbte Glasur, innen Schwämmeldekor: Kreis- und Spinnenmuster, blau, grün, braun, transparente Glasur.
Weißlich-grauer Scherben.
MDV 8 Q 143

150* **Doppelhenkelschüssel**
Sommersdorf, wohl Töpferei Rodenberg, 1930/40
Hochgebrannte Irdenware, gedreht
H 13 DmR 31,4 DmB 19,5

Halbhohe, leicht bauchige Form, flacher, außen gekehlter Rand, 2 Wulsthenkel, in die Wandung geprägte Größe 5.

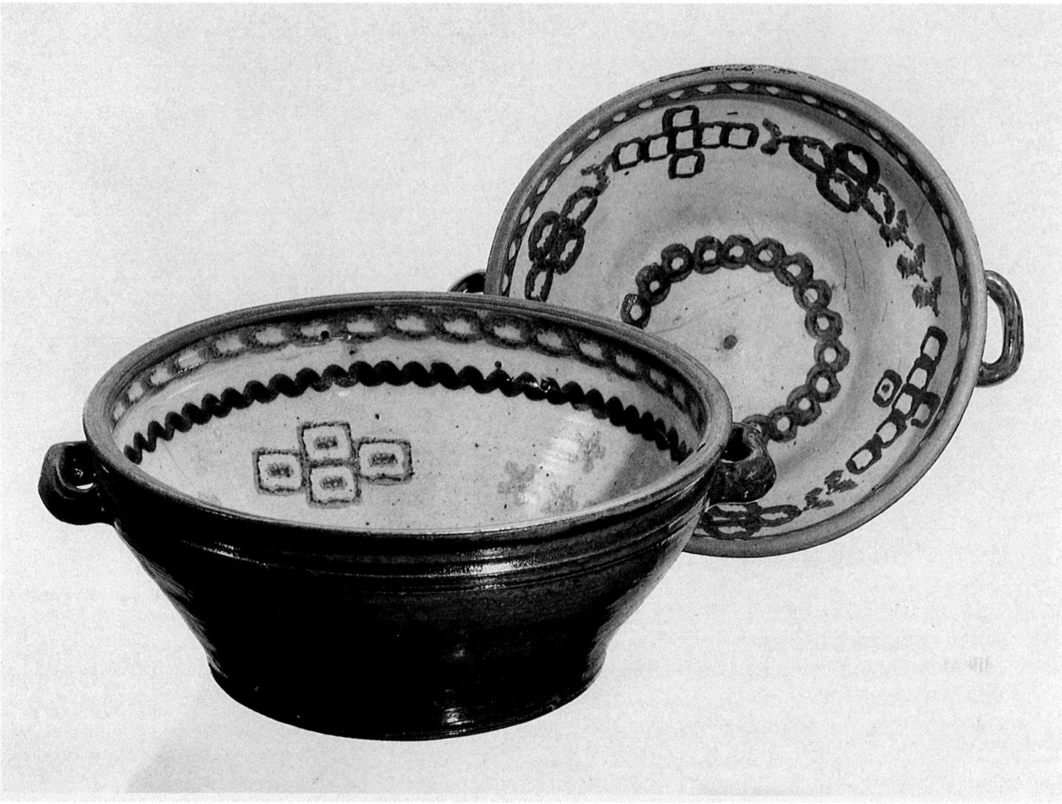

150, 149

Außen olivgrün gefärbte Glasur, innen Schwämmeldekor: Kreis, Sterne, Wellenlinie, Spinnenmuster, hell- und dunkelblau, gelb, braun, transparente Glasur.
Grauer Scherben.
MDV 8 Q 142

151 **Terrine mit Deckel**
Vermutlich Sommerschenburg, 1930/40
Hochgebrannte Irdenware, gedreht
H 23,5 DmR 27,2 DmMax 27,7 DmB 16,7

Bauchige Form, innen gekehlter Rand, 2 Wulsthenkel, gewölbter Deckel mit Knauf.
Außen braune Lehmglasur, innen weiße Engobe, transparente Feldspatglasur, Deckel innen unglasiert.
Gelblich-weißer Scherben.
MDV 8 T 45

152 **Speiseform**
Vermutlich Sommerschenburg, 1930/40
Hochgebrannte Irdenware, gedreht
H 6,1 DmR 13,5 DmMax 13,4 DmB 8,8

Konische Form, verstärkter Rand, innen konisch zulaufender Zapfen.
Außen und innen braune Lehmglasur, Rand unglasiert.
Gelblich-weißer Scherben.
MDV 38 J 44

153 **Satte**
Vermutlich Sommerschenburg bei Magdeburg, 1930/40
Hochgebrannte Irdenware, gedreht
H 5,7 DmR 18,7 DmB 9,9

Konische Form, verstärkter Rand, gezogene Schnauze, am Rand geprägte Größe 0.
Innen braune Lehmglasur, am Rand und außen unglasiert.
Gelblicher Scherben.
MDV 11 T 44

Kamenz

154* **Prospektblatt** „Töpferwaren: Buntgeschirr" der Fa. Johannes Reh, Kamenz i. Sachsen. Fabriklager und Verkauf: Friedrich Klaes, Nürnberg-Doos, o. J. (um 1920)
MDV 62 K 200

155* **Kanne**
Wohl Kamenz, Johannes Reh, 1920/30
Hochgebrannte Irdenware, gedreht
H 17,3 DmR 7,9 DmMax 11,5 DmB 8,6

Bauchige Form, zylindrischer Hals, verstärkter Rand, gezogene Schnauze, Bandhenkel, am Boden geprägte Größe 1.
Außen und innen weiße Engobe, außen Schwämmeldekor: Pfauenauge, rotbraun, blau, transparente Feldspatglasur.
Weißlicher Scherben.
Privatslg. München

156 **Milchtopf aus Satz**
Vermutlich Kamenz, Johannes Reh, 1920/30
Hochgebrannte Irdenware, gedreht
H 13,9 DmR 9,1 DmB 10,9

Hohe, konische Form, gezogene Schnauze, Bandhenkel, am Boden geprägte Größe 5.
Außen und innen weiße Engobe, außen Schwämmeldekor: Pfauenauge, grün, blau, transparente Feldspatglasur.
Weißlicher Scherben.
MDV 8 E 828

157 **Milchtopf aus Satz**
Vermutlich Kamenz, 1920/30
Hochgebrannte Irdenware, gedreht
H 14,6 DmR 9,7 DmMax 12,4 DmB 10,7

Konische, leicht bauchige Form, angesetzte Schnauze, Bandhenkel, am Boden geprägte Größe 6.
Außen und innen weiße Engobe, außen Schwämmeldekor: Pfauenauge, blau, grün, rotbraun, transparente Feldspatglasur.
Weißlicher Scherben.
Privatslg. München

158 **Milchtopf aus Satz**
Vermutlich Kamenz, 1920/30
Hochgebrannte Irdenware, gedreht
H 8,2 DmR 6,6 DmMax 8,1 DmB 7,1

Konische, leicht bauchige Form, verstärkter Rand, angesetzte Schnauze, Bandhenkel, am Boden geprägte Größe 3.
Außen und innen weiße Engobe, außen Schwämmeldekor: Pfauenauge, blau, gelb, grün, transparente Feldspatglasur.
Weißlicher Scherben.
Stiftung Kulturwerk Schlesien, Würzburg

159 **Milchtopf aus Satz**
Vermutlich Kamenz, 1920/30
Hochgebrannte Irdenware, gedreht
H 8,6 DmR 7,2 DmMax 8,8 DmB 8,4

Konische, leicht bauchige Form, verstärkter Rand, angesetzte Schnauze, Bandhenkel, am Boden geprägte Größe 2.
Außen und innen weiße Engobe, außen Schwämmeldekor: Pfauenauge, blau, rotbraun, grün geschwämmelt, transparente Feldspatglasur.
Weißlicher Scherben.
MDV 8 O 422

160 **Schüssel**
Vermutlich Kamenz, 1920/30
Hochgebrannte Irdenware, gedreht
H 8,7 DmR 23,1 DmB 13

Halbhohe Form, leicht gewölbte Wandung, gewellter Rand, am Boden geprägt Größe 6.
Außen und innen weiße Engobe, Schwämmeldekor: Pfauenauge, grün, blau, rotbraun, transparente Feldspatglasur.
Weißlicher Scherben.
MDV 8 G 681 (Dauerleihgabe BRD)

161 **Kaffeekanne mit Deckel**
Vermutlich Kamenz, 1920/30
Hochgebrannte Irdenware, gedreht
H 20,6 DmR 9,2 DmMax 13,2 DmB 8,1

Bauchige Form, abfallende Schulter, trichterförmiger Hals, angesetzte Schnauze, Bandhenkel, Deckel mit Knauf, am Boden geprägte Größe 2.
Außen und innen weiße Engobe, außen rotbraun geschwämmelt, 3 umlaufende Pfauenaugenstreifen, grün, blau und blau, gelb, transparente Feldspatglasur.
Weißlicher Scherben.
Privatslg. München

162 **Vase**
Vermutlich Kamenz, 1920/30
Hochgebrannte Irdenware, gedreht
H 17,8 DmR 8 DmB 10,7

Konische Form.
Außen und innen weiße Engobe, außen und innen am Rand rotbraun geschwämmelt, 3 umlaufende Pfauenaugenstreifen, grün, blau und blau, gelb, transparente Feldspatglasur.
Weißlicher Scherben.
MDV 8 Y 81

163 **Milchtopf aus Satz**
Vermutlich Kamenz, Johannes Reh, 1920/30
Hochgebrannte Irdenware, gedreht
H 8,4 DmR 7,1 DmMax 8,4 DmB 7,1

Bauchige Form, stehender Rand, angesetzte Schnauze, Bandhenkel, am Boden geprägte Größe 2.
Außen blaue Engobe, weißer Malhorndekor: Punkte, innen weiße Engobe, transparente Feldspatglasur.
Gelblich-weißer Scherben.
Privatslg. München

164 **Milchtopf aus Satz**
Vermutlich Kamenz, Johannes Reh, 1920/30
Hochgebrannte Irdenware, gedreht
H 12,3 DmR 8,9 DmMax 11,2 DmB 10,9

154

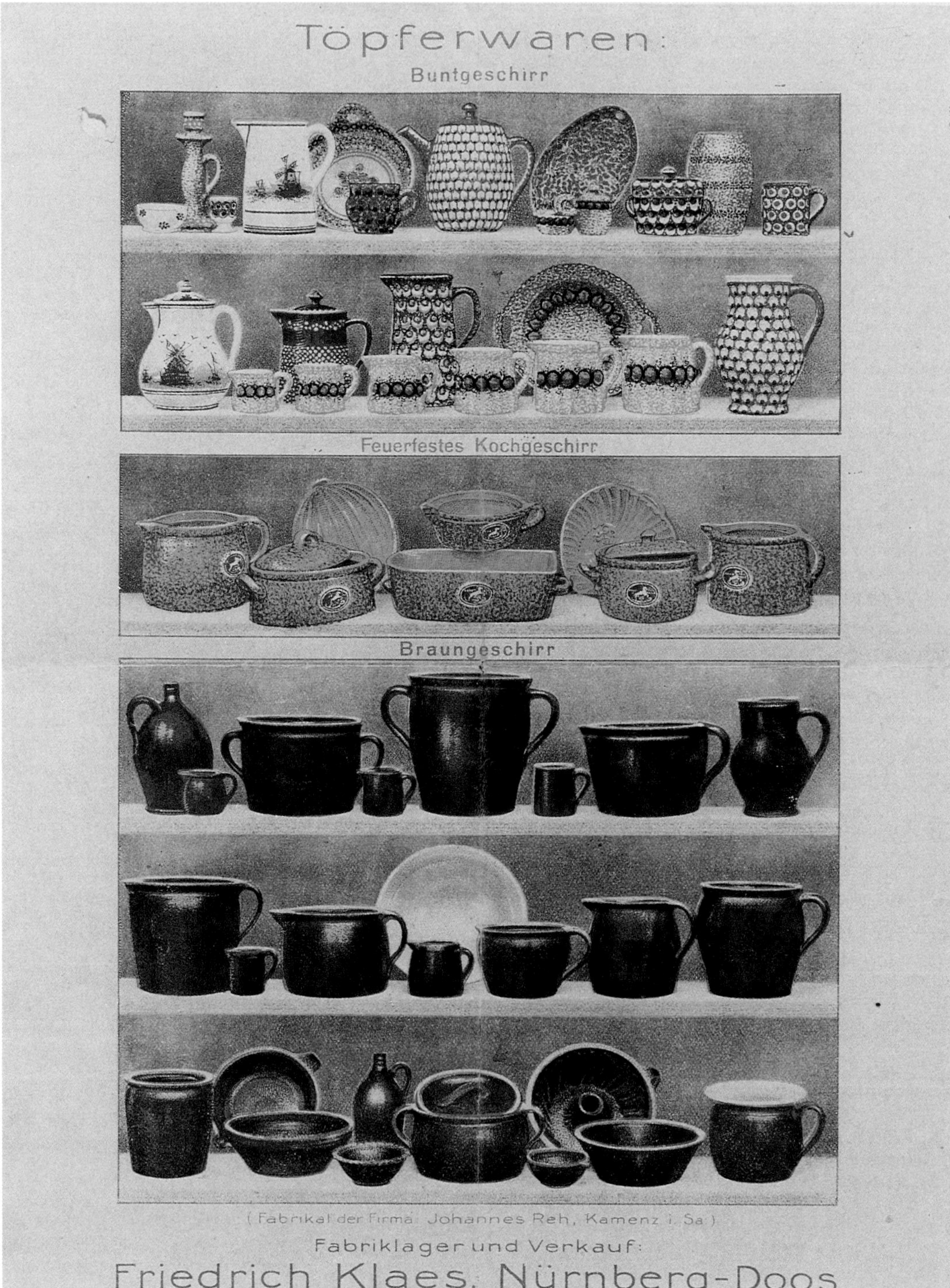
Töpferwaren:
Buntgeschirr
Feuerfestes Kochgeschirr
Braungeschirr
(Fabrikat der Firma: Johannes Reh, Kamenz i. Sa.)
Fabriklager und Verkauf:
Friedrich Klaes, Nürnberg-Doos.
H.P. Scheibenreif, Nürnberg

155

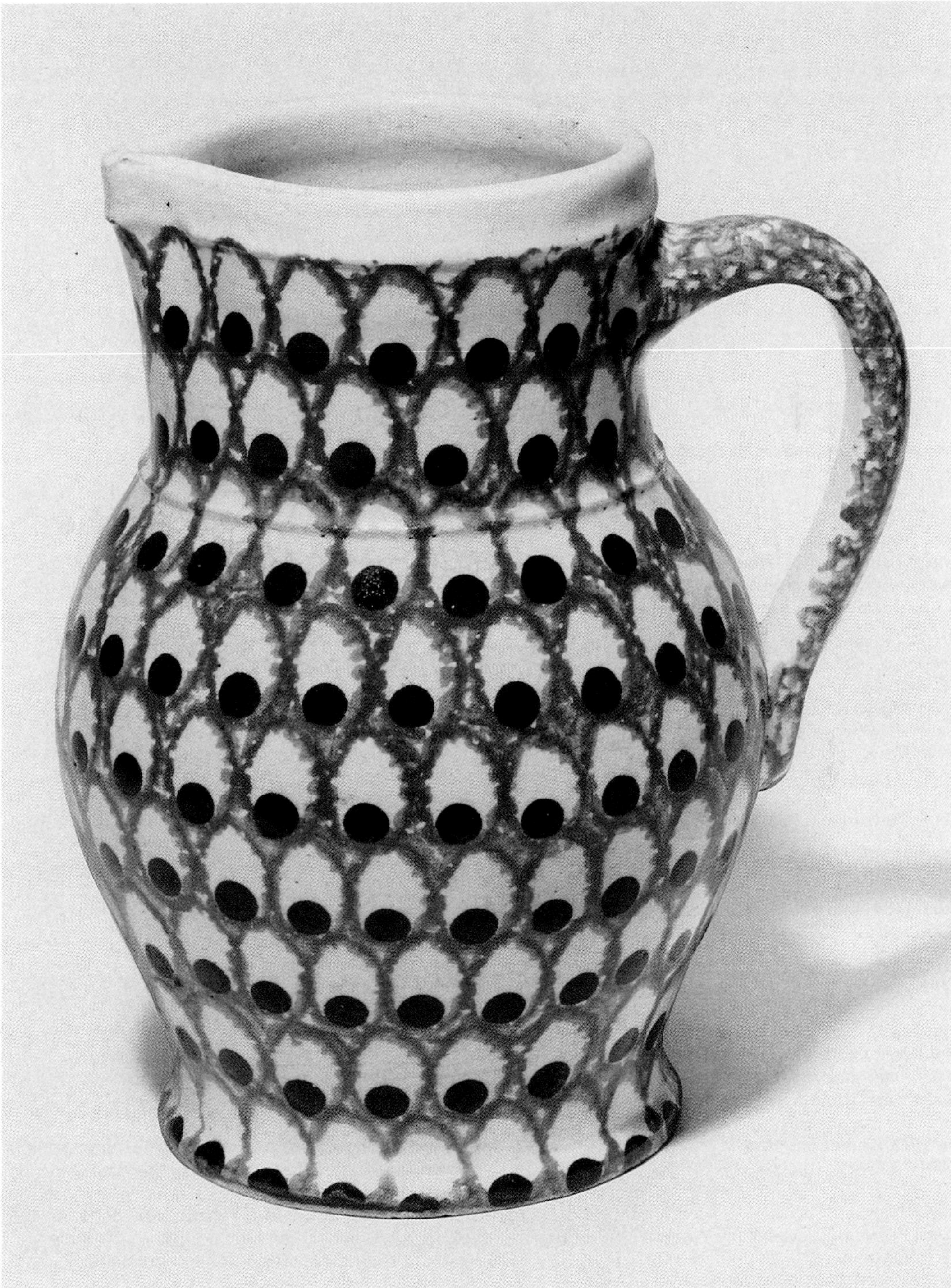

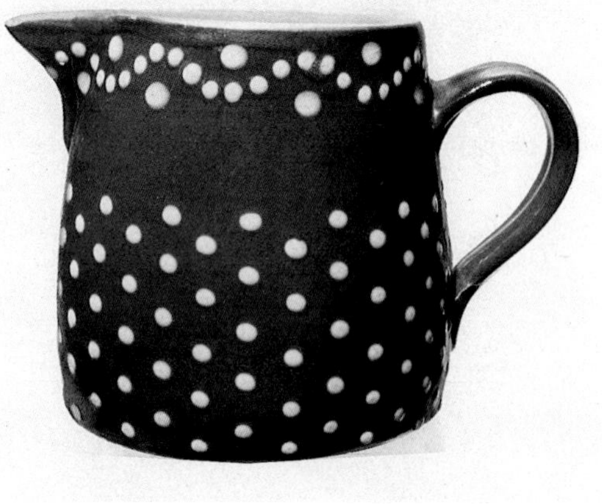

165

Konische Form, angesetzte Schnauze, Bandhenkel, am Boden geprägte Größe 5.
Außen blaue Engobe, Malhorndekor: weiße Punkte, innen weiße Engobe, transparente Feldspatglasur.
Gelblich-weißer Scherben.
MDV 8 O 498

165* **Milchtopf aus Satz**
Vermutlich Kamenz, Johannes Reh, um 1930
Hochgebrannte Irdenware, gedreht
H 14,2 DmR 11,5 DmMax 13,7 DmB 12,7

Konische, leicht bauchige Form, angesetzte Schnauze, Bandhenkel.
Außen blaue Engobe, Malhorndekor: weiße Punkte, innen weiße Engobe, transparente Feldspatglasur.
Gelblich-weißer Scherben.
Privatslg. München

Bischofswerda

166 **Milchtopf aus Satz**
Vermutlich Bischofswerda, um 1930
Hochgebrannte Irdenware, gedreht
H 12,6 DmR 12,7 DmMax 14,3 DmB 13

Bauchige Form, verstärkter Rand, angesetzte Schnauze, Bandhenkel, am Boden geprägte Größe 6.
Außen und innen weiße Engobe, außen Schwämmeldekor: Dreieckmuster, Kreis, blau, rotbraun, grün, Pinseldekor: umlaufende Streifen, zu Dreiecken angeordnete Streifen, blau, rotbraun, transparente Feldspatglasur.
Gelblich-weißer Scherben.
MDV 8 O 476

167* **Vase**
Bischofswerda, Keramische Werkstätten Paul Schreier, um 1930
Hochgebrannte Irdenware, gedreht
H 19,4 DmR 11,5 DmB 9,6

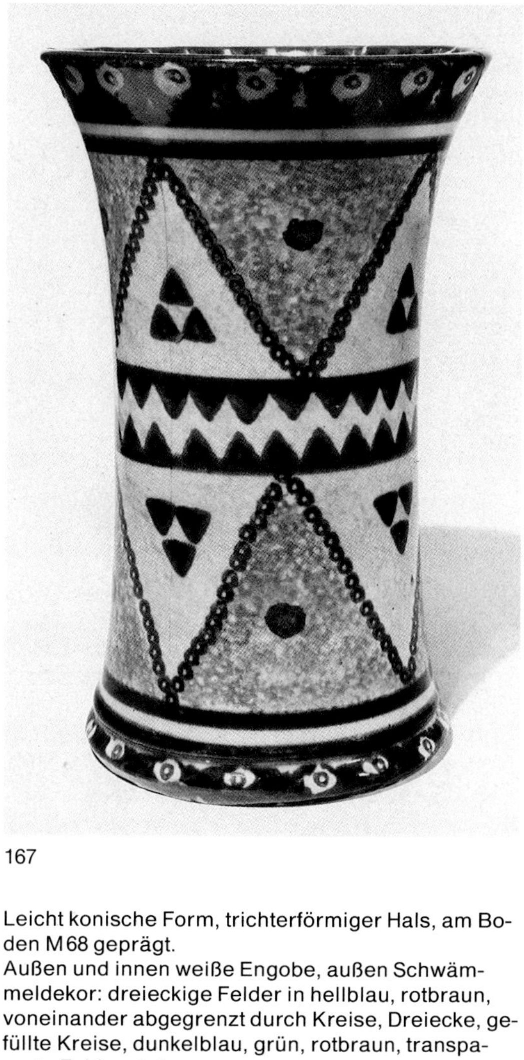

167

Leicht konische Form, trichterförmiger Hals, am Boden M 68 geprägt.
Außen und innen weiße Engobe, außen Schwämmeldekor: dreieckige Felder in hellblau, rotbraun, voneinander abgegrenzt durch Kreise, Dreiecke, gefüllte Kreise, dunkelblau, grün, rotbraun, transparente Feldspatglasur.
Gelblich-weißer Scherben.
Privatslg. Regensburg

Neschwitz

168 **Milchtopf aus Satz**
Vermutlich Neschwitz, 1925/30
Hochgebrannte Irdenware, gedreht
H 12,4 DmR 12,8 DmMax 14,4 DmB 12,4

Bauchige Form, innen gekehlter Rand, angesetzte Schnauze, Bandhenkel, am Boden geprägte Größe 1.
Außen und innen weiße Engobe, außen Pinseldekor: Rechteckfelder mit Ranke oder Schwämmelung, blau, rotbraun, transparente Feldspatglasur.
Gelblich-weißer Scherben.
MDV 8 O 783 (Dauerleihgabe BRD)

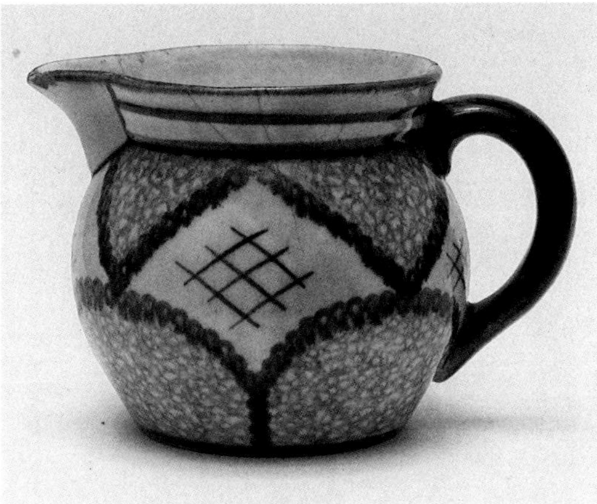

170

169 **Milchtopf**
Vermutlich Neschwitz, 1925/30
Hochgebrannte Irdenware, gedreht
H 16,2 DmR 13,6 DmMax 15 DmB 13

Leicht bauchige Form, innen gekehlter Rand, angesetzte Schnauze, Bandhenkel, am Boden geprägte Größe 7.
Außen und innen weiße Engobe, außen Pinseldekor: Rechteckfelder mit Ranke oder Schwämmelung, dunkelblau, hellblau, rotbraun, transparente Feldspatglasur.
Gelblich-weißer Scherben.
Privatslg. München

170* **Milchtopf aus Satz**
Neschwitz, Kunsttöpferei Neschwitz, 1930/40
Feinsteinzeug, gegossen
H 13,6 DmR 12,3 DmMax 14,3 DmB 9,9

Bauchige Form, trichterförmiger Hals, spitze Schnauze, Bandhenkel, am Boden M 42 in schwarz.
Außen geschwämmelte Kreissegmente und Dreiecke in blau und rotbraun, blauer Pinseldekor: Streifen, Gittermuster, transparente Feldspatglasur.
Weißlicher Scherben.
Privatslg. München

171 **Schüssel aus Satz**
Vermutlich Neschwitz, um 1930
Hochgebrannte Irdenware, eingedreht
H 6,7 DmR 16 DmB 9,5

Halbhohe Form, gewölbte Wandung, gewellter Rand, am Boden geprägte Größe 3.
Außen und innen weiße Engobe, geschwämmelte Kreissegmente in blau und braun, blauer Pinseldekor: Gittermuster, matte Feldspatglasur.
Gelblich-weißer Scherben.
MDV 8 G 667 (Dauerleihgabe BRD)

172* **Zwei Milchtöpfe**
Neschwitz, Kunsttöpferei Neschwitz, um 1930
Feinsteinzeug, gegossen
H 7,8–12,2 DmR 5,4–8,3 DmMax 6,4–10
DmB 4,5–7,2

Bauchige Form, verstärkter Rand, spitze Schnauze, Bandhenkel, am Boden M 42 in blaugrün.
Außen blauer Schwämmeldekor: Wabenmuster, transparente Feldspatglasur.
Weißlicher Scherben.
MDV 8 E 883 und 8 E 859 (Dauerleihgabe BRD)

173 **Milchtopf aus Satz**
Vermutlich Neschwitz, um 1930
Hochgebrannte Irdenware, gedreht
H 11,5 DmR 14,1 DmMax 15,7 DmB 15

Bauchige Form, innen gekehlter Rand, angesetzte Schnauze, Bandhenkel, am Boden geprägte Größe 7.
Außen und innen weiße Engobe, außen blauer Schwämmeldekor: Wabenmuster, transparente Feldspatglasur.
Weißlicher Scherben.
MDV 8 O 441

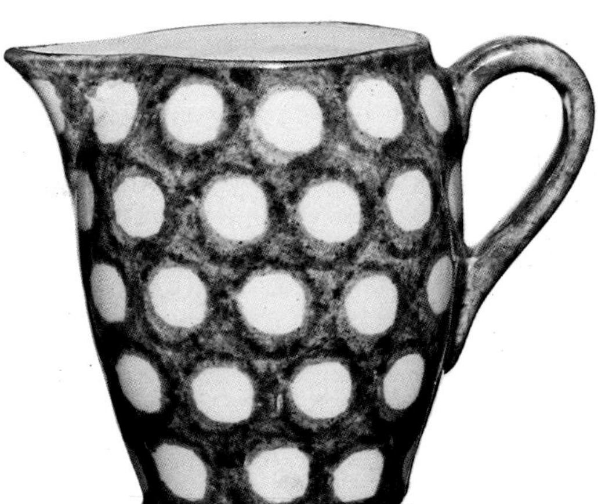

172

Niederbielau

174* **Kaffeekanne mit Deckel**
Niederbielau, Oberlausitzer Keramische Werkstätten Paul Jürgel, um 1925
Feinsteinzeug, gegossen
H 27,7 DmR 9,8 DmMax 17,4 DmB 11,3

Bauchige Form, spitze Schnauze, abgekanteter Henkel, gewölbter Deckel mit Knauf.
Außen Schwämmeldekor: rotbraune Fläche mit trapezförmigen Aussparungen, grüne Punkte und Streifen, Pfauenauge in blau, rotbraun, transparente Feldspatglasur.
Weißlicher Scherben.
MDV 8 E 796 (Dauerleihgabe BRD)

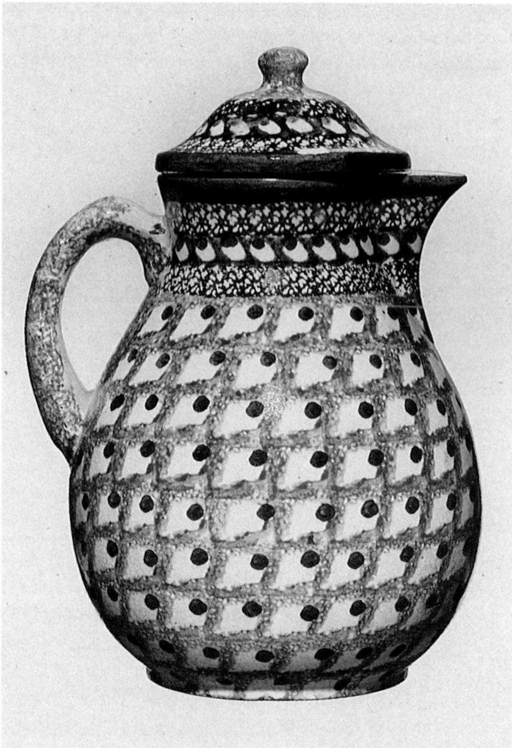

174

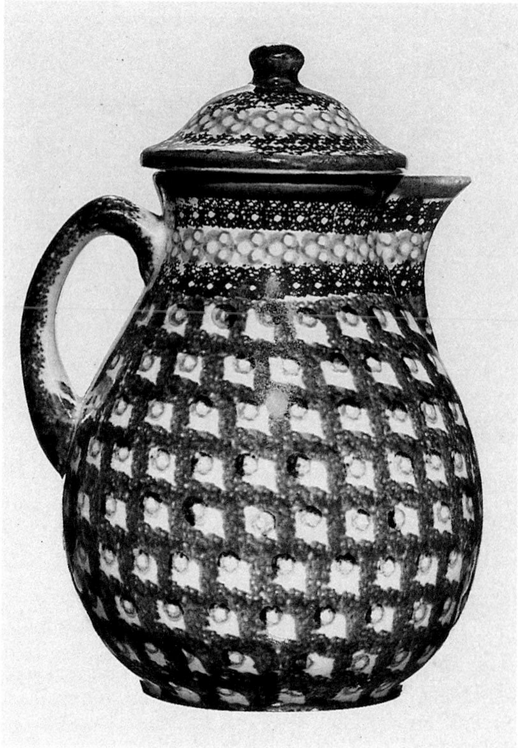

175

175* **Kaffeekanne mit Deckel**
Niederbielau, Oberlausitzer Keramische Werkstätten Paul Jürgel, um 1925
Feinsteinzeug, gegossen
H 26,7 DmR 9,4 DmMax 16,5 DmB 10,8

Bauchige Form, spitze Schnauze, abgekanteter Henkel, gewölbter Deckel mit Knauf.
Außen Schwämmeldekor: blaue Fläche mit trapezförmigen Aussparungen, rotbraune Kreise, grüne Streifen, transparente Feldspatglasur.
Weißlicher Scherben.
MDV 8 E 792 (Dauerleihgabe BRD)

176* **Kaffeekanne mit Deckel**
Niederbielau, Oberlausitzer Keramische Werkstätten Paul Jürgel, 1920/25
Feinsteinzeug, gegossen
H 20,1 DmR 8,6 DmMax 16,2 DmB 10,4

Bauchige Form, spitze Schnauze, abgekanteter Henkel, am Boden M33 als Blindstempel.
Außen Schwämmeldekor: blaue Fläche mit ausgesparten Quadraten, rotbraune und grüne Kreise, grüne Streifen, Pfauenauge in rotbraun, blau, transparente Feldspatglasur.
Weißlicher Scherben.
Privatslg. Berlin

177* **Milchtopf**
Niederbielau, Oberlausitzer Keramische Werkstätten Paul Jürgel, um 1925
Feinsteinzeug, gegossen
H 13,6 DmR 8,6 DmB 11

Zylindrische Form, eingezogener Rand, spitze Schnauze, abgekanteter Henkel, am Boden M33 als Blindstempel.
Außen Schwämmeldekor: blaue Fläche mit Aussparungen, rotbraune Kreise, grüne Streifen, Pfauenauge in rotbraun, blau, transparente Feldspatglasur.
Weißlicher Scherben.
Privatslg. Berlin

178 **Milchtopf aus Satz**
Niederbielau, Oberlausitzer Keramische Werkstätten Paul Jürgel, um 1920
Feinsteinzeug, gegossen
H 11,6 DmR 8,8 DmMax 10,8 DmB 10

Konische Form, verstärkter Rand, spitze Schnauze, abgekanteter Henkel, am Boden gemalte Größe 4.
Außen Schwämmeldekor: blaue Fläche mit ausgesparten Kreisen, rotbraune Sternchen und Kreise, transparente Feldspatglasur.
Weißlicher Scherben.
MDV 8 E 827

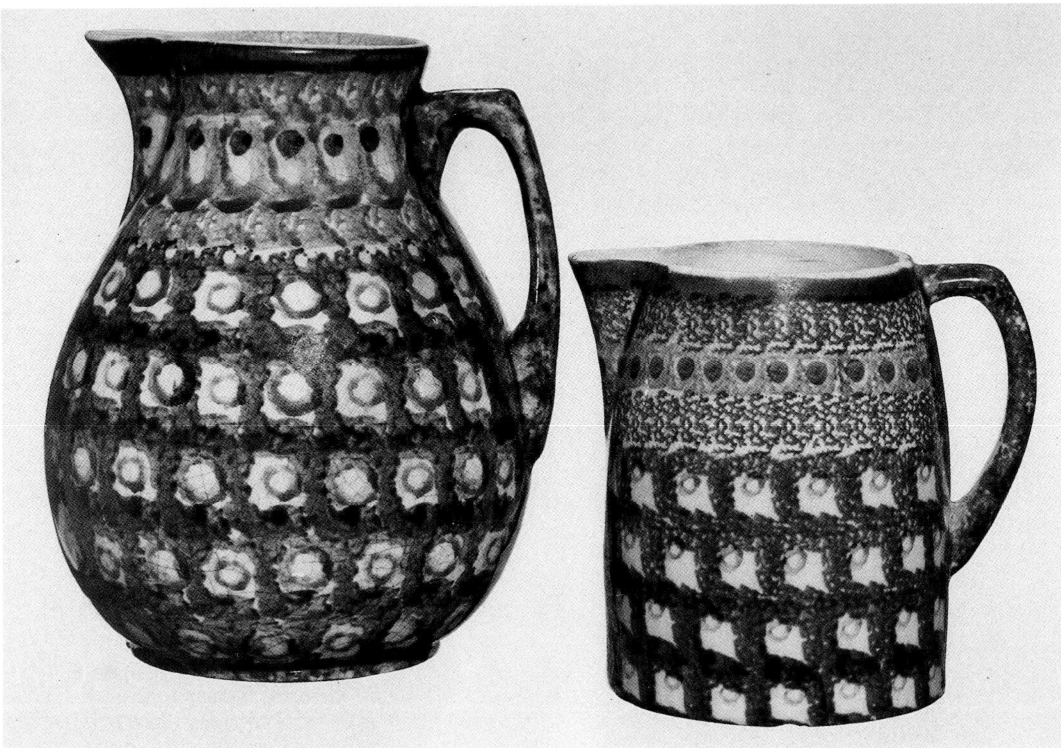

176 177

179 **Milchtopf**
Niederbielau, Oberlausitzer Keramische Werkstätten Paul Jürgel, um 1925
Feinsteinzeug, gegossen
H 14 DmR 8,2 DmB 11,4

Zylindische Form, zum Rand eingezogen, Schnauze, abgekanteter Henkel.
Außen Schwämmeldekor: blaue Fläche, mit ausgesparten Kreisen, rotbraune Sternchen und Kreise, grüne Streifen, transparente Feldspatglasur.
Weißlicher Scherben.
MDV 8 E 820

180 **Topf**
Niederbielau, Oberlausitzer Keramische Werkstätten Paul Jürgel, um 1925
Feinsteinzeug, gegossen
H 7,8 DmR 10 DmMax 10,8 DmB 9,1

Bauchige Form, stehender Rand, am Boden M 33 als Blindstempel.
Außen Schwämmeldekor: rotbraune Ovale, Pinseldekor: blauer umlaufender Streifen, transparente Feldspatglasur.
Weißlicher Scherben.
MDV 8 O 788 (Dauerleihgabe BRD)

181 **Butterdose mit Deckel**
Niederbielau, Oberlausitzer Keramische Werkstätten Paul Jürgel, um 1925
Feinsteinzeug, gegossen
H 10,2 DmR 12,5 DmMax 12,7 DmB 11,3

Zylindrische Form, gewölbter Deckel mit Knauf.
Außen Schwämmeldekor: rotbraune Fläche mit trapezförmigen Aussparungen, grüne Punkte, blaue Streifen, transparente Feldspatglasur.
Weißlicher Scherben.
MDV 7 H 122

Oberlausitz

182* **Tragetopf**
Wohl Oberlausitz, 1920/30
Hochgebrannte Irdenware, gedreht
H 24,2 DmR 13 DmMax 15,4 DmB 11,2

Bauchige Form, eingezogener, innen gekehlter Rand, Bügel, am Boden geprägte Größe 3.
Außen und innen weiße Engobe, außen Schwämmeldekor: blaue, rotbraune Streifen, Blütenkranzor-

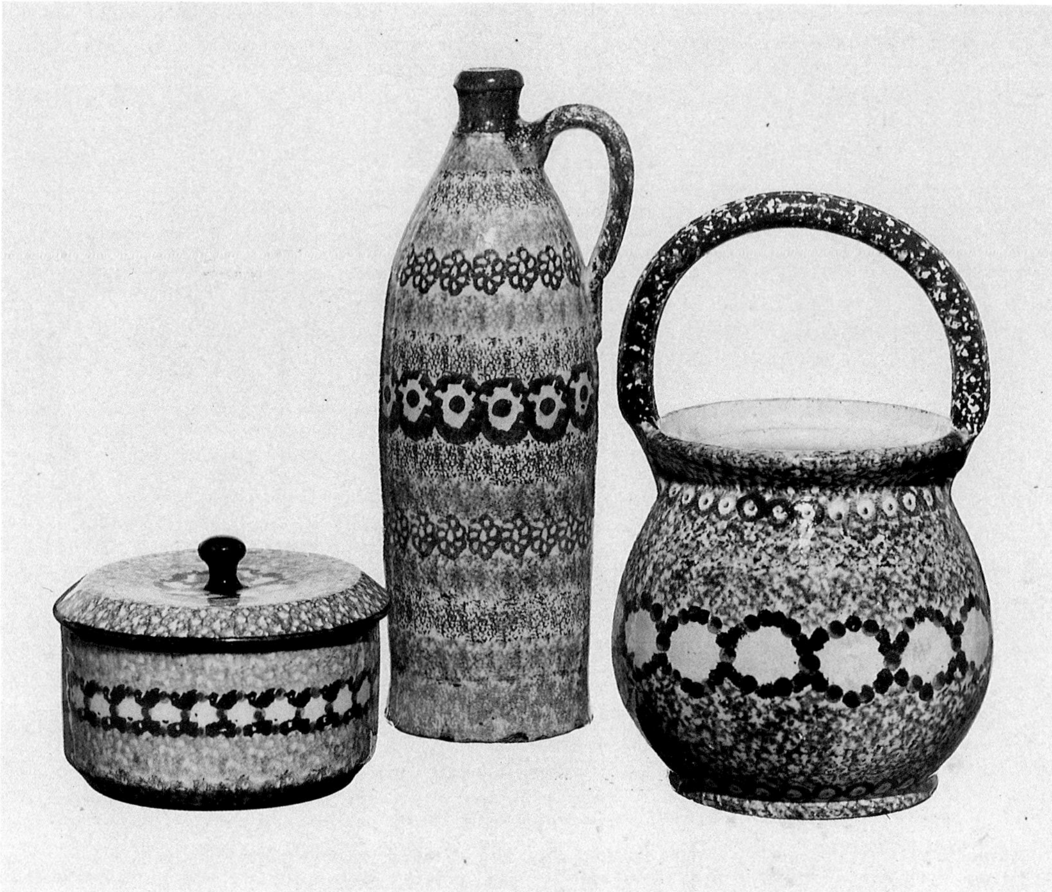

184, 183, 182

nament in rotbraun, grün, Pfauenauge in grün, rotbraun, transparente Felspatglasur.
Gelblich-weißer Scherben.
MDV 8 P 69 (Dauerleihgabe BRD)

183* **Henkelflasche**
Wohl Oberlausitz, 1920/30
Hochgebrannte Irdenware, gedreht
H 28,1 DmR 2,3 DmMax 9,6 DmB 9,4

Zylindrische Form, abfallende Schulter, enger zylindrischer Hals, verstärkter Rand, Bandhenkel.
Außen und innen weiße Engobe, außen Schwämmeldekor: grüne, blaue, rotbraune Streifen, grüne Blüten, Pfauenauge in grün, rotbraun, transparente Felspatglasur.
Gelblich-weißer Scherben.
MDV 8 F 311

184* **Butterdose mit Deckel**
Wohl Oberlausitz, 1920/30
Feinsteinzeug, gegossen
H 9,8 DmR 13,3 DmMax 13,9 DmB 11,3

Runde, zylindrische Form, gewölbter, abgeflachter Deckel mit Knauf.
Außen Schwämmeldekor: Blütenkranzornament in grün und rotbraun, rotbraune und blaue Streifen, transparente Felspatglasur.
Weißer Scherben.
MDV 7 H 200

Dommitzsch a.d. Elbe

185 **Kaffeekanne ohne Deckel**
Dommitzsch a.d. Elbe, Deutsche Tonwarenfabrik GmbH, nach 1930
Hochgebrannte Irdenware, gegossen
H 17,9 DmR 9,2 DmMax 15,2 DmB 9,9

Bauchige Form, abfallende Schulter, spitze Schnauze, Bandhenkel, am Boden M 17 als Blindstempel.
Außen und innen braune Lehmglasur.
Heller Scherben.
Privatslg. München

186 **Vorratstopf**
Dommitzsch a. d. Elbe, Deutsche Tonwarenfabrik GmbH, nach 1930
Hochgebrannte Irdenware, gegossen
H 22 DmR 19 DmB 17,5

Zylindrische Form, verstärkter Rand, 2 Wulsthenkel, am Boden M 17 als Blindstempel.
Außen und innen braune Lehmglasur, Rand unglasiert.
Gelblich-weißer Scherben.
MDV 8 O 454

187* **Gärtopf mit Deckel**
Dommitzsch a. d. Elbe, Deutsche Tonwarenfabrik GmbH, nach 1930
Hochgebrannte Irdenware, gegossen, eingedreht
H 28,2 DmR 28 DmB 22

Zylindrische Form, trichterförmiger Hals, Rand mit tiefer Kehlung (Wasserrand), 2 Wulsthenkel, hoher, abgeflachter Deckel mit eingetieftem Knauf, am Rand zwei Aussparungen, am Boden M 17 als Blindstempel.
Außen und innen braune Lehmglasur, Rand und Deckeloberseite unglasiert.
Gelblich-weißer Scherben.
MDV 8 O 695

Coswig

188* **Milchtopf**
Coswig/Anhalt, Ton- und Steinzeugwerke Joh. Eisele, um 1930
Feinsteinzeug, eingedreht
H 10,9 DmR 10,4 DmB 8,4

Zylindrische Form, verstärkter, innen gekehlter Rand, spitze Schnauze, Bandhenkel, am Boden M 18 als Blindstempel.
Außen Schwämmeldekor: Pfauenauge, blau, rotbraun, transparente Feldspatglasur.
Weißlicher Scherben.
Privatslg. Regensburg

189 **Milchtopf**
Coswig/Anhalt, Ton- und Steinzeugwerke Joh. Eisele, um 1930
Feinsteinzeug, eingedreht
H 14,2 DmR 14,3 DmB 11,7

Zylindrische Form, verstärkter, innen gekehlter Rand, Schnauze, Bandhenkel, am Boden M 18 als Blindstempel.
Außen Schwämmeldekor: Kreise mit Sternchen, blau, Kreise mit Punkten, schwarz, schwarzer Pinseldekor: umlaufender Streifen am Rand, transparente Feldspatglasur.
Weißlicher Scherben.
Slg. Peltner, Höhr-Grenzhausen

190 **Topf**
Coswig/Anhalt, Ton- und Steinzeugwerke Joh. Eisele, um 1930
Hochgebrannte Irdenware, eingedreht
H 16,1 DmR 16,1 DmB 13,4

Leicht konische Form, verstärkter Rand, am Boden M 18 als Blindstempel.
Außen und innen braune Lehmglasur, Rand unglasiert.
Gelblich-weißer Scherben.
MDV 8 O 659

Böhmen

191* **Krug**
Wohl Böhmen, Anfang 20. Jh.
Hochgebrannte Irdenware, eingedreht
H 13,7 DmR 7,2 DmMax 11,1 DmB 7,4

187

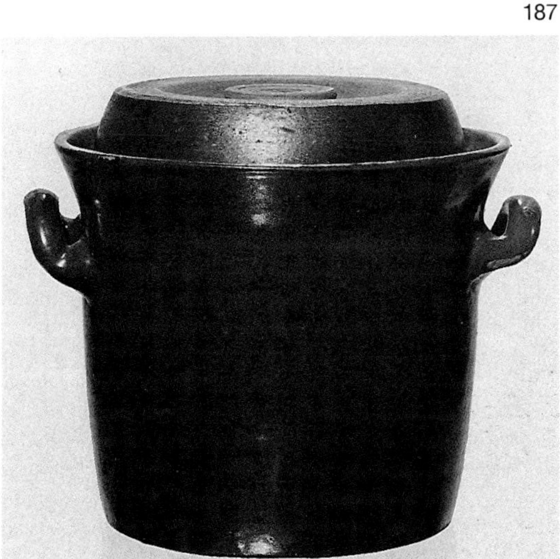

188

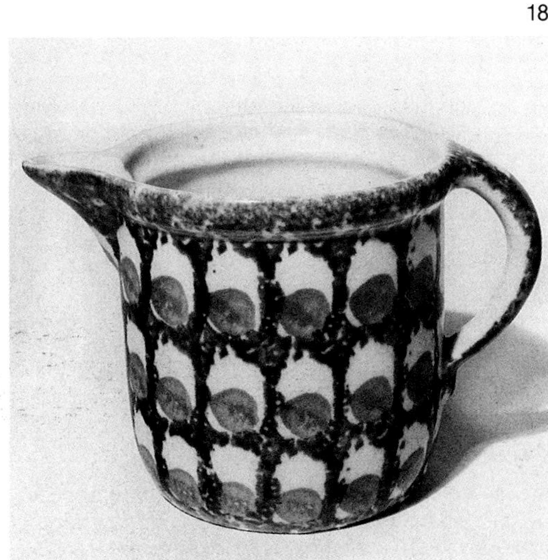

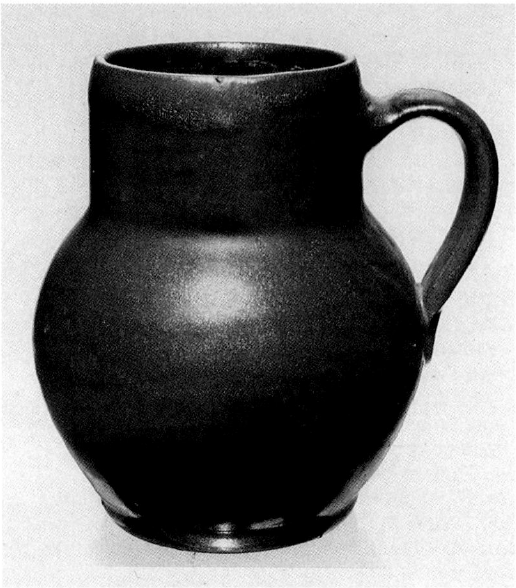

191

Kugelig gebauchte Form, zylindrischer Hals, Bandhenkel.
Außen und innen braune Lehmglasur.
Gelblich-weißer Scherben.
Privatslg. München

Der Einfluß Bunzlaus auf Kunsthandwerk und Industrie

192 **Kaffeekanne mit Deckel**
Bunzlau, Mitte 19. Jh.
Hochgebrannte Irdenware, gedreht
H 15 DmR 7,2 DmMax 11,2 DmB 9,5

Flache, gebauchte Form mit breitem Stand, trichterförmiger Hals, bis zum Halsansatz verlaufende, gezogene Schnauze, Bandhenkel, Deckel mit angesetzter Nase und dreipaßförmigem Knauf.
Außen braune Lehmglasur, innen gelbliche Transparentglasur.
Gelblich-weißer Scherben.
Slg. Peltner, Höhr-Grenzhausen

193* **Kaffeekanne mit Deckel und Milchkännchen**
Berlin, KPM, Ende 19. Jh.
Porzellan, gegossen
Kanne: H 18,5 DmR 8,7 DmMax 16,5 DmB 13,5 Milchkännchen: H 5,7

Flache, bauchige Form, breiter Stand, abfallende Schulter, Bandhenkel, Deckel mit Nase und dreipaßförmigem Knauf, bauchiges Milchkännchen mit spitzer Schnauze und Bandhenkel.
Außen braune, innen transparente Glasur, Ränder, Henkel und Deckelknauf vergoldet.
Weißer Scherben.
MDV 8 E 605, 8 O 526

194* **Kaffeekanne mit Deckel**
Berlin, KPM, Ende 19. Jh.
Porzellan, gegossen
H 14,9 DmR 6,7 DmMax 12,7 DmB 10,5

Flache, gebauchte Form, breiter Stand, abfallende Schulter, trichterförmiger Hals, spitze Schnauze, Bandhenkel, Deckel mit Nase, dreipaßförmiger Knauf.
Außen kobaltblaue Glasur, Ränder, Henkel und Deckelknauf vergoldet, innen transparente Glasur.
Weißer Scherben.
MDV 8 E 811

195* **Teekanne mit Deckel**
Vermutlich Niederschlesien, Anfang 20. Jh.
Hochgebrannte Irdenware, gedreht
H 11,7 DmR 6,6 DmMax 11,7 DmB 8

Bauchige Form, stark abfallende Schulter, angesetztes Ausgußrohr, Bandhenkel, gewölbter Deckel mit Knauf.
Außen braune Lehmglasur, innen weiße Engobe mit transparenter Feldspatglasur.
Weißlich-grauer Scherben.
MDV 8 E 882

196* **Teekanne mit Deckel**
Mehun/Frankreich, Pillivuyt et Cie., Anfang 20. Jh.
Porzellan, gegossen
H 9,6 DmR 5 DmMax 8,8 DmB 5,4

Flache, bauchige Form, leicht gebogenes Ausgußrohr, Bandhenkel, flacher Deckel mit spitzem Knauf.
Außen braune Engobe, Transparentglasur.
Weißer Scherben.
MDV 8 E 871

197 **Kaffeekanne mit Deckel**
Vermutlich Weiden, Gebr. Bauscher, um 1910
Porzellan, gegossen
H 26,2 DmR 9,6 DmMax 13,9 DmB 11,2

Hohe, zylindrische Form, gewölbtes Ausgußrohr, abgekanteter Henkel, gewölbter Deckel mit Griff.
Außen braune Engobe, Transparentglasur.
Weißer Scherben.
MDV 8 E 672

198 **Filtertopf mit Deckel**
Weiden, Gebr. Bauscher, um 1910
Porzellan, gegossen
H 19,3 DmR 12,4 DmMax 14,5 DmB 10,5

Bauchige Form, Standring, Boden durchbrochen, stehender Rand, Bandhenkel, gewölbter Deckel mit Knauf.
Außen braune Engobe, transparente Glasur.
Weißer Scherben.
MDV 8 O 625

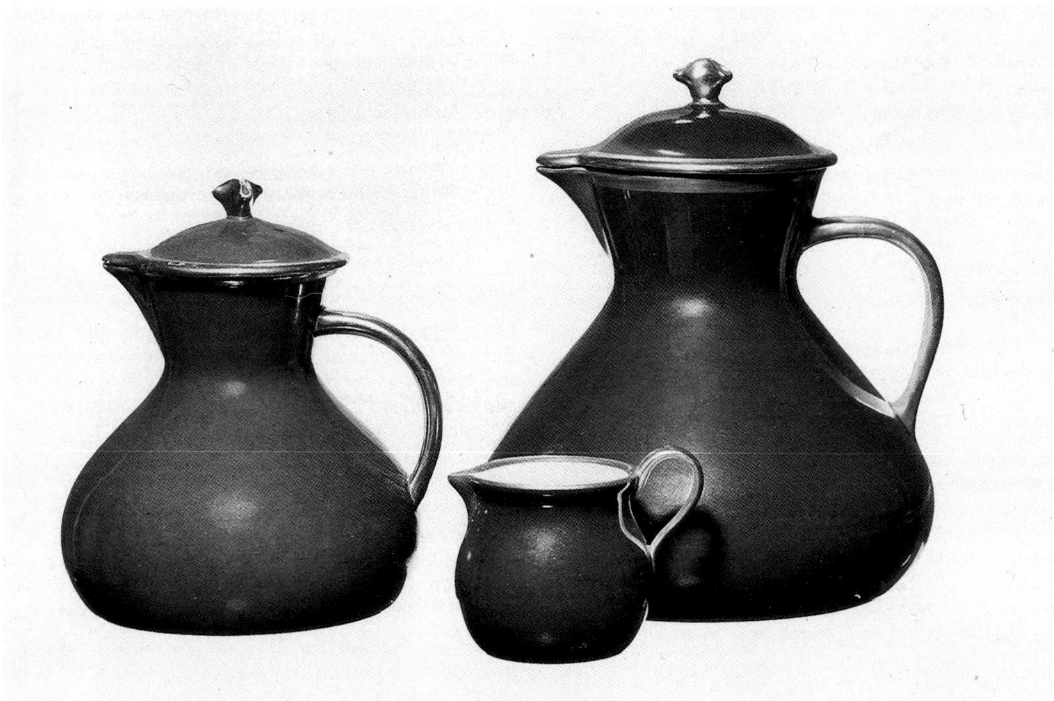

194, 193

195, 196

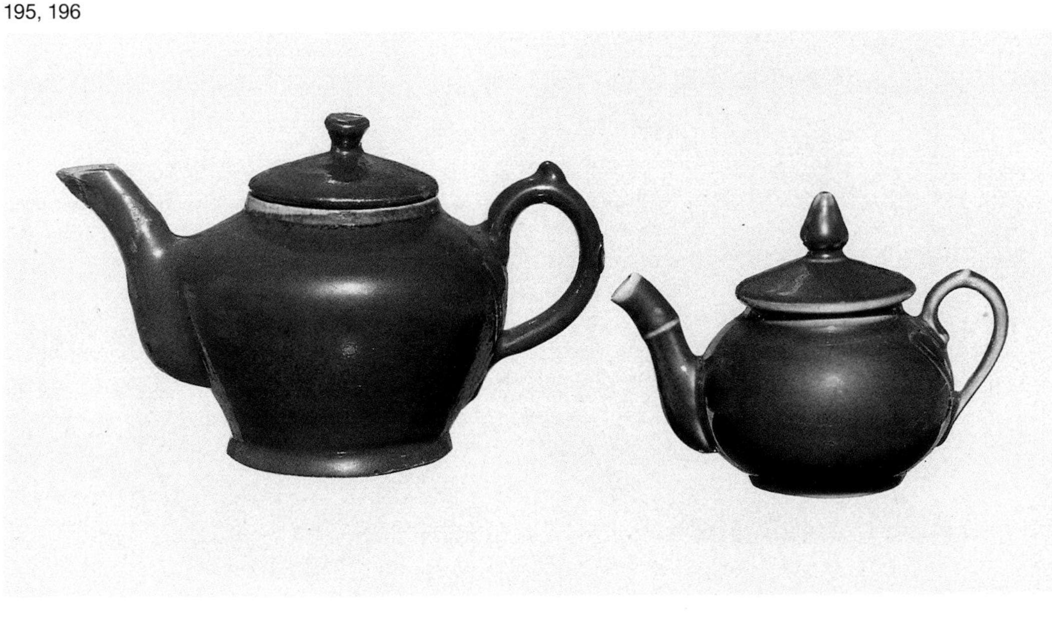

199 **Espressotasse mit Untertasse**
Bayreuth, Siegm. Paul Meyer GmbH, 1. Hälfte 20. Jh.
Porzellan, gegossen
Tasse: H 4,5 DmR 7,1 DmB 4
DmMax (Untertasse) 11,6

Konische, leicht gebauchte Tasse mit Bandhenkel, Untertasse mit ansteigender Fahne und abgesetztem Spiegel.
Außen, Ober- und Unterseite mit brauner Engobe, Transparentglasur.
Weißer Scherben.
Privatslg. München

200 **Vier Pfeifenköpfe**
Vermutlich Schlesien, Ende 19. Jh.
Porzellan, gegossen
H 9,5 DmR 3,5

Trichterförmige, leicht gebauchte Pfeifenköpfe, plastische Kartuschen an der Schauseite mit Darstellungen einer Wildschweinjagd, eines lesenden Fuchses und eines Männerkopfes.
Außen braune Glasur, ausgesparte weiße Kartuschen.
Weißer Scherben.
Slg. Peltner, Höhr-Grenzhausen

201 **Kanne**
Wohl Niederbielau, um 1925/30
Feinsteinzeug, gegossen
H 19,6 DmR 7,8 DmMax 13,2 DmB 8,5

Bauchige Form, gerundete Schulter, zylindrischer Hals, spitze Schnauze, Bandhenkel.
Außen Schwämmeldekor: rotbraune Fläche mit ausgesparten, weißen Kreisen, darin blaue Kreise, am Rand grüne und blaue Streifen, Pfauenauge, blau, rotbraun, transparente Feldspatglasur.
Weißlicher Scherben.
Privatslg. München

202* **Milchkännchen und Teller aus Service**
Dresden, Villeroy & Boch, um 1910
Steingut gegossen, übergedreht
Kännchen: H 6,8 DmR 6,7 DmMax 14,3
DmB 6,3 Teller: DmMax 18,2

Bauchiges Kännchen, zum Rand eingezogen, breite Schnauze, Bandhenkel, flacher Teller mit abgesetzter Fahne.
Außen Schwämmeldekor: Pfauenauge, blau, grün, Transparentglasur.
Weißer Scherben.
MDV 8 E 526, 8 H 761

203 **Tasse mit Untertasse**
Vermutlich Oberlausitz, um 1920
Hochgebrannte Irdenware, eingedreht
H 5,1 DmR 8,8 DmB 5 DmMax (Untertasse) 15

Bauchige Tassenform, abgekanteter Henkel, Untertasse leicht gewölbt, abgesetzter Spiegel, Standring.
Weiße Engobe, Außenseite der Tasse, Ober- und Unterseite der Untertasse mit grünem Schwämmeldekor, am Tassenrand Pfauenauge, grün, blau, Transparentglasur.
Gelblicher Scherben.
MDV 8 M 115

202

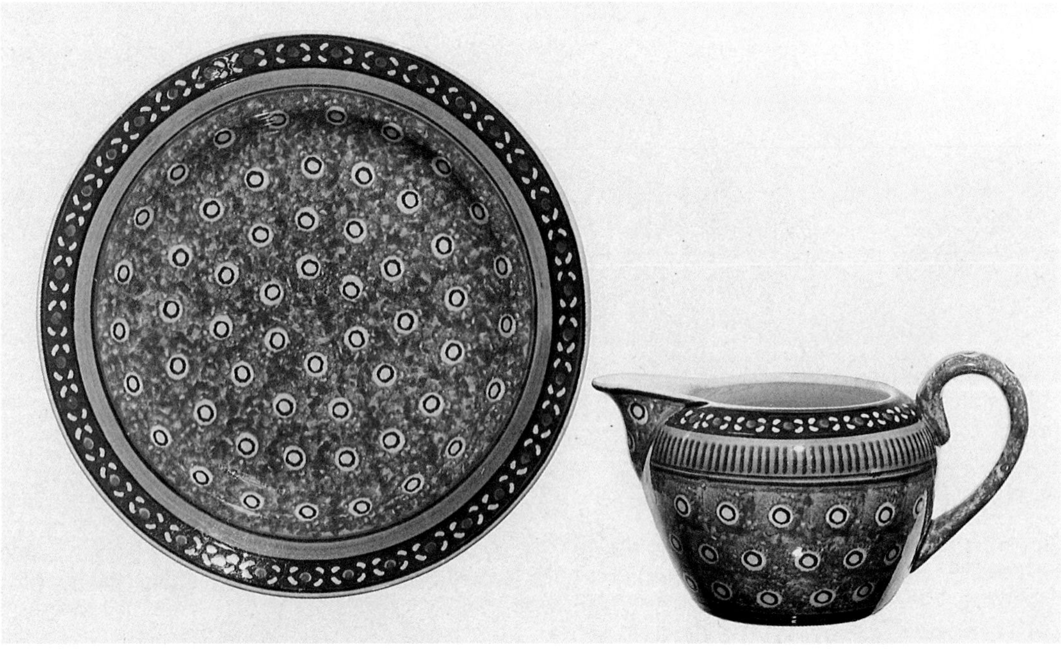

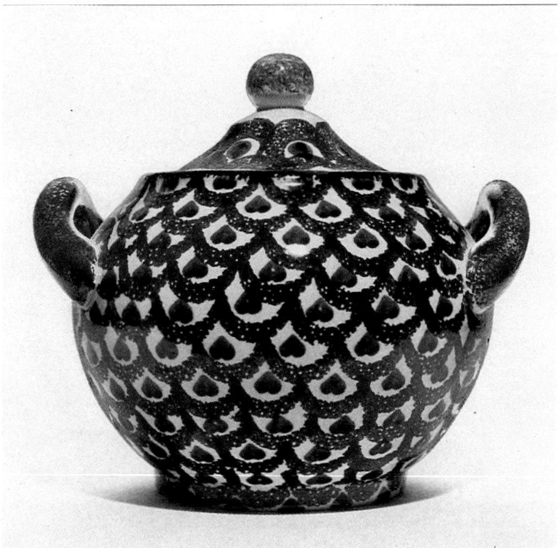

204

204* **Dose mit Deckel**
Saargemünd/Frankreich, wohl Utzschneider & Co., um 1910
Steingut, gegossen
H 13,5 DmR 9 DmMax 13,2 DmB 8

Bauchige Form, 2 Wulsthenkel, gewölbter Deckel mit Knauf.
Außen Schwämmeldekor: Pfauenauge, grün, blau, Transparentglasur.
Weißer Scherben.
Privatslg. München

205 **Teller**
Saargemünd/Frankreich, Utzschneider & Co., um 1900
Steingut, übergedreht
H 2,4 DmR 19,7 DmB 10,3

Runde, flache Form, abgeknickte, leicht ansteigende Fahne.
Oberseite mit Schwämmeldekor: Pfauenauge, grün, blau, Transparentglasur.
Weißer Scherben.
Privatslg. München

206 **Sieben Teile aus Frühstücksservice**
Wallerfangen, Villeroy & Boch, 1910/20
Steingut, gegossen, eingedreht, übergedreht
Teller: H 2 DmR 19

Bestehend aus vier Tellern, Milchkännchen, Platte, Tasse oder Untertasse, Marmeladendose mit Deckel.
Ober- bzw. Außenseite mit grünem Schwämmeldekor: Rosetten und Punkte, blau, rotbraun, Transparentglasur.
Weißer Scherben.
MDV 8 H 763, 8 E 530, 8 M 185, 8 V 15, 8 T 32

207 **Vase**
Vermutlich Sachsen, 1910/20
Hochgebrannte Irdenware, gedreht
H 16,2 DmR 9 DmB 9,6

Spindelform, konisch zulaufend, trichterförmiger Hals.
Außen und innen weiße Engobe, außen und innen am Rand Schwämmeldekor: Pfauenauge, chromgrün, kobaltblau, transparente Feldspatglasur.
Weißlicher Scherben.
Slg. Seiler, Leutershausen

208 **Vase**
Berlin, Friedrich Festersen, um 1910
Steinzeug, gedreht
H 26 DmR 10,2 DmMax 22,1 DmB 15

Bauchige Form, gerundete Schulter, zylindrischer Hals, am Boden M 19 geprägt.
Außen Schwämmeldekor: Pfauenauge, grün, blau, braun, blaues Rautenmuster, innen am Hals grüne Engobe, Transparentglasur.
Grauer Scherben.
KGM WA 171

209* **Kanne**
Berlin, Friedrich Festersen, um 1910
Steinzeug, gedreht
H 17,4 DmR 9,2 DmMax 18,7 DmB 17

Bauchige Form, breiter Stand, abfallende Schulter, zylindrischer Hals, gezogene Schnauze, Bandhenkel.
Außen Schwämmeldekor: Pfauenauge, grün, blau, braun, Henkel und Hals innen mit grüner Engobe, Transparentglasur.
Grauer Scherben.
KGM WA 173

209

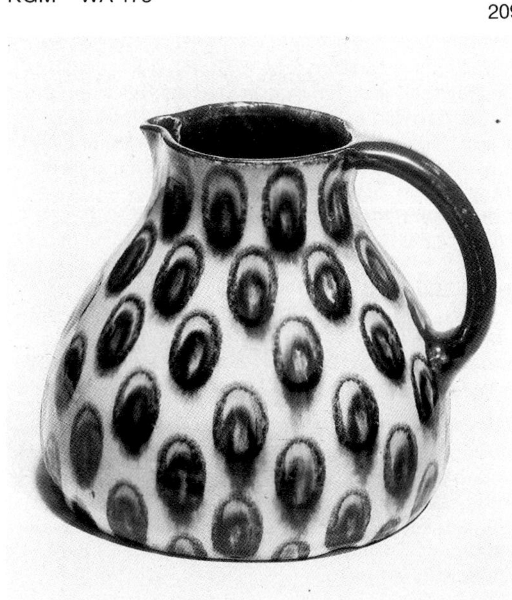

Werkstätten

Bunzlau

Vereinigte Topfwarenfabrikanten
Bunzlau

210 **Teekanne mit Deckel**
Bunzlau, Vereinigte Topfwarenfabrikanten Bunzlau, 1921/29
Feinsteinzeug, gegossen
H 10,9 DmR 8,4 DmMax 11,8 DmB 10

Konische Form, gerundete Schulter, leicht gebogenes Ausgußrohr, wulstförmiger Henkel, gewölbter Deckel mit Knauf, am Boden M 87 als Blindstempel.
Außen Schwämmeldekor: Pfauenauge, blau, grün, transparente Feldspatglasur.
Weißlicher Scherben.
MDV 8 E 847

211 **Teekanne mit Deckel**
Bunzlau, Vereinigte Topfwarenfabrikanten Bunzlau, 1921/29
Feinsteinzeug, gegossen
H 12,2 DmR 8,9 DmMax 13,3 DmB 10,9

Konische Form, gerundete Schulter, leicht gebogenes Ausgußrohr, wulstförmiger Henkel, gewölbter Deckel mit Knauf, am Boden M 87 als Blindstempel.
Außen Schwämmeldekor: Kreise mit Strichen, oliv, blau, transparente Feldspatglasur.
Weißlich-grauer Scherben.
Privatslg. München

212* **Kaffeekanne mit Deckel**
Bunzlau, Vereinigte Topfwarenfabrikanten Bunzlau, 1921/29
Feinsteinzeug, gegossen
H 20,4 DmR 7,4 DmMax 13,4 DmB 8

Bauchige Form, Schnauze, Bandhenkel, gewölbter Deckel mit Knauf, am Boden M 88 als Blindstempel.
Außen Schwämmeldekor: Pfauenauge, blau, rotbraun, Pinseldekor: grüne Streifen, Deckel mit geschwämmeltem Pfauenauge, blau, grün, rotbraun, transparente Feldspatglasur.
Weißlicher Scherben.
MDV 8 E 887

213* **Milchtopf**
Bunzlau, Vereinigte Topfwarenfabrikanten Bunzlau, 1921/29
Feinsteinzeug, gegossen
H 17,7 DmR 9,5 DmMax 12,4 DmB 12,1

Zylindrische Form, leicht gerundete Schulter, verstärkter Rand, Schnauze, abgekanteter Henkel, am Boden M 87 als Blindstempel.
Außen Schwämmeldekor: Pfauenauge, blau, grün, Pinseldekor: grüne Streifen, transparente Feldspatglasur.
Weißer Scherben.
MDV 8 E 852

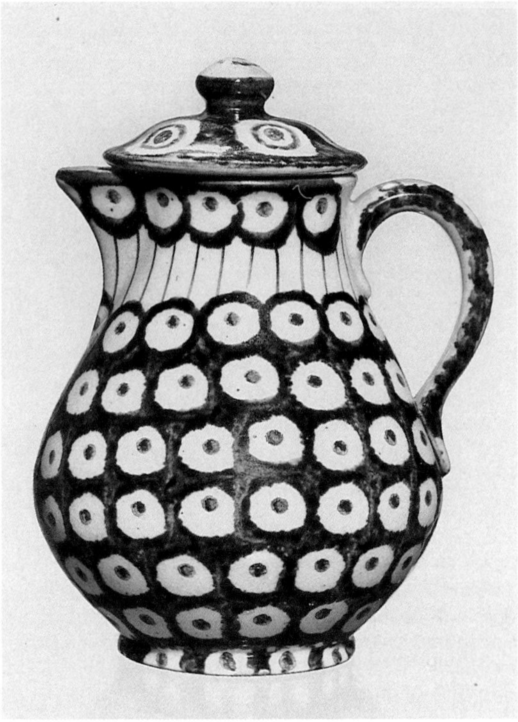

212

213

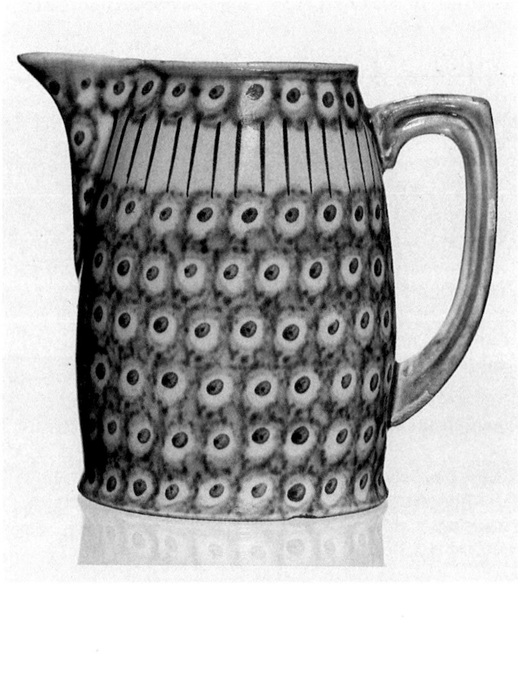

214 **Milchtopf**
Bunzlau, Vereinigte Topfwarenfabrikanten Bunzlau, 1921/29
Feinsteinzeug, gegossen
H 16,5 DmR 9 DmMax 11,5 DmB 11,2

Zylindrische Form, leicht gerundete Schulter, spitze Schnauze, abgekanteter Henkel, am Boden M88 als Blindstempel.
Außen senkrechte Felder mit blau verlaufendem Spitzdekor, Pinseldekor: 2 grüne, umlaufende Streifen, transparente Feldspatglasur.
Weißer Scherben.
MDV 8 E 892

215* **Topf**
Bunzlau, Vereinigte Topfwarenfabrikanten Bunzlau, 1921/29
Hochgebrannte Irdenware, eingedreht
H 16,8 DmR 15 DmB 12,3

Leicht konische Form, Bandhenkel, außen verstärkter, innen gekehlter Rand, am Boden M87 als Blindstempel.
Außen und innen braune Lehmglasur, Rand unglasiert.
Weißlicher Scherben.
Privatslg. München

216 **Schüssel aus Satz**
Bunzlau, Vereinigte Topfwarenfabrikanten Bunzlau, 1921/29
Feinsteinzeug, gegossen
H 5 DmR 17,2 DmB 9

Flache Form, gerippte Wandung, am Boden M87 als Blindstempel.

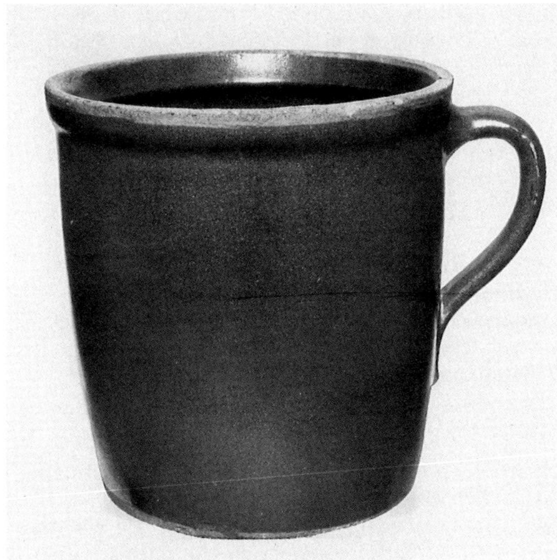

215

Außen und innen am Rand Schwämmeldekor: Pfauenauge, blau, grün, transparente Feldspatglasur.
Gelblich-weißer Scherben.
Privatslg. Regensburg

Robert Burdack

217* **Terrine mit Deckel**
Bunzlau, Robert Burdack, 1905/14
Feinsteinzeug, gedreht, gegossen
H 11,9 DmR 22,4 DmMax 23,9 DmB 19,8

217

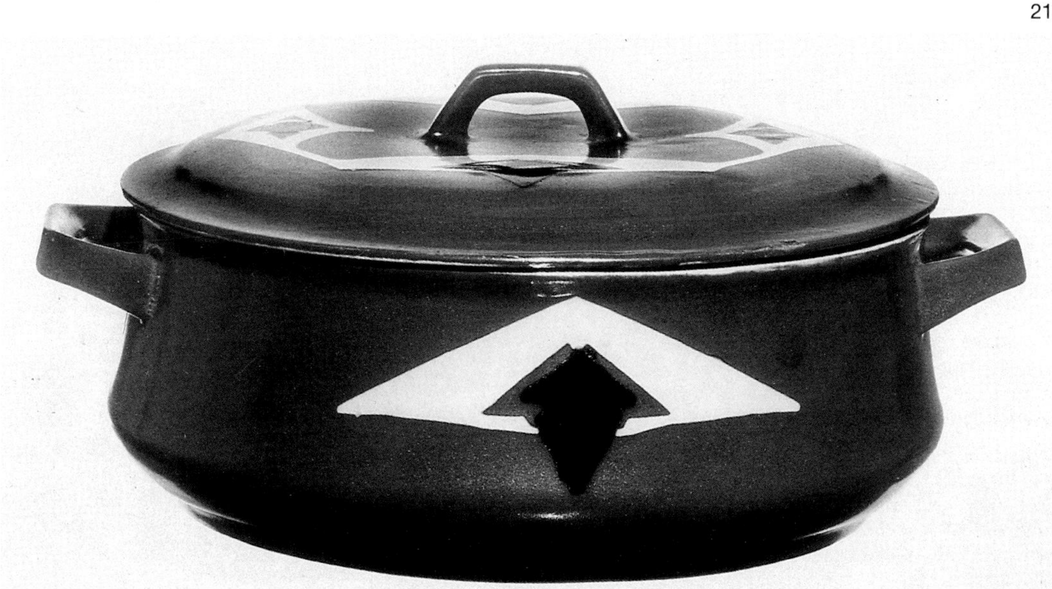

Flache, konisch zulaufende Form, 2 abgekantete Griffe, leicht gewölbter Deckel mit abgekantetem Griff.
Außen braune Lehmglasur, eingelegter Dekor: Jugendstilornamente, blau, weiß, innen transparente Feldspatglasur.
Weißlich-grauer Scherben.
Slg. Peltner, Höhr-Grenzhausen

218* **Teeservice, 6-teilig** (Abb. S. 86)
Bunzlau, Robert Burdack, vor 1910
Entwurf Erwin Süß, Keramische Fachschule Bunzlau,
Feinsteinzeug, gegossen, eingedreht
Teekanne: H 10,9 DmR 8,5 DmMax 16,5 DmB 15,4

Bestehend aus Teekanne mit Deckel, Zuckerdose mit Deckel, 2 Tassen mit Untertassen.
Teekanne mit Zuckerdose mit plastischem Wellendekorstreifen, Untertassen flach gemuldet, außen Schwämmeldekor: Pfauenauge, blau, grün, transparente Feldspatglasur.
Weißlicher Scherben.
MDV 7 H 176, 8 E 778, 8 M 279 a, b

219* **Tasse**
Bunzlau, Robert Burdack, 1912
Feinsteinzeug, eingedreht, gegossen
H 7 DmR 7,6 DmB 4,9

Konische Form, abgekanteter Henkel.
Außen braune Lehmglasur, eingelegter Dekor: 2 Blumen, weiß, grün, innen transparente Feldspatglasur.
Weißlich-grauer Scherben.
Slg. Peltner, Höhr-Grenzhausen

220 **Bierkrug**
Bunzlau, Robert Burdack, um 1910
Feinsteinzeug, eingedreht
H 10,5 DmR 8,8 DmMax 10 DmB 9,6

Zylindrische Form, leicht eingezogener Rand, abgekanteter Henkel.
Außen braune Lehmglasur, eingelegter, schwarzer Dekor: 5 tanzende Frauen- und Männergestalten, innen transparente Feldspatglasur.
Weißlich-grauer Scherben.
Slg. Peltner, Höhr-Grenzhausen

221 **Bierkrug**
Bunzlau, Robert Burdack, 1905/14
Feinsteinzeug, gegossen
H 13,6 DmR 7,3 DmMax 8 DmB 6,5

Leicht bauchige Form, zylindrischer Hals, abgekanteter Henkel.
Außen braune Lehmglasur, eingelegter Dekor: Bunzlauer Wappen, weiß, schwarz, braun, innen weiß gefärbte Feldspatglasur.
Weißlich-grauer Scherben.
Slg. Peltner, Höhr-Grenzhausen

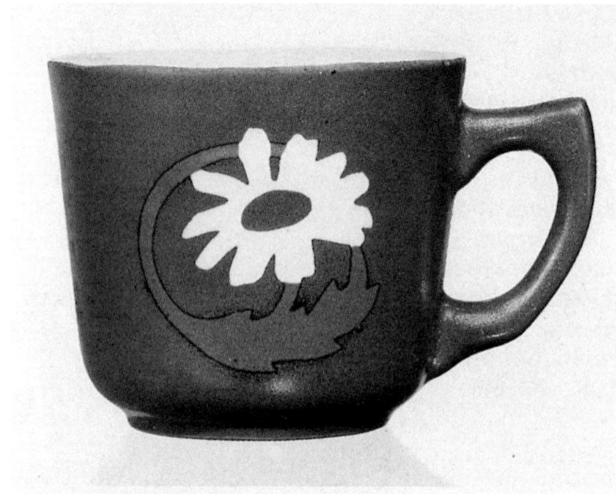

219

225

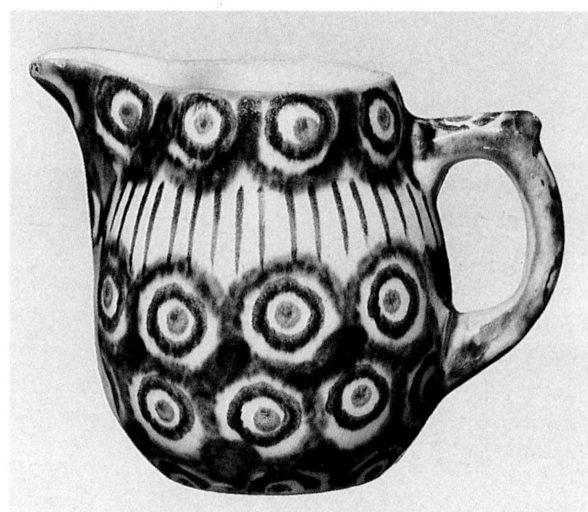

226

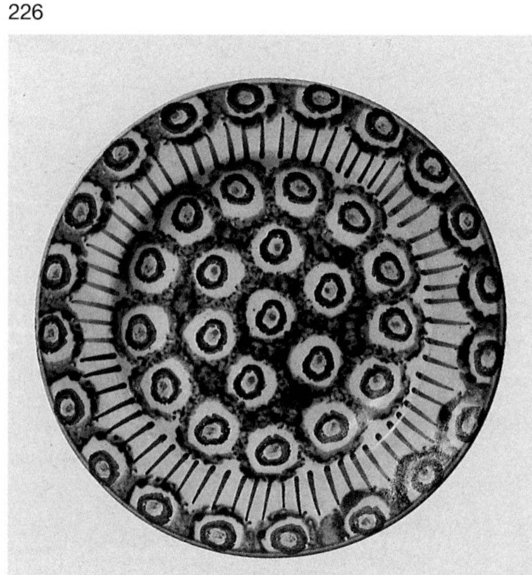

222* **Zwei Wandteller** (Abb. S. 164)
Bunzlau, Robert Burdack, 1914
Feinsteinzeug, übergedreht
H 2,3 DmR 21,4 DmB 13,7

Flache, runde Form, leicht ansteigender Rand, 2 Ösen im Standring, am Boden M 14 geprägt.
Ober- und Unterseite mit brauner Lehmglasur, Oberseite jeweils eingelegter Dekor in schwarz, grün: Soldat in Siegerpose, schwarze Aufschrift: „Sieg!“; Soldat und Frauengestalt, braune Aufschrift: „Des freiw. Jägers Abschied“.
Weißlich-grauer Scherben.
Privatslg. Regensburg

Alfred Hollstein

223* **Milchtopf** (Abb. S. 122)
Bunzlau, Alfred Hollstein, um 1920
Hochgebrannte Irdenware, gedreht
H 9,5 DmR 11,6 DmB 11,5

Konische Form, breiter Stand, außen gekehlter Rand, angesetzte Schnauze, Bandhenkel mit geprägter Größe 3.
Außen und innen weiße Engobe, außen Schwämmeldekor: Schwämmeldekor blau, braun, transparente Feldspatglasur.
Gelblich-weißer Scherben.
MDV 8 O 639

August Hude

224 **Terrine mit Deckel**
Bunzlau, August Hude, um 1930
Feinsteinzeug, gegossen
H 10,7 DmMax 24,2

Zylindrische Form, 2 abgekantete Henkel, gewölbter Deckel mit Griff, am Boden M 31 in oliv.
Außen Schwämmeldekor: Pfauenauge, blau, grün, rotbraun, Pinselbemalung: grüne Streifen, transparente Feldspatglasur.
Weißlicher Scherben.
Privatslg. Berlin

225* **Milchkännchen**
Bunzlau, August Hude, um 1930
Feinsteinzeug, gegossen
H 9,9 DmR 6,4 DmMax 9,1 DmB 6

Bauchige Form, gekehlte Schulter, Schnauze, abgekanteter Henkel, am Boden M 31 in grün.
Außen Schwämmeldekor: Pfauenauge, blau, grün, rotbraun, Pinseldekor: grüne Streifen, transparente Feldspatglasur.
Weißlicher Scherben.
MDV 8 E 895

226* **Zwei Eßteller**
Bunzlau, August Hude, um 1930
Feinsteinzeug, übergedreht
H 3,5 DmR 23,7 DmB 14

Flache Form, abgeknickte Fahne, am Boden M 31 in oliv.
Auf der Oberseite Schwämmeldekor: Pfauenauge, blau, grün, rotbraun, Pinselbemalung: grüne Streifen, transparente Feldspatglasur.
Gelblich-weißer Scherben.
Privatslg. Berlin

Eduard Küttner

227* **Kanne**
Bunzlau, wohl Eduard Küttner, 1930/35
Hochgebrannte Irdenware, gedreht
H 20,5 DmR 9,2 DmMax 13,7 DmB 8,8

Bauchige Form, gekehlte Schulter, zylindrischer Hals, gezogene Schnauze, gegossener Bandhenkel, am Boden M 41 geprägt.
Außen und innen weiße Engobe, außen rotbraune Schwämmelung, Pinseldekor: umlaufende Blütenranke in blau, rosa, rotbraun, grün, transparente Feldspatglasur.
Gelblich-weißer Scherben.
MDV 8 E 860 (Dauerleihgabe BRD)

228 **Schüssel**
Bunzlau, wohl Eduard Küttner, 1930/35
Hochgebrannte Irdenware, gedreht
H 7 DmR 17,5 DmB 10

Konische Form, außen gekehlter Rand, am Boden M 41 geprägt.

227

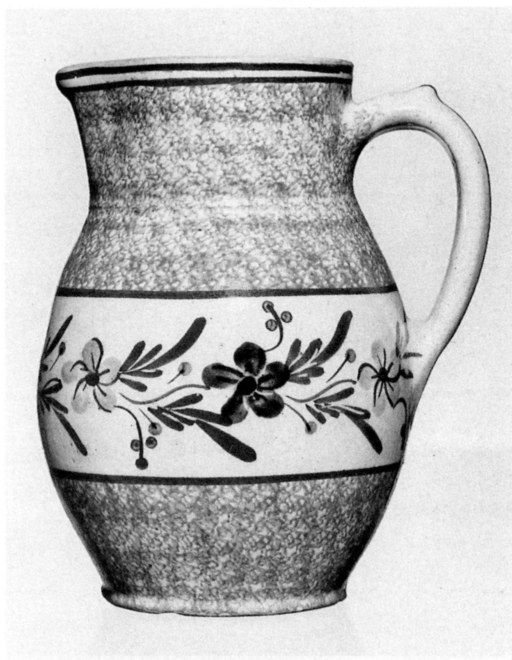

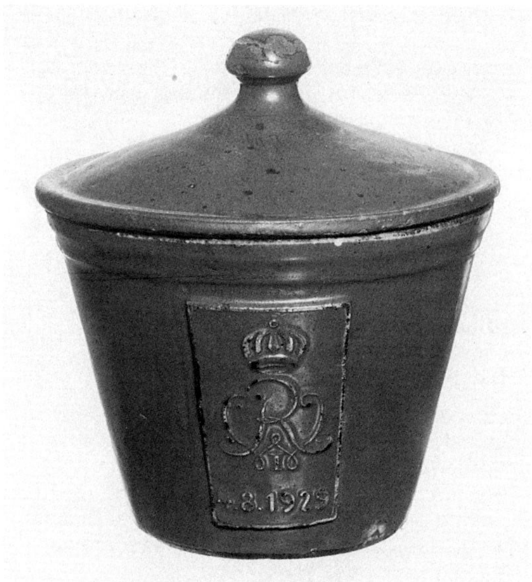

229

Außen braune Lehmglasur, innen weiße Engobe, blau-roter Pinseldekor: Blütenranke, transparente Feldspatglasur, Rand unglasiert.
Weißlicher Scherben.
Privatslg. München

B r u n o H ü b l e r

229* **Tabaktopf mit Deckel**
Bunzlau, Bruno Hübler, 1929
Hochgebrannte Irdenware, eingedreht
H 16,9 DmR 14,5 DmB 8,8

Konische Form, auf der Wandung erhabenes Feld: WR I ligiert und 4.8. 1929, verstärkter Rand, Bandhenkel, konischer Deckel mit Knauf, am Boden M 32 geprägt.
Außen und innen braune Lehmglasur, Rand unglasiert.
Weißlicher Scherben.
Slg, Peltner, Höhr-Grenzhausen

J u l i u s P a u l & S o h n

230* **Katalog und Preisliste** der Firma Julius Paul & Sohn, Bunzlau, Feinsteinzeugfabrik, o. J. (1939) (Abb. S. 98)
MDV 62 K 199

231 **Topf**
Bunzlau, Julius Paul, 1910/20
Hochgebrannte Irdenware, gegossen
H 12,7 DmR 17,5 DmMax 17,5 DmB 14,5

Leicht konische Form, Bandhenkel, innen gekehlter Rand, am Boden M 45 als Blindstempel.

230

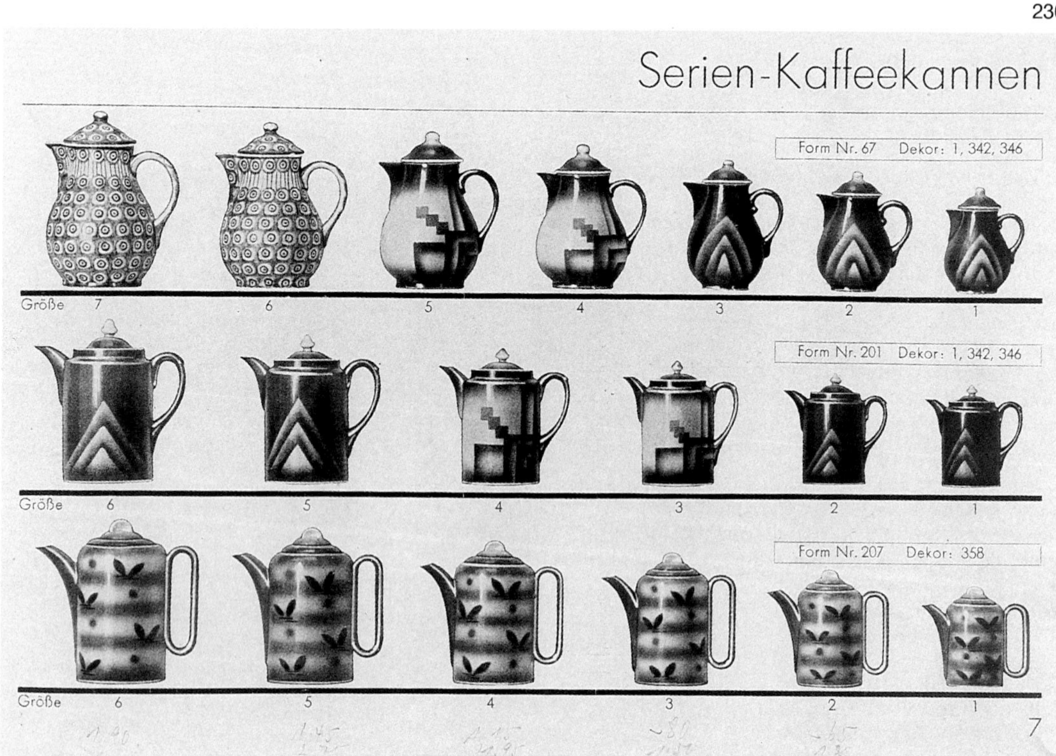

Außen und innen braune Lehmglasur, Rand unglasiert.
Weißlicher Scherben.
MDV 8 O 637

232* **Milchtopf**
Bunzlau, Julius Paul, um 1910
Feinsteinzeug, gegossen
H 17,4 DmR 7,5 DmMax 13,3 DmB 10,3

Konische Form, Standring, Schnauze, abgekanteter Henkel, am Boden M 44 als Blindstempel.
Außen Schwämmeldekor: Pfauenauge, blau, grün, am Rand rotbraun, transparente Feldspatglasur.
Weißer Scherben.
MDV 8 E 799

233* **Milchtopf**
Bunzlau, wohl Julius Paul, um 1910
Feinsteinzeug, gegossen
H 14,3 DmR 7 DmMax 11,2 DmB 8,6

Konische Form, zum Stand eingezogen, Schnauze, abgekanteter Henkel.
Außen Schwämmeldekor: Pfauenauge blau, grün, am Rand rotbraun, dazwischen grüne Dreiecke, transparente Feldspatglasur.
Weißlicher Scherben.
MDV 8 E 667

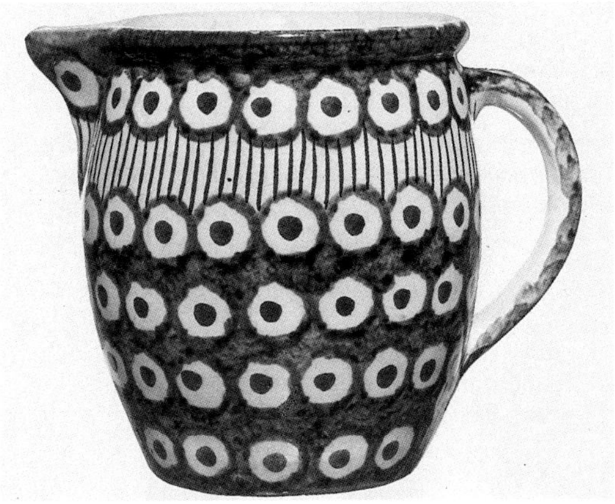

234

234* **Milchtopf**
Bunzlau, wohl Julius Paul, Anfang 20. Jh.
Hochgebrannte Irdenware, gedreht
H 13,7 DmR 11,3 DmMax 12,3 DmB 8,4

Leicht gebauchte Form, angesetzte Schnauze, Bandhenkel, Rand gekehlt.
Außen und innen weiße Engobe, außen Schwämmeldekor: Pfauenauge, blau, grün, Pinseldekor: grüne Streifen, transparente Feldspatglasur.
Weißlicher Scherben.
Privatslg. Berlin

232, 233

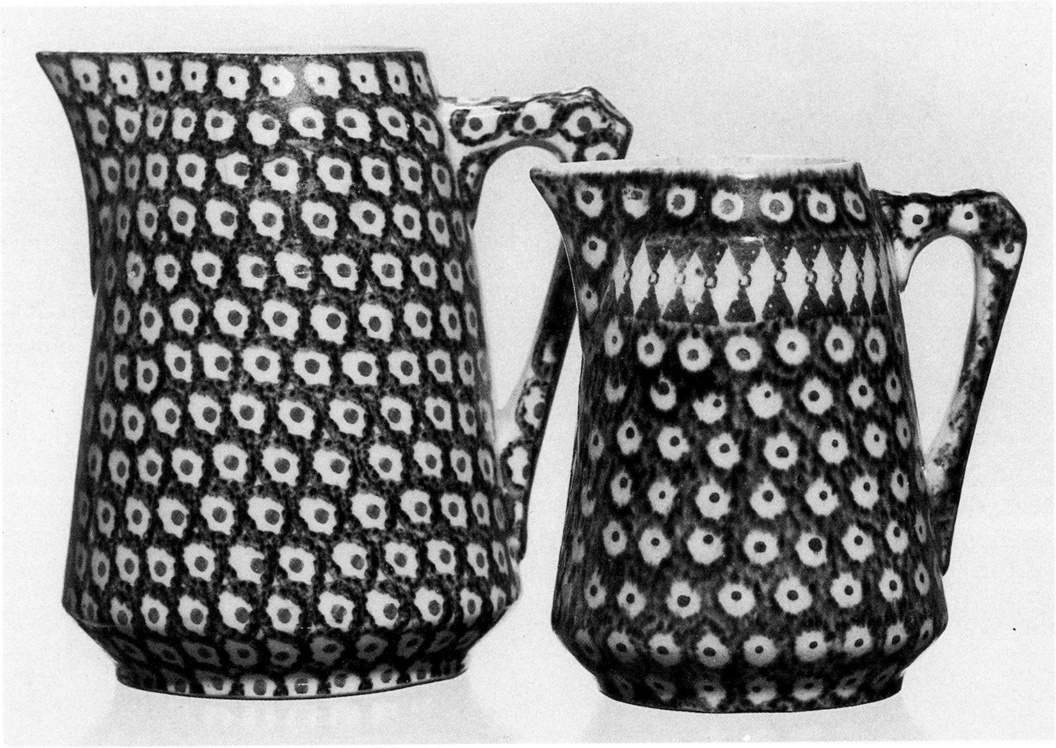

235* **Gedeck, 3-teilig**
Bunzlau, Julius Paul & Sohn, um 1930
Feinsteinzeug, übergedreht, eingedreht
Teller: H 2,5 DmR 19,3 DmB 12,2

Kuchenteller mit abgeknickter Fahne, Untertasse zum Rand ansteigend, abgesetzter Spiegel, gewölbte Tasse, abgekanteter Henkel, am Tellerboden M 47 in grün, am Boden von Tasse und Untertasse M 52 in grün.
Außen Schwämmeldekor: Pfauenauge, blau, grün, rotbraun, Pinseldekor: grüne Streifen, transparente Feldspatglasur.
Weißer Scherben.
Privatslg. Berlin

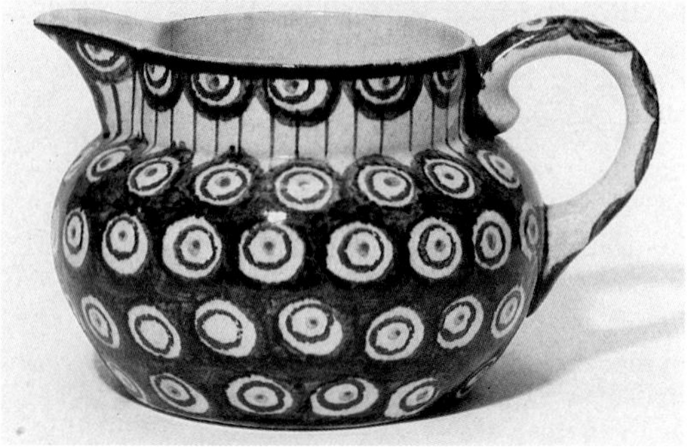

238

236 **Kaffeekanne ohne Deckel**
Bunzlau, Julius Paul & Sohn, um 1930
Feinsteinzeug, gegossen
H 14,6 DmR 7,2 DmMax 11,6 DmB 7,4

Bauchige Form, abfallende Schulter, trichterförmiger Hals, spitze Schnauze, Bandhenkel, am Boden M 52 in oliv.
Außen Schwämmeldekor: Pfauenauge, blau, grün, rotbraun, Pinseldekor: Streifen, transparente Feldspatglasur.
Weißlicher Scherben.
Privatslg. München

237 **Zuckerdose mit Deckel**
Bunzlau, Julius Paul & Sohn, um 1930
Feinsteinzeug, gegossen
H 9,4 DmR 8 DmMax 10,5 DmB 8,7

Bauchige Form, gekehlte Schulter, 2 abgekantete Henkel, gewölbter Deckel mit Knauf, am Boden M 52 in grün.
Außen Schwämmeldekor: Pfauenauge, blau, grün, rotbraun, Pinseldekor: grüne Streifen, transparente Feldspatglasur.
Weißer Scherben.
MDV 7 H 144 (Dauerleihgabe BRD)

235

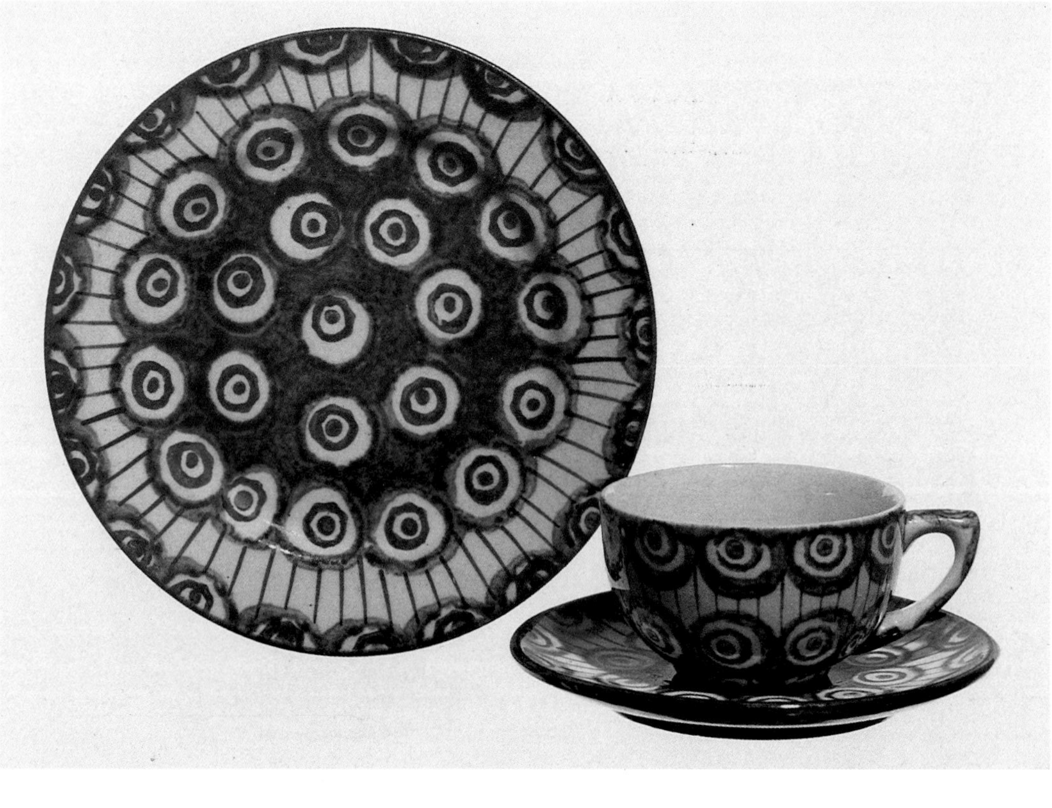

238* **Milchtopf**
Bunzlau, Julius Paul & Sohn, um 1930
Feinsteinzeug, gegossen
H 11,8 DmR 11,4 DmMax 16,1 DmB 11,4

Bauchige Form, zylindrischer Hals, spitze Schnauze, Wulsthenkel.
Außen Schwämmeldekor: Pfauenauge, blau, grün, rotbraun, Pinseldekor: grüne Streifen, transparente Feldspatglasur.
Weißlicher Scherben.
Privatslg. München

239 **Schüssel**
Bunzlau, Julius Paul & Sohn, um 1930
Feinsteinzeug, gegossen
H 6,5 DmR 18,5 DmB 12,1

Kleine, flache Form, gewölbte Wandung, am Boden M 47 in grün.
Außen und innen am Rand Schwämmeldekor: Pfauenauge, blau, grün, rotbraun, Pinseldekor: grüne Streifen, transparente Feldspatglasur.
Weißlicher Scherben.
MDV 8 G 586

240 **Schüssel**
Bunzlau, Julius Paul & Sohn, um 1930
Feinsteinzeug, gegossen
H 9,7 DmR 26,5 DmB 17,6

Große, flache Form, gewölbte Wandung, am Boden geprägte Größe 6.
Außen und innen am Rand Schwämmeldekor: Pfauenauge, blau, grün, Pinseldekor: grüne Streifen, transparente Feldspatglasur.
Weißlicher Scherben.
MDV 8 G 677 (Dauerleihgabe BRD)

241 **Schüssel**
Bunzlau, Julius Paul & Sohn, um 1930
Feinsteinzeug, gegossen
H 8,8 DmR 23,7 DmB 15,8

Große, flache Form, gewölbte Wandung, am Boden geprägte Größe 5.
Außen und innen am Rand Schwämmeldekor: Pfauenauge, blau, grün, Pinseldekor: grüne Streifen, transparente Feldspatglasur.
Weißlicher Scherben.
Privatslg. München

242 **Terrine mit Deckel**
Bunzlau, Julius Paul & Sohn, um 1930
Feinsteinzeug, gegossen
H 12,7 DmR 19,3 DmMax 19,2 DmB 14

Leicht konische Form, 2 abgekantete Henkel, Deckel leicht gewölbt mit Griff, am Boden M 56 in grün.
Außen Schwämmeldekor: Pfauenauge, blau, grün, rotbraun, Pinseldekor: grüne Streifen, transparente Feldspatglasur.
Weißer Scherben.
MDV 8 T 42

243 **Vase**
Bunzlau, Julius Paul & Sohn, 1925/30
Feinsteinzeug, gegossen
H 18,6 DmR 10,3 DmMax 19,4 DmB 11

Bauchige Form, gerundete Schulter, eingezogener Hals.
Außen Schwämmeldekor: Pfauenauge, blau, grün und blau, rotbraun, Pinseldekor: Fächer- und Netzmuster, grün, blau, transparente Feldspatglasur.
Weißer Scherben.
Privatslg. München

244 **Henkelbecher**
Bunzlau, Julius Paul & Sohn, 1920/30
Feinsteinzeug, gegossen
H 7,8 DmR 7 DmMax 6,9 DmB 6,4

Zylindrische Form, Wulsthenkel, am Boden M 47 in grün.
Außen Schwämmeldekor: ausgesparte Kreise mit Sternchen, blau, rotbraun, am Rand grüne Kreise, transparente Feldspatglasur.
Weißlicher Scherben.
MDV 8 D 121

245 **Milchtopf**
Bunzlau, Julius Paul & Sohn, 1920/30
Feinsteinzeug, gegossen
H 9,3 DmR 5,9 DmMax 7,7 DmB 7,5

Zylindrische Form, zum Rand hin eingezogen, spitze Schnauze, abgekanteter Henkel, am Boden M 47 in grün.
Außen Schwämmeldekor: ausgesparte Kreise mit Sternchen, blau, rotbraun, am Rand grüne Kreise, transparente Feldspatglasur.
Weißlicher Scherben.
MDV 8 E 849

246 **Kaffeekanne ohne Deckel**
Bunzlau, Julius Paul & Sohn, um 1930
Feinsteinzeug, gegossen
H 21,1 DmR 10,5 DmMax 17,2 DmB 12,3

Bauchige Form, spitze Schnauze, Bandhenkel, am Boden M 47 in grün.
Außen Schwämmeldekor: ausgesparte Kreise mit Sternchen, rotbraun, blau, am Rand blaue Kreise, transparente Feldspatglasur.
Weißlicher Scherben.
MDV 8 E 867

247 **Milchtopf**
Bunzlau, Julius Paul & Sohn, 1920/30
Feinsteinzeug, gegossen
H 15,1 DmR 10,1 DmMax 13,4 DmB 12,8

Konische Form, außen gekehlter Rand, spitze Schnauze, Bandhenkel, am Boden M 47 in grün.
Außen Schwämmeldekor: ausgesparte Kreise mit Sternchen, blau, rotbraun, am Rand grüne Kreise, transparente Feldspatglasur.
Weißlicher Scherben.
Privatslg. München

248* **Drei Milchtöpfe aus Satz**
Bunzlau, Julius Paul & Sohn, 1920/30
Feinsteinzeug, gegossen
H 9,5–11,6 DmR 6,3–7,7 DmMax 8–10
DmB 7,9–9,8

Zylindrische Form, zum Stand hin eingezogen, Schnauze, abgekanteter Henkel, am Boden M 47 in grün.
Außen Schwämmeldekor: ausgesparte Kreise mit Sternchen, blau, rotbraun, Randzone oliv geschwämmelt mit Pfauenauge in rotbraun, blau, transparente Feldspatglasur.
Weißer Scherben.
Privatslg. München

249 **Dose mit Deckel**
Bunzlau, Julius Paul & Sohn, um 1930
Feinsteinzeug, gegossen
H 5 DmR 10,8 DmMax 11,3 DmB 10,5

Flache, sechseckige Form, leicht gewölbter Deckel, auf dem Deckel M 54 als Aufkleber.
Außen Spritzdekor in braun und blau: Streifen, Kreise, treppenförmige Segmente, matte, transparente Feldspatglasur.
Weißer Scherben.
MDV 7 H 145

250* **Kaffeekanne mit Deckel** (Abb. S. 99)
Bunzlau, Julius Paul & Sohn, um 1930
Feinsteinzeug, gegossen
H 24,8 DmR 11,5 DmMax 14,5 DmB 14,3

Zylindrische Form, abgeknickte Schulter, breites Ausgußrohr, Bandhenkel, gewölbter Deckel mit Knauf, am Boden M 53 in grün.
Außen Spritzdekor in braun, blau: Quadrate, Ecken, transparente Feldspatglasur.
Weißer Scherben.
MDV 8 E 726

251 **Henkeltasse**
Bunzlau, Julius Paul & Sohn, um 1930
Feinsteinzeug, gegossen
H 8,1 DmR 9,1 DmB 6

Zylindrische Form, Standring, Bandhenkel, am Boden M 52 in grün.
Außen verlaufender Spritzdekor in braun, blau: Quadrate, Ecken, transparente Feldspatglasur.
Weißlicher Scherben.
Privatslg. München

252* **Milchtopf**
Bunzlau, Julius Paul & Sohn, 1910/20
Feinsteinzeug, gegossen
H 10,5 DmR 7,6 DmMax 9,3 DmB 8

Leicht gebauchte Form, Wandung zum Teil plastisch ausgeformt, spitze Schnauze, Bandhenkel, am Boden M 49 in oliv.
Außen Schwämmeldekor: Pfauenauge, blau, rotbraun in Dreipaßformen, Umrandung sowie Linien auf Schnauze und Henkel: blauer Pinseldekor, transparente Feldspatglasur.
Weißlicher Scherben.
Privatslg. München

253* **Milchtopf**
Bunzlau, Julius Paul & Sohn, nach 1927
Feinsteinzeug, gegossen
H 10,2 DmR 10,5 DmMax 13,4 DmB 10,6

Leicht gebauchte Form, Wandung zum Teil plastisch ausgeformt, spitze Schnauze, Bandhenkel, am Boden M 47 in grün.
Außen Spritzdekor in braun, blau: umlaufende und senkrechte Streifen, Kreise, transparente Feldspatglasur.
Weißlicher Scherben.
MDV 8 E 730

248

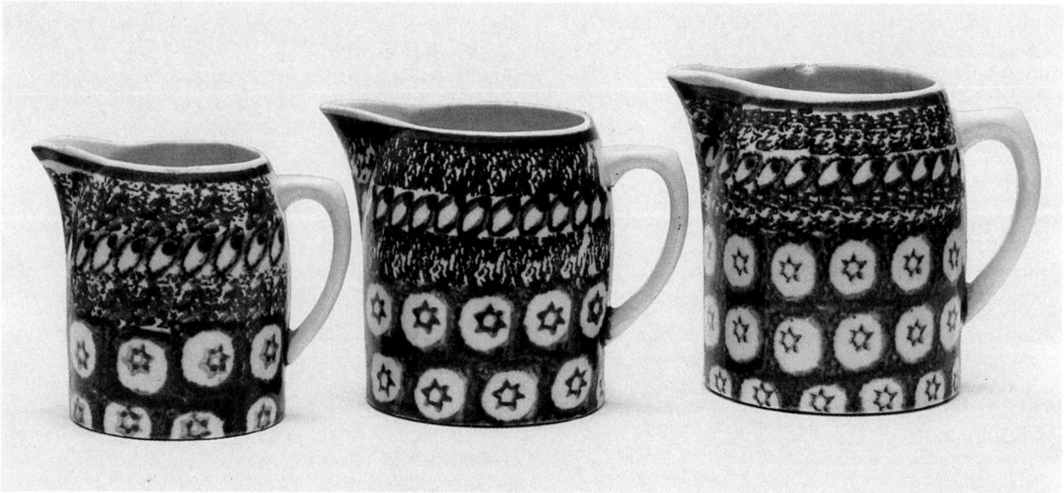

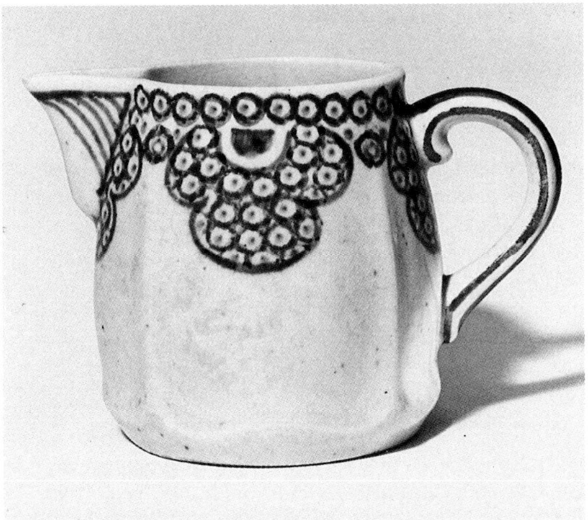

252

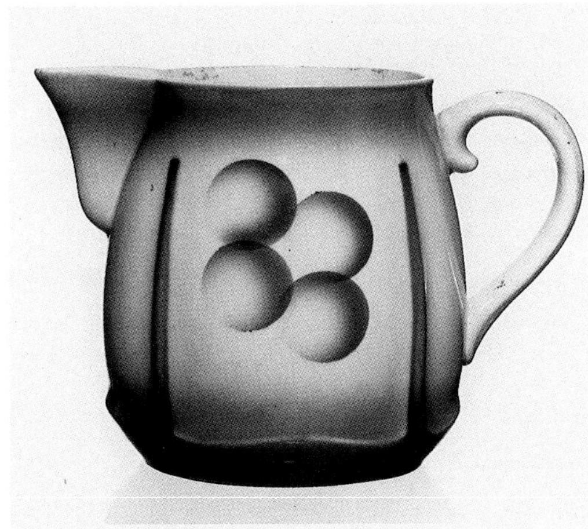

253

254 **Milchtopf**
Bunzlau, Julius Paul & Sohn, nach 1927
Feinsteinzeug, gegossen
H 10,6 DmR 7,6 DmMax 9,5 DmB 7,8

Leicht gebauchte Form, Wandung zum Teil plastisch ausgeformt, spitze Schnauze, Bandhenkel, am Boden M 53 in oliv.
Außen brauner, verlaufender Spritzdekor: Ecken, bräunlich gefärbt, innen transparente Feldspatglasur.
Weißlicher Scherben.
Privatslg. München

255* **Kaffeeservice, 10-teilig** (Abb. S. 100)
Bunzlau, Julius Paul & Sohn, 1930/40
Feinsteinzeug, gegossen
Kaffeekanne: H 20,5 DmR 9,3 DmMax 14,6 DmB 9,5

Bestehend aus Kaffeekanne mit Deckel, 2 Milchkännchen, Zuckerdose mit Deckel, 2 Tassen mit Untertassen, 2 Kuchentellern, am Boden M 52 in oliv.
Außen brauner verlaufender Spritzdekor: Rosenmotiv mit geritzten Konturen, bräunlich gefärbt, innen transparente Feldspatglasur.
Weißer Scherben.
MDV 7 H 201, 8 E 893, 8 E 894 a, b, 8 H 986 a, b, 8 M 308 a–d

256 **Milchkännchen**
Bunzlau, Julius Paul & Sohn, 1930/40
Feinsteinzeug, gegossen
H 6,7 DmR 6,9 DmMax 8,2 DmB 6,8

Konische Form, verstärkter Rand, Schnauze, abgekanteter Bandhenkel, Kochboden.
Außen blauer, verlaufender Spritzdekor: Blüten und Blätter in blau, gelb, rotbraun, grün, Aufschrift: „Bad Saarow“ in schwarz, transparente Feldspatglasur.
Weißlicher Scherben.
MDV 8 O 764

257 **Milchkännchen**
Bunzlau, Julius Paul & Sohn, 1930/40
H 6,7 DmR 6,6 DmMax 8 DmB 6,5

Konische Form, verstärkter Rand, Schnauze, abgekanteter Bandhenkel, am Kochboden M51 als Blindstempel.
Außen blauer, verlaufender Spritzdekor: Blüten und Blätter in blau, gelb, rotbraun, grün, transparente Feldspatglasur.
Weißlicher Scherben.
Privatslg. München

Hugo Reinhold & Co.

258* **Kanne**
Bunzlau, wohl Hugo Reinhold & Co., um 1900
Hochgebrannte Irdenware, gedreht
H 20,3 DmR 9 DmMax 15,4 DmB 10

Bauchige Form, angesetzte Schnauze, Bandhenkel, am Boden eingeritzte Größe 4.
Außen blau gefärbte Glasur, Kaltbemalung in gold: 2 Blütenranken, Streifen, innen weiße Engobe, transparente Feldspatglasur.
Weißlicher Scherben.
MDV 8 E 546

259* **Zwei Henkelbecher**
Bunzlau, wohl Hugo Reinhold & Co., um 1900
Hochgebrannte Irdenware, gedreht
H 8 DmR 7,9 DmMax 8 DmB 8

Zylindrische Form, Bandhenkel.
Außen blau gefärbte Glasur, Kaltbemalung in gold: 2 Blütenranken, Aufschrift: Max. bzw. Lischen, innen weiße Engobe, transparente Feldspatglasur.
Weißlicher Scherben.
MDV 8 M 200 a, b

260 **Kakaokanne mit Deckel**
Bunzlau, Hugo Reinhold & Co., um 1910
Feinsteinzeug, gegossen
H 20,8 DmR 8 DmMax 13,8 DmB 10,7

Bauchige Form, breiter zylindrischer Hals, Schnauze, abgekanteter Henkel, leicht gewölbter Deckel mit Knauf, am Boden M59 als Blindstempel.
Außen braune Lehmglasur, innen transparente Feldspatglasur.
Weißer Scherben.
MDV 8 E 825

261 **Vier Tassen mit Untertassen**
Bunzlau, wohl Hugo Reinhold & Co., 1910/20
Feinsteinzeug, übergedreht/gegossen
H 4,9 DmR 8,6
DmB 4,3 DmMax (Untertasse) 13,6

258, 259

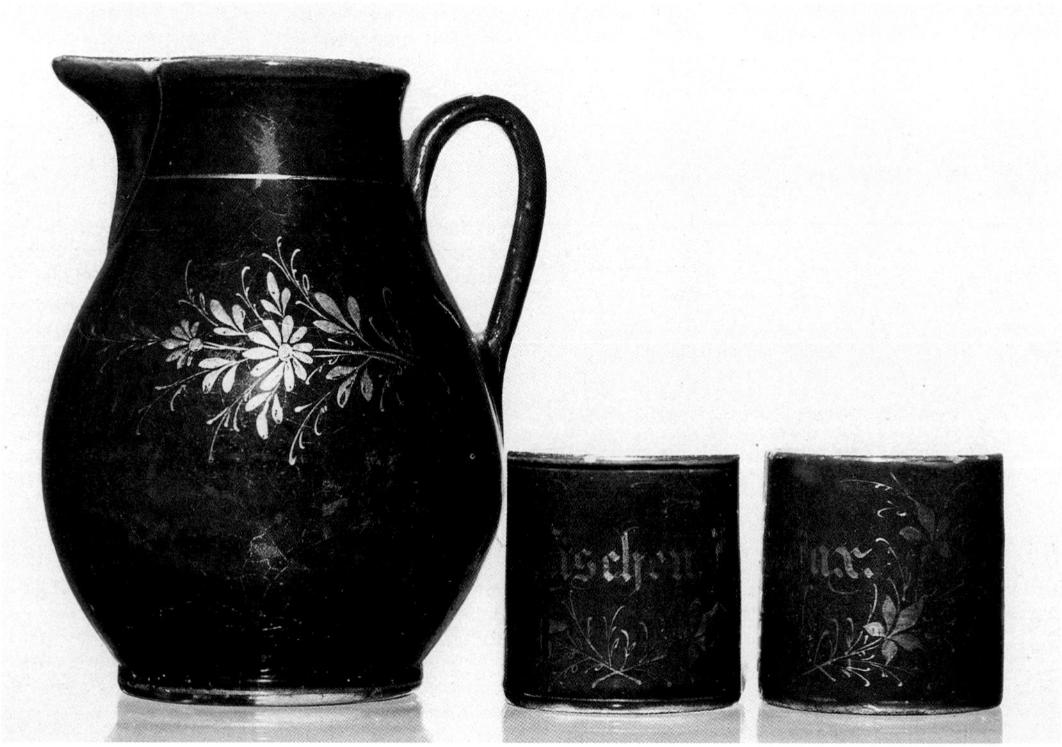

Tasse mit gewölbter Wandung, gegossener, abgekanteter Henkel, Untertasse mit ansteigendem Rand und abgesetztem Spiegel.
Braune Lehmglasur, Tassen innen mit transparenter Feldspatglasur.
Weißer Scherben.
MDV 8 M 106

262* **Teeservice, 13-teilig** (Abb. S. 161)
Bunzlau, Hugo Reinhold & Co., 1905/10
Feinsteinzeug, gegossen, übergedreht
Teekanne: H 18,4 DmR 9,1 DmMax 16,6
DmB 9,1

Bestehend aus Teekanne mit Deckel, Milchkännchen, Zuckerdose mit Deckel, 5 Tassen mit Untertassen, am Boden M 60 in gold, am Boden der Tasse M 62 in gold.
Braune Lehmglasur, Kaltbemalung in schwarz, gold: umlaufender Ornamentstreifen, innen transparente Feldspatglasur.
Weißer Scherben.
MDV 7 H 141, 8 E 715, 8 E 716, 8 M 268 a–d, f

263 **Sechs Kuchenteller**
Bunzlau, Hugo Reinhold & Co., 1910/20
Feinsteinzeug, übergedreht
H 2,5 DmR 19 DmB 11,7

Flache Form, abgeknickte, schmale Fahne, am Boden M 62 in schwarz.
Braune Lehmglasur, Kaltbemalung in gold, schwarz auf der Fahne: Streifen, Jugendstilornamente.
Weißlicher Scherben.
MDV 8 H 982 (Dauerleihgabe BRD)

264* **Teekanne mit Deckel** (Abb. S. 161)
Bunzlau, Hugo Reinhold & Co., 1910/20
Feinsteinzeug, gegossen
H 17 DmR 9,3 DmMax 14,8 DmB 12,5

Konische, leicht bauchige Form, breites Ausgußrohr, abgekanteter Henkel, gewölbter Deckel mit Knauf, am Boden M 64 als Blindstempel, M 62 in schwarz.
Außen chromgrüne Glasur, Kaltbemalung in gold, schwarz, rotbraun: Steifen.
Weißlicher Scherben.
MDV 8 E 890

265 **Butterdose mit Deckel**
Bunzlau, Hugo Reinhold & Co., um 1910
Feinsteinzeug, gegossen
H 7 DmR 13,3 DmB 11,7

Flache, leicht konische Form, 2 senkrechte Griffe, leicht gewölbter Deckel mit 2 Aussparungen und Knauf, am Boden M 59 als Blindstempel.
Außen plastisch ausgeformt als Holzbütte, braune Lehmglasur, innen transparente Feldspatglasur, Rand unglasiert.
Weißlicher Scherben.
MDV 7 H 186

266 **Schüssel aus Satz**
Bunzlau, Hugo Reinhold & Co., um 1930
Feinsteinzeug, gegossen
H 6,1 DmR 19,5 DmB 10,2

Runde Form, gerippte Wandung, am Boden M 64 als Blindstempel.
Außen braune Lehmglasur, innen transparente Feldspatglasur.
Weißlicher Scherben.
MDV 8 G 703

267 **Speiseform**
Bunzlau, Hugo Reinhold & Co., um 1930
Feinsteinzeug, gegossen
H 5,2 DmMax 28

Längliche Form, abgesetzter Standring mit 2 Ösen, am Boden M 64 als Blindstempel.
Außen braune Lehmglasur, innen plastisch ausgeformter Fisch, transparente Feldspatglasur.
Weißer Scherben.
MDV 38 J 52

268 **Speiseform**
Bunzlau, Hugo Reinhold & Co., um 1930
Feinsteinzeug, gegossen
H 8,8 DmR 23,2 DmB 14,6

Runde Form, gerippte Wandung, am Boden M 64 als Blindstempel.
Außen braune Lehmglasur, innen am Boden plastisch ausgeformter Stern, transparente Feldspatglasur.
Weißer Scherben.
MDV 38 J 57

269* **Milchtopf**
Bunzlau, Hugo Reinhold & Co., um 1930
Feinsteinzeug, gegossen
H 12 DmR 9 DmMax 11 DmB 10,8

269

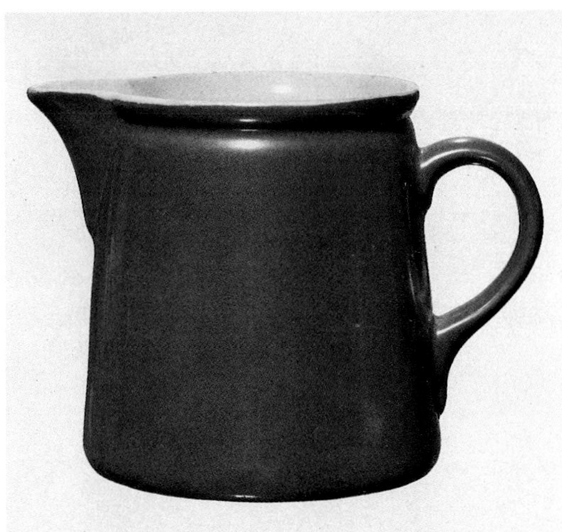

Konische Form, Bandhenkel, stehender Rand, spitze Schnauze, am Boden M64 als Blindstempel.
Außen braune Lehmglasur, innen transparente Feldspatglasur.
Grau-weißer Scherben.
MDV 8 E 646

270* **Milchtopf**
Bunzlau, Hugo Reinhold & Co., 1920/30
Feinsteinzeug, gegossen
H 11,8 DmR 12,2 DmMax 14,5 DmB 14

Konische Form, spitze Schnauze, stehender Rand, Bandhenkel, am Boden M64 als Blindstempel.
Außen Schwämmeldekor: Pfauenauge, blau, rotbraun, Randzone grün geschwämmelt mit rotbraunen Kreisen, transparente Feldspatglasur.
Weißlicher Scherben.
MDV 8 O 672

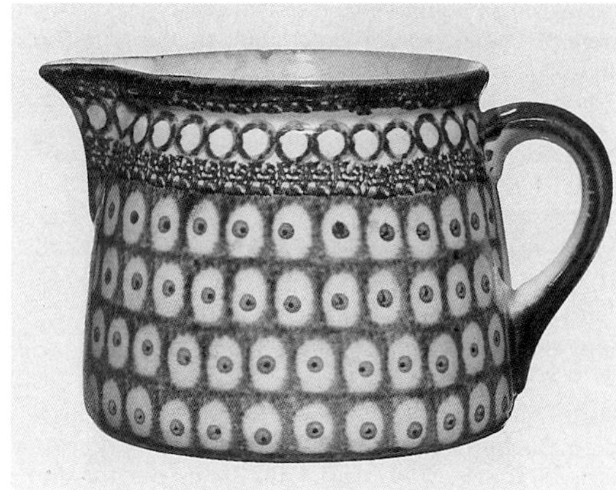

270

271 **Milchtopf**
Bunzlau, Hugo Reinhold & Co., um 1920
Feinsteinzeug, gegossen
H 10,8 DmR 7,2 DmMax 9,5 DmB 7,3

Konische Form, zum Stand hin eingezogen, spitze Schnauze, Bandhenkel, am Boden M66 in blau.
Außen Schwämmeldekor: Pfauenauge, blau, rotbraun, Randzone grün mit rotbraunen Kreisen, transparente Feldspatglasur.
Weißer Scherben.
Slg. Seiler, Leutershausen

272 **Schüssel aus Satz**
Bunzlau, Hugo Reinhold & Co., 1920/30
Feinsteinzeug, gegossen
H 6,1 DmR 18,8 DmB 10,1

Flache Form, gerippte Wandung, am Boden M64 als Blindstempel.
Außen und innen an der Wandung Pinseldekor: Streifen, blau, innen am Boden Schablonendekor: Blume, blau, grün, transparente Feldspatglasur.
Weißlicher Scherben.
MDV 8 G 663

273

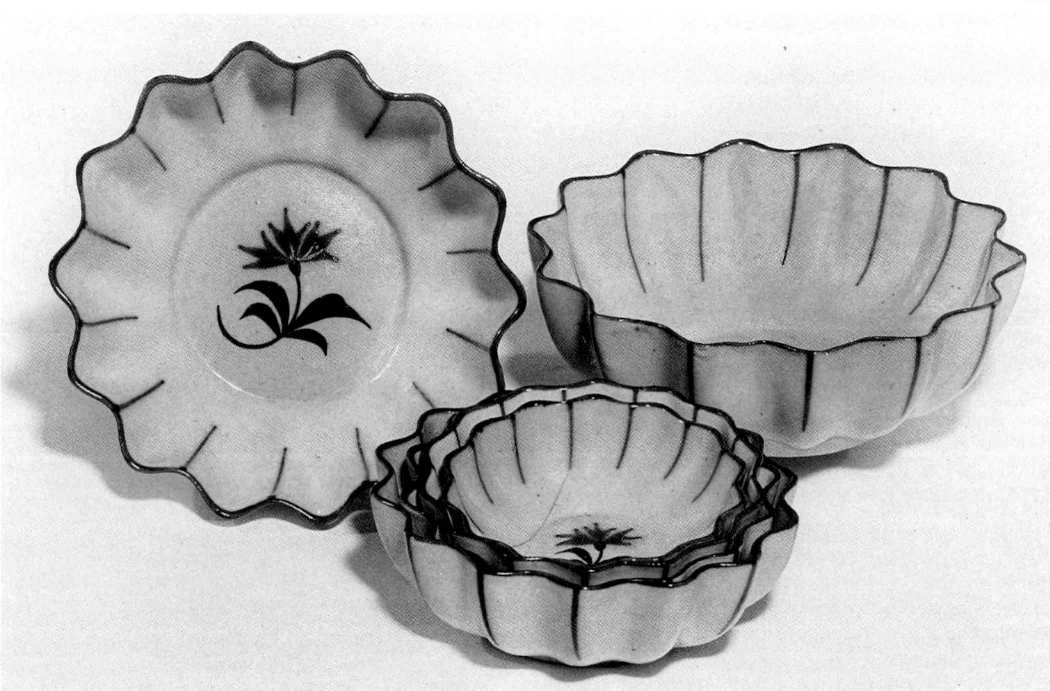

273* **Sechs Schüsseln aus Satz**
Bunzlau, wohl Hugo Reinhold & Co., 1920/30
Feinsteinzeug, gegossen
H 3,9–6,9 DmR 11,5–20,3 DmB 5,7–11

Flache Form, gerippte Wandung.
Außen und innen an der Wandung Pinseldekor: Streifen, blau, innen am Boden Schablonendekor: Kornblume, blau, grün, transparente Feldspatglasur.
Weißlicher Scherben.
MDV 8 G 704 a–f

274 **Fünf Milchtöpfe aus Satz**
Bunzlau, wohl Hugo Reinhold & Co., 1920/30
Hochgebrannte Irdenware, gedreht
H 7,3–11,7 DmR 7,8–12,5 DmMax 9,3–14,6
DmB 8,8–13,7

Konische Form, angesetzte Schnauze, Bandhenkel, verstärkter Rand.
Außen Schablonendekor in blau, grün: Kornblume, transparente Feldspatglasur.
Weißer Scherben.
MDV 8 O 795 a–e

275 **Zwei Eßteller**
Bunzlau, Hugo Reinhold & Co., um 1920
Feinsteinzeug, übergedreht
H 2,9 DmR 24,6 DmB 14

Flache Form, abgeknickte Fahne, am Boden M 66 in grün.
Auf der Fahne Schablonendekor: stilisierte Ornamente, blau, grün, rotbraun, umlaufender, grüner Streifen, transparente Feldspatglasur.
Weißlicher Scherben.
MDV 8 H 958 a, b

276 **Wandteller**
Bunzlau, Hugo Reinhold & Co., um 1927
Feinsteinzeug, übergedreht
H 2,6 DmR 23,4 DmB 15,2

Flach gemuldete Form, schmale Fahne, Standring mit 2 Ösen, am Boden M 66 in grün.
Oberseite mit Schablonendekor in blau und grün: Küssendes Paar, Aufschrift: „Gäben alle Küsse Flekken; wären alle Mädchen Schecken!", am Rand Pinseldekor, transparente Feldspatglasur.
Weißlicher Scherben.
MDV 8 H 957 (Dauerleihgabe BRD)

277 **Teekanne mit Deckel**
Bunzlau, Hugo Reinhold & Co., um 1927
Feinsteinzeug, gegossen
H 17,1 DmR 9,9 DmMax 15,3 DmB 9,4

Kugelige Form, hoher, zylindrischer Standring, breites Ausgußrohr, Bandhenkel, gewölbter Deckel mit Knauf, am Boden M 67 in grün.
Außen brauner, verlaufender Spritzdekor: Wellenlinie, 4 Kreise, hellblau, transparente Feldspatglasur.
Weißlicher Scherben.
MDV 8 E 727

278 **Butterdose mit Deckel**
Bunzlau, Hugo Reinhold & Co., um 1930
Feinsteinzeug, gegossen
H 7 DmR 8,7 DmMax 9,5 DmB 8

Zylindrische Form, gewölbter, abgeflachter Deckel mit Knauf, am Boden M 64 als Blindstempel.
Außen blauer Spritzdekor: Streifen, transparente Feldspatglasur.
Weißer Scherben.
MDV 7 H 128

279

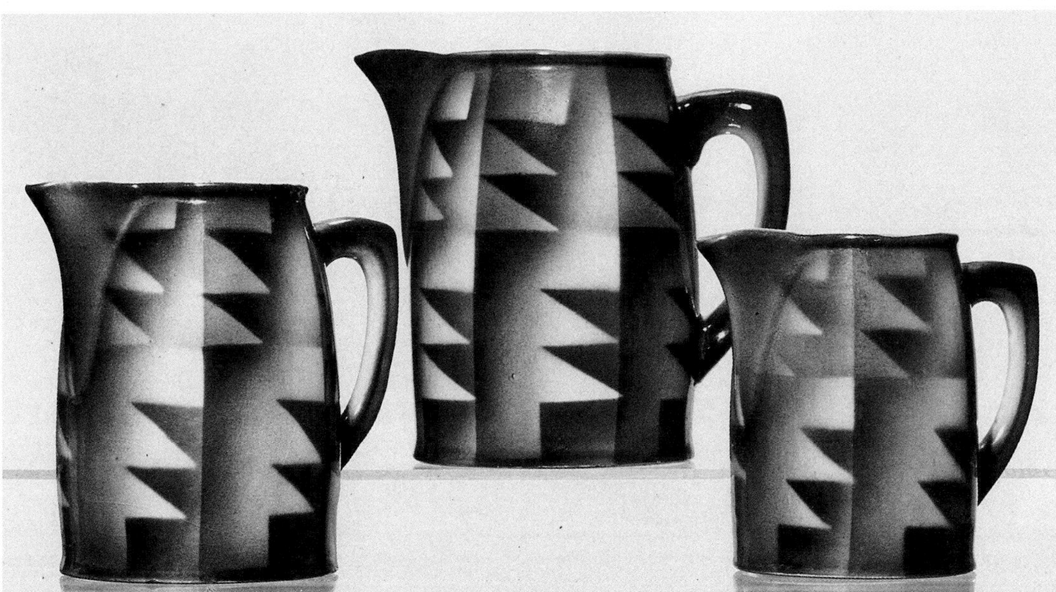

279* **Drei Milchtöpfe aus Satz**
Bunzlau, Hugo Reinhold & Co., um 1927
Feinsteinzeug, gegossen
H 11,7–15,2 DmR 7–8,6 DmMax 9–11,1
DmB 8,9–10,8

Zylindrische Form, gerundete Schulter, spitze Schnauze, abgekanteter Henkel, am Boden M67 in graugrün.
Außen Spritzdekor in blau, grün: Felder mit Zacken, transparente Feldspatglasur.
Weißer Scherben.
MDV 8 E 780 a–c

280 **Ingwerdose mit Deckel**
Bunzlau, Hugo Reinhold & Co., um 1927
Feinsteinzeug, gegossen
H 13 DmR 5,4 DmMax 7,9 DmB 6

Zylindrische Form, zweifach gekehlte Wandung, abgeknickte Schulter, flacher Deckel mit Knauf, am Boden M65 als Blindstempel.
Außen grüner, verlaufender Spritzdekor, Pinseldekor: umlaufende Streifen, blau, grün, transparente Feldspatglasur.
Weißer Scherben.
MDV 7 H 124

281 **Henkelflasche**
Bunzlau, Hugo Reinhold & Co., um 1930
Feinsteinzeug, gegossen
H 15,1 DmR 3 DmMax 12

Zweiseitig abgeplattete Form, enger zylindrischer Hals, verstärkter Rand, Bandhenkel, am Boden M66 in graugrün.
Außen blauer, verlaufender Spritzdekor, Enzianmotiv in blau, grün, transparente Feldspatglasur.
Weißer Scherben.
Privatslg. München

Edwin Werner

282 **Tasse mit Untertasse**
Bunzlau, Edwin Werner, um 1930
Feinsteinzeug, gegossen, übergedreht
Tasse: H 6 DmR 10 DmMax (Untertasse) 15,9

Leicht gebauchte Tasse, Bandhenkel, flache Untertasse, abgesetzter Spiegel, ansteigender Rand.
Außen Pinseldekor: Blüten und Blätter, blau, rotbraun, grün, Schwämmeldekor am Rand: Pfauenauge, blau, rotbraun, transparente Feldspatglasur.
Weißer Scherben.
MDV 8 M 290 (Dauerleihgabe BRD)

283 **Milchtopf aus Satz**
Bunzlau, Edwin Werner, um 1930
Feinsteinzeug, gegossen
H 6,9 DmR 7,2 DmMax 8,7 DmB 8

Konisch zulaufende, leicht bauchige Form, stehender Rand, Schnauze, Bandhenkel, am Boden M93 geprägt.
Außen Pinseldekor: Blüten und Blätter, blau, rotbraun, grün, Schwämmeldekor am oberen und unteren Rand: Pfauenauge, blau, rotbraun, transparente Feldspatglasur.
Weißer Scherben.
Privatslg. München

284

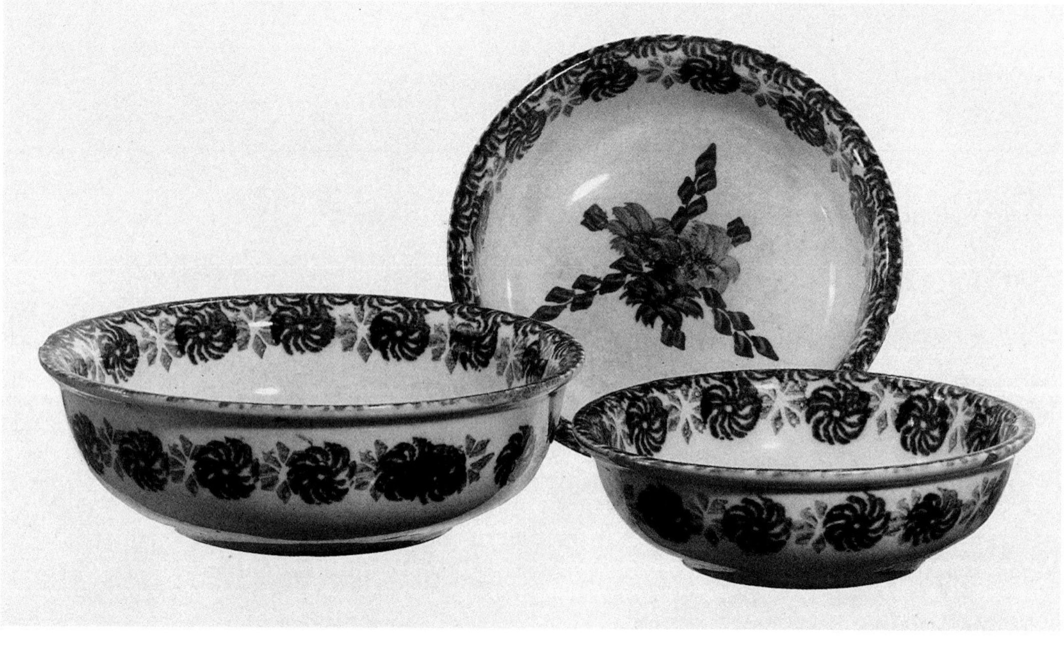

284* **Drei Schüsseln aus Satz**
Bunzlau, Edwin Werner, 1930/40
Feinsteinzeug, eingedreht
H 6,2–8 DmR 20,5–25,6 DmB 11–13

Flache, leicht gebauchte Form, Standring, verstärkter Rand, am Boden M93 geprägt.
Außen und innen Schwämmeldekor: Rosetten und Sterne, blau, rotbraun, innen Mitte mit Pinseldekor: Blüten und Blätter, blau, rotbraun, grün, transparente Feldspatglasur.
Weißer Scherben.
MDV 8 G 652 a–c

285 **Schüssel**
Bunzlau, Edwin Werner, um 1930
Feinsteinzeug, eingedreht
H 8 DmR 25,5 DmB 14

Flache, leicht gebrauchte Form, Standring, verstärkter Rand, am Boden M93 geprägt.
Äußerer und innerer Rand mit geschwämmelter Kante: Pfauenauge, rotbraun, blau, transparente Feldspatglasur.
Gelblich-weißer Scherben.
MDV 8 G 655

286 **Milchtopf**
Bunzlau, wohl Edwin Werner, 1. Viertel 20. Jh.
Hochgebrannte Irdenware, gedreht
H 12,2 DmR 13 DmMax 13,8 DmB 12,2

Gebauchte Form, außen gekehlter Rand, angesetzte Schnauze, Bandhenkel, am Boden geritzte Größe 6.
Außen und innen weiße Engobe, blauer Schwämmeldekor: Blüten, Vierpaßformen, Punkte, transparente Feldspatglasur.
Weißlicher Scherben.
MDV 8 O 799

Tillendorf

Karl Werner & Co.

287 **Kaffeekanne mit Deckel**
Tillendorf, Karl Werner & Co., 1930/40
Feinsteinzeug, gegossen
H 14,2 DmR 9,4 DmMax 9,2 DmB 9,5

Eiförmig, Standring, gerundete Schulter, eingezogener Hals, innen gekehlter Rand, Ausgußrohr, Bandhenkel, gewölbter Deckel mit Knauf, am Boden M95 als Blindstempel und M98 in schwarz mit „Feuerfest".
Außen Pinseldekor: Blumen, Blätter, rotbraun, blau, grün, schwarz umlaufende Streifen, transparente Feldspatglasur.
Weißlicher Scherben.
MDV 8 E 873

288 **Zuckerdose mit Deckel**
Tillendorf, Karl Werner & Co., 1930/40
Feinsteinzeug, gegossen
H 7,8 DmR 6,8 DmMax 4,7 DmB 7

Bauchige Form, Standring, gerundete Schulter, eingezogener Hals, innen gekehlter Rand, gewölbter Deckel mit Knauf, am Boden M95 als Blindstempel.
Außen Pinseldekor: Blüten, Blätter, rotbraun, blau, grün, schwarz umlaufende Streifen, transparente Feldspatglasur.
Weißlicher Scherben.
MDV 7 H 191

289 **Kaffeekanne mit Deckel**
Tillendorf, Karl Werner & Co., nach 1927
Feinsteinzeug, gegossen
H 17,5 DmR 8,2 DmMax 9,6 DmB 8,2

Zylindrische Form, Standring, gerundete Schulter, innen gekehlter Rand, Ausgußrohr, abgekanteter Henkel, leicht gewölbter Deckel mit Knauf, am Boden M95 als Blindstempel und M98 in schwarz mit „Feuerfest".
Außen brauner Spritz- und schwarzer Pinseldekor: Blumen, Blätter, schwarze umlaufende Streifen, gelblich gefärbte, innen transparente Feldspatglasur.
Weißlicher Scherben.
MDV 8 E 836

290* **Kaffeekanne ohne Deckel**
Tillendorf, Karl Werner & Co., nach 1927
Feinsteinzeug, gegossen
H 26,5 DmR 11 DmMax 21 DmB 12,8

Bauchige Form, eingezogener Stand, abfallende Schulter, trichterförmiger Hals, Schnauze, Bandhenkel, am Boden M87 als Blindstempel und M98 in blau mit „Feuerfest".

290

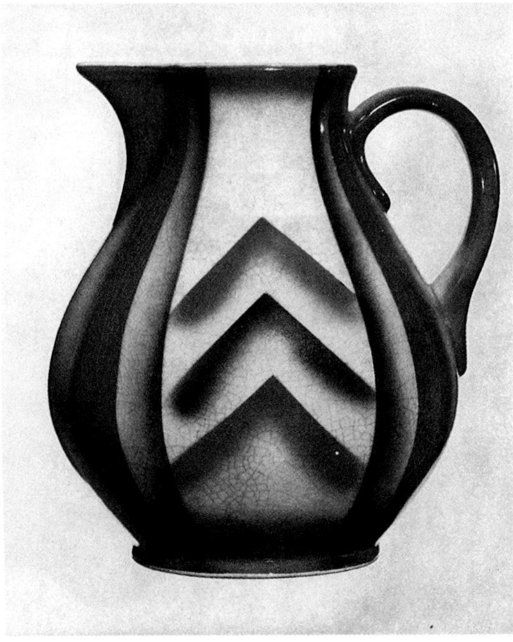

Außen verlaufender, braun-blauer Spritzdekor: Streifen, Ecken, gelblich gefärbte, innen transparente Feldspatglasur.
Weißlicher Scherben.
MDV 8 E 670

291 **Butterdose ohne Deckel**
Tillendorf, Karl Werner & Co., um 1930
Feinsteinzeug, gegossen
H 7 DmR 12 DmB 9,5

Leicht konische Form, verstärkter Rand, am Boden M 95 als Blindstempel und M 98 in blau.
Außen verlaufender, braun-blauer Spritzdekor: Streifen, Ecken, gelblich gefärbte, innen transparente Feldspatglasur.
Weißlicher Scherben.
MDV 7 H 133

292 **Milchtopf**
Tillendorf, Karl Werner & Co., nach 1927
Feinsteinzeug, gegossen
H 9 DmR 9 DmMax 11 DmB 9,2

Bauchige Form, stehender Rand, Schnauze, Bandhenkel, am Kochboden M 95 als Blindstempel.
Außen verlaufender Spritzdekor: Streifen, Quadrate, Kreise, braun, blau, transparente Feldspatglasur.
Weißlicher Scherben.
Privatslg. München

293* **Kaffeeservice, 16-teilig**
Tillendorf, Karl Werner & Co., um 1930
Feinsteinzeug, gegossen
Kaffeekanne: H 24 DmR 11,2 DmMax 16,8 DmB 12

Bestehend aus Kaffeekanne mit Deckel, 2 Milchkännchen, Zuckerdose mit Deckel, 4 Tassen mit Untertassen, 4 Kuchentellern, am Boden M 95 als Blindstempel und M 98 in schwarz.

Außen verlaufender, brauner Spritzdekor: Stiefmütterchen, z. T. geritzte Konturen, bräunlich gefärbte, innen transparente Feldspatglasur.
Weißer Scherben.
MDV 8 E 714, 8 E 713, a, b, 7 H 140, 8 M 267, 8 H 900

Naumburg/Q.

Louise Reinwald

294* **Milchtopf aus Satz**
Naumburg/Q., Louise Reinwald, um 1930
Feinsteinzeug, gegossen
H 14,7 DmR 9,9 DmMax 12,1 DmB 10,8

Konisch zulaufende Form, stehender Rand, Schnauze, Bandhenkel, am Boden Größe 6 als Blindstempel.
Außen Schwämmeldekor: blaues Netzmuster, Pfauenauge am Rand, grün, blau, transparente Feldspatglasur.
Weißlicher Scherben.
Slg. Seiler, Leutershausen

295* **Vase**
Naumburg/Q., Louise Reinwald, um 1930
Feinsteinzeug, gegossen
H 14,4 DmR 9 DmB 7,8

Konische Form, breiter Stand, trichterförmiger Hals.
Außen Schwämmeldekor: Pfauenauge, blau, rotbraun und blau, blauer Pinseldekor: Streifen, transparente Feldspatglasur.
Weißer Scherben.
Slg. Seiler, Leutershausen

296 **Vase**
Naumburg/Q., Louise Reinwald, um 1935
Feinsteinzeug, gegossen
H 8,5 DmR 5,2 DmB 3,9

293

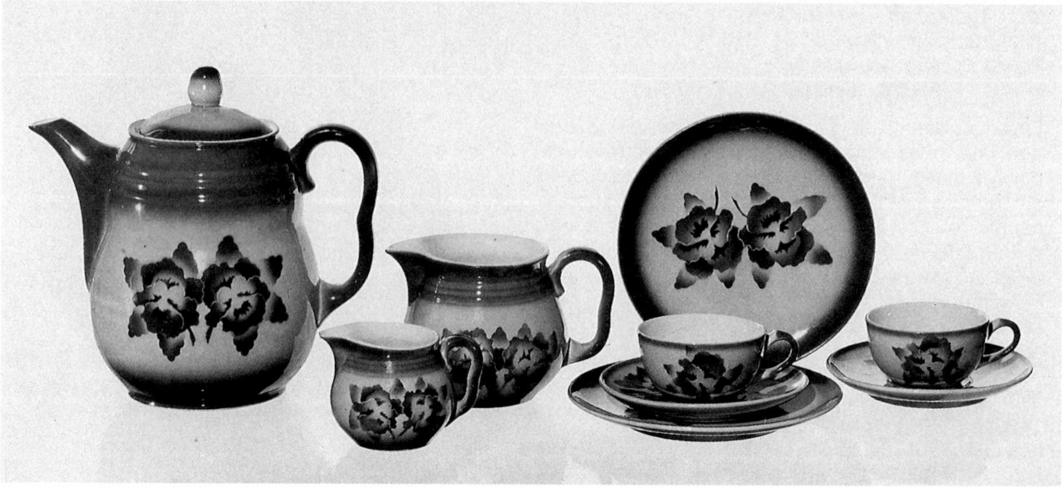

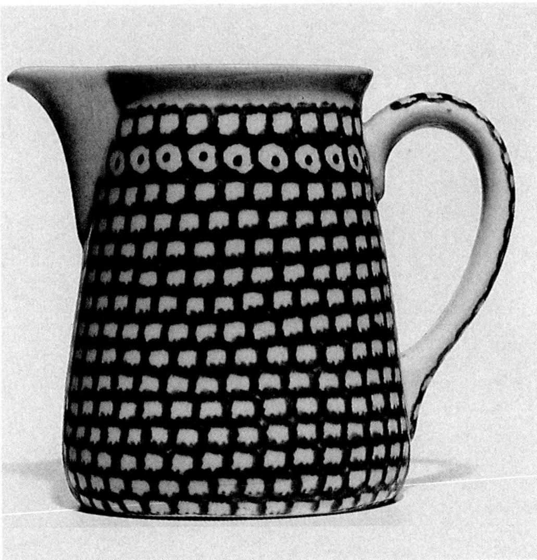

294

295

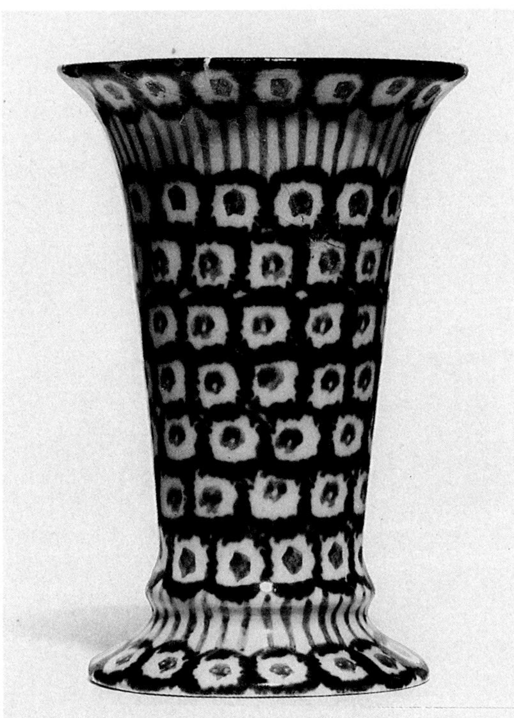

Konische Form, breiter Stand, trichterförmiger Hals, am Boden M67a in grün.
Außen Schwämmeldekor: Punkte, blau, rotbraun, Pinseldekor: grüne Punkte, umlaufende Streifen, grün, grau, transparente Feldspatglasur.
Weißlicher Scherben.
Stiftung Kulturwerk Schlesien, Würzburg

Töpferei Seiler

297* **Milchtopf** (Abb. S. 88)
Naumburg/Q., August Seiler, 1880/1900
Hochgebrannte Irdenware, gedreht
H 13,6 DmR 10,6 DmMax 11,3 DmB 9,6

Zylindrische Form, zum Stand gerundet, kurzer trichterförmiger Hals, spitze Schnauze, Bandhenkel mit plastischer Blattauflage.
Außen und innen weiße Engobe, außen Marmorierung, blau, grün, transparente Feldspatglasur.
Weißlicher Scherben.
Slg. Seiler, Leutershausen

298* **Topf mit Deckel (Kasserolle)** (Abb. S. 129)
Naumburg/Q., Anna Seiler, um 1920/30
Hochgebrannte Irdenware, gedreht
H 12,3 DmR 15,8 DmMax 16 DmB 14,4

Flache, gebauchte Form, stehender, innen gekehlter Rand, zwei Bandhenkel, gewölbter Deckel mit Knauf.
Außen und innen braune Lehmglasur, Rand unglasiert.
Weißlicher Scherben.
Slg. Seiler, Leutershausen

299 **Henkelbecher**
Naumburg/Q., Anna und Gerhard Seiler, um 1935
Feinsteinzeug, eingedreht
H 8,3 DmR 7,7 DmMax 8,5

Bauchige („böhmische") Form, trichterförmiger Hals, Bandhenkel.
Außen blauer Schwämmeldekor: Punkte, blauer Pinseldekor: umlaufender Streifen am Rand, transparente Feldspatglasur.
Weißlicher Scherben.
Slg. Seiler, Leutershausen

300 **Kaffeekanne mit Deckel**
Naumburg/Q., Anna und Gerhard Seiler, um 1935
Feinsteinzeug, gegossen
H 23,3 DmR 10,6 DmMax 16,5 DmB 9,8

Bauchige Form, abfallende Schulter, trichterförmiger Hals, Schnauze, Bandhenkel, leicht gewölbter Deckel mit Knauf.
Außen blauer Schwämmeldekor: Punkte, blauer Pinseldekor: Streifen am Rand, transparente Feldspatglasur.
Weißer Scherben.
Slg. Seiler, Leutershausen

301 **Vase**
Naumburg/Q., Anna und Gerhard Seiler, um 1935
Hochgebrannte Irdenware, gedreht
H 21 DmR 12 DmMax 12,6 DmB 8,7

Gebauchte, hohe Form, geriefte Wandung, Standring abgedreht, trichterförmiger Hals.
Außen unglasiert, innen braune Lehmglasur.
Gelblicher Scherben.
Slg. Seiler, Leutershausen

302* **Eßschüssel (für die Dt. Wehrmacht)**
Naumburg/Q., Gerhard Seiler, um 1938
Feinsteinzeug, eingedreht
H 9 DmR 21,5 DmB 13,4

Bauchige Form, verstärkter Rand, am Boden geprägte Größe 2.
Außen und innen Schwämmeldekor: Rosetten, Punkte, blau, braun, Rand mit blauer Linie bemalt, transparente Feldspatglasur.
Weißlicher Scherben.
Slg. Seiler, Leutershausen

303* **Eßschüssel (für den Reichsarbeitsdienst)**
(Abb. S. 88)
Naumburg/Q., Gerhard Seiler, um 1938
Feinsteinzeug, eingedreht
H 7,9 DmR 20,5 DmB 11,6

Konische Form mit verstärktem Rand.
Außen und innen blauer Schwämmeldekor, Rosetten, transparente Feldspatglasur.
Weißer Scherben.
Slg. Seiler, Leutershausen

Max Lachmann

304* **Milchtopf**
Naumburg/Q., vermutlich Max Lachmann, 1920/30
Hochgebrannte Irdenware, gedreht
H 15,8 DmR 11,2 DmMax 12,8 DmB 10,3

Bauchige Form, Schulter leicht eingezogen, außen gekehlter Rand, angesetzte Schnauze, randständiger Bandhenkel, am Boden eingeritzte Größe 6.
Außen und innen weiße Engobe, außen Schwämmeldekor: Pfauenauge, blau, grün, transparente Feldspatglasur.
Gelblich-weißer Scherben.
MDV 8 E 607

305 **Zwei Milchtöpfe aus Satz**
Naumburg/Q., wohl Max Lachmann, 1920/30
Feinsteinzeug, gegossen
H 9,8–11,2 DmR 7,7–8,5 DmMax 9,3–10,3
DmB 9–10

Konische Form, stehender Rand, Schnauze, Bandhenkel, am Boden geprägte Größe 2. bzw. 3.
Außen Schwämmeldekor: Pfauenauge, blau, grün, transparente Feldspatglasur.
Weißlicher bzw. grauer Scherben.
MDV 8 E 644 a, b

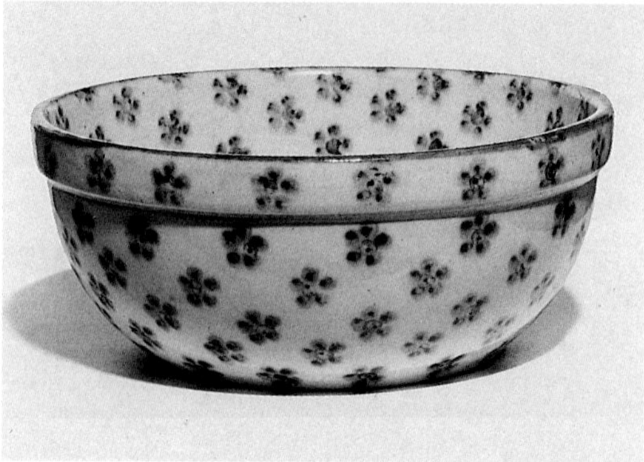

302

304

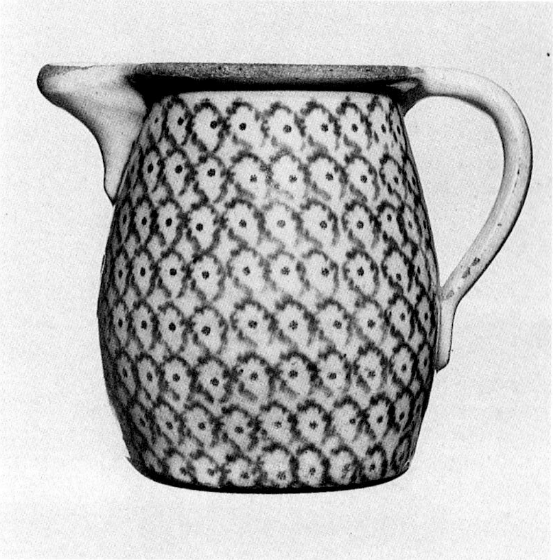

308

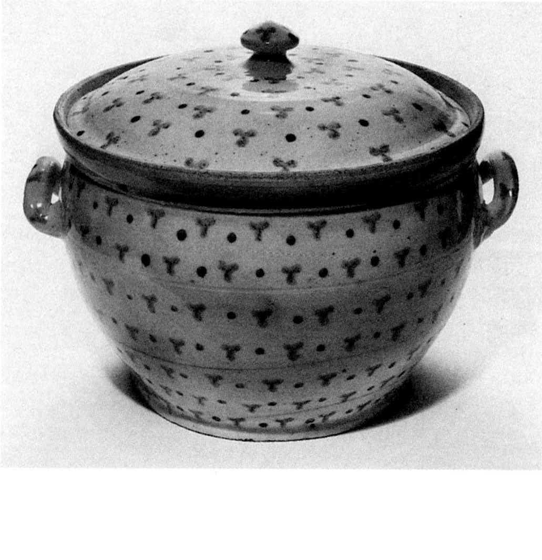

306 **Milchtopf aus Satz**
Naumburg/Q., wohl Max Lachmann, 1932
Hochgebrannte Irdenware, gedreht
H 15,2 DmR 11,8 DmMax 13,1 DmB 10,6

Leicht bauchige Form, stehender Rand, angesetzte Schnauze, Bandhenkel, am Boden geritzte Größe 6. Außen und innen weiße Engobe, außen blauer Schwämmeldekor: Pfauenauge, transparente Feldspatglasur.
Gelblich-weißer Scherben.
Stiftung Kulturwerk Schlesien, Würzburg

307 **Henkelbecher**
Naumburg/Q., wohl Max Lachmann, Entwurf 1932
Feinsteinzeug, gegossen
H 8,3 DmR 8,2 DmMax 8,7 DmB 6

Bauchige („böhmische") Form, stehender Rand. Außen blauer Schwämmeldekor, Wabenmuster, transparente Feldspatglasur.
Weißlicher Scherben.
Stiftung Kulturwerk Schlesien, Würzburg

308* **Terrine mit Deckel**
Naumburg/Q., Max Lachmann, 1932
Hochgebrannte Irdenware, gedreht
H 20,5 DmR 23,5 DmB 16,5

Bauchige Form, zum Stand hin eingezogen, innen gekehlter Rand, 2 Wulsthenkel, gewölbter Deckel mit Knauf, Deckelunterseite mit geprägter Größe 5. Außen blauer Schwämmeldekor: Streublümchenmuster, transparente Feldspatglasur.
Weißlicher Scherben.
Privatslg. München

309 **Schüssel**
Naumburg/Q., Max Lachmann, Entwurf 1932
Feinsteinzeug, eingedreht
H 4,3 DmR 13 DmB 6,2

Flache, leicht gebauchte Form, verstärkter Rand, am Boden geprägte Größe 0.
Außen und am Rand blauer Schwämmeldekor: Streublümchenmuster, transparente Feldspatglasur.
Weißlicher Scherben.
MDV 8 G 707 (Dauerleihgabe BRD)

Bruno Vogt

310 **Schüssel**
Naumburg/Q., Bruno Vogt, 1920/30
Hochgebrannte Irdenware, eingedreht
H 4,8 DmR 14,9 DmB 8,5

Flache, leicht gebauchte Form, abgeknickter Rand, am Boden geprägte Größe 0.
Außen und innen weiße Engobe, Schwämmeldekor: Pfauenauge, blau, grün, transparente Feldspatglasur.
Gelblich-weißer Scherben.
Stiftung Kulturwerk Schlesien, Würzburg

Ullersdorf/Q.
Hermann Kühn

311 **Milchtopf aus Satz**
Hermann Kühn, 1. Viertel 20. Jh.
Hochgebrannte Irdenware, gedreht
H 9,7 DmR 10,2 DmMax 11,4 DmB 9,3

Bauchige Form, stehender Rand, angesetzte Schnauze, Bandhenkel, am Boden geprägte Größe 3.
Außen und innen weiße Engobe, außen blauer Schwämmeldekor: Vierpaß- und Punktmuster zu Längs- und Querstreifen angeordnet, transparente Feldspatglasur.
Weißlicher Scherben.
Privatslg. München

312 **Milchtopf aus Satz**
Ullersdorf/Q., wohl Hermann Kühn, um 1930
Feinsteinzeug, gegossen
H 8,6 DmR 8,1 DmMax 10,4 DmB 9,2

Leicht bauchige Form, stehender Rand, spitze Schnauze, Bandhenkel, am Kochboden geprägte Größe 3.
Außen blauer Schwämmeldekor: Vierpaß- und Punktmuster, transparente Feldspatglasur.
Weißlicher Scherben.
MDV 8 O 756

313* **Zwei Kaffeekannen mit Deckel**
Ullersdorf/Q., Hermann Kühn, 1930/40
Feinsteinzeug, gegossen
H 16,2–20,8 DmR 7,5–9 DmMax 11,4–15,1
DmB 8–10

Bauchige Form, eingezogener Hals, verstärkter Rand, Schnauze, Bandhenkel, gewölbter Deckel mit Knauf, am Boden M39 in schwarz, geprägte Größe 0 und 3.

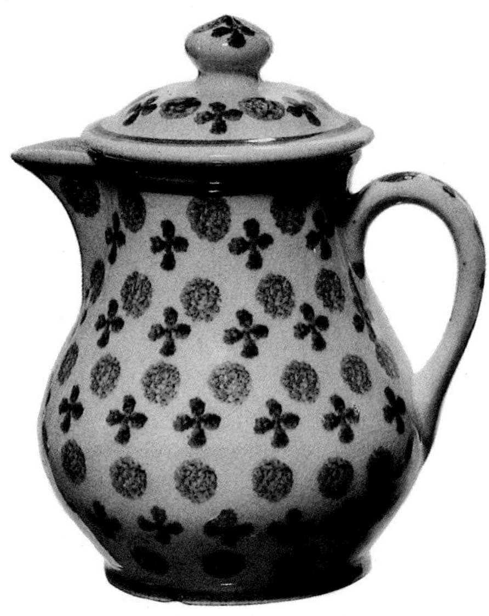

313

Außen blauer Schwämmeldekor: Vierpaß- und Punktmuster, transparente Feldspatglasur.
Weißlicher Scherben.
MDV 8 E 693, 8 E 694

314 **Teekanne mit Deckel**
Ullersdorf/Q., Hermann Kühn, 1930/40
Feinsteinzeug, gegossen
H 16,2 DmR 10 DmMax 15 DmB 9

Flache, bauchige Form, trichterförmiger Hals, verstärkter Rand, leicht gebogenes Ausgußrohr, Bandhenkel, gewölbter Deckel mit Knauf, am Boden M38 als Blindstempel.
Außen blauer Schwämmeldekor: Vierpaß- und Punktmuster, transparente Feldspatglasur.
Weißlicher Scherben.
MDV 8 E 786

315 **Gedeck, 3-teilig**
Ullersdorf/Q., Hermann Kühn, 1930/40
Feinsteinzeug, eingedreht, übergedreht
Teller: H 2,7 DmR 19,3 DmB 12,3

Kuchenteller mit abgeknickter Fahne, Untertasse mit eingetieftem Spiegel und ansteigender Fahne, runde, zylindrische Tasse, zum Stand eingezogen, abgekanteter Henkel, am Boden jeweils M39 in oliv.
Außen bzw. an der Oberseite blauer Schwämmeldekor: Vierpaß- und Punktmuster, transparente Feldspatglasur.
Weißlicher Scherben.
Privatslg. München

316 **Zwei Milchtöpfe aus Satz**
Ullersdorf/Q., Hermann Kühn, 1930/40
Feinsteinzeug, gegossen

320, 322, 321

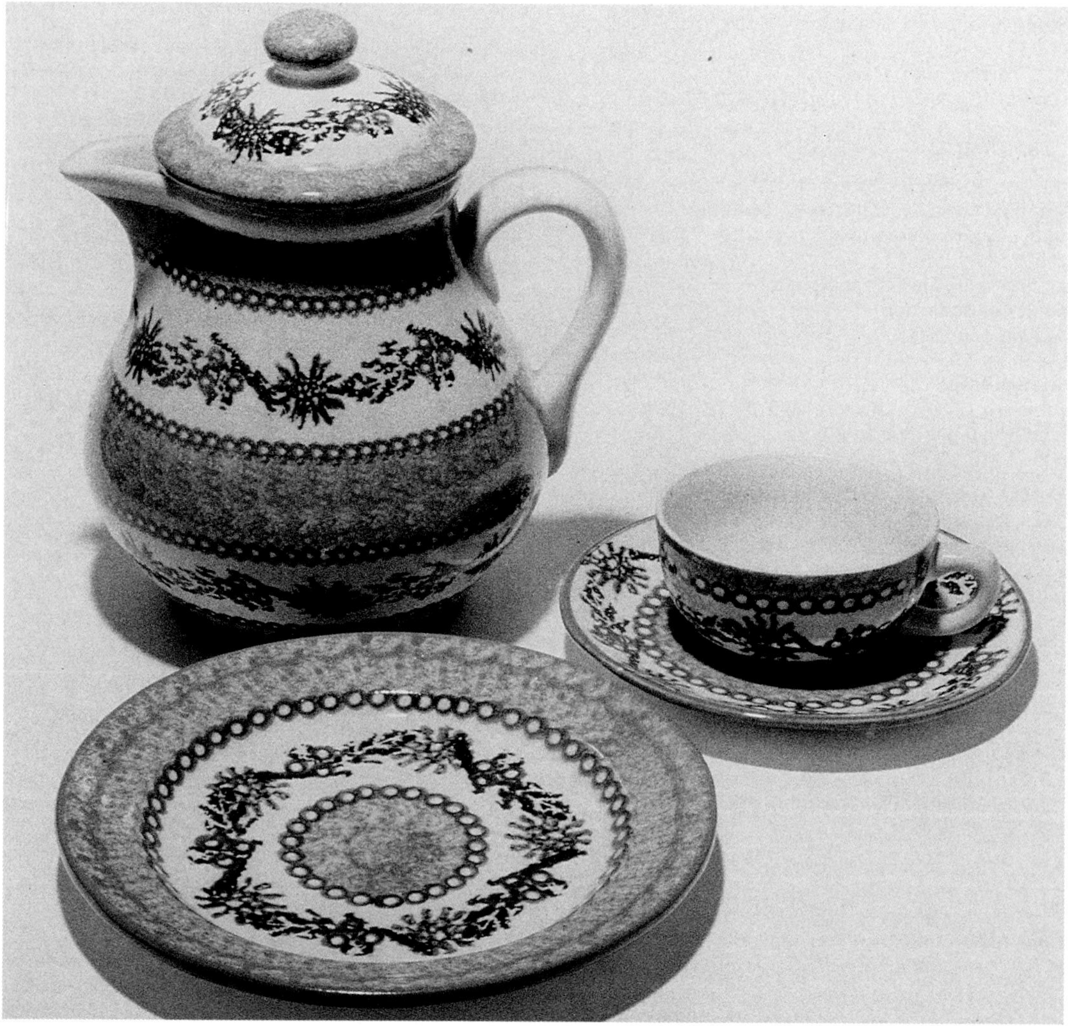

H 9,8–12,1 DmR 9,2–13,4 DmMax 12–15,5 DmB 10,8–13,6

Leicht bauchige Form, eingezogener Hals, stehender Rand, spitze Schnauze, Bandhenkel, am Kochboden M38 als Blindstempel.
Außen Schwämmeldekor: blaues Vierpaßmuster, rotbraune Punkte, Pinseldekor: 2 umlaufende Streifen, rotbraun, transparente Feldspatglasur.
Weißlicher/gelblich-weißer Scherben.
MDV 8 O 755, 8 O 811

317 **Milchkännchen**
Ullersdorf/Q., Hermann Kühn, 1930/40
Feinsteinzeug, gegossen
H 9,2 DmR 6,3 DmMax 7,9 DmB 6,2

Zylindrische Form, gewölbte Schulter, stehender Rand, Schnauze, abgekanteter Henkel am Boden M38 als Blindstempel.
Außen blauer Schwämmeldekor: Kreise, Punkte, Pinseldekor: 2 umlaufende Streifen, blau, transparente Feldspatglasur.
Weißlicher Scherben.
MDV 8 E 850 a

318* **Sechs Schüsseln aus Satz** (Abb. S. 162)
Ullersdorf/Q., Hermann Kühn, 1930/40
Feinsteinzeug, eingedreht
H 3,5–6,2 DmR 12,7–22,6 DmB 6,8–12,7

Flache Form, gewölbte Wandung, abgeknickter Rand, am Boden M38 als Blindstempel.
Außen und innen blauer Schwämmeldekor: Wabenmuster, transparente Feldspatglasur.
Weißer Scherben.
MDV 8 G 706 a–f (Dauerleihgabe BRD)

319 **Kakaokanne mit Deckel**
Ullersdorf/Q., Hermann Kühn, 1930/40
Feinsteinzeug, gegossen
H 20,6 DmR 8,3 DmMax 11,1 DmB 7,6

Eiförmig, trichterförmiger Hals, Schnauze, Bandhenkel, leicht gewölbter, gekehlter Deckel mit Sieb am Rand und Knauf, am Boden M38 als Blindstempel.
Außen blauer Schwämmeldekor: Wabenmuster, transparente Feldspatglasur.
Weißlicher Scherben.
Slg. Seiler, Leutershausen

320* **Kaffeekanne mit Deckel**
Ullersdorf/Q., Hermann Kühn, 1930/40
Feinsteinzeug, gegossen
H 21,8 DmR 9,5 DmMax 15,5 DmB 10,3

Bauchige Form, abfallende Schulter, trichterförmiger Hals, spitze Schnauze, Bandhenkel, gewölbter Deckel mit Knauf, am Boden M39 in grün.
Außen Schwämmeldekor: umlaufende Blüten- Blätterranken, rotbraun, blau, grün, umlaufende rotbraune Streifen, transparente Feldspatglasur.
Weißlicher Scherben.
Slg. Seiler, Leutershausen

321* **Tasse mit Untertasse**
Ullersdorf/Q., Hermann Kühn, 1930/40
Feinsteinzeug, übergedreht/gegossen
H 5 DmR 9 DmB 4,7 DmMax (Untertasse) 15,4

Tasse mit gewölbter Wandung und abgekantetem Henkel, Untertasse mit leicht ansteigender Fahne und abgesetztem Spiegel, auf Tassen- und Untertassenboden M39 in grün.
Außen bzw. auf der Oberseite Schwämmeldekor: umlaufende Blüten-Blätterranke, rotbraun, blau, grün, umlaufende rotbraune Streifen, transparente Feldspatglasur.
Weißlicher Scherben.
Slg. Seiler, Leutershausen

322* **Kuchenteller**
Ullersdorf/Q., Hermann Kühn, 1930/40
Feinsteinzeug, übergedreht
H 2,5 DmR 19,5 DmB 13,2

Flache Form, ansteigender Rand, am Boden M39 in grün.
Auf der Oberseite Schwämmeldekor: Blüten-Blattranke, rotbraun, blau, grün, rotbrauner Streifen und Kreis, transparente Feldspatglasur.
Weißlicher Scherben.
MDV 8 H 955

323 **Milchkännchen**
Ullersdorf/Q., Hermann Kühn, 1930/40
Feinsteinzeug, gegossen
H 9,2 DmR 6,2 DmMax 8 DmB 6,2

Zylindrische Form, gewölbte Schulter, stehender Rand, Schnauze, abgekanteter Henkel, am Boden M38 als Blindstempel.
Außen Schwämmeldekor: umlaufende Blüten-Blätterranke, rotbraun, blau, grün, umlaufende rotbraune Streifen, transparente Feldspatglasur.
Weißlicher Scherben.
MDV 8 E 850 b

324 **Kanne**
Ullersdorf/Q., Hermann Kühn, 1930/40
Feinsteinzeug, gegossen
H 13,5 DmR 8 DmMax 13,1 DmB 9

Bauchige Form, abfallende Schulter, verstärkter Rand, spitze Schnauze, Bandhenkel.
Außen Schwämmeldekor: umlaufende Blüten-Blätterranken, rotbraun, blau, grün, umlaufende rotbraune Streifen, transparente Feldspatglasur.
Weißlicher Scherben.
MDV 8 O 806 (Dauerleihgabe BRD)

325 **Kanne**
Ullersdorf/Q., Hermann Kühn, 1930/40
Feinsteinzeug, gegossen
H 15 DmR 8,9 DmMax 14,5 DmB 9,5

Bauchige Form, abfallende Schulter, verstärkter Rand, spitze Schnauze, Bandhenkel, am Boden M39 in grün.

Außen Schwämmeldekor: Sterne, Blüten, blau, rotbraun, Pinseldekor: 2 umlaufende Streifen, blau, transparente Feldspatglasur.
Weißlicher Scherben.
MDV 8 E 800 (Dauerleihgabe BRD)

Gebrauch des Bunzlauer Geschirrs

Vorratshaltung

326* **Drei Vorratstöpfe (Einlegekrausen)**
(Abb. S. 135)
Vermutlich Niederschlesien oder Sachsen, 1920/30
Hochgebrannte Irdenware, gedreht
H 13,9–18,1 DmR 12,2–15,5
DmMax 12,3–15,4 DmB 11,4–13,7

Zylindrische Form, außen gekehlter, flacher Rand, 2 Töpfe am Rand mit geprägter Größe 6.
Außen und innen braune Lehmglasur, Rand unglasiert.
Gelblicher/gelblich-grauer Scherben.
MDV 8 O 314

327* **Sechs Vorratstöpfe (Einlegekrausen)**
(Abb. S. 135)
Vermutlich Kreis Bunzlau, 1930/40
Hochgebrannte Irdenware, gedreht
H 6,8–13,6 DmR 9–16,5 DmMax 9,1–17,4
DmB 7,8–15,2

Bauchige Form, außen gekehlter, flacher Rand, 3 Töpfe am Rand oder Boden mit geprägten Größen 1, 1½ bzw. 6.
Gelblich-weißer/gelblich-grauer Scherben.
MDV 8 O 596 a–f

328 **Vorratstopf (Einlegekrause)**
Vermutlich Kreis Bunzlau, um 1930
Hochgebrannte Irdenware, gedreht
H 12,3 DmR 16,4 DmMax 17 DmB 14,5

Bauchige Form, außen gekehlter, flacher Rand, am Rand geprägte Größe 5.
Weißlicher Scherben.
MDV 8 O 329

329* **Vorratstopf (Einlegekrause) mit Deckel**
(Abb. S. 135)
Vermutlich Kreis Bunzlau, um 1930
Hochgebrannte Irdenware, eingedreht, gegossen
H 14,4 DmR 15,8 DmMax 16 DmB 14

Bauchige Form, außen gekehlter, flacher Rand, flacher Deckel mit 2 Draht-Patentverschlüssen.
Weißlicher/grauer Scherben.
MDV 7 H 199

330* **Vorratstopf (Einlegekrause)**
Vermutlich Kreis Bunzlau, um 1930
Hochgebrannte Irdenware, gedreht
H 11,4 DmR 12,3 DmMax 13,8 DmB 12,5

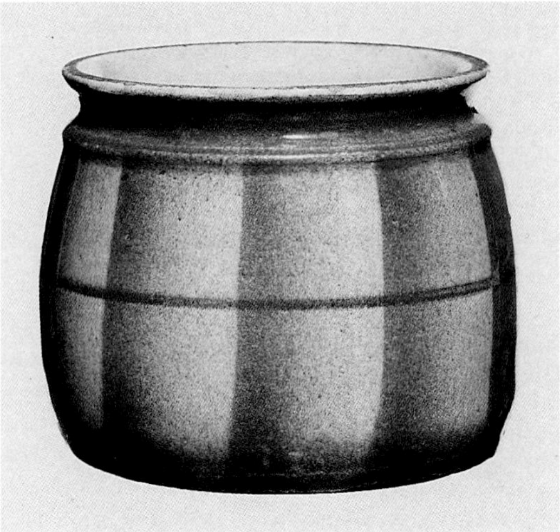

330

Leicht bauchige Form, außen gekehlter, stehender Rand, am Boden geritzte Größe 4.
Außen und innen weiße Engobe, außen brauner, verlaufender Spritzdekor: senkrechte Streifen, umlaufender Streifen, transparente Feldspatglasur.
Weißlicher Scherben.
MDV 8 O 816 (Dauerleihgabe BRD)

331 **Vorratstopf**
Vermutlich Kreis Bunzlau, um 1930
Hochgebrannte Irdenware, gedreht
H 16,9 DmR 14,5 DmMax 15,8 DmB 10,5

Bauchige Form, außen gekehlter, flacher Rand, 2 Bandhenkel.
Außen und innen braune Lehmglasur, Rand unglasiert.
Gelblicher Scherben.
MDV 8 P 71 (Dauerleihgabe BRD)

332 **Vorratstopf**
Vermutlich Niederschlesien oder Sachsen, 1930/35
Hochgebrannte Irdenware, gedreht
H 25 DmR 23 DmMax 22,2 DmB 19,5

Leicht bauchige Form, außen gekehlter, flacher Rand, 2 Bandhenkel, am Rand geprägte Größe 5.
Außen und innen braune Lehmglasur, Rand unglasiert.
Gelblicher Scherben.
MDV 8 O 318

333 **Vorratstopf mit Deckel**
Vermutlich Niederschlesien oder Sachsen, um 1930
Hochgebrannte Irdenware, gedreht
H 42,7 DmR 18,9 DmMax 28,6 DmB 18,8

Bauchige Form, nach innen verkröpfter, stehender Rand, 2 Bandhenkel, flacher Deckel mit stehendem Rand, auf dem Deckel eingeritzt 30.

Außen und innen braune Lehmglasur, Rand unglasiert, nur Deckelrand außen mit brauner Lehmglasur.
Weißlicher Scherben.
MDV 8 O 647

334 **Vorratstopf mit Deckel**
Vermutlich Niederschlesien oder Sachsen, um 1930
Hochgebrannte Irdenware, gedreht
H 45 DmR 8,5 DmMax 36 DmB 14,4

Bauchige Form, seitlicher Knauf, gewölbter Deckel mit Knauf, am Rand geprägte Größe 1.
Außen und innen braune Lehmglasur, außen plastisch ausgeformte und geritzte Faßdauben, Rand unglasiert.
Gelblich-weißer Scherben.
MDV 7 Y 29

335* **Henkelflasche** (Abb. S. 144)
Vermutlich Niederschlesien oder Oberlausitz, 1920/30
Hochgebrannte Irdenware, gedreht
H 32 DmR 2,8 DmMax 18,8 DmB 11,7

Bauchige Form, gerundete Schulter, enger, zylindrischer Hals, Wulstrand, Bandhenkel, in die Wandung geprägte Größe 7, Drahtgeflecht.
Außen und innen braune Lehmglasur, Rand unglasiert.
Gelblich-weißer Scherben.
MDV 8 F 320

336 **Henkelflasche**
Vermutlich Niederschlesien oder Oberlausitz, 1920/30
Hochgebrannte Irdenware, gedreht
H 29,6 DmR 3 DmMax 16 DmB 11,3

Bauchige Form, gerundete Schulter, enger zylindrischer Hals, Wulstrand, Bandhenkel, in die Wandung geprägte Größe 5, Drahtgeflecht.
Außen und innen braune Lehmglasur, Rand unglasiert.
Gelblich-weißer Scherben.
MDV 8 F 276

337 **Henkelflasche**
Norddeutschland, um 1930
Hochgebrannte Irdenware, gedreht
H 26,8 DmR 2,9 DmMax 16 DmB 10

Bauchige Form, gerundete Schulter, enger zylindrischer Hals, Wulstrand, Bandhenkel, in die Wandung geprägte Größe 2.
Außen und innen braune Lehmglasur, Rand unglasiert.
Gelblich-weißer Scherben.
MDV 8 N 331

338 **Kanne**
Vermutlich Niederschlesien oder Oberlausitz, Anfang 20. Jh.
Hochgebrannte Irdenware, gedreht
H 31,6 DmR 11,7 DmMax 20,8 DmB 15,3

Bauchige Form, gerundete Schulter, leicht konischer Hals, gezogene Schnauze, Bandhenkel.
Außen und innen braune Lehmglasur, Rand unglasiert.
Gelblich-weißer Scherben.
MDV 8 E 696

339 **Milchtopf**
Vermutlich Niederschlesien, Ende 19. Jh.
Hochgebrannte Irdenware, gedreht
H 9,3 DmR 7,3 DmMax 8,1 DmB 6,7

Konische Form, angesetzte Schnauze, Bandhenkel.
Außen und innen weiße Engobe, außen blauer Schwämmeldekor: 2 umlaufende Streifen, Punkte, transparente Feldspatglasur.
Weißlicher Scherben.
MDV 8 O 762

340 **Schüsselsieb**
Vermutlich Niederschlesien oder Sachsen, 1920/30
Hochgebrannte Irdenware, gedreht
H 7,9 DmR 21,1 DmB 12,7

Flache, konische Form, verstärkter Rand, 3 Bandhenkel, Wandung im unteren Teil oder Boden gelocht, am Rand geprägte Größe 1.
Außen und innen braune Lehmglasur, Rand unglasiert.
Gelblich-weißer Scherben.
MDV 10 C 39

Kochen

341 **Katalog** „Original Bunzlauer Braun- und Buntgeschirr sowie Steingeschirr und Feintonwaren" der Bunzlauer Tonwarenfabrik Eduard Küttner Bunzlau. Ausgabe Oktober 1932
MDV 62 K 98

342* **Sechs Gewürzdosen mit Deckel**
Bunzlau, um 1910
Feinsteinzeug, gegossen
H 9,8 DmMax 5,8

Viereckige, leicht gebauchte Form, konisch zulaufender, abgekanteter Deckel mit erhöhtem Griff.
An den Ecken und am Rand plastisch ausgeformt, außen braune Lehmglasur mit Kaltbemalung, Pinseldekor: grüne, schwarze Streifen, umlaufender Ornamentstreifen am Rand, schwarz, grün, gelb, rotbraun, Aufschrift in schwarz, gold: „Gewürz.", „Kümmel.", „Muskat.", „Nelken.", „Pfeffer.", „Zimmt.", innen transparente Feldspatglasur.
Weißer Scherben.
Slg. Rastal, Höhr-Grenzhausen

343* **Vier Vorratsdosen mit Deckel**
Bunzlau, Julius Paul, um 1910
Feinsteinzeug, gegossen
H 19,5 DmMax 11,8

Viereckige, leicht gebauchte Form, konisch zulaufender, quadratischer Deckel mit erhöhtem Griff, am Boden M44 als Blindstempel.
Außen an den Ecken und am Rand plastisch ausgeformt, außen Schwämmeldekor: Pfauenauge, blau, grün, rotbraun, Pinseldekor: grüne Streifen, Schablonenaufschrift in blau: „Gries.", „Nudeln.", „Reis.", „Zucker.", transparente Feldspatglasur.
Weißer Scherben.
Privatslg. Berlin

344 **Vier Gewürzdosen mit Deckel**
Kreis Bunzlau, Julius Paul um 1910
Feinsteinzeug, gegossen
H 19,5 DmMax 11,8

Viereckige, leicht bauchige Form, konisch zulaufender, quadratischer Deckel mit erhöhtem Griff.
An den Ecken und am Rand plastisch ausgeformt, außen braune Lehmglasur mit Kaltbemalung: umlaufende Ornamentstreifen in schwarz, gold, Aufschrift: „Semmel ger.", „Erbsen", „Linsen", „Stärke" in schwarz, gold, innen transparente Feldspatglasur.
Weißer Scherben.
Bundesheimatgruppe Bunzlau in Siegburg

345* **Topfsieb** (Abb. S. 134)
Vermutlich Bunzlau, 1930/40
Hochgebrannte Irdenware, gedreht
H 19,1 DmR 14,1 DmMax 16,8 DmB 14

Leicht bauchige Form, eingezogener, flacher Rand, 2 Bandhenkel, Wandung und Boden gelocht, im Rand geprägte Größe 3.
Außen und innen braune Lehmglasur, Rand unglasiert.
Weißlich-grauer Scherben.
MDV 8 O 698

342

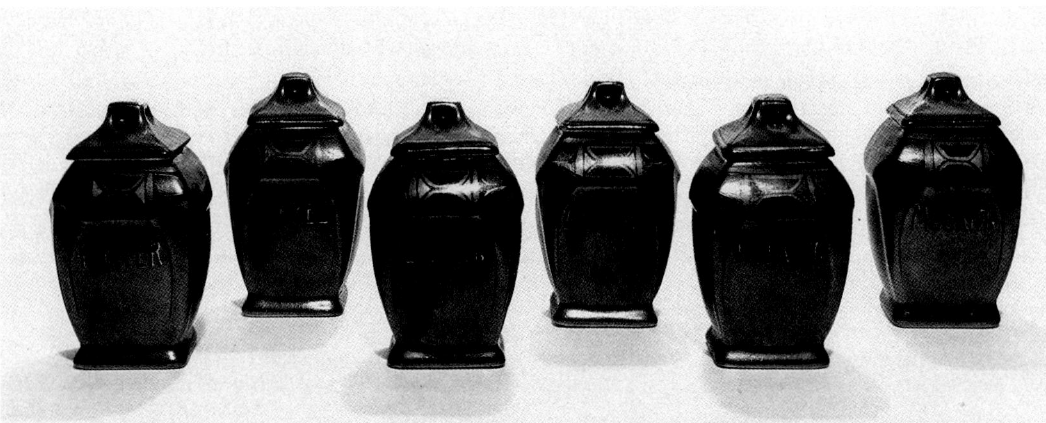

343

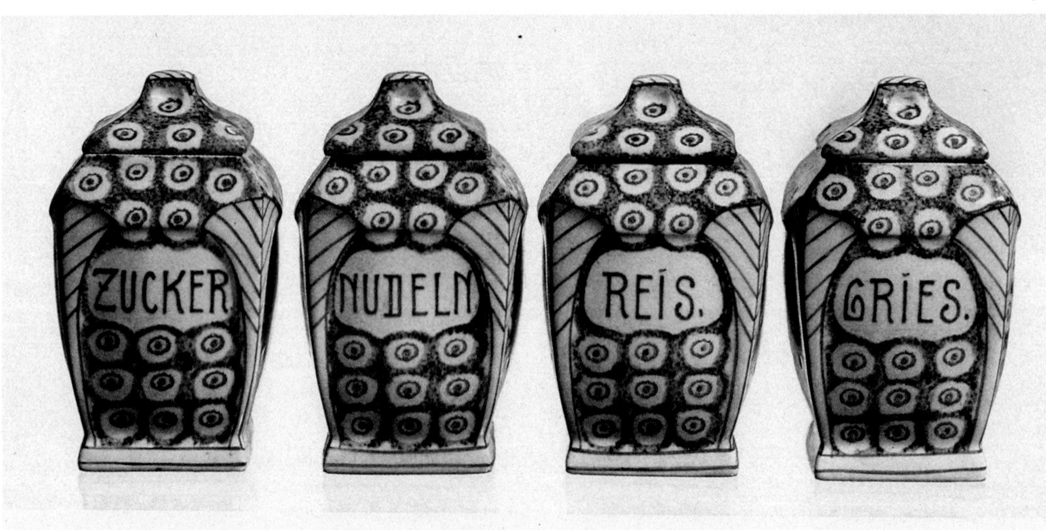

346 **Topfsieb**
Vermutlich Niederschlesien, 1930/40
Hochgebrannte Irdenware, gedreht
H 17,2 DmR 13,3 DmMax 16,8 DmB 15,2

Bauchige Form, eingezogener, innen gekehlter Rand, 2 Bandhenkel, Wandung und Boden gelocht.
Außen und innen braune Lehmglasur, Rand unglasiert.
Weißlich Scherben.
MDV 10 C 59 (Dauerleihgabe BRD)

347 **Topfsieb**
Vermutlich Sachsen, um 1920
Hochgebrannte Irdenware, gedreht
H 15,8 DmR 11,8 DmMax 13,7 DmB 11

Bauchige Form, außen gekehlter, flacher Rand, 2 Bandhenkel, Wandung und Boden gelocht.
Außen und innen braune Lehmglasur, Rand unglasiert.
Weißlicher Scherben.
MDV 10 C 61

348* **Schüsselsieb** (Abb. S. 134)
Vermutlich Kreis Bunzlau, um 1930
Hochgebrannte Irdenware, gedreht
H 8,5 DmR 27 DmB 14,8

Flache, konische Form, stehender, verstärkter Rand, 2 Wulsthenkel, Wandung und Boden gelocht, im Rand geprägte Größe 3.
Außen und innen braune Lehmglasur, Rand unglasiert.
Weißlicher Scherben.
MDV 10 C 22

349 **Topf mit Deckel (Schmortopf)**
Bunzlau, um 1920/30
Hochgebrannte Irdenware, gedreht
H 13,6 DmR 16,8 DmB 13,8

Leicht bauchige Form, eingezogener, innen gekehlter Rand, 2 Bandhenkel, konisch zulaufender Deckel mit Knauf, am Henkel geprägte Größe 1.
Außen und innen braune Lehmglasur, Rand und Deckelunterseite unglasiert.
Gelblicher Scherben.
Stiftung Kulturwerk Schlesien, Würzburg

350 **Kochtopf („Plätsche")**
Vermutlich Kreis Bunzlau, 1920/30
Hochgebrannte Irdenware, gedreht
H 6,4 DmR 17,7 DmB 14,2

Flache, konische Form, eingezogener, innen gekehlter Rand, 2 Bandhenkel.
Außen und innen braune Lehmglasur, Rand unglasiert.
Gelblich-grauer Scherben.
Privatslg. München

351* **Kochtopf („Plätsche")**
Wohl Kreis Bunzlau, um 1920/30

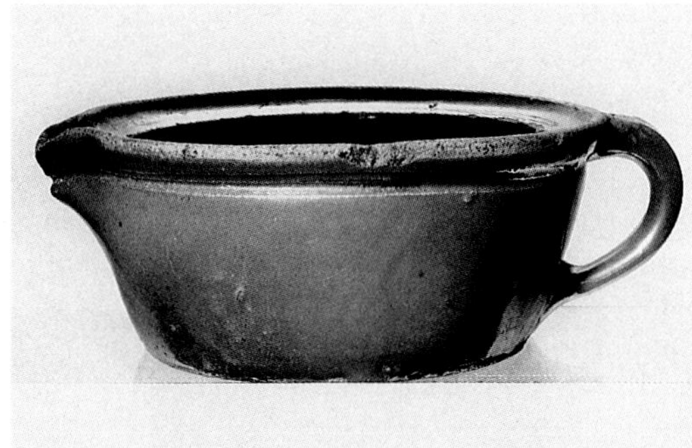

351

Hochgebrannte Irdenware, gedreht
H 6,7 DmR 14,9 DmB 11,6

Flache, leicht konische Form, eingezogener, innen gekehlter Rand, gezogene Schnauze, Bandhenkel mit geprägter Größe 3.
Außen und innen braune Lehmglasur, Rand unglasiert.
Gelblich-weißer Scherben.
Privatslg. München

352 **Kochtopf („Plätsche")**
Vermutlich Kreis Bunzlau, 1920/30
Hochgebrannte Irdenware, gedreht
H 6,5 DmR 14,9 DmB 12

Flache, konische Form, eingezogener, innen gekehlter Rand, gezogene Schnauze, Bandhenkel, am Boden geprägte Größe 3.
Außen und innen braune Lehmglasur, Rand unglasiert.
Heller Scherben.
Stiftung Kulturwerk Schlesien, Würzburg

353 **Kochtopf („Plätsche")**
Naumburg/Q., Bruno Vogt, um 1930
Hochgebrannte Irdenware, gedreht
H 4,8 DmR 12 DmB 9,2

Flache, konische Form, außen gekehlter Rand, Bandhenkel, am Boden geritzte Größe 3.
Außen und innen braune Lehmglasur, Rand unglasiert.
Gelblich-weißer Scherben.
Stiftung Kulturwerk Schlesien, Würzburg

354* **Topf aus Satz** (Abb. S. 146)
Vermutlich Kreis Bunzlau, um 1930
Hochgebrannte Irdenware, gedreht
H 13,5 DmR 17,6 DmB 15,5

Halbhohe, zylindrische Form, außen gekehlter, stehender Rand, Bandhenkel, am Boden geprägte Größe 6.
Außen und innen braune Lehmglasur, Rand unglasiert.
Weißlicher Scherben.
Privatbesitz Berlin

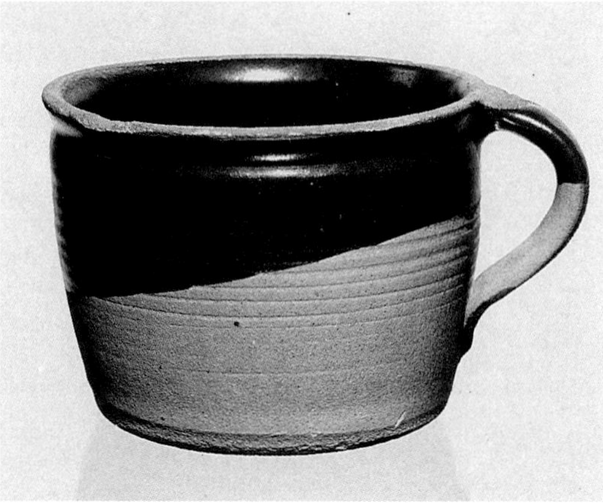

356

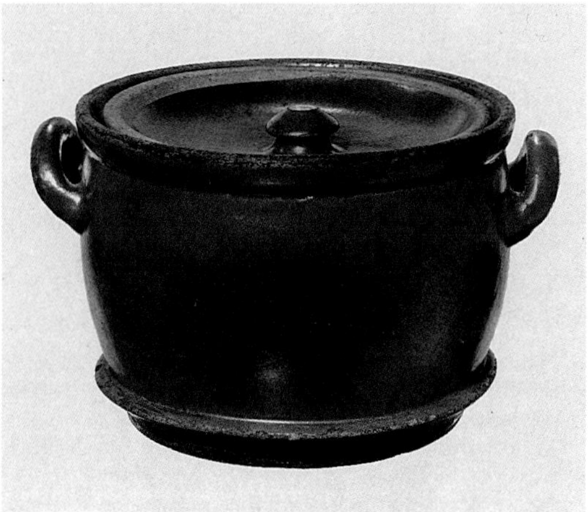

357

355 **Topf aus Satz**
Vermutlich Kreis Bunzlau, um 1930
Hochgebrannte Irdenware, gedreht
H 12 DmR 14,4 DmB 12,5

Leicht konische Form, eingezogener, innen gekehlter, stehender Rand, Bandhenkel, am Boden geritzte Größe 3.
Außen und innen braune Lehmglasur, Rand unglasiert.
Weißlicher Scherben.
MDV 8 O 746

356* **Topf aus Satz**
Wohl Bunzlau, 1938
Hochgebrannte Irdenware, gedreht
H 9,1 DmR 12,8 DmB 10

Leicht konische Form, außen gekehlter, stehender Rand, geriefte Wandung, Bandhenkel, am Henkel geprägte Größe 2.
Außen unglasiert, im oberen Teil Schürze aus brauner Lehmglasur, innen braune Lehmglasur, Rand unglasiert.
Weißer Scherben.
MDV 8 O 207

357* **Stapeltopf mit Deckel**
Vermutlich Kreis Bunzlau, Anfang 20. Jh.
Hochgebrannte Irdenware, gedreht
H 11,4 DmR 16 DmB 12,9

Leicht bauchige Form, eingezogener, innen gekehlter Rand, am unteren Teil der Wandung umlaufender Wulst, 2 Wulsthenkel, konkav gewölbter Deckel mit Knauf, am Boden geprägte Größe 0.
Außen und innen braune Lehmglasur, Rand und Deckelunterseite unglasiert.
Gelblich-weißer Scherben.
Privatslg. Berlin

358 **Topf**
Vermutlich Kreis Bunzlau, 1920/30
Hochgebrannte Irdenware, gedreht
H 11,6 DmR 9,2 DmMax 9,3 DmB 8

Hohe, leicht konische Form, verstärkter Rand, Bandhenkel.
Außen und innen braune Lehmglasur, Rand unglasiert.
Weißlicher Scherben.
MDV 8 O 770

359 **Topf**
Vermutlich Niederschlesien, 1920/30
Hochgebrannte Irdenware, gedreht
H 7,4 DmR 9,2 DmB 7,8

Leicht konische Form, eingezogener, innen gekehlter Rand, rechtwinklig zum Henkel verlaufende Schnauze, Bandhenkel.
Außen und innen braune Lehmglasur, Rand unglasiert.
Gelblich-weißer Scherben.
MDV 8 O 299

360 **Milchtopf**
Vermutlich Sachsen oder Mark Brandenburg, 1920/30
Hochgebrannte Irdenware, gedreht
H 7,7 DmR 9,3 DmB 8,1

Leicht konische Form, eingezogener, innen gekehlter Rand, gezogene Schnauze, Bandhenkel.
Außen und innen braune Lehmglasur, Rand unglasiert.
Gelblicher Scherben.
MDV 8 O 666

361 **Milchtopf aus Satz**
Vermutlich Kreis Bunzlau, um 1930/35
Hochgebrannte Irdenware, gedreht
H 22,5 DmR 15,3 DmMax 18,7 DmB 15

Hohe, leicht bauchige Form, senkrechter, innen gekehlter Rand, angesetzte Schnauze, Bandhenkel, am Henkel geprägte Größe 8.

Außen und innen braune Lehmglasur, Rand unglasiert.
Gelblich-weißer Scherben.
MDV 8 O 423

362 **Milchtopf**
Vermutlich Kreis Bunzlau, um 1930/35
Hochgebrannte Irdenware, gedreht
H 15,5 DmR 13,4 DmMax 14,2 DmB 11,5

Leicht bauchige Form, senkrechter, innen gekehlter Rand, angesetzte Schnauze, Bandhenkel.
Außen und innen braune Lehmglasur, Rand unglasiert.
Gelblich-weißer Scherben.
MDV 8 O 510

363* **Milchtopf mit Einsatz (Milchkocher)**
(Abb. S. 121)
Vermutlich Kreis Bunzlau, 1920/30
Hochgebrannte Irdenware, gedreht
H 18,8 DmR 15 DmMax 17,2 DmB 15,5

Bauchige Form, trichterförmiger, innen gekehlter Hals, gezogene Schnauze, Bandhenkel, flacher, vierfach gelochter Einsatz mit kegelförmigem Mittelzapfen, Bandhenkel, am Einsatz geprägte Größe 3.
Außen und innen braune Lehmglasur.
Gelblich-weißer Scherben.
MDV 8 E 881

364* **Milchtopf** (Abb. S. 122)
Wohl Kreis Bunzlau, um 1920
Hochgebrannte Irdenware, gedreht
H 11,6 DmR 11,9 DmMax 12,2 DmB 10

Leicht bauchige Form, stehender Rand, angesetzte Schnauze, Bandhenkel, am Boden geprägte Größe 5.
Außen und innen weiße Engobe, außen Schwämmeldekor: Sternchen, hellblau, dunkelblau, transparente Feldspatglasur.
Weißlicher Scherben.
MDV 8 O 836

365 **Milchkännchen**
Vermutlich Niederschlesien, Anfang 20. Jh.
Hochgebrannte Irdenware, gedreht
H 6,6 DmR 8,3 DmMax 8,1 DmB 7,9

Konische Form, angesetzte Schnauze, Bandhenkel.
Außen blaue Glasur, innen weiße Engobe, transparente Feldspatglasur.
Weißlich-grauer Scherben.
Privatslg. Berlin

366 **Milchtopf**
Vermutlich Niederschlesien, um 1920/30
Feinsteinzeug, gegossen
H 9,5 DmR 9,2 DmMax 11,7 DmB 10,6

Leicht bauchige Form, stehender Rand, spitze Schnauze, Wulsthenkel, Kochboden.
Außen blauer Schwämmeldekor: Punkte, transparente Feldspatglasur.
Weißer Scherben.
MDV 8 O 775 (Dauerleihgabe BRD)

367 **Milchtopf**
Vermutlich Niedersachsen, 1920/30
Feinsteinzeug, gegossen
H 10,9 DmR 10,7 DmMax 13,4 DmB 12,2

Leicht bauchige Form, stehender Rand, spitze Schnauze, Wulsthenkel, Kochboden.
Außen blauer Schwämmeldekor: Blüten, Punkte, transparente Feldspatglasur.
Weißlicher Scherben.
MDV 8 O 749 (Dauerleihgabe BRD)

368 **Schüssel**
Vermutlich Niederschlesien, um 1930
Hochgebrannte Irdenware, eingedreht
H 9,2 DmR 31,5 DmB 23,5

Konische Form, verstärkter Rand mit geprägter Größe 5.
Außen und innen braune Lehmglasur, Rand unglasiert.
Gelblich-grauer Scherben.
MDV 8 G 547

369 **Auflaufform**
Vermutlich Kreis Bunzlau, um 1930
Hochgebrannte Irdenware, gedreht
H 5,5 DmR 25,2 DmB 22

Runde, leicht konische Form, wulstförmiger Rand.
Außen und innen braune Lehmglasur, Rand unglasiert.
Heller Scherben.
MDV 8 G 672

370 **Schüssel**
Vermutlich Kreis Bunzlau, um 1930/40
Hochgebrannte Irdenware, eingedreht
H 9,3 DmR 24,7 DmB 14

Konische Form, verstärkter Rand.
Außen und innen braune Lehmglasur, Rand unglasiert.
Gelblich-grauer Scherben.
MDV 8 G 535

371 **Schüssel**
Bunzlau, vermutlich Hugo Reinhold & Co., 1920/30
Hochgebrannte Irdenware, gedreht
H 8 DmR 25,9 DmB 14,6

Konische Form, am Boden geritzte Größe 5.
Außen und innen braune Lehmglasur, Rand unglasiert.
Gelblich-weißer Scherben.
MDV 8 G 649

372 **Zwei Schüsseln aus Satz**
Vermutlich Sachsen, um 1930
Hochgebrannte Irdenware, gedreht
H 5,5–7,1 DmR 14,1–16,4 DmB 8,7–10,6

Konische, leicht gebauchte Form, eingezogener, innen gekehlter Rand, am Boden geprägte Größe 000, am Rand geprägte Größe 00.
Außen und innen braune Lehmglasur, Rand unglasiert.
Gelblich-weißer Scherben.
MDV 8 G 602, 8 G 603

373 **Mohnreibeschüssel**
Wohl Bunzlau, 1930/35
Hochgebrannte Irdenware, gedreht
H 10 DmR 27,1 DmB 15,4

Konische, leicht gebauchte Form, verstärkter Rand, Innenseite gekerbt, am Rand geprägte Größe 6.
Außen braune Lehmglasur, innen und am Rand unglasiert.
Weißlich-grauer Scherben.
Slg. Peltner, Höhr-Grenzhausen

374 **Reibeschüssel**
Wohl Tirschenreuth, 1930/40
Steinzeug, gedreht
H 10,5 DmR 29 DmB 17,4

Weite, leicht gebauchte Form, Rand mit Ausguß, innen gekerbte Wandung.
Außen braune Lehmglasur, innen unglasiert.
Weißlich-grauer Scherben.
MDV 11 T 47

375* **Elektrische Kochplatte** (Abb. S. 121)
Vermutlich Kreis Bunzlau, 1925/30
Feinsteinzeug, gegossen
H 7 DmR 14,3 DmB 15

Runde Form, 3 Standflächen, eingesetzte Wärmeplatte, im Rahmen breite Steckdose, Abziehbild: „Pevolekt 220V 500W".
Außen braune Lehmglasur, Platte mit transparenter Feldspatglasur.
Weißer Scherben.
MDV 10 i 25

376 **Zwei Dosen mit Deckel**
Frankfurt/Oder, Theodor Paetsch, um 1900
Steingut, gegossen
H 11 DmR 6,6

Zylindrische Form, zum Stand gerundet, Standring, leicht gewölbter Deckel mit Knauf.

378 (oben), 381, 382 (Mitte), 380 (unten)

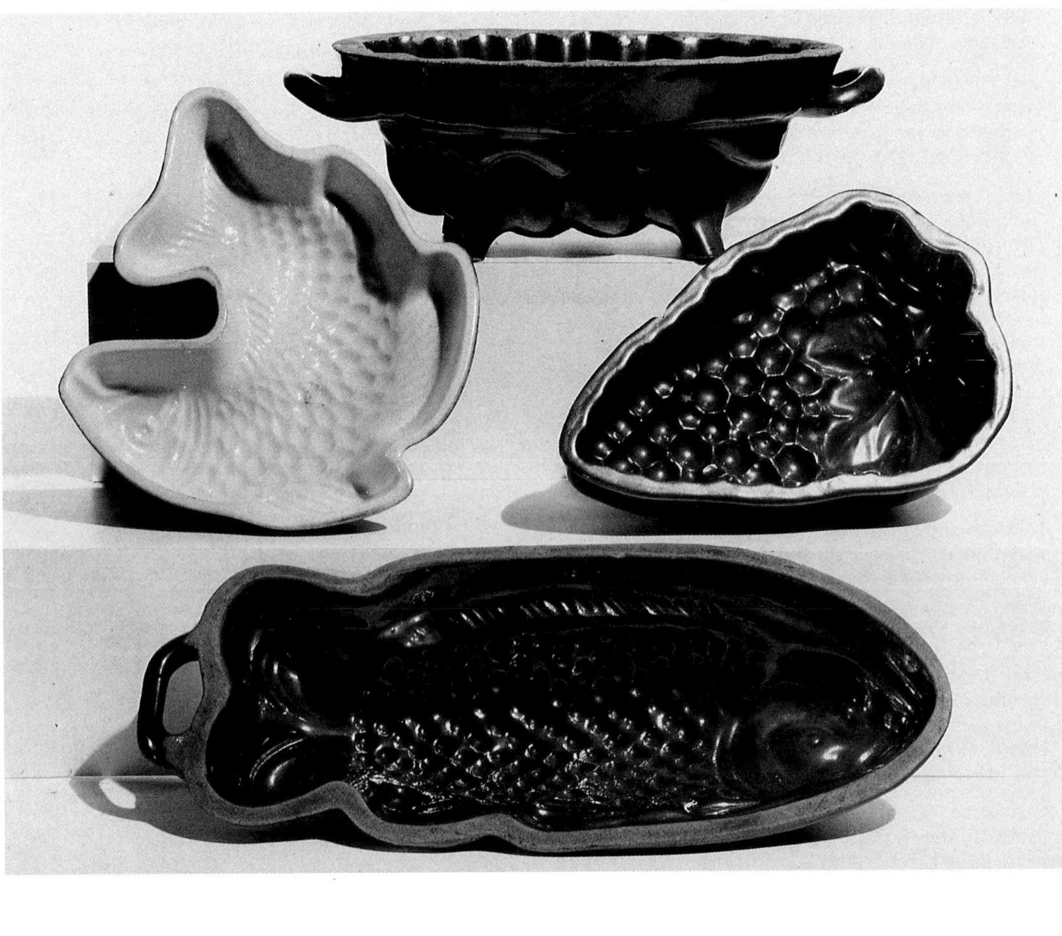

Außen Druckdekor: „Alpenblumen" mit Schablonierter Aufschrift „Kümmel" bzw. „Gewürz", Deckel rotbraun gerändert.
Weißer Scherben.
MDV 7 H 117

377 **Speiseform**
Wohl Kreis Bunzlau, 19. Jh.
Hochgebrannte Irdenware, übergeformt
H 10 DmMax 23

Ovale, gemuldete Form, innen eingetiefte Blattform und Zackenband, stehender Rand, seitlich zwei Wulsthenkel, am Boden zwei Standflächen.
Außen und innen braune Lehmglasur, Rand unglasiert.
Gelblich-weißer Scherben.
MDV 38 J 38

378* **Speiseform**
Wohl Kreis Bunzlau, 19. Jh.
Hochgebrannte Irdenware, übergeformt
H 9,2 DmMax 24

Ovale, gemuldete Form, am Boden eingetiefte Blattform, am Rand Zackenband, an den Seiten Wulsthenkel, am Boden vier Füße.
Außen und innen braune Lehmglasur, Rand unglasiert.
Gelblich-weißer Scherben.
MDV 38 J 39

379 **Speiseform**
Wohl Kreis Bunzlau, Ende 19. Jh.
Hochgebrannte Irdenware, übergeformt
H 7,5 DmMax 23,5

Ovale, gemuldete Form, am Boden eingetieft Birnenzweig, umgeben von Zackenband, seitlich wulstförmiger Griff, Standring.
Außen und innen braune Lehmglasur.
Gelblich-weißer Scherben.
MDV 38 J 56

380* **Speiseform**
Vermutlich Kreis Bunzlau, um 1900
Hochgebrannte Irdenware, übergeformt
H 5,3 DmMax 31,5

Flach gemuldete Fischform, seitlich Wulsthenkel.
Außen und innen braune Lehmglasur, Rand unglasiert.
Gelblich-weißer Scherben.
MDV 38 J 16

381* **Speiseform**
Bunzlau, 1920/30
Feinsteinzeug, gegossen
H 5,3 DmMax 18,3

Flache, geschwungene Fischform, Standring mit zwei Löchern.
Außen braune Lehmglasur, innen transparente Feldspatglasur.
Weißlicher Scherben.
MDV 38 J 58

382* **Speiseform**
Vermutlich Süddeutschland, um 1900
Steinzeug, übergeformt
H 6,7 B 21,8

Dreiseitig, eingetiefte Form auf Standring, innen am Boden eingetiefte Weintraube.
Außen und innen braune Lehmglasur.
Grauer Scherben.
MDV 38 J 59

Backen

383* **Backform**
Kreis Bunzlau oder Böhmen, Ende 19. Jh.
Hochgebrannte Irdenware, übergeformt
H 7,7 B 31,5

383

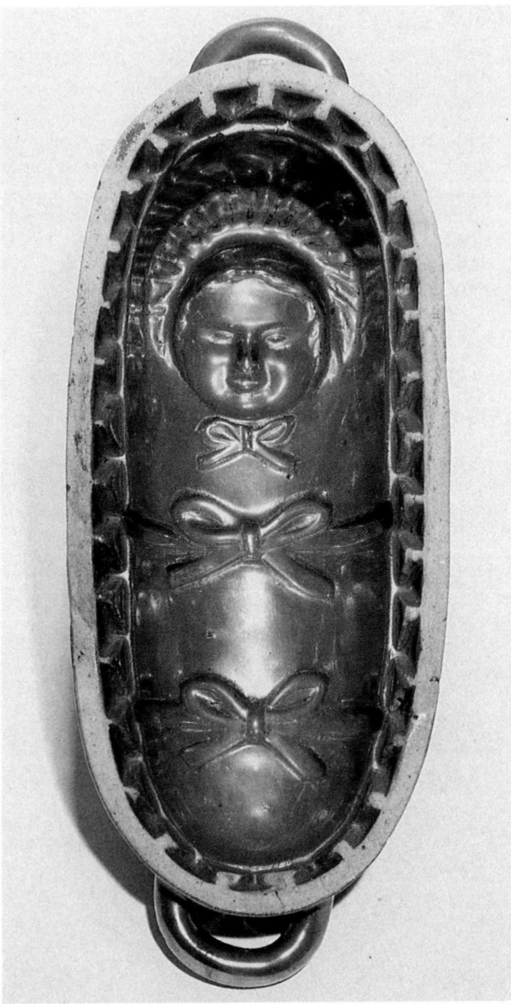

Ovale, gemuldete Form, innen eingetiefte Gestalt eines Wickelkinds, Rand mit Zackenkante, seitlich zwei Wulsthenkel, am Boden vier Standflächen.
Außen und innen braune Lehmglasur, Rand unglasiert.
Gelblich-weißer Scherben.
Privatslg. Berlin

384 **Backform**
Kreis Bunzlau oder Oberlausitz, Anfang 20. Jh.
Hochgebrannte Irdenware, gedreht
H 9,5 DmR 21,5 DmB 13

Konische Form mit eingedrückten, vertikal verlaufenden Rippen, flacher verstärkter Rand, Mittelzapfen mit schmaler, runder Öffnung, am Boden eingeritzte Größe 2 und Monogramm C K.
Außen und innen braune Lehmglasur, Ränder unglasiert.
Gelblicher Scherben.
MDV 38 H 65 b

385* **Backform**
Vermutlich Kreis Bunzlau, um 1930
Hochgebrannte Irdenware, gedreht
H 11,5 DmR 26,6 DmB 18,6

Konische Form mit eingedrückten, schräg verlaufenden Rippen, verstärkter Rand, Mittelzapfen konisch zulaufend, schmale Öffnung.
Außen und innen braune Lehmglasur, Rand unglasiert.
Heller Scherben.
MDV 38 H 72

386 **Backform**
Vermutlich Süddeutschland, Anfang 20. Jh.
Hochgebrannte Irdenware, gedreht
H 12 DmR 28,7 DmB 15

Weite Form mit konischer Wandung, eingedrückten, schräg verlaufenden Rippen, stehender Rand, kurzer, konischer Mittelzapfen, Standring, zwei Wulsthenkel.
Außen und innen braune Lehmglasur, Rand unglasiert.
Weißlicher Scherben.
MDV 38 H 152

387 **Backform**
Niederschlesien oder Böhmen, 1. Drittel 20. Jh.
Hochgebrannte Irdenware, gedreht
H 9,4 DmR 21 DmB 12,5

Konische Form mit eingedrückten, schräg verlaufenden Rippen, flacher, außen gekehlter Rand, schmaler, konischer Mittelzapfen, Bandhenkel, eingeschnittener Boden mit eingeritzter Größe 3.
Außen und innen braune Lehmglasur, Rand unglasiert.
MDV 38 H 112

388 **Backform**
Niederschlesien oder Sachsen, 1. Drittel 20. Jh.
Hochgebrannte Irdenware, gedreht
H 10,7 DmR 23 DmB 16,3

Konische Form mit eingedrückten, schräg verlaufenden Rippen, flacher, außen gekehlter Rand, 2 Bandhenkel, eingeschnittener Boden.
Außen und innen braune Lehmglasur, Rand unglasiert.
Weißer Scherben.
MDV 38 H 158

389 **Backform**
Vermutlich Niederschlesien oder Sachsen, 1. Drittel 20. Jh.
Hochgebrannte Irdenware, gedreht
H 9,5 DmR 21,3 DmB 13,3

Konische Form mit eingedrückten, schräg verlaufenden Rippen, stehender Rand, außen gekehlter, konischer, oben geschlossener Mittelzapfen, zwei Bandhenkel, eingeschnittener Boden.
Außen und innen braune Lehmglasur, Rand unglasiert.
Gelblich-weißer Scherben.
Privatbesitz Berlin

385

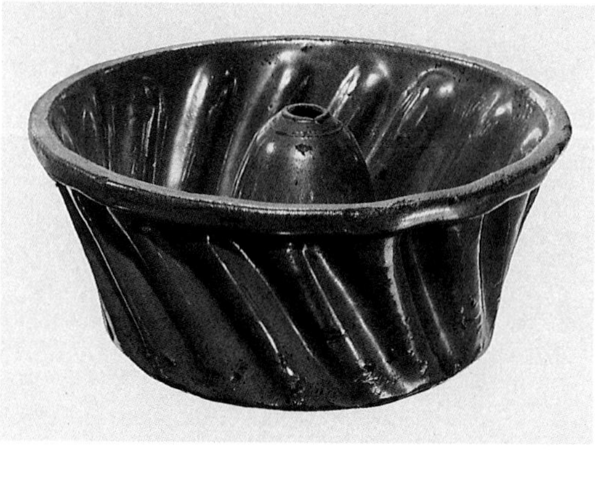

392

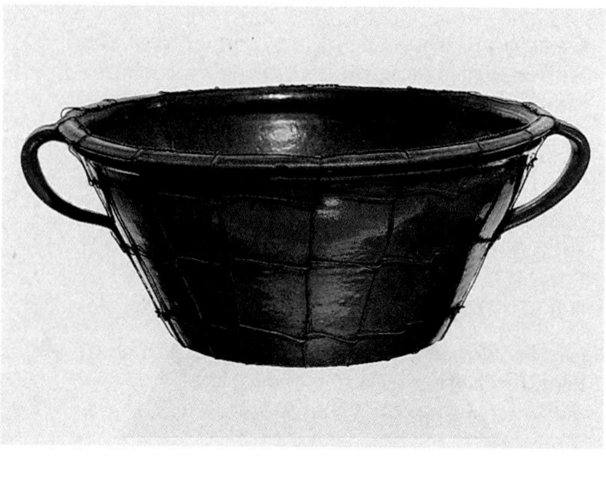

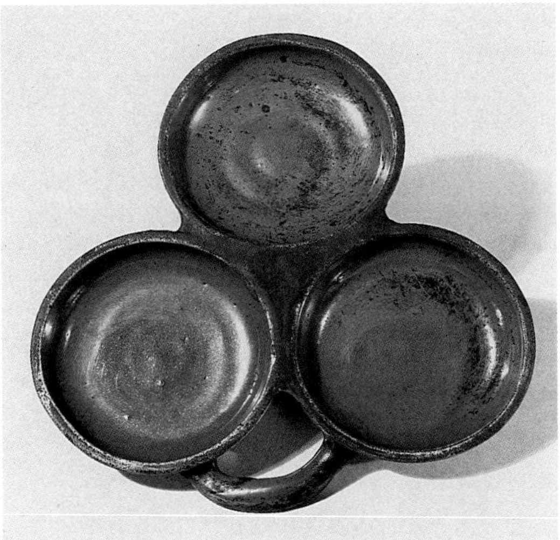

391

390 **Backform**
Vermutlich Sachsen, 1. Drittel 20. Jh.
Hochgebrannte Irdenware, gedreht
H 12,2 DmR 28,5 DmB 9,3

Konische Form mit eingedrückten, vertikal verlaufenden Rippen, eingeschnittener Boden, konischer Mittelzapfen, zwei Bandhenkel, am Boden geprägte Größe 5.
Außen und innen braune Lehmglasur, Rand unglasiert.
Gelblicher Scherben.
MDV 38 H 159 (Dauerleihgabe BRD)

391* **Dreiteilige Pfanne**
Niederschlesien oder Süddeutschland, um 1900
Hochgebrannte Irdenware, gedreht
H 2,5 DmMax 20,7

Drei flache, runde Formen, in der Mitte durch einen Steg verbunden, seitlich Wulsthenkel.
Innen und am äußeren Rand braune Lehmglasur.
Heller Scherben.
Privatslg. Regensburg

392* **Doppelhenkelschüssel**
Vermutlich Niederschlesien, 1920/30
Hochgebrannte Irdenware, gedreht
H 16,7 DmR 38,2 DmB 20,7

Konische Form, außen gekehlter Rand, 2 Bandhenkel, Drahtgeflecht.
Außen und innen braune Lehmglasur, Rand unglasiert.
Gelblich-weißer Scherben.
MDV 8 G 617

393 **Schüssel**
Vermutlich Kreis Bunzlau, um 1920
Hochgebrannte Irdenware, gedreht
H 12,1 DmR 27,9 DmMax 28,2 DmB 18

Konische Form, außen gekehlter Rand.
Außen und innen braune Lehmglasur, Rand unglasiert.
Gelblich-weißer Scherben.
MDV 8 G 673 b

394 **Dose mit Deckel**
Porzellan, gegossen
H 20 DmR 11,1 DmB 10

Hohe quadratische Form mit gerundeten Kanten, innen gekehlter Rand, Deckel mit Knauf.
Schauseite mit Kaltbemalung in blau und gold, schablonierte Aufschrift: „Zucker".
Weißer Scherben.
Privatbesitz Berlin

Milchwirtschaft

395* **Satte**
Vermutlich Niederschlesien, 1920/30
Hochgebrannte Irdenware, gedreht
H 7,5 DmR 19,8 DmB 13,5

Flache Form, konische Wandung, wulstförmiger Rand, Ausguß, am Rand geprägte Größe 0.
Außen und innen braune Lehmglasur, Rand unglasiert.
Gelblich-weißer Scherben.
MDV 8 G 648

396* **Topf (Milchaufstellhafen)**
Vermutlich Kreis Bunzlau, um 1930/40
Hochgebrannte Irdenware, gedreht
H 22 DmR 11,7 DmMax 13,4 DmB 9,6

Leicht bauchige Form, abfallende Schulter, stehender, innen gekehlter Rand.
Außen und innen braune Lehmglasur, Rand unglasiert.
Gelblich-weißer Scherben.
MDV 8 O 509

397* **Topf (Milchaufstellhafen)**
Vermutlich Sommerschenburg, um 1930/40
Hochgebrannte Irdenware, gedreht
H 23,8 DmR 11,5 DmMax 13,7 DmB 11,6

Zylindrische, leicht bauchige Form, abfallende Schulter, verstärkter, flacher Rand, Bandhenkel.
Außen und innen braune Lehmglasur, Rand unglasiert.
Gelblicher Scherben.
MDV 8 O 674

398 **Topf (Milchaufstellhafen)**
Vermutlich Kreis Bunzlau, um 1930/40
Hochgebrannte Irdenware, gedreht
H 22 DmR 12,5 DmMax 13,8 DmB 11,7

Hohe, leicht bauchige Form, stehender Rand, gezogene Schnauze, Bandhenkel, am Henkel geprägte Größe 6.

Außen und innen braune Lehmglasur, Rand unglasiert.
Gelblich-weißer Scherben.
MDV 8 O 295

399 **Rahmtopf**
Vermutlich Mark Brandenburg, 1. Viertel 20. Jh.
Hochgebrannte Irdenware, gedreht
H 25,3 DmR 22,5 DmMax 23,8 DmB 17,6

Bauchige Form, außen gekehlter, flacher Rand, am unteren Rand runde Öffnung, 2 Bandhenkel.
Außen und innen braune Lehmglasur, Rand unglasiert.
Gelblicher Scherben.
MDV 8 O 678

400* **Butterfaß mit Deckel und Stößel**
Vermutlich Niederschlesien, Anfang 20. Jh.
Hochgebrannte Irdenware, gedreht
H 39,9 (ohne Stößel) DmR 16 DmMax 18,1 DmB 16,3

Zylindrische, leicht bauchige Form, trichterförmiger Hals mit 4 Löchern, flacher Deckel mit kegelförmigem Zapfen und Holzstößel.
Außen und innen braune Lehmglasur, Deckelunterseite unglasiert.
Gelblich-weißer/gelblicher Scherben.
Privatslg. Berlin

401 **Schüsselsieb mit Deckel**
Vermutlich Sachsen, Anfang 20. Jh.
Hochgebrannte Irdenware, gedreht
H 9,5 DmR 25,7 DmB 16,7

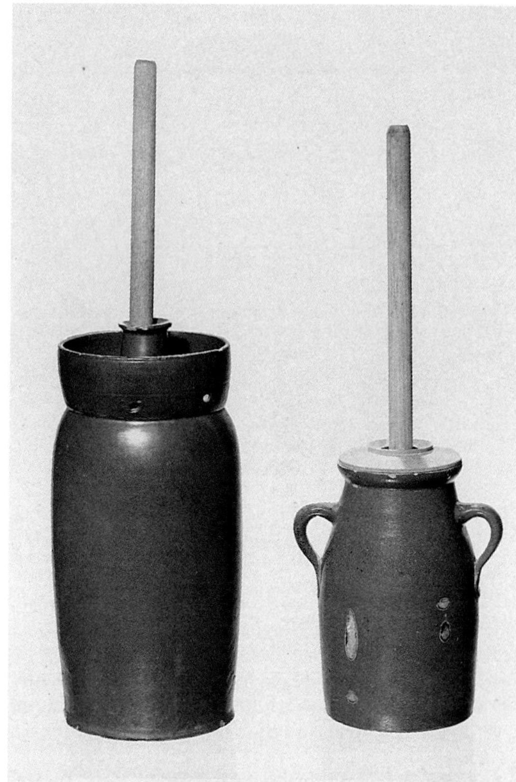

400, 517

397, 396, 515

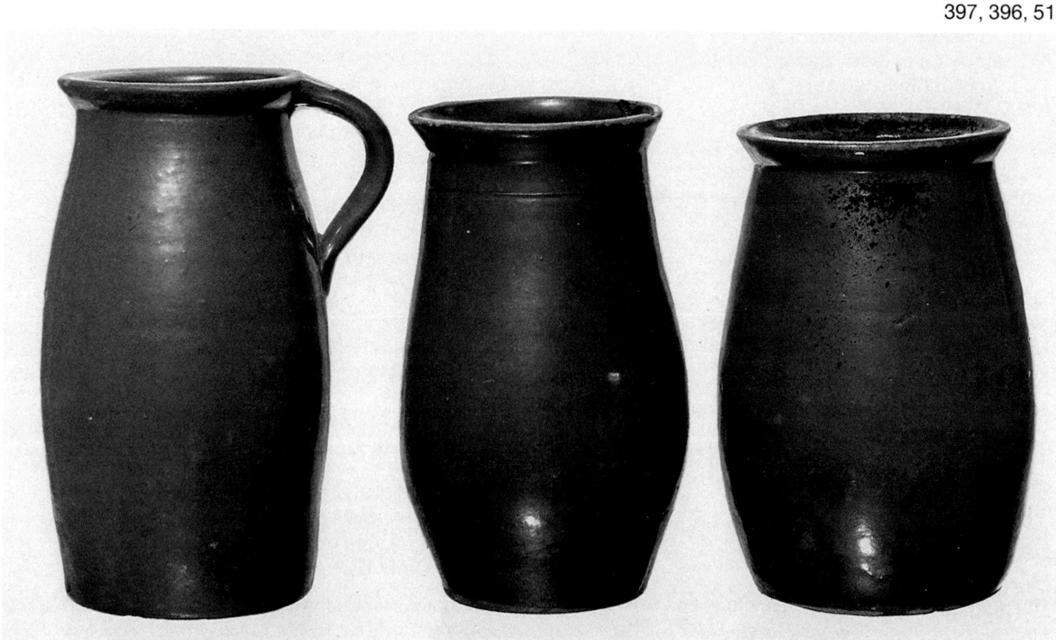

Flache, konische Form, verstärkter Rand, 3 Bandhenkel, Wandung und Boden gelocht, konkav gewölbter Deckel mit Knauf.
Außen und innen braune Lehmglasur, Rand und Deckelunterseite unglasiert.
Weißlicher/gelblich-grauer Scherben.
MDV 10 C 28

402* **Käsesieb** (Abb. S. 134)
Vermutlich Kreis Bunzlau, 1920/30
Hochgebrannte Irdenware, gedreht
H 8,5 DmR 11,3 DmB 6,8

Konische Form, auf drei Standfüßen, wulstförmiger Rand, Bandhenkel, Wandung und Boden gelocht.
Außen und innen braune Lehmglasur, Rand unglasiert.
Gelblich-weißer Scherben.
MDV 10 C 33

405

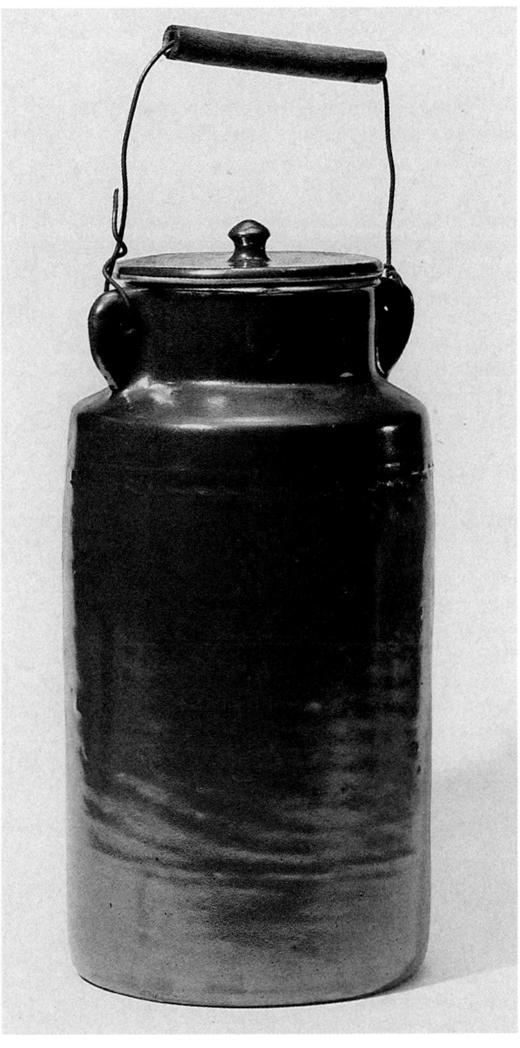

403* **Käsesieb** (Abb. S. 134)
Vermutlich Niederschlesien, um 1930
Hochgebrannte Irdenware, gedreht
H 7,5 DmR 12,9 DmB 9,2

Konische Form, verstärkter Rand, Wandung und Boden gelocht.
Außen und innen braune Lehmglasur, Rand unglasiert.
Gelblich-grauer Scherben.
MDV 10 C 62

404* **Käsesieb** (Abb. S. 134)
Vermutlich Niederschlesien oder Sachsen, 1920/30
Hochgebrannte Irdenware, gedreht
H 9,2 DmR 10,3 DmB 7,8

Konische Form auf 3 Standfüßen, stehender, innen gekehlter Rand, Bandhenkel, Wandung und Boden gelocht.
Außen und innen braune Lehmglasur, Rand unglasiert.
Weißlicher Scherben.
MDV 10 C 58

405* **Milchkrug mit Deckel**
Vermutlich Kreis Bunzlau, 1920/30
Hochgebrannte Irdenware, gedreht
H 29,6 DmR 10 DmMax 13,9 DmB 13,1

Zylindrische Form, abgeknickte Schulter, zylindrischer Hals mit 2 Ösen, verstärkter Rand, flacher Deckel mit Knauf, Drahtbügel mit Holzgriff.
Außen braune Lehmglasur, unterhalb der Schulter geritzte, umlaufende Wellenlinie, innen weiße Engobe, transparente Feldspatglasur.
Grauer Scherben.
Privatslg. München

Essen

406* **Schüssel aus Satz**
Vermutlich Mark Brandenburg, um 1900
Hochgebrannte Irdenware, gedreht
H 10 DmR 25 DmMax 25,7 DmB 12,3

Konische Form, außen verstärkter, gewellter Rand, am Boden geprägte Größe 6.

406

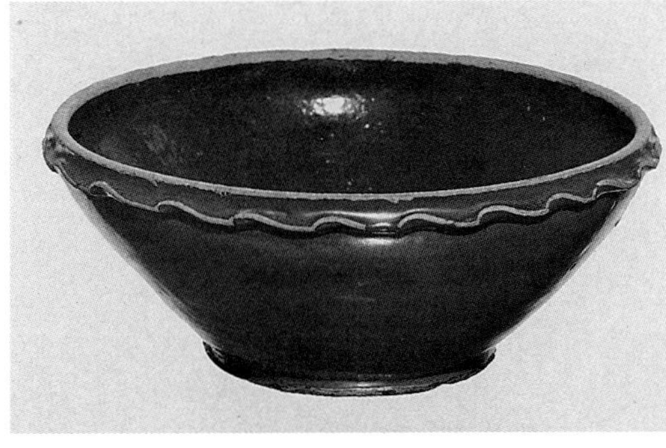

Außen und innen braune Lehmglasur, Rand unglasiert.
Gelblich-weißer Scherben.
MDV 8 G 591

407 **Suppenteller**
Ullersdorf/Q., Hermann Kühn, 1930/40
Feinsteinzeug, übergedreht
H 4,4 DmR 23,4 DmB 12,1

Tiefe Form, abgeknickte, ansteigende Fahne, am Boden M 39 in oliv.
Auf Ober- und Unterseite blauer Schwämmeldekor: Vierpaß- und Punktmuster, Pinseldekor: blauer Streifen am Rand, transparente Feldspatglasur.
Weißer Scherben.
MDV 8 H 874

408 **Eßteller**
Ullersdorf/Q., Hermann Kühn, 1930/40
Feinsteinzeug, übergedreht
H 2,8 DmR 23,5 DmB 14

Flache Form, abgeknickte Fahne, am Boden M 39 in oliv.
Auf der Oberseite blauer Schwämmeldekor: Vierpaß- und Punktmuster, Pinseldekor: blauer Streifen am Rand, transparente Feldspatglasur.
Weißlicher Scherben.
Privatslg. Berlin

409* **Gedeck, 3-teilig**
Ullersdorf/Q., Hermann Kühn, 1930/40
Feinsteinzeug, übergedreht/gegossen
Teller: H 2,2 DmR 19,7 DmB 13

Gewölbte Tasse mit abgekantetem Henkel, Untertasse mit abgesetzter Fahne, Teller zum Rand hin ansteigend, am Boden jeweils M 39 in oliv.
Außen bzw. auf der Oberseite blauer Schwämmeldekor: Vierpaß- und Punktmuster, Pinseldekor: blauer Streifen am Rand, transparente Feldspatglasur.
Weißlicher Scherben.
Privatslg. Berlin

409

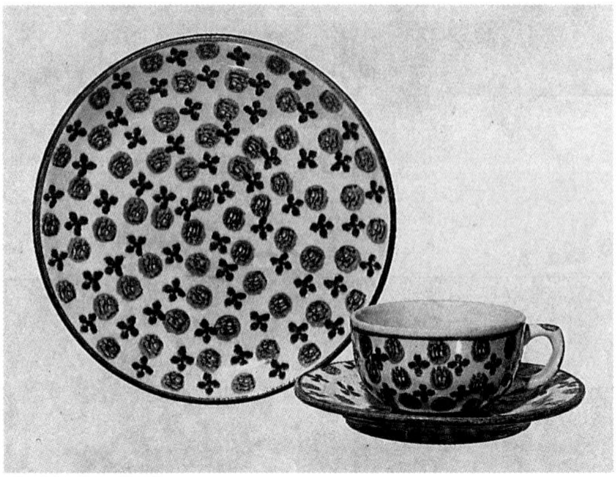

410 **Drei Teller (für den weibl. Reichsarbeitsdienst)**
Naumburg/Q., Gerhard Seiler, um 1938
Feinsteinzeug, übergedreht
H 3,5 DmR 23,3

Flache Form, abgesetzte, ansteigende Fahne, Standring.
Innen blauer Schwämmeldekor: Margeriten und Punkte, am Rand umlaufende Linie, transparente Feldspatglasur.
Weißlicher Scherben.
Slg. Seiler, Leutershausen

411 **Tragetopf**
Vermutlich Kreis Bunzlau, Anfang 20. Jh.
Hochgebrannte Irdenware, gedreht
H 20,7 DmR 13,5 DmMax 14,6 DmB 9,9

Bauchige Form, eingezogener, innen gekehlter Rand, gekehlter Bügel, in die Wandung geprägte Größe 1.
Außen und innen braune Lehmglasur.
Gelblich-weißer Scherben.
MDV 8 P 62

412* **Bunzlauer Eintopf mit Deckel** (Abb. S. 136)
Bunzlau oder Naumburg/Q., 1939/45
Feinsteinzeug, gegossen
H 14,3 DmR 18 DmB 11,6

Konische Form, verstärkter, innen gekehlter Rand, 2 abgekantete Griffe, konisch zulaufender oben abgeplatteter Deckel mit Knauf, am Boden geprägter Inhalt: 1 L, M 10 als Prägestempel.
Außen braune Lehmglasur, auf dem Deckel Aufschrift: „Bunzlauer-Eintopf.", innen transparente Feldspatglasur.
Weißlicher Scherben.
MDV 8 T 50

413* **Bunzlauer Eintopf mit Deckel** (Abb. S. 136)
Bunzlau oder Naumburg/Q., 1939/45
Feinsteinzeug, gegossen
H 16,4 DmR 21,5 DmB 13,7

Leicht konische Form, verstärkter, innen gekehlter Rand, 2 abgekantete Griffe, konisch zulaufender, abgeplatteter Deckel mit Knauf, am Boden geprägter Inhalt: 2 L, M 10 als Prägestempel.
Außen Schwämmeldekor: olivgrüne Quadrate, rotbraune Kreise und Kreuze, dunkelblaue Punkte, transparente Feldspatglasur.
Weißer Scherben.
Privatslg. München

Trinken

414 **Henkelflasche**
Vermutlich Kreis Bunzlau, 1920/30
Hochgebrannte Irdenware, gedreht
H 27 DmR 2,7 DmMax 14,2

Ovale, zweiseitig abgeplattete Form, abfallende Schulter, enger, zylindrischer Hals, verstärkter Rand, seitlich angesetzter Bandhenkel.
Außen und innen braune Lehmglasur.
Weißlicher Scherben.
Slg. Peltner, Höhr-Grenzhausen

415 **Henkelflasche mit Patentverschluß**
Blech, grau, emailliert
H 25,8 DmR 2,9 DmMax 11,4

Flache, ovale Form, konisch zulaufend, trichterförmiger, gebördelter Rand, seitlich Bandhenkel.
MDV 8 F 349

416* **Henkelflasche**
Vermutlich Kreis Bunzlau, 1920/30
Hochgebrannte Irdenware, gedreht
H 33,5 DmR 2,7 DmMax 17,3 DmB 12,2

Bauchige Form, gerundete Schulter, enger Hals, verstärkter Rand, Bandhenkel, in die Wandung geprägte Größe 7.
Außen und innen braune Lehmglasur, Rand unglasiert.
Gelblich-weißer Scherben.
Privatslg. München

416

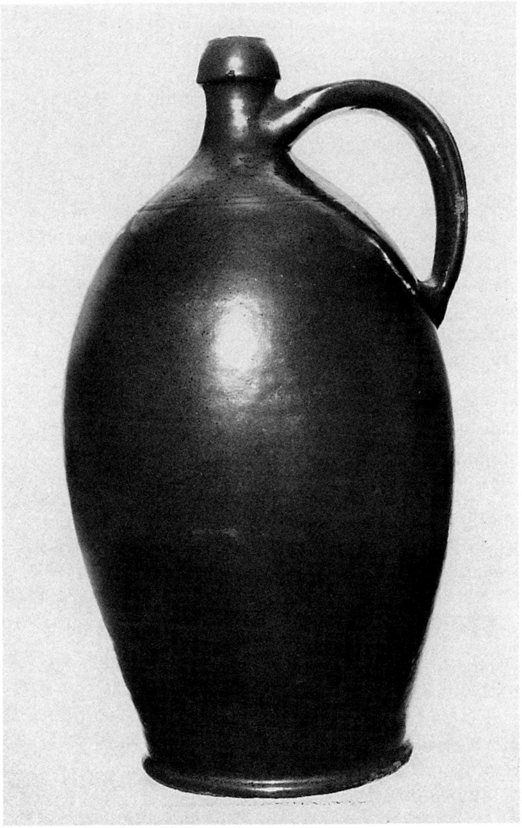

417 **Henkelflasche**
Vermutlich Bunzlau, Anfang 20. Jh.
Hochgebrannte Irdenware, gedreht
H 19 DmR 2,2 DmMax 11,5 DmB 7

Bauchige Form, gerundete Schulter, enger Hals, verstärkter Rand, Bandhenkel, am Boden Inhalt 3/4, geritzt.
Außen und innen braune Lehmglasur.
Weißlich-grauer Scherben.
Slg. Peltner, Höhr-Grenzhausen

418 **Henkelflasche**
Niederschlesien oder Oberlausitz, 1920/30
Hochgebrannte Irdenware, gedreht
H 17,2 DmR 2,5 DmMax 9,6 DmB 7,2

Bauchige Form, gerundete Schulter, enger Hals, verstärkter Rand, Bandhenkel, am Henkel geprägte Größe 0.
Außen und innen braune Lehmglasur, Rand unglasiert.
Gelblich-weißer Scherben.
MDV 8 N 372

419* **Henkelflasche**
Vermutlich Niederschlesien oder Sachsen, 1920/30
Hochgebrannte Irdenware, gedreht
H 29,4 DmR 2,5 DmMax 9,3 DmB 8

Zylindrische Form, abfallende Schulter, enger zylindrischer Hals, Wulstrand, Bandhenkel.
Außen und innen braune Lehmglasur.
Gelblicher Scherben.
Slg. Bethge-Riedel, Berlin

420* **Flasche**
Vermutlich Mark Brandenburg, Anfang 20. Jh.
Hochgebrannte Irdenware, gedreht
H 28,5 DmR 2,7 DmMax 9 DmB 8,5

Zylindrische Form, abfallende Schulter, enger Hals, verstärkter Rand.
Außen und innen braune Lehmglasur, außen Aufschrift in schwarz: „A. Bötel.“, Rand unglasiert.
Gelblicher Scherben.
MDV 8 F 342

421 **Flasche**
Solling, 19. Jh.
Grünes Glas, mundgeblasen
H 28 DmMax 8,2

Zylindrische Form, gerundete Schulter, enger Hals, Wulstrand.
MDV 8 F 215

422 **Flasche mit Verschluß**
Vermutlich Sachsen, Anfang 20. Jh.
Hochgebrannte Irdenware, gedreht
H 26,2 DmR 2,5 DmMax 7,2 DmB 7,1

Konisch zulaufende Form, enger Hals, verstärkter Rand, zinnverkleideter Stopfen.

Außen und innen braune Lehmglasur, außen geritzte Aufschrift in schwarz: „A. Baatz.“, Rand unglasiert.
Gelblich-weißer Scherben.
Slg. Peltner, Höhr-Grenzhausen

423 **Kanne**
Kreis Bunzlau, Anfang 20. Jh.
Hochgebrannte Irdenware, gedreht
H 32 DmR 12 DmMax 19,5 DmB 15

Hohe, leicht gebauchte Form, zylindrischer Hals, gezogene Schnauze, gekehlter Bandhenkel.
Außen und innen braune Lehmglasur, Rand unglasiert.
Weißlich-grauer Scherben.
MDV 8 E 866

419

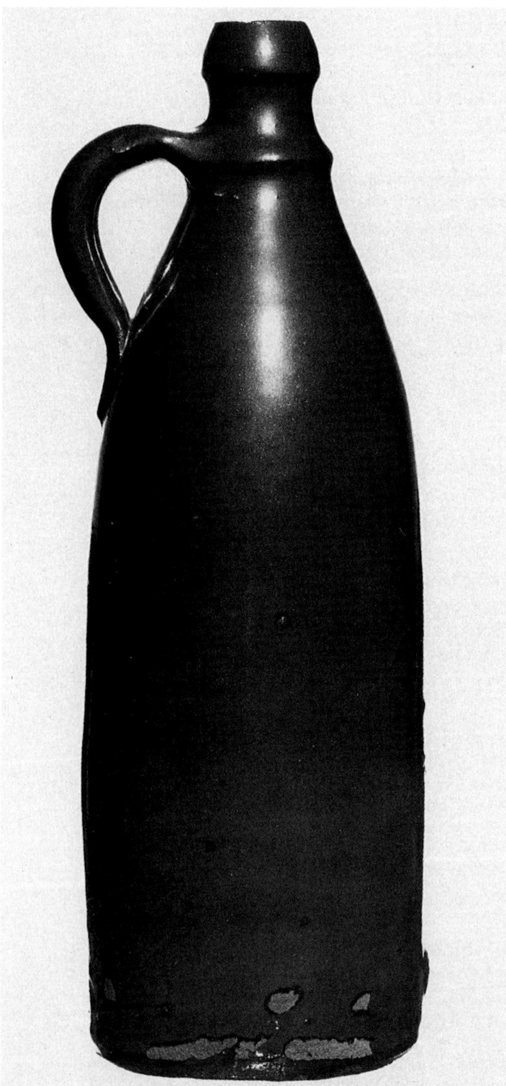

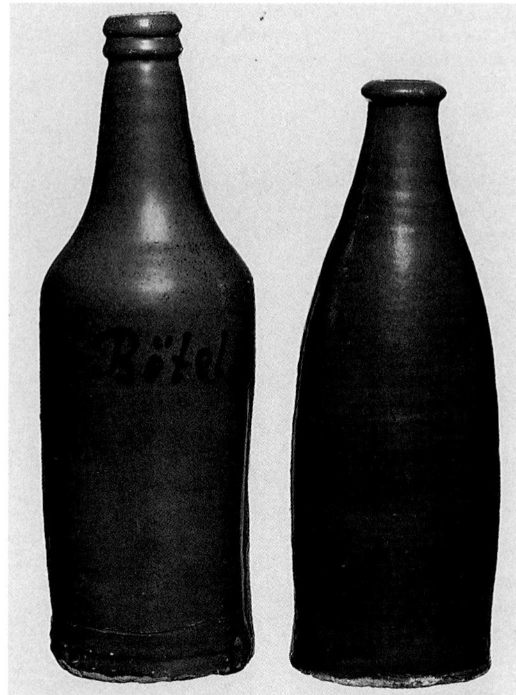

420, 570

424* **Kanne** (Abb. S. 110)
Vermutlich Niederschlesien oder Böhmen, Ende 19. Jh.
Hochgebrannte Irdenware, gedreht
H 24,3 DmR 10 DmMax 15,5 DmB 11,2

Bauchige Form, zum Stand hin eingezogen, breite Standfläche, zylindrischer Hals, stehender gekehlter Rand, gezogene Schnauze, Bandhenkel.
Außen und innen braune Lehmglasur, Rand unglasiert.
Gelblich-weißer Scherben.
MDV 8 E 740

425 **Kanne**
Vermutlich Böhmen, Ende 19. Jh.
Hochgebrannte Irdenware, gedreht
H 22,8 DmR 10,7 DmMax 15,5 DmB 10,8

Kugelig gebauchte Form, zum Stand hin eingezogen, zylindrischer Hals, bis zum Halsansatz verlaufende, gezogene Schnauze, Kleeblattmündung, Bandhenkel, am Boden geprägte Größe 4.
Außen und innen braune Lehmglasur, Rand unglasiert.
Gelblicher Scherben.
MDV 8 E 467

426 **Kanne**
Vermutlich Böhmen, Ende 19. Jh.
Hochgebrannte Irdenware, gedreht
H 25,5 DmR 10,2 DmMax 18 DmB 10,5

Kugelig gebauchte Form, zum Stand hin eingezogen, hoher zylindrischer Hals, bis zum Halsansatz verlaufende, gezogene Schnauze, Kleeblattmündung, Bandhenkel.
Außen und innen braune Lehmglasur, Rand unglasiert.
Weißlich-grauer Scherben.
MDV 8 E 554

427 **Krug**
Vermutlich Sachsen oder Mark Brandenburg, 1920/30.
Hochgebrannte Irdenware, gedreht
H 35 DmR 13,5 DmMax 21,5 DmB 15

Hohe, bauchige Form, gekehlter Fuß, zylindrischer Hals, Bandhenkel.
Außen und innen braune Lehmglasur, Rand unglasiert.
Gelblicher Scherben.
MDV 8 N 375

428* **Krug** (Abb. S. 110)
Vermutlich Niederschlesien oder Böhmen, 2. Hälfte 19. Jh.
Hochgebrannte Irdenware, gedreht
H 21 DmR 8,5 DmMax 13,5 DmB 9

Bauchige Form, Standring gekehlt, zylindrischer Hals, nach innen verkröpfter Rand, Bandhenkel.
Außen und innen braune Lehmglasur, Rand unglasiert.
Gelblicher Scherben.
MDV 8 N 312

429* **Bierkrug**
Vermutlich Niederschlesien oder Böhmen, Anfang 20. Jh.
Hochgebrannte Irdenware, gedreht
H 10,8 DmR 9,5 DmB 10,7

Leicht konisch zulaufende Form, Bandhenkel.
Außen und innen braune Lehmglasur.
Gelblicher Scherben.
Slg. Peltner, Höhr-Grenzhausen

430* **Bierkrug**
Vermutlich Niederschlesien oder Böhmen, 20. Jh.
Hochgebrannte Irdenware, gedreht
H 8,6 DmR 7,6 DmB 8

Leicht konisch zulaufende Form, Bandhenkel, am Boden geprägte Größe 1.
Außen 2 umlaufende Kehlen, außen und innen braune Lehmglasur.
Gelblich-weißer Scherben.
Slg. Peltner, Höhr-Grenzhausen

431 **Bierkrug**
Bunzlau, Julius Paul & Sohn, um 1930
Feinsteinzeug, gegossen
H 18 DmR 9 DmMax 12 DmB 11

Zylindrische Form, zum oberen Rand eingezogen, Bandhenkel, am Boden M 52 in oliv.
Außen brauner, verlaufender Spritzdekor: Streifen, Ecken, schwarze 1-l-Markierung, bräunlich gefärbte, innen transparente Feldspatglasur.
Weißlicher Scherben.
Privatslg. München

Feste

432* **Teeservice, 8-teilig**
Bunzlau, Hugo Reinhold & Co., 1910/20
Feinsteinzeug, gegossen, eingedreht, übergedreht
Kanne: H 10,1 DmR 9,5 DmMax 15,5 DmB 9,5

429, 430

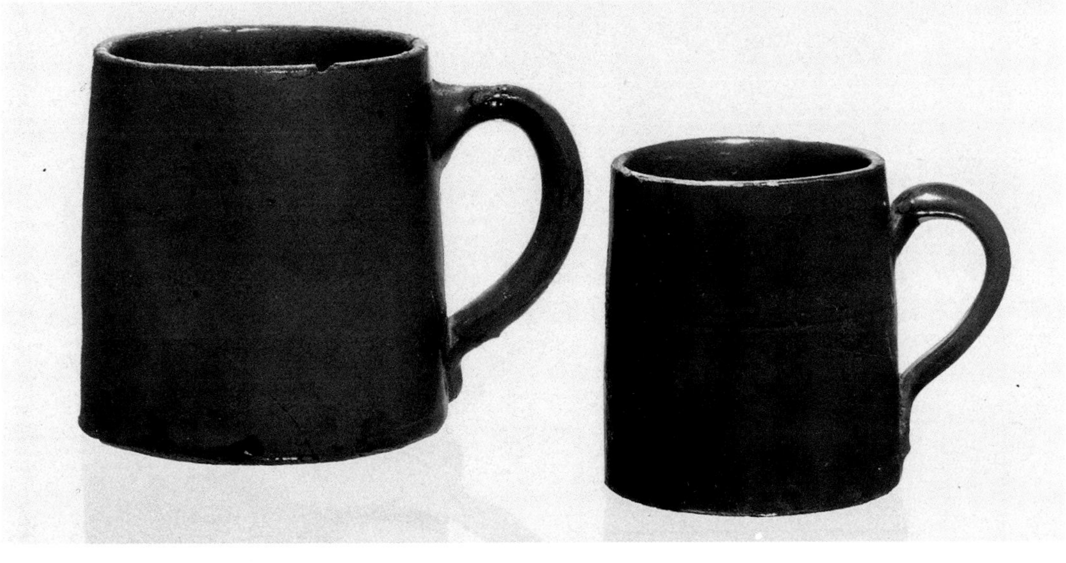

Bestehend aus Teekanne mit Deckel, Zuckerdose mit Deckel, Milchkännchen, 2 Tassen mit Untertassen, Kuchenplatten, am Boden der Platte M62 in gold, am Boden des Milchkännchens M64 als Blindstempel, am Boden der Tassen, der Zuckerdose und der Teekanne M62 in schwarz, am Boden der Teekanne auch M59 als Blindstempel.
Außen bzw. an Ober- und Unterseite braune Lehmglasur, Kaltbemalung in gold: umlaufende Streifen, schablonierte Aufschrift auf der Kanne: „Dem Brautpaar", auf den Tassen: „Hanni.", „Paul.", transparente Feldspatglasur.
Weißer Scherben.
MDV 8 E 870, 7 H 193, 8 E 865, 8 M 302, 8 H 901

433 **Schale**
Vermutlich Sachsen, Ende 19. Jh.
Hochgebrannte Irdenware, gedreht
H 5,8 DmR 9 DmMax 9,2 DmB 6,5

Flache, gemuldete Form auf hohem Standfuß, gewölbte Wandung.
Außen und innen braune Lehmglasur.
Gelblich-grauer Scherben.
MDV 8 V 11

434* **Tasse mit Untertasse**
Vermutlich Niederschlesien, 1930/40
Feinsteinzeug, eingedreht, übergedreht
H 6,3 DmR 9 DmB 4,9 DmMax (Untertasse) 15,5

Zylindrische Tassenform, zum Standring hin eingezogen, Bandhenkel, flache Untertasse, leicht ansteigende Fahne, abgesetzter Spiegel.

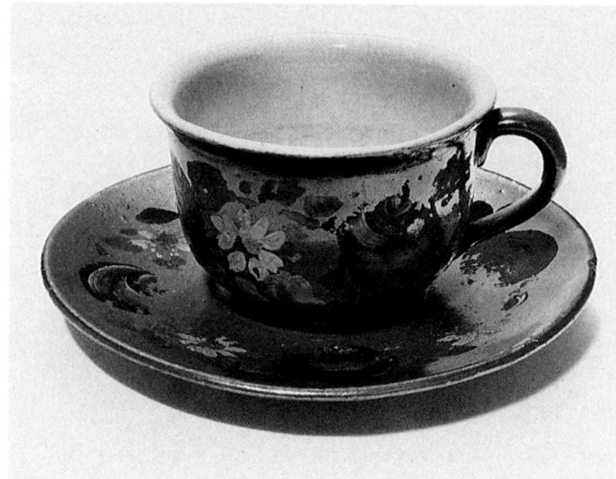

434

432

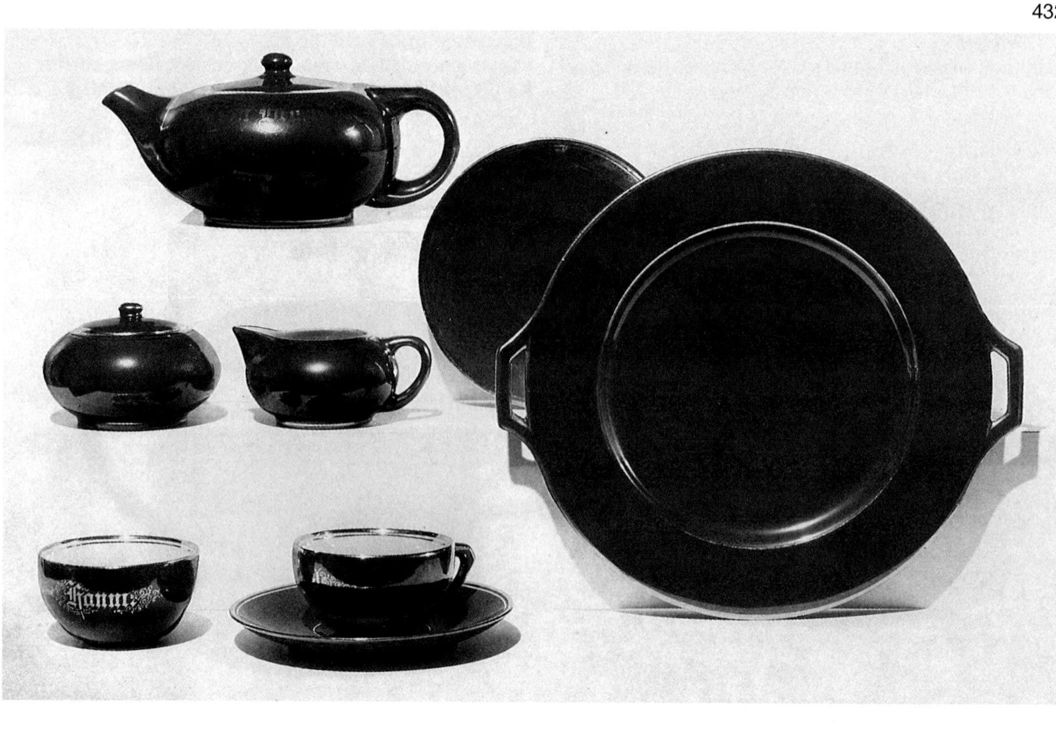

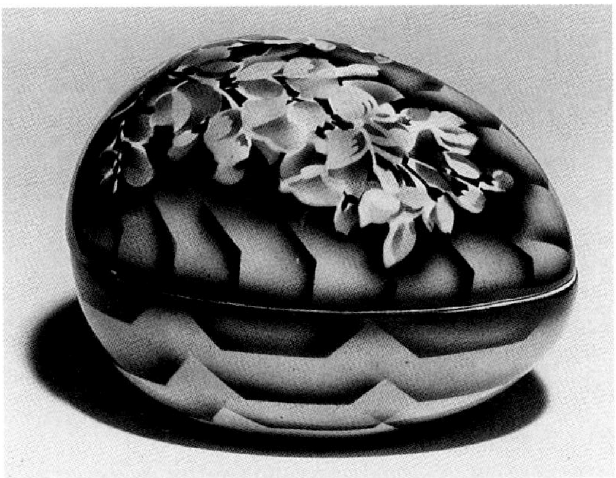

435

Außen bzw. Ober- und Unterseite braune Lehmglasur, außen bzw. Oberseite Kaltbemalung: Blüten und Blätter in gelb, orange, rot, grün, Tasse innen transparente Feldspatglasur.
Weißlicher Scherben.
Privatslg. München

435* **Dose (Osterei)**
Wohl Bunzlau, um 1928
Feinsteinzeug, gegossen
H 10,5 DmMax 14,9

Zweiteilige Eiform auf ovalem Stand.
Außen Spritzdekor: braun verlaufende Linien, auf dem Deckel Blütenmuster: Goldregen, blau, braun, grün, transparente Feldspatglasur.
Weißer Scherben.
Slg. Peltner, Höhr-Grenzhausen

436* **Backform (Osterlamm)**
Wohl Kreis Bunzlau, um 1900
Hochgebrannte Irdenware, übergeformt
H 13,4 DmMax 30

Zweiteilige, ovale Form, innen plastisch ausgeformt als liegendes Lamm, senkrechte Wandung, seitlich je zwei Wulsthenkel, Unterseite mit zwei Standflächen.
Außen und innen braune Lehmglasur, Rand unglasiert.
Weißlich-grauer Scherben.
MDV 38 H 154

436

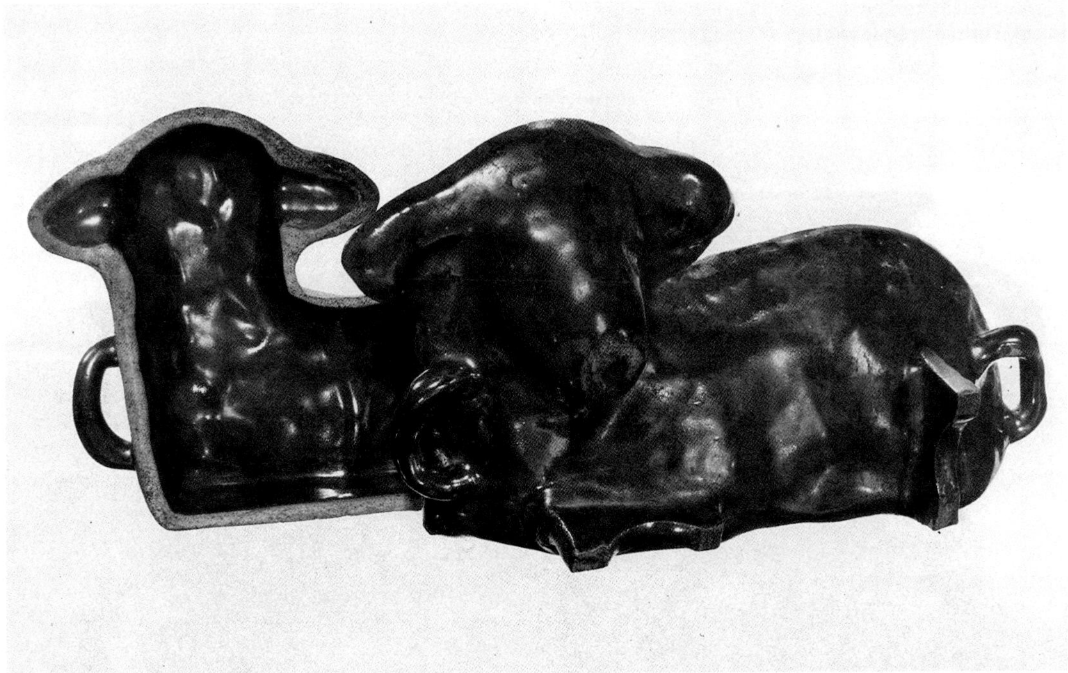

Hygiene

437 **Waschschüssel**
Vermutlich Kreis Bunzlau, 1920/30
Hochgebrannte Irdenware, gedreht
H 11,8 DmR 31 DmB 19,5

Konische Form, gekehlter Rand, am inneren Rand angesetzte halbkreisförmige Schale mit Loch.
Außen und innen braune Lehmglasur, Rand unglasiert.
Weißlicher Scherben.
MDV 8 G 540

438* **Nachttopf**
Vermutlich Niederschlesien oder Sachsen, 1. Drittel 20. Jh.
Hochgebrannte Irdenware, gedreht
H 15 DmR 19,2 DmB 13

Bauchige Form, eingezogener Hals, nach außen gelegter Rand, Bandhenkel, in die Wandung geprägte Größe 2.
Außen und innen braune Lehmglasur, Rand unglasiert.
Gelblich-weißer Scherben.
MDV 9 D 23

439* **Waschgeschirr, 5-teilig** (Abb. S. 87)
Bunzlau, Julius Paul & Sohn, 1. Drittel 20. Jh.
Feinsteinzeug, gegossen
Kanne: H 28,7 DmR 11,4 DmMax 17,2
DmB 12,6 Schüssel: DmMax 34

Bestehend aus Kanne, Schüssel, Kamm- und Seifenschale, Nachttopf.
Außen Schwämmeldekor: Pfauenauge, blau, grün und blau, braun, transparente Feldspatglasur.
Weißlicher Scherben.
MDV 9 D 29 a–d, 8 O 773 (Dauerleihgabe BRD)

440 **Wasserkanne (für die Luftwaffe)**
Bunzlau, Julius Paul & Sohn, 1940
Entwurf: Keramische Fachschule Bunzlau
H 38,8 DmMax 20,9 DmB 12

Bauchige Form, abfallende Schulter, trichterförmiger Hals, verstärkter Rand, Schnauze.
Außen hellblau gefärbte, innen transparente Feldspatglasur.
Weißer Scherben.
MDV 8 E 897

441* **Wärmflasche**
Vermutlich Niederschlesien oder Oberlausitz, 1920/30
Hochgebrannte Irdenware, gedreht
H 13,6 DmR 2,9 DmMax 21,5 DmB 20,5

Flache gebauchte Form, enger zylindrischer Hals, Wulstrand, Bandhenkel.
Außen und innen braune Lehmglasur.
Gelblich-weißer Scherben.
Privatslg. München

442 **Wärmflasche**
Wohl Niederschlesien oder Oberlausitz, 1920/30
Hochgebrannte Irdenware, gedreht
H 13 DmR 3 DmB 21,5

Flache gebauchte Form, enger zylindrischer Hals, Wulstrand mit Lochung und Patentverschluß.
Außen und innen braune Lehmglasur.
unglasiert.
Gelblich-weißer Scherben.
Privatbesitz Berlin

438, 439

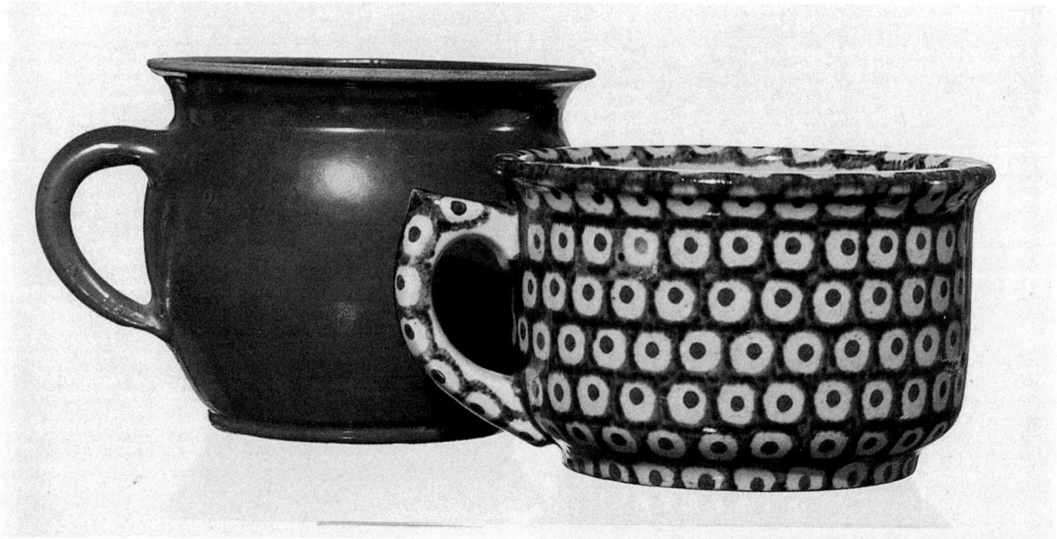

Viehtränken, Blumentöpfe

443 **Geflügeltränke**
Niederschlesien oder Oberlausitz, 1930/40
Hochgebrannte Irdenware, gedreht
H 12 DmB 18,5

Flache, zylindrische Form, konisch zulaufende Wandung mit 5 Löchern, kleine Öffnung mit Wulstrand.
Außen und innen braune Lehmglasur.
Gelblicher Scherben.
Privatbesitz Berlin

444 **Geflügeltränke**
Vermutlich Sachsen oder Mark Brandenburg, um 1930
Hochgebrannte Irdenware, gedreht
H 9,9 DmMax 15 DmB 15,6

Flache, zylindrische Form, konisch zulaufende Wandung mit 5 Löchern, obere Mitte geschlossen, kugeliger Knauf mit geprägter Größe 3.
Außen und innen braune Lehmglasur.
Gelblicher Scherben.
MDV 11 M 8

445 **Geflügeltränke**
Vermutlich Niederschlesien oder Oberlausitz, um 1930
Hochgebrannte Irdenware, gedreht
H 14,2 DmMax 21,4 DmB 20

Flache, zylindrische Form, konisch zulaufende, leicht gebauchte Wandung mit 6 Löchern, obere Mitte geschlossen, kugeliger Knauf.
Außen und innen braune Lehmglasur.
Grauer Scherben.
Privatslg. München

446 **Futternapf**
Vermutlich Niederschlesien, um 1930/40
Hochgebrannte Irdenware, gedreht
H 5,4 DmR 12,3 DmMax 14,2 DmB 13

Runde, flache Form, zum oberen Rand leicht eingezogen, am Boden geprägte Größe 0.
Außen und innen braune Lehmglasur, Rand unglasiert.
Weißlich-grauer Scherben.
Stiftung Kulturwerk Schlesien, Würzburg

447* **Blumentopf mit Untersatz**
Vermutlich Niederschlesien oder Sachsen, um 1920
Hochgebrannte Irdenware, gedreht
Blumentopf: H 11,5 DmR 14,1
DmB 7,4 DmMax (Untersatz) 13,6

Konische Form, Boden gelocht, runder, flacher Untersatz mit verstärktem Rand.
Blumentopf außen und innen am Rand, Untersatz

441

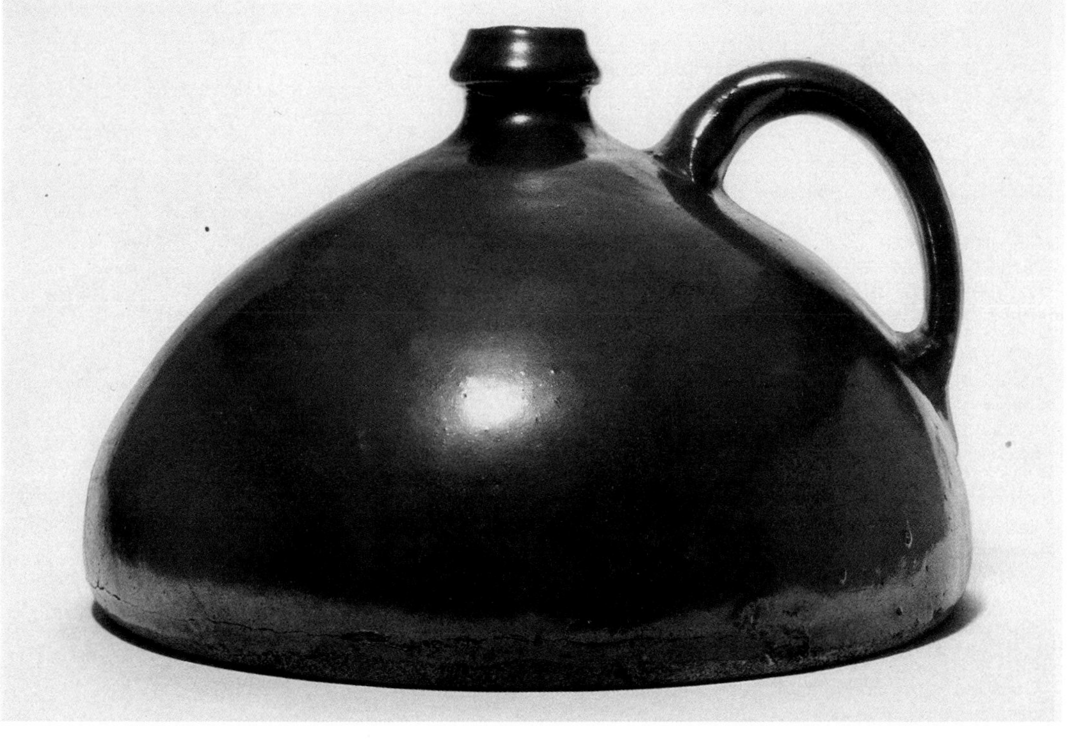

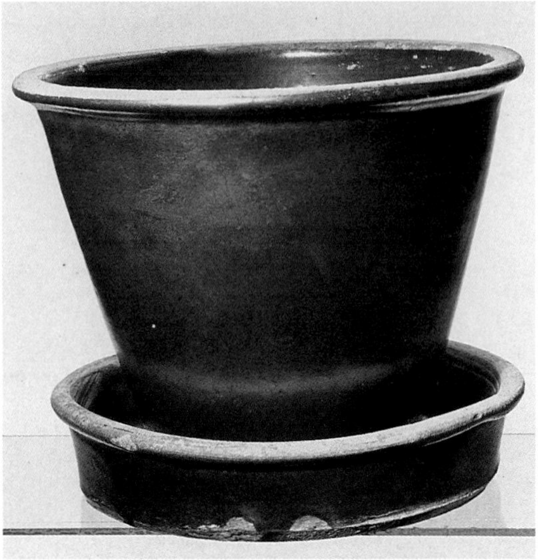

447

außen und innen mit brauner Lehmglasur, Rand unglasiert.
Gelblicher Scherben.
Privatslg. München

448 **Untersatz**
Vermutlich Sachsen oder Mark Brandenburg, 1930/40
Hochgebrannte Irdenware, gedreht
H 3,5 DmR 14 DmB 11,7

Flache konische Form, verstärkter Rand, innen geprägte Größe 4.
Außen und innen braune Lehmglasur, Rand unglasiert.
Gelblicher Scherben.
MDV 10 A 14 (Dauerleihgabe BRD)

449 **Blumentopf**
Vermutlich Niederschlesien, Anfang 20. Jh.
Hochgebrannte Irdenware, gedreht
H 14,5 DmR 19,3 DmB 11,4

Konische Form, Boden gelocht.
Außen weiße Engobe, blauer Schwämmeldekor: senkrechte Streifen, transparente Feldspatglasur, innen unglasiert.
Weißlicher Scherben.
MDV 9 T 22

450 **Blumentopf mit Untersatz**
Vermutlich Niederschlesien oder Oberlausitz, um 1920
Hochgebrannte Irdenware, gedreht
Blumentopf: H 10,9 DmR 13,6
DmB 8,8 DmMax (Untersatz) 12,1

Konische Form, Boden gelocht, runder, flacher Untersatz mit leicht konischer Wandung.
Blumentopf außen, Untersatz außen und innen weiße Engobe, Schwämmeldekor: Pfauenauge, blau, grün, transparente Feldspatglasur, Blumentopf innen unglasiert.
Gelblich-weißer Scherben.
Privatslg. Berlin

451 **Blumentopf**
Vermutlich Niederschlesien oder Oberlausitz, um 1930
Hochgebrannte Irdenware, gedreht
H 16,3 DmR 22 DmB 14,5

Konische Form, Boden gelocht, außen gekehlter, verstärkter Rand.
Außen weiße Engobe, Schwämmeldekor: Pfauenauge, blau, rotbraun, transparente Feldspatglasur, innen unglasiert.
Weißlicher Scherben.
Privatslg. Berlin

Bunzlauer Kaffeekannen

452* **Kaffeekanne mit Deckel**
Bunzlau, Ende 19. Jh.
Hochgebrannte Irdenware, gedreht
H 19,2 DmR 8 DmB 11

Bauchige Form, breiter Stand, trichterförmiger Hals, bis zum Halsansatz verlaufende, gezogene Schnauze, Bandhenkel, flacher Deckel mit dreipaßförmigem Knauf.
Außen braune Lehmglasur, innen weiße Feldspatglasur.
Weißlicher Scherben.
MDV 8 E 472

452

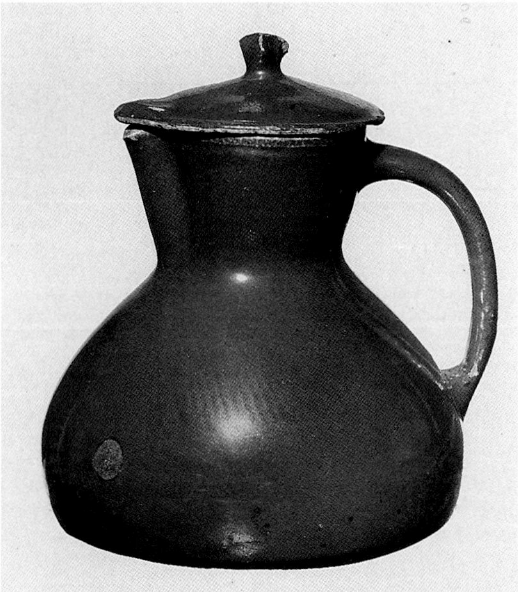

453* **Kaffeekanne mit Deckel** (Abb. S. 124)
Bunzlau, 2. Hälfte 19. Jh.
Hochgebrannte Irdenware, gedreht
H 24,5 DmR 8,9 DmMax 18,1
DmB 13,8

Flache, bauchige Form, breite Standfläche, gerundete Schulter, konischer Hals, bis zum Halsansatz verlaufende, gezogene Schnauze, Bandhenkel, konisch zulaufender Deckel mit gerundetem Knauf.
Außen und innen braune Lehmglasur, Rand unglasiert.
Gelblicher Scherben.
MDV 8 E 846

454 **Kaffeekanne mit Deckel**
Vermutlich Niederschlesien, 19. Jh.
Hochgebrannte Irdenware, gedreht
H 24 DmR 10,4 DmMax 22,6
DmB 19,9

Bauchige Form, breiter Boden, gerundete Schulter eingezogener zylindrischer Hals, lange, gezogene Schnauze, Bandhenkel, am Hals geprägte Größe 21.
Außen und innen braune Lehmglasur, Rand unglasiert.
Gelblich-weißer Scherben.
Privatslg. München

455 **Kaffeekanne ohne Deckel**
Bunzlau, 1910/20
Feinsteinzeug, gegossen
H 17,8 DmR 8,5 DmMax 17,2
DmB 11,4

Flache, bauchige Form, breite, abfallende Schulter, trichterförmiger Hals, gerundete Schnauze, Bandhenkel.
Außen braune Lehmglasur, innen transparente Feldspatglasur.
Weißlicher Scherben.
MDV 8 E 874

456* **Kaffeekanne mit Deckel** (Abb. S. 124)
Wohl Bunzlau, Anfang 20. Jh.
Hochgebrannte Irdenware, gedreht
H 26,2 DmR 8,3 DmMax 18 DmB 11,3

Bauchige Form, gerundete Schulter, trichterförmiger Hals, spitze Schnauze, Bandhenkel, gewölbter Deckel mit Knauf, am Boden geprägte Größe 6.
Außen braune Lehmglasur, innen weiße Engobe, transparente Feldspatglasur.
Gelblich-weißer Scherben.
Privatbesitz Berlin

457* **Kaffeekanne mit Deckel**
Vermutlich Kreis Bunzlau, 20. Jh.
Hochgebrannte Irdenware, gedreht
H 21,6 DmR 8,7 DmMax 12,9 DmB 9,7

Bauchige Form, abfallende Schulter, leicht trichterförmiger Hals, angesetzte Schnauze, Bandhenkel, gewölbter Deckel mit Knauf, am Boden geprägte Größe 3.
Außen und innen braune Lehmglasur, Rand unglasiert.
Gelblich-weißer Scherben.
Slg. Peltner, Höhr-Grenzhausen

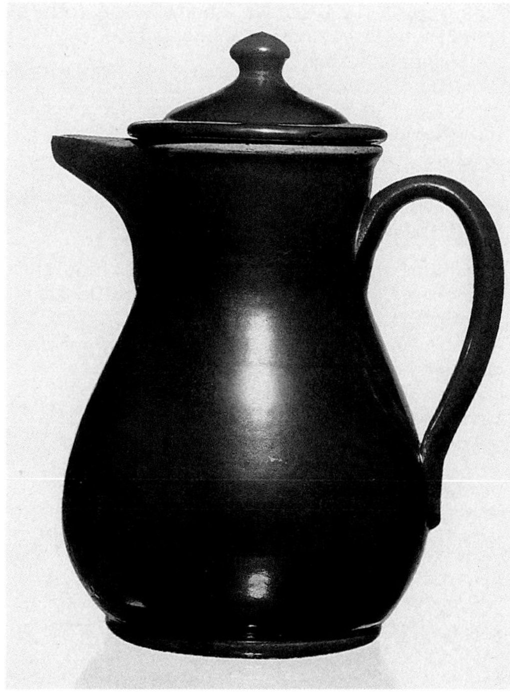

457

458 **Kaffeekanne mit Deckel**
Wohl Kreis Bunzlau, 1. Drittel 20. Jh.
Hochgebrannte Irdenware, gedreht
H 23,7 DmR 11,5 DmMax 19,5
DmB 12

Bauchige Form, abfallende Schulter, kurzer, zylindrischer Hals, spitze Schnauze, Bandhenkel, flacher Deckel mit dreipaßförmigem Knauf, am Boden geprägte Größe 7.
Außen dunkelbraune Lehmglasur, innen weiße Engobe, transparente Feldspatglasur, Deckel außen mit rotbrauner Lehmglasur.
Weißer Scherben.
MDV 8 E 869

459 **Kaffeekanne mit Deckel**
Vermutlich Niederschlesien, 1920/30
Hochgebrannte Irdenware, gedreht
H 17,5 DmR 8,3 DmMax 12,1 DmB 8,1

Bauchige Form, abfallende Schulter, zylindrischer Hals, angesetzte Schnauze, Bandhenkel, gewölbter Deckel mit dreipaßförmigem Knauf, am Boden geprägte Größe 1.

Außen braune Lehmglasur, innen transparente Feldspatglasur, Deckelunterseite unglasiert.
Weißlicher Scherben.
Privatslg. München

460 **Kaffeekanne mit Deckel**
Bunzlau, 1. Drittel 20. Jh.
Hochgebrannte Irdenware, gedreht
H 25,3 DmR 9,6 DmMax 17,5
DmB 11,5

Bauchige Form, kurzer, trichterförmiger Hals, spitze Schnauze, Bandhenkel, leicht gewölbter Deckel mit kugeligem Knauf, am Boden geprägte Größe 6.
Außen braune Lehmglasur, innen weiße Feldspatglasur.
Gelblich-weißer Scherben.
MDV 8 E 818

461* **Kaffeekanne mit Deckel** (Abb. S. 124)
Vermutlich Sachsen, 1920/30
Hochgebrannte Irdenware, gedreht
H 27,4 DmR 9 DmB 15

Zylindrische Form, abgeknickte Schulter, kurzer zylindrischer Hals, spitze Schnauze, Bandhenkel, gewölbter Deckel mit kugeligem Knauf, am Henkelansatz geprägte Größe 6.
Außen braune Lehmglasur, innen schwarz-braune Lehmglasur, Rand unglasiert.
Gelblicher Scherben.
MDV 8 E 355

462* **Kaffeekanne** (Abb. S. 124)
Vermutlich Sachsen, 1920/30
Hochgebrannte Irdenware, gedreht
H 33,9 DmR 11,3 DmB 20

Zylindrische Form, abgeknickte Schulter, kurzer zylindrischer Hals, spitze Schnauze, Bandhenkel, am Henkelansatz geprägte Größe 10.
Außen braune Lehmglasur, innen weiße Feldspatglasur.
Gelblicher Scherben.
MDV 8 E 556

463 **Milchkännchen**
Vermutlich Kreis Bunzlau, Anfang 20. Jh.
Hochgebrannte Irdenware, gedreht
H 7,3 DmR 6,2 DmMax 6,6 DmB 4,5

Bauchige Form, stehender, innen gekehlter Rand, gezogene Schnauze, Bandhenkel, am Boden geprägte Größe 1.
Außen und innen braune Lehmglasur.
Grauer Scherben.
MDV 8 E 647

464* **Kaffeekanne mit Deckel** (Abb. S. 123)
Vermutlich Niederschlesien, 1. Drittel 20. Jh.
Hochgebrannte Irdenware, gedreht
H 20,5 DmR 8,5 DmMax 14,5 DmB 10

Bauchige Form, abfallende Schulter, zylindrischer Hals, angesetzte Schnauze, Bandhenkel, Deckel mit Knauf, am Boden und im Deckel geprägte Größe 2.
Außen und innen weiße Engobe, außen Schwämmeldekor: Pfauenauge, blau, grün, transparente Feldspatglasur.
Weißlicher Scherben.
Privatslg. München

465* **Kaffeekanne mit Deckel**
Vermutlich Kreis Bunzlau, 1. Drittel 20. Jh.
Hochgebrannte Irdenware, gedreht
H 23,6 DmR 9,4 DmMax 16 DmB 10,3

Bauchige Form, zum Stand eingezogen, zylindrischer Hals, spitze Schnauze, Bandhenkel, konisch zulaufender Deckel mit halbkugeligem Knauf, am Boden geprägte Größe 5.
Außen und innen weiße Engobe, außen Schwämmeldekor: Pfauenauge, blau, braun, Deckel, blau geschwämmelt, transparente Feldspatglasur.
Weißlicher Scherben.
MDV 8 E 775

466 **Kanne ohne Deckel**
Wohl Kreis Bunzlau, 1920/30
Feinsteinzeug, gegossen
H 19,3 DmR 9,6 DmMax 15,8
DmB 11,2

Bauchige Form, zum Stand eingezogen, zylindrischer Hals, spitze Schnauze, Bandhenkel.
Außen Schwämmeldekor: Pfauenauge, blau, braun, am Rand braune Blätter, dazwischen Pinseldekor:

465

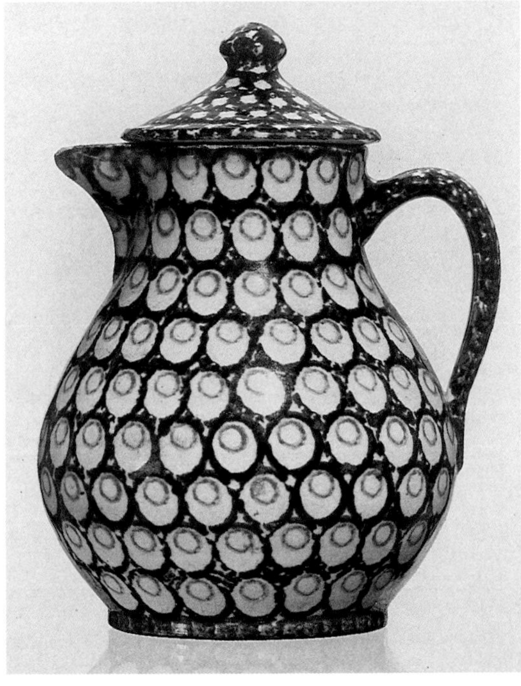

Blüten, braun, grün, transparente Feldspatglasur.
Weißlicher Scherben.
MDV 8 E 810

467* **Kaffeekanne mit Deckel**
Kreis Bunzlau oder Oberlausitz, 1. Drittel 20. Jh.
Hochgebrannte Irdenware, gedreht
H 24 DmR 10 DmMax 17,3 DmB 11

Bauchige Form, zum Stand eingezogen, kurzer, zylindrischer Hals, angesetzte Schnauze, Bandhenkel, flacher Deckel mit Nase und kugeligem Knauf, am Boden geprägte Größe 6.
Außen und innen weiße Engobe, außen Schwämmeldekor: Pfauenauge, blau, grün, transparente Feldspatglasur.
Gelblich-weißer Scherben.
MDV 8 E 697

468 **Kaffeekanne mit Deckel**
Vermutlich Sachsen, Anfang 20. Jh.
Hochgebrannte Irdenware, gedreht
H 26,3 DmR 9,7 DmMax 20 DmB 14

Bauchige Form, gekehlter Stand abfallende Schulter, kurzer trichterförmiger Hals, angesetzte Schnauze, Bandhenkel, flacher Deckel mit halbkugeligem Knauf.
Außen und innen weiße Engobe, außen Schwämmeldekor: Pfauenauge, grün, blau, transparente Feldspatglasur.
Weißlicher Scherben.
MDV 8 E 814

467

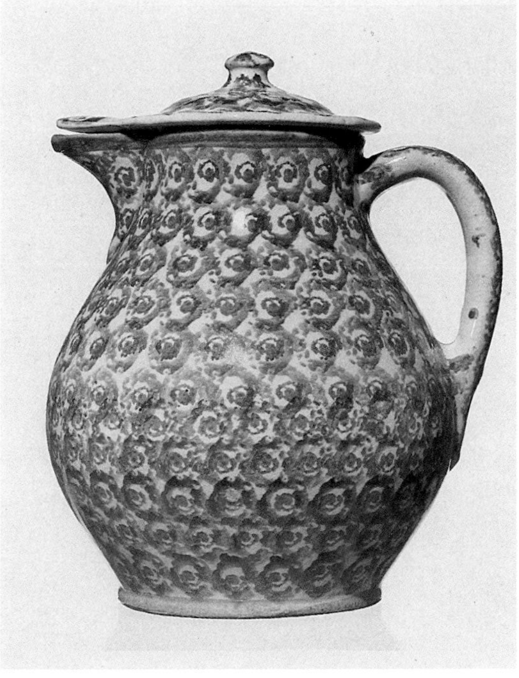

469 **Kaffeekanne mit Deckel**
Wohl Sachsen, Anfang 20. Jh.
Hochgebrannte Irdenware, gedreht
H 17,5 DmR 9,2 DmMax 15,3 DmB 13

Flache, bauchige Form, trichterförmiger Hals, zum Halsansatz verlaufende, gezogene Schnauze, Bandhenkel, Deckel mit angesetzter Nase, dreipaßförmiger Knauf, am Boden geritzte Größe 3.
Außen Schwämmeldekor: Pfauenauge, Streifen am Hals und am unteren Teil der Wandung, grün, blau, transparente Feldspatglasur.
Weißlicher Scherben.
Privatslg. Berlin

470 **Kaffeekanne mit Deckel**
Vermutlich Kreis Bunzlau, um 1910/20
Feinsteinzeug, gegossen
H 18 DmR 10,3 DmMax 13 DmB 9,8

Flache, bauchige Form, hoher trichterförmiger Hals, spitze Schnauze, Wulsthenkel, leicht gewölbter Dekkel mit halbkugeligem Knauf.
Außen Schwämmeldekor: blaue Flächen, an Rand, Bauchung und am Deckel Pfauenauge, grün, blau, transparente Feldspatglasur.
Weißer Scherben.
Privatslg. Berlin

471 **Kaffeekanne mit Deckel**
Vermutlich Oberlausitz, um 1930
Hochgebrannte Irdenware, gedreht
H 19,3 DmR 9,3 DmMax 18 DmB 16,5

Bauchige Form, breiter Stand zylindrischer Hals, angesetzte Schnauze, Bandhenkel, konisch zulaufender Deckel mit Knauf, am Boden geprägte Größe 3.
Außen und innen weiße Engobe, außen Schwämmeldekor: rotbraune Fläche, Pfauenauge, zu Dreiecken angeordnet, am oberen und unteren Rand, hellblau, grün, transparente Feldspatglasur.
Weißlicher Scherben.
Slg. Koppelt, Gerolzhofen

472* **Henkeltasse**
Vermutlich Kreis Bunzlau, um 1920/30
Hochgebrannte Irdenware, gedreht
H 8,4 DmR 9,2 DmMax 9,5 DmB 6,5

Bauchige Form, trichterförmiger Hals, Bandhenkel, am Boden geritzte Größe 2.
Außen braune Lehmglasur, innen weiße Engobe, transparente Feldspatglasur.
Weißlicher Scherben.
Privatslg. München

473* **Henkeltasse**
Vermutlich Kreis Bunzlau, 1920/30
Hochgebrannte Irdenware, eingedreht
H 10 DmR 9,6 DmMax 10,7 DmB 6,2

Konische Form, gerundete Schulter, zylindrischer Hals, Bandhenkel.
Außen braune Lehmglasur, innen weiße Engobe,

transparente Feldspatglasur.
Gelblich-weißer Scherben.
Slg. Peltner, Höhr-Grenzhausen

474* **Henkeltasse**
Vermutlich Kreis Bunzlau, um 1930
Hochgebrannte Irdenware, gedreht
H 7,6 DmR 9,3 DmB 5,5

Zylindrische Form, Bandhenkel.
Außen braune Lehmglasur, innen weiße Engobe, transparente Feldspatglasur.
Heller Scherben.
Slg. Peltner, Höhr-Grenzhausen

475* **Henkeltasse**
Vermutlich Kreis Bunzlau, um 1920/30
Hochgebrannte Irdenware, eingedreht
H 7,6 DmR 8,5 DmMax 8,7 DmB 6,7

Bauchige Form, leicht trichterförmiger Hals, Bandhenkel, am Boden geprägte Größe 2.
Außen braune Lehmglasur, innen transparente Feldspatglasur.
Grauer Scherben.
Privatslg. München

476 **Henkelbecher**
Vermutlich Kreis Bunzlau, 20. Jh.
Hochgebrannte Irdenware, gedreht
H 7,7 DmR 8,6 DmMax 9 DmB 7,3

Leicht bauchige Form, verstärkter flacher Rand, Wulsthenkel, am Boden geprägte Größe 2.
Außen braune Lehmglasur, am Rand blaue Punkte, Rand und innen transparente Feldspatglasur.
Weißlich-grauer Scherben.
Privatslg. München

477 **Henkelbecher**
Vermutlich Kreis Bunzlau, 20. Jh.
Hochgebrannte Irdenware, gedreht
H 5,5 DmR 6,6 DmMax 6,7 DmB 5,3

Leicht bauchige Form, verstärkter flacher Rand, Bandhenkel.
Außen braune Lehmglasur, am Rand und innen weiße Engobe, Rand blau geschwämmelt, Rand und innen transparente Feldspatglasur.
Gelblich-weißer Scherben.
Privatslg. Berlin

478 **Henkelbecher**
Vermutlich Kreis Bunzlau, um 1930
Hochgebrannte Irdenware, eingedreht
H 10,8 DmR 9,1 DmB 8,7

Zylindrische Form, Bandhenkel.
Außen und innen braune Lehmglasur, Rand unglasiert.
Weißlicher Scherben.
Privatslg. München

474, 481 (oben), 472, 473, 475 (unten)

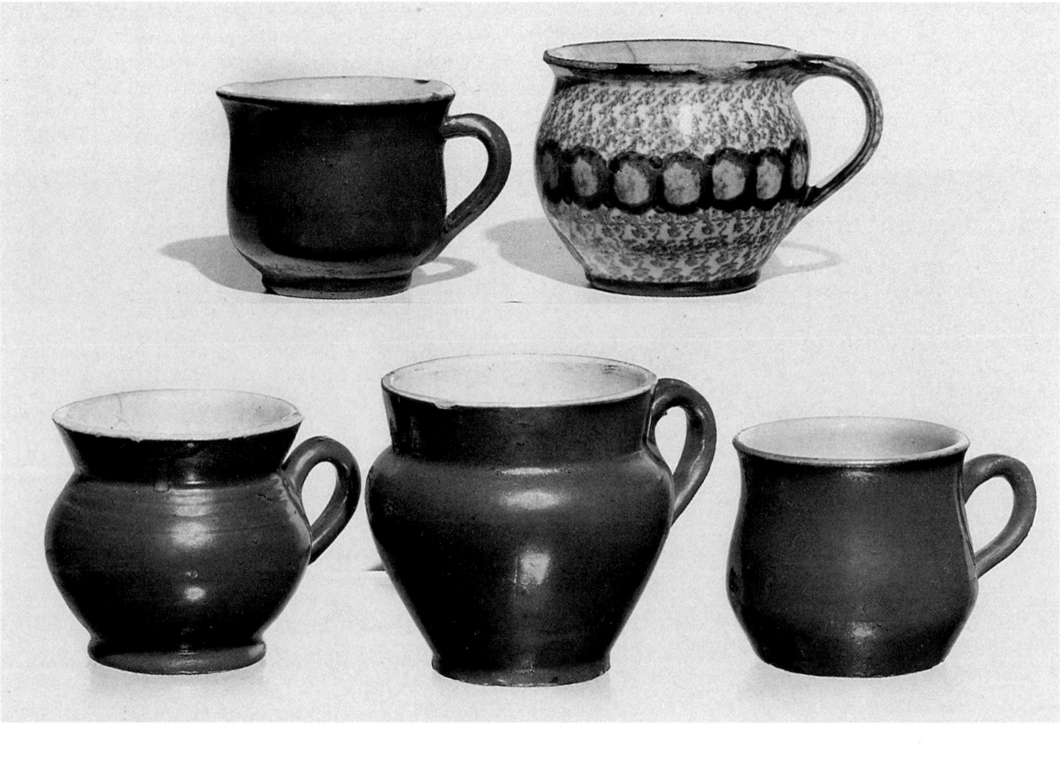

479 **Zwei Tassen mit Untertassen**
Bunzlau, 1910/20
Feinsteinzeug, eingedreht
H 5 DmR 9 DmMax (Untertasse) 14

Weite Form, Bandhenkel, Untertasse zum Rand ansteigend, abgesetzter Spiegel, Standring.
Außen braune Lehmglasur, innen transparente Feldspatglasur.
Weißer Scherben.
MDV 8 M 105 a, b

480 **Henkeltasse**
Vermutlich Niederschlesien, um 1900
Hochgebrannte Irdenware, gedreht
H 7,4 DmR 10,8 DmB 6,6

Konische („Stuttgarter") Form, zum Stand hin eingezogen, Bandhenkel.
Außen und innen weiße Engobe, außen blau geschwämmelt, transparente Feldspatglasur.
Weißlich-grauer Scherben.
Privatslg. München

481* **Henkelbecher**
Vermutlich Oberlausitz, um 1925
Hochgebrannte Irdenware, gedreht
H 8,9 DmR 10,2 DmMax 10,8 DmB 6,5

Bauchige („böhmische") Form, stehender Rand, Bandhenkel, am Boden geprägte Größe 2.
Außen und innen weiße Engobe, außen Schwämmeldekor: umlaufende Pfauenaugenreihe, blau, gelb, dazwischen rotbraune Punkte, blaue Schwämmelung, transparente Feldspatglasur.
Gelblich-weißer Scherben.
Privatslg. München

482 **Kaffeedose mit Deckel**
Kolmar i. P., um 1900
Steingut, gegossen
H 21,5 DmR 8,8 DmB 10

Hohe, quadratische Form mit gerundeten Kanten, gerundete Schulter, kurzer eingezogener Hals, flacher Deckel mit Griff.
Äußerer Rand mit blauem Schablonendekor: Bogenfries mit Quadraten, auf einer Seite der Wandung schwarze Aufschrift: „Kaffee".
Weißer Scherben.
MDV 7 H 126

483 **Kaffeedose mit Deckel**
Um 1900
Opakes Glas, gepreßt
H 16 DmR 10,4

Zylindrische Form, außen gekehlter Rand, Eisendraht-Montierung und Blechdeckel.
Auf der Wandung schwarz schablonierte Beschriftung: „Kaffee".
MDV 7 H 102

484 **Zwei Kaffeemaße**
Deutschland, um 1910
Porzellan, gegossen
H 7–7,8 DmR 4,5

Zylindrische Form, innen Zwischenboden, Maß für jeweils 1/2 und 1 Lot Kaffee, profilierter Griff.
Außen farbiger Druckdekor, Transparentglasur.
Weißer Scherben.
MDV 48 A 32, 48 A 40

485 **Kaffeemühle**
Deutschland, um 1905
Steingut, Holz, Messing, Eisen
H 25,5 DmMax 15,7

Quadratischer Kasten mit Abdeckung, Boden und Kanten aus Holz, Wandfüllungen aus Steingutplatten mit blauem Mühlendekor, Aufsatz Messing, Mahlwerk und Griff Eisen.
MDV 10 D 15

Reklameartikel, Spardosen, Notgeld

486 **Teller**
Tillendorf, Karl Werner & Co., 1939
Feinsteinzeug, übergedreht
H 2,2 DmR 16,2 DmB 10,2

Flache Form, ansteigende Fahne, am Boden M 98 in blau.
Oberseite mit Schwämmeldekor: grüner, umlaufender Streifen und Pfauenauge, blau, rotbraun, in der Mitte blaue Schablonenaufschrift: „Preußler-Huxt / Schreiberhau i. R. / 1839–1939", transparente Feldspatglasur.
Weißlicher Scherben.
MDV 8 H 960

487 **Kanne**
Vermutlich Oberlausitz oder Niederschlesien, 1928
Hochgebrannte Irdenware, gedreht
H 25,2 DmR 10,8 DmMax 16,6
DmB 10,6

Bauchige Form, zum Stand hin eingezogen, zylindrischer Hals, verstärkter Rand, Bandhenkel, am Henkel geprägte Größe 4.
Außen und innen weiße Engobe, außen Schwämmeldekor: Pfauenauge, blau, rotbraun, schwarzer Pinseldekor: Herz mit Inschrift: „Günther Kämpf / 1903–1928", transparente Feldspatglasur.
Gelblich-weißer Scherben.
MDV 8 E 674

488* **Bierkrug**
Vermutlich Niederschlesien, um 1930
Hochgebrannte Irdenware, gedreht
H 13 DmR 8,7 DmMax 9,6 DmB 7,5

Leicht konisch zulaufende Form, zum Stand hin eingezogen, Bandhenkel, gewölbter Zinndeckel mit Jägermotiv.
Außen plastische Kartusche mit Mühlenmotiv und Aufschrift: „Mühle Kauschwitz 75", braune Anflugglasur, innen braune Lehmglasur.
Weißlicher Scherben.
Privatslg. Regensburg

489 **Senftopf**
Vermutlich Niederschlesien, 1. Viertel 20. Jh.
Hochgebrannte Irdenware, eingedreht
H 15,6 DmR 8 DmMax 11,5 DmB 9,4

Konische, leicht bauchige Form, gerundete Schulter, kurzer zylindrischer Hals.
Außen und innen braune Lehmglasur, außen erhabener Dekor mit abgeschliffener Glasur: Aufschrift „Hengstenberg" und Medaillon mit springemdem Pferd, Rand unglasiert.
Grauer Scherben.
Privatslg. Regensburg

490 **Likörflasche**
Vermutlich Kreis Bunzlau, um 1910/20
Feinsteinzeug, gegossen
H 8,8 DmR 1,7 DmMax 5,9 DmB 3,9

488

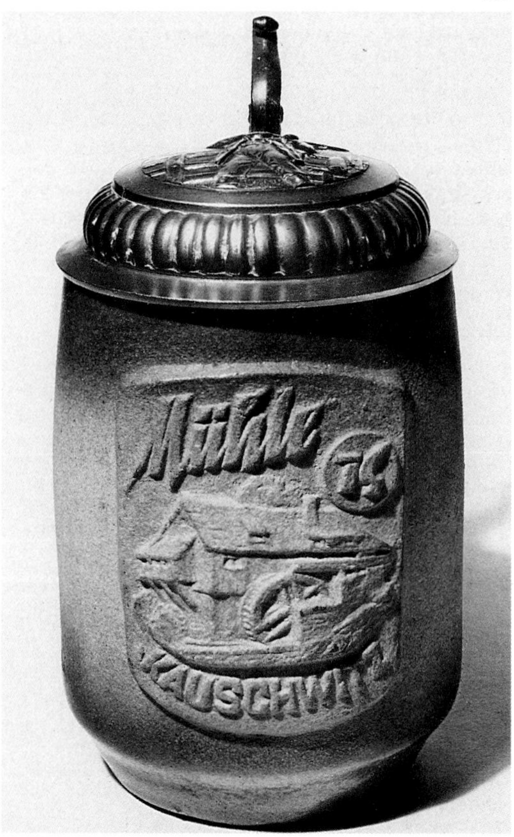

Bauchige Form, abfallende Schulter, enger, zylindrischer Hals, 2 Wulsthenkel.
Außen Schwämmeldekor: Pfauenauge, blau, grün transparente Feldspatglasur, brauner, herzförmiger Papieraufkleber mit schwarzer Aufschrift: „Spreewälder / Kräuterlikör / Distilierie St. Afra/E. L. Kempe & Co. / Aktiengesellschaft / Oppach / (Amtsh. Löbau)."
Weißlich-grauer Scherben.
Privatslg. München

491* **Aschenbecher**
Bunzlau, Hugo Reinhold & Co., um 1920
Feinsteinzeug, gegossen
H 3,9 DmMax 11,7

Flache, gemuldete Form, am Rand vier eingetiefte Ablageflächen, am Boden M 66 in grün.
Innen blaue Engobe, außen brauner Schablonendekor: abwechselnd Felder mit ausgesparter Schrift: „Wagner" und „Zigaretten" sowie Medaillons mit 2 behelmten Köpfen, transparente Feldspatglasur.
Weißlicher Scherben.
Privatslg. München

492* **Spardose**
Bunzlau oder Naumburg/Q., um 1830
Hochgebrannte Irdenware, gedreht
H 8,1 DmMax 8,1 DmB 6

Kugelige, konisch zulaufende Form auf breitem Stand, obere Mitte geschlossen, Knauf (fehlt), Wandung mit schräg verlaufendem Schlitz.
Außen braune Lehmglasur, aufgelegter weißer Dekor: behelmter Frauenkopf, Blüten, Blätter, Initialen: „AFT", transparente Feldspatglasur.
Weißlicher Scherben.
Privatslg. Berlin

493* **Spardose**
Kreis Bunzlau, 2. Hälfte 19. Jh.
Hochgebrannte Irdenware, gedreht
H 7,2 DmMax 6,6 DmB 5

Kugelige, konisch zulaufende Form auf Stand, obere Mitte geschlossen, kleiner Knauf, Wandung mit breitem Schlitz.

491

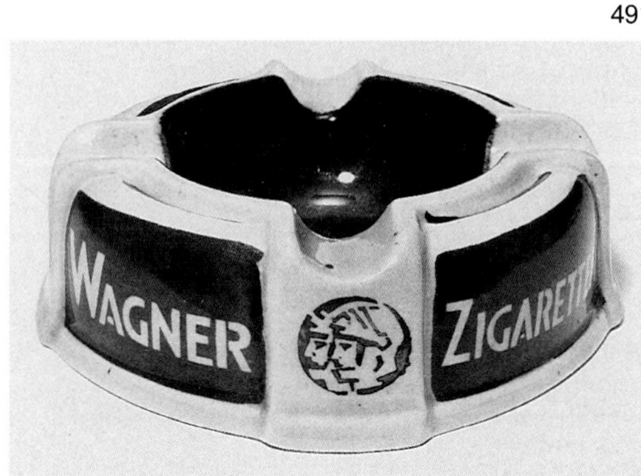

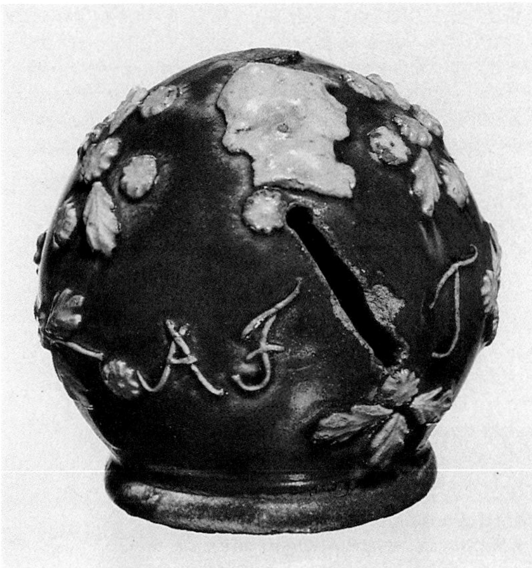

492

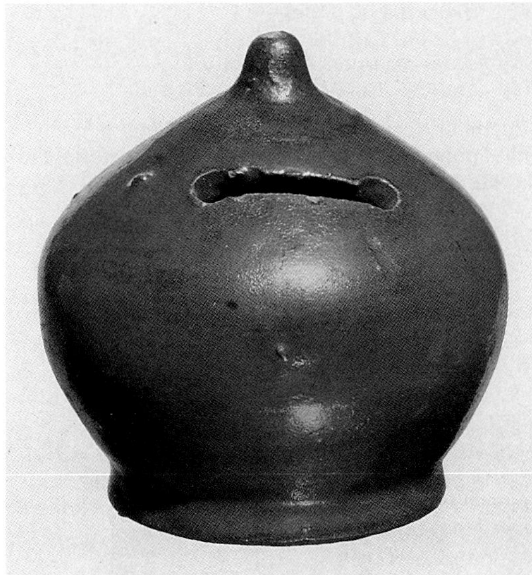

493

Außen braune Lehmglasur.
Gelblich-grauer Scherben.
Privatslg. Berlin

494 **Spardose**
Kreis Bunzlau, 1. Drittel 20. Jh.
Hochgebrannte Irdenware, gedreht
H 6,3 DmMax 7 DmB 5,2

Kugelige, konisch zulaufende Form, obere Mitte geschlossen, kleiner Knauf, Wandung mit breitem Schlitz.
Außen braune Lehmglasur.
Gelblich-weißer Scherben.
Privatslg. Regensburg

495 **Spardose**
Vermutlich Kreis Bunzlau, 1. Drittel 20. Jh.
Hochgebrannte Irdenware, gedreht
H 6,1 DmMax 8,6 DmB 6

Kugelige, konisch zulaufende Form auf Stand, obere Mitte geschlossen und abgeplattet, Wandung mit breitem Schlitz.
Außen braune Lehmglasur.
Gelblich-weißer Scherben.
Slg. Peltner, Höhr-Grenzhausen

496 **Spardose**
Vermutlich Naumburg/Q., um 1900
Hochgebrannte Irdenware, gedreht
H 6,3 DmMax 6,8 DmB 4,5

Kugelige, konisch zulaufende Form, obere Mitte geschlossen, Wandung mit breitem Schlitz.
Außen weiße Engobe, Schwämmeldekor: Pfauenauge, blau, grün, transparente Feldspatglasur.
Gelblich-weißer Scherben.
Stiftung Kulturwerk Schlesien, Würzburg

497* **Spardose**
Wohl Naumburg/Q., 1. Drittel 20. Jh.
Hochgebrannte Irdenware, gedreht
H 10,6 DmMax 9,5 DmB 7

Kugelige, konisch zulaufende Form auf Stand, obere Mitte geschlossen, kleiner Knauf, Wandung mit breitem Schlitz.
Außen weiße Engobe, blauer Schwämmeldekor: Kreise, transparente Feldspatglasur.
Grauer Scherben.
Privatslg. Berlin

497

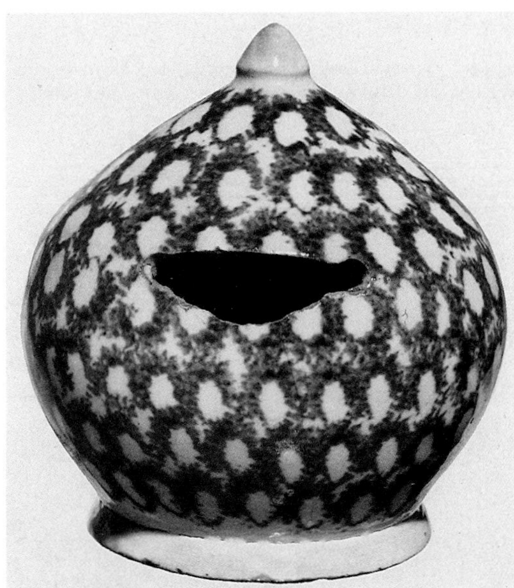

498 **Wasserpfeife (Eule)**
Wohl Bunzlau, 1. Drittel 20. Jh.
Hochgebrannte Irdenware, gedreht
H 10 DmR 2 DmMax 9,5 DmB 5,1

Bauchiger Körper, kleiner Kopf mit Öffnung, nach unten gebogener Schnabel, Ohren, eingestempelte Augen, am Rücken offene Wasserpfeife.
Außen und innen braune Lehmglasur.
Weißlicher Scherben.
Slg. Peltner, Höhr-Grenzhausen

499 **Drei Notgeldmünzen**
Bunzlau, 1921
Böttgersteinzeug, geprägt
DmMax 2–2,5

Runde flache Form.
Prägungen: „5 PF" und „Notgeld der Stadt Bunzlau 1921" mit Stadtwappen, „10 PF" und „Notgeld der Stadt Bunzlau 1921" mit Vase, „25 PF" und „Notgeld der Stadt Bunzlau 1921" mit Kaffeekanne.
Brauner Scherben.
Privatslg. Berlin

500 **Notgeldmünze**
Bunzlau, 1921
Böttgersteinzeug, geprägt
DmMax 2

Runde flache Form.
Prägungen auf der Vorderseite: „5 PF", auf der Rückseite: „Notgeld der Stadt Bunzlau 1921" mit Stadtwappen in der Mitte.
Brauner Scherben.
Slg. Radke, Berlin

501 **Drei Notgeldscheine aus Bunzlau**
Bunzlau, 1919
Bedrucktes Papier
L 4,7 B 6,7

Brauner Schein über „Fünf Pfennig" mit Bunzlauer Viadukt und Töpfer, blauer Schein über „Zehn Pfennig" mit Bunzlauer Museum und großer Kaffeekanne, roter Schein über „Fünfzig Pfennig" mit Rathaus und „Großem Topf" von Bunzlau jeweils Aufschrift: „Gültig bis 31. Dezember 1920. / Einlösung erfolgt durch / die Stadthauptkasse. / Bunzlau, den 26. November 1919 / Der Magistrat", Rückseite jeweils mit Wertangabe und Stadtwappen.
Herbert Geisler, Salzgitter

Puppengeschirr

502* **Puppenstube** (Abb. S. 20)
mit Möbeln und Zubehör
Frankfurt/Oder, 19. Jh.
H 51 B 121 T 61

MDV 35 i 1

503* **30 Teile Puppengeschirr** (Abb. S. 20)
Bunzlau und Oberlausitz, 20. Jh.
Hochgebrannte Irdenware, gedreht
Braungeschirr und geschwämmeltes Buntgeschirr.
Privatslg. Berlin

Markt

Braungeschirr

504* **Acht Milchtöpfe**
Wohl Kreis Bunzlau, 1930/40
Hochgebrannte Irdenware, gedreht
H 10,5–26,4 DmR 9,7–19,6
DmMax 10,1–22,9 DmB 7,8–17,8

Leicht bauchige Form, senkrechter, innen leicht gekehlter Rand, angesetzte Schnauze, Bandhenkel, am Henkel geprägte Größen 2, 3, 4, 5, 6, 7, 8, oder 11.
Außen und innen braune Lehmglasur, Rand unglasiert.
Weißlicher/gelblich-weißer Scherben
MDV 8 O 658, 8 O 653b, 8 O 653a, 8 O 643, 8 O 457, 8 O 460, 8 O 645, 8 O 515

504

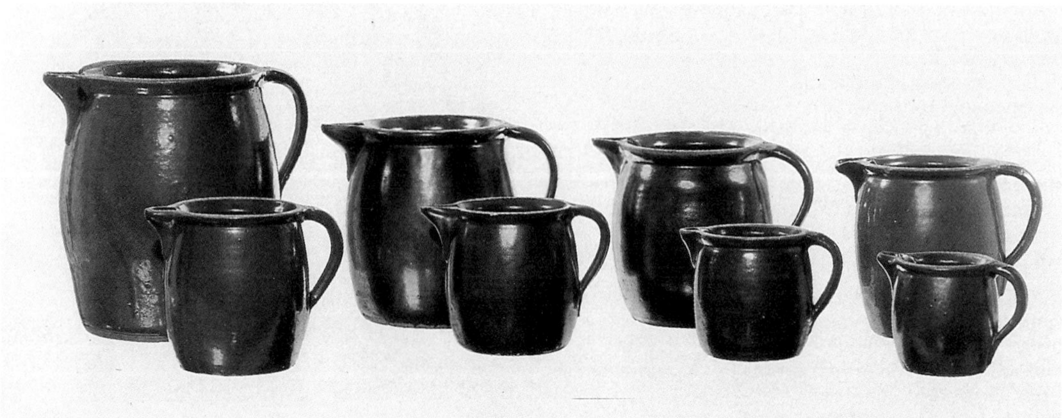

505* **Zwei Milchtöpfe** (Abb. S. 121)
Kreis Bunzlau, um 1920/30
Hochgebrannte Irdenware, gedreht
H 12–12,2 DmR 13–14,8 DmMax 13,9–15,2
DmB 11–13

Breite, leicht bauchige Form, angesetzte Schnauze, Bandhenkel, bei 8O758 am Boden geprägte Größe 5. Außen braune Lehmglasur, innen weiße Feldspatglasur.
Weißlicher/weißlich-grauer Scherben.
MDV 8O758, 8O787 (Dauerleihgabe BRD)

506 **Milchtopf**
Vermutlich Bunzlau, 1920/30
Hochgebrannte Irdenware, gedreht
H 8,7 DmR 8,1 DmMax 8,2 DmB 6,7

Konisch zulaufende Form, stehender Rand, angesetzte Schnauze, Bandhenkel.
Außen braune Lehmglasur, innen weiße Feldspatglasur.
Grauer Scherben.
MDV 8O769

507* **Milchtopf** (Abb. S. 121)
Kreis Bunzlau, um 1930
Hochgebrannte Irdenware, gedreht
H 19,1 DmR 15 DmMax 16,6 DmB 13

Hohe, leicht bauchige Form, stehender Rand, angesetzte Schnauze, Bandhenkel, am Boden geprägte Größe 7.
Außen braune Lehmglasur, innen weiße Feldspatglasur.
Weißlicher Scherben.
MDV 8O465

508 **Milchtopf**
Vermutlich Bunzlau, um 1930
Hochgebrannte Irdenware, gedreht
H 20,6 DmR 18,2 DmMax 20,9 DmB 19,1

Bauchige Form, trichterförmiger, innen gekehlter Hals, gezogene Schnauze, Bandhenkel.
Außen braune Lehmglasur, innen weiße Feldspatglasur.
Weißer Scherben.
MDV 8O597

509 **Milchtopf aus Satz**
Vermutlich Kreis Bunzlau, 1920/30
Hochgebrannte Irdenware, gedreht
H 14,6 DmR 18,8 DmMax 19,2 DmB 18,1

Leicht bauchige Form, stehender Rand, angesetzte Schnauze, Bandhenkel, an der Schnauze geprägte Größe 8.
Außen braune Lehmglasur, innen weiße Engobe mit transparenter Feldspatglasur.
Weißlich-grauer Scherben.
MDV 8O767

510 **Milchtopf aus Satz**
Vermutlich Bunzlau, um 1920
Hochgebrannte Irdenware, gedreht
H 12 DmR 11,2 DmB 14,6

Konisch zulaufende Form, außen gekehlter, stehender Rand, angesetzte Schnauze, Bandhenkel, am Boden geritzte Größe 6.
Außen braune Lehmglasur, innen transparente Feldspatglasur.
Weißlich-grauer Scherben.
Privatslg. München

511 **Milchtopf aus Satz**
Vermutlich Bunzlau, um 1920
Hochgebrannte Irdenware, gedreht
H 11,9 DmR 13,7 DmB 15,9

Konisch zulaufende Form, eingezogener, innen gekehlter Rand, angesetzte Schnauze, Bandhenkel, am Boden geritzte Größe 6.
Außen braune Lehmglasur, innen transparente Feldspatglasur.
Grauer Scherben.
Privatslg. München

512 **Milchtopf aus Satz**
Vermutlich Kreis Bunzlau, um 1920
Hochgebrannte Irdenware, gedreht
H 13,5 DmR 11,5 DmMax 13,3 DmB 12,3

Konisch zulaufende Form, angesetzte Schnauze, Bandhenkel, am Boden eingeritzte Größe 6.
Außen braune Lehmglasur, innen transparente Feldspatglasur.
Weißlich-grauer Scherben.
Stiftung Kulturwerk Schlesien, Würzburg

513 **Milchtopf aus Satz**
Vermutlich Kreis Bunzlau, 1920/30
Hochgebrannte Irdenware, gedreht
H 22,6 DmR 11,9 DmMax 17,7 DmB 17,2

Konisch zulaufende Form, stehender, innen gekehlter Rand, gezogene Schauze, Bandhenkel mit geprägter Größe 3.
Außen braune Lehmglasur, innen weiße Feldspatglasur.
Weißlich-grauer Scherben.
Stiftung Kulturwerk Schlesien, Würzburg

514 **Milchtopf**
Vermutlich Naumburg/Q., Max Lachmann, nach 1936
Hochgebrannte Irdenware, gegossen
H 12 DmR 10,9 DmMax 12,5 DmB 8,2

Gebauchte Form zum Stand hin eingezogen, gerundete Schulter, kurzer, trichterförmiger Hals, spitze Schnauze, Bandhenkel.
Außen Malhorndekor mit rotbrauner Lehmglasur auf dem rohen Scherben: Ranken, Rand und Innenseite mit rotbrauner Lehmglasur.
Gelblicher Scherben.
MDV 8O838

515* **Topf (Milchaufstellhafen)**
Vermutlich Niederschlesien, 1920/30
Hochgebrannte Irdenware, gedreht
H 21,1 DmR 12,6 DmMax 14,8 DmB 11

Hohe, bauchige Form, abfallende Schulter, eingezogener, innen gekehlter Rand.
Außen und innen braune Lehmglasur, Rand unglasiert.
Gelblich-weißer Scherben.
MDV 8 O 676

516 **Butterfaß mit Deckel und Stößel**
Niederschlesien oder Sachsen 1920/30
Hochgebrannte Irdenware, gedreht
H 31,4 (ohne Stößel) DmR 16,2 DmB 15,6

Zylindrische Form, trichterförmiger Hals, 2 Bandhenkel, flacher Deckel mit Öffnung in der Mitte, Holzstößel, in die Wandung geprägte Größe 3.
Außen und innen braune Lehmglasur, Rand, Hals innen und Deckelunterseite unglasiert.
Gelblich-weißer/weißlicher Scherben.
MDV 11 T 37

517* **Butterfaß mit Deckel und Stößel**
Vermutlich Niederschlesien, 1920/30
Hochgebrannte Irdenware, gedreht
H 25,6 (ohne Deckel u. Stößel) DmR 11,9
DmMax 15,6 DmB 14,2

Zylindrische Form, abfallende Schulter, eingezogener, innen gekehlter Rand, 2 Bandhenkel, Deckel und Stößel aus Holz ergänzt, am Boden geprägte Größe 4.
Außen und innen braune Lehmglasur, Rand unglasiert.
Gelblich-weißer Scherben.
MDV 11 T 42

518 **Butterdose mit Deckel**
Vermutlich Kreis Bunzlau, 1. Drittel 20 Jh.
Hochgebrannte Irdenware, gedreht
H 10,5 DmR 10 DmMax 12,1 DmB 10,9

Zylindrische Form, nach innen verkröpfter Rand, 2 Bandhenkel, flacher Deckel mit Knauf.
Außen und innen braune Lehmglasur, Rand und Deckelinnenseite unglasiert.
Gelblich-weißer Scherben.
Slg. Peltner, Höhr-Grenzhausen

519 **Schüssel**
Vermutlich Kreis Bunzlau, um 1930
Hochgebrannte Irdenware, gedreht
H 12,9 DmR 29,6 DmB 19

Konische Form, verstärkter Rand, innen und außen gekehlt, am Rand geprägte Größe 5.
Außen und innen braune Lehmglasur, Rand unglasiert.
Gelblich-weißer Scherben.
MDV 8 G 428

520 **Schüssel**
Vermutlich Kreis Bunzlau, 1930/40
Hochgebrannte Irdenware, gedreht
H 13,1 DmR 29,6 DmB 18,3

Konische Form, verstärkter Rand, außen und innen gekehlt, am äußeren Rand Drahtbindung, am Rand geprägte Größe 5.
Außen und innen braune Lehmglasur, Rand unglasiert.
Weißlich-grauer Scherben.
MDV 8 G 654

521 **Schüssel**
Vermutlich Kreis Bunzlau, 1930/40
Hochgebrannte Irdenware, gedreht
H 16,4 DmR 36,8 DmB 22,5

Konische Form, verstärkter Rand, außen und innen gekehlt, am Rand geprägte Größe 8.
Außen und innen braune Lehmglasur, Rand unglasiert.
Weißlicher Scherben.
MDV 8 G 394

522 **Schüssel**
Vermutlich Niederschlesien, um 1930
Hochgebrannte Irdenware, gedreht
H 12,7 DmR 39,3 DmB 23,6

Konische Form, abgeknickte Fahne, verstärkter Rand, außen mehrfach gekehlt, am Boden eingeritzte Größe 7.
Außen und innen braune Lehmglasur, Rand unglasiert.
Gelblich-weißer Scherben.
Privatbesitz Berlin

523 **Schüssel**
Vermutlich Süddeutschland, 1930/40
Hochgebrannte Irdenware, eingedreht
H 14,3 DmR 36,6 DmMax36,8 DmB 20,6

Konische Form, verstärkter, stehender Rand, am Boden eingeritzte Zahl 37.
Außen und innen braune Lehmglasur, Rand unglasiert.
Gelblich-grauer Scherben.
MDV 8 G 449

524 **Schüssel**
Vermutlich Sommerschenburg oder Sommersdorf, 1930/40
Hochgebrannte Irdenware, gedreht
H 17,6 DmR 41,4 DmB 22,5

Konische Form, verstärkter, stehender Rand, am Rand geprägte Größe 8.
Außen und innen braune Lehmglasur, Rand unglasiert.
Gelblich-grauer Scherben.
MDV 8 G 610

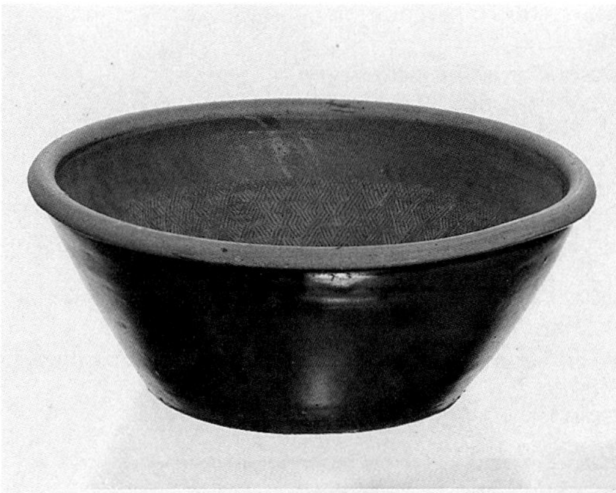

526

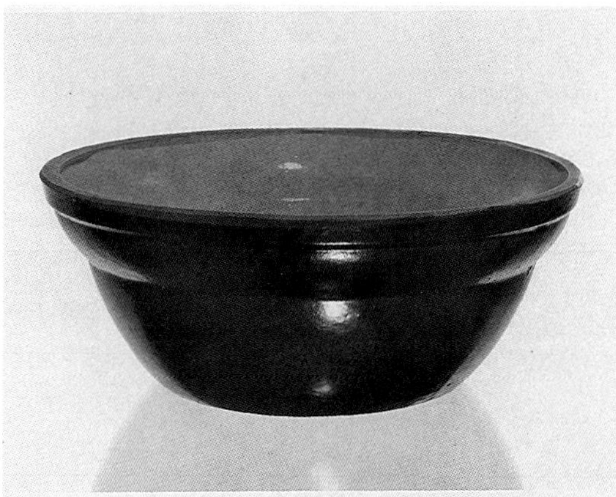

528

525 **Doppelhenkelschüssel**
Vermutlich Kreis Bunzlau, 1930/40
Hochgebrannte Irdenware, gedreht
H 18,4 DmR 43 DmB 22,5

Konische Form, Wulstrand, 2 Wulsthenkel, am Rand geprägte Größen 6 oder 9.
Außen und innen braune Lehmglasur, Rand unglasiert.
Gelblich-weißer Scherben.
MDV 8 G 543

526* **Schüssel (Reibesatte)**
Vermutlich Mark Brandenburg, 1930/40
Hochgebrannte Irdenware, gedreht
H 13,6 DmR 35,4 DmB 20,5

Konische Form, innen mit Rollstempeldekor.
Außen und innen braune Lehmglasur, innen z.T. abgewischt, Rand unglasiert.
Gelblicher Scherben.
MDV 8 G 534

527 **Schüssel (Bratenschüssel)**
Vermutlich Kreis Bunzlau, um 1930
Hochgebrannte Irdenware, gedreht
H 6,2 DmR 29,4 DmB 18,5

Flache, gemuldete Schüssel, abgesetzte Fahne, flacher, außen verstärkter Rand.
Außen und innen braune Lehmglasur, Rand unglasiert.
Gelblich-grauer Scherben.
MDV 9 H 984

528* **Schüssel**
Vermutlich Niederschlesien, um 1930
Hochgebrannte Irdenware, eingedreht
H 12,7 DmR 32,3 DmB 18,2

Konische Form, abgesetzte Fahne, verstärkter Rand, am Boden geprägte Größe 0.
Außen braune Lehmglasur, innen weiße Feldspatglasur, Rand unglasiert.
Gelblich-grauer Scherben.
MDV 8 G 545

529 **Auflaufform**
Vermutlich Bunzlau, um 1930
Hochgebrannte Irdenware, gedreht
H 5,9 DmR 32,8 DmB 27,5

Runde Form, konische Wandung, Wulstrand, innen am Boden geprägt 30.
Außen und innen braune Lehmglasur, Rand unglasiert.
Gelblich-weißer Scherben.
MDV 8 G 546

530 **Satte**
Vermutlich Niederschlesien, um 1930
Hochgebrannte Irdenware, gedreht
H 9 DmR 31,2 DmB 23,5

Flache Form, konische Wandung, verstärkter Rand, am Rand geprägte Größe 5.
Außen und innen braune Lehmglasur, Rand unglasiert.
Gelblich-grauer Scherben.
Privatbesitz Berlin

531* **Drei Satten**
Vermutlich Sommerschenburg oder Sommersdorf, 1930/40
Hochgebrannte Irdenware, gedreht
H 7,3–8,3 DmR 21,4–24 DmB 15,3–17,5

Flache, konische Form, verstärkter Rand, gezogene Schnauze, am Rand geprägte Größen 3 und 1, am Boden geprägte Größe 2.
Außen und innen braune Lehmglasur, Rand unglasiert.
Gelblicher/gelblich-weißer Scherben.
MDV 8 G 588a-c

532 **Satte**
Vermutlich Sommerschenburg, um 1930/40
Hochgebrannte Irdenware, gedreht
H 10,9 DmR 35,1 DmB 26,6

Flache, konische Form, flacher, außen verstärkter Rand.
Außen und innen braune Lehmglasur, Rand unglasiert.
Gelblich-weißer Scherben.
MDV 8 G 606

533 **Topf**
Wohl Kreis Bunzlau, 1920/40
Hochgebrannte Irdenware, gedreht
H 9,5 DmR 9,6 DmB 8,2

Leicht konische Form, eingezogener, innen gekehlter Rand, Bandhenkel.
Außen und innen braune Lehmglasur, Rand unglasiert.
Gelblich-weißer Scherben.
Privatslg. Berlin

534* **Topf**
Vermutlich Kreis Bunzlau, um 1930
Hochgebrannte Irdenware, gedreht
H 21,8 DmR 19,7 DmB 15

Hohe, leicht bauchige Form, außen gekehlter, stehender Rand, am Boden geprägte Größe 11.
Außen und innen braune Lehmglasur, Rand unglasiert.
Gelblicher Scherben.
Privatbesitz Berlin

395, 531

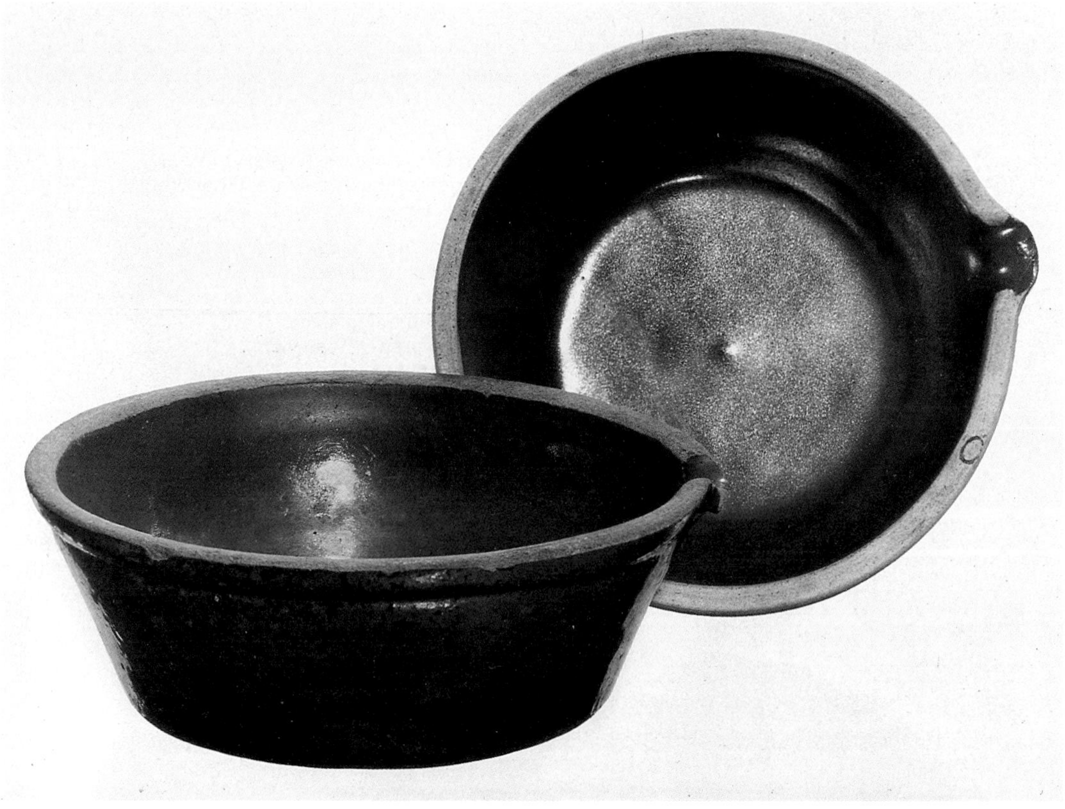

535 **Topf aus Satz**
Vermutlich Kreis Bunzlau, 1930/40
Hochgebrannte Irdenware,gedreht
H 15,2 DmR 19,4 DmMax 19,5 DmB 14,8

Konische, leicht bauchige Form, stehender Rand, Bandhenkel, am Boden geprägte Größe 3.
Außen und innen braune Lehmglasur, Rand unglasiert.
Weißlich-grauer Scherben.
Privatbesitz Berlin

536 **Zwei Töpfe aus Satz**
Vermutlich Kreis Bunzlau, 1930/40
Hochgebrannte Irdenware, gedreht
H 11,9–13,7 DmR 16–18,6 DmB 13,8–15,3

Leicht konische Form, eingezogener, innen gekehlter Rand, Bandhenkel, am Boden geprägte Größen 5 und 7.
Außen und innen braune Lehmglasur, Rand unglasiert.
Weißlicher/gelblich-weißer Scherben.
Privatbesitz Berlin

537 **Topf aus Satz**
Vermutlich Niederschlesien oder Oberlausitz, 1930/40
Hochgebrannte Irdenware, gedreht
H 16,5 DmR 20,7 DmB 18

Konische, leicht bauchige Form, stehender Rand, Bandhenkel, am Boden geprägte Größe 8.
Außen und innen braune Lehmglasur, Rand unglasiert.
Gelblich-grauer Scherben.
MDV 8 O 455

538 **Topf**
Vermutlich Niederschlesien oder Sachsen, 1930/40
Hochgebrannte Irdenware, gedreht
H 15 DmR 13,8 DmMax 13,9 DmB 12,5

Zylindrische Form, stehnder Rand, Bandhenkel.
Außen und innen braune Lehmglasur, Rand unglasiert.
Weißlich-grauer Scherben.
MDV 8 O 405

539 **Topf**
Sachsen oder Mark Brandenburg, 1930/40
Hochgebrannte Irdenware, eingedreht
H 11,5 DmR 16,6 DmB 14,3

Zylindrische Form, verstärkter Rand, Bandhenkel.
Außen und innen braune Lehmglasur, Rand unglasiert.
Gelblicher Scherben.
MDV 8 O 670

540 **Topf**
Vermutlich Kreis Bunzlau, 1920/30
Hochgebrannte Irdenware, eingedreht
H 10 DmR 12,6 DmB 10,3

Zylindrische Form, zum Stand hin leicht eingezogen, stehender Rand, Bandhenkel, am Boden geritzte Größe 4.
Außen braune Lehmglasur, innen weiße Engobe, transparente Feldspatglasur.

534, 542

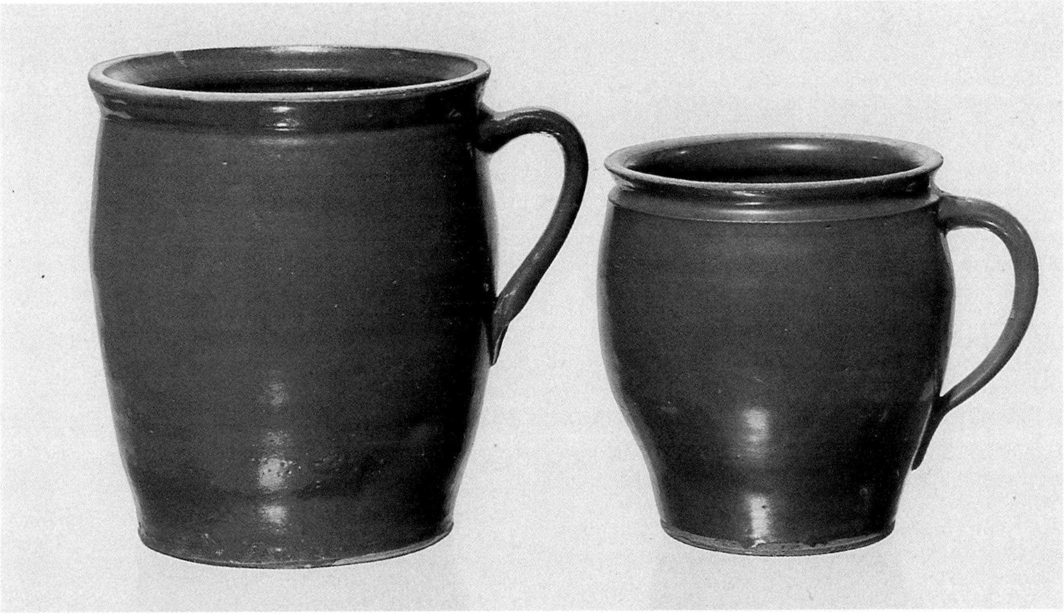

Weißlicher Scherben.
Privatbesitz München

541* **Topf (Plattentopf)**
Vermutlich Bunzlau, 1920/40
Hochgebrannte Irdenware, gedreht
H 19,9 DmR 27,9 DmB 22,2

Leicht konische Form, außen gekehlter, flacher Rand, 2 Bandhenkel.
Außen und innen braune Lehmglasur, Rand unglasiert.
Weißlich-grauer Scherben.
MDV 8 O 456

542* **Topf aus Satz**
Vermutlich Niederschlesien, 1920/30
Hochgebrannte Irdenware, gedreht
H 17,5 DmR 16,3 DmMax 17,3 DmB 11,3

Hohe, bauchige Form, außen gekehlter, flacher Rand, Bandhenkel, am Henkel geprägte Größe 1.
Außen und innen braune Lehmglasur, Rand unglasiert.
Gelblicher Scherben.
MDV 8 O 598

543 **Topf**
Vermutlich Kreis Bunzlau, um 1930
Hochgebrannte Irdenware, gedreht
H 19 DmR 16,2 DmB 13,5

Hohe, leicht konische Form, eingezogener, innen gekehlter Rand, Bandhenkel.
Außen und innen braune Lehmglasur, Rand unglasiert.
Weißlich-grauer Scherben.
MDV 8 O 642

544* **Topf** (Abb. S. 133)
Vermutlich Kreis Bunzlau, um 1930
Hochgebrannte Irdenware, gedreht
H 32 DmR 25,5 DmMax 28,5 DmB 21

Bauchige Form, eingezogener, innen gekehlter Rand, angesetzte Schnauze, 2 Bandhenkel, am Henkel geprägte Größe 14.
Außen und innen braune Lehmglasur, Rand unglasiert.
Weißlicher Scherben.
Privatbesitz Berlin

545 **Vorratstopf**
Vermutlich Kreis Bunzlau, 1920/30
Hochgebrannte Irdenware, gedreht
H 18,6 DmR 17,3 DmMax 18,6 DmB 13,7

Halbhohe, bauchige Form, eingezogener, innen gekehlter Rand, 2 Bandhenkel, am Boden geprägte Größe 3.
Außen und innen braune Lehmglasur, Rand unglasiert.
Gelblich-weißer Scherben.
MDV 8 O 663

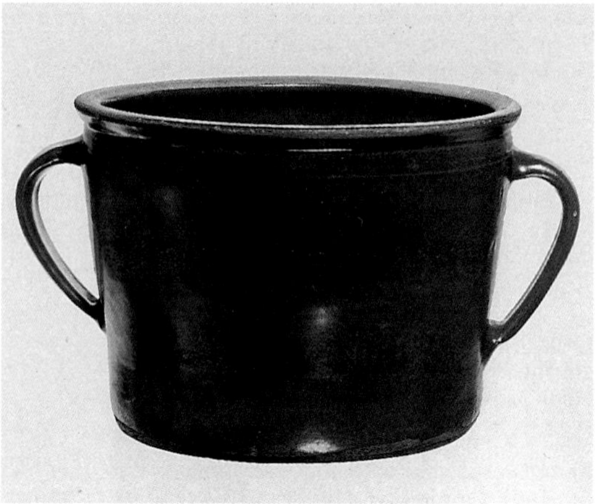

541

546* **Vorratstopf**
Vermutlich Kreis Bunzlau, um 1930
Hochgebrannte Irdenware, gedreht
H 30 DmR 24 DmMax 26,2 DmB 18

Hohe, bauchige Form, außen gekehlter, flacher Rand, 2 Bandhenkel.
Außen und innen braune Lehmglasur, Rand unglasiert.
Gelblich-weißer Scherben.
MDV 8 O 743

547* **Vorratstopf**
Vermutlich Niederschlesien, 1930/40
Hochgebrannte Irdenware, gedreht
H 20,8 DmR 21,5 DmMax 23,2 DmB 16,8
Bauchige Form, außen gekehlter Rand, 2 Bandhenkel, auf den Rand geprägte Größe 4.
Außen und innen braune Lehmglasur, Rand unglasiert.
Gelblicher Scherben.
MDV 8 O 438

548 **Vorratstopf**
Vermutlich Sachsen, 1920/30
Hochgebrannte Irdenware, gedreht
H 17,5 DmR 17,3 DmMax 17,5 DmB 15,8

Halbhohe, zylindrische Form, außen gekehlter, flacher Rand, 2 Bandhenkel.
Außen und innen braune Lehmglasur, Rand unglasiert.
Gelblicher Scherben.
MDV 8 O 319

549 **Vorratstopf**
Vermutlich Sachsen, 1920/30
Hochgebrannte Irdenware, gedreht
H 17 DmR 16,6 DmMax 16,8 DmB 15

Halbhohe, zylindrische Form, außen gekehlter, flacher Rand, Bandhenkel, am Rand geprägte Größe 0.

Außen und innen braune Lehmglasur, Rand unglasiert.
Gelblicher Scherben.
MDV 8 O 313

550 **Vorratstopf**
Vermutlich Sachsen, um 1930
Hochgebrannte Irdenware, gedreht
H 22,7 DmR 21 DmB 19,9

Zylindrische Form, außen gekehlter, flacher Rand, 2 Bandhenkel, am Rand geprägte Größe 4.
Außen und innen braune Lehmglasur, Rand unglasiert.
Gelblicher Scherben.
MDV 8 O 641

551 **Vorratstopf**
Vermutlich Tirschenreuth, 1920/30
Steinzeug, gedreht
H 24 DmR 21,4 DmMax 22 DmB 16,5

Leicht bauchige Form, stehender, innen gekehlter Rand, 2 Bandhenkel, am Boden geprägter Inhalt 6 L.
Außen und innen braune Lehmglasur, Rand unglasiert.
Grauer Scherben.
Slg. Peltner, Höhr-Grenzhausen

552 **Vorratstopf (Einlegekrause)**
Vermutlich Kreis Bunzlau, 1920/30
Hochgebrannte Irdenware, gedreht
H 11,8 DmR 10,4 DmMax 10,6 DmB 9,4

Leicht konische Form, außen gekehlter, flacher Rand.

546, 547

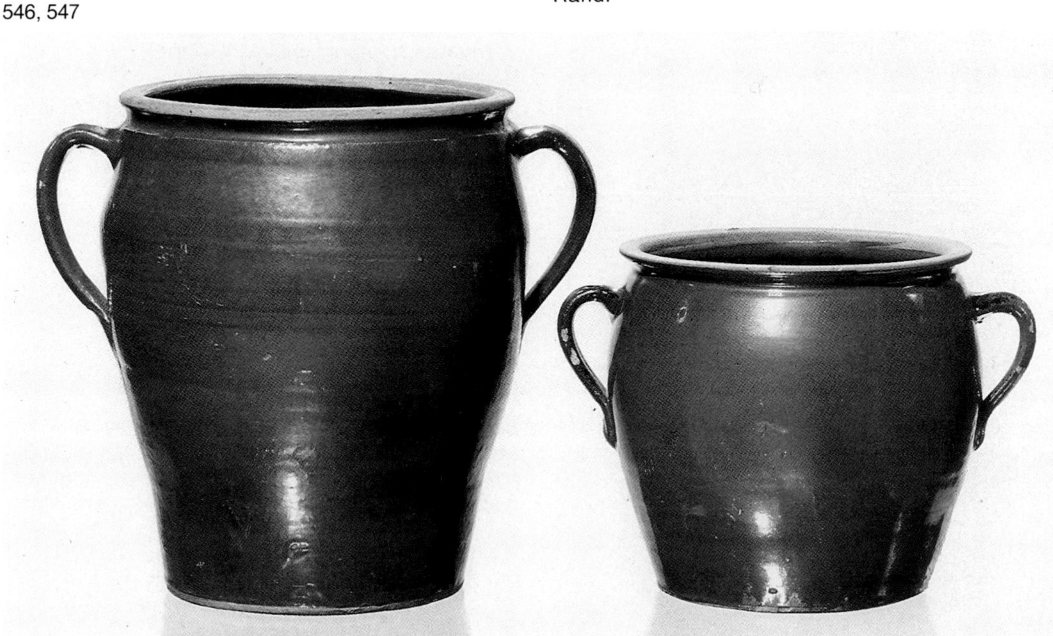

Außen und innen braune Lehmglasur, Rand unglasiert.
Gelblicher Scherben.
MDV 8 O 616

553 **Vorratstopf (Einlegekrause)**
Vermutlich Kreis Bunzlau, um 1930
Hochgebrannte Irdenware, gedreht
H 17,4 DmR 14,8 DmB 13

Hohe, zylindrische Form, außen gekehlter, flacher Rand, im Rand geprägte Größe 8.
Außen und innen braune Lehmglasur, Rand unglasiert.
Gelblicher Scherben.
MDV 8 O 459

554 **Vorratstopf**
Vermutlich Sachsen, 1920/30
Hochgebrannte Irdenware, gedreht
H 15,8 DmR 18,7 DmB 20

Konisch zulaufende Form, außen gekehlter, flacher Rand.
Außen und innen braune Lehmglasur, Rand unglasiert.
Weißlicher Scherben.
Privatslg. München

555* **Vorratstopf (Einlegekrause)**
Tirschenreuth, um 1920/30
Hochgebrannte Irdenware, eingedreht
H 12,1 DmR 12,8 DmB 11,4

Zylindrische Form, außen gekehlter, flacher Rand.
Außen und innen braune Lehmglasur, Rand unglasiert.
Weißlich-grauer Scherben.
MDV 8 O 673

555

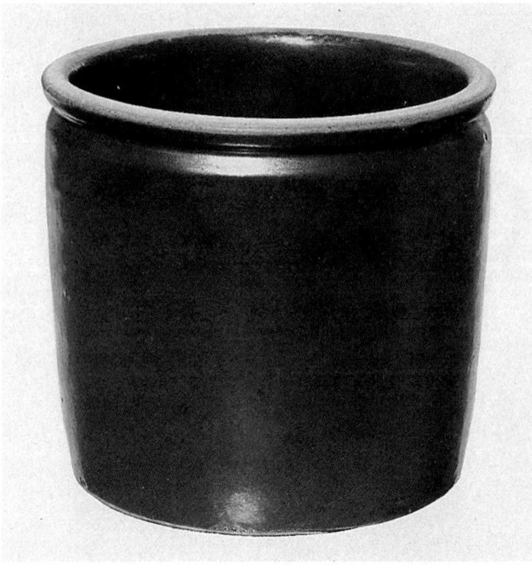

556 **Vorratstopf**
Vermutlich Sachsen, 1930/40
Hochgebrannte Irdenware, eingedreht
H 26,4 DmR 21 DmB 19

Zylindrische Form, verstärkter Rand, am Boden geprägter Inhalt 8 L.
Außen und innen braune Lehmglasur, Rand unglasiert.
Weißlich-grauer Scherben.
MDV 8 O 463

557 **Drei Vorratstöpfe (Einlegekrausen)**
Vermutlich Kreis Bunzlau, um 1930
Hochgebrannte Irdenware, gedreht
H 7–8,1 DmR 9–10,2 DmMax 9,1–10,5
DmB 7,9–8,1

Leicht bauchige Form, außen gekehlter, flacher Rand.
Außen und innen braune Lehmglasur, Rand unglasiert.
Weißlich-grauer Scherben.
Privatslg. Berlin

558* **Tragetopf mit Deckel**
Wohl Bunzlau, um 1910/20
Hochgebrannte Irdenware, gedreht
H 24,4 DmR 11,8 DmMax 14,6 DmB 12,8

Bauchige Form, 2-fach gekehlter Bügel, gewölbter, an 2 Seiten ausgeschnittener Deckel mit Knauf.
Außen und innen braune Lehmglasur, Rand unglasiert.
Weißlich-grauer Scherben.
Slg. Peltner, Höhr-Grenzhausen

559 **Tragetopf**
Vermutlich Niederschlesien, um 1910/20
Hochgebrannte Irdenware, gedreht
H 25,8 DmR 15,5 DmMax 16,8 DmB 13,2

Bauchige Form, eingezogener, innen gekehlter Rand, gekehlter Bügel, am Boden geprägte Größen 6 oder 9.
Außen und innen braune Lehmglasur.
Gelblich-weißer Scherben.
Privatslg. Regensburg

560* **Gärtopf mit Deckel** (Abb. S. 133)
Vermutlich Niederschlesien, um 1930/40
Hochgebrannte Irdenware, gedreht
H 53 DmR 16,3 DmMax 35 DmB 23,4

Bauchige Form, eingezogener, trichterförmiger Hals, tiefe Randkehlung, 2 Bandhenkel, hoher, abgeflachter Deckel mit Knauf, am Rand mit 3 Kehlungen.
Außen und innen braune Lehmglasur, äußerer Rand unglasiert.
Weißlich-grauer Scherben.
Slg. Peltner, Höhr-Grenzhausen

561 **Gärtopf ohne Deckel**
Vermutlich Niederschlesien, um 1930/40

Hochgebrannte Irdenware, gedreht
H 30,3 DmR 12,6 DmMax 23,5 DmB 17,2

Bauchige Form, eingezogener, trichterförmiger Hals, tiefe Randkehlung, 2 Bandhenkel, in der Wandung geprägte Größe 1.
Außen und innen braune Lehmglasur, äußerer Rand unglasiert.
Gelblich-weißer Scherben.
Slg. Peltner, Höhr-Grenzhausen

562 **Gärtopf mit Deckel**
Vermutlich Oberlausitz, um 1930/40
Hochgebrannte Irdenware, gedreht
H 17,3 DmR 2,9 DmMax 8,4 DmB 8,2

Leicht bauchige Form, trichterförmiger Hals, innen tiefe Rand-Kehlung, 2 Bandhenkel, hoher abgeflachter Deckel mit 2 Nasen, im Deckel geprägte Größe 5.
Außen und innen braune Lehmglasur, Rand unglasiert.
Gelblicher/gelblich-weißer Scherben.
MDV 8 O 640

563 **Henkelflasche**
Niederschlesien oder Oberlausitz, 1. Drittel 20. Jh.
Hochgebrannte Irdenware, gedreht
H 17,3 DmR 2,9 DmMax 8,4 DmB 8,2

Zylindrische Form, gerundete Schulter, enger Hals, verstärkter Rand, Bandhenkel.
Außen und innen braune Lehmglasur.
Gelblich-weißer Scherben.
Privatslg. Berlin

564 **Henkelflasche**
Vermutlich Niederschlesien, 1920/30
Hochgebrannte Irdenware, gedreht
H 15,2 DmR 2,2 DmMax 9,2 DmB 5,5

Bauchige Form, gerundete Schulter, enger Hals, verstärkter Rand, Bandhenkel, am Boden geritzter Inhalt 1/4.
Außen und innen braune Lehmglasur, außen am Rand Kaltbemalung in gold, umlaufender Streifen.
Weißlich-grauer Scherben.
Privatslg. München

565 **Henkelflasche**
Vermutlich Niederschlesien, 1920/30
Hochgebrannte Irdenware, gedreht
H 24 DmR 3 DmMax 14,6 DmB 9,8

Bauchige Form, gerundete Schulter, enger Hals, verstärkter Rand, Bandhenkel, in die Wandung geprägte Größe 3.
Außen und innen braune Lehmglasur.
Gelblich-weißer Scherben.
MDV 8 N 390

566 **Henkelflasche**
Niederschlesien oder Oberlausitz, 1. Drittel 20. Jh.
Hochgebrannte Irdenware, gedreht
H 27,6 DmR 2,4 DmMax 13,2 DmB 12,5

Zylindrische Form, gerundete Schulter, enger Hals, verstärkter Rand, Bandhenkel.
Außen und innen braune Lehmglasur.
Gelblich-weißer Scherben.
MDV 8 F 330

567 **Henkelflasche**
Vermutlich Niederschlesien, 1. Drittel 20. Jh.
Hochgebrannte Irdenware, gedreht
H 18,3 DmR 3,1 DmB 15,7

Konisch zulaufende Form, leicht bauchiger, enger Hals, gezogene Schnauze, Bandhenkel.
Außen und innen braune Lehmglasur.
Weißlich-grauer Scherben.
Slg. Peltner, Höhr-Grenzhausen

568 **Henkelflasche**
Vermutlich Norddeutschland, 1. Drittel 20. Jh.
Hochgebrannte Irdenware, gedreht
H 47,3 DmR 2,9 DmMax 25,9 DmB 18,7

Bauchige Form, gerundete Schulter, enger Hals mit umlaufendem Wulst, verstärkter Rand, Bandhenkel, in die Wandung geprägte Größe 8.
Außen und innen braune Lehmglasur.
Gelblich-weißer Scherben.
MDV 8 N 376

558

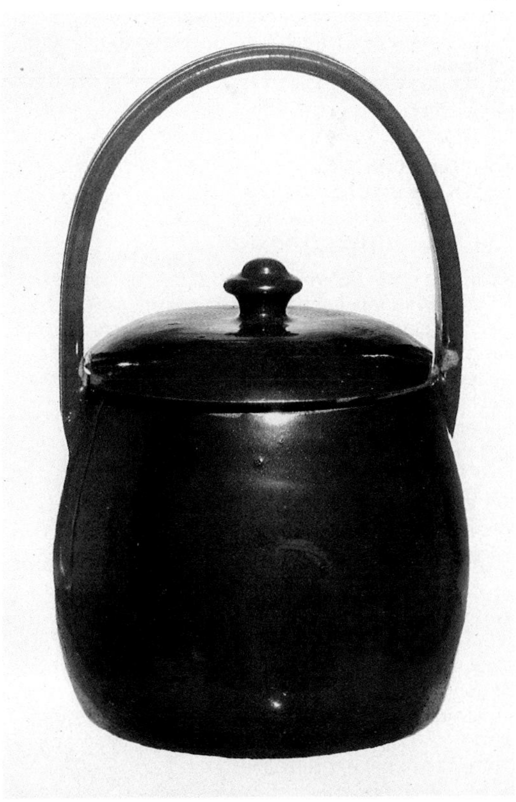

569 **Henkelflasche**
Vermutlich Norddeutschland, 1930/40
Hochgebrannte Irdenware, gedreht
H 40,4 DmR 3,6 DmMax 23,5 DmB 19,8

Leicht konische Form, gerundete Schulter, enger Hals, verstärkter Rand, Bandhenkel, in die Wandung geprägte Größe 10 L.
Außen und innen braune Lehmglasur, Rand unglasiert.
Gelblicher Scherben.
MDV 8 F 253

570* **Flasche**
Vermutlich Sachsen, 1. Drittel 20. Jh.
Hochgebrannte Irdenware, gedreht
H 25,7 DmR 2,5 DmMax 8,8 DmB 8,5

Zylindrische Form, abfallende Schulter, enger Hals, verstärkter Rand.
Außen und innen braune Lehmglasur.
Weißlich-grauer Scherben.
MDV 8 F 353

571 **Backform**
Kreis Bunzlau oder Oberlausitz, Anfang 20. Jh.
Hochgebrannte Irdenware, übergeformt
H 12 B 29,7

Zweiteilige Form, innen plastisch ausgeformt als liegendes Lamm, gerade Wandung, je zwei Wulsthenkel, Boden mit zwei Stegen als Standflächen.
Außen und innen dunkelbraune Lehmglasur, Rand unglasiert.
Weißlicher Scherben.
MDV 38 H 147

572 **Backform**
Wohl Kreis Bunzlau, 1. Drittel 20. Jh.
Hochgebrannte Irdenware, gedreht
H 14,5 DmR 31,5 DmB 22,5

Konische Form mit vertikal verlaufenden, eingedrückten Rippen, flacher, außen gekehlter Rand, konischer, oben gerundeter Mittelzapfen, schmale Öffnung.
Außen und innen braune Lehmglasur, Rand unglasiert.
Heller Scherben.
MDV 38 H 56

573 **Backform**
Vermutlich Kreis Bunzlau, um 1930
Hochgebrannte Irdenware, gedreht
H 13 DmR 25,5 DmB 18,4

Konische Form mit vertikal verlaufenden, eingedrückten Rippen, flacher, außen gekehlter Rand, konischer, oben gerundeter Mittelzapfen, kleine runde Öffnung.
Außen und innen braune Lehmglasur, Rand unglasiert.
Gelblich-weißlicher Scherben.
MDV 38 H 149

574 **Backform**
Niederschlesien oder Sachsen, um 1920
Hochgebrannte Irdenware, gedreht
H 11 DmR 23,5 DmB 17

Konische Form mit schmalen, schräg verlaufenden Rippen, flacher, außen gekehlter Rand, konischer, nach oben gerundeter Mittelzapfen, kleine Öffnung.
Außen und innen braune Lehmglasur, Rand unglasiert.
Heller Scherben.
MDV 38 H 156

575 **Backform**
Vermutlich Sachsen, um 1920/30
Hochgebrannte Irdenware, gedreht
H 12,4 DmR 31,4 DmB 18,7

Konische Form mit vertikal verlaufenden, eingedrückten Rippen, flacher Rand, konischer, oben gerundeter Mittelzapfen, schmale Öffnung.
Außen und innen braune Lehmglasur, Rand unglasiert.
Gelblicher Scherben.
MDV 38 H 59

576 **Backform**
Vermutlich Norddeutschland, 1. Drittel 20. Jh.
Hochgebrannnte Irdenware, gedreht
H 11,8 DmR 32,4 DmB 20

Weite, konische Form mit schräg verlaufenden, eingedrückten Rippen, flacher außen gekehlter Rand, konischer, oben gerundeter Mittelzapfen mit kleiner Öffnung, Bodenrand angeschrägt.
Außen und innen braune Lehmglasur, Rand unglasiert.
MDV 38 H 141

577 **Backform**
Vermutlich Sachsen, 1. Drittel 20. Jh.
Hochgebrannte Irdenware, gedreht
H 7,8 DmR 29,5 DmB 21,2

Konische Form mit vertikal verlaufenden, tief eingedrückten Rippen, flacher, außen gekehlter Rand, kleiner konischer Mittelzapfen, 2 Bandhenkel, eingeschnittener Boden.
Außen und innen braune Lehmglasur, Rand unglasiert.
MDV 38 H 153

578 **Schüsselsieb**
Niederschlesien oder Oberlausitz, 1920/30
Hochgebrannte Irdenware, gedreht
H 12,6 DmR 31,5 DmB 16,5

Konische Form, abgesetzte Fahne, stehender, außen gekehlter Rand, Wandung und Boden gelocht.
Außen und innen braune Lehmglasur, Rand unglasiert.
Gelblich-weißer Scherben.
Abb. 35 in Späth 1985.
Stiftung Kulturwerk Schlesien, Würzburg

579 **Schüsselsieb**
Vermutlich Niederschlesien, 1920/30
Hochgebrannte Irdenware, gedreht
H 11,6 DmR 27,1 DmB 17

Halbhohe Form, konische Wandung, wulstförmiger Rand, 3 Bandhenkel, Boden gelocht.
Außen und innen braune Lehmglasur, Rand unglasiert.
Weißlicher Scherben.
MDV 10 C 53

580 **Topfsieb**
Vermutlich Niederschlesien oder Sachsen, um 1930
Hochgebrannte Irdenware, gedreht
H 15,6 DmR 16,1 DmB 11,3

Konische, leicht bauchige Form, außen gekehlter Rand, Bandhenkel, Wandung und Boden gelocht.
Außen und innen braune Lehmglasur, Rand unglasiert.
Gelblich-weißer Scherben.
Stiftung Kulturwerk Schlesien, Würzburg

581 **Topfsieb**
Vermutlich Ullersdorf/Q., 1920/30
Hochgebrannte Irdenware, gedreht
H 18,1 DmR 15,7 DmMax 17 DmB 14,2

Leicht bauchige Form, außen gekehlter, flacher Rand, 2 Bandhenkel, Wandung und Boden gelocht, am Boden geprägte Größe 1.
Außen und innen braune Engobe.
Heller Scherben.
MDV 10 C 54

582 **Topfsieb**
Vermutlich Niederschlesien oder Sachsen, um 1930
Hochgebrannte Irdenware, gedreht
H 16,7 DmR 20,1 DmB 15,6

Konische, leicht bauchige Form, außen gekehlter Rand, 2 Bandhenkel, Wandung und Boden gelocht.
Außen und innen braune Lehmglasur, Rand unglasiert.
Gelblich-weißlicher Scherben.
Stiftung Kulturwerk Schlesien, Würzburg

583 **Käsesieb**
Wohl Sachsen oder Mark Brandenburg, 1930/40
Hochgebrannte Irdenware, gedreht
H 11,2 DmR 12,2 DmB 7

Konische Form auf 3 Standfüßen, Bandhenkel, Wandung und Boden gelocht.
Außen und innen braune Lehmglasur, Rand unglasiert.
Gelblich-weißlicher Scherben.
MDV 10 C 29

584 **Speiseform**
Bunzlau, Hugo Reinhold & Co., um 1935
Feinsteinzeug, gegossen
H 8,9 DmR 21,6 DmB 14,6

Halbhohe, runde Form, gerippte Wandung, am Boden M 64 als Blindstempel.
Außen braune Lehmglasur, innen am Boden plastisch aufgeformter Stern, transparente Feldspatglasur.
Weißer Scherben.
MDV 38 J 50

585 **Speiseform**
Bunzlau, Hugo Reinhold & Co., um 1935
Feinsteinzeug, gegossen
H 7,3 DmR 19,6 DmB 13,2

Halbhohe, runde Form, gerippte Wandung, am Boden M 64 als Blindstempel.
Außen braune Lehmglasur, innen am Boden plastisch ausgeformter Stern, transparente Feldspatglasur.
Weißlicher Scherben.
Privatslg. München

586 **Speiseform**
Vermutlich Kreis Bunzlau, 1920/30
Hochgebrannte Irdenware, übergeformt
H 5,8 DmMax 30,3

Längliche Form, abgesetzte Standzone mit 2 Ösen.
Außen und innen braune Lehmglasur, innen plastisch ausgeformter Fisch, Rand unglasiert.
Gelblich-weißlicher Scherben.
MDV 38 J 55

587 **Speiseform (Puppengeschirr)**
Vermutlich Kreis Bunzlau, um 1930
Feinsteinzeug, gegossen
H 3,2 DmR 8,5 DmB 5

Konische Form mit vertikal verlaufenden, eingedrückten Rippen, in der Mitte kegelförmiger Zapfen.
Außen braune Lehmglasur, innen transparente Feldspatglasur, Rand unglasiert.
Weißlicher Scherben.
Privatslg. München

588* **Kanne** (Abb. S. 110)
Bunzlau, Mitte 19. Jh.
Hochgebrannte Irdenware, gedreht
H 31 DmR 8,6 DmMax 17,2 DmB 11,8

Hohe, bauchige Form, breiter Stand, zylindrischer, gekehlter Hals, nach innen verkröpfter Rand, bis zum Halsansatz verlaufende, gezogene Schnauze, breiter Bandhenkel.
Außen braune Lehmglasur, am äußeren Rand und innen weiße Feldspatglasur.
Gelblich-weißlicher Scherben.
MDV 8 E 732 (Dauerleihgabe BRD)

589 **Kanne**
Vermutlich Kreis Bunzlau, Mitte 19. Jh.
Hochgebrannte Irdenware, gedreht
H 27,2 DmR 11 DmMax 18,5 DmB 10,6

Hohe, gebauchte Form, zum Stand eingezogen, trichterförmiger, gekehlter Hals, nach innen verkröpfter Rand, gezogene, bis zum Halsansatz verlaufende Schnauze, gekehlter Bandhenkel.
Außen braune Lehmglasur, am äußeren Rand und innen weiße Feldspatglasur.
Weißlicher Scherben.
MDV 8 E 817

590 **Kanne**
Vermutlich Niederschlesien, Ende 19. Jh.
Hochgebrannte Irdenware, gedreht
H 21,8 DmR 9,5 DmMax 15 DmB 10,5

Gebauchte Form, zum Stand eingezogen, gekehlter Fuß, zylindrischer Hals, nach innen verkröpfter Rand, gezogene Schnauze, Bandhenkel, am Boden geprägte Größe 7.
Außen und innen dunkelbraune Lehmglasur, Rand unglasiert.
Weißlicher Scherben.
MDV 8 E 287

591 **Krug**
Vermutlich Niederschlesien, 1. Drittel 20. Jh.
Hochgebrannte Irdenware, gedreht
H 21,4 DmR 10,2 DmMax 13,9 DmB 9,1

Bauchige Form, gerundete Schulter, trichterförmiger Hals, Bandhenkel.
Außen braune Lehmglasur, innen weiße Engobe, transparente Feldspatglasur.
Weißlicher Scherben.
Privatslg. München

592 **Kanne**
Vermutlich Böhmen, 2. Hälfte 19. Jh.
Hochgebrannte Irdenware, gedreht
H 17,5 DmR 9 DmMax 13,5 DmB 7,6

Kugelig gebauchte Form, zum Stand eingezogen, abgedrehter Fuß, zylindrischer Hals, gezogene Schnauze, Kleeblattmündung, Bandhenkel.
Außen und innen braune Lehmglasur, Rand unglasiert.
Weißlich-grauer Scherben.
MDV 8 E 582

593 **Kaffeekanne ohne Deckel**
Vermutlich Bunzlau, 1920/30
Hochgebrannte Irdenware, gedreht
H 16,9 DmR 8,8 DmMax 13,4 DmB 9,1

Bauchige Form, abfallende Schulter, trichterförmiger Hals, angesetzte Schnauze, Bandhenkel, am Boden geprägte Größe 1.
Außen braune Lehmglasur, innen weiße Feldspatglasur.
Weißlicher Scherben.
MDV 8 E 821

594 **Kaffekanne ohne Deckel**
Vermutlich Bunzlau, 1920/30
Hochgebrannte Irdenware, gedreht
H 13,8 DmR 7,4 DmMax 11,9 DmB 8,5

Bauchige Form, abfallende Schulter, trichterförmiger Hals, angesetzte Schnauze, Bandhenkel.
Außen braune Lehmglasur, innen weiße Feldspatglasur.
Weißlich-grauer Scherben.
MDV 8 E 795

595 **Kaffeekanne mit Deckel**
Vermutlich Niederschlesien, um 1930
Hochgebrannte Irdenware, gedreht
H 15 DmR 7,9 DmMax 10,9 DmB 7,7

Bauchige Form, abfallende Schulter, trichterförmiger Hals, angesetzte Schnauze, Wulsthenkel, gewölbter Deckel mit Knauf, am Boden geprägte Größe 0.
Außen braune Lehmglasur, innen weiße Feldspatglasur.
Gelblich-weißer/weißlicher Scherben.
MDV 8 E 642

596 **Kaffeekanne mit Deckel**
Görzke bei Magdeburg, Karl Seiler, 1930/40
Feinsteinzeug, gegossen
H 22,4 DmR 9 DmMax 15,4 DmB 9,3

Bauchige Form, abfallende Schulter, trichterförmiger Hals, Schnauze, Wulsthenkel, gewölbter Deckel mit Knauf, am Boden erhabene Größe 3.
Außen braune Lehmglasur, innen transparente Feldspatglasur.
Weißlicher Scherben.
MDV 8 E 745

597* **Kaffeekanne ohne Deckel**
Vermutlich Sachsen, 1. Drittel 20. Jh.
Hochgebrannte Irdenware, gedreht
H 19 DmR 13,9 DmB 15,8

Konisch zulaufende Form, im oberen Teil der Wandung gekehlt, innen gekehlter Rand, gezogene Schnauze, Bandhenkel, am Boden geprägter Inhalt 2½.
Außen und innen braune Lehmglasur, Rand unglasiert.
Gelblich-weißer Scherben
Privatslg., München

598 **Senffaß**
Vermutlich Tirschenreuth, 1920/30
Hochgebrannte Irdenware, gedreht
H 20,7 DmR 8,7 DmMax 18,6 DmB 14

Bauchige Faßform, auf der Oberseite und im unteren Teil der Wandung runde Öffnung.
Außen braune Lehmglasur, innen weiße Feldspatglasur.
Weißlich-grauer Scherben.
MDV 7 Y 31

599 **Blumenübertopf**
Vermutlich Sachsen, 1920/30
Hochgebrannte Irdenware, gedreht
H 18,2 DmR 20,8 DmB 13,3

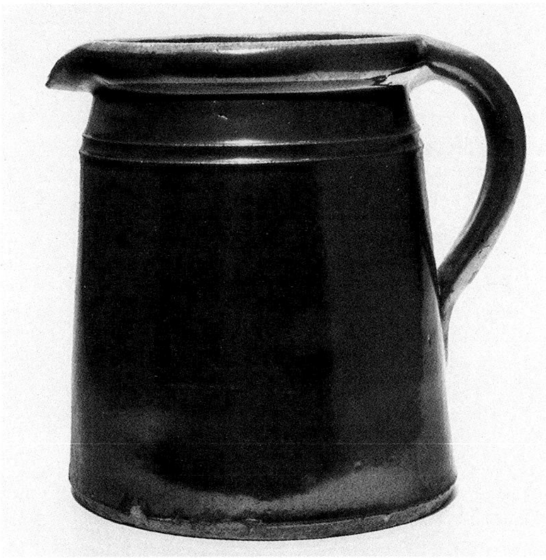

597

Leicht bauchige Form, außen gekehlter, flacher Rand.
Außen braune Lehmglasur, innen weiße Feldspatglasur, Rand unglasiert.
Weißlich-grauer Scherben.
MDV 8 O 662

600 **Vase**
Kreis Bunzlau, nach 1936
Hochgebrannte Irdenware, gedreht
H 13,2 DmR 10,3 DmMax 18,2 DmB 6,5

Hohe, bauchige Form, schmaler Stand, weiter Rand.
Außen braune Lehmglasur, in die Glasur eingeritzter Dekor: senkrecht verlaufende Blattranken, innen gelbliche Transparentglasur.
Weißlich-grauer Scherben.
MDV 8 Y 60

Buntgeschirr

601 **Henkelbecher**
Vermutlich Niederschlesien, Anfang 20. Jh.
Hochgebrannte Irdenware, gedreht
H 9,4 DmR 8,7 DmMax 9,6 DmB 9

Konische Form, mehrfach gekehlter Hals, verstärkter Rand, Bandhenkel.
Außen und innen weißer Anguß, außen blauer Schwämmeldekor: senkrechte Streifen, transparente Feldspatglasur.
Weißlicher Scherben.
MDV 8 D 13

602 **Vorratstopf**
Vermutlich Niederschlesien oder Oberlausitz, um 1900
Hochgebrannte Irdenware, gedreht
H 14,2 DmR 18,8 DmMax 19,6 DmB 16,3

Bauchige Form, verstärkter Rand.
Außen und innen weißer Anguß, außen blauer Schwämmeldekor: senkrechte Streifen, transparente Feldspatglasur.
Weißlicher Scherben.
MDV 8 O 499

603 **Schüssel**
Hochgebrannte Irdenware, gedreht
H 6,7 DmR 15 DmB 8

Konische Form, verstärkter Rand.
Außen und innen weißer Anguß, außen blauer Schwämmeldekor: senkrechte Streifen, transparente Feldspatglasur.
Weißlicher Scherben.
MDV 8 G 710

604 **Sechs Tassen**
Vermutlich Niederschlesien, 1. Drittel 20. Jh.
Hochgebrannte Irdenware, gedreht
H 8,4 DmR 9,1 DmMax 9,1 DmB 4,7

Konische Form, Bandhenkel.
Außen und innen weißer Anguß, außen blau geschwämmelt, transparente Feldspatglasur.
Weißlicher Scherben.
MDV 8 M 241 a–f

605 **Milchkännchen**
Vermutlich Niederschlesien, Anfang 20. Jh.
Hochgebrannte Irdenware, gedreht
H 8 DmR 6,9 DmMax 7,7 DmB 6,2

Bauchige Form, spitze Schnauze, Bandhenkel.
Außen und innen weißer Anguß, außen Schwämmeldekor: blaue umlaufende Streifen, rotbraune Sternchen, transparente Feldspatglasur.
Weißlicher Scherben.
MDV 8 O 818

606 **Krug**
Vermutlich Niederschlesien, um 1870
Hochgebrannte Irdenware, gedreht
H 27,7 DmR 10 DmMax 18 DmB 12

Kugelig gebauchte Form zum Stand hin eingezogen, zylindrischer, gekehlter Hals, nach innen verkröpfter Rand, Bandhenkel.
Außen und innen weiße Engobe, außen blau geschwämmelt, transparente Feldspatglasur.
Weißlicher Scherben.
MDV 8 N 402

607 **Kanne**
Hochgebrannte Irdenware, gedreht
H 19,3 DmR 11 DmMax 15 DmB 14

Hohe, konische Form, verstärkter Rand, angesetzte Schnauze, Bandhenkel, am Boden eingeritzt Größe 8.
Außen und innen weiße Engobe, außen blau geschwämmelt, transparente Feldspatglasur.
Weißlich-grauer Scherben.
MDV 8 E 898

608 **Kanne**
Vermutlich Niederschlesien, Ende 19. Jh.
Hochgebrannte Irdenware, gedreht
H 12 DmR 9,1 DmMax 11,7 DmB 10,5

Halbhohe, konische Form, verstärkter Rand, angesetzte Schnauze, Bandhenkel, am Boden eingeritzte Größe 4.
Weiße Engobe, außen blau geschwämmelt, transparente Feldspatglasur.
Weißlicher Scherben.
Privatslg. Berlin

609* **Zwei Kaffeekannen mit Deckel**
Vermutlich Niederschlesien, Anfang 20. Jh.
Hochgebrannte Irdenware, gedreht
H 24,2–29,1 DmR 9,2–9,9 DmMax 16,8–20,8 DmB 11,4–14,5

Bauchige Form, außen gekehlter Rand, angesetzte Schnauze, Bandhenkel, Deckel mit Knauf, an Boden eingeritzte Größen 4 und 8.
Außen und innen weiße Engobe, außen blau geschwämmelt, Pinseldekor: blauer Streifen am Rand und am Deckel, transparente Feldspatglasur.
Gelblich-weißer/weißlicher Scherben.
MDV 8 E 443, 8 E 418

610 **Schüssel**
Kreis Bunzlau oder Oberlausitz, um 1920/30
Hochgebrannte Irdenware
H 10,2 DmR 29,5 DmB 16

Weite, leicht gebauchte Form, gewellter Rand.
Außen und innen weiße Engobe, blauer Schwämmeldekor: ovale Formen in vertikaler Anordnung, am Rand umlaufende Reihen.
Rötlicher Scherben.
MDV 8 G 700

611 **Deckel (Speiseglocke)**
Vermutlich Kreis Bunzlau, 1. Drittel 20. Jh.
Hochgebrannte Irdenware, gedreht
H 13,3 DmR 30,8

Runde, zylindrische Form, flach, mit Knauf, seitlich Nase.
Außen und innen weiße Engobe, blauer Schwämmeldekor: umlaufende Streifen, transparente Feldspatglasur.
Weißer Scherben.
Privatslg. München

612 **Kanne**
Vermutlich Niederschlesien, um 1910
Feinsteinzeug, gegossen
H 20,2 DmR 9,9 DmMax 14,4 DmB 10,2

Konische Form, eingezogener, trichterförmiger Hals, Schnauze, abgekanteter Henkel.
Außen Schwämmeldekor: Quadrate, blau, grün, transparente Feldspatglasur.
Weißlicher Scherben.
MDV 8 E 637

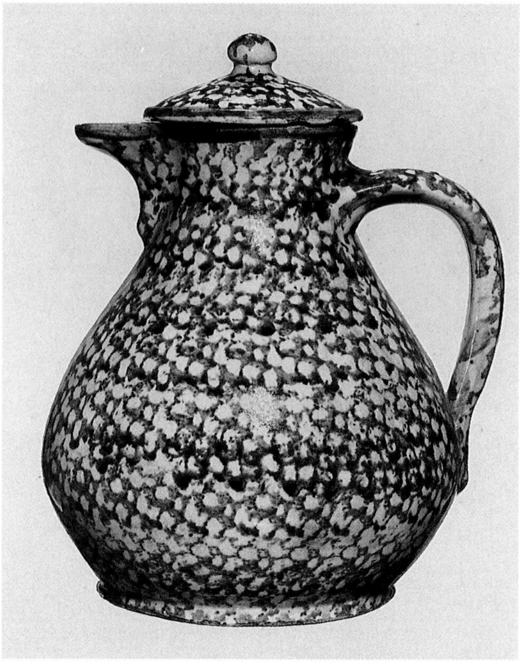

609

613 **Milchtopf**
Vermutlich Niederschlesien, 1920/30
Hochgebrannte Irdenware, gedreht
H 11,2 DmR 11,4 DmMax 13,6 DmB 12,4

Leicht bauchige Form, verstärkter Rand, angesetzte Schnauze, Bandhenkel.
Außen und innen weißlich-graue Engobe, außen blau geschwämmelt, transparente Feldspatglasur.
Weißlicher Scherben.
MDV 8 O 817

614 **Milchtopf**
Vermutlich Niederschlesien, um 1930
Hochgebrannte Irdenware, gedreht
H 13,7 DmR 11,3 DmMax 12,8 DmB 10,3

Hohe, bauchige Form, stehender Rand, angesetzte Schnauze, Bandhenkel, am Boden geritzte Größe 6.
Außen und innen weiße Engobe, außen Schwämmeldekor: Blüten, blau, grün, grüne Kreise, transparente Feldspatglasur.
Weißlicher Scherben.
MDV 8 O 763

615 **Milchtopf**
Vermutlich Niederschlesien, 1920/30
Hochgebrannte Irdenware, gedreht
H 15,8 DmR 12,4 DmMax 13,3 DmB 9,5

Hohe, leicht bauchige Form, stehender Rand, angesetzte Schnauze, Bandhenkel, am Boden geprägte Größe 5.

Außen und innen weißer Anguß, außen Schwämmeldekor: blau mit rotbraunen Rosetten, transparente Feldspatglasur.
Weißlicher Scherben.
MDV 8 O 686

616 **Teller**
Vermutlich Kreis Bunzlau, Ende 19. Jh.
Hochgebrannte Irdenware
H 4,2 DmR 16,5

Flach gemuldete Form, schräg ansteigende Fahne.
Außen braune Lehmglasur, innen weiße Engobe, auf der Fahne grüner Schwämmeldekor: Blattranke, transparente Feldspatglasur.
Gelblich-weißer Scherben.
Privatslg. Regensburg

617* **Schüssel**
Bunzlau, Anfang 20. Jh.
Hochgebrannte Irdenware, gedreht
H 7,3 DmR 26 DmB 14,5

Flach gemuldete Form, breite, schräg ansteigende Fahne, gekehlter Rand.
Außen braune Lehmglasur, innen weiße Engobe, am Rand Schwämmeldekor: Pfauenauge, blau, grün, transparente Feldspatglasur.
Weißlicher Scherben.
Privatslg. Berlin

618* **Schüssel**
Vermutlich Kreis Bunzlau, Ende 19. Jh.
Hochgebrannte Irdenware, gedreht
H 10 DmR 27,4 DmB 13,6

Konische Form, stehender Rand, am Boden geprägte Größe 6.
Außen braune Lehmglasur, innen weiße Engobe, am oberen Teil der Wandung Schwämmeldekor: Pfauenauge, blau, braun, blauer Pinseldekor: umlaufende Streifen, am oberen Rand und am Boden, transparente Feldspatglasur.
Gelblich-weißer Scherben.
Privatslg. München

619* **Schüssel**
Bunzlau, Hugo Reinhold, um 1910
Feinsteinzeug, gegossen
H 7,2 DmR 21,5 DmB 12,5

Flache, leicht gebauchte Form, stehender Rand.
Innen Schwämmeldekor: Kreise und umlaufende Randleisten, blau, grün, außen braune Lehmglasur.
Weißlicher Scherben.
Privatbesitz Berlin

620 **Schüssel**
Wohl Bunzlau, 1910/20
Hochgebrannte Irdenware, gedreht
H 7,5 DmR 21,4 DmB 12,2

Konische Form, stehender, außen mehrfach gekehlter Rand, am Boden geprägte Größe 5.
Außen braune Lehmglasur, innen weiße Engobe, am oberen Rand und am Boden Schwämmeldekor: Pfauenauge, blau, grün, transparente Feldspatglasur.
Gelblich-weißer Scherben.
Privatslg. München

617

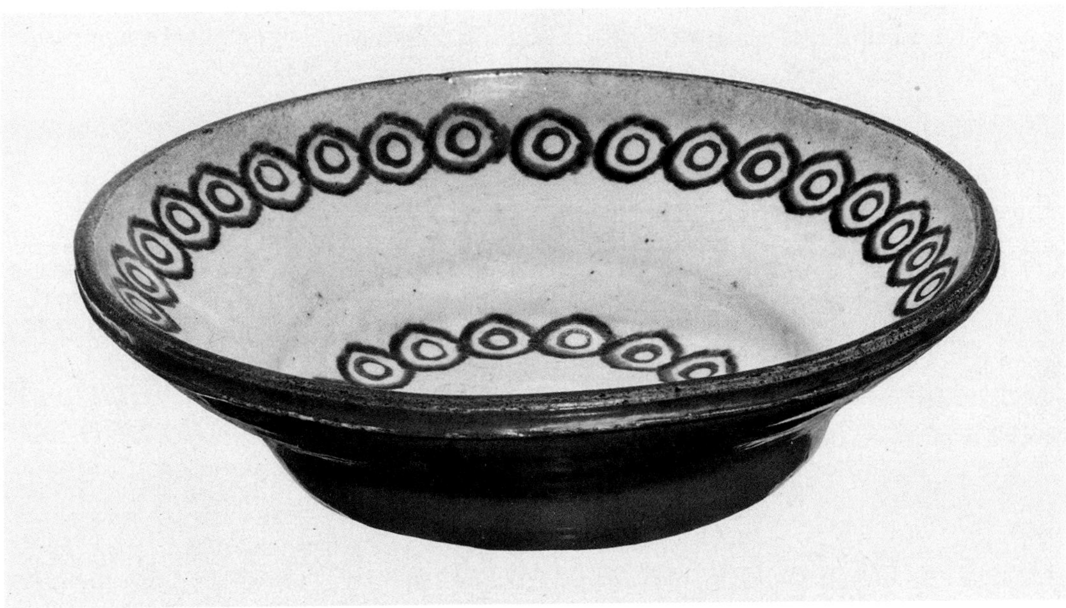

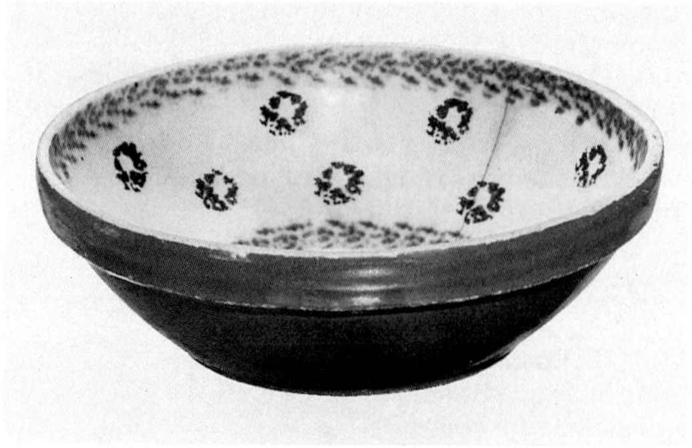

619

621 **Schüssel**
Niederschlesien oder Oberlausitz, Anfang 20. Jh.
Hochgebrannte Irdenware, gedreht
H 5,5 DmR 15 DmB 8,7

Konische Form, außen verstärkter Rand.
Außen und innen weiße Engobe mit Schwämmeldekor: Pfauenauge, außen deckend, am inneren Rand umlaufendes Band, blau, grün, braun, transparente Feldspatglasur.
Gelblicher Scherben.
Privatslg. München

622 **Schüssel**
Ende 19. Jh.
Hochgebrannte Irdenware, gedreht
H 5,1 DmR 21,4 DmB 13

618

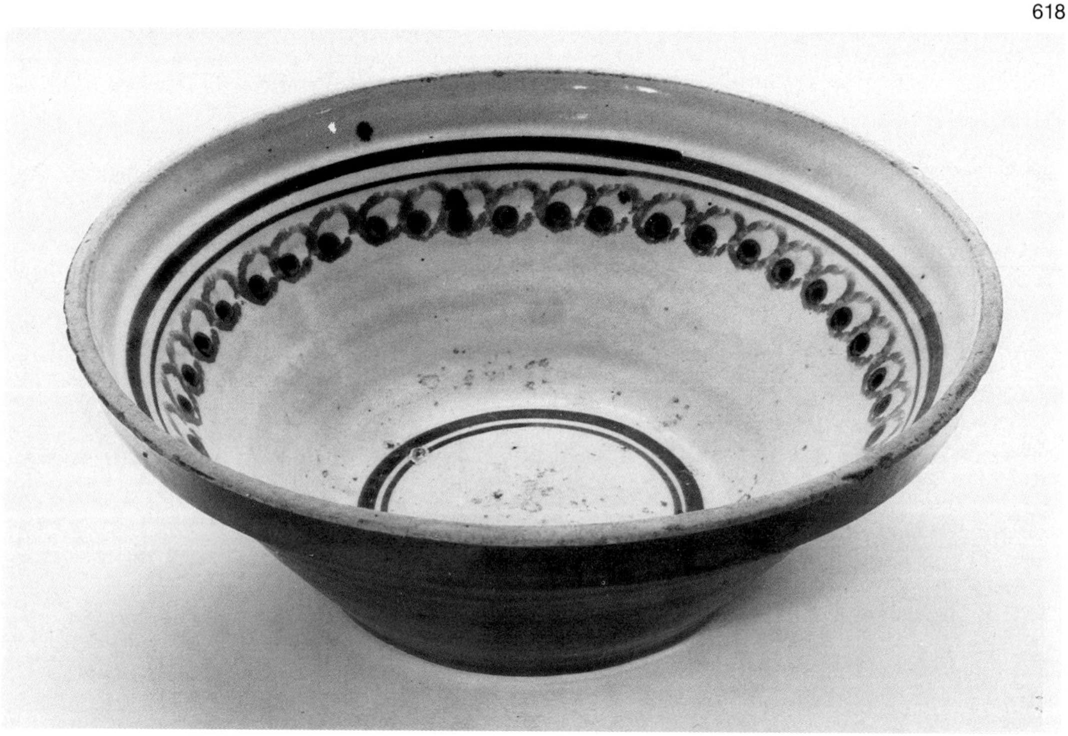

Flache, konische Form.
Außen braune Lehmglasur innen weiße Engobe, am Boden blauer Schwämmeldekor: Rosette, in der Mitte brauner Pinseldekor: Kreise, umlaufende Linien, transparente Feldspatglasur.
Gelblich-weißer Scherben.
Privatslg. München

623 **Teller**
Vermutlich Kreis Bunzlau, 1. Drittel 20. Jh.
Hochgebrannte Irdenware, gedreht
H 4,5 DmR 25 DmB 14

Flach gemuldete Form, abgesetzte ansteigende Fahne.
Außen und innen weiße Engobe, Rand mit blauem Schwämmeldekor: gefüllte Kreise, transparente Feldspatglasur.
Gelblich-weißer Scherben.
Privatslg. München

624 **Kaffeekanne mit Deckel**
Vermutlich Kreis Bunzlau oder Oberlausitz, 1. Drittel 20. Jh.
Hochgebrannte Irdenware, gedreht
H 21 DmR 9,5 DmMax 16 DmB 10,2

Bauchige Form, abfallende Schulter, trichterförmiger Hals, angesetzte Schnauze, Bandhenkel, Deckel mit Knauf, in die Wandung geprägte Größe 3.
Außen und innen weiße Engobe, blauer Schwämmeldekor: Kreise, transparente Feldspatglasur.
Weißlicher Scherben.
Privatslg. München.

625 **Teller**
Vermutlich Kreis Bunzlau, Anfang 20. Jh.
Hochgebrannte Irdenware, gedreht
H 5 DmR 23,4 DmB 14,7

Flach gemuldete Form, abgesetzte, ansteigende Fahne.
Außen braune Lehmglasur, innen weiße Engobe, am Rand blauer Schwämmeldekor: zwei versetzte Punktreihen, transparente Feldspatglasur.
Gelblich-weißer Scherben.
Privatslg. München

626 **Milchtopf**
Vermutlich Niederschlesien, Anfang 20. Jh.
Hochgebrannte Irdenware, gedreht
H 10,5 DmR 8,2 DmMax 9,6 DmB 9,6

Konische Form, stehender Rand, angesetzte Schnauze, Bandhenkel.
Außen und innen weißlich-graue Engobe, außen blauer Schwämmeldekor: Wabenmuster, transparente Feldspatglasur.
Weißlicher Scherben.
MDV 8 E 877 (Dauerleihgabe BRD)

627 **Milchtopf**
Vermutlich Niederschlesien, 1920/30
Hochgebrannte Irdenware, gedreht
H 9,4 DmR 9 DmMax 8,8 DmB 6,2

Zylindrische, leicht bauchige Form, stehender Rand, angesetzte Schnauze, Bandhenkel.
Außen und innen weiße Engobe, außen blauer Schwämmeldekor: Wabenmuster, transparente Feldspatglasur.
Weißlicher Scherben.
MDV 8 O 766

628 **Milchtopf**
Vermutlich Niederschlesien, 1930/40
Feinsteinzeug, gegossen
H 7,7 DmR 7,4 DmMax 9,2 DmB 8,6

Konische, leicht bauchige Form, stehender Rand, spitze Schnauze, Bandhenkel, am Kochboden geprägte Größe 2.
Außen blauer Schwämmeldekor: Wabenmuster, transparente Feldspatglasur.
Weißer Scherben.
MDV 8 E 848

629 **Milchtopf**
Niederschlesien oder Oberlausitz, um 1930
Hochgebrannte Irdenware, gedreht
H 12 DmR 13,2 DmMax 14,9 DmB 13

Leicht bauchige Form, eingezogener, innen gekehlter Rand, angesetzte Schnauze, Bandhenkel.
Außen und innnen weiße Engobe, außen blauer Schwämmeldekor: Wabenmuster, Pinseldekor: blaue Streifen, transparente Feldspatglasur.
Weißlicher Scherben.
MDV 8 O 615

630 **Milchtopf**
Vermutlich Niederschlesien, um 1930
Hochgebrannte Irdenware, gedreht
H 9,4 DmR 9,8 DmMax 10,2 DmB 10

Konische Form, verstärkter, innen gekehlter Rand, angesetzte Schnauze, Bandhenkel.
Außen und innen weiße Engobe, außen blauer Schwämmeldekor: Blüten, Rand geschwämmelt, transparente Feldspatglasur.
Weißlicher Scherben.
MDV 8 O 774 (Dauerleihgabe BRD)

631 **Fünf Milchtöpfe aus Satz**
Vermutlich Niederschlesien, 1. Drittel 20. Jh.
Hochgebrannte Irdenware, gedreht
H 8–12,5 DmR 8,8–14,5
DmMax 8,5–15,4 DmB 8,2–15

Konische Form, flacher Rand, angesetzte Schnauze, Bandhenkel, am Boden geprägte Größen 2–6.
Außen und innen weiße Engobe, außen blauer Schwämmeldekor: Karomuster, transparente Feldspatglasur.
Weißlicher/gelblich-weißer Scherben.
MDV 8 O 297

632* **Milchtopf** (Abb. S. 122)
Vermutlich Niederschlesien, 1920/30
Hochgebrannte Irdenware, gedreht
H 14,3 DmR 10,9 DmMax 12,8 DmB 9,8

Bauchige Form, verstärkter, innen gekehlter Rand, angesetzte Schnauze, Bandhenkel, am Boden geprägte Größe 6.
Außen und innen weiße Engobe, außen Schwämmeldekor: Pfauenauge, blau, grün, am Rand grün, rotbraun, transparente Feldspatglasur.
Weißlicher Scherben.
Privatbesitz Berlin

633 **Milchkännchen**
Vermutlich Niederschlesien, um 1920
Hochgebrannte Irdenware, gedreht
H 8,7 DmR 7,7 DmMax 11,3 DmB 8,1

Bauchige Form, stehender, außen gekehlter Rand, kleine Schnauze, Bandhenkel.
Außen und innen weiße Engobe, außen Schwämmeldekor: Pfauenauge, blau, grün, Pinseldekor: grüner Streifen am Rand, transparente Feldspatglasur.
Gelblich-weißer Scherben.
MDV 8 O 809 (Dauerleihgabe BRD)

634* **Milchkännchen** (Abb. S. 122)
Vermutlich Niederschlesien, 1920/30
Hochgebrannte Irdenware, gedreht
H 7,8 DmR 6,6 DmMax 7,6 DmB 6,9

Leicht gebauchte Form, stehender Rand, angesetzte Schnauze, Bandhenkel, am Boden geprägt: Made in Germany und Größe 2.
Außen und innen weiße Engobe, außen Schwämmeldekor: Pfauenauge, blau, grün, transparente Feldspatglasur.
Weißlicher Scherben.
MDV 8 O 649

635 **Henkelbecher**
Vermutlich Niederschlesien oder Sachsen, 1. Drittel 20. Jh.
Hochgebrannte Irdenware, gedreht
H 9,5 DmR 9,4 DmMax 10,7 DmB 8

Bauchige Form, Bandhenkel.
Außen und innen weiße Engobe, außen Schwämmeldekor; Pfauenauge, blau, grün, transparente Feldspatglasur.
Weißlicher Scherben.
Privatslg. Berlin

636 **Henkelbecher**
Vermutlich Niederschlesien oder Sachsen, 1. Drittel 20. Jh.
Hochgebrannte Irdenware, gedreht
H 7,1 DmR 8,3 DmMax 8,8 DmB 6

Bauchige Form, Wulsthenkel.
Außen und innen weiße Engobe, außen Schwämmeldekor; Pfauenauge, blau, grün, transparente Feldspatglasur.
Gelblich-weißer Scherben.
Privatslg. Berlin

637 **Milchtopf**
Vermutlich Niederschlesien, um 1920
Hochgebrannte Irdenware, gegossen
H 11,2 DmR 10,6 DmMax 13,1 DmB 12,5

Konische Form, verstärkter Rand, angesetzter Ausguß, Bandhenkel.
Außen und innen weiße Engobe, außen Schwämmeldekor: Pfauenauge, blau, grün, transparente Feldspatglasur.
Weißlicher Scherben.
MDV 8 O 829

638 **Milchtopf**
Vermutlich Niederschlesien, 1920/30
Hochgebrannte Irdenware, gedreht
H 11,1 DmR 12,5 DmMax 13,1 DmB 10,8

Leicht bauchige Form, verstärkter Rand, angesetzte Schnauze, Bandhenkel.
Außen und innen weiße Engobe, außen Schwämmeldekor: Pfauenauge, Streifen blau, grün, blaue Punkte, transparente Feldspatglasur.
Weißlicher Scherben.
MDV 8 O 823

639* **Milchtopf** (Abb. S. 122)
Vermutlich Niederschlesien, um 1920
Hochgebrannte Irdenware, gedreht
H 11 DmR 11,9 DmMax 12,3 DmB 10,6

Leicht bauchige Form, stehender Rand, angesetzte Schnauze, Bandhenkel, am Boden geprägte Größe 5.
Außen und innen weiße Engobe, außen Schwämmeldekor; Pfauenauge, blau, rotbraun, blaue Streifen, transparente Feldspatglasur.
Weißlicher Scherben.
MDV 8 O 828

640* **Teekanne mit Deckel** (Abb. S. 123)
Vermutlich Bunzlau, um 1910/20
Hochgebrannte Irdenware, gedreht
H 16,6 DmR 11,2 DmMax 15 DmB 10,5

Bauchige Form, stehender Rand, abgeknicktes, leicht gebogenes Ausgußrohr, Bandhenkel, gewölbter Deckel mit Knauf.
Außen und innen weiße Engobe, außen Schwämmeldekor: blau geschwämmelte Fläche, an der Schulter und am Deckel Pfauenauge, blau, grün, umbra, Kreise, transparente Feldspatglasur.
Gelblich-weißer Scherben.
Abb. 29 in Späth 1985
Stiftung Kulturwerk Schlesien, Würzburg

641* **Kaffeekanne mit Deckel**
Bunzlau, Julius Paul & Sohn, 1910/20
Feinsteinzeug, gegossen
H 20,1 DmR 9,2 DmMax 11,8 DmB 10

Zylindrische Form, abgeknickte Schulter, zylindrischer Hals, am Boden M 48 als Blindstempel.
Außen Schwämmeldekor: grüne Fläche mit grünen Punkten, weiße ausgesparte Kreise mit rotbraunen Punkten, 2 verschiedene Blütenmotive in blau, rot

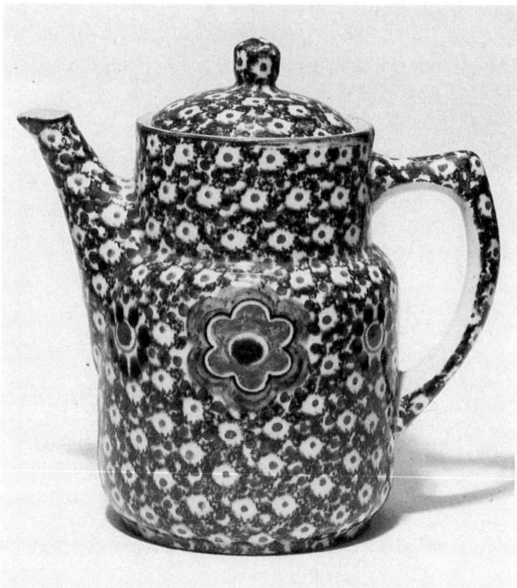

641

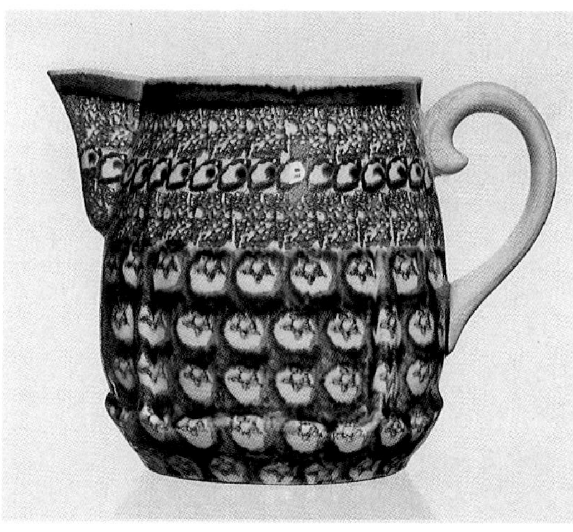

643

braun mit schwarzer Konturierung und blau, rotbraun, grün, transparente Feldspatglasur.
Weißlicher Scherben.
Privatslg. München

642 **Marmeladendose mit Deckel**
Bunzlau, Julius Paul & Sohn, 1910/20
Feinsteinzeug, eingedreht, gegossen
H 10 DmR 8,2 DmMax 10,1 DmB 8,1

Bauchige Form, gewölbter, halbkreisförmig ausgeschnittener Deckel mit Griff.
Außen Schwämmeldekor: grüne Fläche mit grünen Punkten, weiße ausgesparte Kreise mit rotbraunen Punkten, verschiedene Blütenmotive in blau, rotbraun mit schwarzer Konturierung und blau, rotbraun, grün, transparente Feldspatglasur.
Weißlicher Scherben.
Privatslg. München

643* **Milchtopf**
Bunzlau, Julius Paul & Sohn, um 1930
Feinsteinzeug, gegossen
H 17,9 DmR 11,6 DmMax 15,8 DmB 12,5

Leicht gebauchte Form, Wandung zum Teil plastisch ausgeformt, Schnauze, Bandhenkel, am Boden M 47 in oliv.
Außen Schwämmeldekor: ausgesparte Kreise mit Sternchen, blau, rotbraun, Randzone oliv geschwämmelt mit Pfauenauge in rotbraun, blau, transparente Feldspatglasur.
Weißer Scherben.
Privatbesitz Berlin

644* **Acht Schüsseln aus Satz** (Abb. S. 163)
Bunzlau, Julius Paul & Sohn
Feinsteinzeug, gegossen
H 3,5–9,4 DmR 10,4–26,7 DmB 6,6–17,5

Flache Form, gewölbte Wandung, am Boden M 47 in grün.
Außen und innen am Rand Schwämmeldekor: Pfauenauge, blau, grün, Pinseldekor: grüne Streifen, transparente Feldspatglasur.
Weißer Scherben.
Privatslg. Berlin

645* **Terrine mit Deckel**
Bunzlau, Julius Paul & Sohn, um 1930
Feinsteinzeug, gegossen
H 13,5 DmMax 25,2

Ovale Form, zylindrische Wandung, abgeknickter, innen gekehlter Rand, 2 seitliche Griffe, gewölbter Deckel mit Knauf, am Boden M 56 in grün.
Außen Schwämmeldekor: Pfauenauge in blau, grün und blau, rotbraun, Pinseldekor: grüne Streifen, transparente Feldspatglasur.
Weißlicher Scherben.
Privatslg. Berlin

646 **Henkelbecher**
Bunzlau, Julius Paul & Sohn, um 1930
Feinsteinzeug, gegossen
H 9,3 DmR 8,1 DmB 7

Zylindrische Form, zum Stand hin eingezogen, Bandhenkel, am Boden M 47 in grün.
Außen Schwämmeldekor: Pfauenauge, blau, grün, rotbraun, transparente Feldspatglasur.
Weißlicher Scherben.
Privatslg. Berlin

647 **Kuchenteller**
Bunzlau, Julius Paul & Sohn, um 1930
Feinsteinzeug, übergedreht
H 2,5 DmR 19,3 DmB 12,1

Flach gemuldete Form, abgesetzte Fahne, am Boden M 47 in grün.
Auf der Oberseite und auf der Unterseite am Rand Schwämmeldekor: Pfauenauge, blau, grün, rotbraun, Pinseldekor: grüne Streifen, transparente Feldspatglasur.
Weißlich-grauer Scherben.
Privatslg. Berlin

648 **Dose mit Deckel**
Bunzlau, Julius Paul & Sohn, um 1925
Feinsteinzeug gegossen
H 12,1 DmR 9,7 DmMax 14,5 DmB 11,6

Konische Form, gerundete Schulter, stehender Rand, gewölbter Deckel.
Außen Schwämmeldekor: Pfauenauge, blau, grün, Pinseldekor: Flächenmuster in grün, transparente Feldspatglasur.
Weißlicher Scherben.
Privatslg. Berlin

649 **Kaffeekanne ohne Deckel**
Bunzlau, Julius Paul & Sohn, um 1920/30
Feinsteinzeug, gegossen
H 17,8 DmR 8,7 DmMax 14,7 DmB 10,2

Bauchige Form, spitze Schnauze, Bandhenkel, am Boden M 47 in grün.
Außen Schwämmeldekor: Pfauenauge, blau, grün und blau, rotbraun, Pinseldekor: grüne Streifen, transparente Feldspatglasur.
Weißlicher Scherben.
Privatslg. München

650 **Kuchenteller**
Bunzlau, vermutlich Julius Paul & Sohn, um 1925/30
Feinsteinzeug, übergedreht
H 2,2 DmR 19,1 DmB 11,6

Flach gemuldete Form, abgeknickte Fahne.
Auf der Oberseite und auf der Unterseite am Rand Schwämmeldekor: Pfauenauge blau, grün und blau, rotbraun, transparente Feldspatglasur.
Weißer Scherben.
MDV 8 H 968

651 **Waschgeschirr, 4-teilig**
Bunzlau, Julius Paul & Sohn, 1920/30
Feinsteinzeug, gegossen, eingedreht
Kanne: H 28,4 DmR 11,5 DmMax 17
DmB 12,9 Schüssel: DmMax 33,5

Bestehend aus Kanne, Schüssel, Kamm- und Seifenschale, außer bei Seifenschale am Boden M 49 in oliv, an Kannenboden auch M 50 als Blindstempel.
Außen Schwämmeldekor: Pfauenauge, grün, rotbraun und grün, blau, blauer Pinseldekor: Streifen, transparente Feldspatglasur.
Weißer Scherben.
Privatslg. München

652 **Vase**
Bunzlau, Julius Paul & Sohn, um 1930
Feinsteinzeug, gegossen
H 15,6 DmR 6,4 DmMax 9,6 DmB 6,4

Bauchige Form, gerundete Schulter, enger trichterförmiger Hals, am Boden geprägte Größe 2.

645

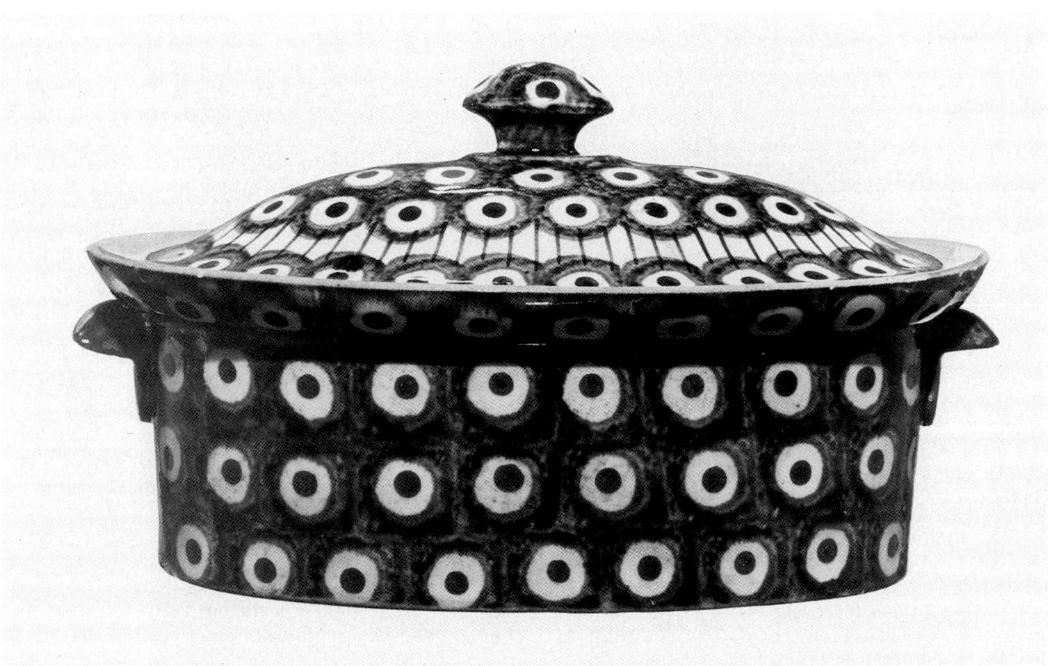

Außen Schwämmeldekor: blaue Fläche mit unterschiedlich großen ausgesparten, weißen Kreisen, darin Pfauenauge, rotbraun, grün und blau, grün, grüne Punkte, blauer Pinseldekor: Umrandung der Kreise, transparente Feldspatglasur.
Weißer Scherben.
Privatslg. München

653 **Teekanne mit Sieb und Deckel**
Vermutlich Niederschlesien, 1930/40
Feinsteinzeug, gegossen
H 12,7 DmR 9,4 DmMax 15,4 DmB 10,6

Flache, leicht bauchige Form, kurzes Ausgußrohr, abgekanteter Henkel, Sieb zum Einsetzen, gewölbter Deckel mit Knauf.
Außen Schwämmeldekor: Pfauenauge, rotbraun, grün, rotbraun, blau, transparente Feldspatglasur.
Weißer Scherben.
MDV 8 E 797

654 **Vase**
Wohl Bunzlau, Anfang 20. Jh.
Hochgebrannte Irdenware, gedreht
H 22,6 DmR 9,4 DmB 12,6

Zylindrische Form auf breitem, runden Stand, außen gekehlter Rand.
Außen und innen weiße Engobe, außen Schwämmeldekor: Pfauenauge, blau, grün, dazwischen grüne Streifen, transparente Feldspatglasur.
Grauer Scherben.
Stiftung Kulturwerk Schlesien, Würzburg

655* **Vase**
Vermutlich Niederschlesien, 1. Drittel 20. Jh.
Feinsteinzeug, gegossen
H 18,3 DmR 7,5 DmMax 12,4 DmB 7,1

Bauchige Form, eingezogener Hals, stehender Rand.
Außen Schwämmeldekor: Pfauenauge, grün, rotbraun, blau geschwämmelte Felder, transparente Feldspatglasur.
Weißlicher Scherben.
MDV 8 Y 82

656 **Vase**
Vermutlich Bunzlau, 1. Drittel 20. Jh.
Hochgebrannte Irdenware, gedreht
H 15,1 DmR 6,6 DmMax 10,7 DmB 9

Zylindrische Form, gerundete Schulter, zylindrischer Hals, am Boden geprägte Größe 5.
Außen und innen weiße Engobe, außen Schwämmeldekor: Pfauenauge, blau, grün, transparente Feldspatglasur.
Weißlicher Scherben.
Privatslg. München

657* **Vase**
Vermutlich Tillendorf, Louis Werner, um 1911
Feinsteinzeug, gegossen
H 29,9 DmR 9,7 DmMax 17,5 DmB 9,6

Konische Form, gerundete Schulter, zylindrischer Hals.
Außen Schwämmeldekor: blaue Fläche mit weißen ausgesparten Ovalen, darin grüner Stern, rote Punkte, innen weiße Engobe, transparente Feldspatglasur.
Weißlicher Scherben.
Privatslg. München

658 **Brotdose mit Deckel**
Vermutlich Tillendorf, 1. Drittel 20. Jh.
Hochgebrannte Irdenware, gedreht
H 15,9 DmR 32 DmMax 32,1 DmB 29,7

Halbhohe, zylindrische Form, abgeknickter, innen gekehlter Rand, gewölbter Deckel mit Knauf.
Außen und innen weiße Engobe, außen Schwämmeldekor: Pfauenauge, blau, rot, transparente Feldspatglasur.
Weißlicher Scherben.
Privatslg. Berlin

659 **Vase**
Vermutlich Kreis Bunzlau, um 1930
Feinsteinzeug, eingedreht
H 20,5 DmR 9,7 DmMax 15 DmB 7,7

Konische Form, gerundete Schulter, zylindrischer Hals, am Boden geprägte Größe 6.
Außen Schwämmeldekor: blaue Fläche mit ausgesparten, weißen Rechtecken, an der Schulter umlau-

655
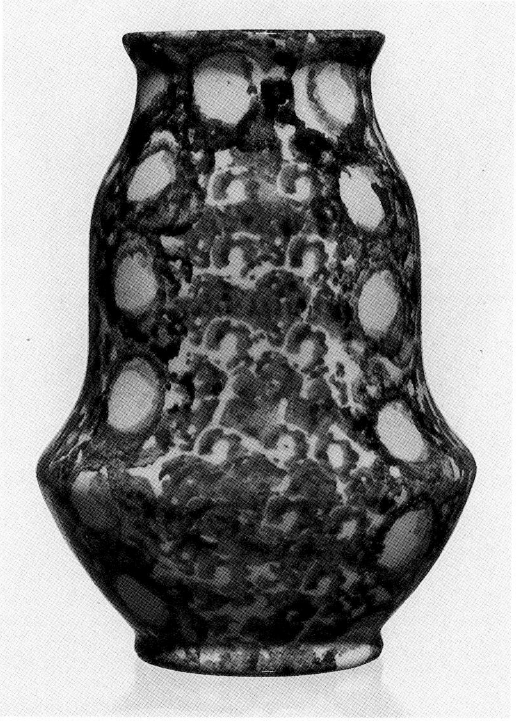

fender Streifen mit Margeritenblüten, rotbraun, hellblau, transparente Feldspatglasur.
Weißlicher Scherben.
Privatslg. Regensburg

660 **Vase**
Vermutlich Niederschlesien, 1. Drittel 20. Jh.
Hochgebrannte Irdenware, gedreht
H 12,3 DmR 8,2 DmMax 13 DmB 8,3

Bauchige Form, zylindrischer Hals, 2 Bandhenkel.
Außen und innen weiße Engobe, außen Schwämmeldekor: blaue Fläche mit weißen, ausgesparten Rechtecken, darin rote Sterne, transparente Feldspatglasur.
Weißlicher Scherben.
Privatslg. München

661 **Milchtopf**
Vermutlich Sachsen, um 1910/20
Hochgebrannte Irdenware, gedreht
H 13,5 DmR 11,9 DmMax 12,9 DmB 12,3

Konisch zulaufende Form, stehender Rand, angesetzte Schnauze, Bandhenkel.
Außen und innen weiße Engobe, außen Schwämmeldekor: Pfauenauge, hellblau, hellgrün, Malhorndekor: rote Punkte, transparente Feldspatglasur.
Weißlicher Scherben.
Privatslg. München

657

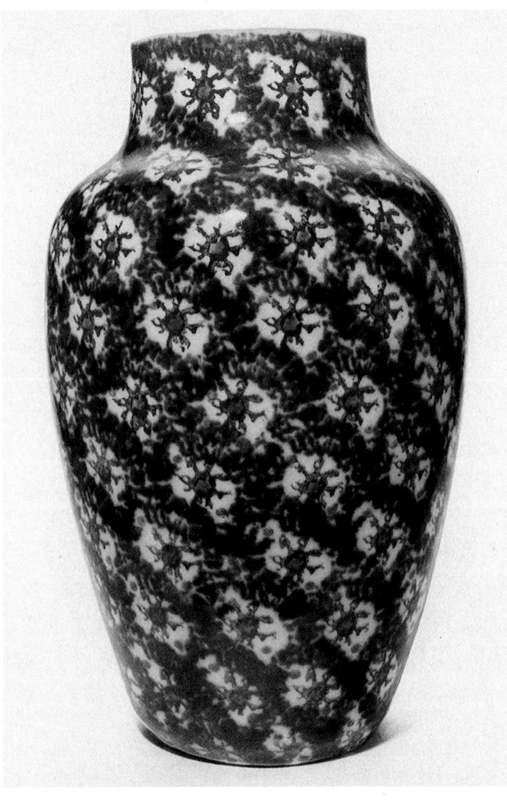

662 **Milchtopf**
Vermutlich Niederschlesien oder Sachsen, 1. Drittel 20. Jh.
Hochgebrannte Irdenware, gedreht
H 11 DmR 12,5 DmMax 13,6 DmB 11,3

Bauchige Form, stehender Rand, angesetzte Schnauze, Bandhenkel, am Boden geritzte Größe 5.
Außen und innen weiße Engobe, außen Schwämmeldekor: Pfauenauge, braun, grün, blau, transparente Feldspatglasur.
Weißlich-grauer Scherben.
Privatbesitz Berlin

663 **Milchtopf aus Satz**
Niederschlesien oder Sachsen, 1. Drittel 20. Jh.
Hochgebrannte Irdenware, gedreht
H 10 DmR 11,2 DmMax 12,2 DmB 10,3

Bauchige Form, stehender Rand, angesetzte Schnauze, Bandhenkel mit geprägter Größe 5.
Außen und innen weiße Engobe, außen Schwämmeldekor: Pfauenauge, grün, blau transparente Feldspatglasur.
Weißlicher Scherben.
MDV 8 O 754

664 **Brotdose ohne Deckel**
Vermutlich Niederschlesien oder Oberlausitz, 1920/30
Hochgebrannte Irdenware, gedreht
H 14,6 DmR 39,6 DmB 36,3

Halbhohe, zylindrische Form, eingezogener, innen gekehlter Rand, 2 Wulsthenkel.
Außen und innen weißer Anguß, außen Schwämmeldekor: Pfauenauge, grün, blau, rotbraun, transparente Feldspatglasur.
Weißlicher Scherben.
MDV 7 H 92

665 **Vorratstopf**
Vermutlich Niederschlesien oder Oberlausitz, 1. Drittel 20. Jh.
Hochgebrannte Irdenware, gedreht
H 8,4 DmR 8,6 DmMax 9,4 DmB 7

Bauchige Form, eingezogener, stehender Rand.
Außen und innen weißer Anguß, außen Schwämmeldekor: Kreisformen, blau, grün, transparente Feldspatglasur.
Weißlicher Scherben.
MDV 8 O 759

666 **Milchtopf**
Vermutlich Niederschlesien, Anfang 20. Jh.
Feinsteinzeug, gegossen
H 14,7 DmR 7,5 DmMax 10,5 DmB 9,8

Konische Form, am Boden verstärkt, stehender Rand, Schnauze, abgekanteter Henkel.
Außen Schwämmeldekor: Pfauenauge, blau, braun, transparente Feldspatglasur.
Weißlich-grauer Scherben.
MDV 8 E 853

667 **Milchtopf**
Vermutlich Niederschlesien oder Sachsen, 1. Drittel 20. Jh.
Hochgebrannte Irdenware, gedreht
H 10,5 DmR 10,8 DmMax 12 DmB 9,7

Leicht bauchige Form, verstärkter Rand, angesetzte Schnauze, Bandhenkel.
Außen und innen weiße Engobe, außen Schwämmeldekor: umlaufender Pfauenaugestreifen, blau, grün, transparente Feldspatglasur.
Weißer Scherben.
MDV 8 O 800 (Dauerleihgabe BRD)

668 **Milchtopf**
Vermutlich Niederschlesien oder Oberlausitz, 1920/30
Hochgebrannte Irdenware, gedreht
H 10,5 DmR 11,6 DmMax 12,9 DmB 10,7

Leicht bauchige Form, stehender Rand, angesetzte Schnauze, Bandhenkel.
Außen und innen weiße Engobe, außen Schwämmeldekor: Kreise, Halbkreise, blau, grün, rotbraun, transparente Feldspatglasur.
Weißlicher Scherben.
MDV 8 O 805 (Dauerleihgabe BRD)

669 **Henkelbecher**
Vermutlich Oberlausitz, 1. Drittel 20. Jh.
Hochgebrannte Irdenware, gedreht
H 8,7 DmR 8,4 DmMax 8,5 DmB 6,2

Bauchige („böhmische") Form, eingezogener, stehender Rand, Bandhenkel.
Außen und innen weiße Engobe, außen Schwämmeldekor: versetzte Halbkreise mit Kreisen und Punkten, hellblau, grün, transparente Feldspatglasur.
Gelblich-weißer Scherben.
Privatslg. Berlin

670 **Henkelbecher**
Vermutlich Oberlausitz, um 1930
Hochgebrannte Irdenware, gedreht
H 9 DmR 8,2 DmB 8,4

Leicht konisch zulaufende Form, Bandhenkel.
Außen und innen weiße Engobe, außen Schwämmeldekor: rotbraune Flächen, braune Kreise, Pfauenauge, blau, braun, transparente Feldspatglasur.
Weißlicher Scherben.
Privatslg. Berlin

671* **Milchtopf**
Vermutlich Ullersdorf/Q., 1920/30
Hochgebrannte Irdenware, gedreht
H 12 DmR 12,3 DmMax 14,5 DmB 13,2

Leicht bauchige Form, stehender Rand, angesetzte Schnauze, Bandhenkel, am Boden geprägte Größe 2.
Außen beigefarbener Anguß, Pinseldekor: Blumen, blau, grün, rotbraun, grüne Streifen, Malhorndekor:

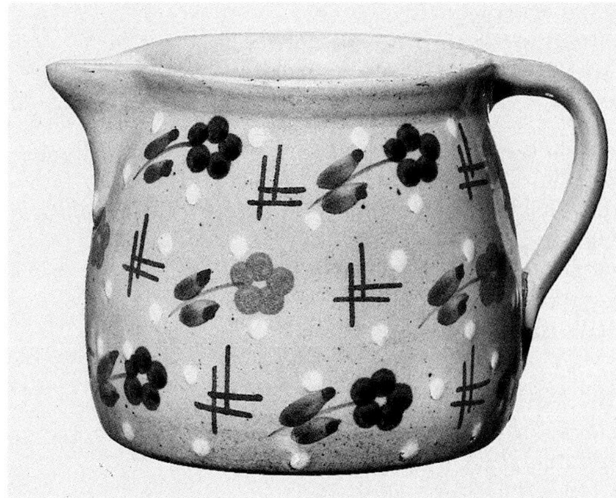

671

weiße Punkte, innen weißer Anguß, transparente Feldspatglasur.
Weißlicher Scherben.
MDV 8 O 820

672* **Milchtopf** (Abb. S. 122)
Vermutlich Niederschlesien, um 1920/30
Hochgebrannte Irdenware, gedreht
H 12,1 DmR 13,8 DmMax 14,5 DmB 13,8

Konische Form, stehender Rand, angesetzte Schnauze, Bandhenkel.
Außen und innen weiße Engobe, außen Schwämmeldekor: Punkte und Sternchen blau, grün, transparente Feldspatglasur.
Weißlicher Scherben.
MDV 8 O 830

673 **Milchtopf**
Naumburg/Q., um 1930/40
Feinsteinzeug, gegossen
H 11,6 DmR 11,2 DmMax 14,3 DmB 13

Leicht bauchige Form, stehender Rand, spitze Schnauze, Bandhenkel, Kochboden.
Außen Schwämmeldekor: umlaufende Blütenreihe, blau, rotbraun, blaue Punkte, transparente Feldspatglasur.
Weißer Scherben.
MDV 8 O 748

674 **Milchtopf**
Vermutlich Niederschlesien, 1930/40
Feinsteinzeug, gegossen.
H 12 DmR 12,8 DmMax15,1 DmB 13,2

Leicht bauchige Form, stehender Rand, spitze Schnauze, Bandhenkel, Kochboden mit geprägter Größe 1½.
Außen blauer Malhorndekor: Punkte, transparente Feldspatglasur.
Weißer Scherben.
MDV 8 O 648

675* **Milchtopf** (Abb. S. 122)
Ullersdorf/Q., Hermann Kühn, 1930/40
Feinsteinzeug, gegossen
H 13,1 DmR 13,6 DmMax 16,8 DmB 15

Leicht bauchige Form, stehender Rand, Schnauze, Bandhenkel, am Kochboden M 36 als Blindstempel.
Außen Schwämmeldekor: Punkte und Kreise blau, rotbraun, Pinseldekor: 2 umlaufende blaue Streifen, transparente Feldspatglasur.
Weißlicher Scherben.
MDV 8 O 751 (Dauerleihgabe BRD)

676 **Schüssel aus Satz**
Ullersdorf/Q., Hermann Kühn, 1930/40
Feinsteinzeug, gegossen
H 6,5 DmR 22,9 DmB 13,1

Runde Form, gewölbte Wandung, abgeknickter Rand, am Boden M 38 als Blindstempel.
Außen und innen Schwämmeldekor: blaue Vierpaßformen rotbraune Punkte, Rand rotbraun gechwämmelt, transparente Feldspatglasur.
Weißlicher Scherben.
MDV 8 G 709 (Dauerleihgabe BRD)

677 **Kaffeekanne mit Deckel**
Ullersdorf/Q., Hermann Kühn, 1930/40
Feinsteinzeug, gegossen
H 19 DmR 8,3 DmMax 10,6 DmB 8,2

Zylindrische Form, eingezogener Hals, kurzes Ausgußrohr, abgekanteter Bandhenkel, gewölbter Dekkel mit Knauf, am Boden M 38 als Blindstempel.
Außen Schwämmeldekor: blaue Vierpaßformen, braune Punkte, Pinseldekor: 3 braune umlaufende Streifen, transparente Feldspatglasur.
Weißlicher Scherben.
MDV 8 E 851

678 **Schüssel aus Satz**
Ullersdorf/Q., Hermann Kühn, 1930/40
Feinsteinzeug, eingedreht
H 6,6 DmR 23,2 DmB 13,3

Flache, gebauchte Form, am Boden M 38 als Blindstempel.
Außen und innen blauer Schwämmeldekor: Vierpaß- und Punktmuster, Rand blau geschwämmelt, transparente Feldspatglasur.
Weißlicher Scherben.
Abb. 42 in Späth 1985
Stiftung Kulturwerk Schlesien, Würzburg

679 **Kaffeekanne ohne Deckel**
Ullersdorf/Q., Hermann Kühn, 1930/40
Feinsteinzeug, gegossen
H 21,2 DmR 9,8 DmMax 18,6 DmB 12,7

Bauchige Form, eingezogener Hals, verstärkter Rand, Schnauze, Bandhenkel, am Boden M 39 in grün.
Außen blauer Schwämmeldekor: Vierpaß- und Punktmuster, Pinseldekor: 2 umlaufende Streifen, blau, transparente Feldspatglasur.
Weißlicher Scherben.
MDV 8 E 695

680 **Butterdose mit Deckel**
Ullersdorf/Q., Hermann Kühn, 1930/40
Feinsteinzeug, gegossen
H 9,7 DmMax 13,4

Rechteckige Form, abgeschrägte Ecken, senkrechte Wandung, gewölbter Deckel mit Griff, am Boden M 38 als Blindstempel.
Außen blauer Schwämmeldekor: Vierpaß- und Punktmuster, transparente Feldspatglasur.
Weißlicher Scherben.
MDV 7 H 198 (Dauerleihgabe BRD)

681 **Henkelbecher**
Ullersdorf/Q., Hermann Kühn, 1930/40
Feinsteinzeug, eingedreht, gegossen
H 8,3 DmR 8 DmMax 8,3 DmB 5,5

Bauchige („böhmische") Form, eingezogener, stehender Rand, Bandhenkel, am Boden M 39 in grün.
Außen blauer Schwämmeldekor: Vierpaß- und Punktmuster, transparente Feldspatglasur.
Weißlicher Scherben.
Privatslg. Berlin

682 **Zwei Schüsseln aus Satz**
Bunzlau, Edwin Werner, 1930/40
Feinsteinzeug, eingedreht
H 6,5–8 DmR 20,4–25 DmB 11,5–14

Flach gemuldete Form, Standring, verstärkter Rand, am Boden M 93 geprägt.
Spiegel und Rand außen und innen mit Schwämmeldekor: Pfauenauge, rotbraun, blau, transparente Feldspatglasur.
Weißlicher Scherben.
MDV 8 G 715, 716

683 **Drei Schüsseln aus Satz**
Bunzlau, Edwin Werner, 1930/40
Feinsteinzeug, eingedreht
H 6,5–8 DmR 20,5–25,5 DmB 11,3–14

Flache, gebauchte Form, Standring, verstärkter Rand, am Boden M 93 geprägt.
Innen mit Pinseldekor: Blüten und Blätter, blau, rotbraun, grün, Rosetten, Sterne, transparente Feldspatglasur.
Weißer Scherben.
MDV 6 G 656a–c (Dauerleihgabe BRD)

684 **Tasse mit Untertasse**
Naumburg/Q., wohl Max Lachmann, Entwurf 1932
Feinsteinzeug, eingedreht, gegossen
H 5,8 DmR 9,7 DmB 5,3 DmMax (Untertasse) 14,5

Gewölbte Tassenform mit Bandhenkel, Untertasse mit ansteigender Fahne.

Außen und auf der Oberseite blauer Schwämmeldekor: Pfauenauge, transparente Feldspatglasur.
Weißlicher Scherben.
Privatslg. München

685 **Becher**
Naumburg/Q., wohl Max Lachmann, Entwurf 1932
Feinsteinzeug, eingedreht
H 10,3 DmR 7,9 DmB 5,4

Konische Form.
Außen blauer Schwämmeldekor: Pfauenauge, transparente Feldspatglasur.
Weißlicher Scherben.
Privatslg. München

686 **Becher**
Naumburg/Q., Max Lachmann, Entwurf 1932
Hochgebrannte Irdenware, gedreht
H 9,8 DmR 8,4 DmB 6

Zylindrische Form, trichterförmiger Hals.
Außen blauer Schwämmeldekor: Pfauenauge, transparente Feldspatglasur.
Weißlicher Scherben.
Privatslg. Berlin

687 **Tasse mit Untertasse**
Naumburg/Q., um 1938
Feinsteinzeug, eingedreht, übergedreht
H 5,7 DmR 9,6 DmB 5,3 DmMax (Untertasse) 15,2

Gewölbte Form, Bandhenkel, Untertasse mit leicht ansteigender Fahne und abgesetztem Spiegel.
Außen und auf der Oberseite blauer Schwämmeldekor: Blüten, transparente Feldspatglasur.
Weißlicher Scherben.
Privatslg. München

688* **Zwei Milchtöpfe aus Satz**
Naumburg/Q., um 1935
Feinsteinzeug, gegossen
H 11,1 DmR 10,2–11,4 DmMax 11,6–13,4
DmB 8,1–9–2

Bauchige Form, stehender, mehrfach gekehlter Rand, spitze Schnauze, Bandhenkel, am Boden geprägte Größen 4 und 6
Außen blauer Schwämmeldekor: Margeritenmuster, Punkte, transparente Feldspatglasur.
Weißer/weißlich-grauer Scherben.
MDV 8 O 772, 8 O 827

689 **Zwei Teller (für den Reichsarbeitsdienst)**
Naumburg/Q., Max Lachmann, um 1938
Feinsteinzeug, übergedreht
H 2,7–4,2 DmR 19–23 DmB 12

Tiefer Teller mit schräg ansteigender Fahne, kleiner flacher Teller mit leicht ansteigender Fahne.
Oberseiten mit Schwämmeldekor: Karos mit Punkten, transparente Feldspatglasur.
Weißlicher Scherben.
Privatslg. München

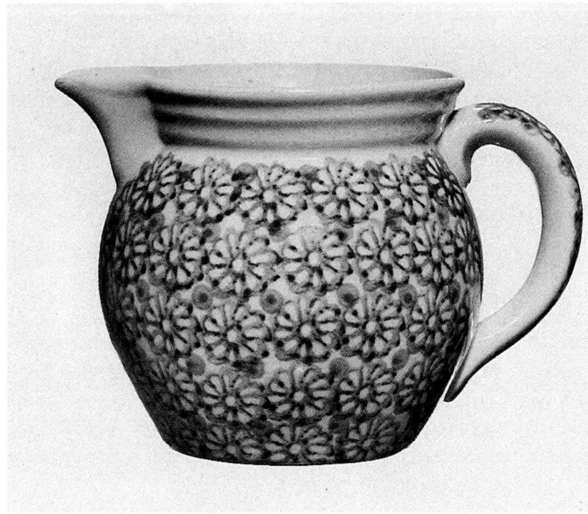

688

690 **Schüssel**
Naumburg/Q. oder Ullersdorf/Q., 1930/40
H 9,1 DmR 29,8 DmB 16

Flache Form, gewölbte Wandung, verstärkter rand.
Außen am Rand und innen Schwämmeldekor: Margeritenmuster, blau, rotbraun, transparente Feldspatglasur.
Weißlicher Scherben.
MDV 8 G 676 (Dauerleihgabe BRD)

691 **Schüssel**
Naumburg/Q., 1930/40
Hochgebrannte Irdenware, gedreht
H 10 DmR 24,5 DmB 14,3

Konische Form, verstärkter Rand.
Außen und innen weißer Anguß, außen, innen am Rand und am Boden Schwämmeldekor: Margeritenmuster, blau, gelb, Pinseldekor: blauer Streifen am Rand, transparente Feldspatglasur.
Gelblich-weißer Scherben.
MDV 8 G 705

692 **Dose mit Deckel**
Tillendorf, Karl Werner & Co, um 1930
Feinsteinzeug, gegossen
H 10,6 DmR 14 DmB 10,4

Zylindrische Form, zum Stand leicht gerundet, Standring, verstärkter Rand, gewölbter Deckel mit Knauf, am Boden M 96 als Blindstempel.
Außen- bzw. Oberseite mit Pinseldekor: Blattformen, Punkte, umlaufende Streifen, blau, braun, transparente Feldspatglasur.
Weißlicher Scherben.
MDV 7 H 177

693 **Sauciere**
Vermutlich Niederschlesien, um 1927
Feinsteinzeug, gegossen
H 9 DmMax 24,8

Ovale Form, Fußplatte, breite Schnauze, abgekanteter Henkel.
Außen blauer, verlaufender Spritzdekor, Halbovale, Winkel, transparente Feldspatglasur.
Weißlicher Scherben.
MDV 8 i 118

694 **Senftopf mit Deckel**
Bunzlau, Julius Paul & Sohn, 1930/40
Feinsteinzeug, gegossen
H 10 DmR 5,5 DmMax 7,8 DmB 5,5

Bauchige Form, zylindrischer Hals, Wulsthenkel, gewölbter, ausgeschnittener Deckel mit Knauf, am Boden M 52 in oliv.
Außen brauner, verlaufender Spritzdekor: Streifen, Ecken, transparente, leicht bräunlich gefärbte innen transparente Feldspatglasur.
Weißlicher Scherben.
Privatslg. München

695 **Butterdose mit Deckel**
Tillendorf, Karl Werner & Co, um 1930
Feinsteinzeug, gegossen
H 11,3 DmR 14,2 DmB 10,8

Zylindrische Form, zum Stand leicht gerundet, verstärkter Rand, gewölbter Deckel mit Knauf, am Boden M 97 als Blindstempel, M 98 in schwarz.
Außen brauner Spritzdekor: konzentrische Kreise, transparente Feldspatglasur.
Weißlicher Scherben.
MDV 7 H 202

696* **Teekanne mit Deckel**
Bunzlau, Julius Paul & Sohn, 1930/40
Feinsteinzeug, gegossen
H 11 DmR 7,5 DmMax 11,3 DmB 8,4

Zylindrische Form, zum Stand hin eingezogen, leicht gebogenes Ausgußrohr, angekanteter Henkel, gewölbter Deckel mit Griff, am Boden M 52 in oliv.
Außen brauner, verlaufender Spritzdekor: umlaufende Streifen, schwarz abgesetzt, dazwischen braun geschwämmelte umlaufende Streifen, außen bräunlich gefärbte, innen transparente Feldspatglasur.
Weißlicher Scherben.
Privatslg. München

696

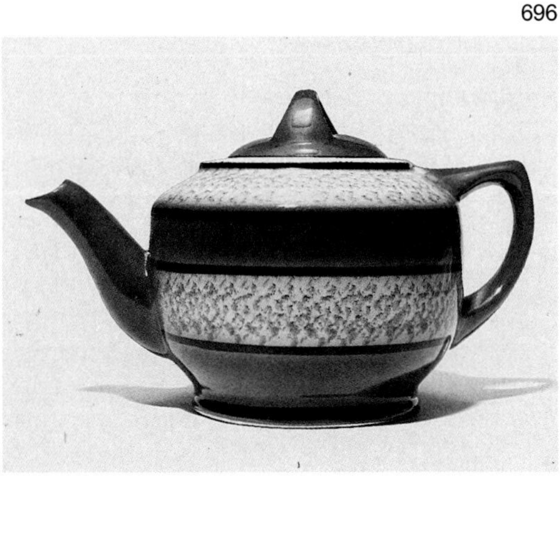

697 **Milchtopf aus Satz**
Bunzlau, Julius Paul & Sohn, um 1930
Feinsteinzeug, gegossen
H 12,1 DmR 8,6 DmMax 11 DmB 10,6

Konisch zulaufende Form, spitze Schnauze, Bandhenkel, am Boden M 47 in braun.
Außen am Rand brauner Pinseldekor: Zackenbordüre, bräunlich gefärbte, innen transparente Feldspatglasur.
Weißlicher Scherben.
Privatslg. München

Spritzdekor

698 **Milchtopf**
Vermutlich Niederschlesien, nach 1927
Hochgebrannte Irdenware, gedreht
H 17,4 DmR 12,9 DmMax 16 DmB 13,4

Leicht bauchige Form, stehender Rand, gezogene Schnauze, Bandhenkel.
Außen brauner, verlaufender Spritzdekor: Längs- und Querstreifen, Kreise, transparente Feldspatglasur.
Weißer Scherben.
Privatslg. München

699* **Terrine mit Deckel**
Bunzlau, Julius Paul & Sohn, um 1930
Feinsteinzeug, gegossen
H 11,8 DmR 15,3 DmMax 18,9 DmB 14,7

Flache, gebauchte Form mit 2 stegförmigen Griffen, abgeflachter Deckel mit Knauf, am Boden M 52 in oliv.
Außen brauner Spritzdekor: 8 Kreissegmente, 2 Zakkenbänder, bräunlich gefärbte, innen transparente Feldspatglasur.
Weißer Scherben.
MDV 8 T 46

700* **Kaffeekanne mit Deckel** (Abb. S. 99)
Bunzlau, Julius Paul & Sohn, um 1930
Feinsteinzeug, gegossen
H 24 DmR 10,6 DmMax 14,7 DmB 11,6

Zylindrische Form, eingezogener Standring, zum mehrfach gekehlten Rand, breites Ausgußrohr, Wulsthenkel, gewölbter Deckel mit Knauf, am Boden M 52 in grün.
Außen Spritzdekor in braun mit blau, gelb, schwarz: Ecken, Blätter, Blüte, transparente Feldspatglasur.
Gelblich-weißer Scherben.
MDV 8 E 728

701 **Kaffeekanne ohne Deckel**
Bunzlau, wohl Julius Paul & Sohn, 1930/35
Feinsteinzeug, gegossen
H 17,8 DmR 8,7 DmMax 14,5 DmB 10,4

Bauchige Form, abfallende Schulter, trichterförmiger Hals, spitze Schnauze, Bandhenkel.
Außen brauner, verlaufender Spritzdekor: senkrechte Streifen, eine umlaufende Linie, bräunlich gefärbte, transparente Feldspatglasur.
Weißlicher Scherben.
Privatslg. München

702 **Teller**
Bunzlau, Julius Paul & Sohn, 1930/35
Feinsteinzeug, übergedreht
H 2,4 DmR 19,2 DmB 11,8

Runde, flache Form, abgeknickte Fahne, abgesetzter Spiegel, am Boden M 52 in oliv.
Auf der Oberseite brauner, verlaufender Spritzdekor: 2 Quadrate, bräunlich gefärbte, transparente Feldspatglasur.
Weißlicher Scherben.
Privatslg. München

703 **Henkelbecher**
Bunzlau, Edwin Werner, 1930/35
Feinsteinzeug, eingedreht
H 8,3 DmR 7,3 DmB 5,8

Zylindrische Form, gegossener Bandhenkel, am Boden M 92 geprägt.
Außen verlaufender Spritzdekor: Streifen, braun, 2 schwarze Streifen, transparente Feldspatglasur.
Weißlicher Scherben.
Privatslg. München

704 **Kaffeekanne mit Deckel**
Bunzlau, Julius Paul & Sohn, 1930/35
Feinsteinzeug, gegossen
H 24,1 DmR 11,5 DmMax 14,1 DmB 14

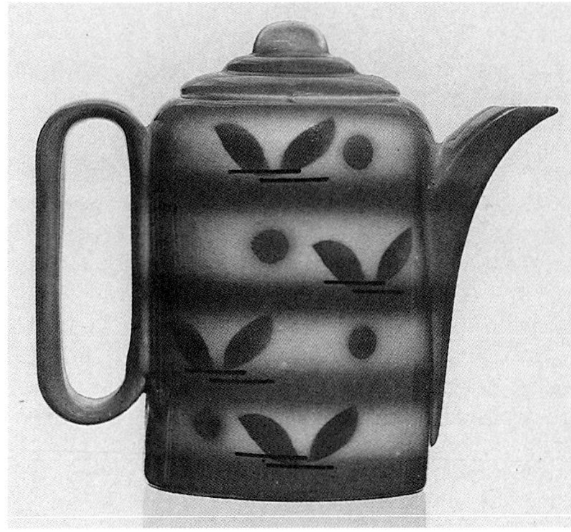

705

Zylindrische Form, zum Rand eingezogen, breites Ausgußrohr, ovaler Bandhenkel, runder, gekehlter Deckel mit Knauf, am Boden M 52 in grün.
Außen Spritzdekor in braun und blau: Dreieck- und Blattformen, transparente Feldspatglasur.
Gelblich-weißer Scherben.
MDV 8 E 723

705* **Kaffeekanne mit Deckel**
Bunzlau, Julius Paul & Sohn, 1930/40
Feinsteinzeug, gegossen
H 20,8 DmR 10 DmMax 12,3 DmB 12,2

Zylindrische Form, gerundete Schulter, zum Rand eingezogen, breites Ausgußrohr, breiter, länglich

699

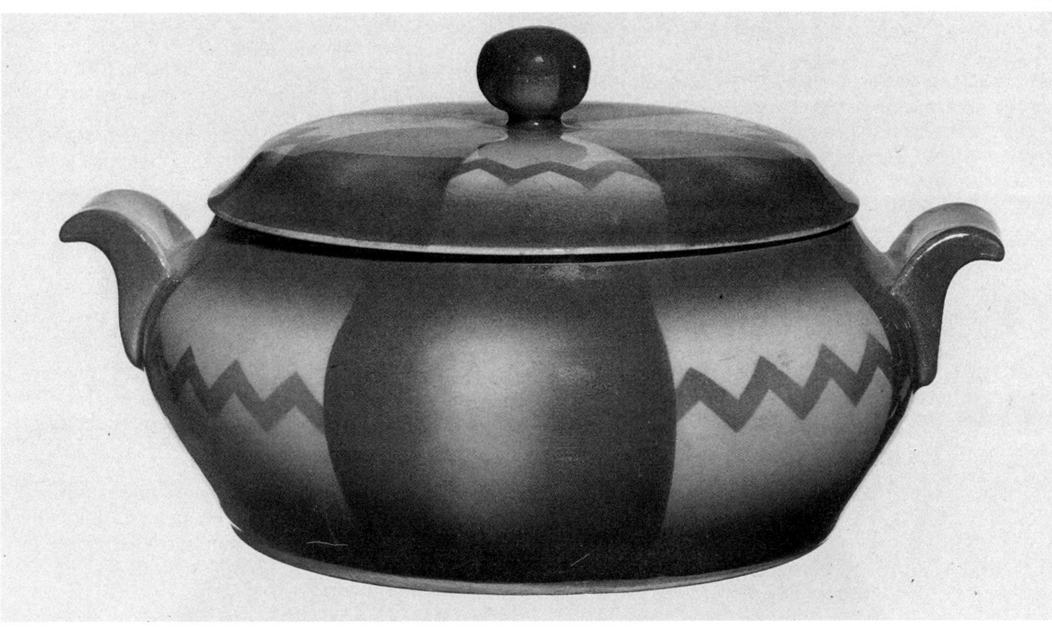

ovaler Bandhenkel, gekehlter Deckel mit Knauf, am Boden M 52 in oliv.
Außen brauner, verlaufender Spritzdekor: zwischen umlaufenden Streifen Blattmuster, bräunlich gefärbte, innen transparente Feldspatglasur.
Weißlicher Scherben.
MDV 8 E 724

706 **Henkeltasse**
Bunzlau, Julius Paul & Sohn, 1930/40
Feinsteinzeug, gegossen
H 8,4 DmR 10,6 DmB 7,4

Zylindrische Form, eingezogener Standring, Bandhenkel, am Boden M 52 in oliv.
Außen brauner, verlaufender Spritzdekor: zwischen umlaufenden Streifen Blattmuster, bräunlich gefärbte, innen transparente Feldspatglasur.
Weißlicher Scherben.
Privatslg. München

707 **Kanne**
Bunzlau, Julius Paul & Sohn, 1930/40
Feinsteinzeug, gegossen
H 13,5 DmR 10,8

Zylindrische Form, verstärkter Rand, Schnauze, breiter, länglich ovaler Bandhenkel, am Boden M 52 in oliv.
Außen brauner, verlaufender Spritzdekor: zwischen umlaufenden Streifen Blattmuster, bräunlich gefärbte, innen transparente Feldspatglasur.
Weißlicher Scherben.
Privatslg. München

708 **Fünf Milchtöpfe aus Satz**
Bunzlau, Julius Paul & Sohn, 1930/40
Feinsteinzeug, gegossen
H 9,1–15,6 DmR 9,5–10,6 DmMax 8–14
DmB 6,3–10,6

Leicht gebauchte Form, spitze Schnauze, abgekanteter Henkel, am Boden M 47 in grün.
Außen Spritzdekor in braun und blau: senkrechte Streifen, Ecken, transparente Feldspatglasur.
Weißer Scherben.
MDV 8 E 679a–e

709

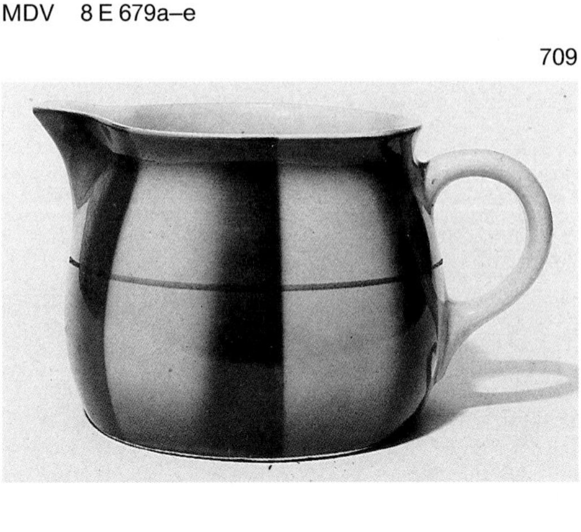

709* **Milchtopf**
Bunzlau, Julius Paul & Sohn, 1930/40
Feinsteinzeug, gegossen
H 12,1 DmR 12,2 DmMax 14,7 DmB 13,2

Bauchige Form, stehender Rand, spitze Schnauze, Bandhenkel, am Kochboden M 51 als Blindstempel.
Außen brauner, verlaufender Spritzdekor: senkrechte Streifen, eine umlaufende Linie, bräunlich gefärbte, innen transparente Feldspatglasur.
Weißlicher Scherben.
Privatslg. München

710* **Milchtopf** (Abb. S. 97)
Bunzlau, Julius Paul & Sohn, 1930/40
Feinsteinzeug, gegossen
H 10,5 DmR 10 DmMax 12,4 DmB 11

Bauchige Form, stehender Rand, Schnauze, Bandhenkel, am Boden M 52 in grün.
Außen brauner, verlaufender Spritzdekor: senkrechte Streifen, 2 umlaufende Linien, bräunlich gefärbte, innen transparente Feldspatglasur.
Weißlicher Scherben.
Privatslg. München

711* **Milchtopf** (Abb. S. 97)
Bunzlau, Julius Paul & Sohn, 1930/40
Feinsteinzeug, gegossen
H 10,2 DmR 9,7 DmMax 12,3 DmB 10,9

Bauchige Form, stehender Rand, spitze Schnauze, Bandhenkel, im Kochboden M 51 als Blindstempel.
Außen brauner, verlaufender Spritzdekor: Ecken, Streifen, bräunlich gefärbte, innen transparente Feldspatglasur.
Weißlicher Scherben.
Privatslg. München

712* **Milchtopf** (Abb. S. 97)
Bunzlau, Edwin Werner, 1930/40
Feinsteinzeug, gegossen
H 10,3 DmR 10,6 DmMax 12,7 DmB 11,4

Konische, leicht bauchige Form, stehender Rand, spitze Schnauze, Bandhenkel, am Boden M 94 geprägt.
Außen brauner, verlaufender Spritzdekor: 2 umlaufende Bänder, transparente Feldspatglasur.
Weißlicher Scherben.
Stiftung Kulturwerk Schlesien, Würzburg

713 **Milchtopf**
Vermutlich Bunzlau, nach 1927
Hochgebrannte Irdenware, gedreht
H 12,3 DmR 9,7 DmMax 10,8 DmB 8,5

Leicht gebauchte Form, angesetzte Schnauze, Bandhenkel, am Boden Größe 4, geritzt.
Außen und innen weiße Engobe, außen blauer Spritzdekor: senkrechte Streifen, grüner Pinseldekor: stilisierte Blattformen, transparente Feldspatglasur.
Weißer Scherben.
MDV 8 O 771

714* **Kakaokanne mit Deckel**
Vermutlich Bunzlau, nach 1927
Feinsteinzeug, gegossen
H 23,5 DmR 7,7 DmMax 12 DmB 7,5

Eiförmig, zylindrischer Hals, Schnauze, Bandhenkel, gekehlter, leicht gewölbter Deckel mit Knauf. Außen rotbrauner Spritzdekor: senkrechte Streifen, 2 Rosenblüten, transparente Feldspatglasur. Weißer Scherben.
MDV 8 E 872

715* **Milchtopf** (Abb. S. 97)
Vermutlich Bunzlau, um 1930
Feinsteinzeug, eingedreht
H 13,8 DmR 14,6 DmMax 17,2 DmB 15,5

Bauchige Form, stehender Rand, spitze Schnauze, angesetzter Bandhenkel, Kochboden. Außen verlaufender Spritzdekor: Steifen, blau, braun, transparente Feldspatglasur. Weißlicher Scherben.
Privatslg. München

716 **Zuckerdose mit Deckel und Teller**
Tillendorf, Karl Werner & Co, 1930/35
Feinsteinzeug, gegossen, übergedreht
Zuckerdose: H 8,5 DmR 7,8 DmMax 9,2 DmB 7,8 Teller (DmMax) 16,3

Flache, zylindrische Zuckerdose mit 2 abgekanteten Henkeln, konisch zulaufender Deckel mit Knauf, am Boden M 95 als Blindstempel, M 98 in schwarz, flacher Teller mit leicht ansteigender Fahne, am Boden M 98 in schwarz. Außen bzw. an der Oberseite verlaufender Spritzdekor: Längs- und Querstreifen, Kreise mit 4 Spitzen, braun, blau, bräunlich gefärbte, innen transparente Feldspatglasur. Weißer Scherben.
Privatslg. München

717* **Kaffeekanne mit Deckel**
Tillendorf, Karl Werner & Co, 1930/35
Feinsteinzeug, gegossen
H 25,3 DmR 9,1 DmMax 16,5 DmB 10,5

Bauchige Form, abfallende Schulter, zylindrischer Hals, spitze Schnauze, Bandhenkel, gewölbter Deckel mit Knauf, am Boden M 95 als Blindstempel und M 98 in schwarz mit „Feuerfest“. Außen brauner, verlaufender Spritzdekor: Ecken, gefärbte, innen transparente Feldspatglasur. Weißlicher Scherben.
Slg. Bethge-Riedel, Berlin

718 **Kaffeekanne mit Deckel**
Tillendorf, Karl Werner & Co, 1930/35
Feinsteinzeug, gegossen
H 18,1 DmR 7 DmMax 11,8 DmB 7,5

Bauchige Form, abfallende Schulter, trichterförmiger Hals, verstärkter Rand, Schnauze, Bandhenkel, gewölbter Deckel mit Knauf, am Boden M 95 als

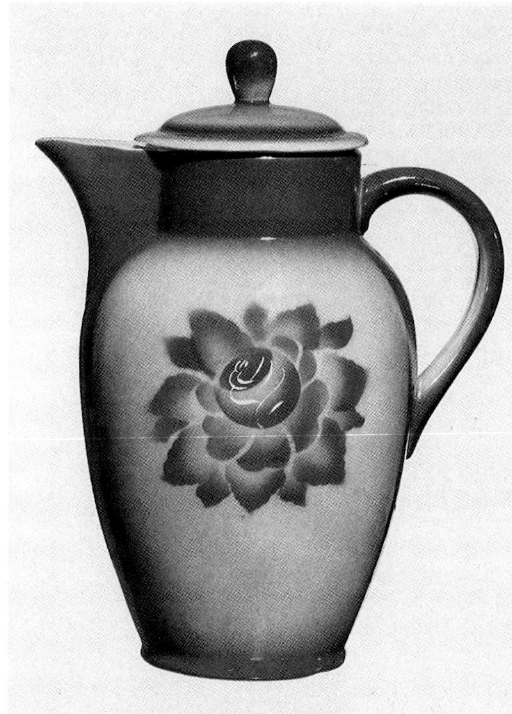

714

717

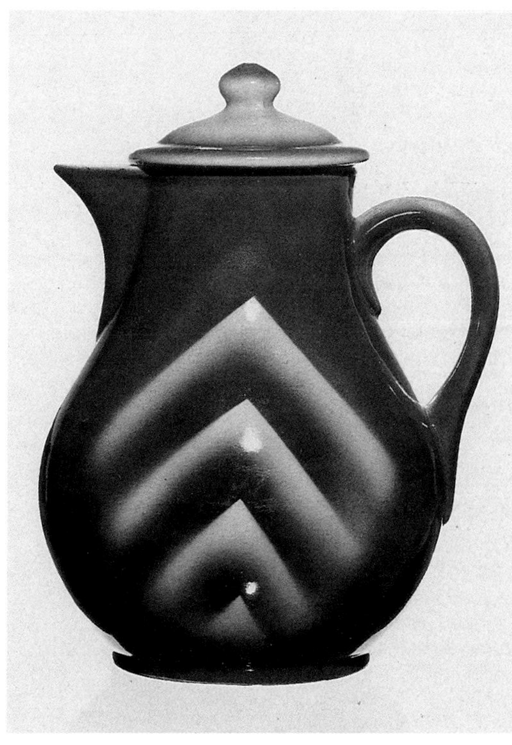

Blindstempel, M 98 in schwarz mit „Feuerfest“.
Außen brauner, verlaufender Spritzdekor: Streifen, Ecken, bräunlich gefärbte, innen transparente Feldspatglasur.
Weißer Scherben.
Privatslg. München

719 **Kaffeekanne mit Deckel**
Tillendorf, Karl Werner & Co, 1930/40
Feinsteinzeug, gegossen
H 20,6 DmR 9,5 DmMax 11,7 DmB 10

Zylindrische Form, gerundete Schulter, kurzer, zylindrischer Hals, Ausgußrohr, Bandhenkel, flacher am Rand leicht gewölbter Deckel mit Knauf, am Boden M 97 als Blindstempel und M 98 in schwarz mit „Feuerfest“.
Außen brauner, verlaufender Spritzdekor: Streifen, Ecken, bräunlich gefärbte, innen transparente Feldspatglasur.
Weißer Scherben.
Slg. Seiler, Leutershausen

720 **Kaffeekanne mit Deckel**
Tillendorf, Karl Werner & Co, um 1930/40
Feinsteinzeug, gegossen
H 17,2 DmR 7,9 DmMax 9,3 DmB 8

Zylindrische Form, gerundete Schulter, zylindrischer Hals, Ausgußrohr, Bandhenkel, gewölbter Deckel mit Knauf, am Boden M 95 als Blindstempel, M 98 in schwarz mit „Feuerfest“.
Außen brauner, verlaufender Spritzdekor: Zweige mit Früchten, bräunlich gefärbte, innen transparente Feldspatglasur.
Weißer Scherben.
Privatslg. München

721* **Milchtopf** (Abb. S. 97)
Naumburg/Q., Anna und Gerhard Seiler, um 1935
Feinsteinzeug, gegossen
H 12,2 DmR 13,3 DmMax 15 DmB 13,5

Bauchige Form, sechsseitig, abgeplattet, stehender Rand, Wulsthenkel, spitze Schnauze, am Boden geprägte Größe 6.
Außen brauner, verlaufender Spritzdekor: Ecken, bräunlich gefärbte, innen transparente Feldspatglasur.
Weißlicher Scherben.
Slg. Seiler, Leutershausen

722 **Milchtopf**
Ullersdorf/Q., Hermann Kühn, 1930/35
Feinsteinzeug, gegossen
H 9,5 DmR 7 DmMax 8,5 DmB 7,4

Leicht gebauchte Form, Schnauze, Wulsthenkel, am Boden M 38 als Blindstempel.
Außen Spritzdekor in grün und blau: senkrechte Streifen, Ecken transparente Feldspatglasur.
Weißlicher Scherben.
MDV 8 E 790

723* **Milchtopf** (Abb. S. 97)
Vermutlich Sachsen, um 1930
Hochgebrannte Irdenware, gedreht
H 7,6 DmR 7,4 DmMax 8 DmB 7,2

Bauchige Form, stehender Rand, angesetzte Schnauze, Bandhenkel.
Außen und innen weiße Engobe, außen Spritzdekor: Längs- und Querstreifen in blau, grün, rotbraun, transparente Feldspatglasur.
Weißlicher Scherben.
Privatslg. München

724* **Milchtopf** (Abb. S. 97)
Tirschenreuth, Keramische Werke Zehendner & Co, 1937
Feinsteinzeug, gegossen
H 6,3 DmR 8,5 DmMax 10,1 DmB 8,8

Konische Form, stehender Rand, Bandhenkel, spitze Schnauze, am Boden M 103 in grün.
Außen brauner, verlaufender Spritzdekor: Blüte, Spitze, Halbkreis, transparente Feldspatglasur.
Weißlicher Scherben.
Privatslg. München

725 **Kaffeekanne mit Deckel**
1920/30
Blech, emailliert
H 22 DmR 10,6 DmB 14

Konisch zulaufende Form, kurzes Ausgußrohr, Bandhenkel, gewölbter Deckel mit Knauf.
Außen brauner, verlaufender Spritzdekor: senkrechte Streifen, innen weiß.
MDV 8 E 907

Aktion „Bunzlauer Braunzeug“

726 **Vier Werbeprospektblätter** „Bunzlauer Braunzeug der Bunzlauer und Naumburger Töpfereien“, 1936
MDV Bd 208

727* **Milchkännchen (aus „Göring-Service“)**
Bunzlau, Paul Gleisberg, 1933
Hochgebrannte Irdenware, gedreht
H 15,8 DmR 7 DmMax 9 DmB 7,5

Birnförmig, breiter Stand, trichterförmiger Hals, bis zum Halsansatz verlaufende, gezogene Schnauze, Bandhenkel, am Boden: „Gleisberg“, weiß gemalt.
Außen braune Lehmglasur, aufgelegter, weißer Dekor, glasiert: in der Mitte preußischer Adler, seitlich Blütenranken, innen weiße Engobe, transparente Feldspatglasur.
Weißlich-grauer Scherben.
Slg. Peltner, Höhr-Grenzhausen

728* **Becher**
Naumburg/Q., Max Lachmann, um 1936
Hochgebrannte Irdenware, eingedreht
H 9,5 DmR 8,4 DmB 5,8

Zylindrische Form mit trichterförmigem Hals.
Außen braune Lehmglasur, aufgelegter, weißer Dekor, glasiert: Doppeladler, innen weiße Engobe, transparente Feldspatglasur.
Grauer Scherben.
MDV 8 D 127

729 **Kaffeekanne ohne Deckel**
Naumburg/Q., Max Lachmann, Aktion „Bunzlauer Braunzeug", 1936
Hochgebrannte Irdenware, gegossen
H 18 DmR 8,7 DmMax 15 DmB 9,2

Bauchige Form, zum Stand hin eingezogen, trichterförmiger Hals, spitze Schnauze, Bandhenkel.
Außen braune Lehmglasur, aufgelegter, weißer Dekor, glasiert: Sterne, innen weiße Engobe, transparente Feldspatglasur.
MDV 8 E 590

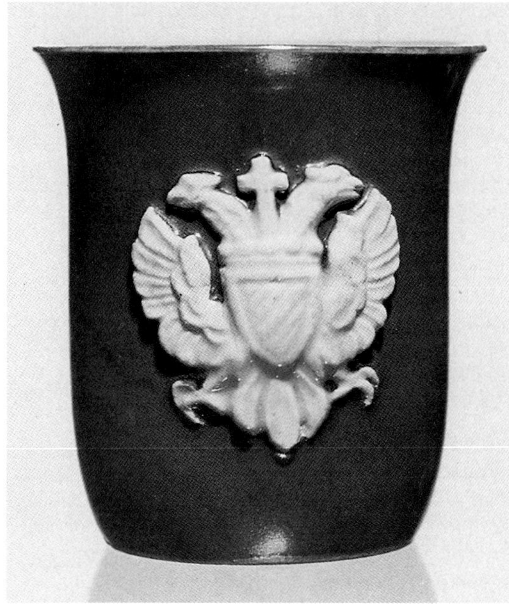

728

727

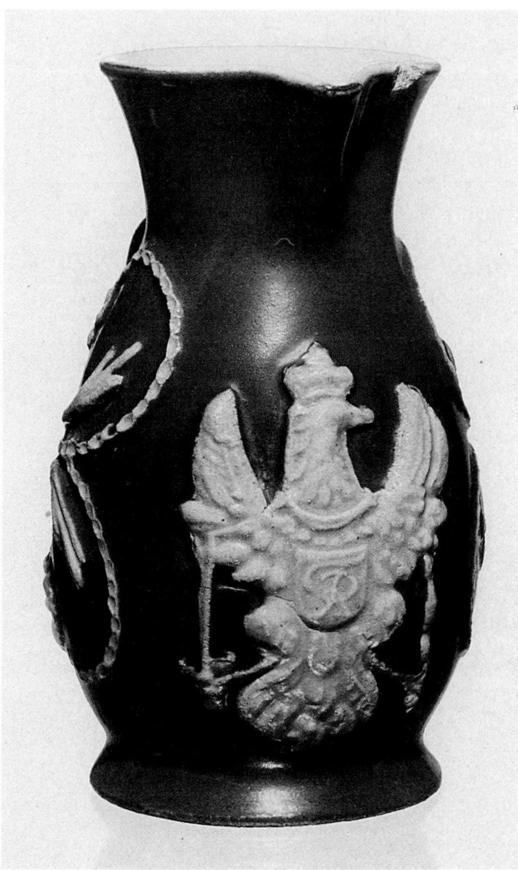

730 **Teekanne mit Deckel**
Bunzlau, wohl Max Lachmann, Aktion „Bunzlauer Braunzeug", 1936
Hochgebrannte Irdenware, gegossen
H 14,3 DmR 10 DmMax 15,3 DmB 10

Flache, bauchige Form, Ausgußrohr, innen gekehlter Rand, abgekanteter Bandhenkel, gewölbter Dekkel mit Knauf.
Außen braune Lehmglasur, aufgelegter, weißer Dekor, glasiert: Sterne, innen weiße Engobe, transparente Feldspatglasur.
Weißer Scherben.
MDV 8 E 743

731 **Sechs Kuchenteller aus Service**
Naumburg/Q., wohl Max Lachmann, Aktion „Bunzlauer Braunzeug", 1936
Hochgebrannte Irdenware, übergedreht
H 2,2 DmR 19,5

Flache Form mit ansteigender Fahne.
Ober- und Unterseite mit brauner Lehmglasur, oberer Rand mit aufgelegtem, weißem Dekor, glasiert: Sterne.
Weißer Scherben
MDV 8 H 919a–f

732 **Sechs Teller aus Service**
Naumburg/Q., wohl Max Lachmann, Aktion „Bunzlauer Braunzeug", 1936
Hochgebrannte Irdenware, übergedreht
H 2,5 DmR 19,5

Flache Form, abgesetzter Spiegel, schräg ansteigende Fahne.

Braune Lehmglasur, Fahne mit aufgelegtem weißen Dekor, glasiert: Rosenblüten.
Weißer Scherben.
MDV 8 H 915

733 **Teller**
Bunzlau, Keramische Fachschule,
Probestück zur Aktion „Bunzlauer Braunzeug“, 1935
Hochgebrannte Irdenware, übergedreht
H 4 DmR 19,5

Flach gemuldeter Teller, am Boden M 11 gestempelt, geritzte 70
Außen und innen braune Lehmglasur, innen weißer Malhorndekor (Mattglasur): Weinranke, Punktfries.
Weißlicher Scherben.
Privatslg. München.

734 **Vase**
Tillendorf, Max Werner, Aktion „Bunzlauer Braunzeug“, 1936
Hochgebrannte Irdenware, gedreht
H 17,8 DmR 11,5 DmMax 14,5 DmB 9,5

Bauchige Tonnenform, am Boden M 13 (BB 32) eingeritzt.
Außen schwarze Mattglasur, weißer Malhorndekor: Punktmuster, innen braune Lehmglasur.
Weißer Scherben.
Privatslg. Berlin

735* **Kanne mit fünf Bechern**
Tillendorf, Max Werner, Aktion „Bunzlauer Braunzeug“, 1936
Hochgebrannte Irdenware, gedreht
H 26 DmR 12 DmMax 14,5 DmB 7,8
Becher: H 9

Eiförmig, trichterförmiger Hals, eingedrückte Schnauze, Rand herzförmig, gekehlter Bandhenkel, am Boden M 13 (BB 44) in weiß.
Außen schwarz gefärbte Lehmglasur, weißer Malhorndekor: Löwenzahnmuster, innen braune Lehmglasur.
Weißer Scherben.
Slg. Werner, Hilgert

736* **Kanne** (Abb. S. 192)
Tillendorf, Max Werner, Aktion „Bunzlauer Braunzeug“, 1936
Hochgebrannte Irdenware, gedreht
H 23 DmR 10,5 DmMax 15,3 DmB 10

Hohe, bauchige Form, trichterförmiger Hals, gezogene Schnauze, Bandhenkel, am Boden M 13 (BB 1014) in weiß.
Außen und innen braune Lehmglasur, außen Malhorndekor: Löwenzahnmuster, weiß, schwarz.
Weißlicher Scherben.
Slg. Seiler, Leutershausen

735

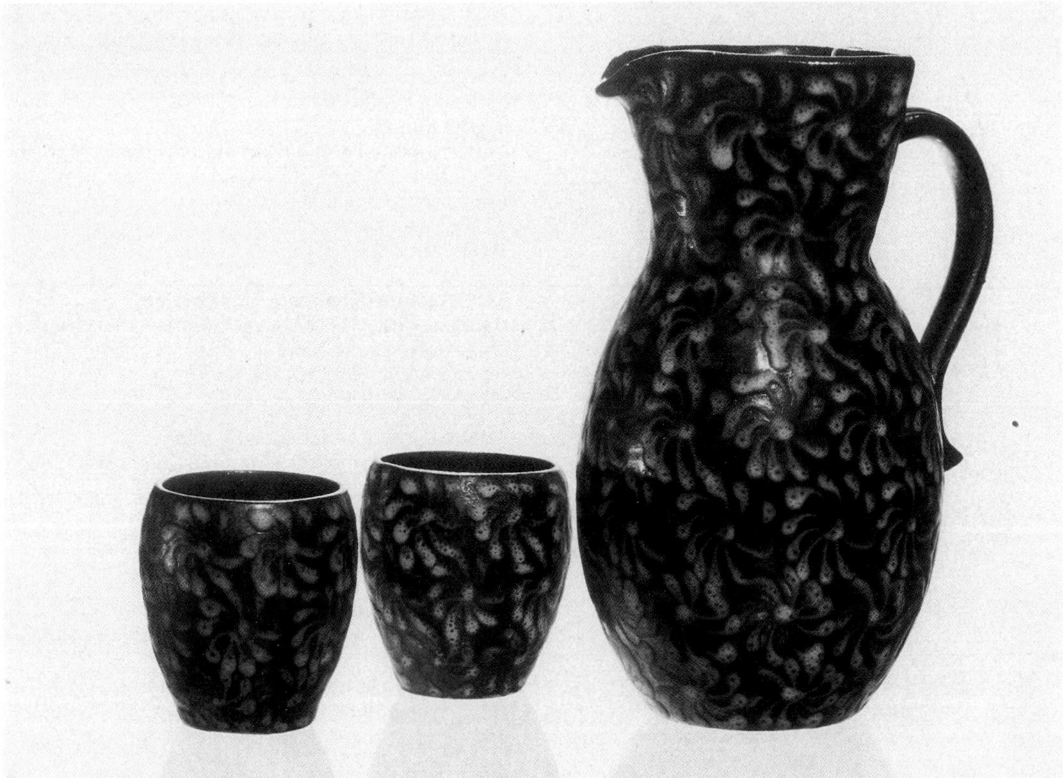

737 **Henkelschälchen**
Naumburg/Q., Max Lachmann, Aktion „Bunzlauer Braunzeug", 1937
Hochgebrannte Irdenware, gedreht
H 4,4 DmR 13,7 DmB 6,5

Flache, leicht gebauchte Form, Standring, am Rand flacher Griff, Boden ohne M. (entspricht BB 293, 294, 295).
Außen und innen braune Lehmglasur, innen Malhorndekor: Streublümchen, weiß schwarz.
Weißlicher Scherben.
MDV 8 i 116

738* **Wandteller** (Abb. S. 192)
Naumburg/Q., Anna und Gerhard Seiler, Aktion „Bunzlauer Braunzeug", 1936
Hochgebrannte Irdenware, übergedreht
H 4 DmR 30

Flache Form mit leicht ansteigendem Rand, doppelter Standring, am Boden M 13 (BB15) in weiß.
Ober- und Unterseite mit brauner Lehmglasur, Oberseite mit Malhorndekor: Weidenkätzchenkranz, umgeben von Punkten und umlaufenden, geschwungenen Linien, Rand mit Punktmuster, weiß, schwarz.
Weißer Scherben.
Slg. Seiler. Leutershausen

739* **Schüssel**
Naumburg/Q., Anna und Gerhard Seiler, Aktion „Bunzlauer Braunzeug", 1936
Hochgebrannte Irdenware, gedreht
H 5,6 DmB 8,2 DmR 16,6

Flache, gebauchte Form, Standring, gewellter („gezänkelter") Rand, am Boden M 13 (BB 211), eingeritzt.
Außen und innen braune Lehmglasur, innen weißer Malhorndekor: Frosch, Blätter, Blüten.
Gelblicher Scherben.
Slg. Seiler, Leutershausen

740 **Schüssel**
Naumburg/Q., Anna und Gerhard Seiler, Aktion „Bunzlauer Braunzeug", 1936
Hochgebrannte Irdenware, gedreht
H 6 DmR 17 DmB 8,2

Flache, gebauchte Form, Standring, gewellter (gezänkelter") Rand, am Boden M 13(BB 211) in weiß.
Außen und innen braune Lehmglasur, innen Malhorndekor: Fisch, Spiralranke, Punkte, weiß schwarz.
Gelblicher Scherben.
Slg. Seiler, Leutershausen

741 **Schüssel**
Naumburg/Q., Anna und Gerhard Seiler, Aktion „Bunzlauer Braunzeug", 1936
Hochgebrannte Irdenware,gedreht
H 5,6 DmR 17,5 DmB 8,4

Flache, gebauchte Form, Standring, gewellter („gezänkelter") Rand, am Boden M 13 (BB 211) in weiß.
Außen und innen braune Lehmglasur, innen Malhorndekor: Vogel, Herzfries mit Punkten.
Gelblich-weißer Scherben.
Slg. Seiler, Leutershausen

739

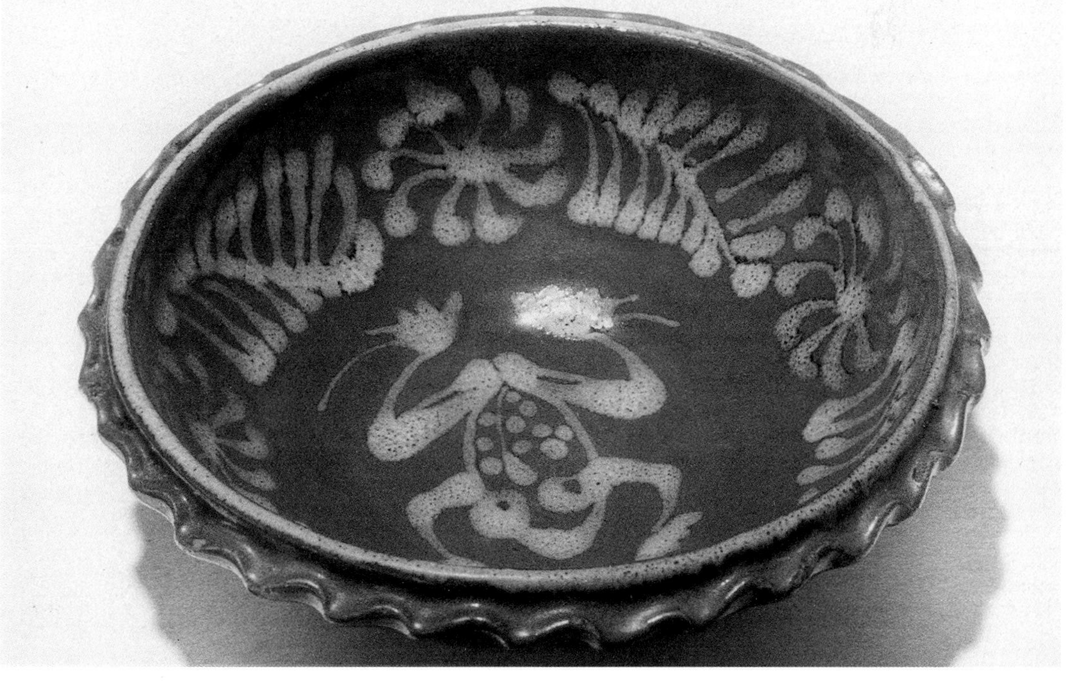

742 **Kanne**
Naumburg/Q., Anna und Gerhard Seiler, Aktion „Bunzlauer Braunzeug", 1936
Hochgebrannte Irdenware, gegossen
H 25 DmR 6,3 DmMax 10

Hohe Eiform, gekehlter Stand, trichterförmiger Hals, bis zum Halsansatz verlaufende, gezogene Schnauze, Bandhenkel, am Boden eingeprägte Nummer: 238.
Außen und innen braune Lehmglasur, außen Malhorndekor: Vogel zwischen Zweigen, weiß, schwarz.
Weißlicher Scherben.
Slg. Peltner, Höhr-Grenzhausen

743 **Kanne**
Naumburg/Q., Gerhard Seiler, Aktion „Bunzlauer Braunzeug", 1937
Hochgebrannte Irdenware, gedreht
H 17 DmR 11 DmMax 16,7 DmB 9

Kugelig gebauchte Form, kurzer, zylindrischer Hals, eingedrückte Schnauze, Bandhenkel.
Außen Malhorndekor in brauner Lehmglasur: Spiralmuster, graue Transparentglasur, innen braune Lehmglasur.
Weißlich-grauer Scherben.
Slg. Seiler, Leutershausen

744* **Vier Teile aus Service**
Naumburg/Q., Louise Reinwald. Aktion „Bunzlauer Braunzeug", 1937
Hochgebrannte Irdenware, eingedreht, gedreht
Teller: H 3 DmMax 19,5 Kännchen H 12,5

Bestehend aus flachem Abendbrotteller mit Standring, flach gemuldeter Schüssel, gebauchtem Kännchen, konischem Becher, am Boden des Tellers M 13 (BB 1110) in blau.
Ober- bzw. Außenseite mit blauem Malhorndekor: Löwenzahnmuster, transparente Feldspatglasur.
Weißer Scherben.
MDV 8 H 969, 8 G 659, 8 E 854, 8 D 124

745 **Schüssel**
Naumburg/Q. oder Tillendorf, Aktion „Bunzlauer Braunzeug", 1936
Hochgebrannte Irdenware, gedreht
H 6,7 DmR 27,8 DmB 10,8

Flach gemuldete Form, Standring, flacher, nach außen gelegter Rand, am Boden M 13 (BB 35), eingeritzt.
Außen und innen braune Lehmglasur, innen Malhorndekor: umlaufende Blütenranken, weiß, schwarz.
Weißlicher Scherben.
Privatslg. Berlin

746 **Teller**
Naumburg/Q. oder Tillendorf, Aktion „Bunzlauer Braunzeug", nach 1936
Hochgebrannte Irdenware, übergedreht
H 2,2 DmMax 18,5

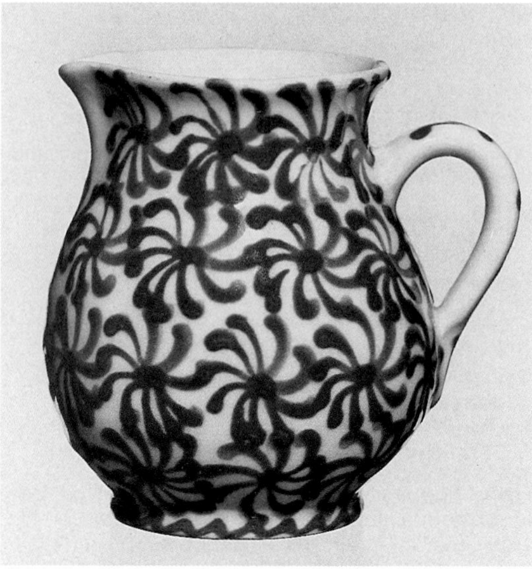

744

Flach gemuldete Form auf Standring.
Ober- und Unterseite mit brauner Lehmglasur, Oberseite mit Malhorndekor: Schuppenmuster, Punkte, weiß, schwarz.
Weißlicher Scherben.
MDV 8 H 954

747* **Kanne**(Abb. S. 192)
Naumburg/Q. oder Tillendorf, Aktion „Bunzlauer Braunzeug", 1936
Hochgebrannte Irdenware, gedreht
H 23,5 DmR 10 DmMax 14,7 DmB 10,3

Eiförmig, eingezogener Standring, eingetiefter Boden, trichterförmiger Hals, gezogene Schnauze, Bandhenkel, am Boden M 13 (BB 78) eingeritzt.
Außen und innen braune Lehmglasur, außen Malhorndekor: umlaufende Blattranke.
Weißlicher Scherben.
Privatbesitz Berlin

748* **Kanne**
Bunzlau, Paul Gleisberg, nach 1936
Hochgebrannte Irdenware, gedreht
H 19 DmR 10,5 DmMax 12,3 DmB 8,3

748

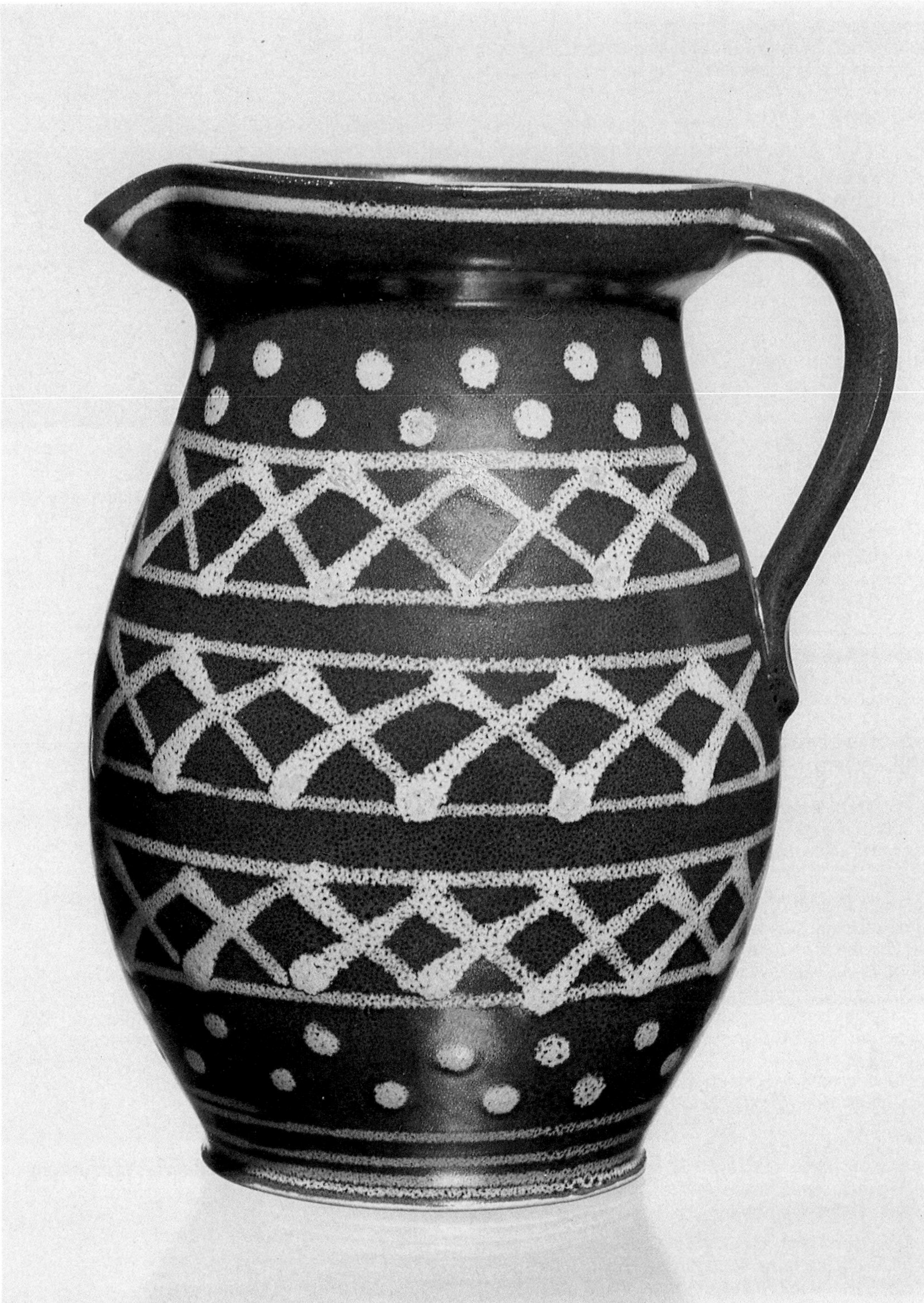

Eiförmig, Boden eingetieft, eingezogener Hals, innen gekehlter Rand, eingedrückte Schnauze, Bandhenkel, am Boden M 20, eingeritzt.
Außen und innen braune Lehmglasur (Mattglasur), außen weißer Malhorndekor: umlaufende Streifen, Kreuzmuster, Punkte.
Weißlicher Scherben.
MDV 8 E 673

749 **Becher**
Bunzlau, Paul Gleisberg, nach 1936
Hochgebrannte Irdenware, eingedreht
H 8,5 DmR 7,8 DmB 5,6

Konische Form, am Boden M 20 eingeritzt.
Außen und innen braune Lehmglasur (Mattglasur), außen weißer Malhorndekor: Streifen, Ranken.
Weißlicher Scherben.
MDV 8 D 130

Große Töpfe

750* **Topf** (Abb. S. 133)
Vermutlich Kreis Bunzlau, um 1930
Hochgebrannte Irdenware, gedreht
H 39,4 DmR 29,3 DmMax 33,5 DmB 25,5

Bauchige Form, eingezogener, stehender Rand, abgesetzte Schnauze, 2 Bandhenkel, am Henkel geprägte Größe 16.
Außen und innen braune Lehmglasur, Rand unglasiert.
Gelblich-weißer Scherben.
MDV 8 O 461

751* **Große Kanne** (Abb. S. 191)
Grenzhausen, G. Hancke, 1878
Hochgebrannte Irdenware, gedreht
H 72,5 DmR 17,2 DmMax 37 DmB 24,7

Eiförmig, trichterförmiger Hals, flacher Rand, bis zum Halsansatz verlaufende, gezogene Schnauze, Bandhenkel, am Boden geritzt:
„G. Hancke/aus/Freywaldau Kr. Sagan/in Schlesien./z.Z. in Grenzhausen/1878."
Außen und innen braune Lehmglasur, außen weiß aufgelegt: „Thonwaaren-Fabrik/von/Hutter u. Sahm/Grenzhausen/1878."
Weißlich-grauer Scherben.
Slg. Rastal, Höhr-Grenzhausen

752 **Kaffeekanne mit Deckel**
Görzke bei Magdeburg, Karl Seiler, um 1930/35
Feinsteinzeug, gegossen
H 33,2 DmR 14,4 DmMax 18,9 DmB 18,8

Zylindrische Form, abgeknickte Schulter, stehender Rand, breites, kurzes Ausgußrohr, Wulsthenkel, gewölbter Deckel mit Knauf, am Boden M 72 als Blindstempel.

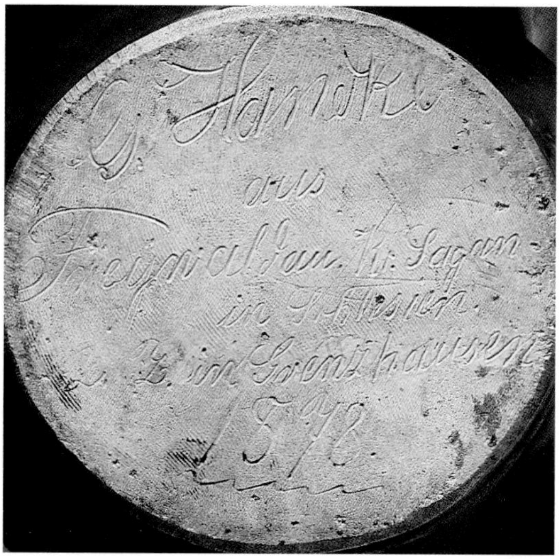

751

Außen und innen weiße Engobe, außen blauer Schwämmeldekor: Wabenmuster, transparente Feldspatglasur.
Gelblich-weißer Scherben.
MDV 8 E 855 (Dauerleihgabe BRD)

753 **Kaffeekanne mit Deckel**
Siershahn, Siershahner Feinsteinzeugfabrik, 1950/60
Feinsteinzeug, gegossen
H 35,1 DmR 15,7 DmMax 24,7 DmB 15,5

Bauchige, konisch zulaufende Form, stehender Rand, breites Ausgußrohr, Bandhenkel, gewölbter Deckel mit Knauf, am Boden M 74 in schwarz.
Außen brauner, verlaufender Spritzdekor: Ecken, Streifen, Transparentglasur.
Weißlicher Scherben.
Slg. Peltner, Höhr-Grenzhausen

754 **Der „Große Topf" von Bunzlau (Andenken)**
Bunzlau, um 1920
Feinsteinzeug, gegossen
H 10,7 DmR 7,2 DmMax 8,5 DmB 5,2

Gebauchte Form, stehender Rand, 2 Bandhenkel.
Außen erhabenes Gitterwerk in Anlehnung an das Drahtgeflecht des „Großen Topfs", erhabene Aufschrift: „Andenken an Bunzlau 1757", braune Engobe, transparente Feldspatglasur.
Weißer Scherben.
Slg. Peltner, Höhr-Grenzhausen

755* **Der „Große Topf" von Bunzlau (Andenken)** (Abb. S. 19)
Bunzlau, 1900/1910
Hochgebrannte Irdenware, gedreht
H 9,8 DmR 7,7 DmMax 8,7 DmB 5,7

Gebauchte Form, zwei Bandhenkel.
Außen eingeritztes Gittergeflecht nach dem Vorbild

des „Großen Topfs", plastische Kartusche mit Aufschrift: „Bunzlau", außen grünlich-gelbe, innen braune Transparentglasur.
Weißlich-grauer Scherben.
MDV 8 O 521

756* **Der „Große Topf" von Bunzlau (Andenken)** (Abb. S. 19)
Bunzlau, um 1910
Hochgebrannte Irdenware, gedreht
H 7,9 DmR 6,5 DmMax 6,8 DmB 4,5

Bauchige Form, zwei Bandhenkel.
Außen und innen braune Lehmglasur, Aufschrift: „Bunzlau".
Weißer Scherben.
Privatbesitz Berlin

757 **Der „Große Topf" von Naumburg/Q.** (Festabzeichen)
Naumburg/Q., um 1930
Feinsteinzeug, gegossen
H 3,3 DmR 2,2 DmB 1,7

Bauchige Form, zwei Bandhenkel.
Außen und innen braune Engobe, Transparentglasur
Weißer Scherben.
MDV 31 O 147

758 **Sechs Postkarten vom „Großen Topf" in Bunzlau**
1906–1939
MDV Fotoarchiv
Privatbesitz Berlin
Slg. Schlepegrell, Berlin

759 **Großgefäß für die pharmazeutische Industrie (Mazerationsgefäß)**
Berlin, Deutsche Ton- und Steinzeugwerke, 1930/40
Steinzeug, gedreht, gegossen
H 120 DmMax 90

Hohe, geschlossene, zylindrische Form, oben leicht gewölbt, auf der Oberseite seitlich große, runde Öffnung, flacher Deckel mit Knauf, 2 weitere kleine Öffnungen, eine mit einem Hahn verschlossen, am Bodenrand eingeschliffener Hahn, Wandung mit 4 Griffmulden, am Deckel und in der Wandung M 15 geprägt.
Außen und innen braune Lehmglasur mit Salzanflug, Rand unglasiert.
Grauer Scherben.
MDV o. Nr.

Andenken an Bunzlau

760 **Tasse mit Untertasse**
Vermutlich Schlesien, um 1830
Porzellan
H 8,2 DmR 8,5 DmB 6,2
DmMax (Untertasse) 15,6

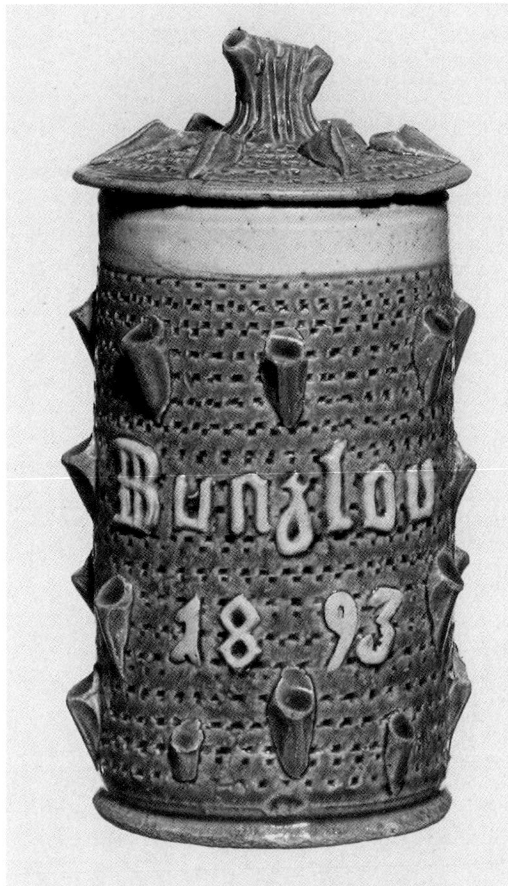

761

Zylindrische Form, trichterförmiger Hals, drei Löwenfüße, volutenförmig eingerollter Henkel, stark gewölbte Untertasse auf Standring.
Außenseite der Tasse und Unterseite der Untertasse mit brauner Lehmglasur, ausgespartes Feld auf der Tasse bemalt mit Ansicht von Bunzlau, gerahmt mit einer Goldleiste, goldstaffierte Ränder.
Weißer Scherben.
Slg. Peltner, Höhr-Grenzhausen

761* **Bierkrug mit Deckel**
Bunzlau, 1893
Hochgebrannte Irdenware, gedreht
H 18,5 DmR 8 DmB 8,2

Zylindrisches Gefäß mit Bandhenkel, flacher Deckel mit Knauf.
Wandung und Deckel mit Rollstempeldekor und aufgesetzten Noppen, außen grünlich-gelb gefärbte Transparentglasur, aufgelegte Schrift, weiß glasiert: „Bunzlau 1893", äußerer Rand und Innenseite mit weißer Engobe, transparente Feldspatglasur.
Weißlich-grauer Scherben.
MDV 8 A 364

762 **Tasse**
Bunzlau, Hugo Reinhold & Co., 1910/20
Feinsteinzeug, eingedreht
H 6 DmR 7,2 DmB 6

Zylindrische Form, Bandhenkel, am Boden M 66 in gold.
Außen braune Lehmglasur, schwarze Aufschrift: „Bunzlau", floraler Dekor in gold, innen transparente Feldspatglasur.
Weißlicher Scherben.
MDV 8 M 282

763 **Becher**
Bunzlau, 1905/10
Feinsteinzeug, gegossen
H 12 DmR 8,3 DmB 5,6

Konische Form.
Außenseite mit plastischem, floralem Dekor, am oberen Rand Aufschrift: „Andenken an Bunzlau", außen grünlich-gelb gefärbte, innen transparente Feldspatglasur.
Weißer Scherben.
MDV 8 D 115

764 **Tasse**
Bunzlau, Hugo Reinhold & Co, 1910/20
Feinsteinzeug, eingedreht
H 6 DmR 7,4 DmB 6

Zylindrische Form, Bandhenkel, am Boden M 62 in gold.
Außen braune Lehmglasur, schwarze Aufschrift: „Bunzlau", Goldrand, innen transparente Feldspatglasur.
Weißlicher Scherben.
MDV 8 D 122

765 **Tasse mit Untertasse**
Bunzlau, vermutlich Hugo Reinhold & Co, um 1910
Feinsteinzeug, eingedreht, übergedreht
H 6,6 DmR 8,4 DmB 4,3
DmMax (Untertasse) 15,5

Gebauchte Tassenform mit Standring, abgekanteter Henkel, gewölbte Untertasse auf Standring.
Außen- bzw. Ober- und Unterseite mit brauner Lehmglasur, Außenseite der Tasse mit Aufschrift in gold: „Bunzlau", Goldränder, Innerseite der Tasse mit Transparentglasur.
Weißer Scherben
MDV 8 M 139

766* **Bierkrug** (Abb. S. 19)
Bunzlau, Edwin Werner, um 1928
Feinsteinzeug, gegossen.
H 10,7 DmR 8 DmB 9,7

Zylindrische Form, zum Rand leicht eingezogen, Bandhenkel, am Boden M 95 als Blindstempel und M 98 in schwarz.
Außen gespritzter, brauner Dekor mit Stadtsilhouette und schwarzer Aufschrift: „Bunzlau", Ränder braun bemalt, außen und innen bräunlich gefärbte, transparente Feldspatglasur.
Weißer Scherben.
MDV 8 A 398

767* **Bierkrug** (Abb. S. 19)
Bunzlau, Hugo Reinhold & Co, 1920/30
Feinsteinzeug, gegossen
H 11,6 DmR 8,7 DmB 10,2

Zylindrische Form zum Rand leicht eingezogen, Bandhenkel, am Boden M 66.
Außen Schablonendekor: Der „Große Topf" mit trinkenden Männern und Aufschrift: „Der große Topf in Bunzlau Anno 1753" und Spruch: „Ein Topf von Ton gemacht hier ist, der 30 Scheffel Erbsen mißt", blau, grün, braun, außen und innen bräunlich gefärbte, transparente Feldspatglasur.
Weißlicher Scherben.
MDV 8 A 390

768* **Bierkrug** (Abb. S. 19)
Bunzlau, 1908
Hochgebrannte Irdenware, gedreht
H 13,5 DmR 8,8 DmB 12,3

Konische Form, Henkel als Aststück ausgeformt.
Außen gekerbte Wandung mit Auflagen in Form von Astansätzen, auf der Schauseite ausgeformter, aufgesetztes Wappen mit Aufschrift: „Bunzlau", an den Henkelenden eingeritzt: „H H 1908", außen grünlich-gelb gefärbte, innen transparente Feldspatglasur.
Weißlicher Scherben.
MDV 8 A 395

769* **Bierkrug** (Abb. S. 19)
Bunzlau, um 1900
Hochgebrannte Irdenware, gedreht
H 15,6 DmR 8 DmB 9,2

Zylindrische Form, breite Bodenplatte, Bandhenkel.
Außen Rollstempeldekor und eingestempelte Rosetten, aufgelegte Blüten, grünlich gefärbte Transparentglasur aufgelegte weiße Beschriftung, glasiert: „Bunzlau", innen transparente Feldspatglasur.
Weißer Scherben.
MDV 8 A 297

770* **Wandteller** (Abb. S. 19)
Bunzlau, Edwin Werner 1920/30
Feinsteinzeug, übergedreht
H 2,2 DmR 20,4

Flach gemuldeter Teller mit schmaler Fahne, Standring, am Boden M 98 in schwarz.
Oberseite mit braunem, verlaufendem Spritzdekor: Stadtsilhouette, Zweige eines Baums, schwarz schablonierte Aufschrift: „Gruß aus der Töpferstadt Bunzlau", Rand schwarz bemalt, Ober- und Unterseite mit bräunlich gefärbter, transparenter Feldspatglasur.
Weißlicher Scherben.
MDV 8 H 949

771 **Bierkrug**
Bunzlau, Hugo Reinhold & Co., 1925/30
Feinsteinzeug, eingedreht
H 11,3 DmR 8,6 DmB 10,1

Zylindrische Form, am unteren Rand verstärkt, oberer Rand leicht eingezogen, Bandhenkel, am Boden M 66 in grün.
Außen Schablonendekor: Bunzlauer Wappen, Töpfer, Biertrinker, Aufschrift: „Bunzlau", blau, grün, braun, Maßangabe „0,5" in grün, außen gelblich gefärbte, transparente Feldspatglasur, innen transparente Feldspatglasur.
Weißlich-grauer Scherben.
Slg. Rastal, Höhr-Grenzhausen

772* **Henkelbecher**
Wohl Bunzlau, um 1930
Feinsteinzeug, gegossen
H 8,1 DmR 8,1 DmMax 8,7 DmB 5,6

Bauchige („böhmische") Form, eingezogener, stehender Rand, Bandhenkel.
Außen Pinseldekor: Blumenkartusche, grün, rotbraun, blau, grüne Aufschrift: „Bunzlau", transparente Feldspatglasur.
Weißlicher Scherben.
Slg. Peltner, Höhr-Grenzhausen

773* **Tasse mit Untertasse**
Bunzlau, Hugo Reinhold & Co., um 1928
Feinsteinzeug, eingedreht, übergedreht
Tasse H 5,3 DmR 8,1 DmB 5,9
DmMax (Untertasse) 15,2

Zylindrische Tassenform mit abgekantetem Henkel, Untertasse mit ansteigender Fahne und abgesetztem Spiegel, am Boden M 66 in blau.

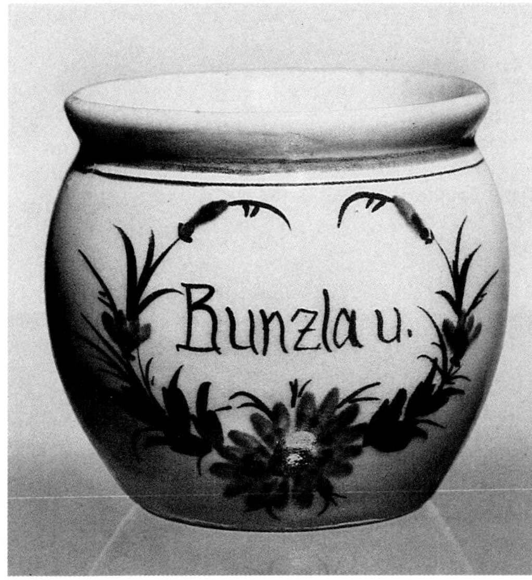

772

Außen- und Oberseite brauner, verlaufender Spritzdekor: auf der Tasse 2 Kaffeekannen, 1 Milchtopf, schwarz schablonierte Aufschrift: „Bunzlau", bräunlich gefärbte Feldspatglasur, innen und Unterseite mit transparenter Feldspatglasur.
Weißlicher Scherben.
Slg. Peltner, Höhr-Grenzhausen

774 **Zehn Postkarten aus Bunzlau** (Abb. S. 34)
1902–1944
Privatbesitz Berlin
Slg. Geisler, Salzgitter

773

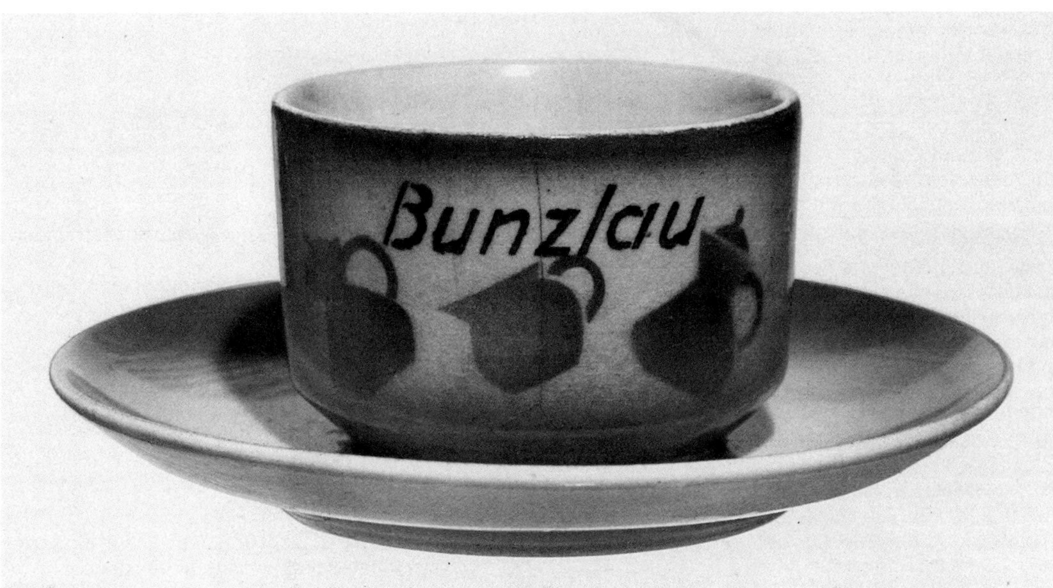

775* **Sieben Ulk-Postkarten zur Bunzlauer Töpferei**
(Abb. S. 14 + S. 18)
1909–1934
Slg. Schlepegrell, Berlin
Klaus Rosenthal, Bonn
Privatbesitz Berlin

776 **Postkarte von Bunzlau mit Bildleporello**
1907
Privatbesitz Berlin

„Bunzlauer Geschirr" nach 1945

Gleisberg GmbH/Spessart Keramik, Marktheidenfeld

777 **Kaffeekanne mit Deckel**
Marktheidenfeld, Elton-Werke, 1950/60
Feinsteinzeug, gegossen
H 13,3 DmR 6,3 DmMax 9,2 DmB 6,2

Leicht konische Form, zum Standring hin mehrfach gekehlt, gebogenes Ausgußrohr, Bandhenkel, am Boden M 25 als Blindstempel, an der Wandung M 24 als Aufkleber in gold/braun.
Außen braune Engobe, Transparentglasur.
Gelblicher Scherben.
Privatslg. München

778 **Kaffeekanne mit Deckel**
Marktheidenfeld, Gleisberg GmbH, 1985
Feinsteinzeug, gedreht
H 21,8 DmR 8,9 DmMax 14,1 DmB 9,4

Bauchige Form, zylindrischer Hals, angesetzte Schnauze, Bandhenkel, gewölbter Deckel mit Knauf, an der Wandung M 26 als Aufkleber, blau, weiß.
Außen Schwämmeldekor: Pfauenauge, blau, braun, Transparentglasur.
Weißer Scherben.
MDV 8 E 885

779* **Gedeck, 3-teilig**
Martheidenfeld, Gleisberg GmbH, 1985
Feinsteinzeug, eingedreht, übergedreht
Teller: H 1,8 DmR 18,1 DmB 13,6

Breite, flach gemuldete Teetasse mit Bandhenkel, flache Untertasse mit leicht ansteigendem Rand und abgesetztem Spiegel, flacher Kuchenteller mit leicht ansteigendem Rand.
Außen bzw. auf der Oberseite Schwämmeldekor: Pfauenauge, blau, braun, Transparentglasur.
Weißer Scherben.
MDV 8 M 306c, d, 8 H 985a

780* **Kaffeetasse mit Untertasse**
Marktheidenfeld, Gleisberg GmbH, 1985
Feinsteinzeug, eingedreht, übergedreht
H 6,3 DmR 8,2 DmB 4,3
DmMax (Untertasse) 14,2

Konische Tassenform, zum Stand zulaufend, Bandhenkel, flache Untertasse, mit leicht ansteigendem Rand und abgesetztem Spiegel.
Außen bzw. auf der Oberseite Schwämmeldekor: Pfauenauge, blau, braun, Transparentglasur.
Weißer Scherben.
MDV 8 M 306a, b

781* **Zwei Henkelbecher**
Marktheidenfeld, Gleisberg GmbH, 1985
Feinsteinzeug, eingedreht
H 6–8,3 DmR 7,3–8,3 DmB 5,1–5,7

Zylindrische Form, Bandhenkel.
Außen Schwämmeldekor: Pfauenauge, blau, braun, Transparentglasur.
Weißer Scherben.
MDV 8 D 132b, 8 D 133

782* **Henkeltasse**
Marktheidenfeld, Gleisberg GmbH, 1985
Feinsteinzeug, eingedreht
H 7,4 DmR 9,5 DmB 5,1

Konische, leicht bauchige Form, Bandhenkel.
Außen Schwämmeldekor: Pfauenauge, blau, braun, Transparentglasur.
Weißer Scherben.
MDV 8 M 305

783 **Teekanne mit Deckel**
Marktheidenfeld, Gleisberg GmbH, 1985
Feinsteinzeug, gedreht
H 14,2 DmR 7,6 DmMax 14,8 DmB 9,7

Bauchige Form, breites, kurzes, leicht gebogenes Ausgußrohr, Bandhenkel, gewölbter Deckel mit Knauf.
Außen Schwämmeldekor: Pfauenauge, blau, braun, Transparentglasur.
Weißlich-grauer Scherben.
MDV 8 E 884

784* **Zwei Henkelbecher**
Marktheidenfeld, Gleisberg GmbH,1985
Feinsteinzeug, gedreht
H 7,5–8,9 DmR 7,5–8,8 DmMax 7,9–8,8
DmB 5–5,2

Bauchige Form,zum Stand hin eingezogen, trichterförmiger Hals, Bandhenkel.
Außen Schwämmeldekor: Pfauenauge, blau, braun, Transparentglasur.
Weißlich-grauer Scherben.
MDV 8 D 132a, 8 D 134

785 **Fünf Milchtöpfe (Satz)**
Marktheidenfeld, Gleisberg GmbH, 1985
Feinsteinzeug, gedreht
H 8,3–13,8 DmR 9,3–12,3
DmMax 10,5–15,7 DmB 9–13,7

Konisch zulaufende, leicht bauchige Form, eingezogener Hals, innen gekehlter Rand, gezogene Schauze, Bandhenkel.

Außen braune, matte Lehmglasur, weißer Malhorndekor: Streublümchen innen Transparentglasur.
Weißlich-grauer Scherben.
MDV 8 O 822a–e

786* **Vier Henkelbecher**
Marktheidenfeld, Gleisberg GmbH, 1985
Feinsteinzeug, gedreht
H 8–8,7 DmR 6,9–7,4 DmMax 7,1–7,7
DmB 4,8–5,6

Bauchige Form, zum Stand hin eingezogen, trichterförmiger Hals, Bandhenkel.
Außen braune Lehmglasur, matt bzw. glänzend, weißer Malhorndekor: Streublümchen, innen Transparentglasur.
Weißlich-grauer Scherben.
MDV 8 D 135a–d

787* **Henkelbecher**
Marktheidenfeld, Gleisberg GmbH, 1985
Feinsteinzeug, gedreht
H 6 DmR 7,2 DmB 4,2

Bauchige Form, zum Stand hin zulaufend, trichterförmiger Rand, Bandhenkel.
Außen braune, glänzende Lehmglasur, innen Transparentglasur.
Weißlich-grauer Scherben.
MDV 8 D 136

781, 782, 787, 786 (oben)
786, 784 (Mitte)
781, 780, 779 (unten)

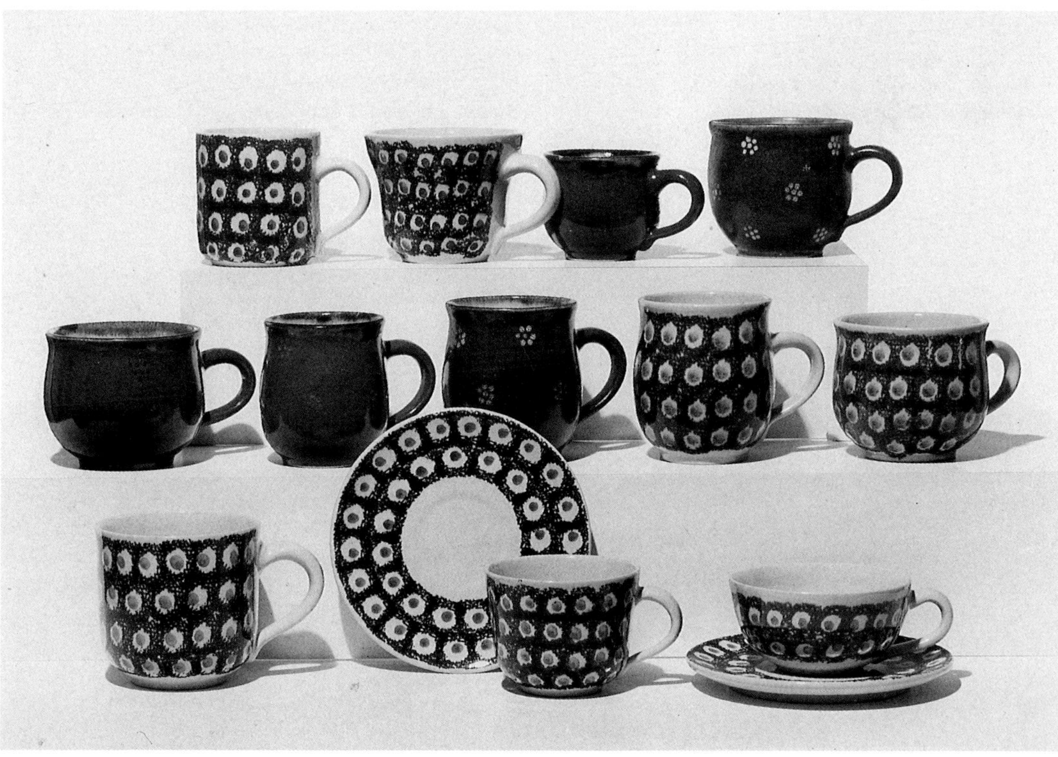

Handtöpferei Georg Greulich GmbH, Fredelsloh

788 **Katalog** der Bunzlauer Handtöpferei Georg Greulich GmbH Fredelsloh, um 1985
MDV 62 K 187

789 **Vier Schüsseln aus Satz**
Fredelsloh, Georg Greulich GmbH, 1986
Hochgebrannte Irdenware, gedreht
H 5–11,1 DmR 12,5–26,7 DmB 6–13,2

Konische Form, abgeknickter, flacher Rand, am Boden M 28
Innen mit weißer, Rand mit blauer Engobe, blauer Schwämmeldekor: „Sternchenmuster“, Rand mit blauem Malhorndekor: 2 Wellenlinien, Transparentglasur.
Roter Scherben.
MDV 8 G 720a–d

790* **Zwei Kaffeekannen mit Deckel**
Fredelsloh, Georg Greulich GmbH, 1986
Hochgebrannte Irdenware, gegossen
H 18,1–23,1 DmR 8,7–9 DmMax 12–15
DmB 7,1–8,9

Bauchige Form, kurzer, zylindrischer Hals, spitze Schnauze, Bandhenkel, gewölbter Deckel mit Knauf.
Außen weiße Engobe, Schwämmel- mit Malhorndekor: „altes Pfauenauge“, blau, braun, Transparentglasur.
Roter Scherben.
MDV 8 E 906a, b

791* **Henkeltasse („Jumbo“)**
Fredelsloh, Georg Greulich GmbH, 1986
Hochgebrannte Irdenware, eingedreht
H 9,8 DmR 11,1 DmB 7,4

Zylindrische Form, zum Stand hin gerundet, trichterförmiger Hals-, Bandhenkel.
Außen weiße Engobe, Schwämmel- mit Malhorndekor: „altes Pfauenauge“, blau, braun, Transparentglasur.
Roter Scherben.
MDV 8 D 140

792 **Henkelbecher**
Fredelsloh, Georg Greulich GmbH, 1986
Hochgebrannte Irdenware, gedreht
H 8 DmR 8,3 DmMax 8,8 DmB 7,8

Konisch zulaufende, leicht bauchige Form, Bandhenkel, am Boden M 28 geprägt.
Außen weiße Engobe, blauer Schwämmeldekor: gefüllte Kreise, Transparentglasur.
Roter Scherben.
MDV 8 D 143a

793* **Henkelbecher („Namenstasse“)**
Fredelsloh, Georg Greulich GmbH, 1986
Hochgebrannte Irdenware, eingedreht
H 8,4 DmR 7 DmB 6,4

Zylindrische Form, Bandhenkel.
Außen weiße Engobe, blauer Schwämmeldekor: gefüllte Kreise, Transparentglasur.
Roter Scherben.
MDV 8 D 143b

794* **Zwei Henkelbecher („Bauerntassen“)**
Fredelsloh, Georg Greulich GmbH, 1986
Hochgebrannte Irdenware, gedreht
H 7,6–9,3 DmR 7,8–9,2 DmMax 8,2–9,7
DmB 5–5,5

Bauchige Form, Bandhenkel, am Boden M 28 geprägt.

796, 797, 795, 793 (oben), 791, 794, 790 (unten)

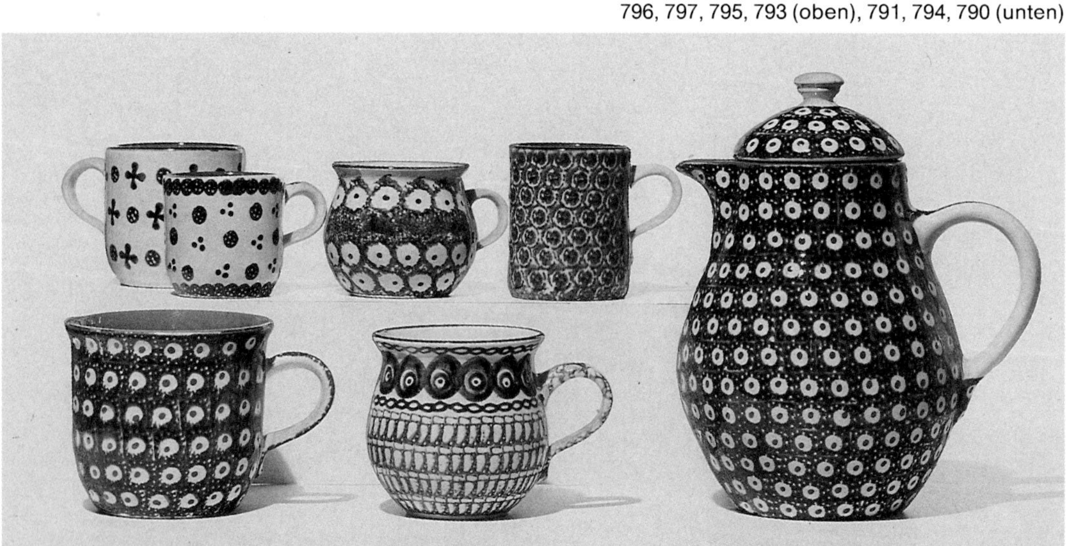

Nur großer Becher außen und innen mit weißer Engobe, außen blauer Schwämmeldekor: „Netz-Pfauenauge“, Transparentglasur.
Roter bzw. weißer Scherben.
MDV 8 D 142a, b

795* **Henkelbecher („Bauerntasse“)**
Fredelsloh, Georg Greulich GmbH, 1986
Hochgebrannte Irdenware, gedreht
H 7,2 DmR 7,9 DmMax 8,6 DmB 5,6

Bauchige Form, Bandhenkel, am Boden M 28 geprägt.
Außen blauer Schwämmel- mit Malhorndekor: „blau geschwämmeltes Pfauenauge“, Transparentglasur.
Weißer Scherben.
MDV 8 D 144

796* **Henkelbecher**
Fredelsloh, Georg Greulich GmbH, 1986
Hochgebrannte Irdenware, eingedreht
H 7,9 DmR 8,5 DmB 6,5

Zylindrische Form, Bandhenkel.
Außen weiße Engobe, blauer Schwämmeldekor: „Sternchenmuster“, Transparentglasur.
Roter Scherben.
MDV 8 D 141a

797* **Henkelbecher („Kindertasse“)**
Fredelsloh, Georg Greulich GmbH, 1986
Hochgebrannte Irdenware, eingedreht
H 11,6 DmR 6,9 DmB 5,4

Zylindrische Form, zum Stand leicht zulaufend, Bandhenkel.
Außen weiße Engobe, blauer Schwämmel- mit Malhorndekor: „Schwämmchen, 3-Punkt blau“, Transparentglasur.
Roter Scherben.
MDV 8 D 141b

798 **Neun Untertassen**
Fredelsloh, Georg Greulich GmbH, 1986
Hochgebrannte Irdenware, übergedreht
H 2,2 DmR 15,8 DmB 8,9

Flache Form, leicht ansteigende Fahne, abgesetzter Spiegel.
Oberseite mit weißer, blauer oder brauner Engobe, 2 Untertassen ohne Engobe, verschiedenfarbiger Schwämmel- und Malhorndekor, Transparentglasur.
Roter bzw. weißer Scherben.
MDV 8 M 316a–j

Töpferei Seiler KG, Leutershausen

799 **Kanne**
Leutershausen, Gerhard Seiler, 1951
Steingut, gegossen
H 17 DmR 10 DmMax 13,5 DmB 9

Bauchige Form, eingezogener, zylindrischer Hals, Schnauze, Bandhenkel.
Außen rote Engobe, Malhorndekor: Ranken, grün, weiß, außen und innen gelblich gefärbte Transparentglasur.
Weißer Scherben.
Slg. Seiler, Leutershausen

800 **Schüssel**
Leutershausen, Gerhard Seiler, 1952
Hochgebrannte Irdenware, gedreht
H 5,9 DmR 12,3 DmB 6,6

Konische Form.
Innen Malhorndekor: weißer Streifen und schwarze Wellenlinie in Spiralenform, außen und innen gelblich gefärbte Transparentglasur.
Roter Scherben.
Slg. Seiler, Leutershausen

801 **Kanne**
Leutershausen, Gerhard Seiler, 1956
Hochgebrannte Irdenware, gedreht
H 15,4 DmR 7 DmMax 9 DmB 5,2

Bauchige Form, abfallende Schulter, trichterförmiger Hals, stehender Rand, gezogene Schnauze, Bandhenkel.
Außen Malhorndekor: Blüten, Punkte, blau, weiß, außen und innen Transparentglasur.
Roter Scherben.
Slg. Seiler, Leutershausen

802 **Kanne**
Leutershausen, Gerhard Seiler, 1956
Hochgebrannte Irdenware, gedreht
H 11,2 DmR 5,1 DmMax7,1 DmB 4

Bauchige Form, trichterförmiger, geriefter Hals, stehender Rand, gezogene Schnauze, Bandhenkel.
Außen und innen gelblich gefärbte Transparentglasur, Malhorndekor in weiß, gelb, schwarz: versetzte Halbkreise.
Roter Scherben.
Slg. Seiler, Leutershausen

803 **Spardose**
Leutershausen, Gerhard Seiler, 1957
Steingut, gegossen
H 7 DmMax 10,4

Sparschwein, auf dem Rücken breiter Schlitz.
Außen und innen honigbraun gefärbte Transparentglasur, außen Malhorndekor: Augen, Ohren, Schnauze, Streublumen, Herz, weiß, gelb, blau, rot.
Weißer Scherben.
Slg. Seiler, Leutershausen

804 **Vase**
Leutershausen, Gerhard Seiler, 1960
Hochgebrannte Irdenware, gegossen
H 7,1 DmR 5,3 DmMax 9,3 DmB 4,6

Bauchige Form, gerundete Schulter, schmaler, stehender Rand.

Außen und innen Transparentglasur, außen im oberen Teil mit grüner Mattglasur.
Roter Scherben.
Slg. Seiler, Leutershausen

805* **Sieben Milchtöpfe (Satz)**
Leutershausen, Töpferei Seiler KG, 1986
Hochgebrannte Irdenware, gedreht
H 7–18,8 DmR 6,8–12,3 DmMax 7,3–14,4
DmB 4,8–8,3

Bauchige Form, eingezogener, kurzer, trichterförmiger Hals, gezogene Schnauze, Bandhenkel, bei 4 Töpfen am Boden M 71 geprägt.
Außen Malhorndekor: verschiedene Muster mit stilisierten Ranken und Blüten, braun, schwarz, außen und innen honigbraun gefärbte Transparentglasur.
Weißer Scherben.
G. Seiler, Leutershausen

806* **Schüssel**
Leutershausen, Töpferei Seiler KG, 1986
Hochgebrannte Irdenware, gedreht
H 12,1 DmR 35,3 DmB 17,8

Runde Form, gewölbte Wandung, eingezogener, innen gekehlter Rand, am Boden M 71 geprägt.
Innen schwarzer Malhorndekor: Streublumen, am Rand Ranken, außen und innen honigbraun gefärbte Transparentglasur.
Weißer Scherben.
G. Seiler, Leutershausen

807 **Backform**
Leutershausen, Töpferei Seiler KG, 1986
Hochgebrannte Irdenware, gedreht
H 9,2 DmR 18,7 DmB 12,3

Konische Form, eingedrückte, vertikal verlaufende Rippen, verstärkter Rand, konischer Mittelzapfen, Bandhenkel.
Außen und am Boden Malhorndekor: Ranken, Streublumen, schwarz, braun, außen und innen honigbraun gefärbte Transparentglasur, Rand unglasiert.
Weißer Scherben.
G. Seiler, Leutershausen

Vogt Keramik, Pang bei Rosenheim

808 **Katalog** der Vogt Keramik GmbH, Pang bei Rosenheim, Kollektion 1984/85
MDV 62 K 182

809 **Prospekt** der Vogt Keramik GmbH, Pang bei Rosenheim, nach 1966
MDV 62 K176

810 **Vase**
Pang bei Rosenheim Paul Vogt, 1946/50
Hochgebrannte Irdenware, gedreht
H 30,7 DmR 13 DmMax 24,9 DmB 11,4

806 (oben), 805 (unten)

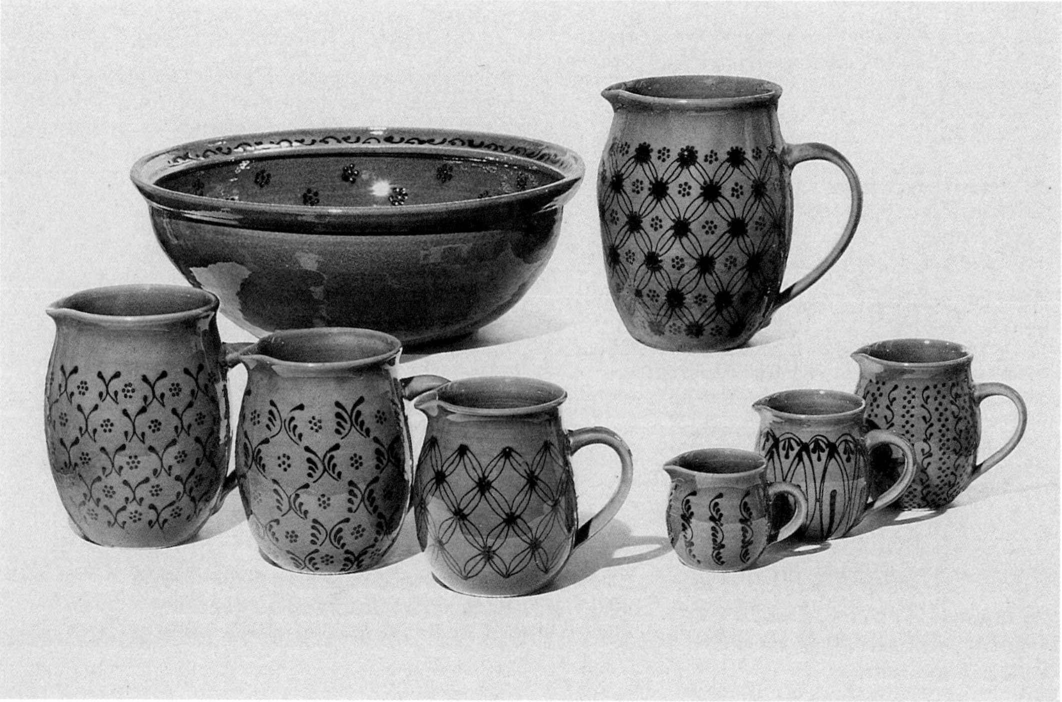

Kugelige Form, eingezogener, trichterförmiger Hals, geriefte Wandung, am Boden M 89 geritzt.
Außen schwarze Mattglasur, innen Transparentglasur.
Roter Scherben.
Privatslg. München

811 **Dose ohne Deckel**
Pang bei Rosenheim, Paul Vogt, 1946/50
Hochgebrannte Irdenware, gedreht
H 6,3 DmR 9,5 DmMax 10,2 DmB 9,9

Flache, bauchige Form, eingezogener, innen gekehlter Rand, am Boden M 89 geprägt.
Außen blauer Schwämmeldekor: Karo, Transparentglasur.
Rötlich-gelber Scherben.
Privatslg. München

812* **Kanne und 2 Becher aus Saftservice**
Pang bei Rosenheim, Vogt Keramik 1986
Hochgebrannte Irdenware, gedreht, gestanzt
Kanne: H 19,7 DmR 11 DmB 12 Becher: H 9,8

Konische Kannenform, trichterförmiger Hals, bis zum Halsansatz verlaufende, gezogene Schnauze, abgeknickter Bandhenkel, am Boden M 89 in schwarz.
Außen und innen weiße Glasur, außen Schwämmeldekor: Pfauenauge, blau, schwarz.
Weißer Scherben.
MDV 8 E 899, 8 D 138a–b

813* **Becher**
Pang bei Rosenheim, Vogt Keramik 1986
Hochgebrannte Irdenware, gestanzt
H 9,8 DmR 8 DmB 5,7

Konische Form, am Boden M 89 in schwarz.
Außen und innen weiße Glasur, außen Schwämmeldekor: „Streublume“, blau, schwarz, Henkel und Rand blau.
Weißer Scherben.
MDV 8 D 137a

814* **Zwei Milchtöpfe**
Pang bei Rosenheim, Vogt Keramik, 1986
Hochgebrannte Irdenware, gegossen
H 12–14 DmR 10,5–12,7 DmMax 13–15,5
DmB 9,5–10,7

Gebauchte Form, spitze Schnauze, Bandhenkel, am Boden M 89 in braun.
Außen und innen weiße Glasur, blauer Druckdekor: „Wiese“.
Weißer Scherben.
MDV 8 O 840a, b

815 **Drei Tiegel**
Pang bei Rosenheim, Vogt Keramik 1986
Hochgebrannte Irdenware, gestanzt
H 3–3,8 DmR 11–15 DmB 9–12

Konische Form, verstärkter Rand, angarnierter Griff, am Boden M 89 in braun.
Außen und innen weiße Glasur, innen Druckdekor: „Röschen“, außen umlaufende rote Linien, Griff rot bemalt.
Weißer Scherben.
MDV 10 X 36a–c

816 **Topf für Tischabfälle**
Pang bei Rosenheim, Vogt Keramik 1986
Hochgebrannte Irdenware, gegossen
H 15,8 DmR 11,5 DmB 10,2

812, 813, 817, 814

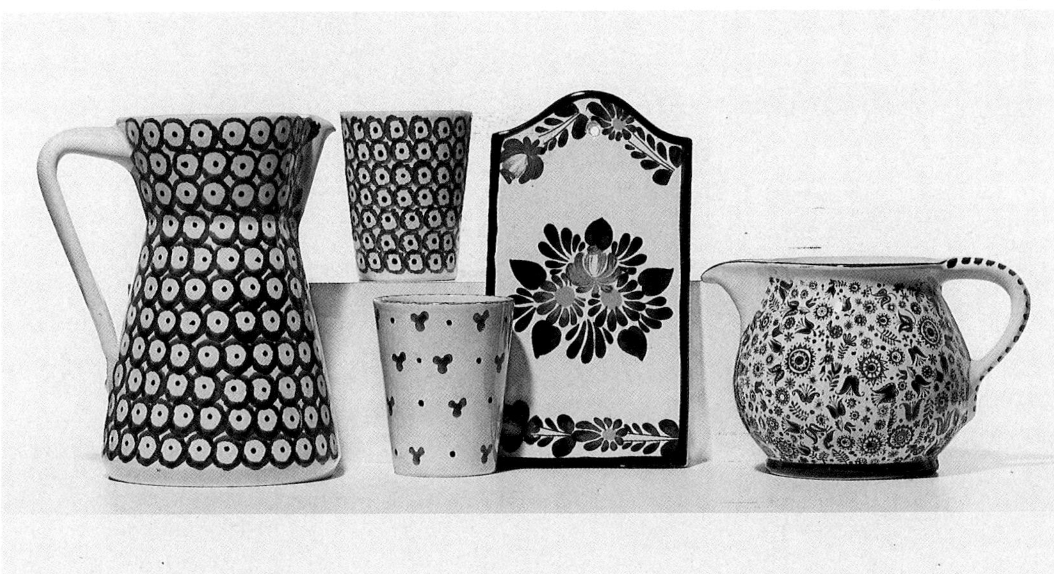

Gebauchte Form, breiter Stand, zwei kleine Bandhenkel, am Boden M 89 in braun.
Außen und innen weiße Glasur, farbiger Druckdekor: „Bauernrose“, Ränder und Henkel blau bemalt.
Weißer Scherben.
MDV 8 0 389

817* **Brettchen**
Pang bei Rosenheim, Vogt Keramik, 1986
Hochgebrannte Irdenware, ausgeformt
DmMax 21

Langrechteckige Form, an einer Schmalseite gerundet, Griffloch.
Oberseite mit weißer Glasur und farbigem Druckdekor: „Bauernrose“, Ränder blau bemalt, Unterseite unglasiert.
Weißer Scherben.
MDV 10 T 18

Kunsttöpferei Werner, Hilgert

818* **Pouletform**
Hilgert, Kunsttöpferei Werner, 1986
Irdenware, gedreht
H 15 DmMax 25,8

Zweiteilige, ovale, gebauchte Form, Unterteil an den Schmalseiten und am Boden abgeplattet, seitlich 2 Griffe, wellenförmig ausgeschnittener, Deckel mit 2 länglichen Griffen.
Roter Scherben.
MDV 8 0 844

819* **Kanne mit drei Bechern**
Hilgert, Kunsttöpferei Werner, um 1980
Hochgebrannte Irdenware, gedreht
Kanne: H 20 DmR 12,5 DmMax 15,3 DmB 10,2

Bauchige Form, abfallende Schulter, trichterförmiger Hals, gezogene Schnauze, Bandhenkel, bauchige Becher.
Außen braune Glasur, innen beigefarbene Mattglasur.
Roter Scherben.
Privatbesitz Berlin

820* **Krug**
Hilgert, Kunsttöpferei Werner, 1986
H 27,2 DmR 6,8 DmMax 24,2 DmB 11,3

Kugelige Form, gerundete Schulter, enger, zylindrischer Hals mit umlaufendem Wulst, Bandhenkel.
Außen geriefte Wandung mit breitem, geritztem Ornamentstreifen: Dreiecke, Linien, erhabene Punkte, gespritzte braune Glasur.
Roter Scherben.
MDV 8 Y 84

820, 821 (oben), 818, 819 (unten)

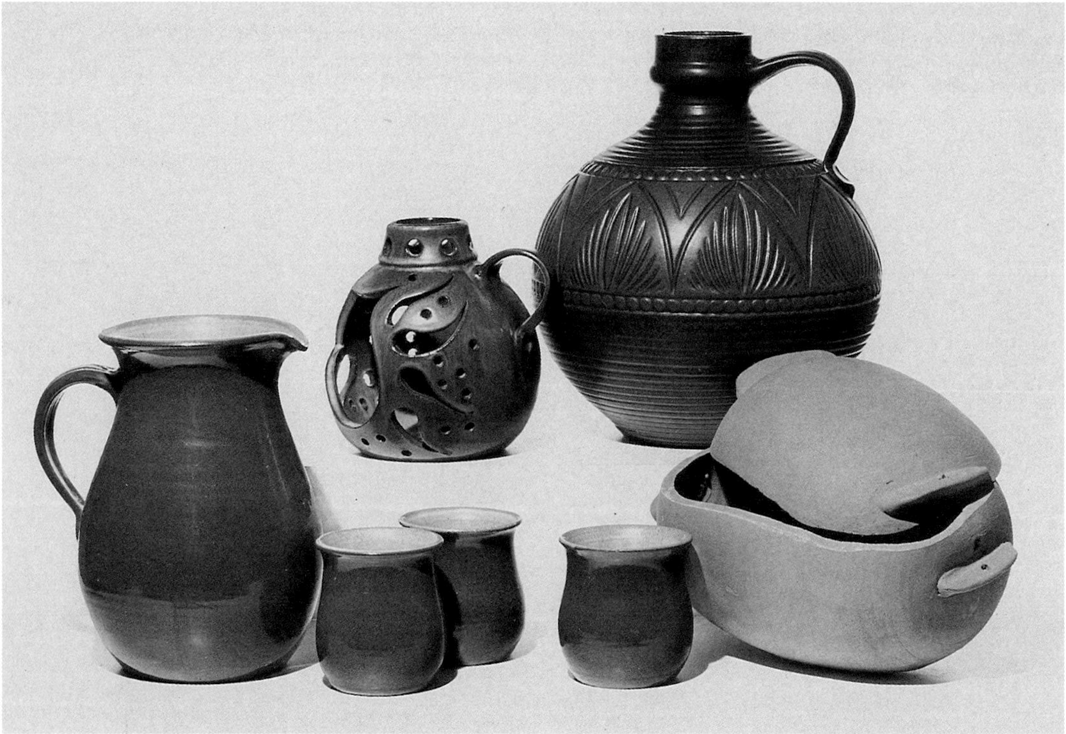

821* **Windlicht**
Hilgert, Kunsttöpferei Werner, 1986
Hochgebrannte Irdenware, gedreht
H 15,2 DmR 5 DmMax 14,7 DmB 9,8

Kugelige Form, konischer Hals, Bandhenkel, durchbrochene Wandung: Blattformen, Löcher.
Außen und innen braune Mattglasur.
Roter Scherben.
MDV 5 C 20

Gebr. Buchwald, Bayreuth-Plankenfels

822 **Katalog** „Über das weltbekannte Originale Bunzlauer Geschirr/Feinsteinzeug" der Bunzlauer Ton und Keramik Gebr. Buchwald & Preuss Bayreuth-Plankenfels. 1. Oktober 1951
MDV 62 K 177

823* **Teekanne mit Deckel**
Bayreuth, Gebr. Buchwald, 1948/50
Feinsteinzeug, gegossen
H 13 DmR 10,2 DmMax 10,7 DmB 8,4

Flache, gebauchte Form, Ausgußrohr, Wulsthenkel, gewölbter Deckel mit Knauf, am Boden M 7 in braun.
Außen blauer Schwämmeldekor: Kreise, Transparentglasur.
Gelblicher Scherben.
MDV 8 E 719

824* **Gedeck, 3-teilig**
Bayreuth, Gebr. Buchwald, 1948/50
Feinsteinzeug, eingedreht, übergedreht
Teller: H 2,2 DmR 20 DmB 13

Weite, bauchige Tassenform mit Bandhenkel, flach gemuldete Untertasse mit eingetieftem Spiegel, Teller mit schräg ansteigender Fahne, Standring, am Boden aller Teile M 7 in braun.
Außen blauer Schwämmeldekor: Kreise, Transparentglasur.
Gelblicher Scherben.
MDV 8 M 269, 8 H 902

825* **Milchtopf aus Satz**
Bayreuth, Gebr. Buchwald, 1948/50
Feinsteinzeug, gegossen
H 10,4 DmR 11,5 DmMax 14 DmB 12

Bauchige Form mit spitzer Schnauze, Bandhenkel, am Kochboden M 7 in blau.
Außen blauer Schwämmeldekor: Kreise, transparente Glasur.
Gelblicher Scherben.
MDV 8 E 718

826 **Kaffeekanne mit Deckel**
Bayreuth, Gebr. Buchwald, 1948/50
Feinsteinzeug, gegossen
H 12,5 DmR 7,2 DmMax 9,6 DmB 6,3

Bauchige Form, trichterförmiger Hals, kurzes Ausgußrohr, Bandhenkel, gewölbter Deckel mit Knauf, am Boden M 7 in braun.
Außen blauer Schwämmeldekor: Kreise, Transparentglasur.
Gelblicher Scherben.
Privatslg. München

823, 824, 825

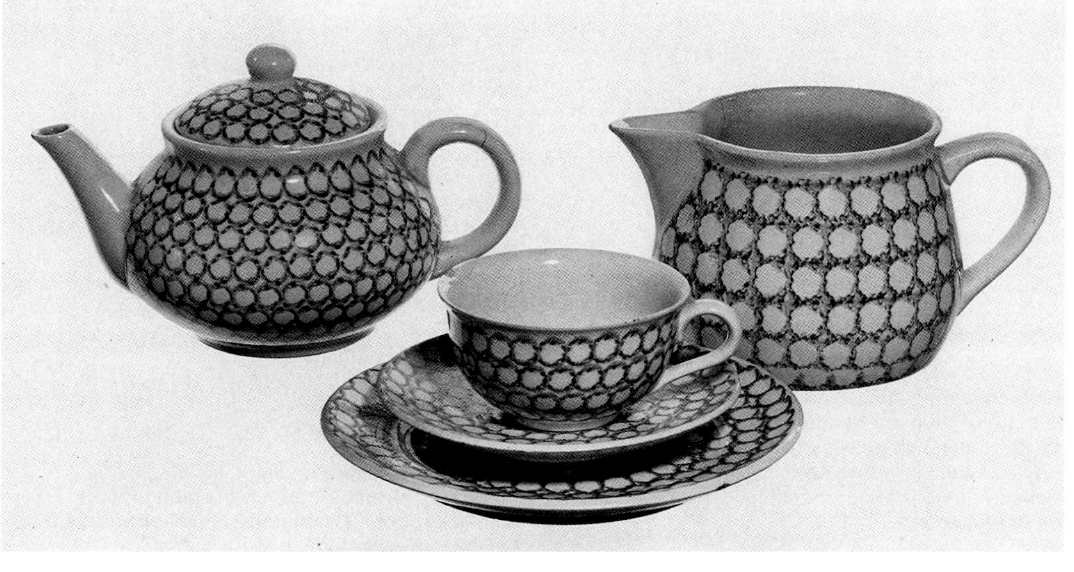

827 **Kaffeekanne ohne Deckel**
Bayreuth, Gebr. Buchwald, 1948/50
Feinsteinzeug, gegossen
H 10 DmR 7,8 DmMax 9,6 DmB 6,8

Bauchige Form, trichterförmiger Hals, kurzes Ausgußrohr, Bandhenkel, am Boden M 7 in braun.
Außen Schwämmeldekor: Pfauenauge, blau, rotbraun, Transparentglasur.
Gelblicher Scherben.
Privatsammlung München

828 **Butterdose mit Deckel**
Bayreuth, Gebr. Buchwald, 1948/50
Feinsteinzeug, gegossen
H 7,5 DmMax 13,9

Rechteckige Form mit abgerundeten Kanten, flacher Deckel mit Griff, am Boden M 7 in braun.
Außen Schwämmeldekor: Pfauenauge, blau, braun, transparente Glasur.
Gelblicher Scherben.
MDV 7 H 111

829 **Milchtopf**
Bayreuth, Gebr. Buchwald, 1948/50
Feinsteinzeug, gegossen
H 6,4 DmR 7,1 DmMax 8,3 DmB 7,3

Konisch zulaufende, bauchige Form, stehender Rand, spitze Schnauze, Bandhenkel, am Kochboden M 7 in blau.
Außen Schwämmeldekor: Pfauenauge, blau, rotbraun, Transparentglasur.
Gelblicher Scherben.
Privatslg. München

830 **Vase**
Bayreuth, Gebr. Buchwald, 1948/50
Feinsteinzeug, eingedreht
H 12,9 DmR 7,8 DmMax 10,3 DmB 5,8

Bauchige Form, eingezogener, trichterförmiger Hals, am Boden M 7 in braun.
Außen Schwämmeldekor: Pfauenauge, rotbraun, blau, Transparentglasur.
Gelblicher Scherben.
Privatslg. München

831 **Wandteller**
Plankenfels bei Bayreuth, Gebr. Buchwald & Preuss, 1952
Feinsteinzeug, übergedreht
H 2,4 DmR 31 DmB 21,5

Flacher Teller mit leicht ansteigendem Rand, doppelter Standring, am Boden M 9 in grün.
Oberseite mit roter Engobe, eingeritzter Dekor: in der Mitte Darstellung eines Töpfers an der Scheibe, am Rand konzentrische Kreise, Transparentglasur, Rückseite unglasiert.
Weißer Scherben.
MDV 8 H 987a

Wesenberg & Co., Ludwigsburg

832* **Zwei Tassen**
Ludwigsburg, Wesenberg & Co, um 1950
Feinsteinzeug, eingedreht, übergedreht
H 4,8 DmR 10 DmB 4,8

Weite, flache Tassenform, Bandhenkel, leicht gemuldete Untertasse mit abgesetztem Spiegel, am Boden der Untertasse M 101 in blau.
Außen- bzw. Oberseite mit Schwämmeldekor: Pfauenauge, blau, braun, Transparentglasur.
Gelblicher Scherben.
MDV 8 M 310

833 **Kuchenteller**
Ludwigsburg, Wesenberg & Co., um 1950
Feinsteinzeug, übergedreht
H 1,9 DmR 20,1 DmB 13,5

Runde, flache Form, leicht ansteigender Rand, am Boden M 101 in blau.
Auf der Oberseite Schwämmeldekor: Pfauenauge, blau, rotbraun, Transparentglasur.
Weißlicher Scherben.
Privatslg. München

834 **Butterdose mit Deckel**
Ludwigsburg, Wesenberg & Co., um 1950
Feinsteinzeug, gegossen
H 9,3 DmR 12,4 DmB 9,6

Flache, zylindrische Form, leicht gewölbter Deckel mit Knauf, am Boden M 102 als Blindstempel.
Außen Schwämmeldekor: Pfauenauge, blau, rotbraun, am oberen Rand des Gefäßes und am Deckelrand plastische Zierleiste, Transparentglasur.
Gelblich-weißer Scherben.
Stiftung Kulturwerk Schlesien, Würzburg

835 **Milchtopf**
Ludwigsburg, Wesenberg & Co., um 1950
Feinsteinzeug, gegossen
H 9,3 DmR 9 DmMax 11,6 DmB 9,8

Konische, leicht bauchige Form, trichterförmiger Hals, Schnauze, Bandhenkel, am Kochboden M 100 in blau.
Außen Schwämmeldekor: Pfauenauge, blau, rotbraun, Transparentglasur.
Gelblich-weißer Scherben.
Stiftung Kulturwerk Schlesien, Würzburg

836 **Kaffeekanne mit Deckel**
Ludwigsburg, Wesenberg & Co, um 1950
Feinsteinzeug, gegossen
H 22 DmR 9,9 DmMax 12,8 DmB 9,3

Zylindrische Form zum Stand hin eingezogen, Standring, gerundete Schulter, stehender Rand, kurzes Ausgußrohr, Bandhenkel, leicht gewölbter Dekkel mit Knauf, am Boden M 100 in blau.

Außen brauner, verlaufender Spritzdekor: senkrechte Streifen, Transparentglasur.
Weißlicher Scherben.
MDV 8 E 888

837 **Kaffeekanne mit Deckel**
Ludwigsburg, Wesenberg & Co., um 1950
Feinsteinzeug, gegossen
H 19,3 DmR 8,7 DmMax 11,4 DmB 8,4

Zylindrische Form, zum Stand hin eingezogen, gerundete Schulter, kurzes Ausgußrohr, Bandhenkel, leicht gewölbter Deckel mit Knauf, am Boden M 101 in blau.
Außen brauner, verlaufender Spritzdekor: Ecken, Streifen, Transparentglasur.
Weißlicher Scherben.
Stiftung Kulturwerk Schlesien, Würzburg

838 **Teller aus Kaffeeservice**
Ludwigsburg, Wesenberg & Co, um 1950
Feinsteinzeug, übergedreht
H 1,8 DmR 20 DmB 13

Flache Form, leicht ansteigender Rand, Standring, am Boden M 101 in blau.
Oberseite mit braunem, verlaufendem Spritzdekor: Ecken und Kreissegmente, transparente Glasur.
Gelblich-weißer Scherben.
MDV 8 H 881

839 **Teller aus Kaffeeservice**
Ludwigsburg, Wesenberg & Co, um 1950
Feinsteinzeug, übergedreht
H 1,8 DmR 20 DmB 13

Flache Form, leicht ansteigender Rand, am Boden M 100 in braun.
Oberseite mit braunem, verlaufendem Spritzdekor: Kreise, Streifen, brauner Pinseldekor: 2 konzentrische Kreise, Transparentglasur.
Gelblich-weißer Scherben.
Privatslg. München

840 **Schüssel**
Ludwigsburg, Wesenberg & Co, um 1950
Feinsteinzeug, eingedreht
H 4,7 DmR 25 DmB 15,3

Flache Form, mit abgesetzter, schmaler Fahne, am Boden M 100 in blau.
Oberseite mit braunem, verlaufendem Spritzdekor: Streifen, brauner Pinseldekor: 2 konzentrische Kreise, Transparentglasur.
Gelblich-weißer Scherben.
Privatslg. Berlin

841 **Milchtopf**
Ludwigsburg, Wesenberg & Co., um 1950
Feinsteinzeug, gegossen
H 12,1 DmR 11,4 DmMax 14,9 DmB 12,2

Konische Form, trichterförmiger Hals, Schnauze, Bandhenkel, am Kochboden M 100 in blau.
Außen brauner, verlaufender Spritzdekor: Ecken, Streifen, Transparentglasur.
Gelblich-weißer Scherben.
Stiftung Kulturwerk Schlesien, Würzburg

842 **Kanne**
Ludwigsburg, Wesenberg & Co., 1950/55
Feinsteinzeug, gegossen
H 19,6 DmR 9,7 DmMax 13,1 DmB 7,5

Bauchige Form, zum Stand hin eingezogen, gerundete Schulter, zylindrischer Hals, verstärkter Rand,

832

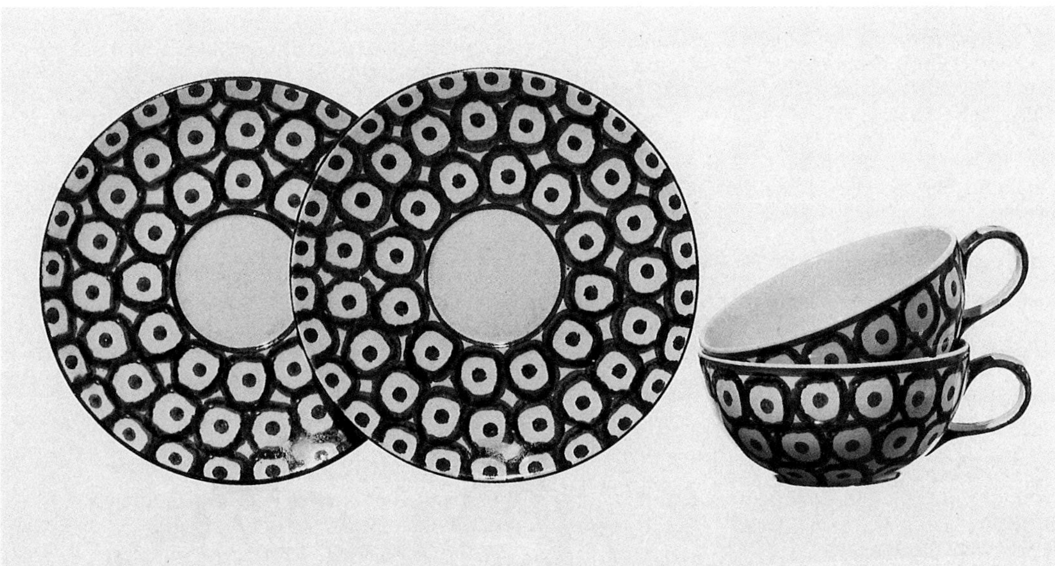

Schnauze, Bandhenkel, am Boden M 100 in schwarz.
Außen Spritz- mit Pinseldekor: umlaufende Ranke aus Weinblättern und Trauben, rotbraun, blau, Transparentglasur.
Weißlicher Scherben.
Privatsammlung München

843 **Henkelbecher**
Ludwigsburg, Wesenberg & Co., 1951
Feinsteinzeug, eingedreht
H 8,1 DmR 7,4 DmB 6,1

Zylindrische Form, zum Stand hin eingezogen, abgekanteter Henkel, am Boden M 101 in blau.
Außen am oberen und unteren Rand brauner, verlaufender Spritzdekor, 2 Blumen, schwarze Schablonenaufschrift: „Schlesier-Treffen München 1951“, Transparentglasur.
Gelblich-weißer Scherben.
Privatslg. München

844 **Kaffeekanne mit Deckel**
Ludwigsburg, Wesenberg & Co., 1950/55
Feinsteinzeug, gegossen
H 13,8 DmR 9,4 DmMax 19,1 DmB 8,2

Bauchige Form, stehender Rand, gebogenes Ausgußrohr, Bandhenkel, leicht gewölbter Deckel mit Knauf, am Boden M 100 in schwarz.
Außen braune Glasur, weißer Malhorndekor: Dreipaßmuster, innen Transparentglasur.
Gelblich-weißer Scherben.
Slg. Seiler, Leutershausen

Siershahner Feinsteinzeugfabrik, Siershahn

845* **Drei Prospekte** der Siershahner Feinsteinzeugfabrik GmbH, Siershahn im Westerwald. Ausgabe 1955, 1956 und o. J.
MDV 62 K 180, 62 K 181

846 **Kaffeekanne mit Deckel**
Siershahn, Siershahner Feinsteinzeugfabrik, 1950/60
Feinsteinzeug, gegossen
H 20 DmR 10 DmMax 14,5 DmB 9,6

Bauchige Form, kurzes Ausgußrohr, Wulsthenkel, Deckel mit Knauf, am Kochboden M 74 in schwarz.
Außen Schwämmeldekor: Pfauenauge, blau, rotbraun, Transparentglasur.
Weißlicher Scherben.
MDV 8 E 857 (Dauerleihgabe BRD)

847 **Kaffeekanne mit Deckel**
Siershahn, Siershahner Feinsteinzeugfabrik, 1950/60
Feinsteinzeug, gegossen
H 18 DmR 9,3 DmMax 13,2 DmB 9,8

Bauchige Form, Ausgußrohr, Wulsthenkel, Deckel mit Kugelknauf, am Boden M 77 in schwarz.
Außen Schwämmeldekor: Pfauenauge, blau, rotbraun, Transparentglasur.
Weißlicher Scherben.
MDV 8 E 562

848 **Gedeck, 3-teilig**
Siershahn, Siershahner Feinsteinzeugfabrik, 1950/60
Feinsteinzeug, eingedreht, übergedreht
Teller: H 2 DmR 18,7 DmB 12,4

Flach gemuldete Tassenform, Bandhenkel, flache Untertasse mit abgesetztem Spiegel, flacher Teller zum Rand leicht ansteigend, am Boden der Untertasse M 74 und des Tellers M 76 in schwarz.
Außen- bzw. Oberseite mit Schwämmeldekor: Pfauenauge, blau, rotbraun, Transparentglasur.
MDV 8 M 206, 8 H 746

849 **Milchtopf**
Siershahn, Siershahner Feinsteinzeugfabrik, 1950/60
Feinsteinzeug, gegossen
H 12 DmR 12 DmMax 13,4 DmB 10,5

Bauchige Form, trichterförmiger Hals, breite Schnauze, Bandhenkel, Kochboden.
Außen Schwämmeldekor: Pfauenauge, blau, rotbraun, Transparentglasur.
Weißlicher Scherben.
MDV 8 O 797 (Dauerleihgabe BRD)

850 **Milchtopf**
Siershahn, Siershahner Feinsteinzeugfabrik, 1950/60
Feinsteinzeug, gegossen
H 11,9 DmR 12 DmMax 14,4 DmB 11,3

Bauchige Form, stehender Rand, Schnauze, Bandhenkel, am Kochboden M 74 in schwarz.
Außen blauer und rotbrauner Schwämmeldekor in umlaufenden Streifen, Transparentglasur.
Weißlicher Scherben.
Privatslg. München

851 **Milchkännchen**
Siershahn, Siershahner Feinsteinzeugfabrik, 1950/60
Feinsteinzeug, gegossen
H 7 DmR 7 DmMax 9,4 DmB 5,4

Bauchige Form, stehender Rand, Schnauze, Bandhenkel, am Boden M 75 in schwarz.
Außen blauer und rotbrauner Schwämmeldekor in umlaufenden Streifen, Transparentglasur.
Gelblich-weißer Scherben.
Privatslg. München

852 **Dose mit Deckel**
Siershahn, Siershahner Feinsteinzeugfabrik, 1950/60
Feinsteinzeug, gegossen
H 8 DmR 8,9 DmMax 10,7 DmB 7

845

Artikel / Article / Articulo	Nr. / Nr. / No.	Preis in DM / Price in DM / Precio en DM — Dekor / Decor / Dec. 1 Ecken-muster Edge design Modello de rincón	30 Uni-braun Uni-brown Uni-color pardo	40 Uniblau Uniblue Uni-color azul	50 Dunkel-braun Dark-brown	20 Pfauen-auge peacock eye Ojo de pavo	Gold-Dekor	Farb. Lüster o.G.	Farb. Lüster m.G.	Inhalt Ltr. Contents Litres Capac. en litros	Gewicht Gramm Weigt in grams Peso en gramos	Höhe cm Height cm Altura
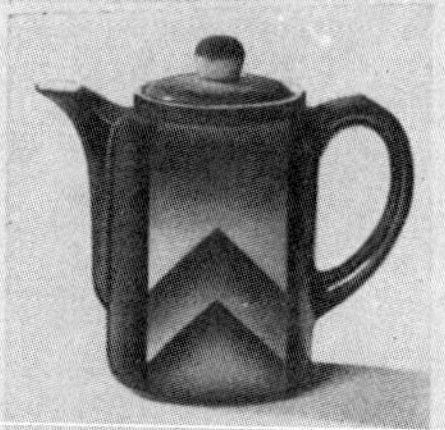 **Kaffeekanne**	106/00	1,25								0,35	260	12
Coffee pots	0	1,45								0 50	350	14
Cafeteras	1	1,70								0,75	480	16
	2	2,10								1,00	6[illegible]0	18
	3	2,85								1,50	1120	21
	4	3,50								2,0	1300	23
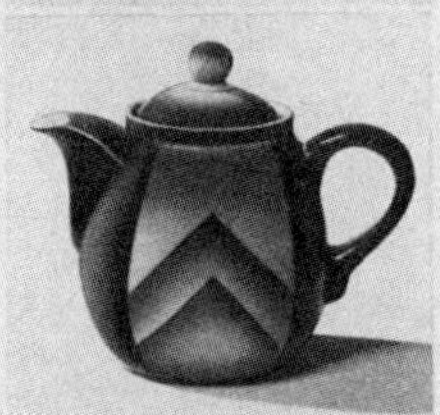 **Kaffeekanne**	120/1	1,55				2 05				0,45	380	13
Coffee pots	2	2,05				2,40				0,70	500	15
Cafeteras	3	2,45				2,95				1,15	750	18
	4	3,15				3,85				1,55	960	20
	5	4,20				5,10				1,95	1140	22
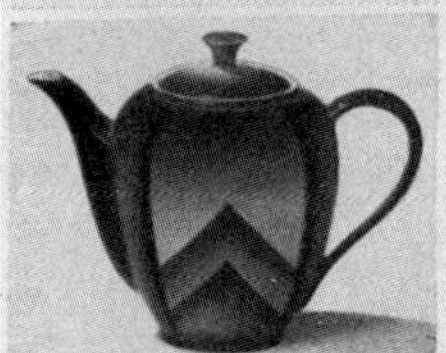 **Kaffeekanne**	130/00	1,35	1,35	1,55			1,70	2,05	2,30	0,35	250	11,8
Coffee pots	0	1,55	1,55	1,80			2,00	2,40	2,70	0,50	325	13,5
Cafeteras	1	2,05	2,05	2,25			2,40	2,90	3,25	0.75	480	15,5
	2	2,45	2,45	2 70			2,95	3,55	4,00	1,0	600	16,7
	3	3,15	3,15	3,55			3,85	4,60	5,20	1,50	1080	19,5
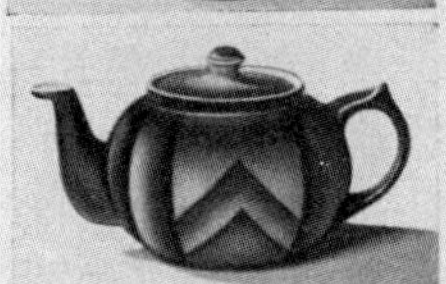 **Teekanne**	151 00	1,60	1,60	1,75	1,75	2,00	2,00	2,20	2,70	0,45	340	10
Teapots	0	1,85	1,85	2,00	2.00	2,20	2,20	2,65	2,95	0,65	500	11
Teteras	1	2,35	2,35	2,65	2,65	2,90	2,90	3,50	3,90	1,0	700	12,5
	2	3,10	3,10	3,60	3,60	3,90	3,90	4,70	5,25	1,35	840	13,5
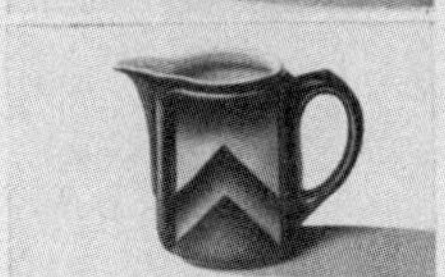 **Gießer**	275/1	0,80								0,25	180	8,5
Creamjugs	2	0,95								0,35	260	10,5
Lecheras para crema												
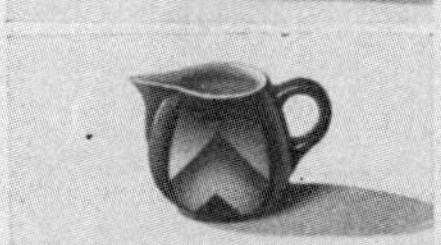 **Gießer**	277/00	0,42				0,50				0,04	55	4,5
Creamjugs	0	0,65				0,75				0,12	100	6,5
Lecheras para crema												
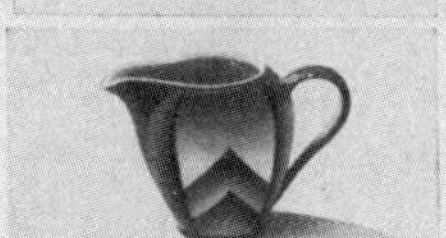 **Gießer**	278/1	0,70	0,70	0,77			0,85	1,00	1,15	0,15	100	7
Creamjugs	2	0,85	0,85	0,95			1,00	1,20	1,35	0,25	175	9
Lecheras para crema												
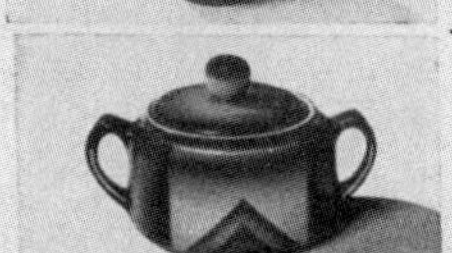 **Zuckerdose**	250	1,55								0,3	320	9
Sugar box												
Azucareras												

Flache, bauchige Form, flacher Deckel mit Knauf, am Boden M 75 in schwarz.
Außen blauer und rotbrauner Schwämmeldekor in umlaufenden Streifen, Transparentglasur.
Gelblicher Scherben.
Stiftung Kulturwerk Schlesien, Würzburg

853 **Milchtopf**
Siershahn, Siershahner Feinsteinzeugfabrik, 1950/60
Feinsteinzeug, gegossen
H 12,2 DmR 12 DmMax 13,5 DmB 10,3

Bauchige Form, breiter Stand, trichterförmiger Hals, breite Schnauze, Bandhenkel, Kochboden mit M 74 in blau.
Außen verlaufender, rotbrauner Spritzdekor: Ecken, Streifen, Transparentglasur.
Weißlicher Scherben.
MDV 8 E 657

854* **Milchtopf**
Siershahn, Siershahner Feinsteinzeugfabrik, 1950/60
Feinsteinzeug, gegossen
H 11,1 DmR 11 DmMax 12,5 DmB 10,6

Bauchige Form, breiter Stand, trichterförmiger Hals, breite Schnauze, Bandhenkel, Kochboden mit M 74 in schwarz, auf der Wandung M 79 als Aufkleber in gold/gelb.
Außen brauner, verlaufender Spritzdekor: Ecken, Streifen, Transparentglasur.
Weißlicher Scherben.
Privatslg. München

855 **Kaffeekanne mit Deckel**
Siershahn, Siershahner Feinsteinzeugfabrik, 1950/60
Feinsteinzeug, gegossen
H 13,1 DmR 6,6 DmMax 9,6 DmB 6,6

Konisch zulaufende, bauchige Form, breites Ausgußrohr, Wulsthenkel, gewölbter Deckel mit Knauf, am Boden M 74 in schwarz.

854

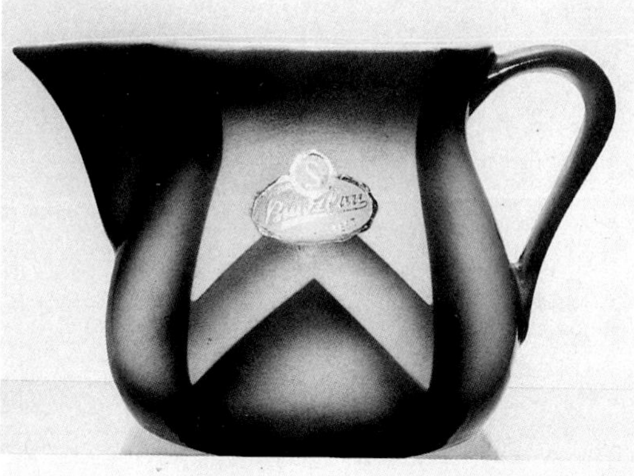

Außen brauner, verlaufender Spritzdekor: Ecken, Streifen Transparentglasur.
Weißlicher Scherben.
Stiftung Kulturwerk Schlesien, Würzburg

856 **Gedeck, 3-teilig**
Siershahn, Siershahner Feinsteinzeugfabrik, 1950/60
Feinsteinzeug, eingedreht, übergedreht
Teller: H 2,2 DmR 19 DmB 12,5

Bestehend aus flach gemuldeter Tasse mit Bandhenkel, leicht gewölbter Untertasse mit eingetieftem Spiegel, flachem Teller mit leicht ansteigendem Rand, Standring, am Boden von Teller und Untertasse M 74 in schwarz.
Außen- bzw. Oberseite mit braunem, verlaufendem Spritzdekor: Ecken, Transparentglasur.
Weißlicher Scherben.
MDV 8 M 272 8 H 918b

857 **Dose mit Deckel**
Siershahn, Siershahner Feinsteinzeugfabrik, 1950/60
Feinsteinzeug, gegossen
H 8 DmR 9 DmMax 10,8 DmB 7

Flache, bauchige Form, flacher Deckel mit Knauf, am Boden M 74 in schwarz.
Außen brauner, verlaufender Spritzdekor: Ecken, Streifen, Transparentglasur.
Weißlicher Scherben.
Privatslg. München

Georg + Steffi Peltner, Höhr-Grenzhausen

858* **Kaffeekanne mit Deckel**
Höhr-Grenzhausen, Georg + Steffi Peltner, 1986
Hochgebrannte Irdenware, gedreht
H 22,8 DmR 9,7 DmMax 15,7 DmB 9,4

Bauchige Form, leicht trichterförmiger Hals, gezogene Schnauze, Bandhenkel, gewölbter Deckel mit Knauf, am Boden M 58 geritzt.
Außen Schwämmel- und Malhorndekor: Pfauenauge, grün, blau, Transparentglasur.
Weißlicher Scherben.
G. + S. Peltner, Höhr-Grenzhausen

859* **Gedeck, 3-teilig**
Höhr-Grenzhausen, Georg + Steffi Peltner, 1986
Hochgebrannte Irdenware, gedreht
Teller: H 2,5 DmR 17,8 DmB 12

Bauchige Tasse („böhmische“ Form), trichterförmiger Hals, Bandhenkel, flache, leicht gemuldete Untertasse, flacher, leicht gemuldeter Kuchenteller, am Boden jeweils M 58 geritzt.
Außen bzw. auf der Oberseite Schwämmel- und Malhorndekor: Pfauenauge, grün, blau, Transparentglasur.

Weißlicher Scherben.
G. + S. Peltner, Höhr-Grenzhausen

860 **Kanne**
Höhr-Grenzhausen, Georg + Steffi Peltner, 1986
Hochgebrannte Irdenware, gedreht
H 19 DmR 9 DmMax 14,2 DmB 8,5

Bauchige Form, abfallende Schulter, zylindrischer Hals, verstärkter Rand, gezogene Schnauze, Bandhenkel, am Boden M 58 geritzt.
Außen Schwämmeldekor: Pfauenauge, grün, blau, Transparentglasur.
Weißlicher Scherben.
G. + S. Peltner, Höhr-Grenzhausen

861 **Kanne**
Höhr-Grenzhausen, Georg + Steffi Peltner, 1986
Hochgebrannte Irdenware, gedreht
H 28,8 DmR 12,8 DmMax 17,4 DmB 12,7

Bauchige Form, zum Stand hin eingezogen, zylindrischer Hals, verstärkter, gekehlter Rand, gezogene Schnauze, Bandhenkel, am Boden M 58 geritzt.
Außen Schwämmel- und Malhorndekor: Pfauenauge, blau, grün, braun, Transparentglasur.
Weißlicher Scherben.
G. + S. Peltner, Höhr-Grenzhausen

862 **Zwei Kerzenhalter**
Höhr-Grenzhausen, Georg + Steffi Peltner, 1986
Hochgebrannte Irdenware, gegossen
H 14,6–14,9 DmR 3,1–3,4 DmB 8,1

Frauen- und Männergestalt, auf dem Kopf jeweils runde Kerzenhalter.
Frauengestalt mit blauer Engobe und Malhorndekor in blau, braun, weiß, Männergestalt mit brauner Engobe und Malhorndekor in blau, braun, weiß und grün, Transparentglasur.
Weißlicher Scherben.
G. + S. Peltner, Höhr-Grenzhausen

863* **Käseglocke mit Teller**
Höhr-Grenzhausen, Georg + Steffi Peltner, 1986
Hochgebrannte Irdenware, gedreht
H 16,4 DmR 16,4 DmMax (Teller) 19,7

Glocke in Frauengestalt, konisch zulaufend, kugeliger Kopf, 2 Bandhenkel, flacher Teller mit leicht ansteigendem Rand, in der Glocke innen M 58 geritzt.
Außen Schwämmeldekor: verschiedene Pfauenaugen, grün, braun, blau, grüne Punkte, Malhorndekor: Gesicht, braun, blau, Teller mit grünem Schwämmeldekor: umlaufende Punkt-Reihe am Rand, Transparentglasur.
Weißlicher Scherben.
G. + S. Peltner, Höhr-Grenzhausen

864* **Wandteller**
Höhr-Grenzhausen, Georg + Steffi Peltner, 1986
Hochgebrannte Irdenware, gedreht
H 4,2 DmR 28,9 DmB 18,2

Flache, leicht gemuldete Form, abgeknickte, leicht ansteigende Fahne, Standring zweimal gelocht, am Boden M 58 geritzt.
Oberseite mit Schwämmeldekor: verschiedene Pfauenaugen, blau, grün, braun, gelb, Transparentglasur,
Weißlicher Scherben.
G. + S. Peltner, Höhr-Grenzhausen

864, 863, 858, 859

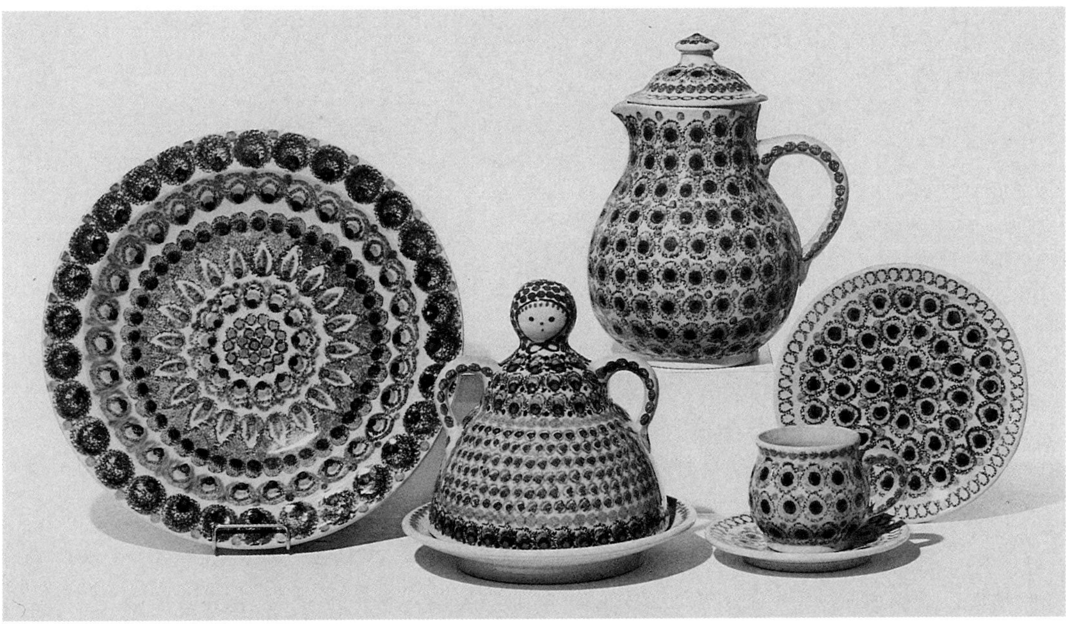

Alois Böhm KG, Höhr-Grenzhausen

865 **Katalog mit Preisliste und Prospekt** zu den verschiedenen Dekoren der Firma Alois Böhm KG Höhr-Grenzhausen, 1980/85
MDV 62 K 186a, b

866* **Kaffeeservice, 6-teilig**
Höhr-Grenzhausen, Alois Böhm KG, 1986
Hochgebrannte Irdenware, gedreht, eingedreht, übergedreht
Kaffeekanne: H 18,3 DmR 9,5 DmMax 12,6 DmB 8,3

Bestehend aus Kaffeekanne mit Deckel, Zuckerdose mit Deckel, Milchkännchen, Tasse mit Untertasse, Kuchenteller, am Boden M 1 geritzt.
Außen und innen bzw. auf Ober- und Unterseite Transparentglasur, außen bzw. auf der Oberseite Schwämmeldekor: „Bunzlau braun blau".
Weißer Scherben.
MDV 8 E 903, 8 O 843, 8 E 904, 8 M 314, 8 H 988

867 **Gedeck, 3-teilig**
Höhr-Grenzhausen, Alois Böhm KG, 1986
Hochgebrannte Irdenware, eingedreht, übergedreht
Tasse H 6,1 DmR 9,8 DmB 5,1
DmMax Teller 20,1

Konische Tassenform, leicht gewölbte Wandung, Bandhenkel, flache Untertasse und flacher Kuchenteller mit ansteigender Fahne, am Boden M 1 geritzt.
Außen und innen bzw. auf Ober- und Unterseite Transparentglasur, außen bzw. auf der Oberseite blauer Schwämmeldekor: „Bunzlau blau".
Weißer Scherben.
MDV 8 M 315, 8 H 989

868* **Drei Milchtöpfe**
Höhr-Grenzhausen, Alois Böhm KG, 1986
Hochgebrannte Irdenware, gedreht
H 9,1–17,4 DmR 6,3–10,3 DmMax 7,7–13,7 DmB 5,5–9,2

Bauchige Form, abfallende Schulter, zylindrischer, kurzer Hals, gezogene Schnauze, Bandhenkel, am Boden M 1 geritzt.
Außen und innen Transparentglasur, außen Schwämmeldekor: „Freiburg", blau, braun.
Weißer Scherben.
MDV 8 N 404a–c

869 **Zwei Milchtöpfe**
Höhr-Grenzhausen, Alois Böhm KG, 1986
Hochgebrannte Irdenware, gedreht
H 13,6–17 DmR 9,2–10,1 DmMax 12,9–13,1 DmB 8–8,4

870 (oben), 866 (Mitte), 868 (unten)

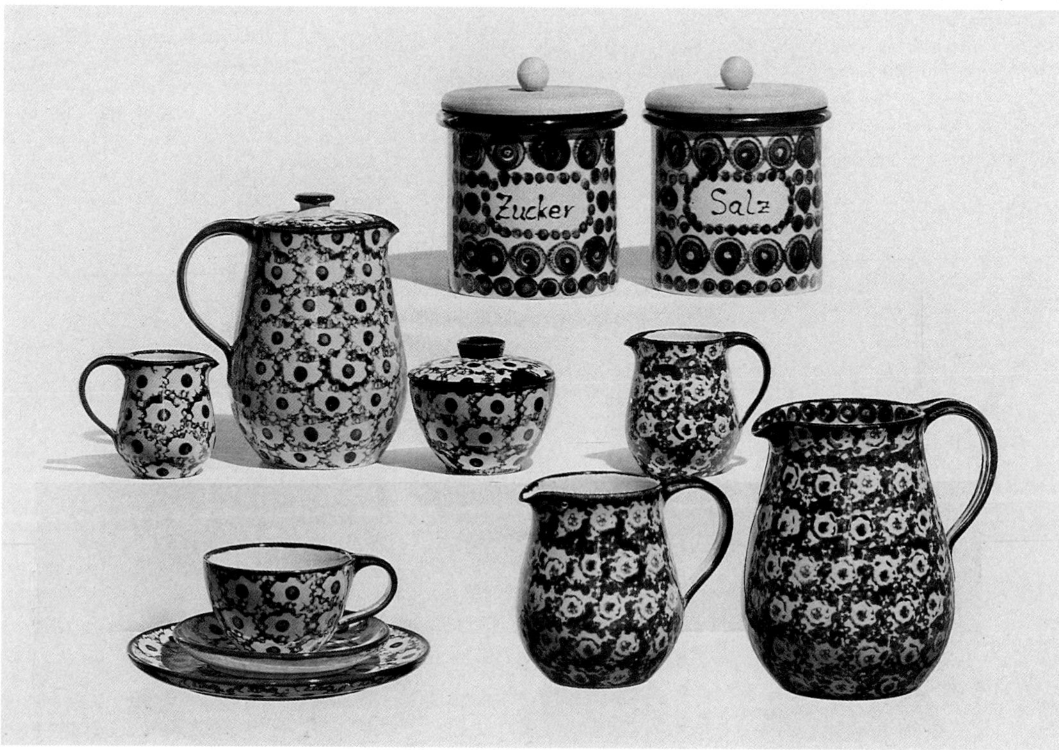

Bauchige Form, abfallende Schulter, zylindrischer, kurzer Hals, gezogene Schnauze, Bandhenkel, am Boden M 1 geritzt.
Außen und innen Transparentglasur, außen Schwämmeldekor: „Salzburg braun blau".
Weißer Scherben.
MDV 8 N 405a, b

870* **Drei Gewürzdosen**
Höhr-Grenzhausen, Alois Böhm KG, 1986
Hochgebrannte Irdenware, eingedreht
H 12,8 DmR 14 DmB 12,1

Zylindrische Form, wulstförmig verstärkter Rand, flacher Holzdeckel mit Knauf, am Boden M 1 geritzt.
Außen und innen Transparentglasur, außen Schwämmeldekor: „Salzburg braun blau", Aufschrift: „Mehl", „Salz", „Zucker".
Weißer Scherben.
MDV 8 O 841a–c

Thiesmeyer & Sälzer, Kaub/Rhein

871 **Katalog** der Töpferei Beate Thiesmeyer & Michael Sälzer in Kaub/Rhein, 1985
MDV 62 K 184

872* **Kaffeekanne mit Deckel und Stövchen**
Kaub/Rhein, Thiesmeyer & Sälzer, 1986
Hochgebrannte Irdenware, gedreht
Kanne: H 15,6 DmR 7 DmMax 17,8 DmB 17

Bauchige Form, breiter Stand, zylindrischer Hals, gezogene Schnauze, Bandhenkel, leicht gewölbter Deckel mit Knauf, gebauchtes Stövchen zum Stand eingezogen, breiter, flacher Rand, gelochte Wandung, am Boden jeweils M 85 geritzt.
Außen und innen braune Lehmglasur, außen Malhorndekor: „Blume, blau + weiß".
Weißlich-grauer Scherben.
MDV 8 E 902, 4 J 26

873* **Tasse mit Untertasse**
Kaub/Rhein, Thiesmeyer & Sälzer, 1986
Hochgebrannte Irdenware, gedreht
Tasse: H 7,5 DmR 8,4 DmB 5

Bauchige Tassenform, Bandhenkel, flache Untertasse mit leicht ansteigendem Rand, am Tassen- und Untertassenboden M 85 geritzt.
Außen bzw. auf Ober- und Unterseite braune Lehmglasur, außen bzw. auf der Oberseite Malhorndekor: „Blume, blau + weiß", Untertassen- und Tellerrand unglasiert.
Weißlich-grauer Scherben.
MDV 8 M 313

874* **Drei Töpfe mit Deckel**
Kaub/Rhein, Thiesmeyer & Sälzer, 1986
Hochgebrannte Irdenware, gedreht
H 9,8–13,7 DmR 16,9–25,6 DmB 12,4–18,5

Leicht bauchige Form, eingezogener, innen gekehlter Rand, 2 Wulsthenkel, flacher Deckel mit Knauf, am Boden M 85 geritzt.

872, 874 (oben), 873 (Mitte), 878, 877 (unten)

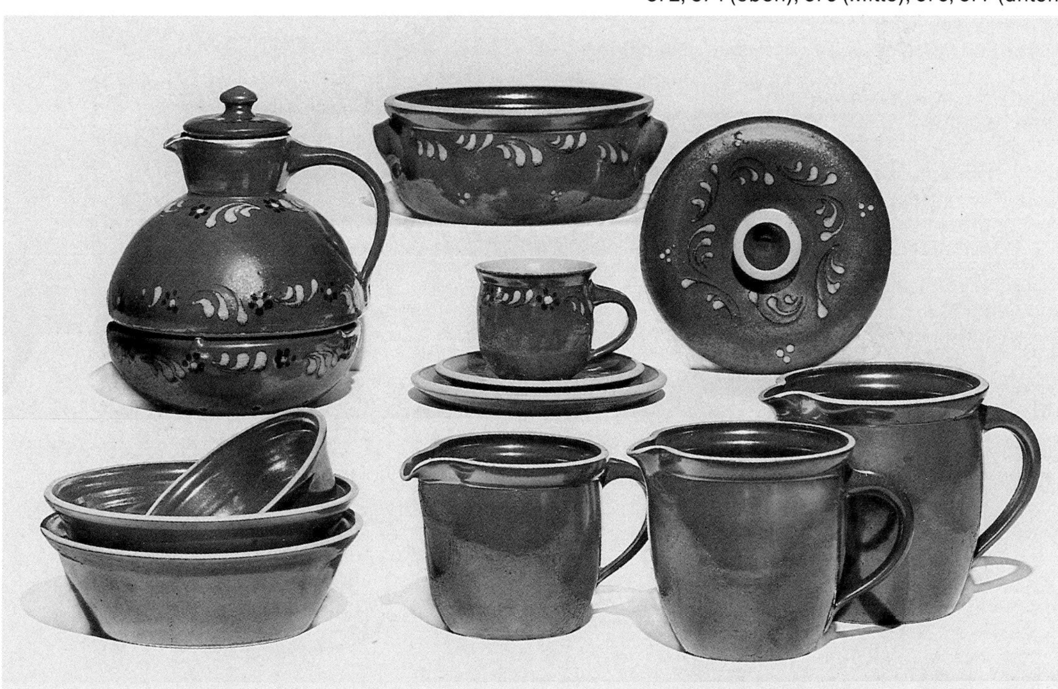

Außen und innen braune Lehmglasur, außen Malhorndekor: „Band, weiß", Rand und Knaufrand unglasiert.
Weißlich-grauer Scherben.
MDV 8 T 52a–c

875 **Zwei Tassen**
Kaub/Rhein, Thiesmeyer & Sälzer, 1986
Hochgebrannte Irdenware, gedreht
H 6,2–7,6 DmR 7–8,5 DmB 3,7–5

Bauchige Form, eingezogener, stehender Rand, Bandhenkel, am Boden M 85 geritzt.
Außen braune Lehmglasur, Malhorndekor: „Punkt, weiß", innen Transparentglasur.
Weißlich-grauer Scherben.
MDV 8 D 139a, b

876 **Henkelbecher**
Kaub/Rhein, Thiesmeyer & Sälzer, 1986
Hochgebrannte Irdenware, gedreht
H 10,1 DmR 9,2 DmB 5,1

Bauchige Form, Bandhenkel, am Boden M 85 geritzt.
Außen braune Lehmglasur, Malhorndekor: „Punkt, weiß", innen Transparentglasur.
Weißlich-grauer Scherben.
MDV 8 D 139c

877* **Drei Milchtöpfe**
Kaub/Rhein, Thiesmeyer & Sälzer, 1986
Hochgebrannte Irdenware, gedreht
H 11,2–14,5 DmR 12,2–14,1 DmB 8,6–9,8

Konische, leicht bauchige Form, eingezogener, innen gekehlter Rand, gezogene Schnauze, Bandhenkel, am Boden M 85 geritzt.
Außen und innen braune Lehmglasur, Rand unglasiert.
Weißlich-grauer Scherben.
MDV 8 0 842a–c

878* **Drei Schüsseln**
Kaub/Rhein, Thiesmeyer & Sälzer, 1986
Hochgebrannte Irdenware, gedreht
H 5–7,8 DmR 15,2–20,5 DmB 10,5–14,3

Konische Form, stehender, innen gekehlter Rand, am Boden M 85 geritzt.
Außen und innen braune Lehmglasur, Rand unglasiert.
Weißlich-grauer Scherben.
MDV 8 G 719a–c

Keramikproduktion in Bolesławiec

879* **Vase**
Bolesławiec, um 1978
Feinsteinzeug, eingedreht
H 16,2 DmR 9,5 DmB 6,5

Zylindrische Form, im unteren Teil starker Einzug, trichterförmiger Hals, am Boden M 84 als Blindstempel.
Außen blauer Schwämmeldekor: Wabenmuster, Transparentglasur.
Weißer Scherben.
Privatslg. München

880 **Vase**
Bolesławiec, Genossenschaft „Ceramika Artystyczna", 1978
Feinsteinzeug, gegossen
H 11,4 DmR 6,2 DmMax 11,4 DmB 7

Kugelige Form, kurzer zylindrischer Hals, verstärkter Rand.
Außen blauer Schwämmeldekor: Kreise mit Blattform, Transparentglasur.
Weißer Scherben.
MDV 8 Y 72

881 **Vase**
Bolesławiec, Genossenschaft „Ceramika Artystyczna", 1978
Feinsteinzeug, gegossen
H 19 DmR 7,8 DmMax 9 DmB 6,5

879

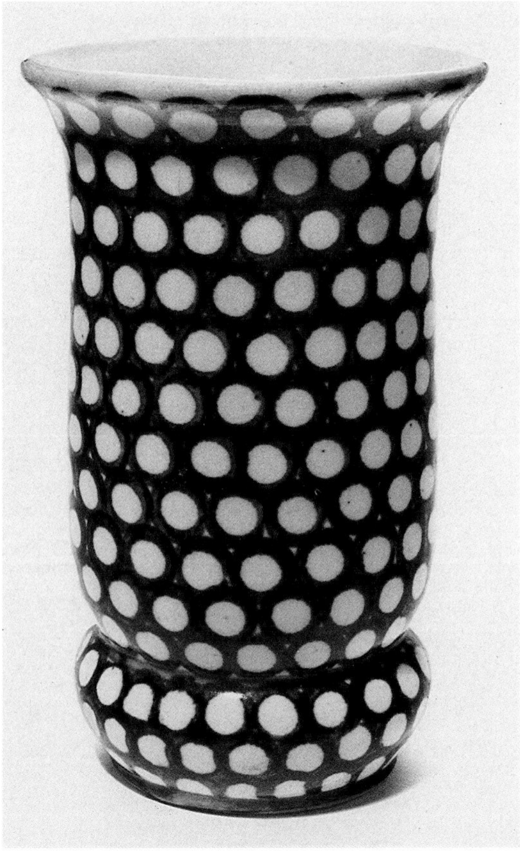

Konische Form, trichterförmiger Hals, verstärkter Rand.
Außen Schwämmeldekor: Pfauenauge, blau, braun, Transparentglasur.
Weißer Scherben.
MDV 8 Y 73

882 **Zwei Vasen**
Bolesławiec, CERPOL Werk Nr. 3, 1978
Feinsteinzeug, gegossen
H 20–29,6 DmR 8,1–9,3 DmMax 11,7–13,3 DmB 7,1–7,4

Kugelige Form, hohe, leicht gewölbte Schulter, trichterförmiger Hals.
Außen Pinseldekor: Blüten und Blätter, blau, grün, rotbraun, Transparentglasur.
Weißer Scherben.
MDV 8 Y 68a, b

883 **Aschenbecher**
Bolesławiec, CERPOL Werk Nr. 3, 1978
Feinsteinzeug, gegossen
H 4,6 DmMax 16

Ovale, gemuldete Form, spitz auslaufend, an den Schmalseiten eingetiefte Ablageflächen.
Außen und auf der Oberseite Pinseldekor: Blüten und Blätter, blau, grün, rotbraun, Transparentglasur.
Weißer Scherben.
MDV 9 E 112

884 **Vase**
Bolesławiec, Genossenschaft „Ceramika Artystyczna", 1978
Feinsteinzeug, gegossen
H 22,5 DmR 7,6 DmMax 10,4 DmB 8,3

887

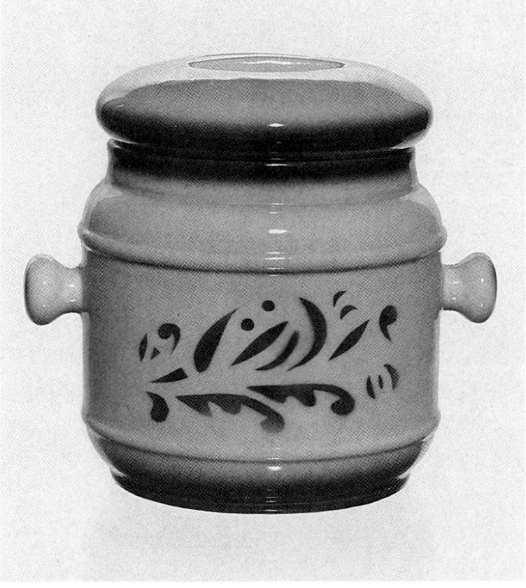

Bauchige Form mit Einschnürung, hoher zylindrischer Hals, stehender Rand.
Außen und innen blaue Glasur.
Weißer Scherben.
MDV 8 Y 62

885 **Vase**
Bolesławiec, Genossenschaft „Ceramika Artystyczna", 1978
Feinsteinzeug, gegossen
H 15,1 DmR 5,3 DmMax 9,7 DmB 6,2

Viereckig abgeplattete, hohe Form, kugeliger Hals, am Boden M 82 als Blindstempel.
Außen grüne, innen braune Glasur.
Weißer Scherben.
MDV 8 Y 66a

886 **Vase**
Bolesławiec, Genossenschaft „Ceramika Artystyczna", 1978
Feinsteinzeug, gegossen
H 10,3 DmR 6,2 DmMax 9,7 DmB 7,5

Viereckige, abgeplattete, flache Form, kugeliger Hals, am Boden M 83 als Blindstempel.
Außen und innen braune Glasur.
MDV 8 Y 66b

887* **Dose mit Deckel**
Bolesławiec, CERPOL Werk Nr. 3, 1978
Feinsteinzeug, gegossen
H 17,1 DmR 12 DmMax 14,2 DmB 11,9

Zylindrische Form, seitlich 2 Knäufe, gewölbter Deckel mit eingetieftem Griff.
Außen blauer, verlaufender Spritzdekor: Blumen, Transparentglasur.
Weißer Scherben.
MDV 7 H 194a

888 **Bierkrug**
Osła, CERPOL Werk Nr. 7, 1978
Feinsteinzeug, gegossen
H 12,5 DmR 7,5 DmB 9,4

Konisch zulaufende Form, Bandhenkel.
Außen plastisch ausgeformter Faßdekor mit Hopfenzweigen und Wappen, außen und innen grün gefärbte Transparentglasur.
Weißer Scherben.
MDV 8 A 400

889 **Bierkrug**
Osła, CERPOL Werk Nr. 7, 1978
Feinsteinzeug, gegossen
H 12,5 DmR 7,5 DmB 9,5

Konisch zulaufende Form, Bandhenkel.
Außen plastisch ausgeformt wie Holzdauben, mit Hopfenzweigen und Wappen, zum Teil mit Pinseldekor in gelb, braun, grün, blau, Transparentglasur.
Weißer Scherben.
MDV 8 A 401

890 **Drei Reiseandenken (Krüge)**
Bolesławiec, Genossenschaft „Ceramika Artystyczna“, 1978
Feinsteinzeug, gegossen
H 5 DmR 1,5 DmMax 3,9 DmB 2,8

Leicht bauchige Form, gerundete Schulter, geriefte Wandung, enger Hals, verstärkter Rand, Bandhenkel.
Außen und innen braune bzw. dunkelblaue Glasur bzw. hellblau gefärbte Transparentglasur.
Weißer Scherben.
MDV 31 O 123a, c, e

891 **Reiseandenken (Flasche)**
Bolesławiec, CERPOL Werk Nr. 3, 1978
Feinsteinzeug, gegossen
H 5 DmR 1,3 DmMax 4,8 DmB 3,5

Konische Form, abfallende, gekehlte Schulter, enger Hals.
Außen und innen blaue Glasur.
Weißer Scherben.
MDV 31 O 125

892 **Reiseandenken (Krug)**
Bolesławiec, Genossenschaft „Ceramika Artystyczna“, 1978
Feinsteinzeug, gegossen
H 5 DmR 1,3 DmB 3

Konisch zulaufende Form, gerundete Schulter, enger Hals, verstärkter Rand, Wulsthenkel.
Außen und innen braune Glasur.
Weißer Scherben.
MDV 31 O 124e

893 **Drei Reiseandenken (2 Krüge, 1 Topf)**
Osła, CERPOL Werk Nr. 7, 1978
Feinsteinzeug, gegossen
H 5,6 DmR 2 DmMax 4,1 DmB 2,9

Zwei verschiedene, bauchige Krugformen mit je 2 Wulsthenkeln, bauchiger Topf mit 2 Wulsthenkeln.
Außen und innen honigbraun gefärbte Transparentglasur.
Weißer Scherben.
MDV 31 O 105b, c, d

894 **Zwei Reiseandenken (Henkelflschen)**
Bolesławiec, Genossenschaft „Ceramika Artystyczna“, 1978
Feinsteinzeug, gegossen
H 7,5 DmR 1,8 DmMax 5,8 DmB 4,6

Bauchige Form, gerundete Schulter, enger Hals, verstärkter Rand, Bandhenkel.
Außen und innen hellblaue bzw. sandfarbene Glasur.
Weißer Scherben.
MDV 31 O 107b, 31 O 118

901, 904, 901 (oben), 902, 905 (unten)

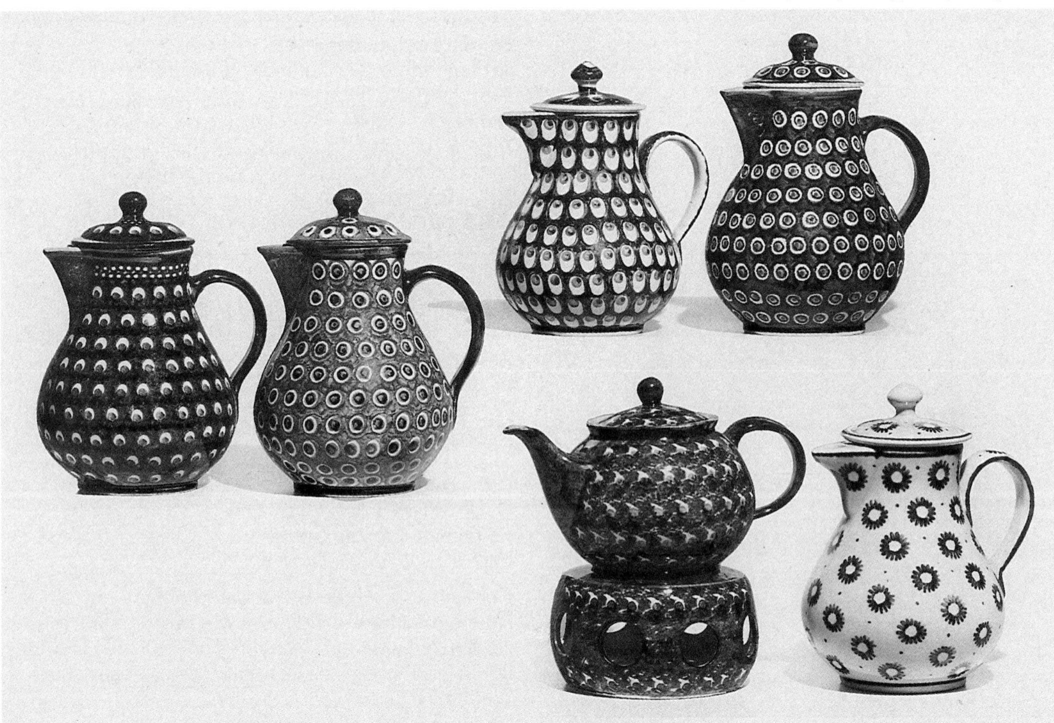

895 **Zwei Reiseandenken (Wärmflaschen)**
Bolesławiec, Genossenschaft „Ceramika Artystyczna", 1978
Feinsteinzeug, gegossen
H 4 DmR 1,5 DmMax 6,3 DmB 5,9

Flach gebauchte Form, enger Hals, verstärkter Rand.
Außen und innen blaue Glasur bzw. außen brauner Schwämmeldekor: Kreise, Transparentglasur.
Weißer Scherben.
MDV 31 O 112a, b

896 **Reiseandenken (Melonenkrug)**
Bolesławiec, Genossenschaft „Ceramika Artystyczna", 1978
Feinsteinzeug, gegossen
H 7,9 DmR 3 DmMax 5,7 DmB 4,2

Kugelige Form mit schräg verlaufenden Rippen, zylindrischer, außen gekehlter Hals, Bandhenkel.
Außen und innen braune Glasur.
Weißer Scherben.
MDV 31 O 126

897 **Reiseandenken (Kanne)**
Bolesławiec, um 1980
Feinsteinzeug, gegossen
H 9 DmR 3,4 DmMax 5,2 DmB 3,4

Bauchige Form, hoher, enger, mehrfach gekehlter Hals, angedeutete Schnauze, Wulsthenkel.
Außen und innen honigbraune Transparentglasur.
Weißer Scherben.
MDV 31 O 98c

898 **Reiseandenken (Vase)**
Bolesławiec, Werkstatt Lidia Nowacka, 1978
Feinsteinzeug, gegossen
H 13 DmR 4,3 DmMax 5,4 DmB 3,2

Amphorenform, 2 Wulsthenkel.
Außen und innen honigbraune Transparentglasur.
Weißer Scherben.
MDV 31 O 108b

899 **Reiseandenken (Krug)**
Osła, CERPOL Werk Nr. 7, 1978
Feinsteinzeug, gegossen
H 9,6 DmR 3,2 DmMax 5,5 DmB 3,5

Eiförmige, geriefte Wandung, trichterförmiger Hals, 2 Wulsthenkel.
Außen und innen honigbraun gefärbte Transparentglasur.
Weißer Scherben.
MDV 31 O 99a

900 **Sechs Schnapsbecher**
Bolesławiec, Werkstatt Lidia Nowacka, 1979
Feinsteinzeug, gegossen
H 7,8 DmR 3,5 DmMax 5

Fischform.
Außen plastisch ausgeformt, außen und innen braun gefärbte Transparentglasur.
Weißer Scherben.
MDV 31 O 117a–f

901* **Drei Kaffeekannen mit Deckel**
Bolesławiec, Genossenschaft „Ceramika Artystyczna", 1986
Feinsteinzeug, gegossen
H 21,5–22,5 DmR 8,4 DmMax 14,5 DmB 9

Bauchige Form, zum Stand hin eingezogen, trichterförmiger Hals, spitze Schnauze, Bandhenkel, gewölbter Deckel mit Knauf.
Außen verschiedenfarbiger Schwämmeldekor: Pfauenauge, blau, rotbraun, bzw. rotbraun, blau, Henkel blau.
Weißlicher Scherben.
MDV o. Nr.

902* **Teekanne mit Stövchen**
Bolesławiec, Genossenschaft „Ceramika Artystyczna", 1986
Feinsteinzeug, gegossen, gedreht
Kanne: H 13,5 DmR 9 DmMax 13,5
DmB 8,5 DmMax (Stövchen) 14

Flach gebauchte Kanne, kurzes Ausgußrohr, innen gekehlter Rand, Bandhenkel, flach gewölbter Deckel mit Knauf, zylindrisches Stövchen, nach oben leicht zulaufend, gelochte Wandung, Abdeckplatte mit Öffnung.
Außen blauer Schwämmeldekor mit Pfauenauge, blau, rotbraun, Transparentglasur.
Weißlicher Scherben.
MDV o. Nr.

903 **Sechs Henkelbecher**
Bolesławiec, Genossenschaft „Ceramika Artystyczna", 1986
Feinsteinzeug, eingedreht
H 9,2 DmR 8 DmMax 8,2 DmB 5

Bauchige Form, stehender Rand, Bandhenkel, am Boden M 84 in blau.
Außen verschiedenfarbiger Schwämmeldekor: Pfauenauge, blau, rotbraun, gelb und blaues Wabenmuster, Transparentglasur.
Weißlicher Scherben.
MDV o. Nr.

904* **Kaffeekanne**
Bolesławiec, 1986
Feinsteinzeug, gegossen
H 20,6 DmR 8 DmMax 14 DmB 8,5

Bauchige Form, zum Stand hin eingezogen, trichterförmiger Hals, überdeckte Schnauze, breiter Bandhenkel, flach gewölbter Deckel mit Knauf.
Außen Schwämmeldekor: Pfauenauge, blau, rotbraun, Transparentglasur.
Weißer Scherben.
MDV o. Nr.

905* **Kaffeekanne**
Bolesławiec, 1986
Feinsteinzeug, gegossen
H 20,5 DmR 8 DmMax 14 DmB 8,5

Bauchige Form, zum Stand hin eingezogen, trichterförmiger Hals, überdeckte Schnauze, breiter Bandhenkel, flach gewölbter Deckel mit Knauf.
Außen Schwämmeldekor: Blüten, Punkte, blau, braun, Transparentglasur.
Weißer Scherben.
MDV o. Nr.

906 **Kaffeekanne**
Bolesławiec, 1986
Feinsteinzeug, gegossen
H 20,5 DmR 8 DmMax 14 DmB 8,5

Bauchige Form, zum Stand hin eingezogen, trichterförmiger Hals, überdeckte Schnauze, breiter Bandhenkel, flach gewölbter Deckel mit Knauf.
Außen blauer Schwämmeldekor: Punkte, am oberen Rand und am Henkel und Deckel Wolkenmuster.
Weißer Scherben.
MDV o. Nr.

Namenverzeichnis der Töpfer

Im Namenverzeichnis sind alle Angaben zu Personen bzw. Töpferwerkstätten aus dem Kreis Bunzlau seit 1600 zusammengefaßt, die bei der Auswertung der im Literaturverzeichnis genannten Schriften gewonnen werden konnten. Darüber hinaus wurden aus dem Kreis Bunzlau stammende Töpfer, die heute in der Bundesrepublik leben, mit Angaben über ihre Werkstatt erfaßt. Aufgenommen sind außerdem einige Werkstätten, die in der Zeit nach 1945 beeinflußt von der Bunzlauer Töpfertradition arbeiten. Oft handelt es sich um wörtliche – zur Erhaltung der Lesbarkeit hier aber nicht jeweils als solche gekennzeichnete – Zitate. Besonders viele Hinweise wurden Adreßbüchern der keramischen Industrie entnommen; diese erscheinen seit Ende des 19. Jhs. Das bedeutet z. B., daß sich für das Erscheinungsjahr eines Adreßbuches oder anderer zusammenfassender Publikationen (in Klammern gesetzte Jahreszahlen) die Nennungen häufen und zwischen den Erscheinungsjahren oftmals Lücken bestehen. Aus diesem Grund und wegen der sonst nicht ausreichenden Quellenlage ist die berufliche Tätigkeit vieler Töpfer bzw. Werkstätten zeitlich nur annähernd zu erfassen. In der Regel wird sie über die mit „genannt" wiedergegebenen Erwähnungen hinaus anzusetzen sein; in einigen Fällen sind Eintragungen in den Adreßbüchern möglicherweise erst nach der bereits erfolgten Auflösung einer Werkstatt gelöscht worden.

Viele Töpfer betonten in Annoncen u. ä. das Gründungsjahr ihrer Werkstatt. Dieses Datum wurde auch in die nachfolgende Liste aufgenommen. Dabei sind zwei Aussagen zu unterscheiden: Manchmal wird das Gründungsjahr (z. B. Jahr des Neubaus einer Töpferei oder das erste Arbeitsjahr) des jeweils genannten Töpfereibetriebes angegeben, dann heißt es z. B. „gegr. 1890". In anderen Fällen wird das Gründungsjahr einer gekauften oder geerbten Werkstatt genannt, dann heißt es ausdrücklich z. B. „Werkstatt gegr. 1800". Im letzten Fall kann das mitgeteilte Jahr also vor dem eigentlichen Arbeitszeitraum der beschriebenen Töpferei liegen.

Zur Praxis der Weitergabe von Werkstätten (Verkauf oder Vererbung innerhalb der Familie) lassen sich wegen der geringen Hinweise keine allgemeinen Aussagen ableiten. Das gilt auch für die am längsten (von 1549 bis ca. 1800 unter diesem Namen) nachgewiesene Obertöpferei in Bunzlau. Sie bezeichnet im übrigen eine Lage (in der Obervorstadt, Ecke Schönfeldstraße) und gibt keine besondere Stellung des Besitzers in der Zunft (wie z. B. Oberältester, Obermeister) an.

Das Verzeichnis umfaßt in alphabetischer Reihenfolge die wichtigsten Töpferorte des Kreises Bunzlau und anschließend verschiedene Orte in der Bundesrepublik.

Abkürzungen

⚭	verheiratet mit
Abt.:	Abteilung
D.R.G.M.:	Deutsches Reichs-Gebrauchsmuster
ehem.:	ehemals
Fa.:	Firma
geb.:	geboren
gegr.:	gegründet
gen.:	genannt
gest.:	gestorben
Inh.:	Inhaber
RM:	Reichsmark
Rthl.:	Reichstaler
vgl.:	vergleiche
vorm.:	vormals
Wwe:	Witwe

1. Bunzlau

Altmann Johann, Sohn von (vgl.) Johann Gottlieb A. – 1851 übernimmt väterliche Werkstatt, führt sie jedoch nur kurze Zeit weiter.

Altmann Johann Gottlieb (Sohn eines Gärtners), aus Uttig (zwischen Bunzlau und Naumburg). – geb. 26. 10. 1780, gest. 4. 5. 1851. – 1810 erwirbt Bürger- und Meisterrecht, übernimmt wahrscheinlich die ehem. Töpferei (vgl.) Walter; um 1818 gelingt ihm die Zusammensetzung einer dem Porzellan ähnlichen Masse aus Bunzlauer Ton (mit Zusätzen); um 1825/28 erfindet Feldspatglasur; 1831 Oberältester der Töpferinnung; 1838 liefert Geschirr an König Friedrich Wilhelm III.; 1851 Sohn Johann A. übernimmt die Werkstatt. – Ausstellungen und Auszeichnungen: 1828 erhält 50 Taler Belohnung von der Regierung für die Erfindung der Feldspatglasur; 1844 Deutsche Gewerbeausstellung Berlin; 1851 Industrieausstellung London. – Arbeiten: A. stellte neben Gebrauchsgeschirr „feine" Geschirre wie Kaffeeservice, Vasen, Dosen und Prunktassen her.

Balzke H. E. und (?) Paul, Grüner Weg 1. – 1927 Brauntöpferei und Tonwarenfabrik; Werkstatt in den 20er Jahren stillgelegt. - Fabrikate: Braun- und Buntgeschirr; Dekor: Kobalt, Unterglasur, Schwamm- und Bauerndekor; 2 Öfen.

Bähr/Beer:

Beer Christian Gottl. – 1787 Meister, wird Bürger, Töpferei in der Niedervorstadt („Behr").

Bähr Gottfr. – 1760 Meister, wird Bürger; 1781 gest.

Beer Joh. (H.) Chrn. – 1742 Geselle, wird Bürger; 1759/1760 gen.

Bähr Joh. Gottfr. – 1790 Geselle auf Wanderschaft, ihm gehört die Obertöpferei, verpachtet für zwei Jahre an (vgl.) G. M. Freischlag; 1793 Meister, wird Bürger.

Baumgart K. – 1898/99 gen.

Bergmann Andr. – 1759 Geselle, wird Bürger.

Bergmann H. G. – 1730 Meister (?), in Bürgermatrikel gen.
Blumberg Chr. – 1759 Geselle, wird Bürger.
Böhm H. Chr. – 1752 Geselle, wird Bürger.
Borrmann Gottl. – 1755 Meister, wird Bürger.
Brandenburger F. – 1893 selbständiger „techn. Direktor, Special-Techniker für Thonwaaren-Industrie in Bunzlau i. Schlesien"; vgl. Literaturverzeichnis.
Bunzlauer Geschirr –, Oefen –, Thonröhren – Fabriken (AG) – 1902 erloschen.
Bunzlauer Feinsteinzeugfabrik vgl. Klein & Co.
Bunzlauer Feuertonwerke GmbH vgl. Hoffmann & Co.
Bunzlauer Keramik GmbH, Geschäftsführung: Kaufleute Georg Schinkitz und Alfed Müssel, Amalienstraße 7. – 1921 neu eingetragen; 1925 gen. – Gegenstand des Unternehmens: Herstellung und Vertrieb keramischer und aller verwandter Artikel.
Bunzlauer Keramische Werkstätten vgl. Reinhold & Co.
Bunzlauer Tonwarenfabrik Eduard Küttner vgl. Küttner
Bunzlauer Tonwerke GmbH – 1895 Gegenstand des Unternehmens: Fortbetrieb der bisher dem Fabrikbesitzer O. Lieber gehörenden Fabriken, die Ausbeutung von Thongruben, die Erzeugung und der Verkauf von Thon- und Chamottewaaren; 1904 Gesellschaft aufgelöst; 1917 Firma erloschen.
Bunzlauer Topfwarenfabrik vgl. Willi Lorenz, Tillendorf
Bunzlauer Werke GmbH Ludwig Schmidt & Paul Reckzeh, Fabriken feuer- und säurefester Erzeugnisse, Haynauer Landstraße 48 (vgl. Bunzlauer Werke Lengersdorff & Co.) – 1939 gen.
Bunzlauer Werke Lengersdorff & Co. GmbH, Silikat- und Schamottefabrik, Hauptverwaltung Haynauer Kunststraße/Hüttenstraße. – 1870 gegr.; um 1906 nach Brand Neuaufbau der Fabrik; 1909 Anschluß an die Kleinbahn Bunzlau – Neudorf am Gröditzberge; bis 1936 gen. – Stammwerk in Bunzlau mit Hauptverwaltung, chemischem Laboratorium, Prüfabteilung; Zweigniederlassung in Kattowitz, drei Filialfabriken in Sachsen: in Dubrauke bei Baruth, in Jesau bei Kamenz und in Reichersdorf-Bad bei Lausigk; Tochtergesellschaft: Gesellschaft für Industrie-Ofenbau mbH Dresden, die Tunnel- und Muffelöfen vertreibt. – Ausstellungen: Görlitz 1905, Posen 1911. – Arbeiter: 1903 und 1910: 120, um 1925 in allen Werken 650 Arbeiter und Angestellte, davon 300 im Stammwerk in Bunzlau. – Öfen: 18 (um 1927). – Produktion: feuerfeste Produkte wie Schamotte-, Dinas-, Silikatsteine; Gasretorten, Konstruktion und Bau von gasbeheizten Tunnel- und Muffelöfen; 50000 t Fertigfabrikate im Jahr (um 1925); eigene Tongruben und Quarzitbrüche.
Burdack Adolf. – 1878 gegr.; 1895 und 1898/99 gen. – Fabrikate: Geschirr, außen braun und blau, innen weiß.
Burdack August, Am Bahnhof. – geb. um 1839, gest. 1910. – 1871 oder 1878 gegr.; 1896 als Brauntöpferei und Glasurfabrik gen., 15 Arbeiter; 1899 „... Thonwaarenfabrik erwirbt durch Kauf Herr Kasper ..." – Ausstellung: Görlitz 1885. – Fabrikate: weißes, braunes und blaues Geschirr, altdeutsche Krüge (1885); eingedreht: Puddingformen, Fische (1894); blaumarmorierte Kaffeekannen, Sahnetöpfchen, Wasserkrüge, Schalen etc. (1896).
Burdack Robert, Kunst- und Brauntöpferei. – um 1881 gegr.; 1909/10 arbeitet nach Entwürfen von (vgl.) Erwin Süß; im Ersten Weltkrieg gefallen; 1927 Stempelmarke als erloschen gemeldet. – Ausstellungen: Görlitz 1905; Gewerbe- und Industrieausstellung Schweidnitz 1911. – Fabrikate: Braungeschirr mit eingelegter Glasur (Intarsia; 1910); Reiseandenken, Geschenkartikel (1910/11); Schreibzeuge (1911); Bierkrüge zum Breslauer Universitätsjubiläum 1911, entworfen von Erwin Süß (Ausführung von Robert Burdack?).
Burger/Bürger Elias. – 1726 Meister (?), in Bürgermatrikel gen.; 1767 gest.
Burmann C. G. – 1769 lernt bei (vgl.) Chr. Gottlieb Umlauf; 1783 Geselle, wird Bürger.
Conrad Joh. – 1773 Geselle, wird Bürger.
Dahleke Fritz, Tonwarenfabrik, Goldberger Straße 3. – 1925 und 1927 gen.; Werkstatt in den 20er Jahren stillgelegt.
Dehmel J. C. – 1791 Geselle, wird Bürger; 1802 gen.
Douglas Adolf, Brauntöpferei. – 1910 und 1911 gen.
Dretwa. – 1880 Brauntöpferei; 1895 (Dretwa C., sen.:) älteste Töpferei in Bunzlau, Spezialität: Schmelztöpfe für Emaillierwerke.
Eberling Elias. – 1716 Meister (?), in Bürgermatrikel gen.
Eichert. – 1825 und 1828 gen.; 1829 erbaut eine Brauntöpferei in der Niedervorstadt.
Ender Anna Christina. – 1759/60 als Wwe. gen., besitzt Gerechtsame als eine von fünf Töpfereien; 1760 (vgl.) Georg Schöps erwirbt Töpferei.
Ender Elias (I). – 1663–1700 Meister (?), in Bürgermatrikel gen.
Ender Elias (II). – 1700–1731 gen., viel in städtischen Diensten beschäftigt; 1724, 1727, 1729 Oberältester der Zunft.
Ender Peter. – 1625 vor dem Niedertor wohnhaft; 21. 11. 1636 brennt sein Anwesen ab; vgl. David Rothe.
Franke jun. – Bunzlauer Töpfer, zieht im frühen 19 Jh. nach Naumburg.
Freischlag Gg. Michael, aus Heidenheim b. Ansbach. – 1778 oder 1788 wird Bürger; Okt. 1790 übernimmt er die Obertöpferei, die dem auf der Wanderschaft befindlichen Gesellen (vgl.) Joh. Gottfr. Bähr gehört, auf zwei Jahre in Pacht; 1793 erbaut neue Töpferei auf dem ehem. Oberkirchhof/alten Hedwigskirchhof vor dem Obertor.
Freischlag Joh., aus Heidenheim b. Ansbach, Sprottauer Straße (vor dem Niedertor). – 1762 wird Bürger, errichtet (seit 1599 erste) Weißtöpferei; 1773 gen.; um 1787 gest.
Freyer Paul. – 1912 entwirft für (vgl.) Alfred Seiffert.
Friebe Hermann, Ofen-, Ton- und Chamottewaarenfabrik. – 1895/96 gen. – Fabrikat: Chamotteöfen nach Meissener Art, Bauornamente.
Friedel Joh. Gottlob/Gotthold, aus Muskau. – 1788

Meister, wird Bürger; 1791 gen.; 1792 (dieser Friedel?) erwirbt für 2830 Rthl. die Töpferei von (vgl.) Georg Schöps; 1800 erbaut Töpferei a.d. Anger nächst der Obermühle; 1805 und 1806 gen.

Friedel Karl David, aus Freistadt. – 1793 Meister, wird Bürger; 1835 gest.

Fritsche Matthes. – 1587/88–1601 Besitzer der Obertöpferei; bis 1621 besitzt Wwe. die Werkstatt.

Füssel Georg Friedr., aus Thiersheim b. Bayreuth. – 1799 Meister, wird Bürger, übernimmt vermutlich Werkstatt von (vgl.) Joh. Matth. F.; 1806 gen.

Füssel Joh. Matth., aus Thiersheim bei Bayreuth. – 1779 Meister, wird Bürger; um 1787 übernimmt Töpferei von (vgl.) J. Freischlag; 1799 gest.

Gaudisch Gottl. – 1760 Geselle, wird Bürger; 1793 gest.

Gessenauer Leonhard, aus Kloster Weißenohe b. Forchheim. – 1785 Geselle, wird Bürger, arbeitet später in Naumburg.

Gewitzky/Giwitzky. – 1823–1832 als Meister gen.

Gleisberg, August, Brauntöpferei, Goldberger Str. 7. – geb. 1848 in Naumburg, gest 1908 in Naumburg. – 1886 Neubau der Brauntöpferei; Fabrikat: Braungeschirr

Gleisberg M. – 1912 Schwammdekor und Kunstglasuren.

Gleisberg Paul, Sohn von (vgl.) August G., Brauntöpferei, Goldberger Str. 7. – geb. 1887, gest. 1949 in Assmannshausen/Rhein. – Lehre im elterl. Betrieb; 1908 Übernahme der Werkstatt beim Tod des Vaters; 1931 fünf gelernte, ein ungelernter Mitarbeiter; Jahresumsatz 10000 RM (das ist um die Hälfte weniger als früher); bis 1945 gen. – Richard G., Keramiker, Bruder von Paul G., arbeitet (zuerst gen. 1927) bis 1945 in dieser Werkstatt. – Mitglied: Vereinigte Bunzlauer Topfwarenfabikanten (1927); Aktion Bunzlauer Braunzeug (1936). – Fabrikate: Gebrauchsgeschirr, Bunzlauer Braunzeug und Kunstkeramik.

Gleisberg, Reinhardt, Sohn von (vgl.) Paul G., Geschirrtöpferei. – geb. 1913. – 1929–32 Lehre in der elterlichen Werkstatt; 1932–34 Besuch der Keramischen Fachschule Bunzlau; 1937 Meisterprüfung; 1942 Teilhaber der väterlichen Werkstatt; 1946 in Assmannshausen/Rhein; 1949 Gründung der Elton-Werkstätten Gleisberg, Reckzeh & Co. in Marktheidenfeld/Main, Nebenbetrieb in Ernsthofen bei Darmstadt; 1950 Beginn der Produktion; 1961 Betrieb für keramische Entwürfe und Handelsvertretungen; 1979 Übernahme der Firma Spessart-Keramik, Marktheidenfeld; ab 1983 weitergeführt als Gleisberg GmbH zusammen mit Sohn Michael G. (geb. 1956), Mitarbeit der Tochter Eva Maria G. (geb. 1959). – Fabrikate: vgl. Paul G.; in Marktheidenfeld: Gebrauchsgeschirr mit Schwammdekor, Feinsteinzeug; ab 1985 erneut höher gebranntes Braungeschirr mit weißem Malhorndekor.

Gotthard Joh. Gottlob sen. – 1794 Meister, wird Bürger; 1797 gen.; 1800 erbaut Töpferei am äußersten Ende der Obervorstadt (an der Drüsselstraße); 1821 gen.; 1829 Oberältester der Innung; 1831 gest.

Gotthard Ernst Samuel med. – 1809 Meister, ist Stadtverordneten-Stellvertreter; 1829 Stadtverordneter.

Gotthard(t) jun., Weißtöpferei. – 1802 Geselle, fertigt Gefäße nach Entwürfen von Carl Daniel Friedrich Bach im hetrurischen Geschmack; 1809 Meister, richtet vor dem Niedertor neue Weißtöpferei ein und fertigt die gewöhnlichen Kachelöfen, Geschirr in griechischen Formen sowie Wasserleitungsröhren; 1816 arbeitet mit neuen Methoden neue Formen nach Zeichnungen von Bach; 1818 arbeitet Töpfergefäße nach griechischen Formen; Versuch zur Verbesserung des gewöhnlichen Brennofens.

Gotthardt. – 1848 als Meister gen.; 1855–1857 und 1864 Stadtverordnetenvorsteher; 1880 Brauntöpferei (dieser Gotthardt?).

Gottwald Karl. – 1910 Fabrikat: braun glasierte Töpferware, auch innen weiß.

Greinert Daniel. – 1796 Künstler aus Limbach in Thüringen, erhält zusammen mit Offney Konzession für die Herstellung von grauem Steingut in Bunzlau, auch als Fayencefabrik, bezeichnet.

Grunelius Elisabeth von. – 1935 Schülerin der Fachschule, betreut die einzelnen der Aktion Bunzlauer Braunzeug angeschlossenen Werkstätten, indem sie das Malen lehrt und die neuen Formen und Ornamente in den Werkstätten einführt; bis 1945 in Bunzlau; lebt seit 1946 in der Bundesrepublik.

Günther Chistoph. – 1607 Geselle

Günther Minna, Obermühlstraße. – 1921–1927 Brauntöpferei; Werkstatt in den 20er Jahren stillgelegt.

Günther Paul. – 1930 Brauntöpferei.

Hammer Adolf. – 1920 Fabrikbesitzer; 1930–1937 Steinzeugfabrik.

Hanisch Andreas sen. – 1711 Meister, in Bürgermatrikel gen.; 1738–1752 gen.

Hanisch Andreas jun., Sohn von (vgl.) Andreas H. sen. – 1746 Geselle, wird Bürger.

Hanisch Gottl. (I), aus Radeburg b. Dresden. – 1675 Meister, wird Bürger; 1683 vor dem Niedertor (neben [vgl.] Hans Scholtz); 1701 gest.

Hanisch Gottl. (II). – 1711 gen.

Hanisch Hans Heinrich, aus Radeburg b. Dresden. – 1676 Geselle, in Bürgermatrikel gen.

Hanisch Martin, aus Radeburg b. Dresden. – 1676 Geselle, in Bürgermatrikel gen.

Hanschke/Hantschke Joh. Christian (oder: Kauschke?). – 1746 Meister, wird Bürger.

Hanschke/Hantschke J. G. (oder: Kauschke?). – 1752 oder 1754 Geselle, wird Bürger.

Hartmann. – 1911 seit 30 Jahren bei (vgl.) Robert Burdack.

Hartrampf, Römer & Co. – 1924/25 stellt seit mehreren Jahren transportable Kachelöfen her.

Heinecke Margarethe, Tochter von Fachschullehrer E. Heinecke? – ehem. Schülerin der Fachschule. – 1912 entwirft Verzierungen für verschiedene Töpfereien, z. B. Paul und A. Seiffert.

Heinrich J. G. – 1788 Geselle, wird Bürger.

Hennig. – 1880 Brauntöpferei.

Herdler Jeremias. – 1706 Meister, in Bürgermatrikel gen.

Hirsch Adolph. – gegr. 1872 – 1927 Schamottefabrik.

Höhn Kaspar. – 1706 Meister, in Bürgermatrikel gen.

Hoferichter. – 22.7. 1866 brennen zwei Gebäude der Töpferei in der Obervorstadt nieder.

Hoffmann Gottl. – 1769 arbeitet bei (vgl.) Joh. Gottl. Joppe.

Hoffmann & Co., Bunzlauer Tonröhren- und Schamottewarenfabrik, Am Bahnhof, Sprottauer Straße 4. – 1.6. 1889 gegr. von Kaufmann Heinrich Julius Hermann Hoffmann (Vater: Schmiedemeister) aus Altenlohn, Kr. Goldberg-Haynau, und Eisengießereibesitzer Pluskal (Pluskall?); 1892 anstelle von Pluskal wird Max Taemmer Teilhaber; 1900 speziell zur Herstellung von Kanalisationsröhren, aber auch von chemischem und technischem Steinzeug, wird Filialfabrik „Steinzeugröhrenfabrik GmbH" in Muskau mit 6 Öfen errichtet, 1909 auf 22 Öfen ausgebaut; 1902 werkseigene elektrische Bahn, die die beiden Bunzlauer Fabrikgelände miteinander verbindet; 1905 eigene elektrische Beleuchtungsanlage, große Lagerplätze; 1907 Herstellung sanitärer Spülwaren aus Feuerton, ab 1934 als Bunzlauer Feuertonwerke GmbH; 1910 Niederlage in Berlin, Alt-Moabit (Lehrter Güterbahnhof); 1911 Jahresabsatz: rd. 2000 Ladungen zu 10 Tonnen in Deutschland und Export; 1913 nach dem Tod von Max Taemmer tritt die Frau des Gründers, Martha H., geb. Pohl, in die Firma ein; 1917 Kurt Kranzfelder gest., bisheriger technischer Leiter; nach dem Ersten Weltkrieg werden alle Maschinen und Brennöfen auf den neuesten Stand der Technik gebracht; 1921–45 Paul Weiland ist Betriebsleiter; ab 1925 Kurt Hoffmann, Sohn des Gründers, als Mitinhaber gen.; 1929 Kurt H. übernimmt nach dem Tod des Vaters die Firma und ist nach dem Ableben der Mutter alleiniger Inhaber bis 1945; 1937 Werk in der Sprottauer Straße wird mit einem elektrischen Tunnelofen (70 m lang, 1000 qm Grundfläche) ausgestattet; 1941 Gesellschafterin der „Verkaufsgesellschaft Deutscher Steinzeugwerke mbH" Berlin-Charlottenburg; bis 1945 in Betrieb. – Ausstellung und Auszeichnung: Industrie- und Gewerbeausstellung Görlitz 1905, goldene Medaille. – Arbeiter und Brennöfen: 1889/1890: 15 Arb., 2 Brennöfen; 1891: 7 Brennöfen; 1894: 21 Brennöfen; 1896 27 Brennöfen; 1898: 43 Brennöfen; 1905: 260 Arbeiter; 1907: 59 Brennöfen; 1909: 64 Brennöfen; 1911: rd. 400 Arb.; 1927: 450 Arb., 60 Brennöfen; 1930/32: Kapazität 500 Arb., 48 Brennöfen; vor 1945: 51 Brennöfen, mit einem Fassungsvermögen von je 15t, darunter 5 für 30 bis 50t Steinzeug. – Fabrikate: Glasierte Steinzeugröhren, Stallartikel wie Krippen, Tröge und Rinnen aus Steinzeug; Gasabzugsleitungen; sanitäre Spülwaren aus Feuerton (ab 1907), Pökeltöpfe, Einsalztröge (1927); eigene Tongruben.

Hofmann Max, Rothlacher Straße. – Werkstatt in den 20er Jahren stillgelegt.

Hollstein Alfred, Am Kürschnerberg 2. – 1921 Stadtverwaltung gibt Tongeld als Scheidemünzen heraus, es wurde von H. hergestellt; 1927–45 gen.; nach 1945 arbeitet H. in der Fabrik Pudor, Berlin; vor 1948 gest. – Mitglied: Vereinigte Bunzlauer Topfwarenfabrikanten (1927).

Hollstein Joh. Chr. – 1761 Geselle, wird Bürger.

Hollstein Kasp. – 1710 Meister, in Bürgermatrikel gen.

Hollstein Peter. – 1910 gen.; 1911 Fabrikate: freigedrehte Waren in verschiedenen Formen; Vasen und Blumenkübel mit Schwammuster in blau und grün, Milchtöpfe und Leuchter mit Schwammdekor.

Hoppstock Ewald und Mathilde, Brauntöpferei, Jakobstraße 1. – 1899 gegr.; 1910 oder davor: Ewald H. gest.; bis 1927 Wwe. als Besitzerin gen.; 1 Brennofen; Werkstatt in den 20er Jahren stillgelegt. – Mitglied: Vereinigte Bunzlauer Topfwarenfabrikanten (1927). – Fabrikate: Service, Krüge, Milchtöpfe, braune und schwammdekorierte Waren.

Horn. – 1819 baut (Braun- ?) Töpferei am Galgenteiche, ließ sich auf Grund des Gewerbescheines nieder, ohne zünftig zu sein.

Hude August, Brauntöpferei, Rothlacher Straße 45. – 1927–45 gen. – Mitglied: Vereinigte Bunzlauer Topfwarenfabrikanten (1927); Aktion Bunzlauer Braunzeug (ab 1936).

Hübel. – 1800 gegr.; 1844 als Meister gen.

Hübel Max. – Werkstatt 1800 gegr. – 1908 gen.; 1910 9 Arbeiter; 1911 Obermeister der Innung; 1911 gest.? – Mitglied: Verband Deutscher Topfwarenfabrikanten. – Fabrikate: braunglasierte Töpfe, Milchtöpfe mit blauen und grünen Schwammustern, Krüge und Schüsseln, lebhaft grün glasierte Krüge (1911).

Hübler Bruno und Hedwig und Herbert, Am Kürschnerberg 3. – ab 1911 gen.; 1927, 1931 und 1932 Obermeister der Innung; 1938 Herbert H. gen.; vor 1939 Bruno H. gest., als Inh. Hedwig H. gen.; bis 1945 in Betrieb. – Ausstellung und Auszeichnung: Gewerbeausstellung Schweidnitz 1911, Ehrendiplom. – Mitglied: Vereinigte Bunzlauer Topfwarenfabrikanten (1927). – Fabrikate: geschwämmelte Vasen, Milchtöpfe, Schüsseln, Braungeschirr in Gipsformen eingedreht, kleine Bierfaßnachbildungen in altdeutscher Manier (1911); Bunzlauer Braunzeug (1938).

Hübler Josef. – 1882 oder davor gegr.; 1907 und 1910 gen.; vgl. Meschner. – Fabrikat: braun glasiertes Töpfergeschirr, auch innen weiß (1910).

Jacob (Jakob) Gottfried. – 1729 Meister (?), in Bürgermatrikel gen.

Joppe Ernst Benjamin, Sohn von (vgl.) Joh. Gottl. Joppe (?). – 1793 Meister, wird Bürger; 1794 bittet... um sein Mutterteil zum Betriebe der Wirtschaft in der ihm zugehörigen älteren Töpferei; 1809 Nebenältester der Zunft, wurde Stadtverordneter; bis ca. 1814/15 gen.

Joppe Joh. Gottlieb, aus Muskau. – geb. 19.3. 1732; Werkstatt am Niedertor gegr. 1739; 1751 Meister, wird Bürger; vgl. Tscherning und Gottl. Hoffmann; Nebenältester der Zunft; 1788 gest. – Fabrikate: Er stellte 1753 den „Großen Topf" her.

Kaschwich & Co., Inh.: Karl H. Kaschwich und Ernst Lennich. – 1932 und 1934 Feinsteinzeugwarenfabrik; 1938 und 1941 Großhandel mit Keramik und Glas.

Kasper. – 1899 „Die am Bahnhof belegene der [vgl.] Fa. August Burdack jun. gehörige Thonwaarenfabrik erwarb... Herr Kasper hierselbst."

Kauschke Chr. Gottl. – 1772 Geselle, wird Bürger; 1813 („K[r]auschke" o. Vorn., dieser?) erbaut am äußersten Ende rechts der Niedervorstadt eine Weißtöpferei und fertigt die gewöhnlichen Kachelöfen mit schöner Glasur und erprobter Haltbarkeit.

Kauschke G. – 1732 Meister(?), in Bürgermatrikel gen.

Kißler Hans. – ... lebte um 1643.

Klein & Co., Kurt, Bunzlauer Feinsteinzeugfabrik, vorm. Reinhold & Co., Görlitzer Straße 12. – Werkstatt gegr. 1739. – 1937–41 gen., Inh. Kurt Klein (Kaufm. Dir.) und Robert Günther (Techn. Dir.). – Fabrikate: Feuerfeste Haushaltsgeschirre, Buntdekore.

Knebel Joh. Georg, aus Lorenzdorf bei Bunzlau. – 1788 Meister, wird Bürger.

Knobloch. – 1699 Meister, in Bürgermatrikel gen.; 1726 Wwe, Anna Elis., geb. Riedel, als Inh. der Töpferei in der Niedervorstadt gen.

Knobloch Chrn. Gottl. – 1777 Geselle, wird Bürger; 1787 gehörte die Obertöpferei der Wwe. Knobloch.

Knobloch Gottl. – 1733 Meister(?), in Bürgermatrikel gen.

Knobloch & Comp., Th., Ofenfabrik, Bunzlau u. Ullersdorf a. Bober. – 1893 Konkurs eröffnet; 1896 gen., Geschäftsführer: J. Hiller, Bunzlau. – Fabrikat: weiße und bunte Kacheln (1896).

Kobelt, Eckersdorfer Straße. – um 1816 Haus des Töpfers K. gen.; 1829 erbaut Töpferei auf dem Anger rechts an der Eckersdorfer Straße (= Niedervorstadt) auf Grund Gewerbescheins; 1844 Deutsche Gewerbeausstellung Berlin: Kaffeekannen und Milchtöpfe in der alten Form; Masse und Glasur vervollkommnet (Glasur bleifrei); in 50–60 Bränden 45000–50000 Stück Kannen pro Jahr.

Körner Michael. – 1676 Meister (?), in Bürgermatrikel gen.

Krause H. G. – 1722 Meister (?), in Bürgermatrikel gen.

Krause Heinr. – 1880 Ofenfabrik.

Kühn Martin. – 1746 oder 1752 Meister (?), wird Bürger.

Küttner Eduard, Bunzlauer Tonwarenfabrik, Görlitzer Straße 40, Niedermühlstraße, Zeppelinpromenade. – Vgl. auch Lepper & Küttner. – 1864 erwirbt der Bäckermeister Eduard K. einen kleinen Töpfereibetrieb in der Görlitzer Straße und baut ihn aus; 1903 übergibt er ihn an seine Söhne Oskar und Paul; 1913 Eduard K. gest.; 1918 Oskar K. gest., Paul Reckzeh tritt als Teilhaber ein (zu Paul Reckzeh vgl. auch Bunzlauer Werke GmbH); 1919 Fabrik erhält Anschluß an das Bunzlauer Industriegleis, eine Abzweigung der Kleinbahn; um bzw. vor 1924 Erweiterung und Modernisierung der Fabrik; 1924 Paul K. gest., Sohn Dr. Gerhard K. übernimmt Leitung des Betriebes; die Firma arbeitet bis 1945. – Ausstellungen und Auszeichnungen: Liegnitz 1880, bronzene Staatsmedaille; Breslau 1881, bronzene Ausstellungsmedaille; Görlitz 1885, Ehrendiplom; Lübeck 1895, goldene Medaille; Görlitz 1905, goldene Medaille. – Mitglied u.a.: Vereinigte Bunzlauer Topfwarenfabrikanten (1927); Verband deutscher Kachelofenfabrikanten (1910); Verein Deutscher Tonrohrfabrikanten Berlin; Verkaufsgesellschaft Deutscher Steinzeugwerke mbH Charlottenburg (1927/1930). – Arbeiter: 1880–1889: etwa 70–80; 1895ff.: 100 bis 150; 1932 (Arbeitslosigkeit): 30; 1937: 160 Arbeiter. – Öfen: 1905ff.: 11. – Jahresproduktion: 450 Waggons (1927). – Fabrikate: Braun- und Buntgeschirr (seit 1864), speziell Einlegetöpfe; Kanalisationsröhren und Stallartikel aus Steinzeug (ab 1871); Ofenkacheln (bis 1925 ?), Sanitärartikel aus Feuerton (nach 1918); sanitäre Artikel aus Feinsteinzeug (1925); Schamotteherstellung, Bauornamente, Schornsteinaufsätze. Eigene Ton- und Sandgruben.

Kuhmann Elias. – 1746 Meister, wird Bürger.

Kuhmann H. G. – 1743 Geselle, wird Bürger.

Kummer Andreas. – 1733 Meister (?), in Bürgermatrikel gen.

Kunzendorf Martin sen., Niedervorstadt/Niedertor, ⚭ Barbara Opitz; verschwägert mit Fam. (vgl.) These. – 1611/12 als Meister gen.; 1618 liquidiert für einen neuen Ofen aufs Schloß; 1620 verkauft Ware an den Königshof; 1627 Geschworener innerhalb des Magistrats; bis ca. 1630–33 nachweisbar.

Kunzendorf Martin jun., Sohn von (vgl.) Martin K. sen. – 21. 11. 1636 brannte seine Töpferei in der Niedervorstadt ab.

Lange Alfred und Otto. – 1937 Otto L. als Keramiker gen.; 1939 Die beiden Keramiker Alfred L. und Otto L. schufen eine maßgetreue Nachbildung des im Museum befindlichen Großen Topfes; sie wurde auf dem Markt vor dem Schwibbogen aufgestellt.

Lehmann Gottlieb, aus Bobersberg. – 1799 Meister, wird Bürger; 1806 gen.; 1809 stellvertr. Stadtverordneter.

Lehmann Robert. – 1910 Konkurs.

Lehmann Samuel Gottl. (vermutlich identisch mit Gottlieb L.) aus Freistadt. – 1799 Geselle, wird Bürger, läßt in einer neuen Töpferei beim Nikolaikirchhof die sog. weiße Ware und Öfen arbeiten; 1831 gest.

Lehrl Franz, Töpferei/Tonwarenfabrik, Goldberger Straße 4/5. – 1927 bis 1932 gen. – Mitglied: Vereinigte Bunzlauer Topfwarenfabrikanten (1927).

Lengersdorff & Co. vgl. Bunzlauer Werke Lengersdorff & Co.

Lepper & Küttner. – 1865 bis 1874 gen.; 1880 „Ofenfabrik, früher Lepper und Küttner". – Ausstellung: Wien 1873. – Fabrikate: Bunzlauer Geschirr; Tonröhren für Wasserleitung (1868). – Anmerkung: Der Mitinhaber Küttner ist identisch mit (vgl.) Eduard K. Ob die beiden Betriebe nebeneinander be standen oder ob Lepper & Küttner in der Bunzlauer Tonwarenfabrik Eduard Küttner aufging, ist nicht bekannt.

Leuschner Max. – 1941 Töpferei.
Liebelt Chr. – 1706 und 1730 als Meister (?) in Bürgermatrikel gen.; um 1816 Haus des Töpfers L. gen.
Martsching August. – 1902 seit 25 Jahren Geselle.
Meinhardt (Maynhardt) Ed. – 1895 und 1898/99 Töpferei.
Mennig Joh. Gottfr., aus Marklissa. – 1781 Geselle, wird Bürger.
Meschner. – 1907 Geselle, seit 25 Jahren bei (vgl.) Josef Hübler.
Metzner Caspar (I). – 1673 gen.
Metzner (Hans) Caspar (II). – 1728–1731 gen.
Metzner Joh. Caspar (III, identisch mit II ?). – 1759 und 1760 Oberältester der Zunft.
Moczala & Co. GmbH, Dr.-Ing. – 1930 Fabrik feuerfester Produkte.
Müller A. – 1912 Entwerfer.
Müller L., Geschirrfabrik. – 1896 Braungeschirr.
Neumann Gottfr. – 1778 Geselle, wird Bürger.
Nickel Wilhelm, Tonwarenfabrik, Goldberger Straße 3. – Werkstatt gegr. 1780. – 1927 Fabrikate: Braunweiß- und Buntgeschirr; Dekor: Blumenbelag, Indischblau, Kobalt, Unterglasur, Kunstglasur, Engobe-, Schwamm- und Bauerndekore; 10 Arbeiter.
Nicolai Robert. – 1895 Töpferei.
Nies(s)ler, Nüßler:
Nüßler G. – 1722 weggezogen.
Nüßler Gottl. – 1728 in Bürgermatrikel gen.
Niesler Gottlieb (I). – 1659, 1673, 1683 als Meister (?) in Bürgermatrikel gen.
Niesler Gottlieb (II). – 1738, 1742 gen.
Nießler Hans. – 1690 in Bürgermatrikel gen.
Nitsche. – um 1816 Haus des Töpfers N. gen.
Offney vgl. Greinert
Patzmann Joh. Anton, aus Amberg i. d. Oberpfalz. – 1791 Meister, wird Bürger.
Paul. – 1892 gen.
Paul Julius und Anna (geb. Kluge), etwa ab 1920 heißt die Firma Julius Paul & Sohn (vgl. auch Steingutwerke AG), Feinsteinzeugfabrik, Schönfelder Straße 19. – 1893 Brauntöpferei gegr. mit Frau Anna, 4 Gesellen; 1896 Geschirrfabrik; 1908 Töpferei im Sinne und unter Mithilfe der Fachschule nach modernen Grundsätzen umgestaltet (Maschinen, Gipsformen und Brennöfen), Meisterkurse der Fachschule werden abgehalten; 1912 stellt Service nach Entwürfen von (vgl.) Margarethe Heinecke her; 1927 Aerographenanlage; 1931/32 Julius P., Anna P. und Sohn (Walter ?) gest., vier Töchter bzw. Martin Burghard führen Betrieb bis 1945 weiter. – Ausstellungen und Auszeichnungen: Leipziger Messe (regelmäßig); Gewerbeausstellung Schweidnitz 1911, Diplom bzw. Medaille; Ostdeutsche Ausstellung Posen 1911. – Mitglied: Verband Deutscher Topfwarenfabrikanten, Wirtschaftsgruppe für die Keramische Industrie Berlin. – Arbeiter und Produktion: 1910: 20 Arbeiter; 1927: 78 Arbeiter, Jahresproduktion RM 380 000,-; 1930/32: 90 Arbeiter, Jahresproduktion RM 400 000,-; 1936: 85 Arbeiter, davon die Hälfte Frauen; 1937: 120 Arbeiter. – Öfen: erster Tunnelofen in Bunzlau um 1924. – Fabrikate: feuerfestes Kochgeschirr (ab 1911); Gebrauchsgeschirr, z. B. Aschenbecher, Auflaufformen, Becher, Bierkrüge u. -töpfe, Blumenkübel und -schalen, Bowlen, Brotschalen, Butterdosen und -zerlasser, Dosen, Eierbecher, Fischformen, Kaffeekannen und -service, Kakaokannen und -service, Kannenuntersetzer, Kasserollen, Kinderspielzeug, Kochtöpfe, Krüge, Leuchter, Marmeladedosen, Milchkocher u. -töpfe, Mokkageschirre, Mostkrüge, Mostrichdosen, Napfkuchenformen, Obstspüler, -service, -schalen und -teller, Puddingformen, Sahnegießer, Salzschüsseln und -töpfe, Schalen (Obst und Blumen), Schokoladekannen, Schüsseln, Spardosen, Tassen, Teekannen, -service und -wärmer, Teller, Vasen, Wandteller, Zitronenpressen, Zuckerdosen; Dekor: Unter-, Kunst-, Matt-, Lauf-, Schwamm- und Bauerndekore (1937); Tierplastiken, wie Eisbären, Eichhörnchen, Eulen (1928).
Poehle, Ofentöpferei. – 1844 Gewerbeausstellung Berlin (Fabrik besteht noch nicht lange); 1850 gen.
Präkelt M., Töpferei, Sprottauer Straße. – 1894 gen.
Preibisch Samuel. – 1671 und 1672 gen.
Randhahn Kurt. – geb. 28. 11. 1874 (in Waldau, Kr. Weissenfels ?). – Studiert techn. Chemie in Berlin und München; Ostern 1899 bis Oktober 1900 Assistent an der Fachschule in Bunzlau; 1899 gründet Kunsttöpferei; arbeitet bis 1906; 1906 Stillegung oder Konkurs, E. Heinecke Lehrer an der Fachschule ist Verwalter der Töpferei; 1907 Kurt R. legt in Halle Dissertation mit dem Titel „Ein Beitrag zur Kenntnis der Bunzlauer Tone" vor; 1907 das Kunstgewerbliche Institut von Kurt R. in Eisenberg wird gen.; 1910 Kurt R., Kunsttöpferei in Bunzlau, Geschäftsführer: E. Heinecke, und: Kurt R., Kunsttöpferei in Eisenberg, Sachsen-Altenburg, gen.; 1919 oder 1922 gründet Kurt R. eine Werkstatt in Velten bei Berlin; 1925 nach Cöthen berufen. – Ausstellungen und Auszeichnungen: Turin 1902, silberne Medaille; Nordböhm. Gewerbemuseum Reichersberg 1902; Kunstgewerbemuseum Leipzig 1902; Weltausstellung St. Louis 1904, silberne Medaille; Dresden 1906, silberne Medaille. – Arbeiten: von August Gaul, Berlin, entworfene Tiere in Steinzeug (in der Art Hermann Kühlers mit Lüsterglasuren dekoriert) sowie Vasen, Schalen und Kleingerät (1901/02); arbeitet außerdem nach Entwürfen/Modellen von E. Heinecke, Bunzlau, A. Lewin-Funke und Konstantin Stark, Berlin, H. Knauer, Bunzlau (1902, 1904).
Rauschardt. – 1793 wird des gest. Töpfergesellen R. aus Blankenhain im Altenburgischen gedacht.
Reinhold Franz. – um 1886 gegr.; 1911 Braungeschirr.
Reinhold & Co., Hugo, Bunzlauer Keramische Werkstätten, Feinsteinzeugfabrik, Görlitzer Straße 12. – Werkstatt gegr. 1739 (dort ist 1753 durch vgl. J. Gottl. Joppe der „Große Topf" entstanden). – Firma Hugo R. gegr. 1897 als Brauntöpferei; seit ca. 1900 wird die Produktion von der Fachschule beeinflußt; 1908 Porzellanmaler für Unter- und Auf-

glasurmalerei, Beziehungen zu Künstlern und kunstgewerblich vorgebildeten Keramikern; 1912 „Erste mechanische Töpferei Hugo Reinhold“; nach 1918 vergrößert und modernisiert; 1925 nach dem Vorbild einer Porzellanfabrik eingerichtet, stellt Typenware her, nur in Einzelfällen Einzelstücke; vor 1930 Hugo Reinhold gest.; 1930 Inh. Hugo Reinhold'sche Erben, Geschf. Ernst Reinhold; ab 1938 (vgl.) Fa. Klein & Co. – Ausstellung und Auszeichnung: Görlitz 1905, silberne Medaille; Weltausstellung Brüssel 1910, Ehrendiplom; Leipziger Messe. – Mitglied: Verband Deutscher Topfwarenfabrikanten und Kunsttöpfereien Dresden. – Arbeiter: 1910: 24, 1911: 30, ca. 1914: 40, 1920/25: 170 (?), 1930: 75, 1932: 25 (allgem. Krise); 1936: 60, davon die Hälfte Frauen, (Kapazität liegt etwas höher). – Fabrikate: Emailmalerei auf Feinsteinzeug (1911); seit 1921 ausschließlich Feinsteinzeug; „Bunzlauer Kaffeemaschine“ D.R.G.M. (1924); weitere Fabrikate, z.B. Ascher, Blumenschalen, Dosen, feuerfestes Gebrauchsgeschirr, Ingwerdosen, Lampenfüße, Likörflaschen, Reklameascher, Service in modernen Unterglasurdekoren, Vasen; Dekor: Unterglasur, Matt- und Kunstglasur, Schwamm- und Spritzdekore (1930/32).

Reinhold Moritz, Brauntöpferei. – 1865 gegr.; 1880 und 1895 gen.; 1897 (oder 1896) Moritz R. gest.; bisher Vorsitzender der Innung; Wwe. führt Geschäft einstweilen weiter. – Fabrikat: Braungeschirr, innen weiß (1895).

Reinhold Richard, Brauntöpferei, Obermühlstraße 5/10. – 1921–1945 gen. – Mitglied: Vereinigte Bunzlauer Topfwarenfabrikanten (1927).

Richter Georg. – 1781 Geselle, wird Bürger.

Rothe. – 1880 Brauntöpferei.

Rothe Dav. (I). – 1655 kauft Grundstück von (vgl.) Peter Ender, Niedertor; 1660 gen.

Rothe Dav. (II). – 1705 in Bürgermatrikel gen.

Sander Christoph. – 1698 Geselle oder Meister, wird Bürger.

Säuberlich. – Schmelz-, Ofen-, Tonwaren- und Schamottefabrik. – 1864 gen.

Schlesisches Laboratorium für Tonindustrie, Goldberger Straße 10. – 1906 gegr. von Chemiker Alfred Kette; 1908 A.K. gest., Institut wird weitergeführt von Chemiker Dr. König; 1911 Leitung (vgl.) Dr. Felix Singer; 1925 Leitung Dr. phil. Leo Marckwald; 1927 Leitung Dr. Felix Singer. – Tätigkeitsgebiet: Bohrung nach Tonlagern, Untersuchung von Rohmaterialien, Herstellen von Massen und Glasuren, Feuerfestigkeitsbestimmungen, Beseitigung von Betriebsstörungen u.a.m.

Schneider Chrn. Gottfr. – 1708 und/bis 1738 gen.

Schneider Gottl. – 1778 Geselle, wird Bürger; 1784–87 Stadtmaurermeister Ullrich baut neue sechste Töpferei vor dem Obertor/in der Obervorstadt und besetzt sie mit Gottl. S.; Gottl. S. meldet sich zur Meisterschaft an; 1793 gen.: Töpferei Meister Schneider

Schnieber Hermann. – 1941 Töpferei.

Schöps Georg. – geb. um 1720. – 1746 Meister, wird Bürger; ⚭ 1759 oder davor Wwe. von (vgl.) Balthasar Umlauf (III); 1759/60 kauft Töpferei (vgl. Anna Christina) Ender; 1763 gen.; 1787 Werkstatt am Niedertor; 1792 kauft Töpfer (vgl. Joh. Gottlob) Friedel diese Werkstatt. – Arbeiten: Mit die beste Arbeit in der Stadt, liefert an den kgl. Hof und die Küche Waren, dergleichen in Bunzlau niemals zuvor gefertigt wurden (1759/60).

Schöps Karl Friedrich. – 1788 Meister, wird Bürger.

Schöps P. – 1927 Töpferei.

Scholz/Scholtz:

Scholz. – 1844 Deutsche Gewerbeausstellung Berlin.

Scholz Artur. – 1929 Töpfer, Kreistagsmitglied.

Scholtz Christoph (I). – 1611–1617 in Bürgermatrikel gen.

Scholz Christoph (II). – 1677 und 1700 gen.

Schol(t)z Hans. – um 1654 legt neue Töpferei an; 1660, 1676 (Töpferei vor dem Niedertor neben (vgl.) G. Hanisch) und 1683 gen.

Scholtz Hans Adam. – 1707 in Bürgermatrikel gen.

Scholz Joh. – 1941 Töpferei.

Scholz Joh. Gottl. – 1708 in Bürgermatrikel gen.; 1729 besaß eine Töpferei am Niedertor.

Schreer/Schröer/Schreyer Valentin. – 1611–1628 Töpferei in der Niedervorstadt (wahrscheinlich übernommen von David Schröer, gest. 1595 oder davor).

Schubert Carl. – 1871 gegr.; 1895 gen. – Fabrikat: Geschirr außen braun, innen weiß und Blaugeschirr.

Schubert Jos. – 1778 Geselle oder Meister, wird Bürger.

Schwartz Eliä. – (bis ?) 1642 Töpfer.

Seidel/Seydel:

Seydel J. Chr. – 1743 Geselle, wird Bürger.

Seidel J. Chr. – 1765 Geselle, wird Bürger.

Seiffert Alfred, Kunst- und Brauntöpferei, „Erste Bunzlauer Kunsttöpferei“, Löwenberger Landstr. 1. – 1877 gegr.; 1905 arbeitet nach Entwürfen der Fachschule; 1909 arbeitet mit Gipsformen und modernen Brennöfen; 1920 Obermeister der Innung; übernimmt in den 20er Jahren Werkstatt (vgl.) Hermann Trinks; bis 1945 gen. – Ausstellungen und Auszeichnungen: Int. Kunst- u. Gewerbeausstellung St. Petersburg 1901; Nordböhm. Gewerbemuseum Reichersberg 1902; Kunstgewerbemuseum Leipzig 1902; Görlitz 1905, Medaille; Gewerbeausstellung Schweidnitz 1911, Diplom-Medaille; Ostdeutsche Ausstellung für Industrie, Gewerbe und Landwirtschaft, Posen 1911. – Mitglied: Vereinigte Bunzlauer Topfwarenfabrikanten (1927); Verband deutscher Topfwarenfabrikanten. – Fabrikate: Feuerfeste Schmelztiegel für Laboratorien, Säureflaschen (1910); Gebrauchsgeschirre aus weißem glasiertem Steinzeug von nahezu porzellanartigem Charakter (= Feinsteinzeug ?; 1907); Golddekor, Vasen mit matten und Laufglasuren in blauen, grünen und chinaroten Farben, Kannen, Krüge und Schalen mit matten und kristallinischen Glasuren, Tischgeschirre mit farbloser Glasur (1910); Spezialität: mit Draht eingestrickte Kochtöpfe (1911); mit schwarz und gold verziertes Kaffeeservice nach dem Entwurf von Paul Freyer und ein in denselben Farben gehaltenes Teeservice nach (vgl.) Margarethe Heinecke (1912); galvanisch verkupferte Plastiken in Zusammenarbeit mit Ingenieur Fr. Bollensen, Naumburg a. Queis; Schirmständer, Waschservice (1912).

Seiffert Ernst. – 1895 Töpferei.

Singer Felix, Dr. Ing. Dr. phil. (vgl. Schlesisches Laboratorium und Literaturverzeichnis); Direktor der Deutschen Ton- und Steinzeugwerke A.G. in Berlin-Charlottenburg. – Ab 1922 Vorsitzender der im selben Jahr gegr. Gesellschaft der Freunde der Staatlichen Keramischen Fachschule.

Specht R. – 1895 Töpferei.

Starcke G. G. – 1731 in Bürgermatrikel gen.

Steglich Gustav. – 1934 Töpfer.

Steinbrecher Carl, Brauntöpferei, Am Bahnhof. – Seit 1886 Innungsmitglied; bis 1911 gen. – Arbeiten: frei- und eingedrehte Waren, Braungeschirr, Bowle mit Becher, die sich durch die angewandte alte Auflagetechnik auszeichnen (1911).

Steinbrecher G. – 1910 Töpferei; Werkstatt („Steinbrecher, Schönfelder Straße") in den 20er Jahren stillgelegt.

Steingutwerke AG, Abt. Steinzeugwerk GmbH, Am Kleinbahnhof/Tschernigstraße. – 1926 gegr.; 1930 Fabrikdirektor: Walter Paul (vgl. Paul & Sohn); Fabrikat: sanitäre Spülwaren aus Feinsteinzeug, Jahresproduktion RM 450000,-; 75 Arb., 3 Brennöfen (Rundöfen); 1937 Pächterin: B. Schmidt; Markenname: Almandin; bis 1945 gen.

Stellawerk AG, vorm. Willisch & Co., Sitz der Firma in Berlin. – 1931 in Bunzlau gen.; Spezialität: feuer- und säurefeste Produkte.

Steurich Gustav. – 1895 und 1898/99 Töpferei; 1930 verkauft Bunzlauer Rohton.

Steurich Joh. Gottfried. – 1806 und 1809 als Meister gen.; 1844 (dieser Steurich ?) Aussteller auf der Deutschen Gewerbeaustellung Berlin: 3 Kaffeekannen, ein Topf.

Steurich Karl, Brauntöpferei. – 1868 gegr.; 1880 gen.; 1895 Wwe. Chr. Steurich gen. – Fabrikat: Braungeschirr, innen weiß (1895).

Stope Ernst. – 1898/99 Töpfer.

Süß Erwin. – 1909–1911 macht für (vgl.) Robert Burdack Entwürfe und ist auch an deren Ausführung beteiligt.

These Gall(us) – 1587/88 Meister, Niedervorstadt, beim Mühlgraben; 1608 Wwe. Regina gen.; vgl. Matthes T.

These Hans, Sohn von Gall(us) T. – 1607–21 gen.

These Kaspar, Sohn von Gall(us) T. – 1639 und 1650 als Obertöpfer gen.

These Matthes, Sohn von Gall(us) T. – geb. um 1572, gest. 1625. – 1608 übernimmt Werkstatt des Vaters in der Niedervorstadt; 1611 gen.

Thomas P. – 1910 Töpferei.

Töppe Gottfried (Gottlob), aus Christianstadt. – 1797 Meister, wird Bürger; 1806 und 1809 Stadtverordneter; 1832 gest.

Trinks Hermann. – 1880 Brauntöpferei; 1910 Geschirrfabrik; 1911 und 1912 gen., 1927 (?) in der Innung; vgl. Alfred Seiffert. – Fabrikate: Krüge, Töpfe, Seidel, Kannen, Schüsseln und Blumentöpfe (1910); Vasen, Milchtöpfe (1911); Braungeschirr, Einlegeglasuren, Unterglasurmalerei, Schwammdekor, Nachbildungen alter Bunzlauer Krüge mit aufgarnierter Verzierung (1911/1912).

Trinks Reinhold, Geschirrfabrik. – 1865 gegr. (von Reinhold T.?); 1895 bis 1908 gen. – Fabrikat: Gesundheitsgeschirr, außen braun und blau, innen weiß.

Tscherning David, aus Königsberg in der Neumark. – 1755 Geselle bei (vgl.) Joh. Gottl. Joppe.

Tschernig Paul und Eugenie (geb. Krause), Töpferei. – 1910 bis 1912 gen. – Fabrikate: Vasen und Schalen mit Schwammdekor und geflossenen/Laufglasuren. – 1920 neu eingetragen: Brauntöpferei verwitwete Töpfermeister Eugenie T., Gnadenbergstr. 6; 1925 und 1927 gen.; Werkstatt in den 20er Jahren stillgelegt.

Ulbrich Paul. – 1890–1902 als Geselle gen.

Ulrich Ernst Sigism. vgl. Gottlieb Schneider

Umlauf Balthasar sen. (I). – 1661 erhält Bürgerrecht; 1674 sein Haus erhält Töpferrecht übertragen; 23.4. 1676 Frau Rosina, geb. Hanisch, gest.; 24.4. 1676 Balthasar U. gest.

Umlauf Balthasar jun. (II). – 1688 erhält Bürgerrecht; 1714 gest. (Abb. des Grabsteins bei K. Strauß 1928, Tafel XXXV; vgl. auch A. Schiller 1922, S. 64–65)

Umlauf Balthasar (III). – 1715 in die Bürgerschaft eingetreten; ab 1745 Oberältester der Zunft; bis 1750 gen.; 1759 oder davor gest.; Wwe. ⚭ (vgl.) Georg Schöps.

Umlauf Chr. Gottlieb, Sohn von Balthasar U. (III). – 1759 Meister, wird Bürger; 1760 übernimmt väterliche Töpferei; bis 1776 gen. („Umlauf").

Wagner Balthasar. – 1696 erhält Bürgerrecht; 1726 gen.

Wahr Joh. Ludwig, aus Reichenthal. – 1794 Geselle, wird Bürger.

Walde Christoph. – 1701 wird Bürger, Besitzer der Obertöpferei; ab 1722 Oberältester der Zunft; 1726 Gemeindeältester; 1729 kauft für seine Kinder Töpferei vor dem Obertor beim Kirchhof.

Walde Chrn. – 1726 in Bürgermatrikel gen.; 1745 Oberältester der Zunft; 1761 gest.

Walter Chr. Friedr., aus Roßwein bei Dresden. – 1776 Meister, wird Bürger; 1787 oder davor gest.; Werkstatt am Niedertor steht durch Wwe. zum Verkauf.

We(h)niger Gottfried. – 1731 in Bürgermatrikel gen.

Weichert Louis, Brauntöpferei, Ofenfabrik. – 1880 und 1883 („Weikert") gen. – Ausstellung: Liegnitz 1880.

Werner vgl. auch Tillendorf

Werner David. – 1730 in Bürgermatrikel gen.

Werner Edwin (Sohn von Louis Werner-Tillendorf), Tillendorfer Straße 8 (Auf dem Sand). – 1911 oder danach übernimmt vom Vater 1888 gegr. Werkstatt und betreibt sie bis 1945 mit seinen Söhnen Alfred und Erich; 1920 als Tonwarenfabrik neu eingetragen; 1922 Tonwarenfabrik als erloschen gemeldet; danach als Töpferei gen.; bis 1945 in Betrieb. – Mitglied: Vereinigte Bunzlauer Topfwarenfabrikanten (1927).

Werner Gottfried. – 1710 in Bürgermatrikel gen.

Wiepf. – Modelleur von (vgl.) Joh. Gottlieb Altmann

Winde Gustav. – 1911 Spezialität: altdeutsche Waren mit Auflagen und graubrauner Glasur, Braungeschirr, Vasen mit Laufglasuren; Werkstatt in den 20er Jahren stillgelegt.

Winde H. – 1910 Töpferei.

Wirsig & Sohn, Bunzlauer Tonbergbau, Schönfelder Straße 25. – 1904 gegr.; 1927 Tonwaren; bis 1931 gen. (Tongewinnung).

Wirth Jeremias. – 1761 Meister, wird Bürger.

Wolf Friedr. – zog im frühen 19. Jh. nach Naumburg.

Woy. – um 1816 Haus des Töpfers W. gen.

Zahn. – bis 1617 Töpfer.

2. Naumburg/Q.

Acker. – um 1850 gen. – Arbeiten: braunglasierte Teller, deren Spiegel meist mit einem Jäger, Hirsch und Hund sowie mit einem Spruch nebst einer Jahreszahl in weißen plastischen Auflagen versehen ist, der Rand ist gitterartig durchbrochen und mit kleinen Sternchen belegt, auf der Rückseite ist der Name Acker eingeritzt.

Adler Joh. – 2. Hälfte des 18. Jhs.

Adolph Bruno. – 1895 Konkursverfahren für Töpferei eröffnet; 1898/99 gen.

Adolph Jg. – 1880 Ausstellung Liegnitz.

Anders Jonas. – 1547 begründete die Brauntöpferei in Naumburg.

Bendel August. – 1840 und 1844 als Meister gen.

Bendel Em. – 1880 Ausstellung Liegnitz.

Bendel Franz. – „welcher großen Grundbesitz hatte, auch die Töpferei im größten Maßstabe betrieb ...“; 1834–38 Bürgermeister von N.; 1844 gen.; gründet Mitte des 19. Jhs. auch Spiritusfabrikation.

Bendel Friedr. – 1880 Ausstellung Liegnitz.

Berger Anton. – 2. Hälfte des 19. Jhs. gen.

Bischof August. – 1821 Meister, Stadtverordneter.

Buchwald Bruno, Sohn von (vgl.) Emanuel B. (?), und Bertha, Gartenstraße 20 (1917 gekauft, ehem. Töpferei Reinhold, wahrscheinlich Bertha R., vgl. dort). – Bruno B. geb. 25. 4. 1885, gest. 17. 1. 1941. – ⚭ mit Bertha; 8 Söhne, 1 Tochter. – lernte bei Töpfer (vgl.) Heidrich; 12 Jahre Geselle bei (vgl.) Reinhold; 1927 holt Meisterprüfung nach; 1927/28 Anschaffung von Gießformen, ab 1930 Eindreherei; ab 1941 Erbengemeinschaft; bis Febr. 1945 in Betrieb. – Brennöfen und Arbeiter: 2 Öfen, ab 1930 Ofen mit überschlagender Flamme. 1939: 28, 1944: 22 Beschäftigte (etwa die Hälfte ungelernte Arbeiter). – Mitglied: Töpfereigenossenschaft Naumburg (1927). – Fabrikate: Braungeschirr (1935), Buntgeschirr, Seidenberger Geschirr.

Buchwald Emanuel, Geschirrfabrik. – 1880 Ausstellung Liegnitz; 1896 gen. – Fabrikat: Braungeschirr.

Buchwald Georg, Sohn von (vgl.) Bruno B., Gartenstr. 20. – geb. 24. 10. 1909 in Naumburg, 2. von 9 Kindern. – 1924–27 Lehre in der elterlichen Werkstatt; 1927 Gesellenprüfung; 1930–32 Besuch der Keramischen Fachschule Bunzlau; 1933 Großer Topf zum 700jährigen Stadtjubiläum; 1934 Meisterprüfung; 1934–38 Mitarbeit in der Werkstatt des Vaters; 1938 Marienberger Mosaikplattenfabrik; 1941 Oberhohendorfer Porzellanfabrik bei Zwickau; 1946 Unna, Westf., Arbeit in einem keramischen Betrieb; 1948 Zusammen mit seinem nächst jüngeren Bruder Gustav B. (Kaufmann) Aufbau eines keramischen Betriebes in Bayreuth; 1951–54 „Bunzlauer Ton und Keramik, Buchwald & Preuss“ in Plankenfels bei Bayreuth; 1954–70 Technischer Leiter in der Karlsruher Majolikamanufaktur. – Fabrikate: Feinsteinzeug: Gebrauchs- und Ziergeschirr, z. T. mit Schwammdekor, technisches Porzellan (Abdampfschalen, Isolierrohre); stellte 1933 einen Großen Topf her; in Bayreuth und Plankenfels Feinsteinzeug.

Else. – 1902 Töpfermeister, gest.

Franke jun. – zieht im frühen 19. Jh. von Bunzlau nach Naumburg

Franke Anton. – 1759 gen.

Franke August, Töpferei, Löwenberger Straße. – 1853 fabriziert Großen Topf von Naumburg; 1879 Obermeister der Innung; 1880 Ausstellung Liegnitz.

Franz Hans. – 1689 bei Zunftgründung gen., fertigt Öfen.

Frieben Christoph. – 1689 bei Zunftgründung gen., fertigt Öfen.

Frieben Wolfgang. – 1689 bei Zunftgründung gen., fertigt Öfen.

Fritsch Andreas. – 1844 Töpfer.

Gessenauer vgl. auch Ullersdorf

Gessenauer Karl. – 1844 Meister, Stadtverordnetenvorsteher.

Gessenauer Leonhard vgl. bei Bunzlau

Grandel Andr. – 1844 Meister.

Greulich August u. Maria (geb. Wagner), Töpferei (Tonwarenfabrik ?), Gartenstr. 10. – August G. geb. 5. 5. 1866 in Ullersdorf, gest. 1927 in Naumburg. – Werkstatt gegr. 1867 von (vgl.) E. Herkner. – Lehre in der Töpferei Herkner, Naumburg; Gesellenprüfung; 1902 Übernahme der Werkstatt von der Wwe. Herkner; bis 1927 gen. – Fabrikat: Braun- und Buntgeschirr.

Greulich Georg, Sohn von (vgl.) August G. u. Charlotte G. (geb. Seiler), Töpferei, Gartenstraße 10 – Georg G. geb. 26. 11. 1907 in N., gest. 11. 12. 1981 in Fredelsloh. – 1921–24 Lehre in der elterlichen Werkstatt; 1925–27 Besuch der Keramischen Fachschule Bunzlau; Meistertitel wurde ihm von der Innung zuerkannt; 1949 Aufbau der „Bunzlauer Handtöpferei Georg Greulich“ in Fredelsloh/Solling, etwa 19 Mitarbeiter; 1967 Neubau der Werkstatt. – Fabrikat: zunächst Braungeschirr, unglasierte Bodenvasen, später schwamm- und malhorndekorierte Ware.

Gückel H. – 1880 Ausstellung Liegnitz.

Heidrich Rudolf. – ab 1895 gen., Innungsmitglied; 1911 zu verkaufen (Ofentöpferei). – Fabrikate: Braungeschirr (1896), Öfen (1911).

Herkner vgl. auch Ullersdorf

Herkner E. (Ullersdorf?). – gegr. 1867? (vgl. Greulich August); 1880 Ausstellung Liegnitz; 1895–1899 Geschirrfabrik Herkner Wwe. gen.

Herkner Ernst, Geschirrfabrik. – Werkstatt gegr. 1833. – 1906/07 und 1910 gen. – Fabrikat: braunes Gebrauchsgeschirr, Schüsseln innen weiß, außen braun oder blau (1910).

Herkner Gustav, Geschirrtöpferei, Töpferstraße 6. – ab 1910 bis 1941 gen. – Mitglied: Töpfereigenossenschaft Naumburg (1927).

Herrmuth Jos. – 1844 Geselle.

Her(r)muth Karl. – 1844 Meister.

Hoffmann Jakob. – 1689 bei Zunftgründung gen. Fertigt Öfen.

Hübner Amalie, Wwe., Geschirrtöpferei. – 1895–1910 gen.

Hübner August. – 1910 Innungsmitglied, zuständig für das Herbergswesen.

Hübner Klara, Geschirrtöpferei, Laubaner Straße 46. – 1927–1932 gen. – Mitglied: Töpfereigenossenschaft Naumburg (1927).

Hübsch Anton, vor dem Obertor. – 1773 und 1800 gen.

Jenatsch, ⚭ Apollonia Grun. – vor 1844.

Junge. – 1844 Meister.

Kaps Joseph, Geschirrfabrik. – geb. um 1855, gest. 1915. – Werkstatt gegr. 1878 durch Joseph K. (?), bis 1915 gen., Werkstatt geht 1915 oder danach an (vgl.) Robert Patting. – Fabrikat: braunes und blaues Geschirr, innen weiß.

Klamt Julius, gen. Finger-Klamt. – 1862 Geselle bei (vgl.) Emmo Schnabel.

Knauer Fr. – 1844 Meister, im Rat.

Knofe Bruno. – 1896 Töpferei. – Fabrikat: Geschirr, braun und weiß.

Knofe C. – 1844 Töpfer; 1880 Ausstellung Liegnitz.

Knofe Ernst, Geschirrtöpferei, Löwenberger Straße 22. – 1906/07 bis 1941 gen. – Fabrikat: Braungeschirr (1935).

Knofe H. – 1880 Ausstellung Liegnitz.

Knofe Mathilde, Wwe., Geschirrtöpferei. – 1896 und 1908 gen. – Fabrikat: braunes Geschirr, auch innen weiß.

Knofe Otto, vorm. (vgl.) H.O. Lachmann, Paritzer Straße 216, „Baachtepperei". – Ab 1935 gen. bis Febr. 1945 in Betrieb. Fabrikat: Braungeschirr (1935).

Knofe Paul, Geschirrtöpferei, Löwenberger Str. 44. – Werkstatt gegr. 1850; ab 1895 (nach Mathilde Knofe?) gen.; bis 1945 in Betrieb. Mitglied: Verband Deutscher Topfwarenfabrikanten; Töpfereigenossenschaft Naumburg (1927), Innungsmitglied. – Fabrikate: Assietten, Bettwärmer, Backnäpfe, Brotbüchsen, Becher, Bierkrüge, Butterbüchsen, Blumentöpfe, Kasserollen mit Deckel, Kochtöpfe, Napfkuchenformen, Nachtgeschirre, Plätschen, Reibenäpfe, Schüsseln, Schnabeltöpfe, Tassen, Teller, Töpfchen, Waschbecken (1927).

Krause E. – 1844 Geselle.

Kühn Johann(es), gen. Kirchhof-Kühn, ehem. Töpferei Franke, Geschirrtöpferei, Löwenberger Straße. – ab 1880 gen., vermutlich Vater (1880–1910?, 1904 Stadtverordneter) und Sohn gleichen Namens (bis Febr. 1945); dort stand der Große Topf von August Franke aus dem Jahr 1853. Ausstellung: Liegnitz 1880. – Mitglied: Töpfereigenossenschaft Naumburg (1927). – Fabrikat: Braun- und Buntgeschirr, Feinkeramik (1938).

Kühn Julius. – 1880 Ausstellung Liegnitz.

Lachmann. – vor 1844 Meister, ⚭ Aloysia.

Lachmann. – 1895 Töpferei; 1898/99 Töpfer; 1906/07 gen.

Lachmann Aug. – 1844 Geselle.

Lachmann Brigitte, Tochter von (vgl.) Max L. – geb. 1921 in Naumburg. – Mitarbeit in der väterlichen Werkstatt: Sie übernimmt seit 1936 das Dekorieren der Gefäße, insbesonders für die Aktion Bunzlauer Braunzeug; 1946 Mitarbeit in der väterlichen Werkstatt in Braunfels/Lahn; 1948 ⚭ (vgl.) Paul Vogt aus Naumburg/Q., Übersiedlung nach Pang bei Rosenheim.

Lachmann C.O. (identisch mit H.O. Lachmann?), Geschirrtöpferei. – Werkstatt gegr. 1887. – 1937 und 1941 gen., 2 Brennöfen. Fabrikate: Ampeln, Aschenschalen, Back- und Kuchenformen, Bettwärmer, bleifreies Kochgeschirr, Blumen-, Butter- und Schmortöpfe, Durchschläge, Flaschen, Kaffeegeschirr, Kannen, Kasserollen, Krüge, Milchgefäße und -kocher, Nachtgeschirre, Satten, Schüsseln, Sparbüchsen, Spielgeschirre, Spucknäpfe, Stechbecken, Teller, Untersetzer, Vasen, Wandteller, Waschbecken, Wasserkrüge. (1937)

Lachmann Fritz. – geb. 1896 in Ullersdorf in der Töpferei am Thum. – Töpfer (?), Wanderlehrer (vgl. K. Späth 1980, S. 18)

Lachmann H.O. (identisch mit C.O. Lachmann?). – Werkstatt gegr. 1887. – 1927 bis 1934 gen.; ab 1935 oder 1938 Inh. (vgl.) Otto Knofe. – Mitglied: Töpfereigenossenschaft Naumburg (1927). – Fabrikate: wie bei C.O. Lachmann.

Lachmann Jos. – 1844 Meister.

Lachmann Josef u. Hedwig, Geschirrtöpferei, Löwenberger Str. 10. – Werkstatt gegr. 1835. – geb. 1865. – Töpferlehre in Naumburg; ab 1911 gen.; 1926 Herstellung einer großen Vase (H 173 cm); ab 1934 Sohn (vgl.) Max L. als Inh. gen.; ab 1945 in Rimbach/Niederbayern; gest. 1946 in Rimbach. – Ausstellung: Görlitz 1905. – Mitglied: Töpfereigenossenschaft Naumburg (1927). – Fabrikat: vorwiegend Braungeschirr, wenig Schwammdekor. Spezialität: Ziergeschirr mit plastisch aufgesetzten Rosen und Weintrauben, kleine Taubenhäuser und Taubenfiguren.

Lachmann Max, Sohn von (vgl.) Josef L., Geschirrtöpferei, Löwenberger Str. 10. – geb. 1894 in Naumburg, gest. 1950 in Treysa/Hessen. – Lehre bei H.O. Lachmann in Naumburg; 1920 ⚭ Martha Wendrich; Meister und Betriebsleiter in einer Blumentopffabrik in Ullersdorf; 1922/23 Pacht einer Töpferei in

Seidenberg/Oberlausitz; 1923–33 Großhandel für Steinzeug, Porzellan und Emaille in Heidebreck/Oberschlesien. Seine Frau betrieb ein Haushaltswarengeschäft; 1933 Übernahme der väterlichen Werkstatt; 1937: 6 Arbeiter, 3 Öfen; 1946 Aufbau einer Töpferei in Braunfels/Lahn, Mitarbeit seiner Tochter (vgl.) Brigitte L.; 1949 Werkstatt aufgegeben unter der starken Konkurrenz der Westerwälder Ware; 1949/50 arbeitet in einer Blumentopffabrik in der Nähe von Kassel. – Ausstellung: Breslau 1941, Berlin 1942. – Mitglied: Aktion Bunzlauer Braunzeug (seit 1936). – Fabrikate in Naumburg: Seriengeschirr, z.T. mit Schwammdekor, später sog. Seidenberger Töpfe; aufgelegtes Geschirr (um 1932/35); feuerfeste Kochgeschirre (1934), Gartenkeramik (1941); in Braunfels: Ziergeschirr mit Dekoren nach dem Vorbild des Bunzlauer Braunzeugs.

Lachmann Otto, Paritzer Str. 4. – 1908, 1910 (Obermeister der Innung) und 1927 gen. – Mitglied: Verband Deutscher Topfwarenfabikanten (1908, 1920).

Liebelt. – 1895 und 1898/99 Töpferei.

Lindner. – vor 1844 Geselle, ⚭ Johanna Grun.

Maschel C. – 1844 Meister, im Rat.

Metzner Joseph. – vor 1844 Meister.

Mittag. – 1813 als Meister gen.; 1821 Stadtverordneter; 1844 Wwe. gen.

Nehrich, Brauntöpferei vor dem Obertor. – 3. 11. 1800 brannte u. a. sein Haus ab.

Patting Robert und Klara, Geschirrtöpferei, auch Braun- und Kunsttöpferei, Bahnhofstraße, ehem. Werkstatt (vgl.) Kaps. – Robert P. geb. um 1876, gest. 1932; Klara P. geb. um 1886. – 1915, spätestens 1925 Werkstatt Kaps übernommen; bis 1932 bzw. Wwe. bis Febr. 1945 gen. – Fabrikat: u. a. Seidenberger Geschirr.

Peschke. – 1844 als Geselle gen.

Raunitschke. – 1844 als Geselle gen.

Reiche Gottf. – 1844 als Meister gen.

Reinhold Bertha, Wwe., Töpferei. – Werkstatt gegr. 1860. 1910 gen., 6 Arbeiter; bis 1917?

Reinhold Bruno, Geschirrfabrik. – Werkstatt gegr. 1848; 1895 bis 1898/99 gen., 14 Arbeiter (1896). – Ausstellung und Auszeichnung: Messe in Frankfurt (Oder); Liegnitz 1880, Anerkennungsdiplom. – Fabrikate: Kaffeekannen, Töpfe, Schüsseln, Teller etc.; Malerei.

Reinhold Ferd., Geschirrfabrik. – 1896 gen. – Fabrikat: Braungeschirr, auch innen weiß.

Reinwald Ferd., Geschirrfabrik. – Werkstatt gegr. 1863 oder 1872; 1895 bis 1920 gen., vgl. auch Louise R. – Fabrikat: Braungeschirr, auch innen weiß (1896).

Reinwald Kurt, Löwenberger Straße. – 1939 gen.; im Zweiten Weltkrieg gefallen.

Reinwald L(o)uise, Brauntöpferei, Urbanstraße 12. – Werkstatt gegr. 1872 von (vgl.) Ferd. R.; ab 1927 bis Febr. 1945 gen. – Mitglied: Aktion Bunzlauer Braunzeug (seit 1937). – Fabrikate: anfangs nur Braungeschirr, seit 1920 auch Feinsteinzeug (bunt und gespritzt): Kaffee- und Teegeschirre in verschiedenen Dekoren, Vasen und Blumentöpfe (roh und bunt), Blumenkübel (1938).

Rennert. – 1844 Geselle.

Richter. – vor 1844 Meister, ⚭ Anna Maria Seeliger.

Riediger Friedrich. – 1689 bei Zunftgründung gen., fertigt Öfen.

Riediger Hans. – 1689 bei Zunftgründung gen., fertigt Öfen.

Schirmel C. – 1844 Meister.

Schnabel Emmo. – gegr. 1856; 1862 brennt – auf Anregung seines Gesellen (vgl.) Julius Klamt – zum ersten Mal mit Kohle; 1879 einzige Töpferei in N., die stehenden Tonschneider verwendet; ab 1895–1898 Wwe. gen. – Ausstellung: Liegnitz 1880. Fabrikate: Gesundheitsgeschirre, außen braun und blau, innen weiß (1895).

Schöps Ferd., Geschirrfabrik. – 1895–1927 gen. – Mitglied: Töpferinnung (1902). – Fabrikate: braunes Kochgeschirr, auch innen weiß (1896).

Schöps G., Geschirrtöpferei. – 1930–1938 gen.

Schöps Josef, Geschirrfabrik. – 1895–1910 gen.; 1895 und 1902 Obermeister der Innung. – Mitglied: Verband Deutscher Topfwarenfabrikanten (1908). Fabrikate: braunes, innen weißes Kochgeschirr (1896).

Schöps Margarete, Geschirrtöpferei, Urbanstraße 2. – 1927–1941 gen. – Fabrikate: Braungeschirr (1935).

Scholz Ernst. – 1895 und 1898/99 Töpferei.

Scholz Karl, Geschirrfabrik. – 1895 bis 1908 gen. – Fabrikate: braunes Kochgeschirr (1896).

Schütz Flor. – 1844 Töpfergeselle und Golddrucker.

Schulz E., Geschirrtöpferei. – 1898/99 bis 1910 gen.

Schulz Wwe., Geschirrtöpferei. – 1895 bis 1910 gen.

Schwinge Hugo, Geschirrfabrik, Mittelweg 1. – 1895 bis 1927 gen.

Seiler August, aus Tschiebsdorf bei Sagan/Schlesien, Geschirrfabrik, Mittelweg 3. – Werkstatt gegr. 1868; gen. bis 1906 (gest.). – Ausstellungen und Auszeichnungen: Liegnitz 1880; Görlitz 1905, Ehrendiplom. Fabrikat: Braungeschirr, auch innen weiß, Kochgeschirr etc. (1896).

Seiler Gerhard, Sohn von (vgl.) Oswald S., und Charlotte (geb. Schneider), Mittelweg 3. – Gerhard S. geb. 5. 4. 1907 in Naumburg. – Werkstatt gegr. 1868. – 1924–26 Töpferlehre in der elterl. Werkstatt; 1926–28 Besuch der Keram. Fachschule Bunzlau; 1928–37 Mitarbeit in der elterl. Werkstatt; 1937 Meisterprüfung, ⚭ Charlotte Schneider, Übernahme der elterl. Werkstatt, 8 Arbeiter, 1 Brennofen, später 20 Arbeiter; 1941–45 führt Frau Charlotte S. die Werkstatt mit Unterstützung des Altgesellen Johannes Niemczak weiter; 1948 Gründung einer Töpferei in Leutershausen/Mfr.; 1975 Übergabe des Betriebes an Schwiegersohn Friedrich Moll und Frau Birgit, geb. Seiler. – Mitglied: Aktion Bunzlauer Braunzeug (seit 1936). Fabrikate in Naumburg: bis 1925 Herstellung von braunen Koch-, Einlege- und Milchgeschirren, seitdem besonders bäuerliche Tischgeschirre, Kaffeegeschirre in Bunzlau-Naumburger Braun und in Bunt (1940); Feinsteinzeug, Apothekergerätschaften

Seiler Oswald, Sohn von (vgl.) August S., und Anna (geb. Liebelt), Geschirrfabrik, Mittelweg 3. – Oswald S. geb. 1.5. 1882 in Naumburg, gefallen 24.9. 1914. – 1906 übernimmt elterliche Werkstatt; 1910 7 Arbeiter; bis 1914 gen.; 1914–1937 Wwe. Anna führt Werkstatt mit Unterstützung des Werkmeisters Hugo Schäfer bzw. Sohn (vgl.) Gerhard S.; 1936 wird als Filialbetrieb ein Tonwarenlager in Breslau erwähnt. – Mitglied: Töpferinnung (1910), Töpfereigenossenschaft Naumburg (1927). Fabrikat: Braunes, blaues und buntes irdenes Topfgeschirr, Krüge, Schüsseln, Teller, Terrinen usw. (1927); Feinsteinzeug, Kunstkeramiken, Spritzdekor, Pflanzengefäße (1932).

Steinzeugröhrenfabrik GmbH, Muskau, Werk Naumburg. – 1930 gen.

Sternal. – 1939 Töpfer bei (vgl.) Otto Knofe.

Stock Paul, Geschäftsführer bei (vgl.) Eduard Wiedemann, 1927 Töpfereigenossenschaft Naumburg.

Tschernohorsky. – 1844 Geselle.

Völkel. – 1844 Geselle.

Vogt Bruno, Sohn von (vgl.) Johann V., und Maria, Geschirrtöpferei, Laubaner Straße 12. – geb. 1877, gest. 1937. – 1882 Kauf des Grundstücks Laubaner Straße 12, Gründung einer Werkstatt; 1910 5 Arbeiter; ab 1937–45 Werkstatt wird durch Wwe. weitergeführt. – Mitglied: Töpfereigenossenschaft Naumburg (1927). – Fabrikat: Braungeschirr, Geschirr mit Schwammdekor, Spielzeuggeschirr, Tonpfeifen.

Vogt Gustav. – Werkstatt gegr. 1865; 1895 und 1898/99 gen., 1896 14 Arbeiter. – Fabrikate: Gesundheitsgeschirr, außen braun und blau, innen weiß.

Vogt Paul, Sohn von (vgl.) Bruno V., und Brigitte (geb. Lachmann), Laubaner Straße. – Paul V. geb. 18.3. 1912 in Naumburg. – 1926–29 Lehre in der elterlichen Werkstatt; ein Jahr Geselle; 1930–32 Besuch der Keram. Fachschule Bunzlau; 1933–34 Keramiker in der Tonwarenfabrik Petzold & Söhne, Pretzsch/Elbe; 1935 Meisterprüfung; 1936–37 Werklehrer an der Kunstgewerbeschule Burg Giebichenstein Halle/Saale; 1938/39 Betriebsassistent in den Schlesischen Steinzeugwerken Hähnichen-Freiwaldau/Schlesien; 1938 als Entwerfer gen.; 1940 in der elterl. Werkstatt; 1941 Kauf einer Nachbartöpferei; ab 1946 in Pang b. Rosenheim/Obb., zunächst Dreher in einer Rosenheimer Töpferei, dann Gründung einer eigenen Werkstatt; ⚭ mit (vgl.) Brigitte Lachmann; seit 1966 2. Töpferei in Kochel/Obb.; seit 1982 Leitung des Betriebes in Pang durch Sohn Bernhard V. (geb. 1959), der Töpferei in Kochel/Obb. durch Tochter Johanna Feindor (geb. 1951). – Fabrikate in Pang: Gebrauchsgeschirr, Blumentöpfe, unglasierte Bodenvasen, Ziergeschirr, Dekor im Siebdruckverfahren, Schwammdekor.

Wagner Hugo, Brauntöpferei, Laubaner Straße? – Werkstatt gegr. 1799 (?) – gen. ab 1875; 1884 abgebrannt, wieder aufgebaut; 1917 gest. – Ausstellung: Liegnitz 1880. – Fabrikate: Gesundheitsgeschirr, außen braun und innen weiß.

Weitzmann A. – 1880 Ausstellung Liegnitz.

Wendrich Franz. – geb. um 1868. – 1938 Töpfer.

Wiedemann Eduard, Geschirrtöpferei und Tongruben, Laubaner Straße 13. – Werkstatt gegr. 1842. – Fa. gegr. 1920, bis 1938 Eduard W. als Inh. gen., Geschäftsführer: (vgl.) Paul Stock; 6 Arbeiter (1927), 1 Ofen. – Fabrikate: Freiwaldauer Ton; Geschirr in braun, braunweiß und bunt, auch gelb glasiert, bleifreies Kochgeschirr, Einlegegefäße, Einmachtöpfe, Gärkrüge, Blumentöpfe usw.; Spezialartikel nach eingesandtem Muster und besonderer Vereinbarung; Dekor: Kobalt, Schwammdekor.

Witting (Christoph?). – 1795 und 1844 Meister.

Wolf Joh. Friedr. – 1802 Meister (aus Bunzlau?).

Zöltner Fr. – 1844 Geselle.

3. Nieder-Ullersdorf

Ullersdorfer Werke (vgl. auch Siegersdorfer Werke), Nieder-Ullersdorf, Kreis Sorau. – ab 1857 Name einer Braunkohlengrube in Nieder-Ullersdorf; 1872 wird ihr eine „Kunstziegelei zur Herstellung feiner Verblendziegel und Thonwaren“ angeschlossen; 1925: 300 Arbeiter, 6 Ringöfen; um 1940–1942 als Tochtergesellschaft der Siegersdorfer Werke in Siegersdorf erwähnt; 1941 Zweigfabrik in Ullersdorf am Queis. – Mitglied der Wirtschaftsgruppe Keramische Industrie, Fachgruppe Ziegelindustrie in der Wirtschaftsgruppe Steine und Erden, Berlin (1941). – Produktion: Verblend- und Formsteine, Terrakotten, Badeanstaltsteine, moderne und Kunstglasuren, Wandbekleidungen, Brunnen, Kamine (1914); sanitäre Erzeugnisse: Spülsteine, Waschtische, Reihenwasch- und Urinalanlagen, Brausemulden, Klosetts (um 1940); eigene Tongruben.

4. Siegersdorf

Siegersdorfer Werke*, Siegersdorf, direkt an der Bahnstrecke Kohlfurt–Breslau gelegen. – 1870/71 der Regierungsbaurat und Industrielle Friedrich Hoffmann, der Erfinder der Hoffmannschen Ringöfen, plant und gründet die Siegersdorfer Werke; zunächst Aktiengesellschaft; bis 1877 F. Hoffmann kauft und modernisiert die Fabrik; 1881/85: etwa 400 Arbeiter; 1900 F. Hoffmann in Berlin gest.; 1902 Kaufmann Richard Bonfils aus der Marienberger Mosaikplattenfabrik übernimmt die Leitung der Siegersdorfer Werke AG; 1912 die Fabrik kauft die Laubaner Tonwerke mit dem Werk Gersdorf, die Rotherschen Kunstziegeleien in Liegnitz und Haynau, das Werk Bruno Pospischil in Mittel-Bielau bei

Haynau; 1924 Zweigwerke in Lauban, Heidegersdorf, Bienitz, Liegnitz, Mittel-Bielau; 1927/30 Zweigwerke in Lauban, Heidegersdorf, Mittel-Bielau; 1927 Richard Bonfils gest.; 1928–1945 Walter Pohl leitet den Konzern; 1939–42 Zweigbetrieb in Lauban, Gersdorf am Queis: unter dem Namen Laubaner Thonwerke, Zweigniederlassung der Siegersdorfer Werke vorm. Friedrich Hoffmann AG; 1940–44 dem Konzern gehören folgende Kapitalgesellschaften (mit 100prozentigem Anteil am Grund- bzw. Stammkapital): Vereinigte Tschirner Thonwerke GmbH, Siegersdorf (Tongrubenbetrieb), und die Rothersche Kunstziegelei GmbH, Siegersdorf (Kapital- und Grundstücksverwaltung); 1940–42 Beteiligungen an der Ullersdorfer Werke AG in Nieder-Ullersdorf und an der Wohnungsbaugesellschaft für den Kreis Bunzlau in Bunzlau. Arbeiter und Angestellte: 1938 durchschnittl. 1600 Arbeiter, 166 Angestellte; 1939 durchschnittl. 1800 Arbeiter, 170 Angestellte; 1940 durchschnittl. 1500 Arbeiter, 139 Angestellte; 1941 durchschnittl. 1400 Arbeiter, 146 Angestellte; 1942 durchschnittl. 1100 Arbeiter, 132 Angestellte, 30 Lehrlinge; 1943 durchschnittl. 1000 Arbeiter, 108 Angestellte, 28 Lehrlinge. – Produktion: Verblender, Formsteine, Dachfalzziegel, Schamottesteine, Klinker- und Hintermauerungssteine, Fußbodenplatten, Terrakotten, Kamine, Wandbrunnen, Badezellensteine; um 1900 zeitweilig Vasen, Schalen, Briefbeschwerer und andere Kunstgegenstände; eigene Tongruben bei Siegersdorf, Tschirne, Rothwasser.

* Unter Verwendung von Akten der Siegersdorfer Werke AG aus den Jahren 1939 bis 1944 im Geheimen Staatsarchiv Preußischer Kulturbesitz Berlin XVII HA 269–272 und 282–286.

5. Tillendorf

Bunzlauer Topfwarenfabrik vgl. Lorenz & Co.

Delang. – 1880 Brauntöpferei.

Delang Wwe. – 1895 Töpferei.

Delang M. – 1910 Töpferei.

Delang Rudolf. – 1911 Braungeschirr, blaugeschwämmelte und grünglasierte Ware.

Fabian. – ca. bis 1897 auf der Töpferei Sack.

Gnaden Max. – 1927 Töpfereibesitzer; ab 1937 als Mitinhaber bei (vgl.) Ostdeutsche Keramik Karl Werner & Co. gen; Mitglied: Vereinigte Bunzlauer Topfwarenfabrikanten (1927).

Göldner Gottlieb. – geb. um 1849. – 1888 erstand Töpferei im Oberdorf Nr. 36, fand nach 10 Jahren keinen Pächter mehr; Wahrzeichen der Töpferei: großer brauner Krug auf dem Erkersims; 1939 als 90jähriger gen.

Grun (Gruhn) A. – 1880 Brauntöpferei.

Hochfeld. – um 1900 Pächter der Niedertöpferei.

Klug G. – 1895 Töpferei.

Kluge August. – 1870 erwirbt Töpferei von (vgl.) Naumann; 1895 gen.; ab 1919 führt (vgl.) Hermann K. die Töpferei.

Kluge Hermann. – 1919 übernimmt von (vgl.) August K.; bis 1926/27 gen; 1930 Anna Kluge gen., vgl. Karl Werner.

Kluge Julius. – ⚭ 1894 Wwe. von (vgl.) Bruno Werner, übernimmt Werkstatt („Klugesche Töpferei"); bis 1927 gen., dann J. Kluge'sche Erben gen.; ab 1935 Inh. (vgl.) Max Werner. – Fabrikate: Service und Milchtöpfe, gegossen und freigedreht, einige Vasen mit Schwammdekor (1911).

Krumpholz, Ofenfabrik. – ca. um 1900 führt von (vgl.) Sack gegr. Weißtöpferei weiter; Innungsmitglied; 1911 gest.

Lorenz Fr. – 1941 Töpferei.

Lorenz Friedrich, im Oberdorf. – Werkstatt 1851 oder 1857 gegr.; 1895 bis 1931 gen. – Fabrikat: Geschirr außen braun, innen weiß (1895).

Lorenz Louis. – 1910–1912 gen. – Fabrikate: Spezialität Schwammdekor; stark glänzende Glasur; freigedrehte und gegossene Vasen, Service, Wandteller, Küchengeräte, Leuchter, Blumenkübel, Büchsen (1911).

Lorenz Otto. – 1911 Innungsmitglied.

Lorenz & Co., Willi, Bunzlauer Topfwarenfabrik, 1930 auch als Steingutfabrik bezeichnet. – 1926 neu eingetragen (pers. haft. Gesellschafter: Willi L.); bis 1930 gen.

Menzel. – nach 1911 (?) führt Weißtöpferei von (vgl.) Sack bzw. (vgl.) Krumpholz, bis 1919 (?).

Naumann/Neumann. – um 1860 (?) baut neben (vgl.) Sack bei der Niedermühlbrücke; 1870 (vgl.) August Kluge kauft Töpferei.

Ostdeutsche Keramik vgl. Werner & Co.

Sack J. A. – 1857 Bauer, errichtet Weißtöpferei nahe der Niedermühlbrücke, verlegt sie 1861 an die Klitschdorfer Straße, weitergeführt durch (vgl. jeweils dort) Krumpholz, Menzel, Wendrich & Römer bzw. Gruhn, Delang, Fabian, Bruno Walter, Werner & Co. wahrscheinlich unter dem Namen Sack (1911). – Fabrikate: Ofenkacheln und „die bekannten gelben Töpfe" (= wahrscheinlich Seidenberger Geschirr).

Walter Bruno. – 1897 wird Besitzer (Pächter?) einer Töpferei von (vgl.) Sack; bis 1911 gen. – Fabrikate: braune Töpfe, blau- und grüngeschwämmelte Milchtöpfe, Krüge und Schüsseln (1911).

Wendrich & Römer, Tillendorfer Ofenfabrik, Klitschdorfer Straße. – ab 1919 (ehem. Töpferei [vgl.] Sack) bis 1941 (1945?) gen.

Weniger. – 1895 gen.; um 1900 Pächter der Niedertöpferei; 1929 gen.

Werner August (Name bereits 1837 verzeichnet, hat vielleicht in Bunzlau als Töpfer gearbeitet?). – um 1850 gründet erste Töpferei in Tillendorf (Hs. Nr. 128); 1852 1–2 Gehilfen, Gewerbe von geringem Umfang; um 1890 Werkstatt von Nachkommen geschlossen.

Werner Bruno, Töpferei, Nr. 83. – 1886 Gründung einer Töpferei im Mitteldorf/An der Brücke; gest. 1892, seine Wwe. führt die Werkstatt zunächst allein, 1894 nach ihrer Wiederverheiratung mit (vgl.) Julius Kluge weiter; seither als „Klugesche Töpferei" bezeichnet.

Werner & Co., Karl, Ostdeutsche Keramik, Feinsteinzeugfabrik, Dorfstraße. – Lehre als Ofentöpfer und Ofensetzer; gegr. 1897 oder danach aus einer Werkstatt von (vgl.) Sack; 1919 übernimmt keramischen Kleinbetrieb der Schwiegereltern; ab 1927 auch Feinsteinzeug; um 1930 eigener Modelleur stellt Modelle her; 1935 pachtet Töpferei (vgl.) Hermann Kluge; 1937 Max Gnaden als Mitinhaber gen.; 1938/39 kauft Töpferei Kluge; bis 1945 in Betrieb; nach 1945: Karl Werner ab 1951 im Westerwald, 29. 8. 1956 gest. in Mogendorf. – Mitglied: Vereinigte Bunzlauer Topfwarenfabrikanten (1927); Lehrlingsprüfungskommission der IHK Liegnitz. – Arbeiter und Öfen: 1927: 20 Arbeiter, 2 Öfen; um 1930: 3 Angestellte, 34 (gelernte und ungelernte) Arbeiter; 1935: 115 Personen, davon ca. 70 Frauen, 1937: 80 Arbeiter, 4 Öfen. – Fabrikate: Braun- und Buntgeschirr, Spritzdekor, Kunstkeramik, Feinsteinzeug, Kunstglasuren.

Werner Louis, Sohn von (vgl.) Wilhelm W. (I). – 1885 gründet Töpferei in T., An der schwarzen Brücke; 1888 zog „auf den Sand nach Bunzlau" (= Flurname in Bunzlau); 1895 und 1911 gen. – Fabrikate: freigedrehte und gegossene Milchtöpfe und Vasen; Spezialität: Farbe Scharffeuerrot/Rosenrot, das mitunter ins Violette hinüberspielt, benutzt diese Farbe als Schwammdekor neben blau und grün (1911).

Werner Max, Sohn von (vgl.) Bruno W., Tonwarenfabrik (Firmenname: Julius Kluge), Nr. 83. – geb. 26. 9. 1887 in Tillendorf, gest. 8. 2. 1965 in Hilgert. – 1927 gen.; seit 1935 Nachfolger von (vgl.) Julius Kluge (bzw. Erbengemeinschaft); Thielmann erhält in dieser Werkstatt erste Anregungen für Schlickermalerei; 1939 beschäftigt 9–10 Personen, darunter 2 Frauen; Obermeister der Innung bis Kriegsende; 1947 in Helmstedt Töpfer in einem Ziegelwerk; 1949–51 in Höhr-Grenzhausen Teilhaber einer Töpferei zusammen mit (vgl.) Sohn Wilhelm W. (II); 1960 Neubau eines Betriebes in Hilgert/Westerwald. – Mitglied: Vereinigte Bunzlauer Topfwarenfabrikanten (1927); Kuratorium der Keram. Fachschule Bunzlau; Aktion Bunzlauer Braunzeug (seit 1936). – Fabrikate: Gebrauchsgeschirr (Braunzeug und Feinsteinzeug).

Werner Wilhelm (I). – um (?) 1860 Töpferei im Niederdorf; 1880 Brauntöpferei; 1910 gen. (dieser Wilhelm W. oder ein Nachkomme gleichen Namens?).

Werner Wilhelm (II), Sohn von (vgl.) Max W., geb. 30. 3. 1915 in Tillendorf. – 1932–35 Lehre in der Werkstatt des Vaters; 1933 Gesellenprüfung; 1947–49 Angestellter in einer Ziegelei in Helmstedt; 1949–51 in Höhr-Grenzhausen zusammen mit seinem Vater Teilhaber einer Töpferei; 1951 Übernahme der Töpferei mit seinem Vater; 1960 Neubau in Hilgert/Westerwald, Firmenname: Kunsttöpferei Werner; 1962 Meisterprüfung; 1975 Übergabe der Töpferei an seinen Sohn Hartmut W. (geb. 1948). – Fabrikate in Höhr-Grenzhausen und Hilgert: zunächst vornehmlich Gebrauchsgeschirr (Einlegetöpfe, Schüsseln, Pouletformen), später schamottierte Gartenkeramik (Bodenvasen, Brotdosen, Gehäuse für Wanduhren).

6. Ullersdorf

Droht Hermann und Emma. – Werkstatt gegr. 1812 von (vgl.) Jos. Gessenauer. – 1878 Herrmann D. gen.; ab 1927 Emma D. als Inh. gen. – Mitglied: Töpfereigenossenschaft Naumburg (1927); Innungsmitglied, zuständig für das Lehrlingswesen (1910). – Fabrikat: Geschirr außen braun, innen weiß.

Droht Robert (identisch mit Werkstatt (vgl.) Hermann D. ab 1927?), Töpferei. – 1927 bis 1937 gen.

Gessenauer Jos. – 1812 erbaut Töpferei; 1844 gen.

Herkner vgl. Naumburg

Hersel Joseph, Chamotte-Tonwaren- u. Kunstziegelfabrik GmbH. – geb. 1831, gest. 1904. – Gutsbesitzer („Großbauer"), Kommissionsrat. – 1858 Tonbergwerk am Heidelberg in Ullersdorf; 1862 Steinkohlenbergwerk; 1863/64 Tonwarenfabrik gegr.; 1880 Fabrik wird GmbH; 1896: 300 Arbeiter, davon 50 in den Tongruben; ab 1904 (?) bis 1915 Joseph Hersel (1867–1915), ein Neffe des Gründers, als Direktor; um 1924: 170/200 Arbeiter; um 1927 Generaldirektor Ruscher; bis 1938 gen. – Ausstellungen und Auszeichnungen: Breslau 1869 und 1878, silberne und bronzene Medaille; Görlitz 1870, silberne und bronzene Medaille, 1879 silberne Medaille; Berlin 1878, Preismedaille; Liegnitz 1880, silberne Staatsmedaille; Berlin 1896 ?, Görlitz 1905 ? – Fabrikate: Hintermauerungssteine, Schamottesteine, Kanalisationsröhren, Verblend- und Formsteine, Bauornamente und Kunstterrakotten, freiplastische keramische Arbeiten, Braungeschirr (1924); eigene Tongruben, Porzellanton, feuerfeste Tone.

Kühn Hermann, Sohn von (vgl.) Johann(es) K., und Anna und Paul, Bunt- und Feinsteinzeugtöpferei, Dorfstraße 132. – Werkstatt gegr. 1846. – ab 1910 Hermann K. gen.; 1924 gest.; danach Anna K. als Inh. gen. (gest. 1958); 1937: 12 Arb.; ab 1941 Sohn Paul (geb. 1905, gest. 1947) gen. – Mitglied: Töpfereigenossenschaft Naumburg (1927), Innung (1910). – Öfen: 2 Rundöfen, 1929 und 1938 erbaut (40 bzw. 45 cbm). – Fabrikate: Braun- und Buntgeschirr, Feinsteinzeug, naturfarbige Gartenkeramik, Unter-, Kunstglasur, Engobe, Schwamm- und Bauerndekore (1939/41).

Kühn Johann(es). – 1846 erbaut Töpferei im Niederdorf; 1895–1898/99 Kühn Wwe. gen. – Fabrikate: Braungeschirr mit weißer Innenglasur in allen gangbaren Formen (1895).

Lachmann Josef. – 1927 Töpferei.

Scholz. – 1895 und 1898/99 Töpferei.

7. Herstellungsorte nach 1945

Fredelsloh/Niedersachsen

List Ruth, geb. Greulich, Tochter von (vgl. Naumburg) Georg G., Bunzlauer Handtöpferei Georg Greulich Fredelsloh/Solling, Deichstr. 16. – geb. 1932 in Naumburg/Q. – Lehre in der elterlichen Werkstatt in Fredelsloh; Gesellenprüfung und Mitarbeit im Betrieb des Vaters; 1971–1980 eigene Töpferei in Braunschweig; 1981 Übernahme des väterlichen Betriebs (Geschäftsführerin), zwei Kinder (Töpferausbildung). – Besuch des Frühjahrs- und Sommer-Topfmarkts sowie des Weihnachtsmarkts in Braunschweig. – Fabrikate: schwamm- und malhorndekoriertes Geschirr.

Höhr-Grenzhausen/Rheinland-Pfalz

Böhm Alois, Steinzeugfabrik, Bergstraße 12–14. – geb. 1883, gest. 1976; 2 Söhne, 2 Töchter. – 1919–29 Geschirrgroßhandel in Ransbach, vor allem Handel mit Bunzlauer Geschirr; 1930 Töpferei in Höhr, Herstellung von Salbentöpfen, später außerdem Klinker; ab 1976 Geschäftsführer: Maria B. (geb. 1910), Tochter von Alois B.; 1976 Umstellung der Produktion auf Geschirr mit Schwammdekor nach Bunzlauer Vorbild (15 verschiedene Dekore); ab 1983 Geschäftsführer: Johannes B. (geb. 1955), Sohn von Hans B.; Fabrikate: Gebrauchs- und Ziergeschirr, vor allem Eß- und Kaffeeservice mit Schwamm- und Malhorndekor.

Pelter Georg und Steffi (geb. Frank), Töpferei und Museum im Kannenofen. – Georg P. geb. 22. 4. 1924 in Klopschen/Niederschlesien. – 1941 Abitur; 1946–49 Tätigkeit in verschiedenen Keramikbetrieben in Franken und Württemberg; 1948 ⚭ (vgl.) Steffi Frank; 1949–52 Besuch der Keramischen Fachschule in Höhr-Grenzhausen; ab 1950 Sammeltätigkeit von Bunzlauer Geschirr; ab 1953 eigene Töpferei in Höhr-Grenzhausen zusammen mit seiner Frau Steffi. – Fabrikate: Ziergeschirr und Service mit Malhorndekor und Schwammdekor nach Bunzlauer Vorbild.

Pelter Steffi, geb. Frank, Töpferei und Museum im Kannenofen. – geb. 16. 11. 1922. – ab 1946 Keramische Tätigkeit in verschiedenen Betrieben in Franken, Württemberg und Bayern; 1948 ⚭ (vgl.) Georg Peltner; 1949–52 Besuch der Keramischen Fachschule Höhr-Grenzhausen; ab 1953 Töpferei in Höhr-Grenzhausen zusammen mit ihrem Mann Georg P., vor allem zuständig für das Dekorieren des Geschirrs.

Kaub/Rhein

Thiesmeyer Beate und Sälzer Michael, Töpferei am Viktoriastollen. – Thiesmeyer Beate. – geb. 1952. – 1975 Staatsexamen an der PH Bonn; 1976 Praktika in verschiedenen Töpfereien; 1978 Gesellenprüfung in Höhr-Grenzhausen. – Sälzer Michael. – geb. 1947. – 1968 Jurastudium; 1976 Töpferlehre in der Werkstatt von (vgl.) Wilhelm Werner (II), Tillendorf/Hilgert; 1978 Gesellenprüfung. – gemeinsam: 1978 Aufbau einer Töpferei in Bonn; 1979 erste Versuche mit lehmglasierter brauner Töpferware; 1980 Umzug nach Kaub, Töpferei am Viktoriastollen, erster Verkauf von lehmglasiertem Geschirr; 1982 Meisterprüfung in Höhr-Grenzhausen. – Fabrikate: Gebrauchsgeschirr mit brauner Lehmglasur in Anlehnung an das braune Bunzlauer Geschirr, Kunstkeramik.

Ludwigsburg/Baden-Württemberg

Wesenberg u. Co. GmbH, Bunzlauer Keramik, Bietigheimer Straße 1. – 1947 Gründung der Firma Bunzlauer Keramik, Wesenberg u. Co. GmbH durch Hans Wesenberg, ehemaliger Modelleur bei (vgl.) Ostdeutsche Keramik Karl Werner & Co., Tillendorf. Weitere Gesellschafter: die aus Bunzlau stammenden Keramiker Rudolf Heidrich und Hampel, bis 1955 Betrieb im Adreßbuch der Keram-Industrie geführt. Fabrikate: Gebrauchskeramik nach Bunzlauer Art, Schwamm- und Bauerndekore.

Siershahn/Westerwald

Siershahner Feinsteinzeugfabrik GmbH, Bunzlauer Straße. – gegr. 1950. – bis 1967 Geschäftsführer: (vgl.) Kurt Börner (ehem. bei der Fa. Ostdeutsche Kermik Karl Werner, Tillendorf), Technischer Leiter: Curt Heckmann, Keramikingenieur (1911–13 Keramische Fachschule Bunzlau), Zweigwerk in Mogendorf; 1968–70 Übernahme der Fa. mit gleichem Fabrikationsprogramm durch Dr. Werner; ab 1970 Fa. Sikera (Siershahner Keramik-Fabrik) mit geändertem Produktionsprogramm. – Fabrikate: Gebrauchsgeschirr aus Feinsteinzeug mit Schwammdekor in der Tradition des Bunzlauer Geschirrs, vor allem Service mit Spritzdekor.

Börner Kurt (vgl. auch Siershahner Feinsteinzeugfabrik). – vor dem Zweiten Weltkrieg Mitarbeiter bei der (vgl.) Fa. Ostdeutsche Keramik Karl Werner, Tillendorf; ab 1950 Geschäftsführer der neugegründeten Siershahner Feinsteinzeugfabrik in Siershahn/Westerwald; 1950/51 Gründung der Bunzlauer Feinkeramik-Fabrik Kurt B. mit zwei Werken in Holzhausen/Kr. Biedenkopf und Recklinghausen. – Fabrikate: Feinsteinzeug, Gebrauchsware mit Schwammdekoren nach Bunzlauer Vorbild.

Tellingstedt/Schleswig-Holstein

Bönsch-v. Belino Marion. – geb. 1919 in Stettin. – 1937 Praktikum in der Töpferei (vgl.) Gleisberg, Bunzlau; 1938–40 Besuch der Keramischen Fachschule Bunzlau; 1941 arbeitet in der Töpferei Erich Lehmann, Töpferstedt bei Muskau; 1942 Keramikmalerin in der Töpferei Gleisberg, Bunzlau; 1943–45 Lehrerin in Tillendorf; 1949 Gründung „Dithmarscher Keramische Werkstätten“ in Tellingstedt (ehemalige Töpferei). – Fabrikate: Ziergeschirr mit Schlickermalerei, Dekore nach dem Vorbild der Aktion Bunzlauer Braunzeug.

Markenverzeichnis

1 Alois Böhm KG
Höhr-Grenzhausen
ab 1976
geritzt

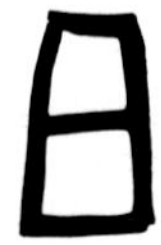

2 Bunzlauer Feinkeramikfabrik
Kurt Börner
Holzhausen über Gladenbach/Hessen
nachgewiesen 1950/55
Stempel, schwarz

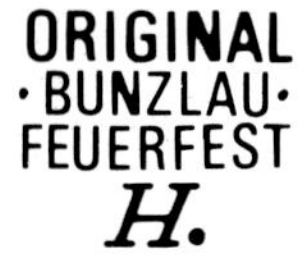

3 –
nachgewiesen 1950/55

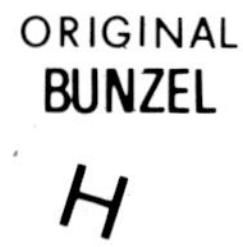

4 –
nachgewiesen 1950/55
Stempel, schwarz

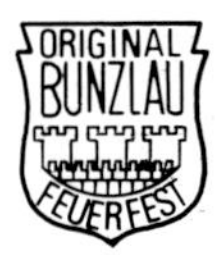

5 –
nachgewiesen 1950/55
Stempel

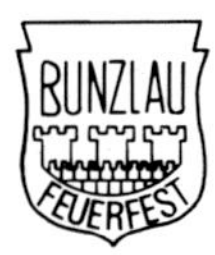

6 J. Brauers Keramik-Werke
Gohfeld bei Bad Oeynhausen
nach 1945
Aufkleber (schwarze Aufschrift auf silber)

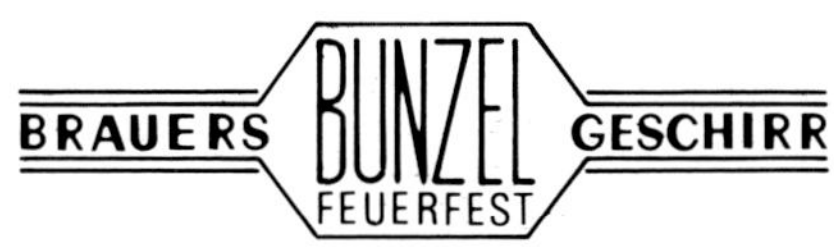

7 Bunzlauer Ton und Keramik
Gebr. Buchwald & Preuss
Bayreuth
1948–1950
Stempel, braun, blau

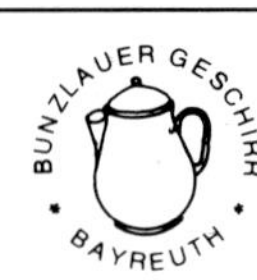

8 –
1948–1950
Stempel, blau

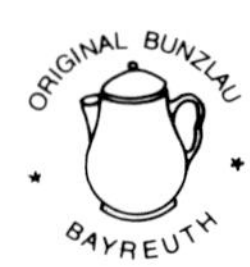

9 –
1951–1954
Stempel, grün

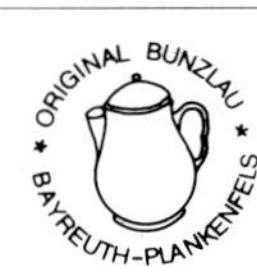

10	Bunzlau Naumburg Tonwaren (Freie Gemeinschaft von Töpfern im Kreis Bunzlau) Bunzlau/Naumburg/Q. 1939–45 geprägt (nur für Bunzlauer Eintöpfe)	Bunzlau Naumburg Tonwaren
11	Bunzlauer Braunzeug Kreis Bunzlau 1935/36 Stempel (in die braune Lehmglasur) der Keramischen Fachschule für die Aktion „Bunzlauer Braunzeug"	BUNZLAUER BRAUNZEUG BUNZLAU UND NAUMBURG KR. BUNZL
12	– 1936–1945 Warenzeichen der Aktion „Bunzlauer Braunzeug"	B.B.
13	– 1936–1945 geritzt gemalt, weiß, blau	BB 25
14	Robert Burdack Bunzlau nachgewiesen 1905 bis zum Ersten Weltkrieg geprägt	RB Bunzlau
15	Deutsche Ton- und Steinzeugwerke AG Charlottenburg (Berlin) nachgewiesen 1923–1945 geprägt	DTS
16	– nachgewiesen 1927–1945	DTS
17	Deutsche Tonwaren-Fabrik GmbH Dommitzsch a. d. Elbe nachgewiesen 1927 Blindstempel	DTD
18	Ton- u. Steinzeugwerke Joh. Eisele Coswig/Sachsen-Anhalt nachgewiesen 1927/30 Blindstempel	J J E C C
19	Friedrich Festersen Berlin um 1909/10 geprägt	Festersen

20	Paul Gleisberg Bunzlau 1937–1945 (für Gefäße in der Art des „Bunzlauer Braunzeugs“) geritzt	G
21	– 1937–1945 Stempel, grün	G BUNZLAU
22	Reinhardt Gleisberg Marktheidenfeld/Main Aufkleber ab 1950	HANDARBEIT G ECHT BUNZLAU
23	Elton Werkstätten Gleisberg, Reckzeh & Co. Marktheidenfeld/Main 1949–1961	ELTON
24	– 1949–1961 Aufkleber	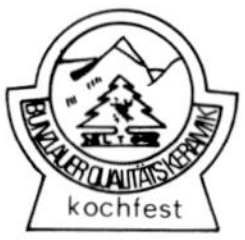
25	– 1949–1961 geprägt	
26	Spessart–Keramik (ab 1979 übernommen) Marktheidenfeld/Main Aufkleber, blau (Aufkleber weiter verwendet)	SPESSART·KERAMIK *freigedreht*
27	Bunzlauer Handtöpferei Georg Greulich GmbH Fredelsloh/Niedersachsen ab 1965 geprägt (nur bei handgedrehten Gefäßen)	HANDARBEIT -G G-
28	Bunzlauer Handtöpferei Georg Greulich GmbH (Nachf. Ruth List) Fredelsloh/Niedersachsen 1971–1980 (Werkstatt Ruth List, Braunschweig) ab 1981 in Fredelsloh geprägt (nur bei handgedrehten Gefäßen)	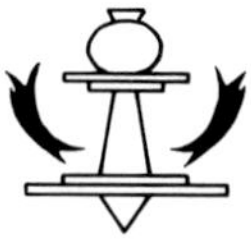
29	Bunzlauer Tonröhren- u. Schamottewarenfabrik Hoffmann & Co Bunzlau Nachgewiesen 1910	HOFFMANN'S REFORM

30	– Nachgewiesen 1935/40 geprägt	Hoffmann & C. BUNZLAU
31	August Hude Bunzlau 1927–1945 Stempel, grün, oliv	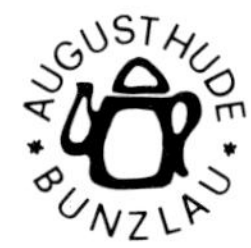
32	Bruno Hübler Bunzlau 1911–1941 geprägt	B.HÜBLER BUNZLAU
33	Oberlausitzer Keramische Werkstätten Paul Jürgel Niederbielau/Oberlausitz Vor 1927 Blindstempel	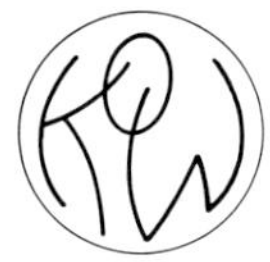
34	Königliche Keramische Fachschule Bunzlau Bunzlau 1900/1910 geritzt	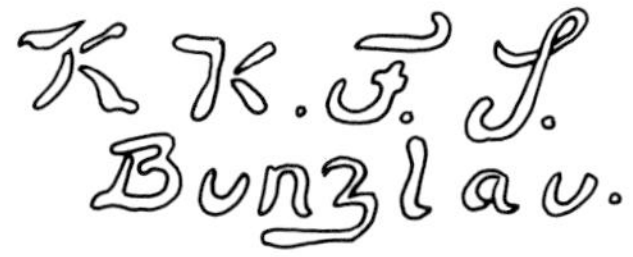
35	– 1900/1910	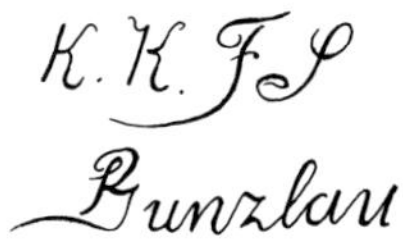
36	Hermann Kühn Ullersdorf/Kr. Bunzlau 1924–1945 Blindstempel	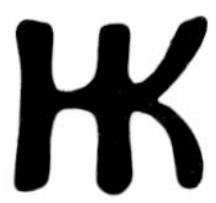
37	– 1924–1945 geprägt	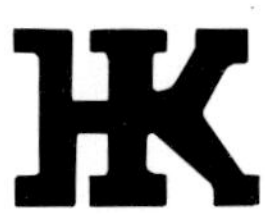
38	– 1924–1945 Blindstempel	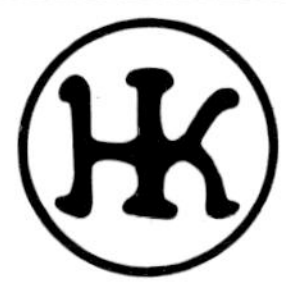
39	– 1924–1945 Stempel in grün, oliv, schwarz	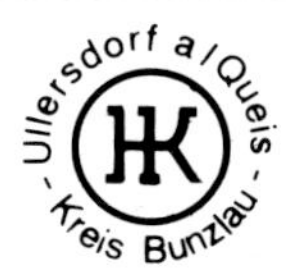

40 Bunzlauer Tonwaren-Fabrik
Eduard Küttner
Bunzlau
1920–1940
(Firmensignet)

41 (vermutlich) Bunzlauer Tonwaren-Fabrik
Eduard Küttner
Bunzlau
nachgewiesen 1930–1945
geprägt

42 Kunst-Töpferei Neschwitz
Neschwitz/Sachsen
um 1920–1940
Stempel, blau, grün, schwarz

43 Bunzlauer Werke
Lengersdorff & Co GmbH
Bunzlau
nachgewiesen 1927

44 Julius Paul
Bunzlau
um 1910
Blindstempel

45 –
vor 1920
Blindstempel

46 Julius Paul & Sohn
nachgewiesen 1921
(als Firmensignet)

47 –
nach 1920
Stempel grün, oliv, braun

48 –
nach 1920
Blindstempel

49 –
nach 1920
Stempel, oliv

50 –
nach 1920
Blindstempel

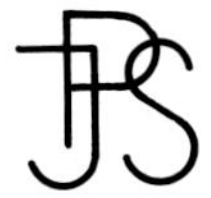

51 –
um 1920–1945
Blindstempel

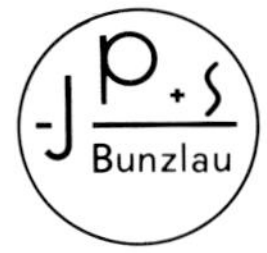

52 –
um 1920–1945
Stempel, grün, oliv
grün (statt „Feinsteinzeug" oft grüner dicker Balken)

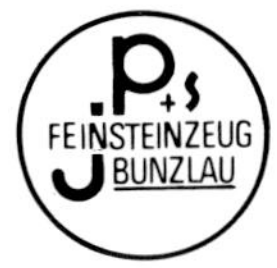

53 –
um 1920–1945
Stempel, grün, oliv

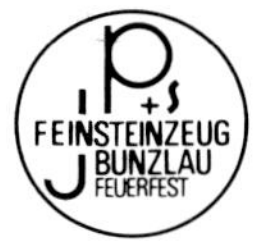

54 –
um 1920–1945
Aufkleber, gold/gelb

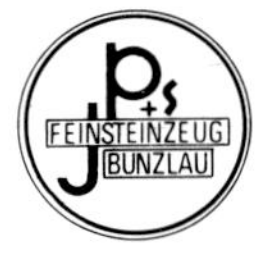

55 –
um 1920–1945

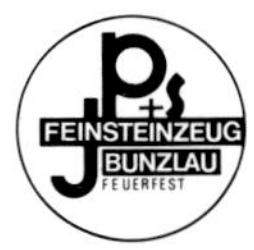

56 –
nachgewiesen ab 1927
Stempel, grün

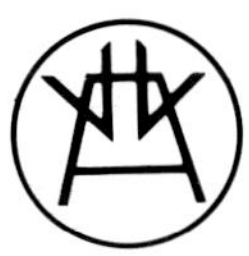

57 –
ab 1940
(für die Luftwaffe)
Stempel, schwarz

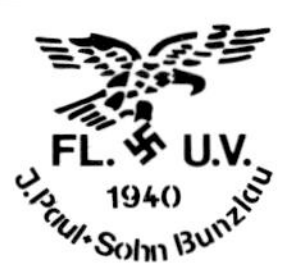

58 Georg + Steffi Peltner
Höhr-Grenzhausen
ab 1953
geritzt

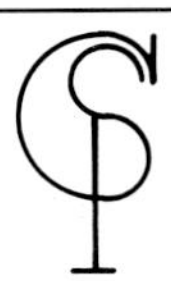

58a Johannes Reh
Kamenz/Oberlausitz
um 1920/30
geprägt

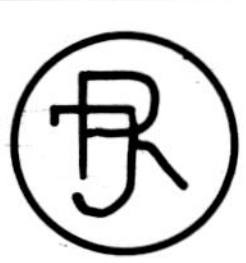

59 Hugo Reinhold
Bunzlau
um 1910
Blindstempel

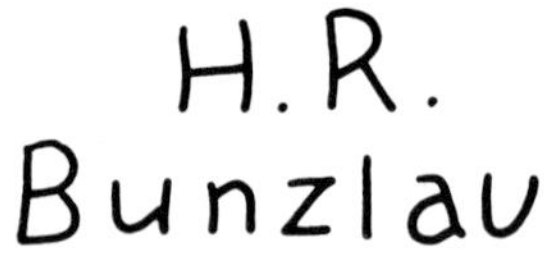

60 –
1905–1910
Stempel, gold

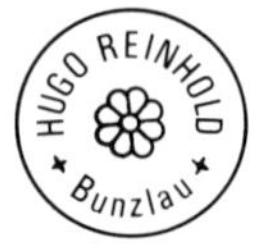

61 Bunzlauer Keramische Werkstätten
Reinhold & Co
Bunzlau
ab ca. 1905
Stempel, gold

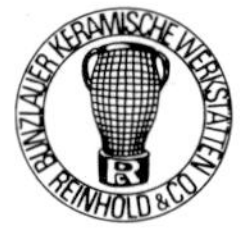

62 –
1910–1920
Stempel, schwarz, gold

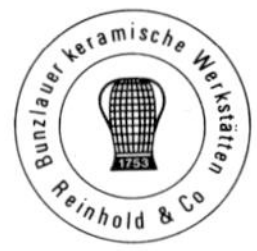

63 –
ab ca. 1905
Blindstempel

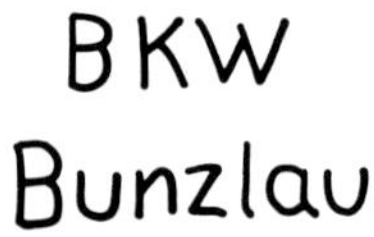

64 Hugo Reinhold & Co
Bunzlau
ab ca. 1910
Blindstempel

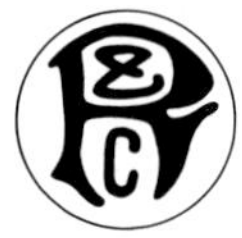

65 –
ab ca. 1910
Blindstempel

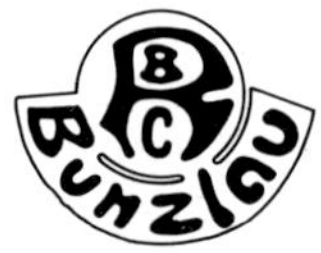

66 –
nach 1910
Stempel, gold, grün, blau, graugrün

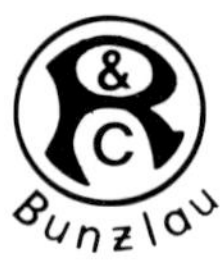

67 –
um 1927
Stempel, grün, graugrün

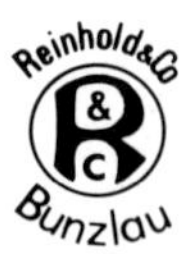

67a Louise Reinwald
Naumburg/Queis
um 1935
gemalt, grün

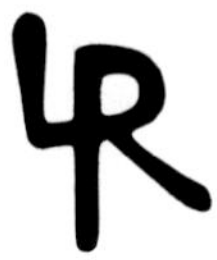

68 Keramische Werkstätten Paul Schreier
Bischofswerda/Oberlausitz
nachgewiesen ab 1927
geprägt

69 Alfred Seiffert
Kunst- und Brauntöpferei
Bunzlau
um 1930
Stempel, grün

70 –
um 1930
Blindstempel

71 Töpferei Seiler KG
Leutershausen/Mittelfranken
ab 1983
geprägt (nur bei handgedrehten Gefäßen)

72 Karl Seiler
Tonwarenfabrik
Görzke/Bez. Magdeburg
nachgewiesen 1927–1955
Blindstempel

73 Siegersdorfer Werke AG
Siegersdorf/Kr. Bunzlau
nachgewiesen 1907–1938

74 Siershahner Feinsteinzeugfabrik GmbH
Siershahn/Westerwald
1950–1967
Stempel, schwarz, blau

75 –
1950–1967
Stempel, schwarz

76 –
1950–1967
Stempel, schwarz

77 –
1950–1967
Stempel, schwarz

78 –
um 1958–1967
(nur bei feuerfestem Geschirr mit Kochboden)

79 –
1950–1967
Aufkleber, gelb/gold

80 –
1950–1967
Aufkleber, gelb/gold

81 –
1950–1967
Aufkleber

82 Spółdzielnia Prazy
Rękodzieła Artystycznego [= C.P.L.iA.]
(„Kunstkeramik" Genossenschaft für volkstümliche und künstlerische Arbeiten)
Bolesławiec/Polen
nachgewiesen seit den 1970er Jahren
geprägt

83 –
nachgewiesen seit den 1970er Jahren
geprägt
(auch gestempelt bzw. gemalt)

84 –
nachgewiesen seit den 1970er Jahren
geprägt
Stempel, blau

85 Beate Thiesmeyer & Michael Sälzer
Kaub/Rhein
ab 1980
geritzt

86 Ullersdorfer Werke
Nieder-Ullersdorf, Kr. Sorau/Niederlausitz
nachgewiesen 1914–1940
geprägt

87 Vereinigte Topfwarenfabrikanten Bunzlau
(Offizielle Bezeichnung: Vereinigte Bunzlauer Topfwarenfabrikanten)
Bunzlau
1921–1929
Blindstempel

88 –
1921–1929
Blindstempel

89 Paul Vogt
Pang bei Rosenheim/Oberbayern
nach 1946
geritzt, geprägt, gemalt, schwarz, braun

90 –
nach 1946
geprägt

91 Vogt Keramik (Paul Vogt GmbH)
Pang bei Rosenheim/Oberbayern
1985/86
Stempel, braun

92 Edwin Werner
Bunzlau
nachgewiesen um 1930 bis 1945
geprägt

93 –
nachgewiesen um 1930 bis 1945
geprägt

94 –
nachgewiesen um 1930 bis 1945
geprägt

95 Karl Werner & Co
Tillendorf/Kr. Bunzlau
nach 1927
Blindstempel

96 –
nach 1927
Blindstempel

97 –
nach 1927
Blindstempel

98 –
nach 1927
Stempel, blau, schwarz

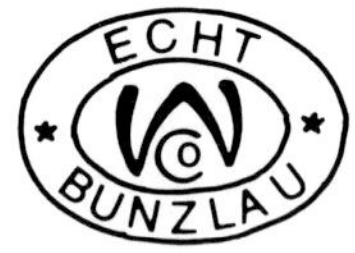

99 Ostdeutsche Keramik
Karl Werner & Co
Tillendorf/Kr. Bunzlau
nachgewiesen ab 1935

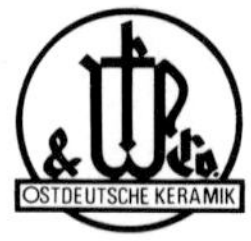

100 Bunzlauer Keramik
Wesenberg & Co
Ludwigsburg
1947–1955
Stempel, braun, blau

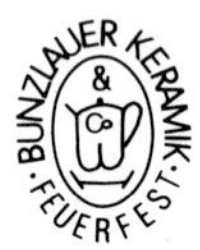

101 –
1947–1955
Stempel, blau

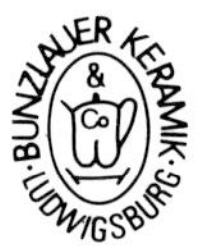

102 –
1947–1955
Blindstempel

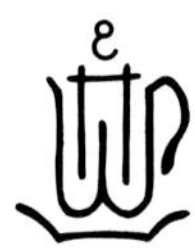

103 Keramische Werke
Zehendner & Co
Tirschenreuth/Bayern
nachgewiesen 1937
Stempel, grün
(auch als Aufkleber)

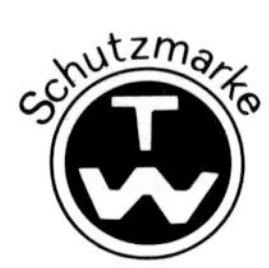

Veröffentlichungen des Museums für Deutsche Volkskunst, Staatliche Museen Preußischer Kulturbesitz Berlin und des Vereins der Freunde des Museums für Deutsche Volkskunde e. V.

Volkskunst und Volkshandwerk. 75 Jahre Museum für Deutsche Volkskunde. Hg. von Lothar Pretzell, Berlin 1964
(vergriffen)

Lothar Pretzell: Kostbares Volksgut aus dem Museum für Deutsche Volkskunde. Berlin 1967
(vergriffen)

Schriften des Museums für Deutsche Volkskunde:

Band 1:
Lebendiges Gestern. Erwerbungen von 1959 bis 1974 (Festschrift für Lothar Pretzell). Beiträge von Ingolf Bauer, Edgar Harvolk, Theodor Kohlmann, Justus Kutschmann, Heidi Müller, Rotraut Sutter und Gertrud Weinhold. Berlin 1975

Band 2:
Wegweiser durch das Museum für Deutsche Volkskunde. Texte von Edgar Harvolk, Wolf-Dieter Könenkamp, Theodor Kohlmann, Heidi Müller und Ulrike Zischka. Berlin 1977

Band 3:
Das Bild vom Bauern. Vorstellungen und Wirklichkeit vom 16. Jahrhundert bis zur Gegenwart. Einführung von Theodor Kohlmann, Beiträge von Wolf-Dieter Könenkamp, Burkhart Lauterbach, Heidi Müller und Ulrike Zischka. Berlin 1978
(vergriffen)

Band 4:
Adolf Reichwein: Museumspädagogische Schriften. Vorwort von Theodor Kohlmann, Beiträge von Klaus Fricke und Wilfried Huber. Berlin 1978

Band 5:
Laienmaler aus Deutschland und Österreich. Die Sammlungen des Museums für Deutsche Volkskunde. Einführung von Lothar Pretzell, Katalogbearbeitung von Theodor Kohlmann. Berlin 1977

Band 6:
Heidi Müller: Dienstbare Geister. Leben und Arbeitswelt städtischer Dienstboten. Mit einem Beitrag von Thomas Roth. Berlin 1981

Buchhandelsausgabe im Dietrich Reimer Verlag Berlin

Band 7:
Neuruppiner Bilderbogen. Katalogbearbeitung von Theodor Kohlmann. Mit einem Beitrag von Peter-Lutz Kindermann. Berlin 1981

Band 8:
Bube, Dame, König. Alte Spielkarten aus Berliner Museums- und Privatsammlungen. Katalogbearbeitung von Theodor Kohlmann, Sigmar Radau und Stefan Schlede. Berlin 1982

Band 9:
Christa Pieske: Das ABC des Luxuspapiers. Herstellung, Verarbeitung und Gebrauch 1860 bis 1930. Unter Mitarbeit von Konrad Vanja und anderen. Berlin 1983

Buchhandelsausgabe im Dietrich Reimer Verlag Berlin

Band 10:
Inga Wiedemann: „Der Hinkende Bote" und seine Vettern. Familien-, Haus- und Volkskalender von 1757 bis 1929. Berlin 1984

Band 11:
Regine Falkenberg: Kindergeburtstag. Ein Brauch wird ausgestellt. Mit Beiträgen von Andreas C. Bimmer, Britta Gadecke-Eller, Theodor Kohlmann und Ingeborg Weber-Kellermann. Berlin 1984

Band 12:
Konrad Vanja: Vivat – Vivat – Vivat! Widmungs- und Gedenkbänder aus drei Jahrhunderten. Unter Mitarbeit von Detlev Brunner, Susanne Rexroth, Katharina Schade, Ilse Umhauer und Chieu-Kyung Yang. Berlin 1985

Band 13
Großstadt – Aspekte empirischer Kulturforschung. 24. Deutscher Volkskunde-Kongreß in Berlin vom 26. bis 30. September 1983. Herausgegeben im Auftrag der Deutschen Gesellschaft für Volkskunde von Theodor Kohlmann und Hermann Bausinger. Berlin 1985

Band 14:
Heidi Müller, Ekkehard und Inge Lippert, unter Mitarbeit von Regine Falkenberg.
Bunzlauer Geschirr. Gebrauchsware zwischen Handwerk und Industrie. Berlin 1986

Buchhandelsausgabe im Dietrich Reimer Verlag Berlin

Kleine Schriften der Freunde des Museums für Deutsche Volkskunde:

Ulrike Zischka: Kauft Blumen! Herstellung und Verwendung von Kunstblumen. Berlin 1979

Heft 2:
Inga Wiedemann: Herzblättchens Zeitvertreib. Alte Kinder- und Jugendbücher. Berlin 1979

Heft 3:
Detlef Lorenz: Liebigbilder. Große Welt im Kleinformat. Berlin 1980

Heft 4:
Handwerker in Berlin – heute. Eine Fotodokumentation. Redaktion Konrad Vanja. Berlin 1981

Heft 5:
Udo Piekarek: Holzspielzeug. Berlin 1981

Heft 6:
Theodor Kohlmann: Berliner Spielkarten. Mit einem Beitrag von Sigmar Radau. Berlin 1984

Heft 7:
Günter Heine: Intarsientischlerei in den Vierlanden. Berlin 1983

Heft 8:
Weihnachten im Erzgebirge. Katalogbearbeitung von Gunnar Goehle, Sieglinde Gorissen, Theodor Kohlmann, Volker Mattern, Jürgen Schrader und Konrad Vanja. Berlin 1985

Bilderhefte der Staatlichen Museen Preußischer Kulturbesitz:

32 Edgar Harvolk: Votivtafeln aus Bayern und Österreich. Berlin 1977

33 Ulrike Zischka: Stickmustertücher. Berlin 1978

Das Evangelium in den Wohnungen der Völker:

1 Gertrud Weinhold: 5 Tage im festlichen Jahr. Palmsonntag, Gründonnerstag, Karfreitag, Karsamstag, Ostersonntag. Berlin 1976 (vergriffen)

2 Gertrud Weinhold: Das Paradies. Elemente biblischer Sicht, Paradiesdarstellungen der Völker, Paradieszeichen in Festbrauch und Volkskunst. Berlin 1979

3 Gertrud Weinhold: Zeit und Raum zur Ehre Gottes. Berlin 1984

Studien zur Spielkarte. Hg. von Theodor Kohlmann und Stefan Schlede:

1 Theodor Kohlmann und Sigmar Radau: Das Preußische Bild. Berlin 1978

2 Wolfgang Suma: Grand mit Vieren! Skatgeschichte – Skatkongresse – Kongreßkarten. Berlin 1982

Mappen:

Theodor Kohlmann: Das Papiertheater. Ein Spielzeug für jung und alt (Mappe mit Nachdrucken von 10 Neuruppiner Bilderbogen und einer Einführung). Berlin 1976

Heidi Müller: Rosen, Tulpen, Nelken... Stickvorlagen aus Deutschland und Österreich (Mappe mit Nachdrucken von Stickvorlagen auf 12 Tafeln und Textbeilage). Berlin 1977.
2. Aufl. 1982

Theodor Kohlmann: Faksimiledruck eines Kartenspiels mit deutschen Farben (Mappe mit 4 Tafeln und Textbeilage). Berlin 1978

Theodor Kohlmann: Wer spielt mit? Gesellschaftsspiele auf Bilderbogen (Mappe mit zwölf Nachdrukken, Einführung und Katalog. Berlin 1978 (vergriffen)

Theodor Kohlmann: Mit Schere und Kleister. Ausschneidebogen und Modellierkartons (Mappe mit zwölf Nachdrucken, Einführung und Katalog). Berlin 1979

Die Alltagskultur der letzten 100 Jahre. Überlegungen zur Sammelkonzeption kulturgeschichtlicher und volkskundlicher Museen. 4. Arbeitstagung der Arbeitsgruppe „Kulturgeschichtliche Museen“ in der Deutschen Gesellschaft für Volkskunde. 29. Mai bis 1. Juni 1978 in Berlin. Redaktion von Burkhart R. Lauterbach und Thomas Roth. Berlin 1980

Dienstboten in Stadt und Land. Vortragsreihe zur Ausstellung Dienstbare Geister. Leben und Arbeitswelt städtischer Dienstboten im Museum für Deutsche Volkskunde Berlin. Februar bis März 1981. Redaktion Heidi Müller. Berlin 1982

Heide Nixdorff und Heidi Müller: Weiße Westen – Rote Roben. Von den Farbordnungen des Mittelalters zum individuellen Farbgeschmack. Mit einem Beitrag von Bernhard Zepernick und Else-Marie Karlsson-Strese. Berlin 1983
(vergriffen)

Veröffentlichungen anderer Verlage:

Gertrud Weinhold: Freude der Völker, Weihnachtskrippen und Zeichen der Christgeburt aus aller Welt. München 1978

Kunst der Welt in den Berliner Museen. Museum für Deutsche Volkskunde Berlin Staatliche Museen Preußischer Kulturbesitz, Texte von Theodor Kohlmann, Heidi Müller, Thomas Roth und Ulrike Zischka. Stuttgart und Zürich 1980

Traurige Schicksale der Liebe. Moritatentafeln. Hg. und mit einem Nachwort versehen von Theodor Kohlmann. Die bibliophilen Taschenbücher 329. Dortmund 1982

Gertrud Weinhold: Der Friedefürst. Leiden, Kreuzestod und Ostersieg des Herrn Jesus Christus im Zeugnis des universalen Volkskunst. Fotos von Harry C. Suchland. Geleitwort von Richard von Weizsäcker. Berlin 1985